CHUANTONGYIXUE QUEYOUZHUANCHANGRENYUAN KAOHE ZHIDAO

传统医学确有专长人员

考核指导

孙玉信　主审
赵俐黎　朱平生　王祖龙　主编

山东科学技术出版社

图书在版编目（CIP）数据

传统医学确有专长人员考核指导/赵俐黎，朱平生，王祖龙主编. —济南：山东科学技术出版社，2018.9

ISBN 978-7-5331-9670-7

Ⅰ.①传… Ⅱ.①赵… ②朱… ③王… Ⅲ.①中医师—资格考试—自学参考资料 Ⅳ.①R2

中国版本图书馆 CIP 数据核字(2018)第 214215 号

责任编辑：徐日强
装帧设计：李晨溪

主管单位：山东出版传媒股份有限公司
出 版 者：山东科学技术出版社
地址：济南市市中区英雄山路 189 号
邮编：250002 电话：(0531)82098088
网址：www.lkj.com.cn
电子邮件：sdkj@sdpress.com.cn
发 行 者：山东科学技术出版社
地址：济南市市中区英雄山路 189 号
邮编：250002 电话：(0531)82098071
印 刷 者：日照梓名印务有限公司
地址：山东省日照市莒县城区潍徐南路西侧
邮编：276500 电话：(0633)6826211

开本： 889mm × 1194mm 1/16
印张： 44.5
彩页： 38
字数： 1270 千
印数： 1-4000
版次： 2018 年 9 月第 1 版 2018 年 9 月第 1 次印刷
定价： 198.00 元

主 审 孙玉信

主 编 赵俐黎 朱平生 王祖龙

副主编 丁 波 王永霞 王治英 王春雷

王晓田 邓德英 古春青 冯 斌

乔漫洁 刘建平 刘春朝 刘俊红

刘胜利 苏成福 杜彩霞 李 晖

吴俊华 吴毅明 张由涛 张西洁

张金生 张宝霞 苗明三 周艳艳

魏春华 赵献敏 高希言 高宏敏

高启龙 郭子磊 郭金华 黄 甡

龚 曼

编 委 （按姓氏笔画排序）

丁 波 王占利 王永霞 王治英

王春雷 王修身 王祖龙 王晓田

王瑞杰 王 黎 邓德英 古春青

冯 斌 朱平生 乔漫洁 刘建平

刘春朝 刘俊红 刘胜利 苏成福

杜彩霞 李俊英 李 晖 吴俊华

吴毅明 张天标 张由涛 张西洁

张 妍 张金生 苗明三 周艳艳

周浩本 赵俐黎 高希言 高宏敏

郭子磊 郭金华 黄 甡 龚 曼

笔记

前 言

《传统医学师承和确有专长人员医师资格考核考试办法》已于2006年11月27日经卫生部部务会议讨论通过，自2007年2月1日起施行。为规范传统医学师承和确有专长人员医师资格考核考试，根据《中华人民共和国执业医师法》第十一条的规定和医师资格考试的有关规定，制定本办法。以师承方式学习传统医学或者经多年传统医学临床实践医术确有专长、不具备医学专业学历的人员，参加医师资格考试，适用本办法。考核是对传统医学师承和确有专长人员申请参加医师资格考试的资格评价和认定，分为传统医学师承出师考核和传统医学医术确有专长考核。本办法所称"传统医学"是指中医学和少数民族医学。

《中华人民共和国中医药法》是为继承和弘扬中医药，保障和促进中医药事业发展，保护人民健康制定的法律。由全国人民代表大会常务委员会于2016年12月25日发布，自2017年7月1日起施行。其中第十五条"从事中医医疗活动的人员应当依照《中华人民共和国执业医师法》的规定，通过中医医师资格考试取得中医医师资格，并进行执业注册。中医医师资格考试的内容应当体现中医药特点。以师承方式学习中医或者经多年实践，医术确有专长的人员，由至少两名中医医师推荐，经省、自治区、直辖市人民政府中医药主管部门组织实践技能和效果考核合格后，即可取得中医医师资格；按照考核内容进行执业注册后，即可在注册的执业范围内，以个人开业的方式或者在医疗机构内从事中医医疗活动。国务院中医药主管部门应当根据中医药技术方法的安全风险拟订本款规定人员的分类考核办法，报国务院卫生行政部门审核、发布。"

为做好中医诊所的备案管理工作以及中医医术确有专长人员医师资格考核注册管理工作，规范中医诊所及中医医术确有专长人员执业行为，维护人民群众健康权益，根据《中华人民共和国中医药法》有关规定，《中医医术确有专长人员医师资格考核注册管理暂行办法》已于2017年7月31日经国家卫生计生委委主任会议讨论通过，自2017年12月20日起施行。

《中医医术确有专长人员医师资格考核注册管理暂行办法》指出：中医医术确有专长人员医师资格考核实行专家评议方式，通过现场陈述问答、回顾性中医医术实践资料评议、中医药技术方法操作等形式对实践技能和效果进行科学量化考核。专家人数应当为不少于5人的奇数。考核专家应当对参加考核者使用中医药技术方法的安全性进行风险评估，并针对风险点考核其安全风险意识、相关知识及防范措施。根据参加考核者使用的中医药技术方法分为内服方药和外治技术两类进行考核。

内服方药类考核内容包括：医术渊源或者传承脉络、医术内容及特点；与擅长治疗的疾病范围相关的中医基础知识、中医诊断技能、中医治疗方法、中药（民族药，下同）基本知识和用药安全等。考核程序分为医术专长陈述、现场问答、四诊技能操作和现场辨识相关中药等。考核专家应当围绕参加考核者使用的中药种类、药性、药量、配伍等进行安全性评估，根据风险点考核相关用药禁忌、中药毒性知识等。

外治技术类考核内容包括：医术渊源或者传承脉络、外治技术内容及特点；与其使用的外治技术相关的中医基础知识、擅长治疗的疾病诊断要点、外治技术操作要点、技术应用规范及安全风险防控方法或措施等。考核程序分为医术专长陈述、现场问答、外治技术操作等。外敷药物中含毒性中药的，还应当考核相关的中药毒性知识。

依据以上国家政策及法律法规要求，现组织专家编写《传统医学确有专长人员考核指导》一书，本书内容涵盖：中医基础理论、中医诊断学、中药学、方剂学、中医经典著作条文选、针灸学、推拿学、小儿外治、中药安全用药知识、中药识别、政策法规等内容。

由于编写人员水平有限，难免出现纰漏，望读者指正，并表示感谢！

编者

2018 年 5 月

笔记

目　录

第一篇　中医基础理论

第二篇　中医诊断

笔记

第三篇　中医经典条文精选

第四篇　中药学

第五篇　用药安全知识

笔记

第七篇　针灸学

第八篇　推拿学

第九篇　儿科特色疗法

笔记

附录一　法律法规

附录二　中药识别

第一篇　中医基础理论

笔记

第1章 绪 论

中医药学是我国历代劳动人民在长期的生产生活实践中与疾病做斗争的经验总结，是我国优秀的民族文化遗产的重要组成部分。它包含着极其丰富的治疗经验和理论知识。概而言之：它有悠久的历史、长期的实践、丰富的内容、系统的理论、显著的疗效。历史证明，它为我国人民的疾病防治、中华民族的繁衍昌盛做出了巨大的贡献。同时对世界医药科学的丰富和发展也产生了巨大的影响。直到今天，中医药仍然是保障广大劳动人民健康的重要因素。

一、中医学理论体系的形成和发展

中医学理论体系：
- 以整体观念为主导思想。
- 以脏腑经络的生理和病理为基础。
- 以辨证论治为治疗特点。

我国医药学发展可追溯到春秋战国时期（公元前722年至公元前221年），随着生产斗争和医疗实践的不断提高和发展，从而产生了比较系统的医学理论，出现了我国现存医学文献中最早的一部典籍——《黄帝内经》。它系统地总结了古代的医学成就和治疗经验，运用朴素的唯物论和自发的辩证法思想，对人体的解剖、生理、病理，以及疾病的诊断、防治等方面，做了比较全面的阐述，为后世医药学的发展，奠定了牢固的理论基础。

《难经》是我国古代医学著作之一，它继承了汉以前的医学成就，并对汉以后的医学发展有一定的贡献。

西汉末年问世的《神农本草经》，奠定了中药学的基础。

我国医学到东汉末年又有了新的发展，杰出的医学家张仲景（名机，南阳人），通过自己的长期实践，总结了前人与疾病做斗争的经验，写成了《伤寒杂病论》这一医学巨著。这部书发展了《黄帝内经》的理论见解，比较系统地总结了辨证论治原则，把中医临床治疗提高到一个新的水平，为我国临床医学奠定了基础。

《伤寒杂病论》包括伤寒论和杂病论两部分。伤寒论和杂病论分别论述了外感疾病和内科、外科、妇科、儿科疾病等。这两部分体系不同，因此后人把它分编成为今天的《伤寒论》和《金匮要略》两书。

《黄帝内经》《难经》《神农本草经》和《伤寒杂病论》，现称之为四大经典著作，都是中医学基础理论的伟大工程，而又与临床应用不可分割地联系在一起。

如果说，这四大经典著作是中医学基础理论的主体工程，那么还有一些配套工程。如晋·王叔和所著的《脉经》是第一本中医诊断学专著，晋·皇甫谧所著的《针灸甲乙经》是第一部针灸学专著，隋·巢元方所著的《诸病源候论》则是最早的中医病因证候学书籍。于是，整座宏伟的中医学理论大厦就全部建筑竣工了。而后世还继续不断地扩充，其著作之多，篇幅之阔，堪谓汗牛充栋。

二、中医学理论体系中的唯物辩证观

（一）唯物观

1. 物质是第一性的观念　中医学认为世界是物质的，人也是物质的，并认为精（气）是生命的本源物质，气又是维持生命活动的物质基础。

2. 形体和精神的关系　形体和精神的关系，即物质和精神的关系，辩证唯物主义认为，物质是第一性的，精神是第二性的，而中医学在形神统一观中首先提出形体是第一性的，“人始生，先成精……”的理论，就充分说明了这一点。

3. 疾病可知，又可防治　导致疾病的发生不外乎自然界和人体两个方面，因而要从自然界和人体本身去寻找病源，以说明病理变化。

(1)邪之生：
- 生于阴——饮食居处，阴阳喜怒。
- 生于阳——风雨寒暑。

生于阴，生于阳的阴阳，指发病部位而言。

阴阳喜怒的阴阳，指房事而言。

(2)正气与发病的关系：
- 正气存内，邪不可干。
- 邪气所凑，其气必虚。

(3)病之前后：
- 未病之前——重视形体和精神的调养。
- 既病之后——早发现、早治疗、防止传变。

(二)辩证观

中医学认为宇宙间一切事物，既彼此联系，相互制约，而又处于动的状态。人在“气交”之中，与自然界是息息相关的，故认为人是自然界的一个组成部分，而人体内部也是一个有机的整体，这就是中医学整体观念的实质。

人是一个形神统一的整体，形体是第一性的，但精神意识对形体健康的反作用是相当明显的，如“怒伤肝”“喜伤心”等。

辩证观点，还体现在治疗方面，如标本缓急、正治反治、异法方宜和病治异同等。

三、中医学的基本特点

中医学对于人体的生理、病理、诊断、治疗、预防等方面的研究，都有着自己的特点，概括起来，不外乎整体观念和辨证论治两个方面。

(一)整体观念

中医学理论体系的形成和发展，受到我国古代朴素的辩证法思想的深刻影响，故其在理论体系中突出地反映出朴素的对立统一的观点。主要体现在两个方面：一是认为人体是一个有机的统一整体，二是人与自然界的统一关系。因此，对于中医学的生理、病理、诊断、治疗等理论或学说，都要从整体观念的角度去理解和掌握。

1. 人体是有机的整体　中医学认为人体各脏腑组织之间，是相互联系、相互影响、相互促进、相互制约的，从而构成一个有机的整体。

2. 人与自然界的统一性　自然界是人类生存的必要条件，而自然条件的变化又必然影响到人体的生理与病理变化。

(1)自然界对人体生理的影响：

1)季节气候对人体的影响：自然界是运动不息而变化着的，在一年之中，就有春温、夏热、长夏湿、秋凉、冬寒四时不同的气候。生物在这种四时气候变化的影响下，就会有春生、夏长、长夏化、秋收、冬藏的规律性变化，从而维持和调整人体与自然的统一。例如：

气血活动	温暖季节：阳气发泄，气血趋于表	多汗少尿 脉浮大	适应性调节
	寒冷季节：阳气收敛，气血趋于里	少汗多尿 脉沉小	

故《灵枢·五癃津液别论》说："天暑衣厚则腠理开，故汗出……天寒则腠理闭，气涩不行，水下留于膀胱，则为溺与气。"

2）昼夜晨昏对人体的影响：《灵枢·顺气一日分为四时》说："以一日分为四时，朝则为春，日中为夏，日入为秋，夜半为冬。"

一日分为四时：
- 朝为春、午为夏——人体阳气发生而渐隆盛。
- 暮为秋、夜半为冬——人体阳气衰弱，趋内而闭藏。

《素问·生气通天论》说："故阳气者，一日而主外，平旦人气生，日中而阳气隆，日西而阳气已虚，气门乃闭。"

平旦：指太阳初出的时候。

阳气：指人体的卫气。

人气：指人体的阳气。

气门：指汗孔。

3）地区方域对人体的影响：我国地域辽阔，南北寒热多殊，地势高下不同，因此，地区气候的差异、地理环境和生活习惯的不同，对人体的生理活动也有一定的影响。如生活在南方的人，对炎热气候比较适应，生活在北方的人，对寒冷的气候比较适应，高原地区对空气稀薄有较强的适应能力等等。一旦异地而处，环境突然改变，往往出现水土不服的现象。但经过一段时间的锻炼，就能完全适应新的环境。

（2）自然界对人体病理的影响：

人体适应所处环境的变化，以保持正常生理活动的能力，是有一定限度的，如果外界的变化超过了人体的适应能力，或者由于人体调节功能失常，不能做出适应性调节时，就有发生疾病的可能。

1）季节气候变化与疾病的关系：①季节性多发病：例如，春多温病，夏多胃肠病，秋多疟疾等。②时令气候对慢性疾病的影响：如哮喘病多在冬季加重，风湿性关节炎多在阴雨天气加重。

2）昼夜晨昏与疾病的关系：一般说，疾病大多在早晨至上午比较轻，下午至夜间比较重。这与人体阳气存在生、长、收、藏规律有关。

3）地理环境与疾病的关系：南方多有温热疾患，山区多瘿病。

明确人与自然的关系，不仅能使人被动地适应自然，更能主动地改造自然和自然做斗争，从而提高健康水平，减少疾病的发生。正如《素问·气交变大论》说："夫道者，上知天文，下知地理，中知人事，可以长久，此之谓也。"

（二）辨证论治

辨证论治，是中医临床学的特点，也是中医理论在临床实践中的具体运用。

辨证论治，包括辨证和论治两个阶段。辨证是论治的必要前提，论治是辨证的必然目的。辨证论治的过程，也就是临床诊断和治疗的全过程。

辨证论治，不同于"对症疗法"。"证"是疾病过程中病邪、病变部位、病变性质和邪正斗争形势等方面的概括，并指示治疗方向。例如，阳虚证，无论是慢性肾炎或是慢性心衰，只要出现水肿而有阳虚的症候，都可以用温阳化气利水的方法治疗，这就是"异病同治"。因为主要矛盾相同，就可采用相同的治疗方法。反之，同一疾病，其主要矛盾不同，在治疗

笔记

上也就不同。例如：

- 感冒
  - 风热——辛凉解表
  - 风寒——辛温解表
  - 暑温——芳香化浊

  同病异治
- 中气下陷证
  - 子宫脱垂——补中益气
  - 脱肛——补中益气
  - 久痢——补中益气

  异病同治

辨证的结果。

第2章 阴阳五行

阴阳五行观念,在开始时是很简单的,是人们在实际生活中体验出来的。这一观念最迟是发生于殷代,到了春秋时人们对这一观念又有了进一步认识,如《春秋左氏传》说:“天生五材,民并用之,废一不可。”

古人在生活实践中,对物质世界的认识,是从自然现象开始的,经过了长期的观察,从而认识到:①自然界一切事物是运动不息的,如日月星辰的运动,四时寒暑的变迁,发现宇宙是一个运动不息的变化着的统一整体。②事物变化发展的过程,一般经历着生、长、壮、老、已的各个阶段。这个过程,不是简单的重复,而是每变化一步,就推动事物向前发展一步。

阴阳五行学说,属于我国古代的哲学范畴,它认为世界是物质的,而且认识到事物是在不断运动变化着的,这在当时历史条件下,对于反对巫神迷信思想,起着很重要的作用。将阴阳五行学说运用到医学领域,已有它的具体内容,对中医理论体系的形成和发展,起着极为深刻的影响,直至目前,仍有很重要的临床应用价值。当然由于历史条件的限制,阴阳五行学说不能与现代的科学的唯物辩证法等量齐观。因此,对待阴阳五行学说,应以辩证唯物主义和历史唯物主义的观点,取其精华,弃其糟粕,使它更好地为医疗实践服务。

第一节 阴阳学说

一、阴阳的概念

1. 什么是阴阳　阴阳是代表互相对立而又统一的两个概念,它既代表两个相互对立的事物,又代表同一事物内部所存在的相互对立的两个方面。因此,可以说阴阳是一切事物或现象矛盾双方的概括。这些概括是从各种事物中体验出来的,是古代的“两点论”。

2. 阴阳是物质变化的总纲　古代劳动人民在长期生活实践中,通过对各种自然现象的观察,在相当程度上作以比较分析,并归纳分类,最后从感性认识提高到理性认识的概念,就是阴阳。进而认识到阴阳双方的相互依赖、相互斗争和不断运动的内在联系,是自然界各种事物生长变化和消亡的根源,故《素问·阴阳应象大论》说:“阴阳者,天地之道也,万物之纲纪,变化之父母,生杀之本始,神明之府也。”

天地之道:指宇宙间或自然界的规律。

万物之纲纪:大的叫纲,小的叫纪,即天地万物,无论大小,都归纳到阴阳里面去。

变化之父母:物生叫作化,物极叫作变。父母可作根源解,意思是说,阴阳是万物生长变化的根源。

生杀之本始:张景岳曰:“春为阳始,夏为阳盛,阳始则温,温则生物,阳盛则热,热则长物。秋为阴始,冬为阴盛,阴始则凉,凉则收物,阴盛则寒,寒则藏物,此阴阳生杀之道也。”

神明之府也:万物变化莫测谓之神,显露于外谓之明,府为藏物之处。神明之府,即阴阳是神明变化的处所。

3. 阴阳属性和可变性　由于阴阳代表事物的两个方面,其性质都是对立的,所以阴阳代表事物的两种属性,具有普遍性。概括起来,凡属动的、热的、在上的、向外的、明亮的、亢

笔记

进的、兴奋的、强壮的等为阳；反之，凡属静的、寒的、在下的、向内的、晦暗的、衰退的、抑制的、虚弱的等为阴。例如：

天	日	昼	火	热——阳
地	月	夜	水	寒——阴

为什么把这些对立的双方说成属阴或属阳呢？这是因为事物的属性不同，才决定事物的内在特性。

但是，事物的阴阳属性不是绝对的、不变的，而是相对的、可变的。在一定的条件下，随着事物对立面的转变而变化。例如：

昼夜
- 昼——阳
  - 平旦至日中——阳中之阳
  - 日中至黄昏——阳中之阴
- 夜——阴
  - 合夜至鸡鸣——阴中之阴
  - 鸡鸣至平旦——阴中之阳

这说明了事物阴阳属性的相对性，同时也说明了阴阳是可分的。阴阳之中复有阴阳，无论是阴的一面，或阳的一面，其内在联系，又包含着阴阳的对立面，更表达了事物内在的复杂性。

由此可见，阴阳在事物发展过程中，是相互对立的，在对立之中，又有对立的关系，也就是阴阳相对的相对性。这种事物既相互对立，而又相互联系的现象，在自然界里是无穷无尽的。所以《素问·阴阳离合论》说："阴阳者，数之可十，推之可百，数之可千，推之可万，万之大，不可胜数，然其要一也。"

阴阳不是什么具体物质，而是从自然中，十、百、千、万大小不一的事物中体验出来的两种属性。所以张景岳说："阴阳者，有名无形，包罗万物者也。"马莳也说："阴阳各有形色所属，而无形体可泥。"意思是说，万事万物之中，都具有阴阳的两种属性，但不能局限为某一特定事物。古人认为自然界一切物质的运动变化，都离不开阴阳的对立统一关系，运用阴阳来认识客观事物，是愈分愈细，能说明无穷无尽的事物变化，但其主要的道理，亦不外阴阳对立统一的规律。所以阴阳之道，合之则一，散之则十百千万，亦无非阴阳之变化，故曰："然其要一也。"

二、阴阳学说的基本内容

1. 阴阳的对立制约

二十四节气顺序

正	二	三	四	五	六	七	八	九	十	十一	十二
立春、雨水	惊蛰、春分	清明、谷雨	立夏、小满	芒种、夏至	小暑、大暑	立秋、处暑	白露、秋分	寒露、霜降	立冬、小雪	大雪、冬至	小寒、大寒

阴阳是事物的两种属性，其性质是对立的，如上与下、左与右、动与静、出与入、升与降、昼与夜、明与暗、寒与热、水与火等等。既然对立，就有制约，有制约才能达到平衡协调。

从自然界来说，春夏为阳，气候温热，秋冬为阴，气候寒冷，其性质是对立的。当夏季最炎热的时候，酷暑未去，却已产生了"夏至一阴生"的阴寒苗头；当冬季最寒冷的时候，严寒未去，却又产生了"冬至一阳生"的阳热苗头。这样寒胜热、热胜寒，斗中有制、制中有斗，就推动了事物的变化和发展。

从人体来说，阴阳也是相互对立、相互制约的，如果一方面太过，就会引起另一方面的不足；相反，一方面的不足，也会导致另一方面的太过。例如：

火多而水少，阴不能敌阳
↑
阳胜——机能亢进——阴液受损——“阳胜则阴病”
阴胜——机能衰退——阳气受损——“阴胜则阳病”
↓
水多而火少，阳不能敌阴

由此可见，阴阳无论在自然界，在人体都是相互制约，相互消长的，通过相互制约和相互消长，使事物不断处于协调平衡状态，以推动事物的发展和变化。否则，在自然界就要发生异常变化，在人体就要发生疾病。

2. 阴阳的互根互用　“原来矛盾着的各方面，不能孤立地存在。假如没有和它对立的矛盾的一方，它自己这一方就失去了存在的条件。”（矛盾论）阴阳双方也是如此。阴阳各以对方为自己存在的前提，假如没有阴就无所谓阳，没有阳也就无所谓阴，犹如没有上就无所谓下一样。

祖国医学把事物对立两方的相互依存，相互贯通，相反相成关系，叫作“阴阳互根互用”，即阴根于阳，阳根于阴。阴和阳是相辅相成的，阴中有阳，阳中有阴，相互抱合，彼此融洽，但阴仍是阴，阳仍是阳，各不相混。如果阴阳间失去了互根作用，就会出现“孤阴不生，独阳不长”的情况。

阴阳互根互用的观点，在中医学的理论中，广泛用于生理、病理、诊断和治疗等各方面。如《素问·阴阳应象大论》说：“阴在内，阳之守也；阳在外，阴之使也。”

守，有守备或基础的意思。是说在内的物质是静而守的，是外在功能活动的物质基础。

使，含有用或作用的意思。是说在外的功能活动，是在内的物质的作用。

这说明了物质（属阴）和功能（属阳）的关系。

阴阳互根互用的观点，还体现于对疾病发展过程的观察和认识，如阳虚的病症，在阳虚到一定程度时，由于“无阳则阴无以化”，可进一步出现阴虚，称为“阳损及阴”。同样，阴虚的病症，在阴虚到一定程度时，亦可由于“无阴则阳无以生”，进一步引起阳虚，称为“阴损及阳”。

人体正常生理活动，就是阴阳协调平衡的结果，如果这种关系遭到破坏，甚则“阴阳离决，精气乃绝”而死亡。

离即分离，决是决裂。精气指人的生机，即精气神。阴阳离决，则阴为孤阴，阳为孤阳，孤阴不去，独阳不长，两相离决，不生不长，必致精竭气散，如失水暴脱、大汗亡阳、失血亡精等症，最后出现四肢厥冷，脉微欲绝，导致死亡。正如张景岳曰：“有阳无阴则精绝，有阴无阳则气绝，两相离决，非病则亡。”

3. 阴阳的消长平衡　阴阳双方并不是处于静止不变的状态，而是在一定限度，一定时间内，此消彼长此进彼退，不断运动变化，以维持相对的平衡。这一动的现象，就称之为“阴阳消长”。例如：

四时气候的变化：

冬寒——→春温——→夏热——→秋凉——→冬寒
阴消阳长　　　　阳消阴长
动态平衡

由于四时气候有阴阳消长的变迁，所以才有寒热温凉的不同变化。

人体生理变化：

白天──→黑夜──→白天
兴奋→抑制 抑制→兴奋
（阳消阴长）（阴消阳长）
动态平衡

由于阴阳双方的相互制约关系，阴阳的消长，不能超出一定的限度，经常维持在相对平衡状态。如果超过了这个限度，破坏了相对的平衡，就要出现偏盛偏衰的病理变化。

阴阳失调〈偏盛 / 偏衰〉疾病发生

因此，在诊治疾病的过程中，要审察阴阳，协调阴阳，使其重新恢复到平衡协调状态。

4. 阴阳的相互转化　事物阴阳的两方面不是静止的、不变的，而是在一定的条件下，可以各自向相反的方面转化。也就是说，在一定的条件下，当阴阳两方面的消长运动到了一定的阶段，阴可以转化为阳，阳可以转化为阴。"转化"是阴阳两个方面运动变化的结果。如果说，在一个事物的变化过程中，阴阳消长是一个量变过程的话，则阴阳的转化，即是一个质变的过程。

阴阳相互转化是有其内在因素的，新事物的生成，即倚伏着败亡之因素，旧事物的败亡，也孕育着新事物产生的因素。故《素问·六微旨大论》说："夫物之生从于化……"

阴阳间的转化，必须具备一定的条件。即阴阳在一定条件下和一定阶段上，是可以相互转化的，故《素问·阴阳应象大论》说："重阴必阳，重阳必阴"，"寒极生热，热极生寒。""重"是盛的意思，"极"是到了极端、极度阶段，重和极就是转化的条件。例如：

急性温热病——高热、面红、烦躁、脉数有力→阳证
↓　　　　　　　　　　　　　　　　　　　　由阳转阴
阳气暴脱——体温下降、面色苍白、四肢厥冷、脉微欲绝→阴证
↓　　　　　　　　　　　　　　　　　　　　由阴转阳
抢救后——四肢转温、色脉转和→阳证

寒饮中阳——喜暖恶凉、咳嗽无力、咳白色泡沫痰→阴证
↓　　　　　　　　　　　　　　　　　　　　由阴转阳
化热——发热发喘、咳黄稠脓痰→阳证

以上几个方面，是阴阳学说的基本内容，他们是互相影响、互相联系、互为因果的。理解了这些基本观点，进而理解中医学对阴阳学说的运用，就比较容易了。

三、阴阳学说在中医学中的应用

在中医学里，阴阳常被应用于生理、病理、辨证、治疗等各个方面，以说明和解释医学上的一些问题。

1. 说明人体的组织结构　人体上下内外各部分之间，都存在着阴阳对立统一的关系，故《素问·宝命全形论》说："人生有形，不离阴阳。"

（1）上下分阴阳：人体上部为阳，下部为阴。

（2）内外分阴阳：人体外为阳（体表和四肢外侧），内为阴（体内和四肢内侧）。体表是阳气护卫的地方，故体外为阳，体内是精气储存的地方，故体内为阴。

（3）腹背分阴阳：背为阳，腹为阴。因腹向地向下，接受阳光较少；任脉循于腹，统领一身之阴，故腹为阴。背向天向上，接受阳光较多；督脉循于背，总督一身之阳，故背为阳。

（4）脏腑分阴阳：五脏为阴，六腑为阳。因五脏以储藏为主，故为阴。六腑以排出为主，故为阳。

(5)五脏分阴阳：心肺属阳，肝脾肾属阴各个脏器又分阴阳，心有心阴、心阳，肝有肝阴、肝阳，脾有脾阴、脾阳等。

2. 说明人体的生理功能

(1)机能和物质的关系：没有物质，就没有机能的产生，没有机能的作用，物质就不能化生，二者是相互依存，相互为用的。

(2)脏腑和活动功能的关系：脏腑功能活动

- 兴奋、活动、上升 —— 阳。
- 抑制、静止、下降 —— 阴。

由此可见，人体正常生理活动，就是阴阳协调的结果，故《素问·生气通天论》说：“阴平阳秘，精神乃治。”

治是治理。精神乃治，即精神正常，处于有条有理之意。

平是静的意思，秘是固的意思。

3. 说明人体的病理变化　一阴一阳谓之道，偏阴偏阳谓之疾。疾病的发生，关系到“正”“邪”两个方面，病邪有阴阳，正气亦有阴阳，正邪相争，必有偏胜偏衰之结果。

病理上的阴阳失调，则表现为某一方面的偏胜或偏衰，并且一方面的异常，势必影响到另一方面。

(1)阴阳偏胜：

1）阳偏胜

- 表现热证 ——“阳胜则热”。
- 导致阴虚 ——“阳胜则阴病”。

如《伤寒论》阳明病，在大热、大渴、大汗、脉洪大、大便秘的情况下，阴液必然受损，而在治疗时，并不以滋阴为主，仍用白虎汤之类以清热，承气汤之类以泻实为主，采用这种“清热”“泻实”以存阴的治疗方法，目的是达到阴阳平衡。

2）阴偏胜

- 表现寒证 ——“阴胜则寒”。
- 导致阳虚 ——“阴胜则阳病”。

如《伤寒论》少阴病寒化证，其症状表现有脉微细，但欲寐，下利清谷，四肢厥冷，背恶寒等，这是阴胜而致阳虚的现象。治疗宜逐寒回阳以消阴翳，阴翳消则阳气自复。

(2)阴阳偏衰：

1)阳虚——不能制阴——阴盛——虚寒证——“阳虚则寒”。

如命门火衰，则阳不及而致阴盛，症见畏风、怕冷、四肢不温，困倦懒言，自汗少气等，治疗采用温阳散寒之法以扶阳消阴。

2)阴虚——不能制阳——阳盛——虚热证——“阴虚则热”。

如阴虚而致阳亢，症见骨蒸潮热、五心烦热、头晕耳鸣、口干、盗汗等。治疗应采用滋阴潜阳等法以治之。

但须指出，阴虚阳盛，阳虚阴盛，是有阶段性的，如果任何一方虚损到一定程度时，就可导致对方的不足，出现阴阳两虚的状态。

阳虚 → 机能衰退 → 阴不化 → 阴虚
阴虚 → 物质亏少 → 阳不生 → 阳虚
→ 阴阳两虚。

当然，在阴阳两虚的状态，仍存在着偏虚现象。

(3)阴阳的转化：内容已如前述，兹从略。

4. 用于疾病的诊断　阴阳失调，既然是病理变化的关键所在，那么疾病的性质，亦可以概括归纳为阴阳两大类。尽管疾病错综复杂，千变万化，但都可以根据阴阳变化的规律，加以分析综合，去认识疾病的本质，从而判断病症的属阴属阳。故《素问·阴阳应象大论》说："善诊者察色按脉，先别阴阳。"

八纲辨证分阴阳
- 里寒虚——阴
- 表热实——阳

以阴阳为总纲。

察色分阴阳
- 光滑润泽——阳
- 沉浊晦暗——阴

审清浊而知部分。

闻声分阴阳
- 气粗声高——阳
- 气弱声低——阴

病苦于中，声发于外。

诊脉分阴阳
- 部位——寸为阳、尺为阴
- 脉象
  - 浮数大滑实——阳
  - 沉迟小涩虚——阴

病在里而脉见于外。

5. *用于疾病的治疗*　形成疾病的原因，出现症状的条件，都是阴阳偏盛或偏衰所致。治疗的目的，就在于调和阴阳的太过与不足，所以一切治疗原则的确定，都是为了创造条件，使失调的阴阳向着协调方面转化，故《素问·至真要大论》说："谨察阴阳所在而调之，以平为期。"

(1)确定治疗原则：

偏胜治疗原则
- 阳盛而致阴液耗伤——治以阴寒药——"热者寒之"
- 阴盛而致阳气不足——治以阳热药——"寒者热之"

损其有余。

偏虚治疗原则
- 阳虚导致阴盛——益阳以消阴——"阴病治阳"（益火之源，以消阴翳）
- 阴虚导致阳亢——益阴以制阳——"阳病治阴"（壮水之主，以制阳光）

补其不足。

这就是泻有余（实者泻之），补不足（虚者补之），是调治阴阳偏盛偏衰的基本原则。

此外，在治疗阴阳偏衰病症时，还要考虑到阴阳互根的原理，从阳中求阴，阴中求阳，更及其妙。张景岳曰："善补阳者，必于阴中求阳，则阳得阴助而生化无穷；善补阴者，必于阳中求阴，则阴得阳升而泉源不竭。"

(2)归纳药物的性能：药物之所以能治疗疾病，亦正是用其阴阳的性能，以调节机体中的阴阳，使其能臻于相对的平衡。

在归纳药物性能上，阴阳同样具有重要的意义，药物的四气、五味、升降浮沉等一般性能，也都包含有阴阳的属性。

四气（亦称四性）
- 寒凉——阴。
- 温热——阳。

五味
- 酸苦咸——阴。
- 辛甘（淡）——阳。

性能
- 升浮——阳。
- 沉降——阴。

所以临证用药，必须注意证之阴阳与药之阴阳的关系，利用药物的阴阳性质来纠正、恢复由疾病引起的阴阳失调状态，从而达到治疗的目的。

第二节　五行学说

我国古代劳动人民在长期的生活和生产斗争实践中逐渐认识木、火、土、金、水五种物质，是构成生活资料和生产资料的最基本物质，并认为这五种物质，不仅具有相互滋生，相互制约的关系，而且在不断地运行和变化之中，故称之为五行。行，有运行、运动之意。

一、五行学说的基本内容

1. *五行的特性*　五行特性，虽然来自木、火、土、金、水，但实际上已超越了木、火、土、金、水具体物质的本身，而具有更广泛的含义。

五行特性：
- 木——生长、升发、条达舒畅——“曲直”。
- 火——温热、升腾——“炎上”。
- 土——生化、承载、受纳——“稼穑”。
- 金——沉降、肃降、收敛——“从革”。
- 水——寒凉、滋润、向下运行——“润下”。

2. *事物的五行属性推演和归类*　古人为了说明体内体外的整体性及它们之间的复杂关系，便把人体的脏腑组织、生理、病理现象，以及与人类生活有关的自然界事物做了广泛的联系，并用取类比象的方法，按照事物的不同性质、作用和形态等，分别归属于木、火、土、金、水五大类。为本讲义归纳表所述。

上表从横的方面看，是把不同事物进行取类比象属性的归类，以木为例：木性柔和条畅，春季多风，阳气上升，草木滋生，郁郁青青，而青葱的果木多有酸味，因此，便把木和春、东、风、生、青、酸等联系起来。结合人体来说，肝性条达舒畅，喜滋润而升发，与胆相表里，开窍于目，主筋主怒，故与木联系在一起。由此可见，医学上所沿用的五行，实际上是五种不同属性的抽象概括。

上表从纵的方面看，是表示五类事物间彼此的联系。这种关系，主要有相生、相克、相乘、相侮等方面。

3. *五行的生克乘侮*

(1)生克和制化：

1)相生：相生是相互滋生、相互助长、相互促进之意，其顺序是：木→火→土→金→水→木。

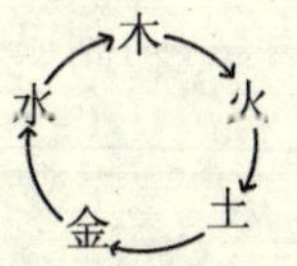

在相生的关系中，任何一“行”，都具有“生我”、“我生”两个方面的关系，生我者为母，我生者为子。所以相生的关系，又叫作“母子关系”。以木为例：

水（母）——生我→ ㊍（我）——我生→ 火（子）

2)相克：相克是相互制约，相互抑制之意。其顺序是：木→土→水→火→金→木。

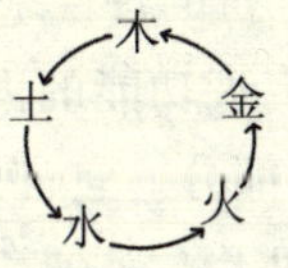

在相克的关系中，任何一"行"，都具有"我克""克我"两个方面的关系。我克者叫作"所胜"，克我者叫作"所不胜"。所以五行的相克关系，又称为"所胜"与"所不胜"的关系，以木为例：

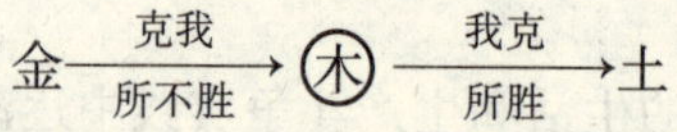

相生和相克，都属于正常情况，只有如此，才能维持正常的协调平衡状态。生和克的结合(生中有克，克中有生)，便谓之"制化"(制约生化)。例如：

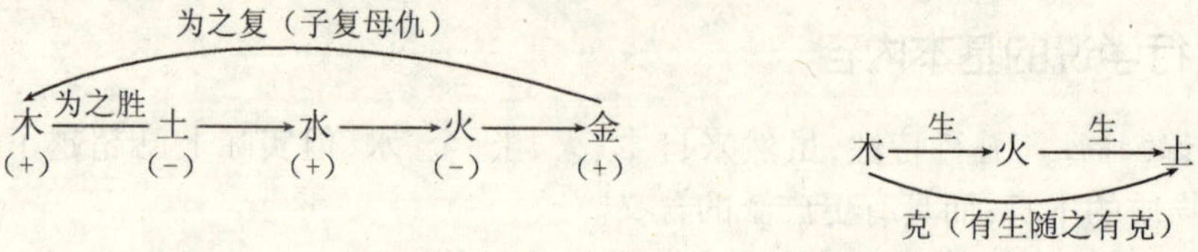

这种相生、相克的过程，也就是事物消长的过程，在这个过程中，经常出现的不平衡的消长情况，其本身就是再一次相生、相克的调节，又重复出现再一次的协调平衡。

这种在不平衡之中求及平衡，而平衡又立刻被新的不平衡所代替的循环运动，推动着事物不断变化和发展。故《素问·至真要大论》说："胜至则复，复已而胜，不复则害。"

由此可见，相生与相克，是不可分割的两个方面，没有生，就没有事物的发生和成长；没有克，就不能维持事物正常协调下的变化，就会出现亢进无度而为害。故《素问·六微旨大论》说："亢则害，承乃制。"

(2)乘侮：五行正常生克关系失常后，就会出现当生不生，当制不制，或相生不及，相制太过等病理现象。五行学说则称之为"相乘相侮"。

乘，有乘虚侵袭之意，相乘即是相克太过。

侮，有恃强凌弱之意，相侮即是反克。

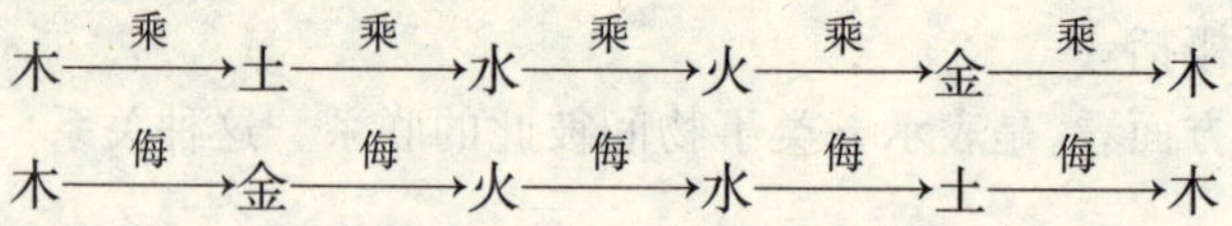

这种相互间的关系失去正常协调的表现，对于人体来说，即是病理现象。例如：

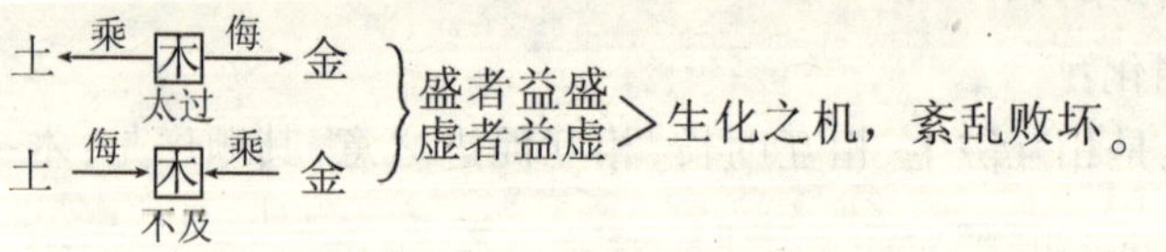

正如《素问·五运行大论》说："气有余，则制己所胜而侮所不胜；其不及，则己所不胜，侮而乘之，己所胜，轻而侮之。"

二、五行学说在中医学中的应用

中医学的五行学说，主要是解释人体内脏的生理活动和病理变化，以及相互的关系，作为分析、研究、归纳、判断的依据。

1\. 说明五脏的生理功能及其相互关系　中医学应用五行是以内脏为基础的，分别用木、火、土、金、水代表人体内脏的属性，即肝属木，心属火，脾属土，肺属金，肾属水。其在生理上的运用，主要有两个方面：一是以五行的特性来说明五脏的生理活动特点；一是以五行的生克关系来说明人体脏腑组织之间生理功能的内在联系。因为任何一个脏器组织的生理活动，都是整个人体生理活动的组成部分。它都影响着其他脏器组织，而其他脏器组织的变化活动，也必然影响着它，它们之间无不存在着相互滋生、相互制约的关系。但必须指

笔记

出，在探讨内脏的生理时，应结合脏腑本身的生理功能实际，在探讨内脏的病理时，应结合疾病的本质和具体病情，决不能离开实际而空谈生克乘侮，更不能机械地生搬硬套。故《素问·玉机真藏论》说："然其卒发者，不必治于传，或其传化有不以次。"

2. 说明五脏病变的相互影响

(1)相生关系的传变：包括"母病及子"和"子病及母"两个方面。例如：

母病及子：
- 肾（不及）—水不涵木／母病及子→肝→肝肾阴虚，肝阳上亢
- 肾（太过）—水多木腐／母病及子→肝→水寒为患，生机消沉

（以上）肝肾同病。

子病及母（子盗母气）：
- 心（不及）—血不养肝／子病及母（子盗母气）→肝→心肝血虚
- 心（太过）—心火灼肝／子病及母→肝→心肝火旺

（以上）心肝同病。

(2)相克关系的传变：包括"相乘"和"相侮"两个方面。例如：

相乘：
- 肝（太过）—木乘土→脾→肝气犯脾
- 肝—土虚木乘→脾（不及）→肝气犯脾

（以上）肝脾同病。

相侮（反克）：
- 肝（太过）—木侮金→肺→肝火犯肺
- 肝—木侮金→肺（不及）→肝气犯肺

（以上）肝肺同病。

一般说，母病及子和相侮的病情较轻浅，子病犯母和相乘的病情较深重。

3. 用于诊断和治疗

(1)用于诊断：五脏与五色、五音、五味，以及相关脉象的变化，在五行分类上，有着一定的联系。所以在临床诊断时，综合望、闻、问、切四诊所及的材料，根据五行的所属，及其生克乘侮的变化规律，以推断病情。例如：

面色青、脉弦、喜食酸味 → 肝病。　　面色赤、口苦、脉洪 → 心火亢盛。

脾虚病——面色青（木乘土）
心病——面色黑（水克火）
→ 色克病（古人非常重视色诊）。

声音：肝怒声呼心主笑，脾为思念发为歌，

肺金忧虑形为哭，肾主呻吟恐亦多。

五音：宫、商、角、徵、羽。为古代的五音，又称五声。宫为土音，其声重厚，大而和。商为金音，其声敏疾，轻而劲。角为木音，其声圆长，调而直。徵为火音，其声抑扬连续，和而长。羽为水音，其声低平掩映，沉而深。这五音，原来是讲音乐的，后来有人用于医学的闻诊。

(2)用于治疗：内脏生克关系失常后，就要表现出病理状态。不管哪一脏功能的太过或不及，都会影响到其他脏器。因此，五行理论在治疗方法上，有着重要指导意义。临床常用的有以下几个方面。

笔记

1）治未病之脏：根据五行生克的关系，调治本脏，预顾他脏，以防传变。如《难经·七十七难》说："见肝之病，则知肝当传之于脾，故先实其脾气。"《金匮要略》说："见肝之病，知其传脾，当先实脾。"

2）以相生治：相生治
- 原则——"虚则补其母，实则泻其子"。
- 方法
  - 滋水涵木，益火补土，培土生金，金水相滋。
  - 肝火泻心法。

3）以相克治：相克治
- 原则——抑强扶弱。
- 方法——抑木扶土，培土制水，佐金平木，泻南补北。

笔记

第3章　藏　象

第一节　概　述

一、藏象的含义

藏象学说，是以脏腑为基础，其内容比较广泛，包括了人体内脏的解剖、生理、病理及辨证论治等许多方面，是中医基础理论的重要组成部分，是中医辨证论治的主要理论依据。离开了藏象学说，就不能认识疾病的实质及其内部联系。正如唐容川所说："业医不知脏腑，则病源莫辨，用药无方。"

藏——藏也——藏居于内的脏器。

象——形象——形见于外的生理、病理现象。

藏象学说，与现代医学脏器的概念不完全相同，在解剖、生理、病理等方面都有着一定的差异。中医学认为脏腑，一方面指实质脏器，另一方面指不完全和实质脏器一致的一组生理功能活动和病理变化。例如：

- 生理
  - 心
    - 西医——主管血液循环。
    - 中医——既主"血脉"，又主"神志"。
  - 肾
    - 西医——主管泌尿。
    - 中医——既主泌尿，又主"藏精"。
- 病理
  - 原发性高血压
    - 西医——心血管疾病。
    - 中医——常是肝肾的一种病理反应。
  - 神经衰弱
    - 西医——高级神经活动异常。
    - 中医——常是心脾肾的一种病理反应。

因此，首先要了解中医这些基本概念，不能单纯用西医的解剖学、生理学、病理学等观点去理解它，更不能完全把它与现代医学所称的脏器相等同。

二、藏象的范围

藏象，包括人身内外一切器官组织和功能，范围比较广泛，但归纳起来，不外狭义和广义两个方面：

- 藏象
  - 五脏（心、肝、脾、肺、肾）
  - 六腑（胆、胃、大肠、小肠、膀胱、三焦）
    （以上两项：狭义的）
  - 经络、五官、九窍
  - 奇恒之腑（脑、髓、骨、脉、胆、女子胞）
    （以上全部：广义的。）

五官：鼻、眼、口唇、舌、耳。官是职守之谓。

九窍：有两种说法：①眼二、鼻孔二、耳二、口、前阴、后阴。②眼二、耳二、鼻孔二、口、舌、喉。

三、藏象理论

古人以阴阳五行，人与自然相适应的理论，来论述藏象的功能活动。认为人体一切复杂的生命活动，均属于内脏，举凡能够推动与调整机能活动和适应周围环境的高级生理现象，也都在功能范畴之内，故《灵枢·本藏》说：“五脏者，所以参天地，副阴阳，而连四时，化五节（五行的节序）者也。”所以内脏的活动，实质上是人体整个生命活动，因而认为脏腑的功能活动，不是孤立进行的，而是相互制约、相互依存的。在整体的观点指导下，来论述脏与脏，腑与腑，内脏与体表组织器官，外在环境与人体的内脏，全身各部组织与精神活动等，形成了内外协调的统一体，这就是藏象学说的整体性。

四、藏象学说的形成

中医学的藏象理论，是古代医务人员，通过人体的大体解剖，长期的生活实践和医疗实践的观察，逐步建立了比较完整的“藏象学说”。

- 生活实践——体验——生理变化
- 医疗实践——经验——病理变化
- 大体解剖——看到——组织形态

（以上三者）建立藏象学说。

五、脏与腑的功能区别

脏腑是内脏的总称，由于它们的功能特点不同，又有脏、腑之分。脏是“藏而不泻”，为储藏精气的处所；腑是“泻而不藏”，为接受和消化食物并排泄糟粕的通道。

- 脏腑
  - 脏——藏
    - 精——精气血津液｛“满而不实”；藏而不泻｝
    - 神｛精神情志；意识思维活动｝
    - 以藏为主。
  - 腑——泻
    - 精华输泻于全身；糟粕排泄于体外｛“实而不满”；泻而不藏｝
    - 以通为用。
- 奇恒之腑
  - 五脏
    - 同——藏蓄阴精，与五脏功能近似
    - 异——中空，与五脏形态不同
  - 六腑
    - 同——中空，与六腑形态近似
    - 异——藏蓄阴精，与六腑功能不同
  - 除胆外，无表里配合关系。

奇恒之腑，形体类似腑，作用又类似脏，似腑非腑，似脏非脏，在人体中与一般脏腑的作用有所不同，故称奇恒之腑。

第二节 五 脏

一、心

- 心系统
  - 组成
    - 心脏。
    - 心系（与心相联系的组织）。
    - 心包。
    - 经脉。
  - 联系
    - 小肠。
    - 脉。
    - 舌。
    - 眼（血络、内外眦部位）。

（一）心的主要生理功能

1. **主血脉**　心与血脉是密切连属的。血液含有各种营养物质，为机体生理活动所必需，脉为血行的管道而贯通于全身。人体血液之所以能够循行全身，运行不息，以营养周身，主要有赖于心脏的推动。

心⟶血⟶脉⟶全身。
↑
心气的推动（心气是推动血液运行的动力）。

心气：主要指心血管系统的一些功能表现，这些功能和心阳有不可分割的联系，其表现属阳，其物质基础为心阴和心血。因此，所谓心气，不能单独理解为心阳或心火的功能，其中仍不能忽视心阴和心血对心气的作用。

心阳：指心血管系统的一些功能表现，并能宣通卫外之阳。

心阴：指心脏的阴液，为营血组成部分，有时可以理解为心血。

心血：指心及血脉中的血液，有时可以理解为心阴。为心阳心气的物质基础。

心阳心阴的作用：
- 心阳（心气）
  - 主精神意识。
  - 推动血液运行。
- 心阴（心血）
  - 欲心阳不使偏亢。
  - 欲心神不使浮动。

心气的强弱，能影响血脉的运行，而血脉的盛衰，也能影响心脏的正常功能。所以，心气旺盛，血脉充盈，才能心跳节律均匀，脉搏和缓有力（心率正常），精力充沛，面色红润光泽。若心气不足，血脉空虚，则面色淡白无华，脉呈细弱之象，甚则出现结、代、促、涩之脉。若气血因心和血脉运行无力，造成淤滞，则可出现心前区憋闷和刺痛，甚则危及生命。

2. **主神志**

心：
- 解剖之心（《难经·四十二难》："心重十二两，中有七孔三毛，盛精汁三合。"）
- 神明之心（"心者，五脏六腑之大主也，精神之所舍也。"心者君主之官，神明出焉。）

神有广义和狭义之分：

神：
- 广义——生命活动的外在表现，如视、听、言、动等。
- 狭义——精神意识，思维活动。

中医学的神，可以说是对人的精神意识，思维活动，以及脏腑，精、气、血、津液活动外在表现的高度概括。并认为这些活动，是由心所主，起着调节五脏六腑，维持人体内外环境统一的重大作用。故《灵枢·邪客篇》说："心者，五脏六腑之大主也，精神之所舍也。"人的精神意识、思维活动与五脏皆有关系（心主喜，肝主怒，脾主思，肺主悲，肾主恐），而五脏之情志又统由心所主。

血液是神志活动的物质基础，人的血液旺盛，则思维活动能力就强盛，血液不足，则思维活动能力就减弱。可见，心主神志的功能与心主血脉的功能是密切相关的。从病理来看，这种关系，也是非常明显的，例如：

心血（阴）虚⟶阴不藏阳⟶心神浮动：
- 心神不宁。
- 失眠。
- 多梦。
- 健忘。
- 悸烦不安。

心主神志理论，在目前仍然有着指导临床实践的意义，如临床见到的精神失常、神志昏迷等病，采用走心经的药物治疗，就能获得疗效。如：

心火偏旺：
- 炼液成痰——痰迷心窍——昏迷
- 热扰心神——心神失明：谵妄、昏迷

以上均宜：清心火，佐以化痰开窍药物治疗。

笔记

（二）心的在志、在液、在体和在窍

1. *在志为喜*

喜
- 正常——气和志达、营卫通利。
- 病态
  - 心有余——喜笑不休。
  - 心不足——易愁。

喜为心之志，心又主神志。过喜和五志过极均可伤心而为病。

2. *在液为汗*　心与汗的关系，主要是因为心主血，而津液又与血有互相转化关系，汗液为津血所化的缘故。

汗为心之液

心——血——津液——汗

汗血同源

汗之所以能出，主要是阳气和卫气作用的结果。

阳气——蒸化津液
（阳加于阴谓之汗）
卫气——放开腠理
} 汗出

腠理：①指皮肤、肌肉和脏腑的纹理。②指皮肤与肌肉交接的地方，又称“皮腠”。

3. *在体合脉，其华在面*　由于心主血脉，因此，全身血脉又都连属于心。

其华在面
- 正常——红润光泽。
- 异常
  - 心气不足——面色㿠白、晦滞。
  - 血脉空虚——色淡无华。
  - 血脉淤滞——青紫。

为什么“其华在面”？与面部组织薄嫩、血管丰富有关。正如《灵枢·邪气脏腑病形》说：“十二经脉，三百六十五络，其血气皆上于面而走空窍。”

4. *在窍为舌*　心开窍于舌，是说心的功能与舌是沟通的。心与舌的关系是通过经络相连通的（心经的别络上行于舌）。故又称舌为“心之苗”。

舌
- 功能
  - 主司味觉
  - 表达语言

  } 是心主血脉，主神志的作用。
- 正常
  - 舌体柔软红润、灵活。
  - 味觉灵敏、语言流利。
- 病变
  - 虚
    - 心阳不足——淡白胖嫩。
    - 心阴不足——红绛瘦瘪。
  - 实
    - 心火上炎——舌红、生疮。
    - 心血瘀阻——暗紫、瘀斑。
  - 神志——舌卷、舌强、语謇、失语。

[附]心包络：其内容，兹从略。

心包与心，从辨证角度上看，是一致的。只不过反映病情的浅深轻重程度不同而已。

总之，心为一身之主，故称“君主之官”，其主要功能是主血脉，主神志，血液的运行，有赖于心气的推动，神志的灵敏不昧有赖于心血的滋养。故又有“心无气不行，无血不用”之说（《本草求真》）。心虽属阴，而功能主阳，故又称心为“牡脏”（阳脏）。（心之阳气，一方面发挥温煦作用，保持心脏本身的生理功能；另一方面，温通血脉维持整体生命活动，使之生机不息。人们常把心阳喻之为人身之“日”。）

二、肺

中医学对肺的功能阐述，不仅指呼吸系统的功能，还包括了西医学体液调节、血液循环

笔记

的部分功能及皮肤卫表的防御功能在内。

（一）肺的主要生理功能

1. 主气，司呼吸　肺主气，包括两个方面。

（1）主呼吸之气：人体通过肺的呼吸作用，进行内外的气体交换，以呼浊吸清，吐故纳新。所以《医宗必读》说：“肺叶白莹，谓之‘华盖’，以覆诸脏，虚如蜂窠，下无透窍，吸之则满，呼之则虚，一呼一吸，消息自然，司清浊之运化”。说明肺本身具有呼吸之功能。

（2）主一身之气：肺不仅主呼吸之气，而且主一身之气，即各脏腑组织功能活动。首先体现于气的生成，尤其是宗气的生成。宗气是由肺吸入之清气与水谷化生之精气结合而成。它渗润于血脉之中而宣发输布于全身，以维持各脏腑组织的正常活动，这是肺主一身之气的一个主要方面。另一方面，肺对全身气机具有调节作用，以保持全身之气的升降出入运动。故《素问·五脏生成篇》说：“诸气者，皆属于肺。”总之，肺主一身之气，主要取决于肺的呼吸功能。

从病变方面，更可看出肺主气的重要作用。例如：

病变
- 肺气不足｛呼吸无力、宗气亏乏｝全身倦怠。
- 肺气衰竭——呼吸停止——死亡。

2. 主宣发和肃降　宣发是宣散发布的意思，是肺向上向外的功能。其生理体现有三：

（1）通过肺的气化，及时排出体内浊气。

（2）由于肺气的推动，能收津液，水谷精微，运行散布于全身各处，内而脏腑经脉，外而肌肉皮毛，无处不有，无处不到。故《灵枢·决气篇》说：“上焦开发，宣五谷味，熏肤，充身，泽毛，若雾露之溉，是谓气。”

（3）宣发卫气，调节腠理之开合。

肃降，即清肃下降之意，是肺气向下的功能。其生理体现亦有三：①吸入清气，保持机体活力。②向下布散津液和水谷精微，肺为脏之长，居诸脏之上，其位最高，谓之“华盖”，以清肃下降为顺，故能将肺吸入的清气和由脾转输至肺的津液和水谷精微，不断向下布散。③肃清肺和呼吸道内的异物。肺属金，金具有清凉的性质，清净的功能（金清气肃），不能容有水痰浊及其他异物。通过肺的清肃作用，经常保持肺和呼吸道的清洁。

肺的宣发和肃降，是相辅相成的，既有宣又有肃，宣肃结合，才能使肺气通畅，呼吸均匀。所以

肺气
- 宜宣、宜降、宜清。
- 不宜壅满、上逆、燥热。

故《素问·至真要大论》说：“诸气膹郁，皆属于肺”。

膹，即喘急。郁，即胸部痞闷。若由某种原因，使肺气不能宣降，则出现膹郁之病变。

3. 通调水道　水道是指人体水液的运行与排泄，有一定的途径而言。通调水道，是指肺气有促进和维持水液代谢平衡的作用。肺之所以能通调水道，主要靠宣发和肃降的作用。通过宣发，能使水液布散到全身，特别是皮肤，经由汗孔排出为汗。通过肃降，收津液内灌五脏六腑、筋骨经脉，并使多余的水液，下归于肾，经过肺肾的气化作用，使水液下输膀胱，成为尿液，排出体外。所以说“肺主行水”“肺为水之上源”。如果通调水道功能失常，就可发生水液停聚病变。

水道通调失常——→水液停聚
- 痰。
- 饮。
- 水肿。

注：在痰饮内容中详述。

4. 朝百脉、主治节　肺朝百脉：朝是朝向、会合的意思，指百脉会合于肺，也就是百脉

朝肺。肺在呼吸过程中,将吸入之清气,渗润于血脉之中,输送于全身。血脉是心所主,而血液的运行,又赖于气的推动。由此可见,肺朝百脉,既是心肺的关系,也是气血的关系。故《素问·经脉别论》说:“食气入胃,浊气归心,淫精于脉;脉气流经,经气归于肺,肺朝百脉,输精于皮毛。”

食气:指食物中的精微物质。

浊气:指食物精微中的浓郁部分。并非废浊之浊。

淫,作濡养解。

肺主治节:治节,是治理调节之意。《素问·灵兰秘典论》:“肺者,相傅之官,治节出焉。”傅同辅,有辅佐,协助之意。相傅,是古代的宰相,辅助是主治主要国家大事。“出焉”,即治节之能从肺出。

主治节
- 主呼吸——呼吸有节奏
- 主全身气机——升降出入
- 辅助心脏——血液循行
- 水液输布——调节平衡

（以上）肺功能的概括。

（二）肺的在志、在液、在体和在窍

1. *在志为忧*　忧和愁,同属肺志,而愁忧又都能伤肺气而使气消,故《素问·举痛论》说:“悲则气消。”为什么“肺在志为忧”呢? 张景岳曰:“金气惨凄,故令人忧。”特别是在肺虚的情况下,更易产生悲忧情绪。

2. *在液为涕*　肺为涕:涕即鼻涕。鼻为肺之窍,肺之津液外出于鼻则为涕。在病变情况下,更为显著。

病变
- 肺寒——鼻流清涕。
- 肺热——鼻流黄浊涕。
- 肺燥——鼻干。

3. *在体合皮,其华在毛*　皮毛为一身之表,包括皮肤、汗腺、毛发等组织,有分泌汗液,润泽皮肤和抵御外邪的功能。皮毛之所以有这些功能,主要依靠肺气宣发的力量。

肺主皮毛,是说肺与皮毛在生理和病理上都有着十分密切的关系。

生理上:①肺朝百脉,输精于皮毛;②肺主气,通汗孔,《素问·生气通天论》称汗孔为“气门”。后世医家又有“遍身毛窍,俱暗随呼吸之气以为鼓伏”的理论,均说明肌表汗孔这种开合启闭散气作用与肺卫之气的作用关系密切。

病理上:外邪袭表,大多首先出现肺卫症状,如发热恶寒、咳嗽、气喘等肺气不宣的症候,若肺气虚弱,不能宣发卫气津液于皮毛,不仅可使皮毛憔悴枯槁,而且可以使卫外功能不足,易患感冒。卫气与肺的宣发有关,卫气主司汗孔的开合,若肺卫气虚,肌表不固,就会常自汗出;肺卫闭实,毛窍郁闭,又常见无汗的症状。

病理
- 风寒外感
  - 袭表——腠理郁闭——恶寒发热
  - 束肺——肺气不宣——鼻塞、咳嗽、气喘
  - （以上）肺卫闭实——无汗。
- 肺卫气虚
  - 气津不布——皮毛憔悴。
  - 卫外不固
    - 易外感。
    - 常自汗。

4. *在窍为鼻*　肺主呼吸,鼻为呼吸出入之门户,故“肺开窍于鼻”,鼻的通气和嗅觉的功能,主要依靠肺气的作用,肺气和畅,通气才能正常,嗅觉才能灵敏。因此,在临床上,肺气不利,常反映出鼻息不通和嗅觉不灵的症状。根据这个道理,常把鼻的变化作为推断肺的病变的依据之一,鼻塞流涕,则为外邪袭肺之象,鼻翼煽动,则为肺热壅盛之征。同样,鼻的疾患也常从肺进行治疗,如鼻衄、鼻疳(鼻孔赤痒,破溃生疮)属肺经有热的,必须从肺着手治疗。

肺与喉，与声音的关系：

喉{呼吸的门户
发音的器官}声自肺出，声由气发。

喉是呼吸的门户，也是发音的器官，肺的经脉从这里经过，所以有“声自肺出”“声由气发”之说。在病理上，肺的病变，可以引起声音嘶哑、喉痹，及其他咽喉部位的病症，如肺结核病，病久肺阴亏损，声道失润，可以出现声音嘶哑的症候。又如外邪犯肺，肺气不宣，常致咽喉不利或失音等病症。

总之，肺居诸脏之上，称为“华盖”，受百脉之朝会，主一身之气而行“治节”之会，为水之上源。肺体清虚，不耐寒热（恶寒金寒而锈、恶热金烁而熔亦恶燥金燥而痿），形寒饮冷，汗出中风，燥热，皆易伤肺而为病，故又称肺为“娇脏”。

三、脾

中医学的脾，相当于西医学的消化系统功能和部分代谢系统功能，以及和出血有关的血液系统功能。

脾
- 组成
  - 脾脏。
  - 经脉。
- 联系
  - 胃。
  - 肌肉。
  - 四肢。
  - 唇。
  - 眼之胞睑。

脾气：主要指脾的运化功能，也包括脾的升清和统摄周身血液的功能。

脾阳：指脾的运化功能，以及在运化过程中所具有的热能。

脾阴：指脾本身的阴精。与胃阳相对而言，故称脾阴。

（一）脾的主要生理功能

1. 主运化　脾的运化功能，是指水谷的消化吸收，化生营养物质的输布过程，包括运化水谷和运化水湿两个方面。

（1）运化功能：{运化水谷
运化水湿}主要靠脾阳（脾气）以维持“健运”功能

（2）运化过程：饮食→胃→脾
- 精微{心
肺}气化作用→化生气血→全身。
- 水湿{肺
肾}气化作用{环流。
排泄。}

假如脾的运化功能失常，就会出现一系列病变。

脾失健运
- 精微失运
  - {食欲减退
食后腹胀}运化无力所致。
  - {便溏
腹泻}消化吸收障碍所致。
  - {倦怠
消瘦}气血化生无源所致。
- 水湿失运
  - {痰饮
水肿
腹水
泄泻}“脾病生湿”。

故《素问·至真要大论》说:“诸湿肿满,皆属于脾。”

肿满{肿——皮肤四肢。
　　　满——腹内胀塞。

水谷运化和水湿运化,关系整个人体的生命活动,因而在治疗上和防病养生方面,都具有非常重要的意义,称脾胃为“后天之本”的道理,也就在这里。

2. 主升清　精微物质的上升与输布,就是“升清”。升清是脾的一个重要功能。升清是与降浊相对而言。脾主升清,胃主降浊,升清可使水谷精微上输于心肺,通过心肺的作用,化生气血,灌注全身。降浊可使水谷及糟粕下行,故有“脾以升为健,胃以降为和”之说。脾胃的升降功能,对整个脏腑间升降协调,也起着非常重要的作用。下以脾气失升为例说明之。

脾气{不升{上则不足——头目眩晕。
　　　　　　旁则不足——神疲乏力。
　　　下陷——升举无力{内脏下垂。
　　　　　　　　　　　　脱肛、久泄。

飧泄:大便泄泻清稀,伴有不消化食物残渣。

3. 主统血　统血是指脾能统摄血液,使之正常运行于脉管之中,而不致流出脉管之外的意思。

脾为什么能统血呢?

(1)气为血之帅:脾为气血生化之源,脾气健旺,则精血充盈,精血充则气壮,气壮能摄血。

脾健⟶精充⟶气壮⟶统血。

由此可见,脾能统血,与“气能摄血”,基本上是同一个意义的。这是脾主统血的主要机理。

(2)脾气升则血统:脾气健旺,上升正常,则血有所统摄而不致外溢。因脾的功能活动,升则健运,升则不下陷,这样,对血液就起到了统摄作用。

(3)脾藏营,营足则血统:《灵枢·本神篇》说:“脾藏营。”营是经脉内的营养物质。脾得营的滋养,更能发挥其统摄血液的作用。《难经·四十二难》说:“脾主裹血,温五脏”,也可说明“脾藏营”能统血之义。

若脾气虚衰,血失其统,就可发生某些慢性出血疾患,如便血、尿血、崩漏等。

(二)脾的在志、在液、在体和在窍

1. 在志为思

思{正常——有益于身心。
　　过度——气结——升清失常{不思饮食。
　　　　　　　　　　　　　　　脘腹胀闷。
　　　　　　　　　　　　　　　头目眩晕。

《灵枢·本神篇》说:“因志而存变,谓之思。”

因是根据,思即思考。根据已确定的志向,在未行动之前,又反复思考其成败。

《素问·举痛论》说:“思则心有所存,神有所归,正气留而不行,故气结矣。”脾志主思,如事物常存于心,精神集中,思虑过度,则志凝神聚,气因之不行,致使脾运失调,正气留滞,故气结。

2. 在液为涎　涎即口液,脾开窍于口,脾的经脉连舌本,散舌下。正常情况下,脾之精液可上润于口腔。如果脾胃不和或脾虚不能摄津,则口液增多,或口涎自出。

3. 在体合肌肉，主四肢

- 脾健运功能
  - 正常——营养充足
    - 肌肉丰满结实。
    - 四肢轻劲有力。
  - 异常——营养缺乏
    - 肌肉消瘦。
    - 四肢痿弱。

四肢赖阳气而活动，阳气是水谷所化生，来源于胃，转输于脾。因此，四肢活动力的强弱与脾有密切关系。但应指出，四肢的活动虽然主要依靠脾阳的温养，但与全身各脏的阳气盛衰亦有关。只有在全身阳气旺盛的情况下，四肢才能运动灵活有力。故《素问·阳明脉解篇》说："清阳实四肢。"

《素问·太阴阳明论》说："脾病而四肢不用，何也？岐伯曰：四肢皆禀气于胃，而不得至经，必因于脾，乃得禀也。今脾病不能为胃行其津液，四肢不得禀水谷气，气日以衰，脉道不利，筋骨肌肉皆无气以生，故不用焉。"

禀，是接受的意思。

不得至经：胃所化生的水谷精微之气，不能直接到达各经和四肢。

4. 在窍为口，其华在唇　口腔是消化道的一部分，脾开窍于口，反映了脾胃运化功能与人体的饮食、口味等的关系。这在诊断学上有一定意义。

口唇肌肉薄嫩，反应灵敏。脾主肌肉，其营养丰富与否，常反映于口唇，所以《素问·五脏生成篇》说："脾之合肉也，其荣唇也。"

- 脾的功能
  - 正常→食欲良好→营养充足→口唇红润丰满。
  - 异常→食欲减退→营养不足
    - 轻（脾虚）—萎黄不华。
    - 重（脾气绝）—唇萎、唇白（人中满）。

脾与口的关系：①经脉联络：脾脉连舌本，散舌下，胃脉挟口环唇。②口腔是消化道的一部分，王冰曰："脾为化谷，口主迎粮，故开窍于口。"

总之，脾居中以灌四旁，注四末，为"仓廪之官""后天之本"。故有曰："脾有安和脏腑之德"，"脾气为和，则百病不生"（《本草求真》）。配合胃为脏腑气机升降之轴。脾性属土，为太阴，喜燥而恶湿，若运化失常，即易聚湿而为病。

四、肝

- 肝
  - 组成
    - 肝脏。
    - 经脉。
  - 联系
    - 胆。
    - 筋。
    - 爪。
    - 目。
    - 两胁肋（肝之分野）。
    - 头顶部。
    - 少腹两侧。
    - 前阴。

肝阳：主要是指肝的某些功能活动方面的变化情况。在正常情况下肝阳（肝气）起到升发疏泄、调节情志等作用。

肝气：①指肝本脏的功能；②病症名称。

肝阴：主要指肝脏的阴血和肝本脏的阴液。

肝血：指肝脏所藏的血液，通常和肝阴不能截然分开。

先讲一下肝的部位问题。

笔记

关于肝在左之说。《医宗金鉴·刺灸篇》引用《难经》说："肝之为脏，其治在左，其脏在右胁右肾之前。"元·滑伯仁《十四经发挥》，也有同样的论述。

肝的部位概念有两种：一种是指解剖部位，脏器形态，一种是指经络的通路和脏器的气化作用，表现于生理、病理的现象。故有"肝在右而行气于左"之说。

(一)肝的主要生理功能

1. 主疏泄　肝属木而主升发，如树枝一样自由伸展，不能抑郁，故有"肝喜条达而恶抑郁"之说。肝的疏泄功能，主要表现在以下三个方面。

(1)调畅气机：肝主升主动，对人体气机的疏通与调畅，起着调节作用。气机是人体脏腑功能活动基本形式的概括。气机调畅，升降协调，表现为内脏的正常生理活动，若气不调，升降失序，则可表现为某些内脏的病理性活动。

疏泄功能失常
- 减退→气机通畅受阻→肝气郁结
  - 气病及水→代谢障碍
    - 痰核。
    - 臌胀。
  - 两乳、少腹、某些面部——胀痛。
  - 气病及血→血瘀
    - 癥积。
    - 肿块。
    - 痛经、闭经。
- 太过→气机升发亢盛
  - 轻——肝气上逆
    - 头目胀痛。
    - 面红目赤。
    - 易怒。
  - 重——血随气逆
    - 吐血、咯血。
    - 卒然昏倒。

《素问·生气通天论》说："阳气者，大怒则形气绝，而血菀于上，使人薄厥。"

形气绝：形，指血脉。气，指脏腑功能。绝，是阻滞之意，而非断绝之绝。形气绝是说怒气伤肝，肝气上逆，气血逆乱被阻不能正常运行，而致形气俱伤。

血菀于上：菀，这里作瘀理解。大怒则肝气逆冲于上，血也随之上逆，郁积于上部。

薄厥：薄，是逼迫的意思。血随气迫而上行，出现突然昏倒，头胀痛，面目红赤等症状。

(2)促进脾胃的运化功能：饮食消化，虽为脾胃所主，但与肝亦有密切关系。

肝的疏泄功能，可以调畅气机，协助脾胃之气的升降，以保持消化功能的正常。这种功能关系，就叫作"木能疏土"。也称"土得木而达"。如果疏泄功能失常，势必影响消化功能，从而出现肝气犯脾和肝气犯胃的"木旺乘土"证候。

肝气犯脾→脾失升清
- 上——眩晕。
- 下——飧泄。

肝气犯胃→胃失降浊
- 上——呕逆、嗳气。
- 中——脘腹胀痛。
- 下——便秘或痛泄。

肝与胆相表里，肝失疏泄，还可以影响胆汁的分泌与排泄，胆汁是助脾胃消化的。胆汁分泌排泄受阻，除出现气机郁结的症状外，还可出现口苦、消化不良和黄疸等症。

(3)调畅情志：肝调畅情志与肝调畅气机功能是密切相关的，情志正常与否，实际也是气机调畅与否的一种表现。

笔记

肝气条达→升发透泄{不抑郁、不亢奋}气机调畅{气血和平。心情舒畅。

急躁易怒←太过 ↙ ↘ 不及→情绪不乐、消沉

上述，是肝主疏泄的三个方面的表现，而三者又往往互相影响，症状同时出现。辨证时应探本求源，各有所重。此外与疏泄功能有关的还有女子月经来潮和男子排精。

2. 主藏血　肝是人体储藏血液，调节血量的主要器官，为人体的最大血库，故有“血海”之称。

肝藏血包含血液的储藏和调节两个方面的意思。

正常{
安静时——血归于肝。
活动时——血运于诸经{目受血而能视。掌受血而能握。指受血而能摄。足受血而能步。

《素问·五脏生成篇》说：“故人卧血归于肝。”

张景岳说：“人寤则动，动则血随气行阳分而运于诸经。人卧则静，静则血随气行阴分，而归于肝，以肝为藏血之脏也。”

如果肝脏有病，藏血功能失常，就会出现一系列肝血失养证候。

异常{
肝血不足{目失其濡——干涩、昏花、夜盲。筋失其养——筋脉拘急、肢体麻木、屈伸不利。血海失充——月经量少或闭经。
肝不藏血——血失其藏——月经量多、崩漏。

肝能藏血的基本条件：

(1)有充足的血量。

(2)有正常的疏泄功能。

如果这两个条件失常，则可导致各种出血和血瘀症候，其机理已如前述。

肝除藏血之外，还能藏魂。魂属于精神活动，肝疏泄条达，情志正常，叫作藏魂。魂是以血为物质基础的，若肝血不足，魂失其藏，就会出现梦境纷纭等症。

（二）肝的在志、在液、在体和在窍

1. 在志为怒　肝以疏泄和升发阳气为用，故在志为怒。怒的发生，大致有两种情况：

刺激太强——升发太过——暴怒}伤肝→
肝血不足——升发太过——易怒}肝气逆{逆于上——血随气上→呕血。逆于中——乘于脾胃→飧泄。逆于经——经气不舒→胁及少腹痛。

2. 在液为泪　目为肝之窍，肝之津液通过经脉上注于目，目得滋养，则视物精明。在病变情况下，常呈现以下病症：

病变{
虚——肝阴不足——两目干涩。
实{风火赤眼、肝经湿热}目眵增多。

宗脉：这里是指许多经脉的集合处。也就是由许多经脉汇聚而形成的主脉或大脉。

3. 在体合筋，其华在爪　肝主筋的理论：

(1)筋的营养来源于肝，筋靠肝血的滋养，才能强劲有力，关节滑利，运动自如。正如

《素问·经脉别论》说:“食气入胃,散精于肝,淫气于筋。”

(2)肝主筋,即是肝与筋,筋与运动之间的关系,故有“肝主运动”之说。“肝者罢极之本”“七八,肝气衰,筋不能动”,都是说明肝与筋的生理关系。

肝与筋的关系
- 肝血充盈——淫气于筋
  - 滋养筋膜
  - 濡润宗筋

  关节滑利,运动轻便。
- 肝血不足——血不养筋
  - 手足振颤
  - 肢体麻木
  - 屈伸不利
  - 瘛疭

  虚风内动。

《素问·至真要大论》:“诸风掉眩,皆属于肝。”

风包括内风和外风,此指内风而言。掉指抽风振掉,眩指眩晕。

肝主筋,“爪为筋之余”,故爪甲荣枯可以反映出肝血之盛衰。故《素问·五脏生成篇》说:“肝之合筋也,其荣爪也。”

肝与爪的关系(爪为筋之余)
- 肝血足——爪甲坚韧光泽。
- 肝血虚——爪甲薄软,皱裂,枯无光泽。

4. 在窍为目

内在联系
- 经络相连——肝之经脉联于目系。
- 肝藏血——目得血而能视
  - 目视精明。
  - 能辨五色。

肝病反映于目
- 肝阴血不足——目失其养
  - 视物不清。
  - 夜盲。
  - 目干涩。
- 肝经风热——上窜清窍——目赤痒痛。
- 肝火上炎——上灼清窍——目赤生翳。
- 肝阳上亢——上扰清窍——头晕目眩。
- 肝风内动——目系拘急——目斜上视。

目不仅与肝有密切关系,与其他脏的关系也非常密切,如《灵枢·大惑论》说:“五脏六腑之精气,皆上注于目而为之精。”精是指眼睛所具有的精明视物的作用而言,与五脏六腑之精气的“精”,意义不同。

目与内脏的关系
- 肾——主骨——骨之精——瞳子。
- 肝——主筋——筋之精——黑眼。
- 心——主血脉——血之精——络。
- 肺——主气——气之精——白眼。
- 脾——主肌肉——肌肉之精——约束(眼睑眼胞)。

精之窠为眼,窠音科,是窝穴。在此引申为汇聚的意思。是指五脏六腑的精气汇聚于目,使眼睛各部分能发挥正常的生理功能。

总之,肝为风木之脏,内寄相火,“体阴而用阳”,为“将军之官”,其性刚(故又称肝为刚脏),主动主升,需赖肾水以涵之,心血以濡之,肺金清肃下降之气以平之,中宫脾土之气以培之,这样,肝的刚劲之质,才能成为柔和之体,以发挥其条达畅茂之性。

五、肾

中医学所指的肾(包括命门),不仅概括了西医学所说的肾脏,同时还包括了泌尿系

笔记

统、生殖系统和内分泌系统及脑的部分功能在内，并关系营养物质的代谢过程。

肾系统
- 组成
  - 肾。
  - 经脉。
- 联系
  - 膀胱。
  - 骨髓。
  - 耳。
  - 瞳子。
  - 腰部。
  - 小腹。
  - 前后阴。

肾阳：又称“元阳”“真阳”“真火”“命门之火”，是肾脏生理功能的动力，也可以说是人体热能的源泉。

肾气：肾气也是肾脏生理功能的动力，和肾阳的作用，不能截然分开，只是反映在病变上，程度不同而已。

肾阴：又称“元阴”“真阴”“肾水”“真水”，是肾阳（肾气）功能活动的物质基础。

（一）肾的主要生理功能

1. 藏精，主生长、发育与生殖 精，有精华、精粹之意，是人体生命活动的起源物质，又是构成人体各个组织的基本物质，故《素问·金匮真言论》说：“夫精者，身之本也。”

（1）精的来源：

1）先天之精：先天之精，是先身而有，与生俱来，禀受于父母。精虽见于有生之后，而实由有生之初之精为之本。有其精，方有其形，故《灵枢·决气篇》说：“两神（指男女）相搏，合而成形，常先身生，是谓精。”《灵枢·本神篇》说：“生之来，谓之精。”《灵枢·经脉篇》说：“人始生，先成精。”都是说明男女两性交合的精气，是形成胚胎的基础，故又称为生殖之精。待形体构成以后，此精即寓于肾脏，成为肾精，又成为生育繁殖的新的物质。

2）后天之精：后天之精，又名脏腑之精，人体既成之后，就要依靠饮食的各种营养物质，以维持人体的生长发育。饮食物化生的精微，输布到各脏腑，成为脏腑活动的物质基础。

由此可见，精有狭义和广义之分：

精
- 狭义——肾精。
- 广义——肾精、血液、津液。

先天、后天之精的关系：

先后天之精，来源虽不同，但相互依存，相互滋生，相互为用的关系，极为密切。先天之精是根本，后天之精是条件。没有先天之精，就没有形体，没有动力；没有后天之精，则先天之精无补充，生命不能延续。肾不仅能藏先天之精，而且能藏后天之精，故《素问·上古天真论》说：“肾者主水，受五脏六腑之精而藏之。”

（2）精的功能：

1）生长发育，繁衍后代：人的生殖功能和生长发育过程，主要是由肾精和肾气所决定的，肾气是以肾精为物质基础，肾精所化之气即为肾气，因此，精足则肾气盛，精亏则肾气衰，肾气的盛衰，又关系人体生长壮盛和衰退的整个过程。

人在发育阶段，根据肾气盛衰的发展情况，可以表现出一定的阶段性。中医学认为，一般说，男子以八岁为一阶段，女子以七岁为一阶段。

盛	女——7岁	肾气渐充	14岁	初具生殖机能	月经来潮。
	男——8岁	齿更发长	16岁		精气溢泻。
衰	女——35岁	肾气渐衰	49岁	生殖机能衰退	月经停止。
	男——40岁	生机日减	56岁		精少。

这是根据年龄阶段，来分析人体发育及生殖能力的情况，从而判断肾气之盛衰，是指一般大致情况而言。从生育年龄方面来说，与现代医学的说法是一致的。

天癸：是促使生殖机能发育成熟的一种物质，有类似性激素的作用，男女皆有，并不是指月经而言，因肾为先天之本，属水，癸是天干之一，也属水，故称“天癸。”

任脉通：任脉为奇经八脉之一，在女子与子宫有密切关系，任脉通，即任脉通畅。

太冲脉盛：冲脉为奇经八脉之一，为十二经之血海，与女子月经有密切关系。太冲脉盛，即肾脉与冲脉旺盛，合而盛大，王冰说：“太冲者，肾脉与冲脉合而盛大，故曰太冲。”

形体皆极：极，疲困的意思，即身体形态疲极困乏之意。

地道不通：地道指月经的经路。通月经的经路在下，地在下，故称地道。

2）抗御外邪，维护健康：人体抵抗疾病的能力，从根本上来讲，也是以元气为主要关键。元气旺盛，卫外固密，则抗病力强。所以，中医学对精是非常重视的，如《灵枢·本神篇》说：“是故五脏主藏精者也，不可伤，伤则失守而阴虚，阴虚则无气，无气则死矣。”《素问·疏五过论篇》说：“精气竭绝，形体毁沮。”张景岳说：“欲不可纵，纵则精竭，精不可竭，竭则真散。……故善养生者，必宝其精，精盈则气盛，气盛则神全，神全则身健，身健则病少。”因此，“积精全神”是健康长寿的基本条件。

藏精是肾的主要功能之一，故有“肾宜固藏，不宜泄露”之说。

《素问·六节脏象论》说：“肾者主蛰，封藏之本，精之处也。”

蛰作藏字解，有生机内藏之意。肾藏精，内含真阳，真阳蛰藏于肾阴之中，故曰肾主蛰。

封藏，是收藏的意思。肾的功能在正常情况下，能封藏真阳真阴，不使上越外泄，故为封藏之本。

精之处：即是藏精的处所。

肾阴、肾阳的功能和关系：

肾阴和肾阳，概括了肾脏生理功能的两个方面。

肾中精气
- 肾阴（又名元阴、真阴、真水）——濡养各脏腑
- 肾阳（又名元阳、真阳、真火）——温煦各脏腑

（相互滋生、依存、制约。）

后天水火，实为相悖，先天水火，则为相济，肾藏真阴而寓元阳，故称“肾为水火之宅”。赵献可在《医贯》中说：“先天水火，原属同宫，火以水为主，水以火为原，故取之阴者，火中求水，其精不竭，取之阳者，水中寻火，其明不熄。”

如果这一平衡关系遭到破坏后，就要发生肾阴虚和肾阳虚的病理变化。

肾阴（精）虚衰
- 偏于精亏——脏腑筋骨失濡（虚而无寒无热。）
  - 腰膝酸软
  - 髓脑衰减
    - 眼花
    - 健忘
- 偏于阴亏（虚而有热。）
  - 阴不敛阳——午后潮热
  - 阴虚阳浮——阳不入阴、腠理开泄——盗汗
  - 阴虚阳亢——上扰清窍——头晕耳鸣
  - 阴虚火动
    - 上扰心神——心烦热
    - 下扰精室——遗精梦交

肾阳虚衰（虚而有寒。）
- 脏腑筋骨失温煦→气血凝涩→腰膝冷痛，形寒肢冷
- 生化不及
  - 精血少——精神疲惫
  - 精不化气，肾失蒸腾——小便频数
- 肾失封藏——滑精、早泄
- 性机能衰退——阳痿
- 冲任寒冷——宫冷不孕

肾阴肾阳虚衰，不仅在本脏可发生种种病变，而且还可影响到其他各脏发生种种病变，

笔记

如“水不涵木”的肝阳上亢、肝风内动证，“火不燠土”的五更泄、下利清谷证等。由于肾之阴阳与他脏之阴阳关系密切，他脏阴阳失调，又可影响到肾，故有“久病及肾”之说。

肾阴和肾阳共居于肾脏之中，二者关系是极其密切的。因此，在病理上也往往相互影响，常出现阴虚及阳或阳虚及阴的病理现象。但应注意，当肾阴虚和肾阳虚的症状同时出现的时候，不能平均看待，要辨别哪个方面是病理变化上起着主导作用的方面。以肾阴虚为主的，在治疗上要滋补精血，使肾阴充足，肾阳才能振奋（叫作“精能化气”），以肾阳虚为主的，在治疗上首先要培补元气，使肾阳及到旺盛，才能促进肾阴恢复。

2. 主水　肾主水，在这里主要是指肾脏有主持与调节人体水液代谢的功能。肾之所以具有这种功能，主要靠肾的“气化”作用来进行。

水液代谢过程，是比较复杂的，兹根据《素问·经脉别论》中“饮入于胃，游溢精气，上输于脾，脾气散精，上归于肺，通调水道，下输膀胱”和《素问·灵兰秘典论》中“三焦者，决渎之官，水道出焉”的论述，归纳示意图于下，以便理解。

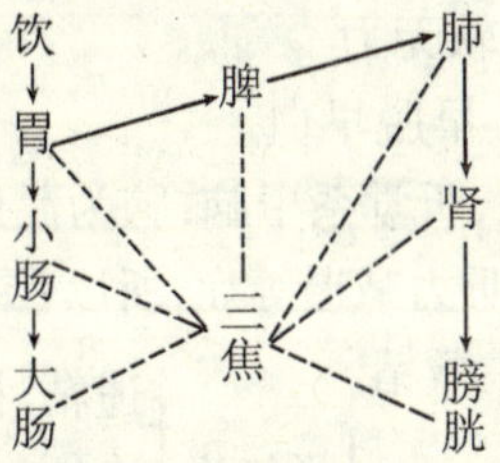

从水液代谢过程来看：

（1）须脏腑密切配合：水液代谢全过程，须脏腑密切配合，才能完成，如肺的宣降，肾的蒸化，脾的转输，三焦的通调，膀胱的排出，环环相扣，缺一不可。

（2）脾肺肾是关键：脾肺肾是水液代谢与调节的关键。肺居上焦，为水之高源，脾居中焦，为水之堤防，肾居下焦，为水液气化的原动力，故肾又是三脏中的关键。

肾司气化，为胃之关｛开——水出；合——水留｝开合失度｛水肿；小便失常｛过多。过少。｝｝

故《素问·水热穴论》说：“肾者，胃之关也，关门不利，故聚水而从其类也。上下溢于皮肤，故为胕肿，胕肿者，聚水而生病也。”胕肿即浮肿。

张景岳曰：“关者，门户要会之处，所以司启闭出入者也。肾主下焦，开窍于二阴。水谷入胃，清者由前阴而出，浊者由后阴而出。肾气化则二阴通，肾气不化则二阴闭，肾气壮则二阴调，肾气虚则二阴不业，故曰肾者胃之关也。”

3. 主纳气　纳气，是指肾对气有固摄、受纳的作用，或者说有收纳吸引的作用。人体的呼吸，虽由肺所主，但吸入之气，必须下纳于肾，所以《难经·四难》说：“呼出心与肺，吸入肾与肝。”这种肾主纳气的功能，也叫作“纳气归元”。实际上是肾的封藏作用在呼吸运动中的具体表现，如果肾吸纳功能减退，即可出现呼吸浅促，呼多吸少等病变，临床上称为“肾不纳气”。所以又有“肺为气之主，肾为气之根”之说。

（二）肾的在志、在液、在体和在窍

1. 在志为恐

恐（惊）｛恐——气下；惊——气乱｝伤肾｛遗尿。心神不定。｝

由于肾在志为恐，某些肾虚患者，虽无外来惊恐刺激因素，也可出现“恐”的症候。

2. 在液为唾　肾之经脉沿喉咙，到舌根两旁，肾又主五脏之液，故肾能收津液，滋润于口而为唾。若肾阴不足，津不上奉，则常感口干，肾阳不足，津不得化，又常口多唾。

3. 在体为骨，主骨生髓，其华在发　肾主骨，生髓，是肾之精气促进生长发育功能的一部分。中医学认为骨、髓、脑、发皆与肾有密切关系，其理论是肾精足则髓充。

(1)髓能养骨。骨得髓养，骨骼则坚强，牙齿坚固。故曰“肾主骨”“齿为骨之余”。

(2)髓聚于脑。髓包括骨髓和脊髓。脊髓上通于脑，所以有“诸髓者，皆属于脑”(《素问·五脏生成篇》)，“脑为髓之海”(《灵枢·海论篇》)的理论。

(3)精生血，血生发，发得血养则柔软润泽。故曰“发为血之余”“发为肾之华”。

何如肾精不足：

- 肾精不足
  - 髓亏
    - 骨失髓养——骨髓脆弱
      - 腰膝酸软。
      - 足痿。
      - 牙齿松动、早脱。
    - 髓海空虚
      - 精力不充。
      - 头晕耳鸣。
    - 发育不良
      - 囟门迟闭。
      - 骨软无力。
  - 发失其养——枯萎、早脱早白。

4. *在窍为耳及二阴* 耳主听觉，听觉系于脑，脑为髓所聚，髓乃肾所生，故耳与肾有密切关系。若肾精不足，就会出现耳鸣、听力减退等症，所以《灵枢·决气篇》说：“精脱者，耳聋。”

- 肾司二阴
  - 前阴
    - 生殖——肾主藏精
    - 排尿
  - 后阴——排便
- 排尿、排便：肾主气化
  - 肾气虚
    - 遗精、阳痿、早泄、不孕。
    - 小便过多或过少，遗尿。
    - 大便泄泻或秘结。

总之，肾主蛰藏，为水火之脏，是人体的重要器官，藏有“先天之精”，为脏腑阴阳之本，生命之源。所以称“肾为先天之本”。

肾精为人体生命的原始物质，肾精充足，元气就旺盛，有了旺盛的元气，则人体的活力，就有了根本，所以又称为“作强之官”。

肾阳能推动人体各个脏腑的生理活动，是一身阳气的根本，所以称为“元阳”。

肾阴是肾精作用的体现，全身各个脏腑都要依靠肾阴的滋养，是人体阴液的根本，所以又称为“元阴”。

肾阴是物质基础，肾阳是生命动力，两者结合，便成为生长发育的根本。

第三节 六 腑

六腑，即胆、胃、大肠、小肠、三焦、膀胱。其主要生理功能有三：①受纳腐熟水谷，转出化物，传导糟粕。②疏通水道，运行津液。③盛精汁。

一、胆

胆附于肝，在十二经中属足少阳经，与厥阴肝相为表里。胆内储藏胆汁，胆汁清纯而无杂质，故称为“中精之府”(《灵枢·本输篇》)，亦称“中清之府”(《千金要方》)。

《难经·四十二难》说：“胆在肝之短叶间，重三两三铢，盛精汁三合。”

胆虽为六腑之一，但不接受水谷糟粕，故又把胆归属于“奇恒之腑”。

胆与肝相连，与肝共同发挥疏泄作用。胆汁来源于肝，如《脉经》说：“肝之余气泄于胆，聚而成精。”

肝胆本属一体，为表里之经，肝胆共主疏泄，但肝升而胆降。肝助脾之升，胆助胃之降，故能协助脾胃之升降。肝胆皆与情志有关，所以易惊、失眠、心中憺憺动荡等症，往往从胆经论治。

笔记

胆的功用
- 胆汁——注于肠以助消化
- 胆气
  - 协助脾胃之升降
  - 调节情志之活动——主"决断"。

（胆汁、协助脾胃之升降）土得木而达。

从临床看，胆的功能异常，多出现如下情况。

1. 胆汁疏泄障碍　多因情志内伤，或外湿热之邪，致使肝胆郁热化火，胆汁排出失调。

胆汁
- 疏泄受阻——消化不良。
- 逆于血脉，溢于肌腠——黄疸。

2. 肝胆郁而化痰　肝胆郁热，痰火上逆，扰乱心神，则心烦不眠。

3. 胆气虚，决断不能　多因禀赋不足，或久病耗损，或突受大惊大恐，则致精神意识思维活动紊乱，对事物的决断能力减弱。

《素问·灵兰秘典论》说："胆者中正之官，决断出焉。"

"中正"：不偏不倚，含有准确的意思。

"决断"：对事物作出最后的判断。

胆的决断能力，对于防御和消除某些不良的精神刺激和不良的影响，以维持和控制气血的正常运行，保持脏器互相协调的关系，有着重要作用。故《素问·六节脏象论》说："凡此十一脏，皆取决于胆也。"

二、胃

1. 主受纳、腐熟水谷　胃受纳和腐熟水谷，好像粮食仓库、面粉加工厂一样，正如《素问·五脏别论》说："胃者，水谷之海，六腑之大源也，五味入口藏于胃以养五脏气。"

由于胃是供给营养的重要器官，所以又称为"后天之本"。

因此，临床上常把胃气正常与否，作为判断疾病预后是否良好的一个重要依据。如"有胃气则生，无胃气则死"，"纳谷者昌，失谷则亡"等说法，就是这个意义。

2. 主通降，以降为和　食物经胃消化，下入小肠，不能停滞，故胃气宜和宜降，只有胃气和降正常，才能消化饮食并推动下行，进入小肠。如果胃失通降，就会发生饮食停滞，脘腹胀闷，或上逆呕吐等症。

三、小肠

小肠上端接幽门与胃相通，下端与大肠相接，相接之处称为"阑门"。阑者乃分拦水谷各有所归之意。

1. 主受盛和化物

小肠
- 受盛——承受胃中之水谷。
- 化物——消化食物，化生精微。

2. 泌别清浊

分清别浊
- 清者（精微）→脾→肺→全身。
- 浊者（糟粕）
  - 传入大肠→粪便。
  - 渗入膀胱→尿。

由此可见，小肠不仅具有消化吸收的功能，而且与大小便形成也有一定的关系，正如《诸病源候论》说："水入小肠，下于胞（指膀胱），行于阴（指尿道），为溲便也。"所以，小肠病时，就会发生泌别失常，清浊相混，出现肠鸣、腹泻，或小便短少、混浊等症。"利小便即所以实大便"的治法，就是这个道理。

四、大肠

大肠包括回肠（结肠）和广肠（直肠），回肠上接阑门，下接广肠，广肠下端为魄门（肛门），其经脉络肺，与肺相表里。

大肠{传送糟粕 / 吸收水分}形成粪便。

传导固然是大肠的功能，但必须有胃的通降，肺的肃降，肾的气化的配合，才能完成。

五、膀胱

膀胱位于小腹部，接受由肾下降的水液，有储藏和排尿的作用。

肾为水脏，膀胱为水府，饮入之水，全凭气化以出，故《素问·灵兰秘典论》说："膀胱者，州都之官，津液藏焉，气化则能出矣。"

水谷进入人体，必须经过"气化"的过程，才能转变为津液。津液是含有营养物质的液体，为生命活动的主要物质。津液在滋养人体后，其剩余的水液和废料，便下输于膀胱而为尿，最后排出。这一整个过程，中医学则认为是"气化"作用的结果。

在"气化"过程中，火是很重要的，火交于水，即化为气。否则，水火分离，水自水，火自火，火无水济则炎焰，水无火温则清冷。膀胱的排泄机能，主要是肾阳（命火）蒸化的结果。若火不足以蒸水，则津液不升，气不得化；水不足以济火，则津液干枯，小水不下。故《素问·灵兰秘典论》说："膀胱者，州都之官，津液藏焉，气化则能出矣。"临床上对于因肾阳不足，膀胱气化不行，而致小便不利或癃闭，或失其约束而出现尿多、小便不禁等症，常采用温阳化气的方法，可收到满意的效果。膀胱病变表现，主要为小便失常或尿时尿道疼痛，这些病变，多与肾的气化功能有关。

六、三焦

三焦是上焦、中焦、下焦的统称。

三焦为六腑之一，是中医学脏腑组织中的一个特有名称，也是历来医家争论最多的一个脏器。争论焦点是有名有形和有名无形的问题。我们认为三焦既为六腑之一，必然有其物质基础，因为一切机能活动，都是离不开物质的，究竟如何，尤待我们作进一步探讨。

（一）三焦的主要生理功能

1. 主持诸气，总司全身的气机和气化

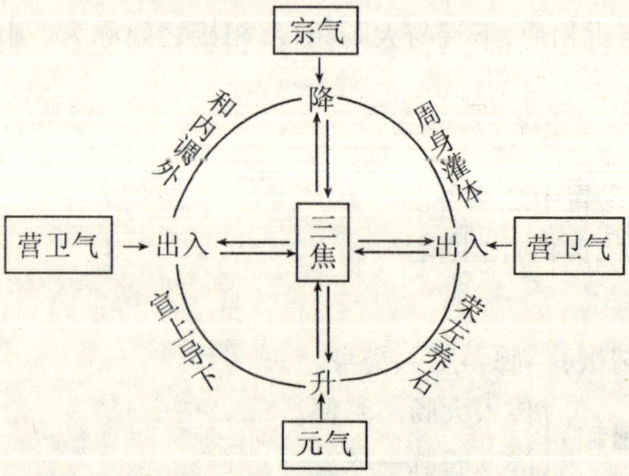

三焦主持诸气示意图

2. 为水液运行之道路　三焦不仅是气的升降出入的道路，也是水液的升降出入的道路。但须指出，三焦是水液升降出入的道路，不是简单的过往，而是通过三焦气化，才得以实现的。三焦在水液代谢中与他脏的关系，参看肾主水中的示意图。

三焦主持诸气和疏通水道的功能，不能截然分开，都是三焦气化作用的结果。

气化，是一个复杂的过程，简而言之，可以理解为体内某些物质化为气，气又化为某些物质，是饮食物在体内的化气、吸收、成形和排泄的变化过程。这些变化过程，与三焦的气化作用是密切相关的。而气化过程的维持，主要依赖命门的元气与胸中的宗气。如示意图：

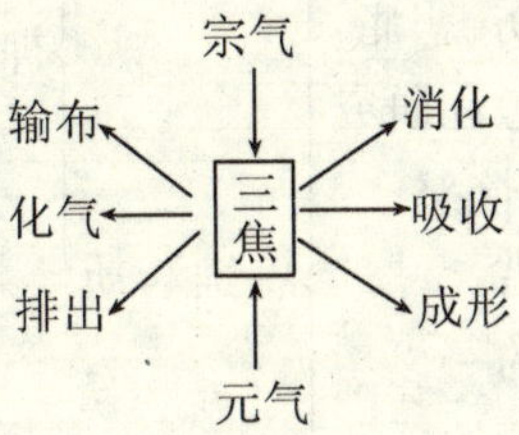

（二）三焦的部位划分，及其各自的生理功能特点

1. 上焦

上焦功能｛摄纳水谷空气、输布宗气｝主纳、主开发、主宣化——“上焦如雾”。

“如雾”，是形容上焦之气，为雾露一般的布散，弥散于全身各处。故《灵枢·决气篇》说：“上焦开发，宣五谷味，熏肤、充身、泽毛，若雾露之溉，是谓气。”

2. 中焦

中焦功能｛腐熟水谷、化生营气｝主化——“中焦如沤”。

“沤”：有两种解释：①以水渍物为沤；②浮而不沉的水泡。

如沤，是形容中焦腐熟水谷，热气蒸腾，如沤池腐沤物品一样，实际是指脾胃的消化、转输作用。

3. 下焦

下焦功能｛泌别清浊、通调水道、排泄糟粕｝主出——“下焦如渎”。

“渎”：水道也。

如渎，是形容下焦水液排出的情况，实际是指肾、膀胱、大小肠的泌别清浊及排泄作用。

综上所述，上焦、中焦、下焦，包括五脏六腑在内，是水谷流化的道路，主气主水，总司整个人体水谷精微的生化和水液的代谢。

为什么称“焦”呢？焦含有热的意义，三焦的热来源于命门之火，是通过气化作用来体现的。

另外，温病学中所指的三焦，乃是作为外感温热病的一种辨证方法，是把三焦作为证候分类和论治的纲领，其具体内容，待在温病学中再讲。

第四节　奇恒之腑

一、脑

中医学，把人的精神意识、思维活动，归属于心，称之为“心藏神”。从脏象学说来分析，脑的生理、病理，与肝、脾、肺、肾，也有一定的关系。例如：

笔记

魂——随神往来于外在的功能 } 精神活动
魄——本能的感觉和动作

喜——事情顺心，气和志达生喜笑
悲——有伤心之事而表现悲伤、悲痛
思——要实现志愿而反复思考和研究
怒——精神受过度刺激，突发恼怒
恐——有危难之事而惶恐无措 } 思维活动
意——心有意念而准备去做的
志——主意已定而未变成行动的
虑——反复思考又想到成败而有虑
智——考虑的结果而有适应的对策

（精神活动、思维活动）} 神的总体现。

关于脑的生理功能，祖国医学，虽以人的精神意识、思维活动，归属于心，但对脑也有一定的认识。这个认识，也是逐步深化的。例如：

脑为髓之海
↓
髓海不足，则脑转耳鸣……目无所见
↓
脑为元神之府
↓
人之记性，皆在脑中
↓
灵机记性不在心在脑。

脑的功能，虽然关系五脏，但与肾的关系更为密切。因肾藏精，精生髓，髓聚于脑，而为“髓海”。从临床上看，肾精充足与否，直接影响到脑的功能强弱。所以，对脑功能减弱的疾病，多从补肾着手治疗。

二、女子胞

女子胞，又名胞宫、子宫，与肾及冲任关系最为密切。子宫的生殖功能，中医学认为主要是肾脏功能作用的结果。现归纳示意图如下：

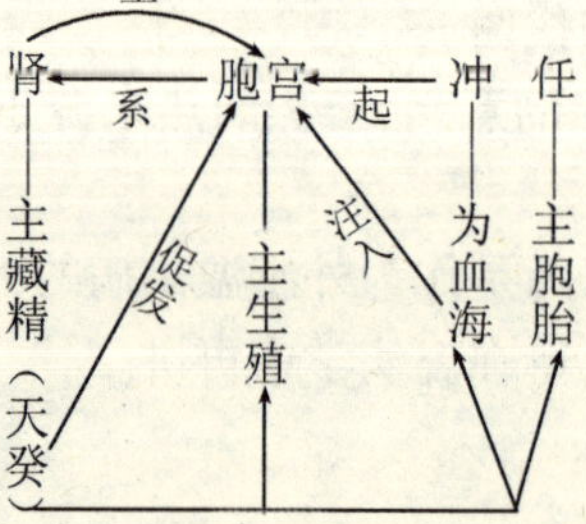

此外，子宫与心、肝、脾三脏，亦密切相关。

心↘
肝→血
脾↗

- 心血不足，心气不下——心肾不交——闭经。
- 肝失疏泄
  - 疏泄太过——月经过多或经期提前。
  - 疏泄不及——月经错后或闭经。
- 脾气虚弱
  - 血失统摄——月经过多或崩漏。
  - 血之化源不足——经少或经闭。

笔记

第五节　脏腑之间的关系

人体是一个对立统一的有机整体，各个内脏器官，虽各有其不同的生理功能，但彼此之间，又是密切联系、相互协作的。如果没有这种相互配合的关系，就不能完成复杂的新陈代谢过程。所以每一脏腑都必然与其他脏腑发生直接或间接的关系。

腑腑之间的协调和统一是相对的，而矛盾和对立则是绝对的。它们之间，依存和制约的过程，即包含着平衡与不平衡的相互转化。

脏腑之间的关系，可以从生理和病理上反映出来，对辨证施治有重要指导意义，必须切实掌握。

一、脏与脏之间的关系

1. 心与肺　心与肺的关系主要是气血相互为用的关系。心主一身之血，肺主一身之气。心主营，肺主卫，营阴卫阳。两脏相互配合，保证了气血营卫的正常运行，维持人体各组织器官的新陈代谢。故《难经·三十二难》曰："心者血，肺者气，血为营，气为卫，相随上下，谓之营卫，通行经络，营用于外，故令心肺在膈上也。"

滑寿曰："心肺既能以血气生育人身，则此身之父母也，以父母之尊，亦自然居于上矣，《内经》曰：'膈肓之上，中有父母，'此之谓也。"

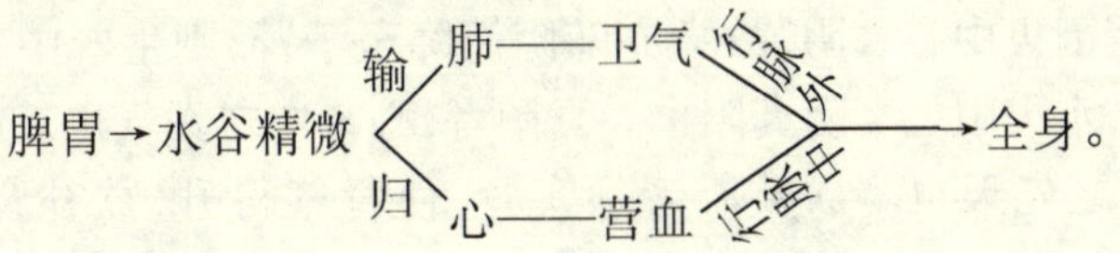

心肺相互为用的关系：

肺气推动 → 心血运行
心脉贯注 → 肺气输布
→气为血帅，血为气母。
→血少气乏，血脱气散。
→气行血行，气滞血滞。

在病理上，常有以下几种情况：

肺气虚弱——宗气不足——血脉推动无力——血瘀
心气不足——血运不畅——肺失宣降——气逆
}心肺两虚证。

2. 心与脾　心与脾的关系，主要是血液生成和运行方面的关系。

心血赖脾{转输精微以化生；统摄而不外溢
脾运化功能需{心血滋养；心气（阳）推动
}若相互滋生不足→心脾两虚证。

症见：

心悸、失眠、多梦——心失血养，心神不宁；

面色无华——血少不荣于面；

食少，腹胀——脾虚运化无力；

体倦——脾主肌肉四肢，脾虚气血亏少，肢体失充。

3. 心与肝　主要表现在血液和精神情志方面。

其一：

心
↓ 〉心血充足，循环旺盛
血　　　　　　　　　　　　　〉失常｛心血虚——肝失其养｝心悸失眠，视物昏花，月经涩少。
↑ 〉肝血充足，调节有源　　　　　　　肝血虚——心失其主
肝

其二：

精神活动｛心阴不足，心火内盛 ⇅ 肝阴不足，肝火偏旺（交叉影响）｝心烦失眠，急躁易怒。

由此可见，心肝两脏有病，不但影响到血气的荣枯，同时也影响到精神方面变化。

4. 心与肾　心与肾的关系，主要是水火互济的关系。

心主火、肾主水｝水升火降——水火互济｛心阳不亢、肾水不寒｝“心肾相交”。

心为阳中之阳脏而属火，肾为阴中之阴脏而属水，心居上而肾居下，两者之间的关系，如同天阳地阴，相互招引一样。天阳下降，地阴才能上升，升降相因，自然界才能化生万物。人体的心阳下降，肾阴上升，阴阳相感，水火互济，才能维持正常的生理活动。

从水火自然之性来说，水本就下，火本炎上，此为何而水升火降呢？《慎斋遗书》：“心肾相交，全凭升降，而心气之降，由于肾气之升，肾气之升，又因心气之降。夫肾属水，水性润下，如何而升？盖因水中有真阳，故水亦随阳而升至于心，则生心中之火。心属火，火性炎上，如何而降？盖因火中有真阴，故火亦随阴而降至于肾，则生肾中之水。升降者水火，其所以使之升降者，水火中之真阴真阳也。真阳者，心肾中之真气也。故肾之后天，心之先天也，心之后天，肾之先天也。欲补心者须实肾，使肾气得升，欲补肾者须宁心，使心火得降。”

从心肾不交病理来看，常有以下情况：

心火不降——火亢、肾水不升——水聚｝心肾不交｛失眠、心悸、怔忡、心烦；腰膝酸软、梦遗、梦交｝以失眠为主。

此外：

心阴虚——火亢——下及肾阴｛失眠、心悸、怔忡、心烦；口干少津、口舌生疮；腰膝酸软、梦遗、梦交｝阴虚火旺。

肾阳虚——水泛——水气凌心｛水肿、惊悸｝阳虚水泛。

前者属心肾不交，后两者为相互影响，概念要明确。

5. 肺与脾　肺与脾的关系，主要表现在气和水两个方面：

气｛脾为生气之源、肺为主气之枢｝脾虚⟺肺弱⟶肺脾两虚｛体倦。少气。｝

水｛脾主运化、肺主肃降｝
上病及中：肺气虚损——宣发肃降失常——水道失调——影响脾运｛腹胀。便溏。水肿。｝
脾失健运——痰饮——肺失宣降——喘咳痰多（脾为生痰之源；肺为贮痰之器）

6. 肺与肝　肺与肝的关系，主要表现在气机调节方面。

笔记

肝主升发
肺主肃降 } 升降相因，相互为用——气机调畅。

若两者协调功能失常，即可发生病理状态。例如：

肝气郁而化火—灼肺（肝火犯肺）{ 易怒、胁痛。/ 咳逆、咯血。

肺失清肃——燥热下行——肝失疏泄 { 咳引胁痛。/ 头晕头痛。/ 面红目赤。

7. 肺与肾　肺与肾的关系，主要表现在水液代谢和气的呼吸方面。

水 { 上源——肺肃降通调 / 下源——肾温化蒸腾 } { 清升浊降 / 水道通调 } 失常 { 肺病及肾——尿少、水肿。/ 肾病及肺——水肿、喘呼、咳逆倚息。

《素问·水热穴论》："其本在肾，其末在肺，皆积水也。"

肾为水脏，为气之根。水病为气化不行而水积所致，故其本在肾；肺主一身之气，主皮毛，虚则气化不行，故积水而溢于皮肤为水肿。但气化的根本在肾，而肺为其标，故水肿病其标在肺。

气 { 在上——肺主呼吸 / 在下——肾主摄纳 } 肺为气之主，肾为气之根。

若肾的精气不足，或肺病及肾，以致肾之虚亏，摄纳无权，就可出现呼多吸少，声低息短，气欲断绝，提之若不能升，吞之若不相及的"肾不纳气"证候。

此外，肺主乾舍，肾主坎水，天水之气相通连，因此，肺肾之阴液，在生理上是相互滋养的。若肾阴亏损，火旺灼金，肺阴受伤，或肺阴久虚，损及肾阴，往往肺肾阴虚，同时并见，出现颧红、潮热、盗汗、干咳、音哑、遗精、闭经、腰膝酸软等病症。

8. 肝与脾　肝与脾的关系，主要是肝的疏泄功能和脾的运化功能之间的相互影响。在正常情况下：

肝疏泄正常——脾胃升降适度——消化吸收转输正常 } 土得木而达 { 生化有源。/ 肝血充盈。

若肝失疏泄：

疏泄失常 { 太过（木旺克土）——上吐下泻，腹胁闷痛 / 不及（木不疏土）——胸胁痞满，食欲减退，腹胀，嗳气 } 肝脾不和。

不仅肝病及脾，脾病亦可及肝：

脾不健运 { 运化不健 { 生血无源 / 统血失常 } 肝血不足。/ 水湿内停——湿郁化热——肝疏泄不利——胆汁逆入血中——黄疸。

9. 肝与肾　肝与肾主要是精和血相互滋生、相互转化的关系。

在精血相互滋养方面，中医学称之为"精血同源"。古人把肝肾之间的关系，叫作"乙癸同源"。由于是同源的关系，所以盛则皆盛，衰则皆衰。如肾阴不足，肝失其养(水不涵木)，就会导致肝阴虚损，阴虚阳必亢，可见眩晕、耳鸣等症。反之肝阴不足，久必及肾(下劫肾阴)，可见五心烦热、头昏、男子滑精、女子月经不调等症。

从肝肾生理特点来讲，肝主疏泄，肾主封藏，二者相反相成，不致偏过。此保持男子泄精和女子月经来潮的正常功能，如果二者失调，就会出现病症。

失调 { 疏泄太过——肾失其藏 { 男子——遗精滑泄。/ 女子——经量过多。/ 封藏太过——疏泄不及 { 男子——阳强不泄。/ 女子——闭经。

笔记

乙癸同源：这是古人把脏腑和天干相配合而言。乙属木、属肝，癸属水、属肾，故称“乙癸同源”。

10. 脾与肾　脾与肾主要反映在先天与后天的关系。

肾为先天之本，脾为后天之本，中医学认为人的生命活动的维持与脾肾是有重要关系的。脾的运化功能需及肾之命火以温煦，才能发挥其作用；肾所藏之精，虽禀受于先天，也必须靠脾所化生之精以充养，才能源源不断发挥其生育和生殖的应有能力。总之，脾肾是维持人体生命活动的关键，二者互相为用。在病理上，亦常相互影响，互为因果。如：

脾肾阳虚｛互失温助／互相为损｝互为因果→痰饮、水肿、下利清谷、五更泄泻、形寒肢冷等。

二、六腑之间的关系

六腑之间的关系，主要表现在饮食物消化、吸收和排泄三个方面。

消化——胃、胆、小肠
吸收——小肠、大肠
排泄——膀胱、大肠
｝共同完成对饮食物的整个消化过程。

六腑对饮食物的消化、排泄，是依次下行的，既不能壅滞，又不能上逆，故有“六腑以通为用”的说法。

六腑消化、吸收、排泄过程：

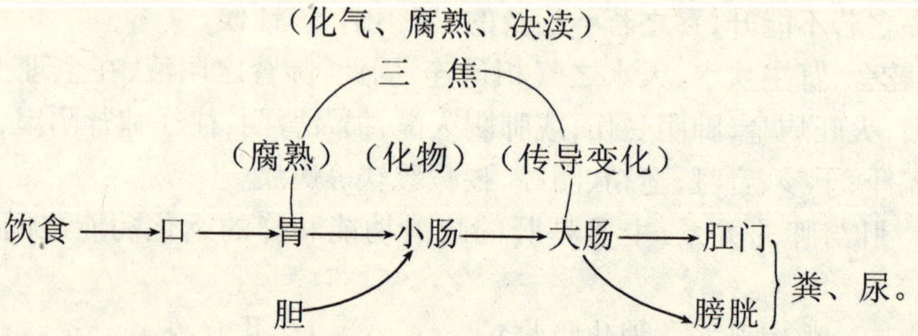

由此可见，六腑是分工合作，共同完成“实而不能满”“传化物而不藏”的功能。

三、五脏与六腑之间的关系

脏与腑主要是表里关系。这种关系在经络上是互相联络，在功能上是相互配合，故谓之“脏腑相合”。脏为里，腑为表，故又称为“脏腑表里相合”。

明确脏腑表里关系，对临床实践有一定的指导意义：①脏腑发病，互相传变：脏病及腑，腑病及脏，或脏腑同病。②脏腑互治：根据脏腑表里经气相通的关系，可以采用脏腑互治的办法。如心经有热，可从小肠以泄之，效果显著。

1. 心与小肠

经脉：属络关系。

生理｛心气降于小肠，助小肠泌别清浊。／小肠泌别通调，利于心气下降。

病理：心（移热于小肠）⇅（上炎于心）小肠｝心烦、舌赤、口舌生疮、尿赤、尿热、尿痛。

笔记

2. 肺与大肠

经脉：属络关系。

生理{
肺气肃降——大肠通利——传导顺畅。
大肠通畅——肺气和调——肃降无阻。
}

病理{
肺气壅滞——水津不下——大肠干燥——便秘。
大肠实热——大便秘结{腑气不通 / 热气上逆}肺气不降——喘满。
}

3. 脾与胃

经脉：属络关系。

生理：

精微上输心肺——宗气推动{上至头目。旁及四肢。内而脏腑。外而肌腠。}

↑

脾运化、吸收，性湿，主升清
胃受纳、消化，性燥，主降浊
}纳运结合，燥湿相济，升降相因——消化乃成。

↓

水谷传至肠中。

"脾为胃行其津液"，说明脾与胃的纳运关系。

"脾宜升则健，胃宜降则和"，说明脾与胃的升降关系。

"太阴湿土，得阳始运，阳明燥土，得阴自安"，说明脾与胃的燥湿关系。

由于脾与胃在饮食受纳和消化的关系上极为密切，故胃病及脾，脾病及胃的病症，最为常见。

4. 肝与胆

经脉：属络关系。

生理{
肝疏泄精汁，储藏于胆
肝及胆的刚果之气，"谋虑"而后"决断"
}

病理{
{肝火 / 胆火}俱旺→胸胁痛、口苦、咽干、急躁易怒
{肝 / 胆}蕴有湿热→发黄、口苦、胁痛
}肝胆证候同见。

5. 肾与膀胱

经脉：络属关系。

生理{
肾——化气行水，下输膀胱
膀胱{不漏泄——(依赖)肾的固摄 / 及时排出——(依赖)肾的气化}
}膀胱开阖适度，肾中之浊及时排出。

病理{
肾阳不足——膀胱失约——小便失禁、遗尿、尿频。
热结膀胱——灼伤肾阴——腰痛、腰酸。
}

但应注意，肾与膀胱的病变，虽然相互影响，但以肾影响膀胱为多，所以有关尿液的储存与排泄的病变，除膀胱本身外，多与肾脏有关，治疗应予注意。

此外，心包与三焦在经脉上亦是相互络属关系，因心包附于心，与三焦的关系，已有所述，兹从略。

第4章 经 络

经络学说,是中医学所独有的学说,是中医基础理论的重要组成部分,它同藏象学说一样,是研究人体生理活动、病理变化及其相互联系的学说,无论辨证施治、立法处方和针灸等,都与经络有着重要关系。经络学说不但是生理病理学的基础,而且也是诊断和治疗的依据,故有“不明脏腑经络,开口动手便错”之说。

一、经络的概念和经络系统的组成

1. 经络的概念　经络是人体组织结构的重要组成部分,它担负着人体内外上下各部分的联络任务,纵横交错,分布全身,同时又是气血循环运行的通路。

经{①直行的主干,如径路一样,四通八达。
②气血运行,经常不息之意。

络是经的分支,纵横如网络,无处不到。

经与络的区别:①经少络多。②经直络横。③经有一定的路线分布,络无一定路线。

2. 经络系统的组成　照讲义经络系统简表讲述,兹将十二经筋和十二皮部再简述一下:

十二经筋:十二经所属的筋,叫作经筋。经筋和经脉是不同的。

区别{经脉——营行表里,出入脏腑。
经筋——联络四肢百骸,主管关节运动。

十二皮部:皮部,是经脉机能活动反映于体表的部位,也是络脉之气所散布的地方。十二皮部,就是将全身皮肤分为十二个部分,与十二经脉相适应。十二皮部与内脏是密切相关联的,脏腑有病,可通过经络反应于皮部,如寒伤太阳之表,则背部有明显的恶寒感觉。

二、十二经脉

十二经脉,是手足三阴经和手足三阳经的总称。

(一)名称

1. 按阴阳属性和循行部位命名　中医学把人体相对的两部分,均按其属性分阴阳,如背为阳,腹为阴,外侧为阳,内侧为阴,腑为阳,脏为阴。

手足经{手经——经脉起于手或终于手。
足经——经脉起于足或终于足。

阴阳经{阴经——经脉分布肢体内侧,内属五脏。
阳经——经络分布肢体外侧,内属六腑。

2. 按阴阳消长盛衰命名　阴阳如同各种矛盾一样,具有消长盛衰的不同,均向着相反方向转化,把这种转化过程分布三个不同阶段,即产生了三阴三阳。

太,是大的意思,阴气大盛则称太阴,阳气大盛则称太阳。

少,是初生未充的意思,阴气初生则称少阴,阳气初生则称少阳。

阳明,是“两阳合明”,阳气盛极的意思。

厥阴,是“两阴交尽”,阴气消尽的意思。

(二)走向、交接、分布、表里关系及流注次序

1. 走向和交接规律

手之三阴胸内手，手之三阳手外头，
足之三阳头外足，足之三阴足内腹(胸)。

示意图

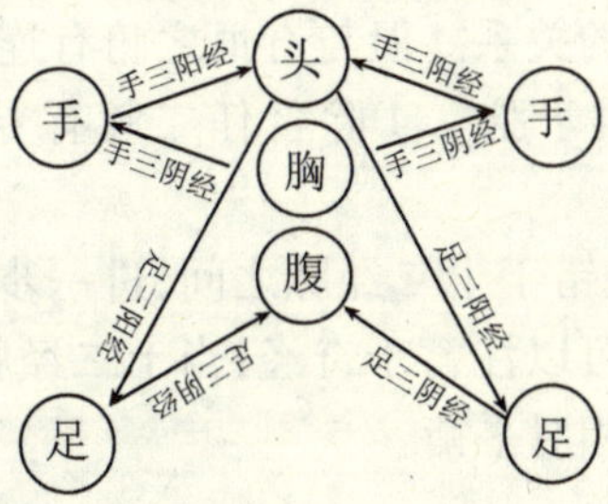

2. 分布规律　十二经脉在体表分布情况：

- 手三阴经
  - 分布——臂臑内侧，止于手指尖端(交手三阳经)。
  - 部位
    - 前——太阴。
    - 中——厥阴。
    - 后——少阴。
- 手三阳经
  - 分布——臂臑外侧，止于头面部(交足三阳经)。
  - 部位
    - 前——阳明。
    - 中——少阳。
    - 后——太阳。
- 足三阳经从头面至躯干
  - 背——太阳
  - 前——阳明
  - 侧——少阳
  - 股臑外侧
    - 前——阳明
    - 中——少阳
    - 后——太阳
  - 止于足趾间(交足三阴经)。
- 足三阴经循股臑内侧
  - 内踝以上八寸
    - 前——厥阴
    - 中——太阴
    - 后——少阴
  - 内踝八寸以上
    - 前——太阴
    - 中——厥阴
    - 后——少阴
  - 止于胸腹(交手三阴经)。

3. 表里关系　表里关系即是经络表里相合。阳者主表，阴者主里，一阴一阳，一脏一腑，一表一里，构成一个完整的统一整体。

十二经脉内系六脏(包括心包)、六腑，脏脉属脏络腑，腑脉属腑络脏。如

手太阴$\xrightarrow{(属)}$肺$\underset{(络)}{\rightleftharpoons}$大肠$\xleftarrow{(属)}$手阳明

4. 流注次序　起于中焦，从肺经开始，而终于肝经，再由肝经上注肺经。首尾相贯，如环无端。其衔接规律是脏与腑相接，腑与脏相连，其流注顺序如讲义所列之表。可用歌诀以概括之。

一肺二大三是胃，四脾五心六小肠，
七膀八肾九心包，三焦胆肝以依详。

(三)循行部位

从略。

三、奇经八脉

奇经的含义：不同于寻常的叫奇，亦即奇异奇特之义。所谓奇经有两种含义：①十二经发现得早，八脉发现的较晚，故讶以为奇，如经外奇穴一样。②奇经与十二经相对而言，因他异于正经，故称奇经。

八脉的特点：①循行无逆顺之异，除常脉外，余皆由下而上行。②上肢无奇经的分布。③与脏腑并无络属和表里相合的关系。但与奇恒之腑有连属，如冲、任、督起于胞中（故有“一源而三歧”之说），督脉入属于脑。④除督任二脉有专穴外，其余六脉的腧穴皆附于正经。

八脉的作用：①八脉纵横交错于十二经脉之间，进一步密切了经脉之间的联系。②储存和调节气血：正经气血旺盛，可以注蓄于奇经；当十二经脉气血不足之时，八脉再把气血还流到十二经中以调整气血的相对平衡。

八脉的相互联系：

八脉相互联系：
- 督、任、冲——起于胞中，出于会阴（“一源三歧”）。
- 任督——在唇内相交接。
- 阴阳跷——在眼睛会合。
- 阳维与督脉——在项部会合（风府、哑门）。
- 阴维与任脉——在颈部会合（天突、廉泉）。

1. 督脉

（1）循行路线：起于胞中→会阴→腰（沿脊柱正中线）→背→脑→头顶→额→鼻→上唇。

（2）基本功能：督有总督的含义，能总督一身之阳经，手足三阳经脉皆汇聚于督脉的大椎、神庭、百会等穴，故称为“阳脉之海”。

2. 任

（1）循行路线：起于胞中→会阴→阴阜→腹胸（前正中线）→咽喉→颊下→环绕口唇→目眶下。

（2）基本功能：能总任一身之阴脉，手足三阴经脉皆会于任脉的上中下三脘和关元、中极等穴。冲脉、阴维脉亦会于任脉，故称为“阴脉之海”。因其起于胞中，能妊养胎儿，故又有“任主胞胎”之说。

3. 冲脉

（1）循行路线：

起于胞中→会阴→绕肛门→上行脊柱里→与督脉通。

↓

气街→与足少阴经相并→挟脐上行→胸中→咽喉→绕口唇→目眶下。

↓

与肾经相合→沿下肢内侧→股→胫→跟骨上缘→足大趾。

（2）基本功能：冲有要冲（要道）之意，冲脉有总管全身气血的功能，为十二经脉的要冲，分布范围比较广泛，能总统诸经气血，故又称为“经脉之海”。

与生殖的关系：《素问·上古天真论》说：“女子二七而天癸至，任脉通，太冲脉盛，月事以时下，故有子。”

与髭须的关系：《灵枢·五音五味篇》说：“妇人无须者，无血气乎……今妇人之生，有余于气，不足于血，以其数脱血也，冲任之脉不荣口唇，故须不生焉。”

4. 带脉

(1)循行路线：起于季肋下缘→带脉穴→横行绕身一周→斜向前下方与五枢、维道二穴相连。

(2)基本功能：带有腰带的含义，能统束直行诸经，使不妄行。

5. 阴跷脉、阳跷脉

(1)循行路线

阴跷脉：起于内踝下→下肢内侧→前阴→腹胸→缺盆→人迎→目内眦(与手足太阳经、阳跷脉会合)

阳跷脉：起于外踝下→下肢外侧→沿腹胸外侧→肩→口角→目内眦→入发际→风池

(2)基本功能：两跷脉共同主持机体的运动功能，能使肢体运动轻劲灵活。眼睛的开合，亦与跷脉有关。

6. 阴维脉、阳维脉

(1)循行路线：阴维脉起于筑宾，与足少阴、足太阴、足厥阴、任脉交会。

筑宾→腹(与足太阴脾经同行)→胁(与足厥阴肝经相合)→廉泉(与任脉相合)。

阳维脉起于金门穴(与少阳胆经并行)→身侧→风池→头。

(2)基本功能：维是维系，能维系诸经之脉。阳维与手足三阳相维系，其中与膀胱、胆二经更为密切；阴维与足三阴经、任脉相维系。

四、经别、别络、经筋、皮部

经别、经筋、皮部从略，兹将别络作以概述。

十五别络，是从经脉别出的主要络脉。十二经及督、任二脉各有一个别络，加上脾经的另一个大络，合为十五个别络。对络的概念，不能理解为只是一条线，而是应当看作是一条以上的分支，散布于所在的区域内。

五、经络的生理及经络学说的应用

(一)经络的生理功能

1. 是人体各个组织器官的联络

人体：内——五脏六腑；外——四肢百骸、五官九窍、皮肉筋骨；赖经络连接与沟通。

故《灵枢·海论篇》说："夫十二经脉者，内属于脏腑，外络于肢节。"

2. 是人体气血循环运行的通路

气血——→经络传注→营养组织器官、濡润皮肤筋骨、维持新陈代谢、抗御病邪——传导动力——→经气。

故《灵枢·本脏篇》说："经脉者，所以行气血而营阴阳，濡筋骨利关节者也。"

经络的传注动力，一般称之为"经络之气"，简称"经气"，而经气的来源，又有赖于气血的充养。

3. 感应传导　为针灸"得气"和"行气"现象。

4. 调节机能平衡　总之,经络在生理上起到联系各个组织器官,通行气血,抗御外邪,调节机能平衡和反应,传导等作用。

（二）经络学说的应用

1. 阐释病理变化　经络既然能交通脏腑,运行气血,必然也能传变疾病。

传变疾病 {
- 由外而内。
- 自内而外。
- 脏腑之间。

(1)经络受病可以内传于脏腑:邪中皮毛→络→经→腑→脏

(2)脏腑有病,可以反映于体表:经络在内,各自分属脏腑,在外有一定的循行路线和分布区域,所以内脏有病可以通过经络的道路,反映于体表。例如:

内病外见 {
- 胃火——牙龈肿痛
- 肝火——目赤羞明
- 胆火——耳痛耳聋
- 肾病——腰痛、膝软、骨弱

} 经络传导反映。

(3)是脏腑病变相互影响的途径:内容见讲义,兹从略。

2. 指导疾病的诊断和治疗

(1)指导疾病的诊断:由于经络有一定的循行部位和与脏腑的关系,故经络可以反映所属脏腑和循行部位的病症。临床上根据所反映的症状、体征、压痛点,可以推断病在何经、何脏、何腑。例如,头痛一证,因痛的部位不同,就有三种不同的内部联系。

头痛 {
- 痛在前额——阳明胃经。
- 痛在脑后——太阳膀胱经。
- 痛在两侧——少阳胆经。

例如,寸口诊脉法,亦是以经络理论为指导的,故《难经》一难说:"十二经皆有动脉,独取寸口,以决五脏六腑死生吉凶。……寸口者,脉之大会,手太阴之脉动也。"

《伤寒论》六经分证法则,也是在经络学说的基础上发展起来的。例如:太阳病的头痛、项强;少阳病的胁痛、耳聋等,这都是根据经络的循行部位而确定的。

(2)指导临床治疗:①在辨证施治和用药方面。根据各经循行部位和病理表现,进行辨证施治;按药物的归经性能以选用药物,例如:麻黄辛温入肺、膀胱经,可发汗、平喘、利尿;柴胡苦平微寒入肝胆经,可解热开郁,疏行结气。②在针灸、推拿按摩方面。腧穴是人体气血转输的交会点。故针灸、推拿按摩与疾病相关的经穴,便可治疗该经的病症。

由此可见,临床上按经选药,循经取穴,推拿按摩等都是以经络理论为依据的,贯串在中医学的理、法、方、药各个环节之中,是内、外、针灸各科都必须掌握的理论基础。

笔记

第5章　气血津液

气血津液，是构成人体的基本物质，也是脏腑、经络等组织器官进行生理活动的物质基础。

气、血、津液，都是精微物质，但从其相对性来说，又可分为阴阳两类。

气——活力很强，具有推动、温煦等作用——阳。

血、津液——液态物质，具有濡养、滋润等作用——阴。

二者互为联系，互为因果。

此外，精也是构成人体的基本物质，已在肾中讲过，不再重复。

第一节　气

一、气的基本概念

气：
- 在自然——构成世界的基本物质。
- 在人体：
  - 构成人体的基本物质。
  - 维持人体生命活动的基本物质。

《周易·系辞》："天地氤氲，万物化醇。"

氤氲：氤，麻帛。氲，绵絮。氤氲是缠绵交密之意。醇，构合。

此言天地二气缠绵交密，互相会合，使万物感应，精纯完固。

《素问·宝命全形论》说："人以天地之气生，四时之法成。"意思是说，人依靠天地之大气和水谷之精气而生存，随着四时生长收藏的规律而成长。

《素问·六节藏象论》说："天食人以五气，地食人以五味……神乃自生。"

五气：臊气、焦气、香气、腥气、腐气。

五气由鼻吸入，储藏于心肺，心主荣面色，肺主音声，因而能使面部五色明润，肺的音声洪亮。

中医学的气，名目较多，但概括起来有两个含义。

物质之气、功能之气——相互联系，相互为用。

何谓物质之气，正如前述。何谓功能之气，是指脏腑组织的活动能力，如脏腑之气、经脉之气等。这种气是通过脏腑的功能活动而显示其存在。但不是本章所讨论的内容。

此外，气还有一种含义，临床上所说的气，多数是指脏腑机能失调引起的病状，如"胃气不降""肝气犯胃"等。

二、气的生成

从其来源讲，可分为三个方面：

- 先天之精气——禀于父母，藏之于肾
- 后天之精气（谷气）——源于水谷，生于脾胃
- 自然界之清气——由肺呼吸

统称正气。

笔记

由此可见，气之盛衰与否，与肾、脾胃、肺的生理功能是否正常密切相关。从其生成过程来讲，脾胃的运化功能更为重要，因为人既生之后，先天之精气，也必须靠水谷精气以完善，才能发挥其作用。

总之，气在人体，上下内外，无处不有，无处不到，人们一切活动全赖有此气的存在，气充则体健而寿永，气衰则体弱而毒侵，得其平则安，失之偏则病。《景岳全书·传忠录》云："行医不识气，治病从何据。"又云："气聚则生，气散则死"，"病之生也，不离乎气，而医之治病也，亦不离乎气。"

三、气的生理功能

1. 推动作用　中医学认为气主宰着人体的一切功能活动，凡血液的运行，津液的输布，饮食的消化，营养的吸收，以及汗、尿、大便的排泄等无不靠气的作用，正如《灵枢·脉度篇》说："气之不得无行也，如水之流，如日月之行不休。"反之则病。例如：

气虚——推动无力〈脏腑、经脉〉功能减退〈血不行——瘀滞；津不布——水停。〉

2. 温煦作用　煦是温和之义，人身有阳气，犹天之有日，天有日则大地温暖，人有阳气则体温正常，各脏腑组织功能活动，血和津液的输布循环，均需阳气的温煦，才能正常进行。故以畏寒怯冷，四肢不温作为诊断阳气虚弱的重要依据之一。

阳气不足——温煦无力〈畏寒怯冷、四肢不温〉阳虚则外寒。

当然，气聚不散，郁而化热的气实证，也可出现热的症状。

3. 防御作用　气能卫表御邪，故《素问·生气通天论》说："阳者卫外，而为固也"，又曰："阳密乃固。"

气{
未病之前——"正气存内，邪不可干"——拒邪于外。
既病之后〈——邪之所凑，其气必虚——发病。
　　　　　正气来复，驱邪外出——病愈。〉
}

4. 固摄作用

固摄{血液、汗液、尿液、精液}失常——→血出、汗泄、尿频、精遗。

5. 气化作用　人体气化作用是多方面的，概括起来，有两个意义：

气化{
精气津血{各自生成、相互转化}
脏腑功能{本脏功能、相互配合}
}气化流行，生生不息。

四、气的运动和运动形式

气的运动称为"气机"，其基本形式，可归纳为升、降、出、入四种。

人体各个脏器组织，都是气的升降出入的场所，故《素问·六微旨大论》说："升降出入，无器不有。"

人的生命活动，从根本上来说，也就是气的升降出入运动。故《素问·六微旨大论》

说:“非出入则无以生长壮老已;非升降则无以生长化收藏。”“出入废则神机化灭;升降息则气立孤危。”这充分说明了这一运动对人体和一切生命活动的重要意义。

升降出入的相互关系是相互关联、相互协调的,升中有降,降中有升,出中有入,入中有出,经常维持在协调平衡状态。若是升降出入运动失常,就会出现气逆或气陷,气脱或气结等病理状态。

升降出入,必须保持平衡协调,是从人的整体而言的,从局部来论,也是各有侧重的,但都有一定的规律。

五、气的分布与分类

1. 元气　元气,又名“原气”“真气”(真元之气),是人体生命活动的原动力。

(1)组成与分布:元气发源于肾,为先天之精所化生,赖后天水谷之气以充养,借三焦之道路,布于全身,推动一切组织器官的功能活动。

(2)主要功能:元气具有极其强大的生命活力,各个脏腑、各条经脉、各部组织都必须得到元气的推动、激发与温煦,才能发挥其生理功能的作用。所以,元气愈充沛,则脏腑愈强盛,身体愈健康。

2. 宗气　宗气,是积于胸中之气,称宗气者,是说它为一身气血运行之宗始,此气发于膻中,乃又归于膻中,故称宗气(称为“气海”)。宗者本也、主也。王冰曰:“宗谓十二经脉之尊主也。”

(1)组成与分布:

自然之清气＼　　　　　　　　　　／上——贯注于心肺之脉,走于息道。
肺——宗气——胸中
水谷之精气／　　　　　　　　　　＼下——蓄于丹田,注于气街。

由此可见,宗气的盛衰与否,与肺的呼吸功能与脾胃的运化功能有着密切关系。

“气街”即是阳明胃经的气冲穴。注于气街,指心脉下行,经气街下注于足。

(2)主要功能:宗气的功能,主要是推动肺的呼吸和心血的运行。①走息道以司呼吸:帮助肺脏维持呼吸运动,关系语言、声音、呼吸的强弱。②贯心脉以行血气:贯注心脉,推动血液循环,凡气血的运行、肢体的寒温和活动能力,多与宗气盛衰有关。

3. 营气　营有经营、营养之意,又称“荣气”,其性柔顺,行于脉管之中。营对血言,血为体,营为用,血属形,营属气,二者皆行脉中,不能截然分开,故常“营血”并称。

(1)组成与分布:

营＜源于水谷；化于中焦(营出中焦)＞行于脉中,营运于全身。

营在脉中,是一种精微物质,含有组成血液的重要成分,为血中之气。人身上下内外,各个组织、各个器官均须得到营气的滋养。

(2)主要功能:营养人体,化生血液。

4. 卫气　卫气是运行于脉外之气,具有防御、保卫的作用。

(1)组成与分布:卫气也是水谷之气所化生,其性慓疾滑利(行快而猛),游走窜透,行于脉外。

肓膜:凡腹腔肉理之间,上下空隙之处,皆谓之肓膜。

分肉:近骨之肉,与骨相分。

(2)主要功能:①保卫肌表,抗御外邪。②温养脏腑、肌肉、皮毛等。③调节汗孔的开合,保证体温的相对恒定。

卫气与营气的关系:卫气与营气,是同源异流而又功能有别的两种精微物质。所谓同源，就是皆来源于水谷精微，所谓异流，就是行于脉内的叫“营”，为水谷之清气，属阴；行于脉外的叫“卫”，为水谷之浊气，属阳。

这里的“清浊”，并不是指质而言，是指性能而言，所谓清是含有柔和的意思；浊含有刚悍的意思。

营卫之气应经常保持和谐，反之可出现营卫不和之证。由于其性能不同，出现的症状也有所不同，如《素问·逆调论》说：“营气虚则不仁，卫气虚则不用，营卫俱虚则不仁且不用。”这就是营卫之气不足，肌腠、经脉失濡养、失温煦的一种病态表现。“昼精而夜瞑”就是“营卫之行，不失其常”（《灵枢·营卫生会篇》）的一种表现。

总之，中医学对气是非常重视的，尤其是元气，它关乎人体生命活动的问题，如“脏腑之气”“经络之气”等也都是元气所派生的，属于元气的一部分。

第二节　血

一、血的基本概念

血是红色液体，具有很强的营养和滋润作用，是构成人体和维持人体生命活动的基本物质之一，并且有规律地在脉中循环运行。

二、血的生成

中医学对血的生成，有如下认识：

1. 脾胃是血液生化之源　血液是由脾胃吸收运化的水谷精微变化而成。故《灵枢·决气篇》说：“中焦受气取汁，变化而赤，是谓血。”

中焦指脾胃。

中焦受气取汁——中焦受谷之气，取谷之味。

注（气化——→血，注回心肺）

脾胃——→水谷精微——→营气——→上输心肺——→气化——→血

↓

全身。

故《灵枢·营卫生会篇》说：“中焦亦并胃中，出上焦之后，此所受气者，泌糟粕，蒸津液，化其精微，上注于肺脉，乃化而为血。”

中焦亦并胃中——中焦之气的布散也和上焦一样起于胃中。

出上焦之后——后是时间的先后，因营阴卫阳，营柔卫刚，故营气出发的时间，则在上焦之后。

血液的化生，还必须有营气的参与，故《灵枢·邪客篇》说：“营气者，泌其津液，注之于脉，化以为血。”营气是从脾胃化生来的，是血液生成的最基础物质，所以《读医随笔》（清·周学海撰）也说：“生血之气，营气也。营盛则血盛，营衰则血衰。”

这是中医学传统的血液化生的概念，所以对血虚的病症，多从脾胃着手治疗。

2. 精化为血　肾藏精，肝藏血，二者可以相互滋生，相互转化，但以肾精为关键。因此，对血虚患者的治疗，不仅要补脾补营，而且要补肾填精。

三、血的功能

1. 血能濡养　血中含有营气、津液等营养物质，循环运行脉道之中，以养之濡之。人体各部组织，均须得到血液的充分濡养，才能进行各种生理活动。故《素问·五脏生成篇》

说:“肝受血而能视,足受血而能步,掌受血而能握,指受血而能摄。”

2. 血能荣色　人的面色红润、毛发润泽等,皆是血的营养、滋润的结果。

3. 血能生神　血是神志活动的物质基础。正如张景岳曰:“形者神之体,神者形之用,无神则形不可活,无形则神无以生,故形之肥瘦,营卫血气之盛衰,皆人神之所赖也。”

血的病变,常从症状呈现出来,如:

- 血虚
  - 形体
    - 头昏目花
    - 面色不华
    - 毛发干枯
    - 皮肤干燥
    - 肢体麻木
  - 神志
    - 健忘、失眠、多梦
    - 惊悸、神志恍惚
    - 精神不振

（毛发干枯、皮肤干燥、肢体麻木、健忘、失眠、多梦、惊悸、神志恍惚）失其濡养。

四、血的运行

血液运行循环于脉中,在心、肝、脾、肺等脏腑共同作用下,以保证血流在全身的运行。

- 心主血脉——推动血液运行
- 肺朝百脉——血液布散全身
- 肝藏血
  - 主疏泄——血液运行迟速正常
  - 主调节——适度供应需要
- 脾统血
  - 生化之源——不断补充
  - 统摄——血不外溢

（以上）环环相扣,缺一不可。

血与肾是否有关呢?张景岳说:“夫肾主五液,而谓血不属肾,吾不信也。”“血者水谷之精也,源源而来,而实生化于脾,总统于心,藏受于肝,宣布于肺,施泄于肾,而灌溉一身。”

第三节　津　液

一、津液的基本概念

津液是体内一切正常水液的总称,主要指体液而言,包括唾液、胃液、肠液、涕、泪和汗、尿等。

水谷精微,经过三焦气化,分别变化成为津和液。津则随三焦之气运化,内而脏腑,外而皮毛,无处不有,无处不到。液则从二焦而入骨节、筋膜、孔窍、脑髓等部分。二者各发挥其正常作用。

- 性质
  - 津——清而稀——流动性较大
  - 液——浊而稠——流动性较小

津属阳,主外泄;液属阴,主内濡。

津和液,虽然有性质上与功能上的区别,但二者本属一体,往往相互影响和转化,故不应严格区分,临床上常津液并称。

二、津液的生成、输布和排泄

津液的形成、输布和排泄是比较复杂的,在脾、胃、肺、大肠、小肠、肾、膀胱、三焦等共同作用下,才能完成其形成和整个代谢过程。

《素问·经脉别论》说:“饮入于胃,游溢精气,上输于脾,脾气散精,上归于肺,通调水道,下输膀胱,水精四布,五经并行。”

笔记

游溢——浮游、涌溢之意，是精气满溢的形容词。

饮入于胃，游溢精气，上输于脾——“中焦如沤”之义。

脾气散精，上归于肺——“上焦如雾”之义。

通调水道，下输膀胱——“下焦如渎”之义。

五经：指五脏之经脉。

三、津液的功能

《灵枢·决气》说：“腠理发泄，汗出溱溱，是谓津。……谷入气满，淖泽注于骨，骨属屈伸，泄泽补益脑髓，皮肤润泽，是谓液。”

功能
- 津
  - 充润皮肤
  - 滋养脏腑
  - 组成血液
- 液
  - 补益脑髓
  - 润滑关节
  - 濡养空窍

（以上）滋养组织器官，组成血液。

溱溱：形容微汗相续。津弥散到全身各部，发泄在皮肤之外的就称之为汗。汗出溱溱，是津之外见也。

淖泽：淖音闹，浓稠、浓厚的意思。泽，即润泽，滋润。淖泽指水谷精微中滑腻浓厚的部分。

泄泽：泄指渗出，泽同上。

第四节　气血津液之间的相互关系

气血津液，都本于先天真元之气，而生产于后天水谷之精气，三者之间的关系非常密切。在生理上是相互依存，相互滋生的，在病变上是相互影响的。

一、气和血的关系

1. 气能生血

气 —促使→ 精 —化生→ 血 { 气旺——生血力强；气虚——生血力弱 } 气虚日久⟶气血双虚。

2. 气能行血　血液在生成及运行的过程中，始终离不开气，故称气为血之帅。

血随气行
- 生理——心的推动，肺的敷布，肝的疏泄。（血液循行，赖气推动。）
- 病理 { 气滞、气虚 } 血行不利⟶瘀血。
- 气机逆乱
  - 血随气升——面红、目赤、头痛、吐血。
  - 血随气陷——脘腹坠胀，下血崩漏。

3. 气能摄血　参看“脾统血”和气的“固摄作用”内容，兹从略。

气为血帅，实际上就是概括以上三个方面气对血所发生的作用。

4. 血为气之母　气与血始终保持着相互对立、相互依存的关系。气为阳，是动力，血为阴，是基础。

血为气母
- 血能载气，气在血中——气不散失
- 血能育气，气在血中——气有来源

（以上）若大出血，大出汗⟶气丧失 { 气脱。亡阳。 }

笔记

所以说，气不能离开血液而存在。

气与血的生理关系极为密切，故在病变时互相影响，或气病及血，或血病及气，或气血不和，在治疗时，便应调整气血之间的关系。

二、气和津液的关系

1. 气能生津

津〈 源于水谷 / 生于脾胃 〉脾胃气旺⟶津液充盛。

所以气津两伤之证亦属常见。在治疗津液伤耗之病时，勿忘适当加入补气之品。

2. 气能行(化)津　津液化生，输布及代谢过程，均离不开气的作用，尤其是肺、脾、肾之气的作用更为重要。由于气和津液之间的密切关系，故在病变时可互相影响，例如：

气滞 —— 气不行水 —— 津停 〉内生水湿痰饮，甚则水肿。
津停 —— 气机不利 —— 气滞

3. 气能摄津，津能载气　气足则津固，津固则气存。可从病变观之。

津气的病变关系〈
气失固摄 —— 多汗漏汗 —— 津随气脱。
津液流失 —— 大吐大泻 —— 气随津脱。

三、血和津液的关系

《灵枢·痈疽》说：“中焦出气如露，上注溪谷，而渗孙脉，津液和调，变化而赤为血。”

津血同源，相互转化。

中焦出气如露——指中焦输出的营气，如雨露灌草木一样可以营养全身。

上注溪谷——肌肉的小会合处叫溪，大会合处叫谷。

而渗孙脉——津液渗溉于细小的络脉。

津液和调，变化而赤为血——津经气化作用，变成红色的血液。

本节经文，说明津液既有滋养作用，又是化生血液的基本物质。

由于津液是血液的组成部分，所以津液亡失，会影响血液的化源，从而出现血燥。反之，血液亡失，也可造成津液不足，出现口渴、尿少、便秘、皮肤干燥等症。所以有“亡血者禁发汗”“亡津液者禁利小便”之戒。“夺血者无汗，夺汗者无血”也是这个道理。

笔记

第6章 病 机

病机，是致病因素作用于人体后引起阴阳偏盛偏衰和邪正相互斗争的发展、变化与结局的机理。其包括发病、病因、病位、病性和传变、转归等多方面内容，可分为具体症候的机理和疾病的总机理，前者是后者的基础，后者是前者的概括和总结。

疾病时机体
- 病理性损害
- 抵抗损害的防御

最终结局
- 康复。
- 恶化。
- 死亡。

病证的阴阳表里，寒热虚实，往往交织夹杂，有病在上而反映于下，病在下而反映于上；病在表而反映于里，病在里而反映于表；虚证而呈实象，实证反见虚候等等。因此，必须从分析病机入手，才能探求疾病的本质。疾病虽然如此复杂（有规律的复杂过程），但只要掌握着一般规律，找出病机也是不难的。从总体来说，不外以下几个方面。

第一节 邪正盛衰

一、邪正盛衰与虚实变化

在疾病发展过程中，正邪相争、力量对比关系上是存在着盛衰消长变化的，这就形成了临床所见的实证和虚证。

所谓实证，主要是指邪气过盛和机体机能亢盛，或机体正气虽伤而未衰，正气积极与邪气抗争，正邪相搏，斗争剧烈。在临床上即表现出一系列有余的（亢进的）证候。

实证
- 正邪相争，其势俱盛
- 症状表现有余，亢盛

“邪气盛则实”。

所谓虚证，主要是指正气虚衰，机能衰弱，或正气不足以与邪气抗争。在临床上即出现一系列不足的（衰退的）证候。

虚证
- 正气不胜邪，正气溃散
- 症状表现不足，衰弱

“精气夺则虚”。

形成虚实证，除与人体正气强弱有着重要关系以外，与病因性质和病程长短有关。一般说，外感六淫，或痰、食、血、水的停聚，常为形成实证的因素；阴阳气血不足，常为形成虚证的因素。从病程来说，疾病初期、中期多为实证，疾病后期或久病不愈多为虚证。

虚、实证的形成
- 病邪性质
  - 外感六淫；痰、食、血、水滞留——实证。
  - 阴阳气血不足——虚证。
- 病程
  - 初、中期——为实证。
  - 后期、久病——为虚证。

但应注意，这是一般规律，在临床上往往呈现虚实夹杂证候。

虚实证的错杂
- 虚中夹实，实中夹虚。
- 真实假虚（大实有羸状），真虚假实（至虚有盛候）。

笔记

二、邪正盛衰与疾病转归

疾病的结局如何，主要取决于正邪斗争力量对比的变化，正胜邪却则病退，邪胜正衰则病进，阴阳离决则死亡。因此，疾病转归实质上取决于邪正的消长盛衰。

致病因素⟶人体
- 正气充实｛病势轻浅、病程短暂｝易治——痊愈。
- 正气虚衰｛病势危重、病程较长｝难治——死亡。

第二节　阴阳失调

阴阳失调，是疾病发生的内在根据，中医学认为致病因素作用于人体后，必须通过机体阴阳的失调，才能形成疾病。

一、阴阳偏胜

1. 阳偏胜　即是阳盛。阳盛是机体脏腑组织器官兴奋性高，代谢活动增强的一种反应。它可以由于温热外邪侵袭，或情志郁而化火所致。所谓"阳胜则热"，系指在病理上阳盛，易于出现化热、化火、化风等病理过程，常表现为发热、昏厥、抽搐等一系列临床症候。

"阳胜则阴病……"

阳胜则阴病
- 相对的阴虚——实热证。
- 绝对的阴虚——虚热证或实热兼阴亏证。

2. 阴偏胜　即是阴盛。所谓阴盛，是机体脏腑组织器官抑制性增高，代谢机能障碍的一种反应。既可由于寒湿之邪侵袭，超过人体阳气的温运功能所引起，亦可由阳气虚弱，无力温煦运化阴液所致。前者属实，后者属虚，虚实夹杂。所谓"阴胜则寒"，是指在病理上常表现为阴寒内盛或阳气不足的症候，如形寒肢冷等症，故曰"阴胜则阳病"。

二、阴阳偏衰

1. 阳偏衰　即是阳虚。阳虚，是机体脏腑组织器官的反应性低下，代谢活动减弱，本身生理功能减退的一种反应。阳气不足则相对地造成阴寒内盛，即所谓"阳虚生寒"，常表现为恶寒、肢冷、水液输布障碍等一系列临床症候。多见于脾肾阳虚之证。

阴偏胜与阳偏衰在病机上与证候上的区别：

阳虚则寒、阴胜则寒｝区别
- 虚而有寒——虚寒证
- 寒而不虚（虚象不显）——实寒证

｝治疗
- 温阳为主。
- 散寒为主。

2. 阴偏衰　即是阴虚。阴虚是机体由于精、血、津液等阴液不足，相对地造成阳气偏亢，而使机体脏腑组织器官的机能活动虚性亢奋的一种反应，即所谓阴虚生内热。在临床上主要表现为虚热证候，如五心烦热、骨蒸潮热等，多见于肝肾阴虚之证。

阴虚则热与阳胜则热在病机上与证候上的区别：

阴虚则热、阳胜则热｝区别
- 虚而有热——虚热证
- 热而不虚（虚象不显）——实热证

｝治疗
- 滋阴为主。
- 去热为主。

由此可见，热可以由于阳盛，亦可由于阴虚；寒可以由于阴盛，亦可由于阳衰。偏盛属实，偏衰属虚，这就是寒和热的实质。

三、阴阳互损

肾的阴阳虚损或失调，是阴阳互损的前提条件。因此，在治疗上要顾及肾。

1. 阴损及阳　阴为阳之基，阴损到一定程度时，阳则生产化不足或无所依附而耗散，导致以阴虚为主的阴阳两虚证。例如肝阳上亢证：

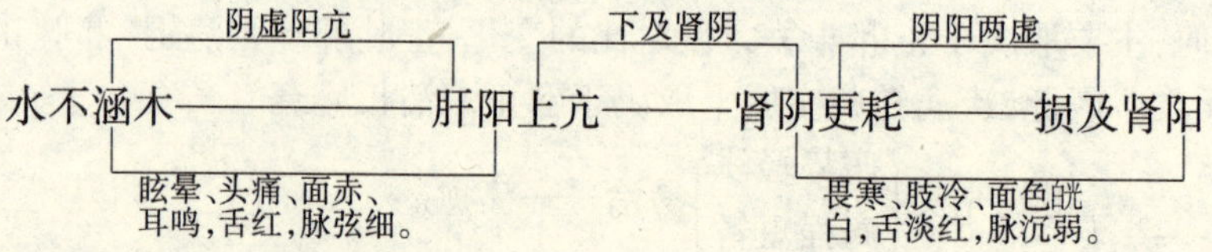

2. 阳损及阴　阴赖阳以化生，若阳虚日久，阴液化生不足，便可导致以阳虚为主的阴阳两虚证。例如水肿：

水肿（阴水）{阳气不足；气化无力}水液代谢障碍——阴无以生{消瘦，烦躁，生化火；瘛疭}阴阳两虚。

四、阴阳格拒

在邪正斗争比较激烈，身体机能比较紊乱的情况下，常出现寒热真假的现象。

1. 阴盛格阳　阴盛于内，格阳于外（里寒外热）——"格阳"证（真寒假热）。

"格阳"证，身虽热反欲盖衣被，口渴喜热饮，面红浅而娇嫩，脉大而无力，还有见到舌淡苔白等一派寒象。《伤寒论》中第317条就是阴盛格阳证候。

此外，"戴阳"证，与此机理相同，是下真寒上假热的病态。

2. 阳盛格阴　热极深伏，阳热内结，郁闭于内，格阴于外（阳气被郁，不能外透）——格阴证（真热假寒）。

这种因热而出现的厥逆，叫作"热厥"或"阳厥"，亦即热深厥深之义。此患者手足虽清冷，但身热不恶寒，脉虽沉但数而有力，不难辨认。

五、阴阳亡失

1. 亡阳

亡阳成因{正不敌邪；素体阳虚；过度疲劳；过用汗法}阳气脱失，症见{大汗淋漓；皮肤手足逆冷；脉微欲绝}阳回则生，不回则死。

2. 亡阴

亡阴成因{热邪炽盛；邪热久留}煎灼阴液；大汗大泻——阴液骤耗}阴液脱失，症见{喘渴烦躁；手足虽温；汗多欲脱}阴多则生，不多则死。

无论亡阳或是亡阴，最终导致阴阳两亡，生命终止。

总之，疾病变化，虽然较为复杂，但皆可以用阴阳失调概括之，示意如下图：

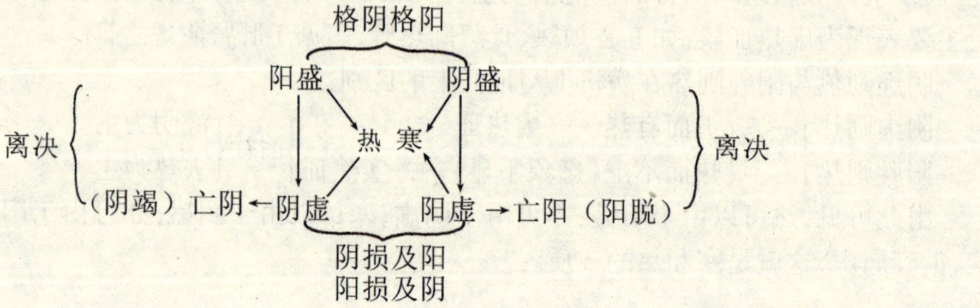

第三节　气血失常

一、气的失常

1. 气虚

气虚成因(元气)
- 先天禀赋不足
- 后天失养
- 生成不足
- 久病
- 过劳

→倦怠乏力,精神萎靡。

元气亏虚,不仅出现气虚证候,而且会影响到血、津液的生成输布,从而发生病变。

2. 气机失调

(1)气滞:气宜行不宜滞,滞则即病,既可由于情志引起,也可由痰、湿、食、瘀等邪引起。气滞为病,既可在局部,也可在全身,常出现胀满、疼痛之病,进而又可引起水停、血瘀。

(2)气逆:气逆是指气机升降失常,升多降少之病,一般说,逆在某一脏腑,就在某一脏腑出现症状,如肺气上逆,发为咳逆上气;肾气上逆,发为呕吐、呃逆等。

气逆于上,多为实证,但虚证亦不少见,治疗时不可不慎。

(3)气陷:气陷是气虚的一种,除可引起内脏下垂以外,更多的则是中气下陷。

此外,火气(宗气)下陷证,临床亦不少见。张锡纯在《医学衷中参西录》中论述较详,并制定升陷汤一方。他说:“胸中大气下陷,气短不足以息,或努力呼吸,有似乎喘,或气息收停,危在顷刻。其兼证,或寒热往来,或咽干作渴,或满闷怔忡,或神昏健忘,种种病状,诚难悉数。其脉象沉迟微弱,关前尤甚。其剧者,或六脉不全,或参伍不调。”又说:“医者不知病因,犹误认为气郁不舒,而开通之。其剧者,呼吸将停,努力始能呼吸,犹误认为气逆作喘,而降下之,则陷者益陷,凶危立见矣。”

升陷汤:生黄芪 18g,知母 9g,柴胡 4. 5g,桔梗 4. 5g,升麻 3g。

气分虚极下陷者,酌加人参数钱,或加山萸肉数钱,以收敛气分之耗散。

(4)气闭和气脱:

气
- 闭——气机郁闭——外出受阻——闭厥(多为浊邪外阻,或气郁之极所致)
- 脱——气机涣散——气不内守——虚脱(各种虚脱病变)

→闭宜开,脱宜固,急救挽危。

气闭(内闭)常见症状:突然神志昏迷,牙关紧闭,两手握固,或兼见四肢厥冷。脉多沉状,或弦急或洪数。

气脱(外脱)常见症状:汗出如珠,四肢厥冷,口开目合,手撒尿遗,脉微欲绝。

二、血的失常

1. 血虚　是指营血不足,或血的濡养功能减退的病理状态。血虚原因较多,一般多由于失血过多,脏腑虚损,化生精血机能减退或障碍等所造成,从而出现一系列血虚症状。

2. 血瘀

病理——血液运行迟缓,不流畅,淤滞于一定处所。

- 病因
  - 气滞——运行受阻。
  - 气虚——推动无力。
  - 痰浊阻络——血行受阻。
  - 寒邪入血——血凝。
  - 热灼血液——血结。
- 症状（伴见面目黧黑，唇舌紫暗。）
  - 疼痛——痛有定处，得寒温不减
  - 肿块（病）——按之觉硬，推之不移
  - 皮肤瘀斑

3. 血热

- 血热（均有明显热象。）
  - 耗血——呈血虚之象
  - 伤阴——呈津液不足之象
  - 动血
    - 运行加速——血未出脉外
    - 迫血妄行——血已出脉外

三、气和血互根互用的功能失调

- 气滞血瘀——气滞可致血瘀（肝病多见），血瘀亦可致气滞（心病多见）。
- 气不摄血——气虚固摄无力——各种出血。
- 气随血脱——突然大出血，气失载体。
- 气血两虚——多在慢性疾患中出现。
- 气血不荣经脉——经脉失养。
  - 气血虚衰
  - 气血失和

第四节　津液代谢失常

- 津液代谢失常
  - 津液不足（津易复而液难复）——津伤化燥
    - 产生干燥失润病态。
    - 动风。
  - 津液输布，排泄障碍——水液停聚
    - 痰饮。
    - 水肿。
  - 津液与气血功能失调
    - 津停气阻——受阻部位不同，见证亦各异。
    - 气随液脱——气失依附而致散失（吐下之余，定无完气）。
    - 津枯血燥
      - 虚热内生——五心烦热，鼻咽干燥。
      - 血燥生风——皮肤瘙痒，脱屑等。
    - 津亏血瘀——津液走失，因燥而瘀。

第五节　内生“五邪”

一、风气内动

在疾病发展过程中，由于机体脏腑组织间阴阳气血功能失调，出现动摇、抽搐、震颤等症状，称为“内风”，亦称为“风气内动”，内风多与肝有关，故又称“肝风内动”，正如《素问·至真要大论》说：“诸风掉眩，皆属于肝。”

肝藏血，开窍于目，淫精于筋。动摇眩晕的症候，都与血、目、筋的失常有关。由此构成

笔记

风气内动与肝的病理关系。

1. 肝阳化风

（下及肾阴）

肾阴不足——→肝阴失养——→肝阳上亢——→生风 { 眩晕颤动。突然晕倒。

（水不涵木）（阴虚阳亢）（阳极化风）

治则：滋阴潜阳息风。

肝阳化风，突然晕倒，半身不遂，属于“中风”病。所谓中风，是说发病急骤，好像暴风摧残树木，而致枝断干摇的情况，故临床上将此类疾病，类比为中风。

中医药学对中风的认识，有个过程：唐代以前以“内虚邪中”立论。

金元 { 刘河间主心火暴盛。
李东垣主正气自虚。
朱丹溪主湿痰化热生风。

明·张景岳倡“非风”之说。

2. 热极生风

热 { 伤营耗血——→筋脉失养——→抽搐
扰心燔肝——→神昏惊厥 } 热甚动风（热性病高热期）。

此证常见于高热引起的惊厥、抽搐。在未转入虚脱之前，多属实证。

治则：清热凉肝息风。

3. 阴虚风动　在病变过程中，由于津液亏损，筋脉失养，出现缓弱的抽搐（蠕动）、震颤、肉瞤。多见于热病后期，属虚风内动。

治则：大补阴液以息风。

4. 血虚生风

新产
大出血
久病耗伤营血 } 精亏血少——→筋脉失养 { 肢体麻木。
筋肉跳动。
手足拘挛不伸。

治则：养血息风。

此外，尚有血燥生风。此病主要临床表现为皮肤干燥，肌肤甲错，皮肤瘙痒，落屑等。

二、寒从中生

1. 主要症状　面色苍白，舌体胖淡，苔白滑润，畏寒喜暖，手足厥冷，脉象沉迟。

2. 内寒病机　内寒是由于脏腑阳气虚衰所引起，主要与肾阳、脾阳虚衰有关。脾胃阳气虚衰，机体失其温煦，最易表现虚寒之象。在脾肾阳虚之中，尤以肾阳虚为重要。故《素问·至真要大论》说：“诸寒收引，皆属于肾。”

阳虚则气化功能减退（阳不化阴），人体水液代谢机能就要发生障碍或衰退，从而出现病理性产物的停滞积聚，发生肿胀、痰饮之类疾患。

寒的病理表现，原以虚寒为特征，但因阳虚导致阴盛，也有阴寒弥漫的本虚标实之证。

3. 内寒与外寒的区别　内寒外寒虽同属于寒，但一属病机，一属病因，二者是不同的。

内寒
外寒 } 区别 { 属病机，虚而有寒，以虚为主
属病因，一般寒而无虚，以寒为主 } 联系 { 内寒患者，易感外寒。
外寒伤人，可致内寒产生。

三、湿浊内生

体内水谷津液输转代谢的机能障碍，从而引起水分之蓄积停滞，便称内湿。其临床表

笔记

现，多见食欲减退，胸脘闷胀，口淡乏味而腻，便溏、泄泻，身体沉重乏力，舌质淡，苔白腻等脾虚湿困之证。临床故有"治湿不健脾，非其治也"之说。此外，因湿邪阻滞的部位不同，见症亦不同，当细辨之。

水湿停聚，首责在脾，但与肾有密切关系，因肾阳为诸阳之本，肾阳虚衰，脾失温化，以致脾肾之阳俱虚，从而形成内湿。

素体虚
肥甘厚味
恣食生冷
肾阳虚衰
}脾——→运化无力——→水液不化——→聚而成湿。

内湿和外湿的关系。内容见讲义，兹从略。

总之，内湿产生，多与脾肾阳虚有关，故在治疗上，应着重健理脾肾，温阳化水。

四、津伤化燥

内燥多为精血亏虚，津液伤耗，导致身体各部组织干枯失调的病理变化。所以《素问·阴阳应象大论》说："燥胜则干。"燥证不仅在肢体外表上表现燥的征象，而且更多地表现在内脏病变上，如肺燥、胃燥、肠燥等。

内燥病理表现，若以气血划分，则有气燥（气燥津伤）及血燥（精亏血燥）；若从人体部位划分，可分上燥、中燥、下燥；若从脏腑划分则有肺燥、胃燥（包括肠燥）、燥伤肝肾。而这三种划分方法，实际包含了内燥的程度和阶段，它们之间又是有机联系的。

在治疗上则以润燥、生津、养血为主，总以濡润为原则。

五、火热内生

火自内生{
实——阳盛火旺——实火证候。
虚——阴虚火旺——虚火证候。

其病理：

（1）阳气过盛化火{阳气过亢、机能亢奋}耗伤阴液——火旺（壮火）。

多见于年轻体壮，素体阳盛之患者。故朱丹溪在《格致余论》中说："气有余便是火。"

（2）邪郁化火{外感六淫、痰、食、瘀血}导致阳气郁滞——化火。

（3）阴虚火旺{精亏血少、阴液人伤}阴虚阳亢——化火（虚火）。

多见于急性热病伤津、痨瘵、恶性肿瘤等一类慢性消耗性疾病，长期生活节奏过于紧张而精神烦劳者。

第六节　经络病机

经络病机，也是辨证中所要探求的一个重要部分。由于经络和脏腑是络属关系（脏脉属脏络腑，腑脉属腑络脏），所以脏腑有病可以反映于经络，经络有病亦可内传于脏腑，当然，经络系统也可以独立发病。本处所讲经络病机，即是指致病因素直接或间接作用于经络系统而引起的病理变化。

一、经络气血偏盛偏衰

经络气血{
偏盛——引起某一脏腑功能过亢——实证。
偏衰——引起某一脏腑功能减退——虚证。

笔记

足阳明胃经，行身之前，故其经虚实不同，在其循行之处，所表现的症状也不同。实则身前热，虚则身前寒，实则消谷善饥，虚则胃中胀满。

足阳明别行之脉，上络头项，下走足外踝。阳明为多气多血之经，若其经阳气过盛，阳盛则狂，故发癫狂。若阳明之气虚，气血不足，以致足、胫失其荣养，故足不收而或胫枯。

二、经络的气血逆乱

经络之气，有升有降，升降正常，气血得以正常运行。反之则病。

经络气血
- 正常
  - 升——气血得以上行。
  - 降——气血得以下行。
- 异常——升降逆乱
  - 阴阳之气不相顺接——厥逆。
  - 脏腑生理机能紊乱
    - 上逆
      - 呕吐。
      - 咯血、吐血、衄血。
    - 下陷——泄泻。

三、经络的气血运行不畅

经络气血运行不畅，是临床常见的病症，既可出现全身症状，为外邪荣表的全身肌肉酸痛，也可表现局部症状，如胁痛、瘿病、梅核气、乳房结块等。

经气不利，久必及血，导致血瘀。

什么叫“是动病”和“所生病”？

《难经校释》：“本难概述十二经脉的病候，有是动病和所生病之分，认为是动病的病变在气分，所生病的病变在血分。因为气为血帅，血随气行，所以说气先病，而血后病。”

四、经络的气血衰竭

气血——衰竭——终绝

↓

临终现象

↓

十二经见证各异。

《素问·诊要经终论》：“太阳之脉，其终也，戴眼反折瘛疭，其色白，绝汗乃出，出则死矣。少阳终者，耳聋，百节皆纵，目瞏绝系，绝系一日半死。其死也，色先青白，乃死矣。阳明终者，口目动作，善惊妄言，色黄，其上下经盛，不仁，则终矣。少阴终者，面黑，齿长而垢，腹胀闭，上下不通而终矣。太阴终者，腹胀闭，不得息，善噫，善呕，呕则逆，逆则面赤，不逆则上下不通，不通则面黑皮毛焦而终矣。厥阴终者，中热嗌干，善溺心烦，甚则舌卷卵上缩而终矣。此十二经之所败也。”

（1）太阳之脉，其终也……：①终：即尽的意思，可作终绝理解。②戴眼：即目不转睛而上视，也称吊眼。由于是太阳经脉起于目内眦，经气绝，经脉失养而收缩，故如是。③反折：谓身背反张，如角弓反张之状，即患者头项强直，腰脊反折。因足太阳之脉从巅入络脑，还出别下项，循肩胛内侧，挟脊抵腰中。太阳经气绝，阳气虚衰，不能化液养筋，则筋挛急，故见反折。④瘛疭：瘛指筋脉拘急挛缩。疭指筋脉弛缓纵伸。瘛疭是形容手足时伸时缩，抽动不止的状态。⑤其色白，绝汗：绝汗即汗出如珠如油，太阳包括手太阳小肠经和足太阳膀胱经。小肠主液，膀胱主藏津液。若太阳经气绝，则卫外不固，津液泄于外，称为绝汗。津液散失，则血液内竭面失血荣而㿠白。

（2）少阳终者……：①耳聋：耳是手足少阳经所入之处。少阳经气绝，则经气不能贯注于耳，故耳聋。②百节皆纵：百节指全身骨节，百节皆纵就是全身骨节松懈无力，胆者筋其应，少阳经气绝，筋脉失养，则束骨无力，故百节皆纵。③目瞏绝系：瞏，音琼，两眼直视如惊恐的样子。系指目系，连于眼珠。手足少阳经脉皆通于目锐眦，少阳经气绝，则筋脉失养，目系挛急，故直视。④一日半死：形容病情之危急。⑤其死也，色先青白，乃死：胆为甲木，木之色青，肺金之色白，金克木，故色发青而后白，根据经之危候，可知色为其脏之色，真脏色见，故死。

(3)阳明终者……：①口目动作：手足阳明经脉，皆挟口环唇入于目。阳明气绝，精微之竭，筋脉失养而强直不柔，故见上症。②善惊妄言：手足阳明均为阳腑，经气绝则二腑精气亦竭，虚阳上越，扰及神明，神志失常，故易惊骇且语无伦次。③色黄：真脏之色外现，色黄为止。④上下经盛：上，指人迎脉，在结喉旁。下，指趺阳脉，在足背。盛，即躁动急疾，毫无柔和之象，是无胃气之脉。⑤不仁：即不知痛痒。阳明主肌肉，经气绝，则不能摄取水谷精微营养肌肉，故不仁。

(4)少阴终者……：①面黑：手少阴心脉气绝，则血败而瘀，足少阴肾脉气绝则真脏色现，故面色黧黑。②齿长而垢：齿长即牙龈瘦削，而牙齿显得增长。垢为齿上污垢。齿长而垢，为肾败所致骨败之象。③腹胀闭，上下不通：肾气绝则气化功能衰竭，故二便闭塞不通，谓之上下不通；由于二便不通，胃肠之浊气不及下行而腹胀满，以致上不能食，谓之上不通。

(5)太阴终者……：①腹胀闭：即腹胀便秘。肺脾之气将绝，脾不能运化，肺不能肃降，清不升浊不降，传导失常，故腹胀便秘。②不得息：谓呼吸喘促，气短不续。此为肺经气绝之象。③善噫，善呕，呕则逆：噫即嗳气。肺气绝则气机壅滞，逆而不降，则嗳气。由于腹胀便秘，胃失和降，则上逆为呕。④逆则面赤：气逆则血随之而上升，故面赤。⑤不逆则上下不通，不通则面黑：气不逆则气滞于中，上下不通，为脾败之象。土不制水，水气上乘，故面色发黑。⑥皮色焦：肺主皮毛，肺气绝，不能宣发卫气于皮毛，皮毛失养而焦枯不泽。

(6)厥阴终者……：①中热嗌干：中热指胸中热。嗌，指咽喉部位。手厥阴心包之脉起于胸中，足厥阴肝的经脉循喉咙之后。厥阴经绝，则阴血枯竭，所以阳热独炽而胸中热，热耗津液，津不上潮，则嗌干。②善溺心烦：善溺，指小便过多。足厥阴肝脉循阴股入毛际，过阴器抵少腹。由于阴血枯竭，阳热独炽，致使肝之疏泄太过，故善溺。心包气绝，血不养心，故心烦。③舌卷，卵上缩：舌卷指舌体卷屈不伸，卵缩，指睾丸上缩。厥阴之脉循阴器络舌本，厥阴经气绝，筋脉失养而挛急，则上为舌卷，下为卵缩。总之，以上说明十二经脉经气终绝所表现的危险证候，这些证候的出现，关键是脏腑精气先绝，不能荣养经脉，使经气亦绝。临床上若遇此症状出现，要引起高度重视，这是诊断和预测疾病善恶的关键。

第七节　脏腑病机

脏腑病机，是病机中的核心部分，因为疾病的发生，总是要影响到脏腑的生理功能，从而表现出各个有关脏腑的种种病候。医者辨证，总是要从证候入手的，故此各种辨证均以脏腑为基础，可以说，脏腑病机，在病机理论中占有极其重要的地位，是辨证论治的主要理论根据。

一、五脏的阴阳、气血失调

有两点需要注意：①阴阳、气血和各脏生理活动的关系。②各脏之阴阳气血与肾和脾胃的关系……

1. 心的阴阳、气血失调

(1)心阳、心气的失调：

1)心的阳气偏盛

笔记

- 心阳偏盛（心火偏盛）
  - 成因（虚实可以转化。）
    - 邪热、痰火内郁——实
    - 五志化火——实
    - 劳心过度，阴伤火旺——虚
  - 病理与症状
    - 扰心神——心神不宁
      - 轻——心悸心烦、失眠、多梦、言语过多。
      - 重——狂言、昏乱。
    - 扰心血——血行加快
      - 轻——心悸、脉数、舌质红绛起刺。
      - 重——各种出血。
    - 心火
      - 上炎——口舌糜烂、舌尖碎痛、口鼻干燥。
      - 下移——小便黄赤、灼热疼痛。

2）心的阳气偏衰

- 心阳偏衰（心气）
  - 成因（导致心阳虚损。）
    - 宗气不足——血行无力
    - 肾阳虚衰——水气凌心
    - 脾虚生痰——郁阻心脉
    - 血瘀气滞——累及于心
  - 病理与症状
    - 神志失其鼓动、振荡——心神不足——出现精神疲乏、神思衰弱之象。
    - 血行缓慢——寒从中生——血脉寒滞——出现既有明显的阳虚又有明显的瘀阻之症，甚则亡阳虚脱。
  - 与他脏关系
    - 肺气虚⇌心阳虚——咳逆上气，不得平卧。
    - 肾阳虚⇌心阳虚——尿少、水肿。

（2）心阴心血的失调：

- 心阴不足
  - 成因
    - 劳血过度、久病失养、情志内伤——耗伤心阴。
    - 心肝火旺——灼伤心阴。
  - 病理与症状（脉细数、舌红、盗汗。）
    - 阴不制阳——阳偏亢——虚火内生——五心烦热
    - 阴不敛阳——阳浮动——神志不宁——虚烦不眠
- 心血亏损
  - 成因
    - 各种失血、血液生化不足、情志内伤——心血亏损。
  - 病理与症状（舌淡、面色苍白。）
    - 心神失养——神思不集中或神思恍惚
    - 心阳失涵敛——阳不入阴——神不守舍——失眠多梦
    - 心失所养——心悸不安、惊恐
- 心血瘀阻
  - 成因（心血瘀阻。）
    - 阳气不足——寒从中生——血脉寒滞
    - 痰浊凝聚——血脉瘀阻
    - 劳倦感寒、情志刺激——诱感加重
  - 病理与症状
    - 既瘀之前：血脉失其温运——血行不畅。
    - 既瘀之后
      - 轻——心脉气血，运行不畅——心胸憋闷，疼痛。
      - 重——心脉气血、凝滞不通——心悸怔忡、惊恐万状、心前区暴痛、汗出肢冷、脱厥。

［附］心病常见症状及其发生机理　内容自学。（下同）

笔记

2. 肺的阴阳、气血失调

(1)肺气的失调:

- 宣发肃降失常
  - 成因
    - 外邪袭表犯肺。
    - 痰阻肺络。
    - 肝气上逆犯肺。
    - 肺气不足。
    - 肺阴虚。
  - 病理与症状
    - 实
      - 肺气不宣——气机不利——呼吸不畅——鼻塞、多嚏、喉痒易咳
      - ↓
      - 肺卫不宣——腠理闭塞——无汗
    - 虚
      - 肺气不足——宣发无力——卫表不固——自汗、易感
      - 肺阴虚亏——阴不敛阳——津随阳泄——盗汗
    - 肺失清肃——肺气上逆——咳逆上气,痰多喘满
    - 日久——气病及水——尿少,水肿。

- 肺气虚损
  - 成因
    - 久病气虚。
    - 劳伤过度。
  - 病理与症状
    - 肺气不足——呼吸机能减退
      - 轻——呼吸气短。
      - 重——痰饮、水肿。
    - 肺气虚损——卫阳虚弱——自汗。

(2)肺阴的失调:指肺津亏损和阴虚火旺。

- 肺阴失调
  - 成因
    - 燥热灼肺、痰火内郁、五志过极化火、久咳——津亏火旺。
  - 病理与症状
    - 肺本身——肺燥失润
      - 干咳无痰或痰少而黏
      - 虚火灼伤肺络
      - 兼见气短、五心烦热、潮热盗汗。
    - 影响他脏——肺阴久虚,累及于肾——骨蒸潮热、盗汗、遗精、月经失调。

3. 脾的阴阳、气血失调

(1)脾阳、脾气的失调:主要表现在以下三个方面:

- 脾气虚损
  - 成因
    - 饮食所伤。
    - 禀赋素虚。
    - 久病耗伤。
    - 劳倦过度。
  - 病理与症状
    - 脾气虚弱——运化无权——纳食不化,口淡无味。
    - 脾失升清——胃失降浊
      - 上——头目眩晕。
      - 中——脘腹胀闷。
      - 下——便溏、泄泻。
    - 脾失健运——气血生化无源——全身气血不足。
    - 统血无权——血失其统——失血。
    - 中气下陷——久泄、脱肛、内脏下垂。

笔记

- 脾阳虚衰
  - 成因
    - 脾气久虚。
    - 命门火衰。
  - 病理与症状——脾阳虚
    - 寒从中生——脘腹冷痛，下利清谷，五更泻。
    - 水湿不化——痰饮、水肿。

- 水湿中阻
  - 成因
    - 脾阳不足。
    - 津液代谢障碍。
  - 病理与症状
    - 脾阳虚——运化无力{水湿内停、外湿内犯}内外合邪，交阻中焦。
    - 水湿中阻
      - 寒化——呈湿盛阳微之象。
      - 热化——湿热交蒸——黄疸。

(2)脾阴的失调：脾阴的失调，是指脾(胃)的阴液不足而言，其主要症状有唇燥口干、喜饮、饮食减少，大便干结，舌红少苔或舌面光滑等。

4. 肝的阴阳，气血失调

(1)肝气、肝阳的失调：

- 肝气郁结
  - 成因：精神刺激、情志抑郁。
  - 病理与症状{肝失疏泄、气机郁滞、痰气血互结}证见
    - 肝本系统
      - 上——瘿病、梅核气。
      - 中——两乳肿痛或结块。
      - 下——少腹疼痛，女子痛经。
    - 影响他脏
      - 犯胃——嗳气吞酸、脘痛。
      - 犯脾——痛泻交作。

- 肝火上炎
  - 成因
    - 肝郁化火。
    - 暴怒伤肝，引发肝火。
    - 五志过极化火。
  - 病理与症状
    - 肝阳升发太过——头胀头痛、面红目赤、急躁易怒、耳暴鸣暴聋。
    - 肝火内灼
      - 灼伤肺络胃络——咯血、吐血、衄血。
      - 气火上逆之极——薄厥。

(2)肝阴、肝血的失调：

- 肝血亏虚
  - 成因
    - 失血过多。
    - 久病损耗。
    - 脾胃虚弱。
  - 病理与症状
    - 不能濡养筋脉——肢体麻木不仁、关节屈伸不利。
    - 不能上荣头目——眩晕、目花、目干涩、视物模糊。
    - 化燥生风——皮肤瘙痒、筋挛肉瞤、瘛疭。

- 肝阳上亢
  - 成因
    - 肝阴不足。
    - 情志失调。
    - 肾阴不足(水不涵木)。
  - 病理与症状
    - 阳气亢逆——眩晕、耳鸣、面红如火、眼花、舌红等。
    - 肝肾之阴不足——腰酸足软。

- 肝风内动
  - 成因
    - 邪热炽盛——热盛动风。
    - 肝阳升腾——阳化为风。
    - 阴血过耗——虚风内动。
  - 病理与症状
    - 肝肾阴虚、阳失制约——症见
      - 轻——手足震颤或蠕动，筋惕肉瞤、抽搐。
      - 重——卒然昏倒、不省人事、痉厥。

5. 肾的阴阳、气血失调

(1)肾的精气不足：

- 肾的精气不足
  - 肾精亏虚
    - 成因
      - 老年精亏。
      - 先天不足。
      - 久病耗损。
      - 后天失养。
    - 病理与症状
      - 婴儿——发育不良。
      - 青年——影响性腺发育。
      - 壮年——滑泄、阳痿。
      - 脑髓空虚——智力减退、动作迟钝、两足痿软。
  - 肾气不固
    - 成因
      - 幼年精气未充。
      - 老年肾气衰。
      - 早婚。
      - 性生活不节。
      - 久病肾虚。
    - 病理与症状
      - 肾失封藏——遗精、滑泄。
      - 肾不纳气——动辄气急易喘。
      - 二便失于固摄——大便滑脱、小便清长、遗尿、二便失禁等。

(2)肾的阴阳失调：

- 肾的阴阳失调
  - 肾阴亏虚
    - 成因
      - 久病伤阴。
      - 五脏之火。
      - 五志过极化火。
      - 邪热化火。
      - 失血耗液。
      - 过服温燥、壮阳之品。
      - 房劳过度。
    - 病理与症状
      - 阴虚内热、阴虚火旺——形体消瘦、五心烦热、骨蒸潮热、盗汗等。
  - 肾阳不足
    - 成因
      - 心脾阳虚及肾。
      - 房劳过度损阳。
    - 病理与症状
      - 生殖机能减退——阳痿、精冷不育。
      - 水液代谢障碍——水肿。
      - 脾肾阳虚——下利清谷、五更泻。

二、六腑的功能失调

1. 胆的功能失调

- 胆的功能失调
  - 成因
    - 情志所伤、肝失疏泄
    - 中焦湿热熏蒸
    - →胆汁排泄障碍。
  - 病理与症状
    - 阻碍脾胃运化功能——脘腹胀满、食纳不佳。
    - 胆汁外溢——黄疸。

2. 胃的功能失调

- 胃气虚
  - 成因
    - 长期饮食失节。
    - 禀赋素虚。
    - 久病。
  - 病理与症状
    - 腐熟水谷功能减退——胃纳不佳、饮食不思。
    - 胃失和降——脘腹胀满、隐痛。

- 胃阴虚
  - 成因
    - 热病后期。
    - 久病不复。
  - 病理与症状
    - 腐熟水谷功能衰退——不思饮食、舌尖红而干或舌如镜面。
    - 胃失和降——脘腹虚痞、泛恶、干呕。
    - 胃气衰败——口糜。

- 胃寒
  - 成因
    - 过食生冷。
    - 过用寒凉药物。
    - 素体中寒。
  - 病理与症状
    - 腐熟水谷功能减退——食入不化。
    - 寒主收引
      - 气机不利
      - 血气瘀滞
      - →络脉绌急——脘腹剧痛。

- 胃热
  - 成因
    - 嗜酒，嗜辛辣。
    - 气、瘀、痰、湿、食，郁结化火。
    - 肝胆之火犯胃。
  - 病理与症状
    - 腐熟水谷功能亢进——胃中嘈杂、消谷善饥。
    - 燥热内结、胃失和降——口苦、口渴引饮，大便秘结。
    - 胃气上逆——恶心、呕吐酸苦黄水。
    - 胃火上炎——齿痛龈肿、衄血。
    - 火灼胃络——呕血。

3. 小肠的功能失调 （略）。

4. 大肠的功能失调 （略）。

5. 膀胱的功能失调 （略）。

6. 三焦气化失调 （略）。

7. 奇恒之腑的功能失调 （略）。

笔记

第7章　病因与发病

第一节　病　因

病因，是破坏人体相对平衡状态而引起疾病的原因，又叫作致病因素。

有原因就有结果，结果和原因是相互作用的，在疾病发展到某一个阶段时，结果又可成为病因，如痰饮、瘀血，有人称之为第二病因。

疾病发生，各有其因，没有原因的疾病是不存在的。既有其因，必须求其因，求其因才能抓住疾病的本质，求其因才能辨证清楚，求其因才能治疗正确，所以“辨证求因”“审因论治”是非常重要的。

病因学说，不仅是指致病因素，更重要的是作为临床症状的概括，并联系自然界的现象加以类比而建立起来的。因此，根据所出现的不同症状和体征，再把病因、病位结合起来，加以去粗取精，去伪存真，便可获得“证候”的概念。例如，根据恶寒发热、无汗、头痛、鼻塞、流清涕、多嚏、咽痒不适，咳嗽有少量清稀痰，舌苔薄白，脉浮等症状，就可以分析为风寒束表证。因此，掌握各种病因致病的一般规律，对于判断疾病的性质，是非常重要的，同时也是辨证论治的重要依据之一。

概而言之，中医学认识病因的方法：一是直接观察的方法。通过患者主诉、询问病史，直接观察客观事物而确定病因。如虫兽伤、烧伤、创伤、寄生虫、中毒等。二是辨证求因的方法，即以临床观察到的病理表现为依据，通过逻辑思维的方法进行分析判断，即所谓“辨证求因”。

古代医家对病因作过归类，其演变过程如下：

《内经》根据致病因素的来源不同，将其分为阴阳两类，以《素问·调经论》说：“夫邪之生也……”

《内经》
- 生于阳——风雨寒暑（外因）
- 生于阴｛饮食居处、阴阳喜怒｝（内因）

｝泛指致病因素。

汉·张仲景在《金匮要略》中指出疾病发生有三个途径，他说：“一者，经络受邪入脏腑……”

《金匮要略》
- 经络受邪——入脏腑——内因
- 四肢九窍——流入血脉——外因
- 房室、金刃、虫兽所伤

｝以客气邪风为主，不以内伤外感为内外，而以脏腑经络为内外。

宋·陈无择在《金匮要略》这一理论基础上，又提出“三因”学说，即内因、外因和不内外因。将六淫所伤为外因，七情所伤为内因，饮食、房室、跌仆、金刃所伤为不内外因。

陈无择三因
- 六淫邪气外感——外因
- 五脏情志内伤——内因
- 饮食、房室、跌仆、金刃——不内外因

｝把致病因素和发病途径结合分类。

这个学说沿用很久。三因学说，只是把致病因素分成了三类，但没说出人体发病的内在根据，这是很大的缺陷。我们的看法，一切致病因素都属于病邪，都属于外因，人体的正

笔记

气应是内因。

总之,病因学说,是祖国医学在长期和疾病做斗争的过程中逐步积累起来的丰富经验,并形成了一套中医对疾病认识的理论体系,长期用于临床实践。但由于受历史条件的限制,对病因实质的认识和病因分类,都还有其不足之处。

一、六淫

风、寒、暑、湿、燥、火,是自然界的六种气候变化,简称"六气",亦称"六元正气"。即春风、夏暑(火)、秋燥、冬寒、长夏湿。

六气:时令正常气候,是万物生长、变化所适应的环境,也是人类赖以生存的条件之一。

六淫:

六淫(六邪)——反常气候{太过、不及、非其时而有其气}成为致病因素。

淫,邪也,过也,甚也。六淫就是"六气淫胜"。

气候变化,作为致病的条件,总是与人体的调节适应能力相对来说的。因为气候的正常与反常,并没有绝对的界限。气候虽属正常,但人体正气虚衰,抵抗力低下,也同样能引起疾病,也属于六淫致病。

六淫致病特点:

①六淫致病,多与季节气候、居处环境有关:人与自然气候,是不可分割的关系,季节气候的变化,时刻影响着人体。故春多风病,夏多暑病、火病,长夏多湿病,秋多燥病,冬多寒病。居处环境对人体的影响,多是潮湿和高温,同属六淫致病性质。②六淫致病,既可一邪伤人,也可多邪伤人:由于气候变化的复杂性及人体的个体差异,往往同时感受两种以上病邪而发病,如风寒感冒,湿热痢疾,风寒湿痹等。③六淫致病,可以互化:所谓互化,是在一定的条件下,在一定的阶段上,病邪可以互相转化。如风从火化、寒化;寒从湿化、热化;湿从热化、寒化;燥从火化、寒化;暑从燥化等等。所以在研究气候变化与疾病发生的关系时,必须注意到人体的内在因素。④六淫为病,皆自外而入:传入途径{皮毛肌肤、口鼻}或同时受病。

此外,在脏腑功能活动失调的时候,出现类似风、寒、湿、燥、火的症候,属于病理范畴,将在"内生五邪"病机中介绍。

(一)风

风在正常气候中,是善于运动的六气之一,终年常在,四时皆有,故风邪伤人,不限春季。

风邪性质及致病特点。

1. 风为阳邪,其性开泄,易袭阳位　风性轻扬,易于激荡而浮越,故具有升发、向上、向外的特点。所以风邪发病多在上、在表,易开泄。常出现头痛、汗出、恶风等症状。

2. 风性善行而数变　数,屡次的意思。所谓善行数变,是指风来去较快,时有时无,变幻多端而言。善行者是无处不到之意,数变者是证不一端之谓。由于风邪具有这一特性,故发病急,变化快,游走性强。例如:

(1)行痹:行,游走的意思。痹,是闭塞的意思,含有气血凝滞不通的意义。

行痹,即游走性风湿痛,痛无定处。

(2)风疹:风疹{瘙痒时作——风邪窜袭肌表,经气运行失和。
起落无常,散漫无定——血为风动,风至则起,风过则落。}

尤在泾曰:"血为风动,则身痒而瘾疹。"

3. 风为百病之长　长,是开始之意。风性善于运动和多变,所以对人体的影响也很大、很快，常为外感病之主因。

风邪为外感病的一种极重要的致病因素，许多外感病都可因感受风邪而引起，寒、湿、燥、热等邪多依附于风而侵犯人体，如风与寒合，风与热合，风与湿合，风与燥合等。所以说，风邪很少单独袭人，往往兼邪同犯。

（二）寒

寒是冬季的主气，当水冰地坼之时，伤于寒者为多，故冬多寒病。人受外界寒邪侵犯而发生疾病，有“伤寒”与“中寒”之分。凡寒邪伤于肌表则为伤寒，寒邪直中脏腑则为“中寒”。寒邪致病以后，其症状表现与自然界的寒冷、冰冻、凝结等现象是相类似的。所以中医学将这些现象，用来比拟人体感受寒邪为病时所出现的一系列证候。

内寒外寒，虽同属于寒邪，但有区别。内寒是一种病理反映。二者可互相联系，互相影响。阳虚患者，容易感受外寒，外寒伤人，又易损伤阳气，导致内寒产生。在治疗上，外寒以温散寒邪为主，内寒以温补阳气为主。

寒邪性质及致病特点：

1. 寒为阴邪，易伤阳气。

寒：
- 伤卫阳——恶寒。
- 伤脾肾之阳——时冷身寒，下利清谷，小便清长。

人体阴阳是相对平衡的。寒伤阳气，则阴盛而阳衰，阳衰则温煦无力，故见“阴胜则阳病”之证。所以寒邪为病，无论在表在里，皆易损耗人体阳气，总是出现一派阳气不足症状。

2. 寒邪凝滞　血得温则行，得寒则凝，寒邪袭人，深至经脉，可使经脉气血运行滞涩，不通则痛，故《素问·举痛论》说：“寒气入经而稽迟，泣而不行，客于脉外则血少，客于脉中则气不通，故卒然而痛。”故寒邪伤人，多见疼痛症状。

稽，留止的意思。

客，侵犯而停留的意思。

3. 寒性收引

寒：（以下三者共为“寒则气收”。）
- 客血脉——血脉收缩——营卫气血凝滞：脉紧；疼痛
- 侵肌表——腠理收缩——卫阳闭束——发热、恶寒、无汗
- 伤经络关节——经脉拘急：屈伸不利。冷厥不仁。

《素问·举痛论》问：“脉寒则缩踡，缩踡则脉绌急。”

缩踡：拘缩不伸。

绌急：绌音出，屈曲之意。绌急是屈曲拘急不舒。

气收：就是气机收引闭塞。

（三）暑

暑为热邪的一种，带有季节性，为火热之气所化。正如丹波元简曰：“温病暑病，皆是热病，以时异其名耳。”

暑邪性质和致病特点：

1. 暑为阳邪，其性炎热　暑为阳热之邪，故为病多见热象，呈现高热、口渴、脉洪、汗多等一派火热症状。

2. 暑性升散，耗气伤津　暑为阳邪，性主升散，故暑邪袭人，则腠理开泄而多汗，正如《灵枢·岁露论》说：“暑则皮肤缓而腠理开。”

因暑热而多汗，本是人体适应外界高温环境的生理现象，若开泄太过，就要伤津耗气（气随津泄）。伤津耗气，就是暑邪升散的结果。所以伤于暑者，往往呈现口渴喜饮，气短

笔记

乏力之象。正如喻嘉言所说："夏月人身之阳以汗而外泄，人身之阴以热而内耗，阴阳两俱不足，仲景于中暍，禁用汗、下、温针。"

在夏天炎火流行的季节里，人体阳气是向外疏泄的，阳气外散，内必气虚，虚则气少，故"民病少气"。暑热之气扰动心神，气机闭塞，故有心神闷乱，烦躁不安的懊憹、瞀闷之症。若津气暴脱，可突然昏倒，不省人事，甚至死亡。

3. 暑多挟湿　炎暑季节，天暑地溽，暑湿郁蒸，再加之浴冷卧风，过食寒凉，故暑多挟湿。

暑挟湿之症：
- 发热烦渴——暑之象。
- 胸闷呕恶，肢倦便溏——湿之征。

（四）湿

湿多盛于长夏季节。此时天气炎热，雨水较多，阳热下降，氤氲熏蒸，水气上腾，潮湿充斥，故湿盛于夏秋之际。

外湿除与季节有一定关系外，还有如下因素：①长期阴雨；②外伤雾露；③涉水淋雨；④居处卑湿；⑤水中作业。

总而言之，气候潮湿，环境潮湿，皆易使人发生湿病。

湿邪性质及致病特点：

1. 湿性重浊　湿和水属于同类，湿是弥漫存在的水，其性寒而重，因此反应在症状上，就有头重如裹，四肢沉重，倦怠等症状。

"首如裹"：头为诸阳之会，今湿犯肌表，阻遏阳道，清阳不升，故头部紧塞沉胀，如同有物裹束一样。

湿痹（着痹）：痛有定处。
- 湿犯经络：
  - 营卫凝滞——身体酸痛
  - 气血运行受阻——肌肉麻木
- 湿留关节——关节酸痛沉重，不能转侧或肿

湿性污浊，人感湿邪之后，易见秽浊之证，如白带、淋浊、湿疹浸淫等症。因此，临床上常把舌苔厚腻或垢浊，看作是体内有湿的重要依据。

2. 湿为阴邪，易阻遏气机，损伤阳气

（1）气机被阻，气行不畅，往往出现胸腹闷胀，小便短涩，大便不爽等症状。在治疗上，应以祛湿为主，佐以理气之品。理气不仅能畅通气机，而且能加强祛湿的作用，故有"治湿不理气非其治也"之说。

（2）阳气被伤，机体失于温煦，可见四肢不温，喜暖恶凉等寒湿之症。在治疗上不能单独祛湿，应佐以温阳之药，以助祛湿之力。

（3）湿阻气伤阳，与脾关系最大，因脾喜燥而恶湿，若湿邪过盛而困脾，脾失运化之力，即可聚湿而为水肿、腹水等病。

3. 湿性黏滞

湿：
- 症状——排泄物及分泌物多滞涩不畅。
- 病程——发病缓慢（多隐缓不觉），病程较长或反复发作，难以速愈，故有"治病唯有除湿难"之说。

4. 湿性趋下，易袭阴位　湿性趋下，与其重浊之性有关，故湿邪为病，常先起于下部或以下部为明显。所以《素问·太阴阳明论》曰："伤于湿者，下先受之。"此外，淋浊、带下、脚气等症也多是湿邪下注所致。

（五）燥

燥是秋季的主气，故秋为燥病，《素问·至真要大论》说："清气大来，燥之胜也。"

燥与湿相反，是缺少水分的表现。在日常生活中，物体干燥，则表面会起皱折，甚至开

裂枯涩。在自然界,秋季常见生物枯萎,天气干燥少雨,故认为燥气清肃,其性干涸。

1. 燥有温燥和凉燥之分

(1)温燥:初秋尚热,秋阳以曝,炎暑未消而凉风已至,此时感受燥邪,即为温燥(燥易偏热),与风温相似,但燥象较显。

(2)凉燥:深秋既凉,久晴无雨,此肢感受燥邪即为凉燥(燥易偏寒),与风寒相似,但燥象较显。

2. 燥邪性质及致病特点

(1)燥性干涩,易伤津液:燥是湿的反面,能使水分枯竭,所以燥邪伤人之后,以机体津液亏耗的症候为主要临床表现,而且起病即见燥象。故《素问·阴阳应象大论》说:"燥胜则干。"刘完素《素问玄机原病式》说:"诸涩枯涸,干劲皲揭,皆属于燥。"

涩:涩滞。

枯:不荣胜之意。

涸:无水液。

干:不滋润。

劲:不柔和。

皲揭:皮肤破裂。

(2)燥易伤肺:肺为娇脏而喜润,燥则干燥易伤津,故燥邪易使肺津干枯,或伤及肺所属组织而出现燥的症状。

燥伤肺
- 本脏
  - 干咳无痰或少痰、痰难咳。
  - 痰中带血。
- 他脏
  - 大肠——大便秘结。
  - 皮毛——皮肤干枯皲裂,毛发不荣。

燥属于寒还是属于热呢?有两种意见:①认为燥性属寒,如沈目南说:"燥属次寒。"②认为燥性属热,如刘完素说:"金燥虽属秋阴,而其性异于寒湿,而反同于风热火也。"喻嘉言也认为"燥金虽为秋令,虽属阴经,然异于寒湿,同于火热"。

若遵《内经》则以沈说为是。《素问·五运行大论》说:"其在天为燥,在地为金……其性为凉。"俞慎初《通俗伤寒论》和吴鞠通《温病条辨》说得比较客观,他们认为燥有温燥和凉燥两种,今从之。

(六)火(热)

火与热皆为阳气,阳气渐盛为温,温气渐盛为热,热极为火。所以温热火三者各异而同类。一般说,温热之邪多属外感,而火邪多化生于内。火的热象较热更为明显,但壮热不一定都是火邪。

1. 火的化生　一般有以下几种情况:

火的发生(常由内生)
- 脏腑阴阳气血失调——化火。
- 感受风寒暑湿燥邪——化火("五气化火")。
- 精神刺激("五志过极")——化火("五志化火")。

2. 火的性质及致病特点

(1)火为阳邪、其性炎上:火热为阳气,阳气主动,向上向外,其性散而不敛,泄而不闭,故火邪为病则呈现一派阳盛之象和躁动之征。

火性炎上,炎是火光向上的意思。火性升腾,伤人之后,多出现炎上症状。如:

心火上炎——口舌糜烂。
胃火上炎——牙龈肿痛。
肝火上炎——目赤涩痛。

在治疗上，热宜清，火宜泻，根据病情，可从小便泻之，亦可从大便泻之，这种治疗方法，叫作“釜底抽薪”。

(2)火易耗气伤津：火热之邪最易耗津，故火热之证常见津伤征象。

火证伴有{口干渴，喜冷饮；舌干少津；小便短赤；大便干结}津干液少。

火热灼津，津伤必燥，津液损伤，又可使火势愈炽，所以火与燥可以互为因果，互为转化。

人身之气必须有正常之火(“少火”)以温养之，若火热亢盛，就要伤耗人体的正气，故《素问·阴阳应象大论》说：“壮火食气。”食是蚀的意思。

(3)火易生风动血：“热极生风”，“极”是生风的条件，“风”是指症状而言。在高热的同时出现抽搐，目睛上视，角弓反张等，就称之为“热极生风”。故《素问·至真要大论》说：“诸热瞀瘛，皆属于火。”这是火热之邪燥灼津液，筋脉失养所致。

瞀：心中昏闷，即神志朦胧的意思。

瘛：抽掣的意思。

火为什么能动血呢？因气属阳，火亦属阳，火邪入血之后，首动其气，气动则血亦动。

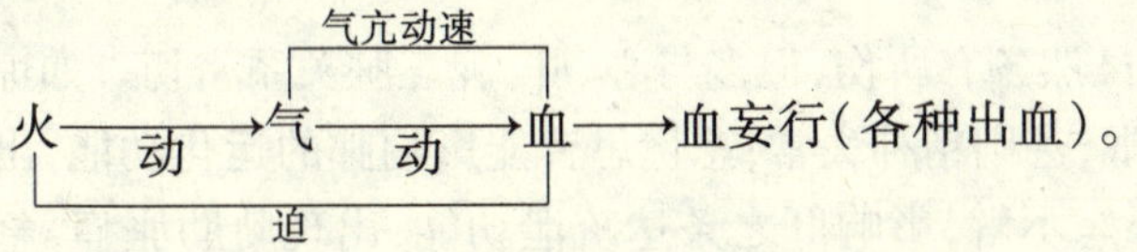

正如《血证论》说：“火升则血升，火降则血降”“气迫则血走。”

(4)火易致肿疡：火不仅能迫气动血，而且能灼伤脉络，腐蚀血肉而成痈肿疮疡。故《灵枢·痈疽篇》说：“火热不止，热甚则肉腐，肉腐则为脓，故命曰痈。”《素问·至真要大论》说：“诸痛痒疮，皆属于心。”这里心，不是指实质脏器的心，而是指心火过盛，相应的血分有热。

二、疠气

1. 疠气　又名戾气、异气、毒气等，是一种不同于六淫的具有传染性的邪气。是由于气候不正，寒暖无常，疾风淫雨，久旱久涝，山岚瘴气等特殊气候变化及污秽湿浊肮脏之物腐败熏蒸所产生。

2. 疠气发病的特点　多从口鼻感受，发病急骤，病情险恶，变化急剧，传染性强，死亡率高。因此，对疫疠之病要加强防治工作，采取有效措施。新中国成立后，在党的领导下，大力贯彻“预防为主”方针，许多种传染病都得到了消灭和控制。

三、七情内伤

中医学把人的精神活动，概括为喜、怒、忧、思、悲、恐、惊七种，简称“七情”。七情的变化，属于精神致病因素，又称“七情内伤”。

1. 七情与内脏气血的关系　七情活动，是以内脏作为物质，即心主喜，肝主怒、主惊，脾主思，肺主悲、忧，肾主恐。故《素问·阴阳应象大论》说：“人有五脏化五气，以生喜怒悲忧恐。”所以七情致病，就会引起内脏的功能紊乱，气血失调，甚至使脏腑发生器质性变化。例如：

- 七情致病（气乱脏伤。）
  - 喜：气缓、伤心——血气淫散，精神失常
  - 怒：气上、伤肝——面赤气逆、吐血、昏厥
  - 忧：气郁、伤肺（亦伤脾）——胸中郁闷、胀满、善太息
  - 思：气结、伤脾——胸腔痞塞，饮食失常
  - 悲：气消、伤肺——气乏形瘁
  - 恐：气下、伤肾——虚怯不宁，二便失禁
  - 惊：气乱、伤心肝（亦伤肾）——心神不定，惕惕不安

情志变化可以影响脏腑，而脏腑气血的变化，亦可影响情志的变化。例如：

- 内脏病变
  - 心气
    - 实——喜笑不休。
    - 虚——悲。
  - 肝气
    - 实——善怒。
    - 虚——易惊恐。

2. 七情致病的特点

(1)直接伤及内脏：七情致病虽然各有所伤，但多与心、肝、脾三脏关系密切。如惊恐喜都能影响心主神明，出现心悸、失眠，甚则精神失常；悲忧思皆能影响脾的运化功能，出现脘腹满，食欲减退，久则肌肉消瘦，郁怒不解，影响肝之条达疏泄功能，出现胁肋胀痛，急躁易怒等症。然而心为五脏六腑之大主，精神之所舍。因此，心在情志变化方面，是起着主导作用的。

(2)影响脏腑气机：气之在人，和则为正，不和则为邪，七情致病最易影响气机，故《素问·举痛论》说："怒则气上，喜则气缓，悲则气消，恐则气下……惊则气乱……思则气结。"

(3)情志异常波动，可使病情加重，或迅速恶化：人的精神面貌、思想状态，对疾病的发生，发展和预后，是有很大影响的。所以医务人员在治疗疾病时，对精神因素引起的疾病，或在病变过程中，思想紧张的患者，必须首先作好仔细的思想政治工作，充分调动患者的积极性，从而树立战胜疾病的信心。否则，单纯药物治疗，效果也是不会好的，正如《类证治裁》说："若不能怡情放怀，至积郁成劳，草木无能为挽矣，岂可惜合欢捐忿，萱草忘忧也哉。"

四、饮食、劳逸

1. 饮食不节

(1)饥饱失常：饮食有节，是养生防病的原则之一。若饮食失节、过饱或过饥皆易损伤脾胃，引起疾病。

筋脉横解：横，充满也，在此作郁积解。解同懈，弛缓之意。横解，即横满破裂。

肠澼为痔：肠澼，即痢疾或便血沫。痔即痔疮。

高梁之变，足生大丁：高同膏，梁同粱。膏粱指肥美食物而言。足，是很可能的意思。大丁，是泛指痈疽外疮而言。

(2)饮食不洁：从略。

笔记

(3)饮食偏嗜:长期五味过用,可导致脏气偏盛,发生疾病。

2. 劳逸损伤　劳逸结合,劳逸适度,也是保证身体健康的重要方面之一,反之,则能为病。

(1)过劳:

过劳{
劳力过度——伤气——出现气少力衰之症。
劳神过度——伤心脾——出现气血亏虚之症。
房劳过度——伤肾——出现精伤之症。
}

(2)过逸:

过逸{
久卧伤气——卧则阳气不伸。
久坐伤肉{血脉滞于四肢。脾运减弱,营养不充。}
}

五、外伤

内容自学。

六、痰饮、瘀血

痰饮和瘀血,本属证候范畴,为什么又称之为病因呢?

病因 —产生→ 病理变化 —形成→ 痰饮、瘀血 —产生→ 病理变化。

由此可见,痰饮和瘀血,是病理变化过程的产物。而这些产物上升为主要矛盾,又可使人体发生新的病理变化,出现新的病理过程,发生新的病症,所以称之为病因。

(一)痰饮

痰饮是体内水液停积,失于输化的一种产物,广义的痰饮,是诸痰诸饮的总称。狭义的痰饮,则是各个痰饮中的一个类型,本文所论的痰饮,属于前者。

稠浊者为痰,清稀者为饮,更清者为水。

1. 痰饮的形成　痰饮是人体津液凝聚变化而成,主要是体内水液代谢紊乱所造成的。当人体在某些病理因素作用下,肺、脾、肾三脏失去正常的生化输布功能,津液即潴留聚积而成为痰饮。

2. 痰饮的病症特点　痰饮形成之后,由于停滞部位不同,引起的病变较为广泛,临床表现也较为复杂。例如:

痰{
上犯头部——清阳被蒙——眩晕。
犯肺——肺失宣降——咳喘多痰。
犯胃——胃失和降——恶心、呕吐。
迷心窍——心神失明——谵妄昏迷、精神错乱。
在四肢——阻滞气血——麻木疼痛。
在胸胁——阻滞气机——胸满而喘,咳引胁背痛。
在经络筋骨——气机凝滞——痰核瘰疬、阴疽流注。
在咽喉——疠气结聚——咽中梗阻(梅核气)。
}

饮{
在肌肤——溢而成肿。
在胸胁——咳嗽引痛,心下痞满。
在膈上——咳喘不能平卧。
在肠间{肠鸣沥沥有声。腹满食少。}
}

从上述证候可以看出,痰饮可分为有形与无形两类。

痰饮
- 有形：视之可见；触之可及；听之有声
- 无形：头目眩晕；心悸癫狂；昏不知人

实皆有形，隐显不同。

（二）瘀血

瘀血是指全身血液运行不畅，或局部血液停滞，以及离经之血停滞于内而言。

1. 瘀血的形成

（1）气滞或气虚 → 推动无力；→ 血行不畅 } 血液凝滞不畅——形成瘀血（未出脉道）。

（2）血寒或血热 → 迫血妄行或血热互结；→ 凝注不行 } 形成瘀血（或在脉中或在脉外）。

（3）外力损伤——溢出脉道——成瘀。

其他如痰火，湿热所阻，产后恶露不停，崩漏日久等皆可致瘀。

2. 瘀血的病症特点　血液淤滞之后，失去其原有的营养、濡润功能，反而对机体起有害作用。

瘀血为害
- 阻碍正常气血的新生和营运
- 造成瘀血留滞，气血亏虚
- 造成癥瘕积块

瘀血不去，新血不生。

血瘀之后，因所在部位不同，而产生的病症也不同，但临床表现有其共同特点。

（1）疼痛：痛有定处，其痛为刺，得寒温不减。

（2）肿块：触之坚硬，聚而不散。

（3）出血：月经血块，产后恶露，大便黑色。

（4）唇舌紫暗或舌有瘀斑、瘀点。

其他如皮肤紫斑，肌肤甲错，眼圈暗黑，面色黧黑（黑乃黄），皆为瘀血的表现。另外，瘀久化热，可见午后潮热，或时时身热。

这些都是比较显而易见的瘀血证，还有一些比较容易忽略的瘀血证，如胸任重物、胸不任重物、夜睡梦多、心慌、天亮一身汗、脱发等等，临床应加注意。

第二节　发病原因

人体相对平衡状态遭到破坏（外因），而又不能立即自行调节恢复时（内因），就会发生疾病。

一、邪正与发病

1. 正气不足是疾病发生的内在根据　“外因是变化的条件，内因是变化的根据，外因通过内因而起作用”，疾病的发生也是如此。中医学把人体的抗病能力叫作“正气”，把一切致病因素称为“邪气”。因此，造成疾病的原因，不外乎两个方面：一是人体自身的功能

笔记

紊乱，一是致病因素对人体的影响。

发病原因{内因——正气——根据
外因——邪气——条件}外因通过内因而起作用⟶发病。

决定因素⟶正气{旺盛——抗病力强——“正气存内，邪不可干”。
衰弱——抗病力弱——“邪之所凑，其气必虚”。

由此可见，疾病的发生，是“正邪相争”“正不胜邪”的结果。

2. *邪气是致病的重要条件*　正气虚，固然是形成疾病的主要原因，但在某些特殊情况下，外因亦可成为发病的重要因素。机体对疾病的防御能力并不低下，但由于病邪致病力过强，使正气表现为相对虚弱，从而发生疾病。因此，对于强烈致病因素，也要积极做好预防，以“避其毒气”。

3. *正邪斗争的胜负，决定发病与不发病*

（1）疾病与正气强弱的关系：人的禀赋有强弱，个体有差异，所以感受病邪之后，有立即发病的，有缓慢发病的，也有时而复发的，即使是同时感受病邪，其发病也有差异，如同时风寒侵犯肌表，有的则发为“中风”，有的则发为“伤寒”。一般说，正气强，则表现为实证；正气虚，则表现为虚证，或虚实错杂证。

（2）疾病与感邪性质的关系：一般说，时毒疠气则病重，偏寒偏热则病轻；感受阳邪，则发阳证，感受阴邪则发阴证。

（3）疾病与感邪轻重的关系：邪强则病重，邪弱则病轻。

（4）疾病与病邪所中部位的关系：一般说，病邪伤于某一部分，就在某一部位发病。

二、内外环境与发病

1. *外环境与发病*

（1）气候因素：季节性多发病，就是与时令气候的关系。气候异常或突变，也容易使人发生疾病。

（2）地域因素：我国土地辽阔，气候差异很大，所患疾病亦各不同。

（3）生活、工作条件：人的起居习惯不同，饮食嗜好各异，以及不良环境，均不利于人体健康，久之皆可使人发病。

2. *内环境与发病*

（1）体质与正气的关系：

体质{先天禀赋——身体素质好，元气充实
饮食调养——营养丰富，气血充沛
身体锻炼——促进新陈代谢，可使弱者变强，强者更强}抗病力强，减少发病，反之亦是。

（2）精神状态与正气的关系：人体精神状态变化，可以影响脏腑气血的功能活动，既可以促使病愈，又可以促使病进。所以精神调养，也是增强正气的一个重要方面。

第8章　防治原则

一、预防

（一）未病先防

1. 调养身体，提高正气抗邪能力　（略）。

2. 防止病邪的侵害　（略）。

（二）既病防变

- 预防
  - 未病防患。
  - 既病防变
    - 早期诊治。
    - 治未病的脏腑。

二、治则

本章所谓的治疗法则，是根据疾病发生、发展的普遍规律而确定的一种带有指导性的原则大法，而不是每个病的具体治法。

（一）治病求本

疾病的发展和变化，无论怎样错综复杂，其中必定有一种是主要的。抓住这种主要矛盾，就是解决疾病的根本办法，通常叫作“治病求本”。如王应震说：“见痰休治痰，见血休治血，见汗不发汗，有热莫攻热，喘气毋耗气，精遗不涩泄，明得个中趣，方是医中杰。”

既有本就有标，标本是两个相对的概念，应用范围较广。例如：

- 标本
  - 邪正——正气为本，邪气为标。
  - 疾病——病因为本，症状为标。
  - 时间——先病为本，后病为标。
  - 病位——在内为本，在外为标。

每种疾病都必然有其症状，医者通过所表现的症状以探求其本质，疾病的现象并不是疾病的本质。例如：

- 头痛（治病求本。）
  - 风寒——辛温解表法
  - 风温——辛凉解表法
  - 血虚——养血法
  - 血瘀——活血化瘀法
  - 痰湿——燥湿化痰法
  - 肝阳——平肝潜阳法

1. 正治与反治　疾病在发展变化的过程中，其症状表现是错综复杂的，有些病其本质与现象一致，有些病其本质与现象不一致。因此，在诊断上要辨明真假，在治疗上要抓住主要矛盾，或使用正治法，或使用反治法，依据病症的具体情况而定。

（1）正治：药性与病性相反的治疗，叫正治法，是逆其病性而治的，故又称逆治法。为“寒者热之”“热者寒之”“虚则补之”“实则泻之”等。正治法是临床最常用的治疗方法，因为冷热病大多数的征象与疾病的性质是一致的，如寒病见寒象，热病见热象等。

笔记

(2)反治：药性与病象相同的治疗，叫反治法，是从其病的假象而治的，故又称从治法，如“热因热用”“寒因寒用”“通因通用”“塞因塞用”。

兹作以分析，以图示之。

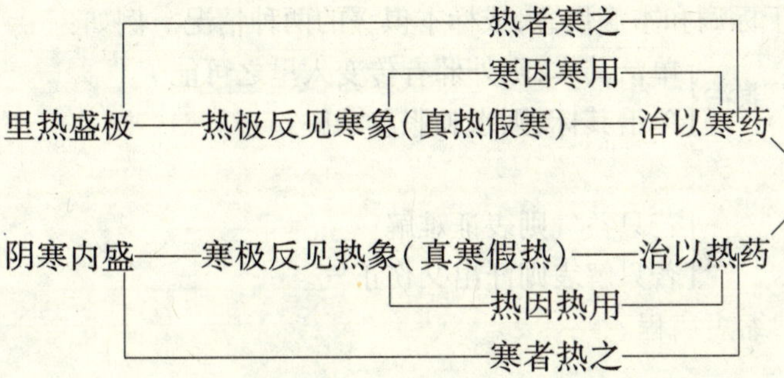

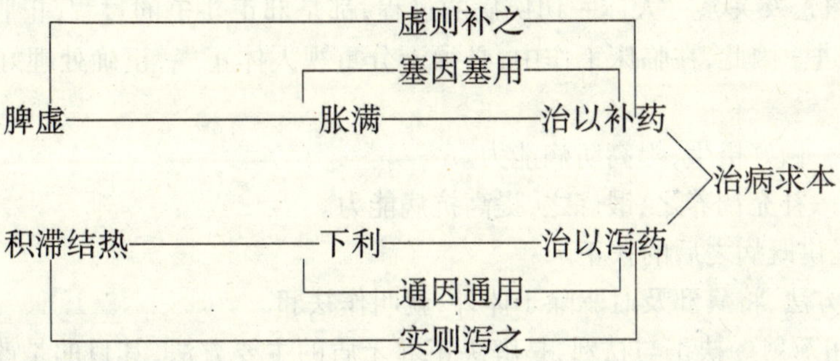

由此可见，反治法不同于正治法，是顺从疾病假象的一种治法。但从其本质来说，也是针对疾病的本质而治疗的，仍是“热者寒之”“寒者热之”“虚则补之”“实则泻之”，可以说，反治法是正治法在特殊情况下的变法，其实仍是正治法。

另外，反佐法，是起诱导作用，引药深入的一种治疗方法，也是祖国医学治疗疾病的又一特殊方法，它适用于疾病发展到阴阳格拒的严重阶段。这时，若是单纯以热治寒，或以寒治热，往往会发生药物下咽即吐的格拒现象。使用反佐法以诱导之，就可以使其与病邪同气相求，不发生格拒，而能更好地发挥药效。详细内容，在方剂学中讲。

2. 治标与治本

(1)急则治其标：矛盾的主要和非主要方面互相转化着，事物的性质也就随着变化，在一定条件下，标症也可转化为矛盾的主要方面，这就需要采用“急则治其标”的原则。为病情发展迅速或处于紧急而危重的状态，虽属标症，亦应首先采取应急措施，否则，患者就会更痛苦，病情就会更严重，甚至危及生命。例如：

脾虚腹水{脾虚——本；腹水——标} 腹水严重，小便不利——{利水；逐水}先攻后利。

这是标重于本的治法。

胃病复外感{胃病——本；外感——标}外感为急——治应先外后内。

这是先治新病后治久病的方法。

但应注意，若是只顾治疗标症、新病，造成正气衰弱，结果标症未除而本已败，新病未去而久病更重，这是急则治标所不能允许的，临床应仔细斟酌。

(2)缓则治其本：缓则治本，是针对病情变化比较平稳或慢性疾病而设的治疗原则。在一般情况下，标根于本，病本能除，标也随之而解。例如：

风寒咳嗽{风寒——本；咳嗽——标}发散风寒，其咳自愈。

阴虚发热{阴虚——本
发热——标}滋养阴液，其热自退。

(3)标本兼治：本法适用于标病和本病俱急，或标本俱缓的两种情况。例如：

肾虚水泛
风寒外袭}标本俱急，宜于兼治{单治其本，则外邪有传变入里之可能。
单治其标，则水肿胀急难解。

素有气虚
复感风寒}标本俱缓，宜于兼治{若只益气则表证难解。
若只解表则汗出又伤正气。

标本兼治，可以提高疗效，缩短病程。

（二）扶正与祛邪

1. 扶正与祛邪的概念及关系　人体一切疾病的过程，都是邪正斗争的过程，正胜邪退则病愈，邪盛正衰则病进。因此，在临床工作中，必须十分重视人体正气，正确处理好“正”与“邪”的辩证关系。

扶正{未病之前——做好摄生，提高防病能力。
既病之后——补充调养之，锻炼之，提高抗病能力。

本处所讲的扶正是讲既病之后的扶正。

祛邪：用各种治疗方法，将病邪及时驱除于体外，就叫作祛邪。

2. 扶正祛邪的运用原则　扶正与祛邪，是解决正邪矛盾的主要方法，其目的是改变正邪双方力量的对比，使之正胜邪却。根据正邪主次情况，或扶正，或祛邪，或扶正与祛邪兼用，或先祛邪后扶正，或先扶正后祛邪，灵活运用。兹分别述之：

扶正{病症——正虚邪亦不盛。
治法——采取相应的补虚之法。

祛邪{病症——邪实而正亦未衰。
治法——采取相应的泻实方法。

扶正、祛邪兼用{病症——正虚邪实。
治法——采用攻补兼施，孰轻孰重，孰主孰次，详加分辨。

先祛后扶{病症——邪盛而正虚不甚。
治法——实则泻之，邪去则紧接扶正。

先扶后祛{病症——正虚邪实。
治法——虚则补之，正复则紧接祛邪。

（三）调整阴阳

调整阴阳，从广义来说，适用于治疗一切疾病，在具体运用上，视其偏盛、偏衰情况，或损其有余，或补其不足，达到“以平为期”。

1. 损其偏盛

损其偏盛{阳偏盛——热者寒之。
阴偏盛——寒者热之。

在治疗阴阳偏盛疾病时，要仔细审察是否有已经引起相对一方的偏衰现象，注意兼顾其不足。

2. 补其偏衰

补其偏衰：阳偏虚、阴偏虚、阴阳偏虚——皆当补其不足，若证见：
- 阴虚阳亢(虚热证)——“壮水之主，以制阳光”。
- 阳虚阴盛(虚寒证)——“益火之源，以消阴翳”。

(四) 调整脏腑功能

其具体内容，在藏象和脏腑病机中已经详述，兹从略。

(五) 调整气血关系

其内容在前面已多处叙述，兹从略。

(六) 因时、因地、因人制宜

疾病的变化是错综复杂的，加之，体质条件、性别差异、地理环境、生活习惯、季节变化等各有不同，故在治疗求本的基础上，还要具体情况，具体分析，具体对待。

第二篇　中医诊断

第9章　总　论

一、中医诊断学的主要内容

中医诊断学的主要内容有诊法、诊病、辨证和病案四大部分。

（一）诊法

诊法，即中医诊察收集与病情资料的基本方法。主要包括望、闻、问、切“四诊”。

望诊：视觉观察——患者全身及局部的神、色、形、态、舌及排出物的形、色、质、量等。
闻诊：听觉和嗅觉——声音和气味的变化。
问诊：询问患者或陪诊者——疾病的发生发展过程，现在症状及其他与疾病有关的情况。
切诊：用手指触摸切按患者的脉搏及手足等部位——脉象和体表局部变化。

（二）诊病

诊病亦称辨病，指对疾病的病种作判断，得出病名的诊断。疾病的病名，是对该病全过程的特点与规律所作出的概括与抽象定义。对疾病做出病名诊断，是临床内、外、妇、儿等各科学习的主要内容。

（三）辨证

辨证是中医的精华，为了弄清辨证的含义，首先要掌握症、证、病、辨证、证名、证候、证型等概念。

症：患者感到的自身异常变化及医生通过四诊获得的异常征象——分析与判断病症的原始依据：

症状：头痛、咳嗽、胸闷。
体征：面色白、舌质红、脉弦滑。

证：疾病发生和演变过程中某阶段病理本质的反映——以一组相关的症状组成，不同程度地揭示病因、病机、病位、病性、病势：

病位在肝胆。
如肝胆湿热病性为湿热。
病机为肝胆湿热。

病：在病因作用下，机体正邪交争，阴阳失调，所出现的具有一定发展规律的病理演变过程——具体表现出若干特定的症状和各阶段相应的证候，如：感冒、肺胀、胁痛、胸痹、水肿、泄泻、失眠、崩漏、百日咳。

证名：如脾肾阳虚证等，为证的代名词，是对证的本质的概括。

证候：如发热恶寒、头身疼痛、脉浮等，为证所表现的有内在联系的症状、体征，即证的外候。

证型：临床较规范的证。

辨证：是在中医学理论的指导下，对患者的各种临床资料进行分析、综合，从而对疾病当前的病位与病性等本质作出判断，并概括为完整的证名的诊断思维过程。

中医在长期临床实践中，创造了许多辨证方法，如八纲辨证、病因辨证、气血津液辨证、脏腑辨证、六经辨证、卫气营血辨证、三焦辨证、经络辨证等辨证方法，它们之间的相互关系

笔记

如下图：

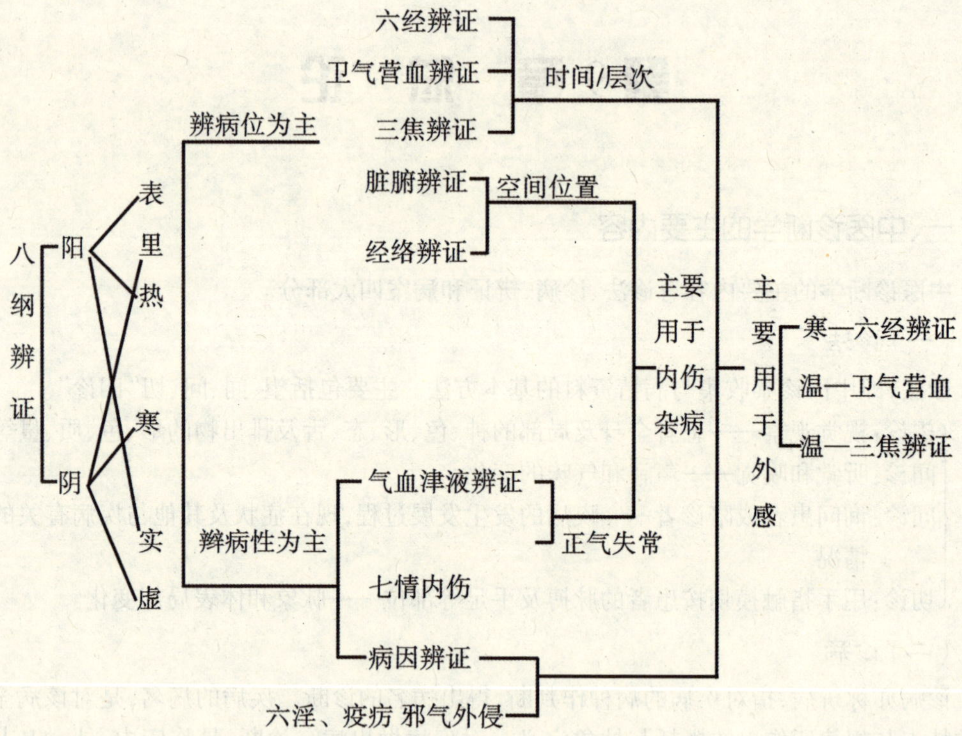

中医症、证、病、辨证概念简图

（四）病案——为什么要书写病案

病案，又称病历，古称诊籍。是临床有关诊疗等情况的书面记录。大致可分住院病历、门诊病历和急诊病历等。

二、中医诊断的基本原理

（一）司外揣内

司外揣内是指通过观察、分析患者的外部表现，可以测知其体内的病理变化。此认识与近代控制论的“黑箱”理论极其相似。

（二）见微知著

见微知著是指通过观察局部的、微小的变化，可以测知整体的、全身的病变。此认识含有当代“生物全息”的思想。

（三）以常衡变

以常衡变是指在认识正常的基础上，发现太过、不及的异常变化。

三、中医诊断的基本原则

（一）整体审察

整体审察的含义，一方面是指通过诊法收集患者的临床资料时，必须从整体上进行多方面的考虑；另一方面是要求对病情进行全面分析、综合判断。

（二）诊法合参

“诊法合参”是指四诊并重，诸法参用，综合收集病情资料。

笔记

（三）病症结合

“病症结合”是指“辨病”与“辨证”相结合。

辨病重视疾病的基本矛盾；辨证抓住当前的主要矛盾。二者结合，从而有利于对疾病本质的全面认。

四、中医诊断学的发展简史

中医诊断疾病的理论与方法，渊远流长，代有发展，成绩卓著。

（一）渊源

早在公元前5世纪著名医家扁鹊，即可通过“切脉、望色、听声、写形”，而“言病之所在”。亦有“今天下言脉者，扁鹊也。”

（二）秦汉及以前时期

- 《黄帝内经》：涉及诊法及辨证等内容，为中医诊断学发展奠定了基础。
- 《难经》：重视脉诊，并提出独取寸口诊脉法。
- 淳于意首创“诊籍”：记录患者的姓名、居址、病状、方药及就诊日期等。
- 张仲景《伤寒杂病论》：建立了辨证论治的理论。

历代医家在《内经》、《难经》的基础上各有创建，积累了丰富的医疗经验，形成了各具特色的医学流派，撰写了富有价值的医学著作，使中医诊断学日臻完善。

（三）晋唐宋金元时期

- 西晋·王叔和《脉经》：最早的脉学专著。
- 隋·巢元方《诸病源候论》：病源与病候诊断的专著。
- 唐·孙思邈《备急千金要方》：临床医学百科全书。
- 宋·陈无择《三因极一病症方论》：“三因学说”。
- 宋·施发《察病指南》：诊法专著。
- 元·杜清碧《敖氏伤寒金镜录》：第一部舌诊专著。

（四）明清及民国时期

- 明·李时珍《濒湖脉学》：27脉。
- 明·李世材《诊家正眼》：28脉。
- 清·汪宏《望诊遵经》：望诊专著。
- 清·叶天士《温热论》：创卫气营血辨证。
- 清·吴鞠通《温病条辨》：创三焦辨证。

（五）现代研究概况

四诊客观化：望诊、舌诊、脉诊、腹诊、耳诊、甲诊、食指络脉诊法等。

证候规范化：寒证、热证、虚证、实证、血瘀证、心证、肺证、脾证、肝证、肾证、气、血、津液、病因证等。

第10章 问 诊

问诊，是指对患者或陪诊者进行有目的的询问，以了解病情的方法。

沿革：
- 《内经》奠定了问诊之基础。
- 明·张介宾将问诊内容概括为十问，言简意赅，较易掌握。
- 清·寓嘉言较详细地规定了问诊的项目等，并拟定了病案的格式。
- 1982年至今，国家卫生部4次修订并发布了《中医、中西医结合病历书写规范（试行）》，可谓世代有发展，日臻完善。

第一节 问诊的意义及方法

一、问诊的意义

- 可以收集到其他三诊所无法获得的与病情有关的资料；
- 有利于早期发现疾病；
- 了解患者的思想状况，以便及时进行开导，亦有助于疾病的诊断和治疗。

二、问诊的方法

- 环境要安静适宜；
- 态度要严肃和蔼；
- 不用医学术语询问；
- 避免资料片面失真；
- 重视主诉的询问。

第二节 问诊的内容

一、一般情况

- 内容：姓名、性别、年龄、婚否、民族、职业、籍贯、工作单位、住址等。
- 意义：一是便于与患者联系和随访；二是为疾病的诊断提供一定的依据。

二、主诉

- 概念：主诉是患者就诊时最感痛苦的症状、体征及其持续时间。（主诉即主症，主症未必即主诉。）
- 意义：是了解、分析和认识疾病的重要线索。

三、现病史

概念：现病史是指从起病到此次就诊时疾病的发生、发展及其诊治的经过。

笔记

发病情况：内容：发病时间、原因、最初症状的性质和部位，曾做过何种处理等。意义：对辨别疾病的病因、病位、病性有着重要的作用。

病变过程：概念：即疾病发生的时间顺序。意义：了解疾病邪正斗争情况以及疾病的发展趋势。

诊治经过：内容：曾作过何诊断和相关诊断依据；经过哪些治疗，疗效及反应如何等。意义：可作为当前诊断与治疗的参考。

现在症状：是问诊的主要内容，另列一节专门讨论。

四、既往史

概念：既往史又称过去病史，主要包括患者平素身体健康状况，以及过去患病情况。

意义：
- 既往健康状况：对分析判断现病之寒热虚实有参考价值。
- 素体健壮：现患疾病多为实证。
- 素体衰弱：现患疾病多为虚证。
- 素体阴虚：现患疾病多为热证。
- 素体阳虚：现患疾病多为寒证。
- 既往患病情况：既往所患疾病与现患病症是否有直接或间接关系。如昔日曾患中风，今又突发眩晕、昏仆，多为旧病复发。

五、个人生活史

内容：生活经历、精神情志、饮食起居、婚姻生育、小儿出生前后情况——对判断分析病情具有重要意义

六、家族史

内容：询问家庭主要成员（包括父母、兄弟姐妹、爱人子女等）的健康和患病情况。

意义：对诊断现患疾病有一定意义。

第三节　问现在症

概念：问现在症是询问患者就诊时所感受到的痛苦和不适，以及与病情相关的全身情况。

意义：现在症是疾病现阶段病理变化的客观反映，是医生诊病、辨证的主要依据。

如何询问：
首定主诉问深全，次问主诉（主症）紧相关，
再问全身不适感，十问顺序可以参；
欲求主症之成因，须知症出非一端；
证候之中求个性，何愁病机难分辨。

一、问寒热

概念：问寒热是指询问患者有无怕冷或发热的感觉。

分类：
- 恶风:遇风觉冷,避之可缓。
- 恶寒:身寒怕冷,多加衣被,或近火取暖,寒冷不能缓解。
- 畏寒:身寒怕冷,多加衣被,或近火取暖,寒冷可缓解。
- 发热:体温增高或体温正常而自觉全身或某一局部发热。

机制:怕冷者多因外感阴邪或阳虚阴盛;发热者多因外感阳邪或阴虚阳盛。

意义:辨别病邪性质和机体的阴阳盛衰。

问什么:首先应询问患者有无寒热症状。如有,必须询问寒热是否同时出现,还应询问寒热的新久、轻重程度、持续时间,有无时间或部位特点,与体温的关系,消长或缓解的条件及其兼症等。

(一)恶寒发热

- 概念:指患者恶寒、发热同时出现,多见于外感病初起阶段。
- 病机:卫阳郁闭。
- 辨证:
  - 恶寒重发热轻:风寒表证
  - 发热重恶寒轻:风热表证
  - 发热轻而恶风:伤风表证

  外感表证的寒热轻重,与感邪性质、轻重和邪正的盛衰有关。

(二)但寒不热

- 概念:指患者只感寒冷而不发热的症状,是寒证的特征证候。
- 病机:阳失温煦。
- 辨证:
  - 新病恶寒:里实寒证。
  - 久病畏寒:里虚寒证。

(三)但热不寒

概念:指患者只发热而无怕冷之感的症状,是里热证的特征证候。

有壮热、潮热、微热之分。

1. 壮热

- 概念:指高热(体温在39℃以上)持续不退,不恶寒只恶热的症状。
- 辨证:伤寒阳明经证和温病气分阶段,属里实热证。

2. 潮热

- 概念:按时发热,或按时热势加重,如潮汐之有定时的症状。
- 辨证:
  - 日晡潮热:见于阳明腑实证。以热势高,日晡(即申时,下午3~5时)热甚为特点。
  - 阴虚潮热:多见于阴虚证。以午后及夜间低热,舌红少苔为特点。
  - 血瘀发热:见于血瘀证。以午后及夜间低热,舌有瘀斑或瘀点等。
  - 湿温潮热:见于湿温证。以午后发热明显,热势可高可低,兼有身热不扬的特点,舌红苔黄厚腻。

3. 微热

- 概念:发热不高,体温一般在38℃以下或自觉发热的症状。
- 辨证:
  - 气虚发热:多见于内伤杂病。以长期低热,烦劳则甚,兼少气等气虚表现为特点。
  - 血虚发热:时有低热兼血虚表现,多见于内伤杂病。
  - 阴虚发热:长期低热兼阴虚表现,多见于温病后期。
  - 气郁发热:发热往往与精神因素有关,多见于内伤杂病。
  - 气阴两虚发热:夏至热起秋凉自愈,多见于夏季热。

笔记

4. 寒热往来

概念:寒热往来是指患者自觉恶寒与发热交替发作的症状,为半表半里证寒热的特征。
病机:邪正交争,互为进退。
辨证:
- 寒热往来无定时:多见于少阳病。
- 寒热往来有定时:常见于疟疾。

应当指出,气郁化火及妇女热入血室等,也可出现寒热往来,似疟非疟之证。

二、问汗

机制:《素问·阴阳别论》说:“阳加于阴谓之汗”。

意义:对于判断病邪的性质和机体阴阳的盛衰有着重要的意义。

问什么:当问其汗之有无。若有,进一步询问汗出的时间、多少、部位及其主要兼症;若无,则应重点询问其兼症。

(一)有汗无汗

表证有汗:多见于风邪犯表证和风热表证。
表证无汗:多属风寒表证。
里证汗出:多见于里热证(实热、虚热)或里虚证。
里证无汗:多因久病阳虚或津血亏虚。

(二)特殊汗出

1. 自汗

概念:自汗是指醒时经常汗出,活动尤甚的症状。
意义:多见于气虚证、阳虚证。
机制:阳气亏虚、肌表不固。

2. 盗汗

概念:盗汗是指睡则汗出,醒则汗止的症状。
意义:多见于阴虚证、气阴两虚证。
机制:阴虚热生,蒸津外泄。

3. 绝汗

概念:绝汗是指病情危重时出现大汗不止的症状。又称“脱汗”。
意义:常是亡阴或亡阳的表现。
机制:阳近乎衰而不固,阴近乎竭而不制。

4. 战汗

概念:战汗是指患者先恶寒战栗而后汗出的症状。
意义:是病变发展的转折点。
机制:邪盛正馁,正邪剧争。

(三)局部汗出

局部汗出,其病理有虚实寒热之别,临证时当询问汗出的部位及其兼症,方有助于病症的诊断。临床常见有以下几种:

头汗:①上焦热盛;②中焦湿热蕴结;③虚阳上越;④进食辛辣。
半身汗:常见于中风病、痿病或截瘫患者。
手足心汗:①阴经郁热熏蒸;②阳明燥热内结;③脾虚运化失常。
心胸汗:多见于虚证,如心脾两虚、心肾不交等证。
阴汗:多因下焦湿热所致。

三、问疼痛

机制：
- 不通则痛（实）：
  - 病因：感受外邪、气滞血瘀、痰浊凝滞、食滞、虫积等。
  - 特点：多暴痛、剧痛、持续、拒按。多见于新病。
- 不荣则痛（虚）：
  - 病因：气血不足、阴精亏损等。
  - 特点：多空痛、隐痛、断续、喜按。多见于久病。

意义：对判断病变的寒热虚实属性及病情的性质有重要意义。

问什么：询问疼痛的部位、性质、程度、时间及喜恶等。

（一）问疼痛的性质

由于导致疼痛的病因、病机不同，故其性质常常有别。

因而询问疼痛的性质，可辨别疼痛的病因、病机。

常见疼痛性质及其临床意义有：

- 胀痛：疼痛兼有胀感为气滞所作。
- 刺痛：疼痛如针刺为瘀血致痛。
- 冷痛：疼痛有冷感而喜暖的多为寒凝阻滞或阳气亏虚。
- 灼痛：疼痛有灼热感而喜凉多为火邪窜络或阴虚火旺。
- 重痛：疼痛兼有沉重感，多因湿邪困阻气机。头重痛亦可因肝阳上亢。
- 酸痛：疼痛兼有酸软感的多因湿邪侵袭，肾虚骨髓失养所致。
- 绞痛：痛势剧烈，如刀绞割，因有形实邪阻闭气机或寒邪凝滞。
- 空痛：疼痛兼有空虚感，多因气血亏虚、阴精不足、脏腑经脉失养。
- 隐痛：疼痛不剧烈，绵绵不休，多因阳气精血亏虚、脏腑经脉失养。
- 走窜痛：疼痛部位游走不定，或走窜攻冲作痛，多因气滞或风邪偏胜。
- 固定痛：疼痛部位固定不移，多因瘀血或寒湿、湿热阻滞、热壅血瘀。
- 掣痛：也称引痛、彻痛。抽掣牵扯而痛，由一处连及他处的症状。多因筋脉失养，或筋脉阻滞不通所致。

（二）问疼痛的部位

询问疼痛部位，可了解病变所在脏腑经络，对于诊断病位有重要意义。

1. 头痛

概念：头痛是指头的某一部位或整个头部疼痛的症状。

- 后头痛连项：病属太阳经。
- 两侧头痛：病属少阳经。
- 前额连眉棱骨痛：病属阳明经。
- 巅顶痛：病属厥阴经。
- 头痛连齿：病属少阴经。
- 头痛晕沉，腹泻自汗：病属太阴经。

2. 胸痛

概念：胸痛是指胸的某一部位疼痛的症状。

辨证：
- 胸痛剧烈、面色青灰、手足青冷者，心脉骤闭（真心痛）。
- 胸痛、咳喘气粗、壮热面赤者，热邪壅肺。
- 胸痛、壮热、咳吐脓血腥臭痰者，痰热阻肺。

3. 胁痛

概念:胁痛是指胁的一侧或两侧疼痛的症状。

辨证
- 胁肋胀痛,太息易怒:肝郁气滞。
- 胁肋灼痛,面红目赤:肝胆火盛。
- 胁肋胀痛,身目发黄:肝胆湿热。
- 胁部刺痛,固定不移:瘀血阻滞。
- 胁部饱满,咳唾引痛:饮停胸胁。

4. 胃脘痛

概念:胃脘痛是指上腹部、剑突下,胃之所在部位疼痛的症状。

辨证
- 进食后疼痛加剧:实证,因寒、热、气滞、瘀血和食积等所致。
- 进食后疼痛缓解:虚证,胃阴虚或胃阳不足,胃失所养。

5. 腹痛

概念:腹痛是指剑突下至耻骨毛际以上(胃脘所在部位除外)的腹部疼痛,或其中某一部位疼痛的症状。

辨证
- 实证:因寒、热、寒湿、湿热、气滞、瘀血、结石、虫积和食积所致。
- 虚证:因气虚、血虚、阳虚、阴虚所致。

6. 背痛

概念:背痛是指自觉背部疼痛的症状。

辨证
- 背痛不可俯仰者:多因寒湿阻滞或督脉损伤所致。
- 背痛连项者:多因风寒客于太阳经腧所致。
- 肩背痛:多因寒湿阻滞,经脉不利所致。

7. 腰痛

概念:腰痛是指腰部两侧,或腰脊正中疼痛的症状。

辨证
- 酸软而痛:肾虚所致。
- 冷痛沉重:寒湿所致。
- 刺痛:瘀血、外伤、结石等原因所致。

8. 四肢痛

概念:四肢痛是指四肢的肌肉、筋脉和关节等部位疼痛的症状。

病因
- 风、寒、湿邪侵袭。
- 风湿郁而化热。
- 痰瘀、瘀热阻滞气血运行。
- 脾胃虚损,水谷精微不能布达于四肢。
- 肾虚。

9. 周身痛

概念:周身痛是指头身、腰背及四肢等部位皆痛的症状。

辨证
- 新病周身痛者:实证。
- 久病卧床不起而周身痛者:虚证。

注:问疼痛当首先查明疼痛的确切部位,判断病变所在脏腑、经络,然后结合疼痛的性质及兼症,来了解引起疼痛的原因,以辨病证虚实。

四、问头身胸腹不适

(一)头晕

概念:头晕是指患者自觉头脑眩晕,轻者闭目自止,重者感觉自身或眼前景物旋转,不能站立的症状。

实:
- 肝火上炎:头晕胀痛,口苦,易怒,舌红苔黄,脉弦数。
- 肝阳上亢:头晕胀痛,口苦,易怒,腰膝酸软,头重脚轻,舌红少苔,脉弦细数。(本证为虚实错杂)
- 痰湿内阻:头晕而重,如物缠裹。
- 瘀血阻络:瘀血阻滞脑络,外伤后头晕刺痛。

虚:
- 气血两虚:头晕,面白,神疲乏力。
- 肾精亏虚:头晕耳鸣,腰酸遗精。

(二)胸闷

概念:胸闷是指患者自觉胸部痞塞满闷的症状。

辨证:
- 心悸气短:心气虚或心阳不足。
- 咳喘痰多者:痰饮停肺。
- 壮热,鼻翼煽动:热邪或痰热壅肺。
- 气喘,畏寒肢冷:寒邪客肺。
- 气喘,少气不足以息:肺气虚或肺肾气虚。

(三)心悸

概念:心悸是指患者自觉心跳不安的症状,包括怔忡与惊悸。

- 惊悸:因受惊而致心悸,或心悸易惊者。
- 怔忡:无明显外界诱因,心跳剧烈,上至心胸,下至脐腹,悸动不安,怔忡多由惊悸发展而来。

病因:
- 心胆气虚,突受惊吓。
- 胆郁痰扰,心神不安。
- 心气、心阳亏虚,鼓动乏力。
- 心阴、心血不足,心神失养。
- 心脉痹阻,血行不畅。
- 脾肾阳虚,水气凌心。

(四)胁胀

概念:胁胀是指患者自觉一侧或两侧胁部胀满不舒的症状。

辨证:
- 胁胀易怒,脉弦:肝气郁结。
- 胁胀口苦,舌苔黄腻:肝胆湿热。
- 胁胀而肋间饱满,咳唾引痛:饮停胸胁。

(五)脘痞

概念:脘痞是指患者自觉胃脘胀闷不舒的症状。

病症:
- 嗳腐吞酸:食积胃脘。
- 食少,便溏:脾胃气虚。
- 饥不欲食,干呕:胃阴亏虚。
- 纳呆呕恶,苔腻:湿邪困脾。
- 胃脘有振水声:饮邪停胃。

笔记

（六）腹胀

概念：腹胀是指患者自觉腹部胀满，痞塞不适，甚则如物支撑的症状。

辨证：
- 喜按：脾胃虚弱，腐熟运化无力。
- 拒按：食积胃肠、燥热结滞肠道、肠道气机阻塞。

（七）身重

概念：身重是指患者自觉身体沉重的症状。

辨证：
- 脘闷苔腻：湿困脾阳。
- 浮肿：水湿泛溢肌肤。
- 嗜卧，疲乏：脾气虚不能运化。

（八）麻木

概念：麻木是指患者肌肤感觉减退，甚至消失的症状。

辨证：气血亏虚、风寒入络、肝风内动、风痰阻络、痰湿阻络、瘀血阻络——肌肤、筋脉失养。

五、问耳目

（一）问耳

概念：
- 耳鸣：指患者自觉耳内鸣响的症状。
- 耳聋：指听力减退，甚至听觉完全丧失的症状。
- 重听：指患者自觉听力略有减退，听音不清，声音重复的症状。

病机：
- 实：实则肝胆。风火相煽、脏腑积热或五志过极化火或寒邪入里化热。
- 虚：虚则脾肾。

辨证：
- 时间短，年龄小，按之益甚者多实。
- 时间长，年龄大，按之减轻者多虚。

（二）问目

概念：
- 目痒：患者自觉眼睑、眦内或目珠瘙痒的症状。
- 目痛：患者自觉单目或双目疼痛的症状。
- 目眩：患者自觉视物旋转动荡如坐舟车，或眼前如有蚊蝇飞动的症状。

六、问睡眠

概念：睡眠是人体适应自然变化，维持机体阴阳平衡协调的重要生理活动。

机制：与人体卫气循行、阴阳盛衰、气血盈亏、心肾的功能有关。卫气昼行于阳，阳盛则寤；卫气夜行于阴，阴盛则寐。

意义：了解机体阴阳气血的盛衰，心神是否健旺安宁等。

问什么：询问睡眠时间的长短、入睡的难易程度、有无多梦等。

（一）失眠

概念：失眠指患者经常不易入睡；或睡而易醒，难以复睡；或时时惊醒，睡不安宁，甚至彻夜不眠的症状。

笔记

病机：
- 阴血亏虚，心神失养（虚）
- 阴虚阳盛，阳不入阴
- 邪气内盛，心神被扰（实）。

辨证：
- 营血亏虚、阴虚火旺、心胆气虚——虚。
- 痰热内扰、食积胃脘——实。

（二）嗜睡

概念：嗜睡是指患者精神疲倦，睡意很浓，经常不自主地入睡的症状。

病机：
- 痰湿困脾，清阳不升——痰湿内盛。
- 心肾阳虚，神失温养——阳虚阴盛。

七、问饮食口味

（一）口渴与饮水

概念：口渴即口中干渴的感觉。饮水是指实际饮水量的多少。

意义：反映体内津液的盈亏和输布情况，以及证候的寒热虚实。

1. 口不渴饮

概念：指口不渴，亦不欲饮。

机制：提示津液未伤。

辨证：多见于寒证、湿证及无明显燥热的病症。

2. 口渴欲饮

概念：指口干，欲饮水，饮水则舒的症状。

机制：津液耗伤或津液输布障碍。

辨证：
- 口渴多饮：
  - 里实热证或汗吐下过度；消渴病。
- 口渴少饮：
  - 阴虚：兼口渴咽干，夜间尤甚，颧赤盗汗，五心烦热。
  - 湿热：兼身热不扬，心中烦闷，苔黄腻。
  - 痰饮：渴喜热饮而量不多，或水入即吐。
  - 温病营分证：兼身热夜甚，心烦不寐，舌红绛。
- 口渴不饮：
  - 瘀血：口干，但欲漱水不欲咽，兼面色黧黑，或肌肤甲错。

（二）食欲与食量

概念：食欲是指对进食的要求和进食的欣快感觉。

意义：对了解脾胃功能的强弱，判断疾病的轻重和预后有重要意义。

1. 食欲减退

概念：食欲减退是指患者进食的欲望减退，甚至不想进食的症状。

辨证：
- 神疲倦怠，面色萎黄：脾胃虚弱。
- 食少纳呆，头身困重，脘闷腹胀：湿盛困脾或饮食停滞。

2. 厌食

概念：厌食是指患者厌恶食物，甚至恶闻食臭的症状。

笔记

辨证{兼嗳气酸腐，脘腹胀满：食滞胃腑。
厌油腻厚味，伴胁肋痛灼热：肝胆湿热。
厌油腻，胸闷呕恶，脘腹胀满：脾胃湿热。

3. 消谷善饥

概念：消谷善饥是指患者食欲过于旺盛，进食量多，但食后不久即感饥饿的症状。

辨证{兼多饮多尿，形体消瘦者：消渴病。
兼大便溏泄者：胃强脾弱。

4. 饥不欲食

概念：饥不欲食是指患者虽有饥饿感，但不想进食，勉强进食，量亦很少的症状。

辨证：{兼脘痞，干呕呃逆者：胃阴虚。
蛔虫内扰。

5. 偏嗜食物或异物

概念：偏嗜食物或异物是指患者嗜食生米、泥土等的症状。

6. 食量变化

概念：食量变化是指进食量的变化。

（三）口味

概念{口淡：多属脾胃气虚。
口甜：多属脾胃湿热。
口酸：多为消化不良，肝胃不和。
口黏腻：多见于痰热内盛、湿热中阻及寒湿困脾。
口苦：多见于各种热证，如肝胆火旺，心火上炎。
口涩：多为炽热伤津，或脏腑热盛，气火上逆。
口咸：多为肾病及寒证。

八、问二便

机制{大便由肠道排出，亦与脾胃的腐熟运化、肝的疏泄、肾阳的温煦及肺气的肃降有关。
小便由膀胱排出，亦与脾的运化、肾的气化、肺的肃降及三焦的通调有关。

意义：可了解消化功能和水液的盈亏与代谢情况，亦是判断疾病寒热虚实的重要依据。

问什么：应询问二便的性状、颜色、气味、时间、便量、排便次数、排便感及兼有症状。

（一）大便

1. 便次异常

（1）便秘

概念：便秘是指大便燥结，排便时间延长，便次减少，或时间虽不延长但排便困难的症状。

辨证{高热或日晡潮热，舌红苔黄燥：肠热腑实证。
干或不干，排出困难，腹中冷痛：阳虚寒凝。
干如羊屎，潮热盗汗，消瘦：阴虚便秘。
头晕目眩，面色淡白：血虚便秘。
并不干硬但排便困难：气虚便秘。

注：便秘可由多种原因引起，临床分证虽较复杂但不外虚秘、实秘两类。

病位在大肠，又常于肺、脾、胃、肝、肾等脏腑有关。病机总由大肠传导失职而成。

（2）泄泻

概念:泄泻是指便次增多,便质稀溏或完谷不化甚至泻出如水样的症状。

辨证:
- 泄泻兼头痛、恶寒、肢体疼痛等表证:寒湿困脾。
- 泻下急迫,肛门灼热(色、味及舌脉):肠道湿热。
- 便如败卵,泻后痛减(纳呆、嗳腐吞酸):食滞胃肠。
- 时溏时泻,迁延反复(稍进油腻便次增多,伴气虚证):脾胃虚寒。
- 黎明前腹痛作泻,泄后则安:肾阳虚衰。
- 腹痛即泻,与情绪有关者:肝气乘脾。

注:一般病程在3周以内的为急性泄泻,超过3周的为慢性。再辨寒热虚实。泄泻病机复杂多变,常有兼夹或转化,但脾病湿盛是泄泻发病的关键病机。临床辨证当首分虚实缓急。急(暴泻)者多实,缓(久泄)者多虚。

2. 便质异常

除了便秘和泄泻均包含有便质异常外,还有以下几种:

- 完谷不化:脾胃虚寒、肾阳虚。
- 溏结不调:肝郁乘脾、脾虚。
- 下痢脓血:痢疾。
- 便血:
  - 鲜红:近血(痔疮、肛裂)。
  - 黑便:远血(消化道出血)。

3. 排便感异常

- 肛门灼热:大肠湿热下注。
- 里急后重:湿热内阻,肠道气滞,常见于痢疾。
- 排便不爽:大肠湿热、肝郁乘脾。
- 滑泻失禁:脾肾阳虚。
- 肛门气坠:脾虚中气下陷。

(二)问小便

1. 尿次异常

(1)小便频数:

概念:小便频数是指排便次数增多,时欲小便的症状。

辨证:
- 新病见之,且短赤急迫者:多见于膀胱湿热。
- 久病见之,色清量多,夜间儿甚者:多见于肾虚不固。

(2)癃闭:

概念:癃闭指小便量少,排出困难,甚则小便不通的症状。

辨证:
- 点滴不通、短赤灼热:膀胱湿热证。
- 点滴而下,尿细或不通,舌紫暗:瘀血阻塞证。
- 小便不通或点滴不爽,畏寒肢冷:肾阳衰惫。

注:癃闭的基本病理变化为膀胱气化功能失调,且与肺、脾、肾、肝、三焦有密切关系。临床辨证首先要抓住主症,辨证求因;其次要根据症候区分虚实,掌握病情之缓急,病势之轻重。又因其病机转化迅速,病情稍有延误,常易并发水肿、心悸、关格等危重病症。

2. 尿量异常

辨证:
- 小便清长,量多畏寒者:虚寒证。
- 多饮、多食、消瘦者:消渴病。
- 小便短赤,壮热、恶热者:实热证。
- 尿少、浮肿:水肿病。

笔记

3. 排尿感异常

辨证：
- 小便涩痛：淋证。
- 余沥不尽：肾气不固。
- 小便失禁：肾气不固、下焦虚寒。
- 遗尿
  - 小儿：肾气未充。
  - 成人：肾气不足、膀胱虚衰。

九、问经带

（略）。

第11章　望　诊

概念：望诊，是医生运用视觉对人体外部情况进行有目的的观察，以了解健康状况，测知病情的方法。

原理：视其外应，以知其内脏，则知所病矣。

注意事项：
- 光线充足，避免干扰；
- 充分暴露，排除假象。
- 熟悉生理，以常衡变。
- 四诊合参，综合判断。

主要内容：
- 全身望诊：望神、色、形、态。
- 局部望诊：望头面、五官、躯体、四肢、二阴、皮肤。
- 望舌（另章论述）。
- 望排出物。
- 望小儿指纹。

第一节　全身望诊

概念：全身望诊，又称整体望诊，是医生在诊察患者时首先对患者的神情、色泽、形体、姿态等整体表现进行扼要的观察，以期对病情的寒热虚实和轻重缓急等获得一个总体的印象。

一、望神

神是对人体生命现象的高度概括。其意义有广义与狭义之分。广义的神指人体生命活动的外在表现；狭义的神指精神、意识、思维状态。

望神，就是通过观察人体生命活动的整体表现来判断病情的方法。狭义的神包含于广义的神。

（一）望神的原理

望神的原理是指神的产生及与形体的关系，表示如下：

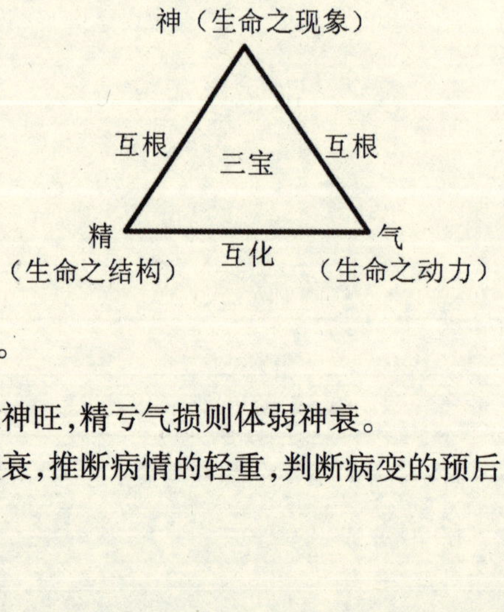

精气 { 先天（化生）；后天（滋养） } 神。

结论：精充气足则体健神旺，精亏气损则体弱神衰。

意义：可了解精气的盛衰，推断病情的轻重，判断病变的预后。

（二）神的具体表现

具体表现为两目、色泽、神情和体态等方面，而眼神的变化是望神的重点。

- 两目：因目系通于脑，其活动受心神支配，故眼神是心神的外在反映；目为脏腑精气汇聚之处，故目之视觉功能可反映脏腑精气的盛衰。
- 色泽：指人周身皮肤（以面部为主）的色泽，是脏腑精气盛衰的重要表现。
- 神情：指人的精神意识和面部表情，是心神和脏腑精气盛衰的外在表现。
- 体态：指人的形体动态，是反映神之好坏的主要标志。

注意：望神时除重点观察上述几方面外，还要结合神在其他方面的表现，如语言、呼吸、舌象、脉象等，进行综合判断。

（三）神的分类及判断

1. 得神

概念：得神又称“有神”，是精充气足神旺的表现。

表现：
- 两目有神而灵活（肝之精气盛）。
- 神志清楚而面荣（心之精气盛）。
- 肌肉不削而壮实（脾之精气盛）。
- 呼吸平稳而有序（肺之精气盛）。
- 动作矫健而自如（肾之精气盛）。

意义：提示正气充足，精气未伤，为无病或病轻。

2. 少神

概念：少神又称“神气不足”，是轻度失神的表现，常见于虚证患者。

表现：
- 两目乏神而无光（肝之精少）。
- 面色暗淡而不荣（心之精少）。
- 肌肉松软而乏力（脾之精少）。
- 声低懒言而少气（肺之精少）。
- 动作不灵而迟缓（肾之精少）。

意义：提示正气充足，精气轻度损伤，疾病恢复期或体弱者。

3. 失神

概念：失神又称“无神”，是邪盛神乱或精亏神衰的表现。

表现：
- 邪盛神乱而失神：
  - 神昏谵语，或循衣摸床，撮空理线（邪热扰心）。
  - 或猝然昏倒，两手紧握，牙关紧闭（肝风夹痰）。
- 精亏神衰而失神：
  - 两目晦暗而呆钝（肝之精衰）。
  - 神志模糊或昏迷（心之精衰）。
  - 骨枯肉脱而羸瘦（脾之精衰）。
  - 呼吸气微而喘促（肺之精衰）。
  - 反应迟钝或遗尿（肾之精衰）。

意义：提示无论虚实，皆为病重。虚者，系正气大伤，精气亏虚；实者，提示邪气亢盛、热扰神明、邪陷心包，或肝风夹痰、蒙蔽清窍、阻闭经络。

4. 假神

概念：假神是指久病、重病之人，精气本已极度衰竭的精神暂时“好转”的虚假表现，是临终前的预兆。

表现：
- 病重本已目光晦滞，突然目光转亮。
- 或本已面色晦暗，突然两颧泛红如妆。
- 或本已神昏不语，突然神志似清，欲见亲人，言语不休。
- 或本无食欲，久不能食，突然索食，且食量大增。
- 或身体沉重难移，忽思起床活动，但并不能自己转动。

意义：提示精气衰竭，正气将脱，阴不敛阳，虚阳外越。阴阳即将离决，属病危。

5. 神乱

概念：神乱又称“精神错乱”或“神志失常”，是指由于正气不足或病邪内扰，殃及神明，导致意识障碍的异常表现。

表现：焦虑恐惧、狂躁不安、淡漠痴呆、卒然昏倒等，且大多反复发作而缓解期不出现神志失常。

主病：
- 焦虑恐惧：
  - 多属虚证，见于卑惵、脏躁等。
  - 心胆气虚，心神失养所致。
- 狂躁不安：
  - 多属阳证，见于狂病、外感热病等。
  - 气郁化火、痰火扰心所致。
- 淡漠痴呆：
  - 多属阴证，见于癫病、痴呆等。
  - 气痰互结，蒙蔽心神，或先天禀赋不足。
- 卒然昏倒：
  - 四肢抽搐、口吐涎沫、醒后如常，见痫病。
  - 肝风夹痰，阻闭清窍所致。

二、望色

望色，又称“色诊”，是通过观察人体皮肤的颜色和光泽变化来诊察病情的方法。

望色应包括望人体的黏膜组织、分泌物和排出物。而本部内容只讲授观察患者的面部颜色与光泽。

（一）原理及意义

1. 原理

原理之一：

(1)颜色：色调（又称“色相”）变化，如青、赤、黄、白、黑。

意义：气血盛衰使然，并在一定程度上反映疾病的不同性质和不同脏腑的病证。

《灵枢·五色》有“青黑为痛，黄赤为热，白为寒”，说明不同颜色反映了疾病的不同性质。据五行学说提出：五色分属于五脏，故在一定程度上可反映不同脏腑的病证。

(2)光泽：明度（又称“亮度”）变化，如光明、润泽或晦暗、枯槁。

意义：精气盛衰使然，对判断病情的轻重和预后有重要的意义。

注意气与色的关系：有气不患无色，有色不可无气；气至色不至者生，色至气不至者死。

注：气指脏腑精气，精气充足，上荣于面，则面色荣润光泽，谓“气至”。精气衰竭，面部失荣，则晦暗枯槁，谓之“气不至”。若脏腑强健，精气化源充足，纵使五色有变，但易于恢复；反之，则难于治疗，预后不佳。

原理之二：面部血管丰富，组织薄嫩，且易于观察。“十二经脉，三百六十五络，其血气皆上于面而走空窍”。

原理之三：面部不同部位与内在脏腑有对应的关系，因此观察面部不同部位色泽的变化，可诊察相应脏腑的病变。

2. 意义

望色可辨精气血津液盛衰；病性的寒热虚实；病情轻重与转归。

（二）常色与病色

1. 常色

常色的特点：明润、含蓄。常色有主色与客色之分。

常色：
- 主色：人生来就有的基本面色，属个体差异，一生不变。
- 客色：因季节、气候不同而发生正常变化的面色。

2. 病色

病色的特点：晦暗、暴露。病色有善色与恶色之分。

- 善色（气至）：
  - 面色虽有异常，但仍光明润泽。
  - 虽病而精气不衰，属轻病、新病、阳证。
- 恶色（气不至）：
  - 面色异常，且枯槁、晦暗。
  - 精气已败，属重病、久病、阴证。

（三）五色主病

1. 赤色

主病：热证、亦可见于戴阳证。

病机：热迫血涌或虚阳上越。

辨证：
- 满面通红：实热证（邪热亢盛）。
- 两颧潮红：阴虚证（虚火上炎）。
- 泛红如妆，游走不定：戴阳证（虚阳外越）。

心病面赤暴露、枯槁无华为真脏色见，“肺病面赤无华为难治”。

2. 白色

主病：虚证（包括血虚、气虚、阳虚）、寒证、失血证。

病机：气虚血少，阳虚寒盛，组织黏膜失荣。

辨证：
- 面、唇、舌淡白：血虚、失血证。
- 面色㿠白：阳虚或阳虚水泛。
- 面色苍白：阳气暴脱或阴寒内盛。

肺病面白暴露、枯槁无华为真脏色见，“肝病面白无华为难治”。

3. 黄色

主病：脾虚、湿证。

病机：脾虚或湿蕴，运化失健，机体失养（化源不足，机体失养）。

辨证：
- 淡黄憔悴（萎黄）：脾虚化源不足（脾胃气虚）。
- 黄而虚浮（黄胖）：脾虚湿蕴。
- 目、面、爪甲俱黄（黄疸）：湿热或寒湿。

脾病面黄暴露、枯槁晦暗为真脏色见，“肾病面黄无华为难治”。

4. 青色

主病：寒证、气滞、血瘀、疼痛、惊风。

病机：寒凝气滞、瘀血阻络或筋脉拘急、气血不畅。

辨证：
- 淡黑或青黑：寒盛痛剧见于阴寒腹痛等患者。
- 突发青紫、肢厥：心阳暴脱，如真心痛。
- 面青唇紫：心气衰、肺气闭，如心衰、肺衰。
- 眉间（小儿）、鼻柱、唇周发青：小儿惊风（高热抽搐）。

肝病面青暴露、枯槁晦暗为真脏色见，“脾病面青无华为难治”。

5. 黑色

主病：肾虚、寒证、水饮、血瘀、剧痛。

病机：阳虚水液不化或寒盛血凝(阴寒水盛，血失温养)。

辨证：
- 淡黑而暗：肾阳虚。
- 焦黑而干：肾阴虚。
- 黧黑、肌肤甲错：血瘀日久。
- 眶周发黑：水饮或寒湿带下。

肾病面黑暴露、枯槁(无华)晦暗为真脏色见，"心病面黑无华为难治"。

(四)望色的注意事项

1. 知常达变，综合判断　知常达变，综合判断是指注意常色与病色的比较。

2. 整体为主，荣枯为要　《内经》中面部分部色诊的理论和前人根据五行学说提出的"五色生克顺逆"的理论可作为临床诊病的参考。

3. 排除干扰，辨别假象　排除干扰，辨别假象是指应注意非疾病因素对面色的影响。如光线、昼夜、情绪、饮酒、饥饱等。

三、望形

概念：望形又称望形体，即观察患者形体的强弱胖瘦、体质形态和异常表现以诊察病情的方法。

(一)望形诊病的原理

原理："有诸内者，必形诸外""内盛则外强，内衰则外弱"。形体强弱与五脏功能盛衰相统一。

意义：可诊察脏腑的虚实、气血的盛衰、抗病能力的强弱，以及对某些疾病的易感性和预后。

(二)望形体的内容

1. 形体强弱

体强：
- 特征：骨骼粗大，胸廓宽厚，肌肉充实，皮肤润泽，筋强力壮。
- 意义：提示内脏坚实，气血旺盛，抗病力强。

体弱：
- 特征：骨骼细小，胸廓狭窄，肌肉瘦削，皮肤枯槁，筋弱无力。
- 意义：提示内脏脆弱，气血不足，抗病力弱。

2. 胖瘦

胖：
- 能食、肉坚、神旺、有力：形气有余，属精充气足体健。
- 食少、肉松、神疲、乏力：形盛气虚，属阳虚，多痰湿。

瘦：
- 颧红、肤干：为形瘦阴虚，属阴血不足，内有虚火。
- 久卧、骨瘦如柴：为脏腑精气衰竭、气液干枯，属病危。

3. 体质形态

人体形态结构表现的类型，即称为体型。

阴脏人：
- 表现：体型矮胖，头圆颈粗，肩宽体厚，身体姿势多后仰。
- 体质特点：阳较弱而阴偏盛，患病易从阴化寒。

阳脏人：
- 表现：体型瘦长，头长颈细，肩窄胸平，身体姿势多前俯。
- 体质特点：阴较亏而阳偏旺，患病易从阳化热。

平脏人：
- 表现：体型介于胖瘦之间。
- 体质特点：阴阳平衡，气血调匀。

笔记

四、望态

望态又称望姿态，即观察患者的动静姿态和异常动作以诊察疾病的方法。

（一）望态诊病的原理

原理：人体的阴阳盛衰和疾病的寒热虚实属性规定着其姿势和动态。如："阳、热、实证多表现为躁动不安，阴、寒、虚证多表现为喜静懒动。"

意义：可了解人体的阴阳盛衰及寒热虚实之性。

（二）望态的内容

1. 动静姿态

要点｛动、强、仰、伸：多属阳、热、实证。
静、弱、俯、屈：多属阴、寒、虚证。

主要表现和意义｛坐而喜仰，喘促痰多：多属肺实气逆。
坐而喜俯，少气懒言：多属肺虚体弱等。

2. 衰惫姿态

主要表现及意义｛头部低垂、目陷无光者，精气神明将衰惫之象。
后背弯曲，两肩下垂者，心肺宗气将衰惫之象也。

3. 异常动作

主要表现及意义｛睑、唇、指、趾颤动者，为动风先兆，或气血不足，筋脉失养。
卒然昏倒，口眼㖞斜，半身不遂是谓中风。

第二节　局部望诊

局部望诊的内容包括望头面、五官、躯体、四肢、二阴、皮肤等。

一、望头面

（一）望头部

1. 头颅

异常表现及临床意义：

(1)小儿头形过大或过小，智力低下：先天不足，肾精亏损。

(2)方颅：肾精不足或脾胃虚弱。

(3)头摇不能自主：动风先兆，或气血不足，筋脉失养。

2. 囟门

异常表现及临床意义：

(1)囟门突起（囟填）：多属实证（温病火邪上攻等）。

(2)囟门凹陷（囟陷）：多属虚证（如吐泻伤津等）。

(3)囟门迟闭（解颅）：多属肾气不足，发育不良（如佝偻病）。

3. 头发

异常表现及临床意义：

(1)发黄｛干枯，稀疏易落：精血不足。
小儿发结如穗、枯黄无泽：疳积病。

(2)发白{伴耳鸣腰酸:肾虚。
伴失眠健忘:劳神伤血。

(3)脱发{片状脱发,露出圆或椭圆形光亮头皮:血虚受风(斑秃)。
青壮年头发稀疏易落,伴眩晕、健忘、腰膝酸软:肾虚。
头皮发痒、多屑、多脂:血热化燥。

(二)望面部(面容异常)

异常表现及临床意义:

(1)颜面浮肿:水肿病{阳水:眼睑、头面浮肿为甚,发病迅速,多为外感风邪。
阴水:腰以下水肿为甚,发病缓慢,多为脾肾阳虚。

(2)口眼㖞斜:见于中风或口僻,多为风邪中络,或肝阳上亢,风痰阻闭。

二、望五官

(一)望目

1. 目神　已在望神中介绍,兹不再重要。

2. 目色

异常表现及临床意义:

(1)目赤肿痛:实热证{心火:两眦赤。
肺火:白睛赤。
肝火:全目赤。

(2)白睛发黄:黄疸病

3. 目形

异常表现及临床意义:

(1)目胞浮肿:水肿病。

(2)眼球突出,兼喘为肺胀;兼颈前肿为瘿病,单眼则为恶候。

(3)瞳孔缩小:肝胆火炽,或为中毒。

(4)瞳孔散大:肾精耗竭,属病危。

4. 目态

异常表现及临床意义:

(1)戴眼反折:太阳经绝证。

(2)昏睡露睛:脾气虚衰,胞睑失养。

(3)横目斜视:肝风内动。

(二)望耳

近代耳诊的实践证明,耳郭上有全身的脏器及肢体等特定的反应点,充分说明耳郭与脏腑不仅在生理上有着特定的联系,而且在病理上也是息息相关的,对指导诊断与治疗,有着特殊的意义。《灵枢·口问》说:“耳者,宗脉之所聚也。”可见,诊耳可以了解全身的病变,但主要是诊察肾与少阳经的病变。

(1)耳之色泽:小儿耳背有红络,耳根发凉:为出麻疹先兆。

(2)耳之形态:耳轮干枯焦黑,肾精亏耗,属病重。

(3)耳内病变:耳内流脓水者曰“脓耳”,多属肝胆湿热熏蒸所致。

(三)望鼻

鼻的形态、色泽改变及其临床意义:

笔记

(1)色青:腹痛。
(2)红肿:胃热、血热。
(3)酒糟鼻:肺胃湿热。
(4)鼻柱塌陷:梅毒、麻风。
(5)鼻渊:久流浊涕腥臭(风热、肝胆湿热)。

(四)望口、唇

口与唇的形态、色泽改变及其临床意义:
(1)口唇樱桃红色:一氧化碳中毒。
(2)口腔溃疡:心脾积热。
(3)鹅口疮:脾胃湿热。
(4)口歪:口僻、中风。
(5)口撮:脐风。
(6)口噤:动风。

(五)望齿与龈

齿与龈的形态、色泽改变及其临床意义:
(1)牙齿干燥:胃热、肾阴虚。
(2)咬牙啮齿:胃热、虫积、消化不良。
(3)牙龈红肿:胃热。
(4)牙龈出血:胃火、脾虚。

(六)望咽喉

望咽喉的形态、色泽改变及其临床意义:
(1)咽部深红,肿痛明显:实热证(肺胃热盛)。
(2)咽部色红娇嫩,肿痛不显:肾阴虚,虚火上炎。
(3)咽部喉核红肿疼痛,溃烂有黄白色脓点:乳蛾。
(4)咽部有灰白色假膜,拭之不去,重擦出血,很快复生:白喉。

三、望躯体

(一)望颈项

其前部称颈,后部为项,任脉行于颈,督脉循于项,手足三阳经之脉并行于两侧,为经气运行之通道,临床望颈项应注意其外形及动态变化。
(1)颈前结喉处有肿物突起:瘿瘤。
(2)颈侧颌下有肿块如豆,累累若串珠:瘰疬。
(3)项部强硬,兼壮热神昏抽搐:火邪上攻或脑髓病变。

(二)望胸胁

异常表现及其临床意义:
(1)桶状胸:多属久病咳喘。
(2)乳房红肿热痛,甚则溃破流脓:乳痈。
(3)吸气困难:见于白喉重证等。
(4)呼气困难:见于哮喘、肺胀等。

(三)望腹部

异常表现及其临床意义:

(1)腹部膨隆,青筋怒张:臌胀。
(2)水肿、臌胀患者脐突:脾肾虚衰,属病重。
(3)腹部凹陷,形体消瘦:脾胃虚弱机体失养。

(四)望腰背部

异常表现及其临床意义:
(1)驼背:肾气亏虚,发育不良。
(2)脊柱弯曲(主要是侧弯):坐姿不良或肾精亏虚。
(3)角弓反张:肝风内动或破伤风等。
(4)腰部拘急疼痛,活动受限:寒湿侵袭或闪挫。

四、望四肢

望四肢,应注意观察四肢、手足的形态变化和动态之异常。

(一)外形异常

(1)四肢萎缩:气血亏虚或经络闭阻。
(2)肢体肿胀:水肿病。
(3)指关节梭状畸形:风湿久蕴,筋脉拘急。

(二)动态异常

(1)四肢痿废:见于痿病、中风等。
(2)四肢抽搐:肝风内动。
(3)手足蠕动:血虚筋脉失养,动风先兆。
(4)循衣摸床,撮空理线:病重失神。

五、望二阴

(一)望前阴

异常表现及其临床意义:
(1)阴囊肿大因小肠坠入或睾丸肿胀引起者:疝气。
(2)阴户有物突出:阴挺。
(3)阴囊或阴户红肿疼痛:肝经湿热下注。

(二)望后阴

异常表现及临床意义:
(1)肛门内外生紫红色柔软肿块:痔疮。
(2)直肠或直肠黏膜组织自肛门脱出:脱肛。

六、望皮肤

(一)色泽形态

异常表现和主病:
(1)皮肤发红,色如涂丹:丹毒(多见于小儿、老人、消渴病、肾炎及体弱者)。
(2)皮肤白斑、界限分明:白驳风(多发于面部、阴部、躯干、四肢)。
(3)肌肤甲错:血瘀日久。

笔记

（二）皮肤病症

斑：色深红或青紫、点大成片、平铺于皮肤，抚之不碍手、压之不褪色，多发于肌肉，外感、外伤、内伤皆可见。

- 斑色红紫，形似锦纹云片，兼身热等实热证者：阳斑。
- 斑色青紫，隐隐稀少，兼肢凉等虚寒证者：阴斑。

疹：色红或白、点小如粟，或如花瓣、高出皮肤，抚之碍手，压之褪色，多出自血络，多见于外感热病中。

- 风疹：疹色淡红，细小稀疏，皮肤瘙痒，症状轻微者。
- 瘾疹：疹色淡红或淡白，小似麻粒，大如花瓣，高出皮肤，界限清楚，皮肤瘙痒，搔之融合成片，时发时止者。
- 麻疹：疹色桃红，形似麻粒，先发于发际，后延及躯干四肢。

白痦：湿温患者皮肤出现白色小疮疹，晶莹如粟，高出皮肤，擦破流水，多发于颈胸部，四肢偶见，面部不发。

水痘：呈椭圆形水疮，顶满无脐，晶莹明亮，大小不等。

痈：患部红肿高大，根盘紧束，焮热疼痛，多属阳证。

疽：患部漫肿无头，皮肤颜色不变，麻木不热少痛，多属阴证。

第三节　望排出物

- 色白、质稀、量多：虚证、寒证。
- 色黄、质稠、量少（或多）、味臭秽：实证、热证。

一、望痰涕

（一）望痰

（1）痰白清稀：寒痰。

（2）痰黄稠有块：热痰。

（3）痰少而黏，难于咳出：燥痰。

（4）痰白滑量多，易于咳出：湿痰。

（5）咳吐腥臭脓血痰：肺痈。

（二）望涕

（1）新病鼻塞，流清涕或浊涕：外感。

（2）阵发性清涕，量多，伴喷嚏：鼻鼽。

（3）久流浊涕，质稠、量多：鼻渊。

二、望涎唾

（1）口中清涎量多：脾胃虚寒。

（2）口中时吐黏痰：脾胃湿热。

（3）小儿口角流涎：脾虚湿盛或胃热虫积。

（4）睡中流涎：胃热或宿食内停。

三、望呕吐物

（1）呕吐物清稀无酸臭味：寒呕。

(2)呕吐物秽浊有酸臭味:热呕。
(3)呕吐黄绿苦水:多属肝胆郁热或湿热。

四、望二便

(一)望大便

(1)大便清稀,完谷不化,或如鸭便:脾虚泄泻或肾虚泄泻。
(2)大便便血鲜红,附于大便表面或于便前后滴出:近血。
(3)大便便血暗红或紫黑,与大便混合:远血。

(二)望小便

(1)小便清长:多属虚寒证。
(2)小便短少:多属实热证。
(3)尿中带血:尿血或血淋。
(4)尿夹有砂石:石淋。

第四节　望小儿指纹

适用年龄:3 岁以下小儿。
三关:风关、气关、命关。

一、正常指纹的表现

正常指纹指在食指掌侧前缘,隐隐显露于掌指横纹附近,纹色浅红,呈单支且粗细适中。

二、病理小儿指纹

浮沉分表里。
纹色辨病性。
淡滞定虚实。
三关测轻重。

(一)三关测轻重

若显于风关,邪气入络,邪浅病轻。
达于气关,邪气入经,邪深病重。
达于命关,邪入脏腑,病情严重。
指纹直达指端(透关射甲):病情凶险,预后不良。

(二)浮沉分表里

(1)浮显:多属表证(正气抗邪,气血趋表)。
(2)沉隐:多属里证(邪气内固,气血内聚)。

(三)红紫辨寒热

(1)颜色鲜红:外感表证(气血趋表)。
(2)紫红:里热证
(3)青色:疼痛、惊风(气滞血瘀或肝风内动)。

(4)紫黑:血络郁闭,属病危(心肺气衰)。

(5)淡白:脾虚、疳积(气血不足)。

(四)淡滞定虚实

淡滞{浅淡不泽:多属虚证(正气不足)。
色深暗滞:多属实证(邪气有余)。

粗细{增粗、分支明显:多属实证、热证。
变细、分支不明显:多属虚证、寒证。

第12章　舌诊

舌诊是观察患者舌质和舌苔的变化以诊察疾病的方法，又称“望舌”。是望诊的重要内容，是中医诊法的特色之一。

第一节　舌诊概说

一、舌的形态结构

舌
- 舌肌：由纵行、横行、垂直方向的肌肉组成，与肌肉中丰富的血络，共同形成舌质。
- 舌背（舌面黏膜）
  - 轮廓乳头：分布于舌根部，与味觉有关。
  - 蕈状乳头：舌尖边部较多，是舌质变化的主要因素。
  - 丝状乳头：分布整个舌面，是舌苔的主要组成部分。
- 舌底（舌下络脉）。

二、舌诊原理

（一）舌与脏腑、经络的关系

- 手少阴心经之别系舌本，可反映心、神的病变；
- 足太阴脾经连舌本，散舌下，与脾主运化的功能直接相关；
- 足少阴肾经循喉咙、挟舌本；
- 足厥阴肝经络舌本；
- 肺系上达咽喉，与舌根相连。

（二）舌与气血津液的关系

- 心主血为五脏六腑之大主，舌为心之苗窍；
- 脾藏营而为诸脏后天之本。舌为脾之外候；
- 舌上之苔，为胃气熏蒸水谷浊气上潮所生；
- 舌下的金津、玉液为胃津、肾液上潮之孔道。

（三）舌的脏腑分部

- 舌尖：心肺。
- 舌中：脾胃。
- 舌根：肾。
- 舌两边：肝胆。

三、舌诊的方法和注意事项

（一）望舌的体位和伸舌姿势

- 体位——坐位、卧位均可。
- 姿势——自然、平展、舌尖略向下。

笔记

(二)诊舌的方法

先看舌尖,再看舌中、舌边,最后看舌根。
先察舌质,再看舌苔。
根据需要,可行刮舌与揩舌之法。

(三)诊舌的注意事项

光线的影响:以白天充足而柔和的自然光最佳。
食物或药品的影响:可致染苔,染苔多在短时间内自然退去,或经揩舌除去,与病情亦不相符。
口腔对舌象的影响:张口呼吸苔必干,镶牙可使舌边留有齿痕。临床应注意鉴别。

四、舌诊的内容和正常舌象

(一)舌诊的内容

舌质(体):颜色、形质、动态、舌下络脉,反映脏腑气血津液的盛衰
舌苔:苔质、苔色,辨病邪的寒热、邪正的消长
综合分析。

(二)正常舌象

舌质:柔软灵活,淡红明润,简称"淡红舌"。
舌苔:薄白均匀,干湿适中,简称"薄白苔"。

(三)舌象的生理变异

在内外环境影响下,舌象可产生生理性(调节)变异,了解其生理性变异的特征和原因,有助于判断舌象的临床意义。如:

年龄、性别因素:
- 儿童舌质多淡嫩,舌苔少或薄;
- 老年人舌质较暗红;
- 女性经期舌质偏红等。

体质、禀赋因素:禀赋不足,体质较差者,多出现齿痕舌、先天性裂纹舌。
气候因素:夏季苔较厚且微黄等。
起居因素:晨起之机,舌苔相对较厚;漱口进食之后,相对较薄。
习性因素:嗜烟者,苔易发褐;嗜酒者,苔易黄腻等。

第二节　望舌质

舌质,即舌的本体,故又称舌体,是舌的肌肉和脉络组织。望舌质主要观察舌色、舌的形质、动态及舌下络脉四个部分。

一、舌色

舌色即舌质的颜色。一般分为淡红、淡白、红、绛、青紫五种。

(一)淡红舌

特征:淡红润泽,白中透红。
意义:为气血调和的征象,见于正常人或病轻者。
辨证:
- 外感病见之,提示病之初。
- 内伤病见之,为病轻或转愈之兆。

（二）淡白舌

特征：较正常舌色浅淡，白色偏多，红色偏少。舌色白，几无血色者，称为枯白舌。

意义：主气血两虚、阳虚。枯白舌主脱血夺气。

辨证：
- 舌质瘦薄而淡白者，属气血两虚。
- 舌质胖嫩而淡白湿润者，多属阳虚水湿内停。
- 舌枯白无华，则为脱血夺气。

（三）红舌

特征：较正常舌色红，甚至呈鲜红色。

意义：主实热、阴虚。

辨证：
- 舌体不小，色鲜红者，多属实热证。
- 舌体小，鲜红少苔，或有裂纹，或光红无苔者为虚热证。
- 舌尖红，多为心火上炎。
- 舌边红，多为肝经有热。

（四）绛舌

特征：较红舌颜色更深，或略带暗红色。

意义：主里热亢盛、阴虚火旺。

辨证：
- 舌绛而生芒刺者，见于脏腑内热炽盛。
- 舌绛少苔或无苔，多属久病阴虚火旺。

（五）青紫舌

特征：全舌呈现紫色，或局部出现青紫色斑点，统称青紫舌。有淡紫舌、紫红舌、绛紫舌、斑点舌之分。

意义：主血气瘀滞。

辨证：
- 舌淡紫湿润：多为阴寒内盛，阳气被遏；阳气虚衰，血脉瘀滞；
- 舌紫红、绛紫而干枯少津：为热毒炽盛，气血壅滞所致；
- 全舌青紫者提示全身性血行瘀滞。

二、舌形

舌形是指舌质的老嫩、胖瘦、点刺、裂纹、齿痕等方面的特征。

（一）老、嫩

特征：
- 舌质纹理粗糙，坚敛苍老不柔软，舌色较暗者，谓之苍老舌；
- 舌质纹理细腻，浮胖娇嫩，舌色浅淡者，谓之娇嫩舌。

意义：
- 老舌多见于实证；
- 嫩舌多见于虚证。

辨证：
- 舌苍老，苔干结粗糙者：见于实热证。
- 舌娇嫩淡白，苔薄白而滑：多见于虚寒证。

（二）胖、瘦舌

特征：
- 舌体大而厚，伸舌满口者，谓之胖大舌；
- 舌体肿大，甚至不能闭口，难以缩回者，谓之肿胀舌；
- 舌体瘦小而薄者，谓之瘦薄舌。

意义：
- 胖大舌为水湿内停、痰湿热毒上泛；
- 瘦薄舌为气血两虚、阴虚火旺。

笔记

辨证：
- 舌淡胖大者：多为脾肾阳虚，水湿内停。
- 舌红胖大者：多属脾胃湿热或痰热内蕴。
- 舌肿胀色红绛者：多见于心脾热盛。
- 舌瘦色淡者：多是气血两虚。
- 舌瘦色红绛者：多为阴虚火旺。

（三）点、刺

特征：
- 点，指突起于舌面的红色或紫红色星点。大者称红星舌，小者称红点舌。
- 刺，指舌乳头突起如刺，摸之棘手的红色或黄黑色点刺。

意义：脏腑热极，或为血分热盛。

辨证：
- 点刺色鲜红：多为血分热盛，或阴虚火旺。
- 点刺色绛紫：为热入营血而气血壅滞。
- 舌中生点刺：多为胃肠热盛。

（四）裂纹舌

特征：舌面上出现各种形状的裂纹、裂沟，裂沟中并无舌苔覆盖。

意义：多由邪热内盛、阴液亏虚、血虚不润或脾虚湿浸所致。

辨证：
- 舌淡而裂者：多为血虚不润。
- 舌胖嫩而裂者：多属脾虚湿浸。
- 舌绛苔燥而干裂者：是邪热炽盛。
- 舌绛少苔或无苔而干裂者：多属阴虚火旺。

（五）齿痕舌

特征：舌体边缘有牙齿压迫的痕迹。

意义：主脾虚、水湿内盛证。

辨证：
- 舌淡胖大而润，舌边有齿痕者：多属寒湿内盛或阳虚水湿内停。
- 舌淡红而边有齿痕者：多为脾虚或气虚。

三、舌态

常见的病理舌态包括：痿软、强硬、歪斜、颤动、吐弄、短缩等。

（一）痿软舌

特征：舌体痿软无力，不能随意伸缩回旋。

意义：伤阴或气血俱虚。

辨证：
- 兼红绛舌而少苔者：为邪热伤阴或阴虚火旺。
- 兼淡白无华之象者：为久病气血虚衰。
- 舌红干而渐萎者：为肝肾阴亏，舌肌筋脉失养。

（二）强硬舌

特征：舌失柔和，屈伸不利，或不能转动，板硬强直。

意义：热入心包、高热伤津、风痰阻络。

辨证：
- 舌红绛少津而强硬者：多因邪热炽盛所致。
- 舌胖苔腻而强硬者：多因风痰阻络所致。
- 言謇、肢麻而舌强者：多为中风先兆。

（三）歪斜舌

特征：伸舌时舌体歪向一侧，或左或右。

笔记

意义：多见于中风、喑痱或中风先兆。

辨证 { 舌绛红而势急者：属肝风发痉。
舌淡红而势缓者：多见于中风偏枯。

（四）颤动舌

特征：舌体震颤抖动，不能自主，轻者仅伸舌时颤动；重者不伸舌时亦颤抖难宁。

意义：为肝风内动的征象。

辨证 { 久病舌质淡白而颤动者：多属血虚动风。
新病舌绛而颤动者：多属热极生风。
舌红少津而颤动者：多属阴虚动风、肝阳化风。

（五）吐弄舌

特征 { 伸舌于外不即回缩者，称为吐舌；
舌反复吐而即回，或舌舐口唇四周，掉动不宁者，称为弄舌。

意义：心脾有热。

辨证 { 病危见吐舌：示是正气已绝。
弄舌：多见于热极动风先兆。
吐弄舌：亦可见于先天愚型儿。

（六）短缩舌

特征：舌体卷短、紧缩，不能伸长。

意义：病危之象。

辨证 { 色淡白或青紫而润者：多属寒凝筋脉或气血俱虚。
舌短胖大：苔滑腻者多见于痰浊内蕴。
色红绛而干燥者：多属热盛伤津。

短缩舌古书上亦称“舌卷”，多见于危重患者，但应与先天性舌系带过短区分。

四、舌下络脉

望舌下络脉与诊察舌苔、舌质等一样成为舌诊的一个重要组成部分。

内容：长度、形态、颜色、粗细、舌下小血络等。

方法：患者张口，舌体向上腭方向翘起，舌尖轻抵上腭或门齿内侧，自然而松弛。

意义：气血不足，或血瘀证。

辨证 { 络脉细短，舌色偏淡者：多属气血不足。
络脉粗大曲张，或呈青紫、绛紫、紫黑或紫色网络者：为血瘀征象。

第三节 望舌苔

一、苔质

苔质，即舌苔的质地、形态。主要观察舌苔的厚薄、润燥、腻腐、剥落、真假等方面的改变。

（一）薄、厚苔

特征 { 舌苔的厚薄以“见底”“不见底”作为衡量标准。
透过舌苔隐约可见舌质者，称为薄苔；
不能透过舌苔见到舌质者，称为厚苔。

笔记

意义：主要反映邪正的盛衰和邪气之深浅。

辨证：
- 薄苔：提示外感疾病初期在表，病情轻浅，或内伤轻证。
- 厚苔：提示表邪入里，或胃肠宿食或内有痰湿。
- 舌苔由薄转厚：提示邪盛入里；反之则正复邪却。

（二）润、燥苔

特征：
- 干湿适中曰“润苔”；伸舌欲滴曰“滑苔”；干燥无津曰“燥苔”；
- 干而粗糙曰“糙苔”。

意义：主要反映体内津液的盈亏和输布情况。

辨证：
- 润苔：正常表现，若病亦示津液未伤。
- 滑苔：主痰饮、主湿。
- 燥苔：津液已伤或津液输布障碍。
- 糙苔：热盛伤津之重证。

（三）腻、腐苔

特征：
- 苔质细腻致密，融合成片，如涂有油腻之状，称为腻苔。
- 苔质疏松，颗粒粗大，形如豆腐渣堆积舌面，称为腐苔。
- 若舌上黏厚一层，有如疮脓，则称脓腐苔。

意义：
- 主要测知阳气与湿浊之消长。
- 腐苔为阳热有余；
- 腻苔为阳气被遏。

（以上）皆主痰浊、食积。

辨证：
- 薄腻：多食积。
- 厚腻：多湿热。
- 白腻而滑：为痰浊、寒湿。
- 黄腻而厚：为痰热、湿热、暑湿等邪内蕴。

（四）剥（落）苔

特征：舌苔部分或全部剥落，剥落处光滑无苔者为剥苔；若剥落处仍有新生苔质颗粒，或舌乳头可见者，则为类剥苔。

意义：主胃气不足、胃阴枯竭或气血两虚，亦是全身虚弱之征象。

辨证：
- 舌红苔剥：多为阴虚。
- 舌淡苔剥或类剥苔：多为血虚，或气血两虚。
- 镜面舌，舌质红绛：则属阴虚重证。

（五）偏、全苔

特征：舌苔遍布舌面，称为全苔。舌苔仅分布于某一局部，称为偏苔。

意义：全苔示邪气散漫，偏苔示邪聚局部。

辨证：
- 苔仅见于舌中：常是痰饮、湿浊停聚中焦。
- 苔偏于左或右：提示肝胆湿热。

（六）真、假苔

特征：
- 舌苔紧贴舌面，刮之难去者，称为有根苔，此属真苔。
- 舌苔不紧贴舌面，刮后舌质光洁者，称为无根苔，即是假苔。

意义：辨别疾病的轻重、预后。

辨证
- 病之初、中期：见真苔为胃气壅实，病情较深重。
- 久病见真苔：说明胃气尚存。
- 新病见假苔：病情较轻。
- 久病见假苔：病情危重。

二、苔色

苔色变化主要有白苔、黄苔、灰黑苔三类。由于舌苔容易出现假象，且临床表现多样，各种苔色变化需要同苔质及舌质色形态变化结合起来综合分析。

（一）白苔

特征：舌面上所附着的苔垢呈现白色。

意义：主表证、寒证、湿证，亦见于正常人或热证。

辨证
- 苔薄白而润：可为正常舌象，或表证初起、里证轻者，或阳虚内寒。
- 苔薄白而干：多是风热表证。
- 苔白厚腻：多为湿浊内停，或为痰饮、食积。
- 苔白厚而干：主痰浊湿热内蕴。

（二）黄苔

特征：舌苔呈现黄色。根据苔黄的程度，有淡黄（微黄苔）、深黄（正黄苔）、焦黄（老黄苔）之分。

意义：主热证、里证（淡黄热轻，深黄热重，焦黄热极）。

辨证
- 薄黄苔：风热表证，或风寒化热入里。
- 黄腻苔：湿热或痰热内蕴，或食积化腐。
- 黄糙苔、焦黄苔：均主邪热伤津，燥结腑实证。
- 黄滑苔：痰饮化热；或气血亏虚，复感湿热之邪。

（三）灰黑苔

特征：浅黑苔即灰苔，深灰苔即黑苔，二者常并称。

意义：主阴寒内盛，或里热炽盛。

辨证
- 灰黑苔，舌面湿润：阳虚寒湿内盛或痰饮内停。
- 黄腻灰黑苔：湿热内蕴，日久不化。
- 焦黑苔，舌质干裂起芒刺：热极津枯。
- 霉酱苔：宿食湿浊久积。

第四节　舌象分析要点及舌诊意义

一、舌象分析的要点

（一）察舌之神气和胃气

1. 舌之神气　舌神主要反映在舌色和舌体运动方面。舌质红活荣润谓之有神；舌质板硬枯暗谓之无神。

2. 舌之胃气　有根苔提示胃气充足，无根苔提示胃气衰败。胃气的盛衰，可从舌苔是否有根表现出来。

笔记

（二）舌质、舌苔综合分析

1. 舌苔或舌质单方面异常　一般无论病之新久，提示病情尚属单纯。

2. 舌苔和舌质均出现异常

（1）舌苔与舌质变化一致：提示病机相同，所主病症一致，说明病变比较单纯。如：舌质红苔黄而干者，主实热证；舌淡嫩苔白润者，主虚寒证。

（2）舌苔与舌质变化不一致：提示病因病机较复杂。如：淡白舌黄腻苔，主脾胃虚寒，复感湿热邪气。

（三）舌象的动态分析

（1）舌苔由薄变厚：表邪入里。

（2）舌质由常变红：邪热充斥，气营两燔。

（3）舌苔骤退：胃气将绝。

（4）舌质由暗渐复淡红：病情好转。

二、舌诊的临床意义

（一）判断邪正盛衰

（1）气血充盛：舌体红润。

（2）气血不足：舌色淡白。

（3）胃气旺盛：舌苔有根。

（4）胃气衰败：舌苔无根。

（二）区别病邪性质

（1）燥热为病：舌红而干。

（2）瘀血内阻：舌质紫暗或见瘀点、瘀斑。

（3）外感风寒：苔多薄白。

（4）外感风热：苔多薄黄。

（三）辨别病位浅深

（1）邪入营分：舌绛。

（2）邪入血分：舌深绛或紫暗。

（3）病情轻浅：苔薄白。

（4）病情深重：苔黄厚

（四）推断病势进退

（1）舌色淡红转红至绛而紫：热入营血。

（2）舌苔薄白转黄至灰而黑：邪热渐甚。

（五）估计病情预后

（1）舌荣有神，苔薄而润：预后较好。

（2）舌枯无神，舌苔无根：病情凶险。

第13章 闻 诊

概念:闻诊,即通过听声音和嗅气味来诊断疾病的方法。

原理:声音和气味都是在脏腑生理活动和病理变化中产生的,所以通过闻声音与嗅气味的异常变化便可诊察病情。

方法及注意事项:

(1)熟悉生理,以常衡变。

(2)四诊合参,综合判断。

(3)注意人的嗅觉受性别、年龄等因素的影响。

(4)注意医者感官的个体差异,心理状态、闻气味的经验、环境之不同。

主要内容:

(1)听声音:语声、语言、呼吸、咳嗽、呕吐、呃逆、嗳气、太息、肠鸣。

(2)嗅气味:病体气味及分泌物、排泄物、病室的气味。

第一节 听声音

一、声音

正常声音的特点:发声自然,声调和畅,柔和圆润,语言流畅,应答自如,言与意符等。

(一)发声

病理声音的一般规律:

{声音高亢洪亮;有力而连续:阳证、实证、热证。
声音低微细弱;懒言而断续:阴证、虚证、寒证。

(二)音哑与失音

概念:语声嘶哑为音哑;语而无声为失音。

意义:实证、虚证、妊娠。

辨证{新病音哑(金实不鸣):风寒、风热袭肺或痰湿壅肺。
久病音哑(金破不鸣):肺肾精亏,阴虚火旺。

二、语言

(一)谵语

概念:谵语为神志不清,语无伦次,声高有力的症状,属实证。

病机:邪热内扰神明。

(二)郑声

概念:郑声为神志不清,语言重复,时断时续,语声低弱模糊的症状,属虚证。

病机:久病脏气衰竭,心神散乱。

笔记

(三)独语

概念:独语为自言自语,喃喃不休,见人语止,首尾不续的症状,见于癫病、郁病。

病机:心气不足或气郁痰阻。

(四)错语

概念:错语为语言错乱,语后自知言错的症状。

病机{虚:久病体虚,年老体衰。
实:痰湿、瘀血、气滞阻碍心窍。

(五)狂言

概念:狂言为精神错乱,语无伦次,狂叫骂詈的症状。多属阳证、实证,常见于狂病、伤寒蓄血证。

病机:气郁化火,痰火互结,内扰心神。

三、呼吸

闻呼吸的要点主要是:呼吸节律的均匀度、气息的强弱粗细、呼吸音的清浊三种情况。

意义:

(1)患者呼吸正常:形病气未病。

(2)患者呼吸异常:形气俱病。

(3)呼吸气粗,疾出疾入:热证、实证。

(4)呼吸气微,徐出徐入:寒证、虚证。

(一)喘与哮的特征、区别与联系

{喘:呼吸困难,短促急迫,喘不兼哮。
哮:呼吸急促,喉间痰鸣,哮必兼喘。

(二)少气与短气的特征及区别

{少气:呼吸微弱短促而声低,气少不足以息,纯虚无实。
短气:呼吸气急短促,气苦有所窒,有虚实之分。

四、咳嗽

咳嗽为肺失宣降,肺气上逆——痰气冲击气道而成。

{外感实证:咳声重浊,声大气粗,有痰。
内伤虚证:无力作咳,咳声低微。

咳声{
(1)重浊,痰白清稀:外感风寒。
(2)不扬,痰稠色黄不易咳:肺热。
(3)沉闷,痰多易咳:寒痰湿浊停聚。
(4)干咳无痰或少痰:燥热或肺阴虚。
(5)无力作咳,咳声低微:肺气虚损。
(6)阵发,连声不绝,终止时作“鹭鸶叫声”:百日咳。
(7)如犬吠样:白喉。

五、胃肠异常声响

(一)呕吐

概念:呕吐是指饮食物、痰涎从胃中上涌,由口中吐出的症状。有呕吐、吐、干呕之不同。

意义:胃气不降或曰“胃气上逆”。

辨证{吐势徐缓,声音微弱,吐物清稀:虚寒证。
吐势较猛,声音壮厉,吐出黏痰黄水,或酸腐或苦水:实热证。
喷射状呕吐:热扰神明(重)。

(二)呃逆(唐以前称为“哕”)

概念:呃逆是指胃气上逆,从咽而发,不由自主,声短而频,呃呃作响的一种症状。

意义:胃气上逆。

辨证{呃声频作,高亢而短,声响有力:实证、热证。
呃声低沉而长,声弱无力:虚证,寒证。
新病呃逆,其声有力:寒热客胃。
久病重病呃逆不止,声低气怯:胃气衰败之危候。

(三)嗳气(古代称为“噫气”)

概念:嗳气是指胃中气体上出咽喉所发出的声长而缓的症状。

意义:胃气上逆。

辨证{嗳气酸腐:宿食,属实证。
嗳声频而响亮,因情志而作:肝气犯胃(实证)。
嗳声低沉断续,无酸腐味:胃虚气逆(虚证)。
嗳声频作而无酸腐气味:寒邪客胃(寒证)。

以上呕吐、呃逆、嗳气三者的异同点:

{相同:三者病机有一致性,皆胃气上逆,胃家不和。
不同:呕吐,物出于胃;呃逆,气出咽喉;嗳气,气出于胃。呃逆、嗳气不全属病态,呕吐皆见于病态。

(四)太息

太息常为肝气郁结。

(五)喷嚏

(1)偶发:刺激。

(2)新病兼表:外感风寒。

(3)久病阳虚:阳气回复。

(六)肠鸣

(1)胃如囊裹浆:水饮。

(2)饥肠辘辘:胃肠虚寒。

(3)肠鸣如雷,泄泻:外感风、寒、湿。

(4)肠鸣消失:胃肠气滞。

第二节 嗅气味

气味由机体散发而来,故嗅气味可以了解疾病情况。

其一般规律{气味酸腐臭秽:实热证。
微有腥臭:虚寒证。

笔记

一、病体之气

（一）口气

(1)臭秽：胃热、龋齿、口腔不洁。
(2)酸馊：食积胃肠。
(3)口有血腥味：吐血、咯血、齿衄。
(4)口出腐臭气，兼咳吐脓血：内有溃腐脓疡。

（二）汗气

(1)汗气腥膻：湿热久蕴皮肤。
(2)汗气臭秽：热毒内盛。
(3)“狐臭”：湿热郁蒸。

（三）痰涕之气

鼻流浊涕腥秽如鱼脑：鼻渊。

二、病室气味

(1)酸臭臭秽：实热。
(2)腥味：虚寒。
(3)血腥：失血证。
(4)腐臭如败卵（尸臭味）：脏腑衰败。
(5)尿臊味：水肿病晚期，肾脏衰败（尿毒症）。
(6)烂苹果味：消渴病重证。

第14章 脉 诊

第一节 脉诊概述

概念：脉诊又称切脉，是医生用手指对患者身体某些特定部位的动脉进行切按，体验脉动应指的形象，以了解健康或病情、辨别病证的一种诊察方法。

一、脉诊原理

（一）心、脉是形成脉象的主要脏器

心脏的搏动是形成脉象的动力，血管的舒缩是产生脉搏的重要因素，心阴与心阳的协调是维持脉搏正常的基本条件。

（二）气血是形成脉象的物质基础

脉赖血以充，血赖气以行，故无气血则无以成脉动。

（三）其他脏腑与脉象形成的关系

肺主气而朝百脉，脾主运化乃气血之源，肝藏血且调节血量，肾藏精为元气之根。

二、诊脉部位

诊脉部位有三部九候诊法（下图）、人迎寸口诊法、仲景三部诊法和寸口诊法四种。

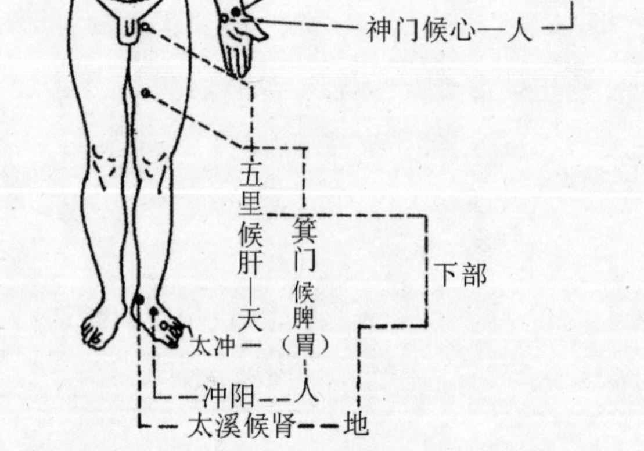

三部九候诊法示意图

（一）三部九候诊法

上：
- 天（两颞动脉）：候头额、颞部。
- 人（耳前动脉）：候目、耳。
- 地（两颊动脉）：候口、齿。

中：
- 天（手太阴肺经动脉处）：候肺气。
- 人（手少阴心经动脉处）：候心气。
- 地（手阳明大肠经动脉处）：候胸中之气。

下：
- 天（足厥阴肝经动脉）：候肝气。
- 人（足太阴脾经动脉）：候脾、胃之气。
- 地（足少阴肾经动脉）：候肾气。

（二）人迎寸口诊法

人迎寸口诊法，是对人迎和寸口脉象互相参照，进行分析诊断的一种方法。

（三）仲景三部诊法

- 诊寸口脉：候脏腑。
- 诊趺阳脉：候胃气。
- 诊太溪脉：候肾气。

（四）寸口诊法

寸口又称气口或脉口，是指单独切按桡骨茎突内侧一段桡动脉的搏动，根据其脉动形象，以推测人体生理、病理状况的一种诊脉方法。

1. 寸口部位　寸口分为寸、关、尺三部（下图）。先定关，即以高骨（桡骨茎突）为标记，再定寸、尺：关前为寸，关后为尺。

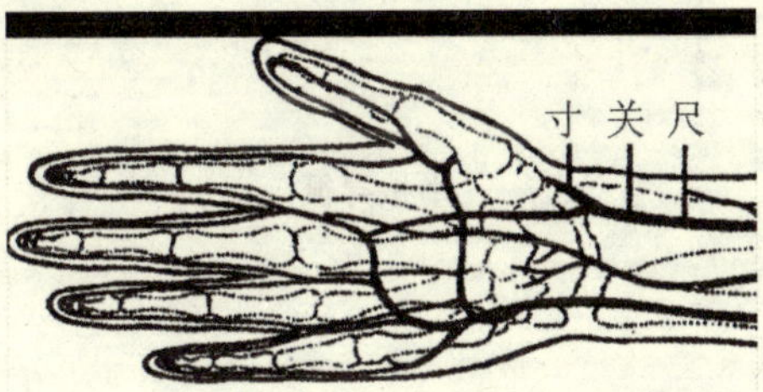

寸关尺部位

2. 寸口脉诊病的原理　①寸口部为“脉之大会”；②寸口部脉气最明显；③可反映宗气的盛衰；④寸口处为桡动脉且行径固定、脉位浅表，便于诊查。

3. 寸口分候脏腑

左手：
- 寸：心。
- 关：肝。
- 尺：肾（阴）。

右手：
- 寸：肺。
- 关：脾。
- 尺：肾（阳）。

三、诊脉方法

（一）时间

诊脉时间以清晨（平旦）未起床、未进食时最佳。

（二）体位

诊脉体位：正坐、仰卧均可，寸口与心脏同一水平，直腕仰掌。

笔记

（三）指法（选指、布指、运指）

诊脉指法为：中指定关，三指平齐，指目按脉，疏密适度，举按寻循。

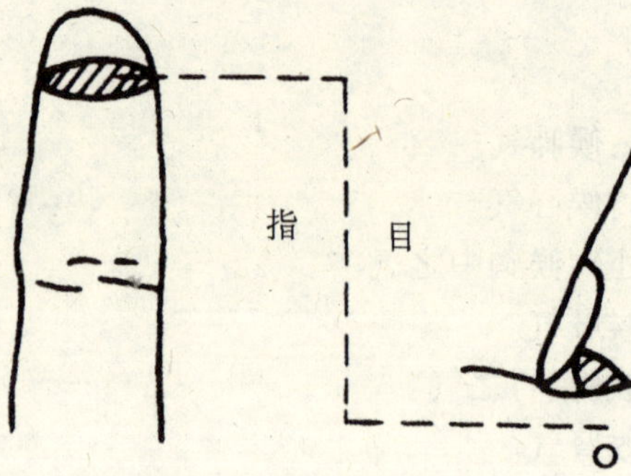

指目示意

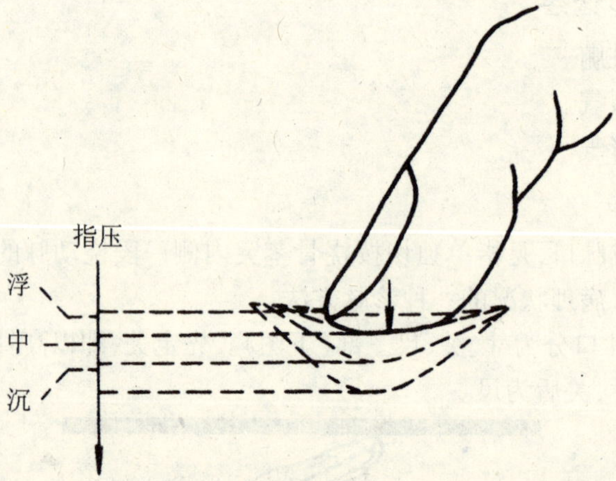

举按寻循

举：轻取。
按：重取。
寻：中取。
循、推法：总按、单按。

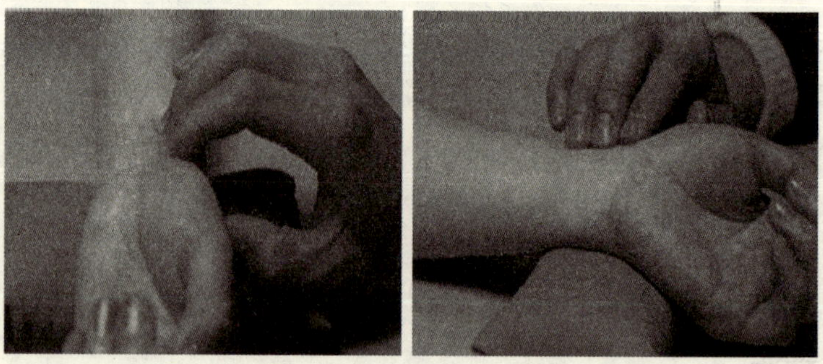

总按

（四）平息

平息一是指以以医生的一次正常呼吸为时间单位，来检测患者的脉搏搏动次数。二是平息有利于医生思想集中，专注指下。

笔记

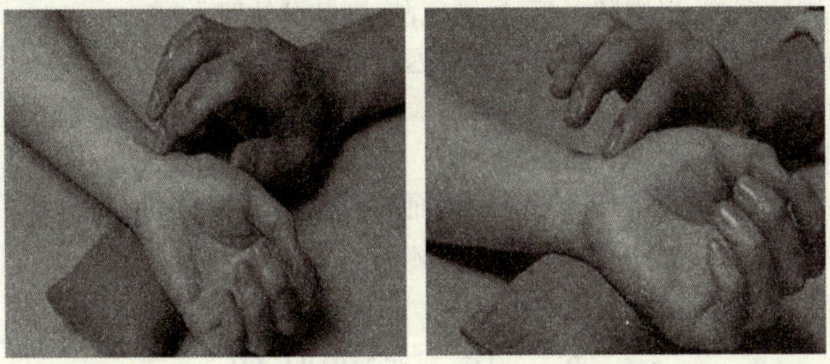

单按

（五）五十动

诊脉时间不少于50次脉跳的时间。两手以3分钟左右为宜。

四、脉象的八个要素

(1)脉位:脉管的浅深。
(2)至数:脉搏的频率。
(3)脉长:脉动的范围长短。
(4)脉力:脉搏的强弱。
(5)脉宽:脉管的粗细。
(6)流利度:脉来的通畅程度。
(7)紧张度:脉管的弛缓程度。
(8)均匀度:脉动的节律。

第二节　正常脉象

一、正常脉象(平脉)的特点

可概括为:有胃、有神、有根。

有胃:脉来从容、和缓、流利。
有神:应指有力,节律整齐。
有根:尺脉沉取有力,按之不绝。

二、脉象的生理变异

（一）个体因素影响

与年龄、性别、体质、生理变异有关。

性别:女性较男性脉势弱、脉率快、脉形细。
年龄:小儿脉率快,越小脉越快(婴儿120~140次/分)。青年人脉多滑。老年人脉多弦。
体质:身高者脉长,身矮者脉短。瘦人脉浮,肥人脉沉。又有六阴脉、六阳脉。
生理变异:斜飞脉、反关脉。

（二）外部因素影响

与情志、劳逸、季节、昼夜、地理环境等有关。

情志：喜则脉多缓；怒则脉多弦；惊则气乱，则脉动暂时无序。
劳逸：剧烈活动后脉洪数；入睡后脉多迟缓。
饮食：饭后脉稍数而有力；饥饿时脉多缓弱。
季节：常有春弦、夏洪、秋浮、冬沉。
昼夜：昼日脉偏浮而有力；夜间脉偏沉而细缓。
地理环境：南方人脉多细软数；北方人脉多沉实。

第三节　病理脉象

一、常见病脉

(1)浮脉、沉脉。
(2)迟脉、数脉。
(3)洪脉、细脉。
(4)长脉、短脉。
(5)虚脉、实脉。
(6)滑脉、涩脉。
(7)弦脉、紧脉。
(8)结脉、代脉、促脉。

（一）浮脉类（浮、洪、濡、散、芤、革脉）

浮脉
- 脉象：轻取即得，重按稍减而不空，举之有余（轻取指下感觉搏动明显），按之不足。
- 意义：主表证（有力），亦见于虚阳外越（浮而无力且无根）。
- 脉理：邪袭肌表，卫阳抗之，脉气鼓搏于外，应指而浮。久病内伤，虚阳外越，则浮而无力。

附：相类脉（浮脉、洪脉、濡脉、散脉、芤脉、革脉六者）。
- 相同点：均有脉位表浅、轻取即得的特点。
- 不同点：
  - (1)浮脉举之有余，重按稍减而不空。
  - (2)洪脉浮大有力；濡脉浮而细软。
  - (3)散脉浮而无根，且伴节律不齐或脉力不匀。
  - (4)芤脉浮而空软（浮大中空，如按葱管）。
  - (5)革脉浮而空弦（位浮、形大、势硬而中空）。

（二）沉脉类（沉、弱、伏、牢脉）

沉脉
- 脉象：轻取不应，重按始得（举之不足，按之有余）。
- 意义：主里证（有力为实，无力为虚）。
- 脉理：气血内困或阳虚气陷。

沉脉亦见于常人，如肥胖者或冬季等。

附：相类脉（沉脉、弱脉、伏脉、牢脉四者）。
- 相同点：均有轻取不应，脉位较深之特点。
- 不同点：
  - (1)沉脉重按始得。
  - (2)弱脉极软而沉细。
  - (3)伏脉更深于沉，紧贴于骨。
  - (4)牢脉沉实大弦长，坚牢不移。

笔记

（三）迟脉类（迟、缓、涩、结）

迟脉
- 脉象：脉来缓慢，一息不足四至(60次/分以下)。
- 意义：多见于寒证，迟而有力为实寒；迟而无力为虚寒。亦见于邪热结聚之实热证。
- 脉理：寒盛而阳失宣通或阳虚而失于温运，则脉来怠慢。热结而气机不通，脉亦见迟。（迟脉亦见于常人）

附：相类脉（迟脉、缓脉、涩脉、结脉四者）。

- 相同点：脉率均小于一息五至。
- 不同点
  - (1)迟脉：一息不足四至。
  - (2)缓脉：一息四至。
  - (3)涩脉：往来艰涩不畅，脉形、脉率、脉力不匀。
  - (4)结脉：迟缓而有不规则歇止。

（四）数脉类（数脉、疾脉、促脉、动脉）

数脉
- 脉象：脉来急促，一息五至以上而不满七至(90～130次/分)。
- 意义：主热证（有力为实热，无力为虚热），亦可见于里虚证（虚阳外浮）。
- 脉理：邪热亢盛，或阴虚内热，均可使血流加速而见数脉。

数脉可见于正常人，如运动所致者。

附：相类脉（数脉、促脉、疾脉、动脉四者）。

- 相同点：是脉率均有快于正常脉象的感觉。
- 不同点
  - (1)数脉：一息五至以上，不足七至。
  - (2)疾脉：一息七八至。
  - (3)促脉：数而中止，止无规则。
  - (4)动脉：其形如豆，常兼滑数有力之象。

（五）虚脉类（虚脉、细脉、微脉、代脉、短脉）

虚脉
- 脉象：三部脉举之无力，按之空豁，应指松软。李士林曰："脉合四形，浮大迟软"。
- 意义：主虚证（气血阴阳之虚）。
- 脉理：气虚不足以运其血，故脉来无力；血不足于充其脉，故按之空豁。

附：相类脉（虚脉、细脉、微脉、代脉、短脉五者）。

- 相同点：五者均以应指无力为特点。
- 不同点
  - (1)虚脉：三部举按皆无力。
  - (2)细脉：形小而应指明显，贵在言其形。
  - (3)微脉：极软极细，按之欲绝，若有若无，起落模糊。
  - (4)代脉：动而中止，亦快亦慢，歇止有规则，歇止时间较长。
  - (5)短脉：首尾俱短，不及本位。

（六）实脉类（实、滑、弦、紧、长、大脉）

实脉
- 脉象：脉来充实有力，来去俱盛，应指幅幅，是一切有力脉的总称。
- 意义：主实证（实寒与实热之分），可见于常人。
- 脉理：邪气有余，正气不虚，正邪相搏，气血壅盛，脉道坚满，应指有力。

实脉亦见于常人，必兼和缓之象。

注：两手六脉均实大，且无病症表现，称为六阳脉，是气血旺盛的表现。

附：相类脉（实脉、滑脉、弦脉、紧脉、长脉、大脉六者）。

相同点:六者以充实有力为特点。

不同点:
- (1)实脉:应指有力,举按皆然,来去俱盛。
- (2)滑脉:仅指脉形往来流利,应指圆滑,似数非数。
- (3)弦脉:端直以长,脉势较强,脉道较硬。
- (4)紧脉:更加绷急有力,且脉位不固定(左右弹指)。
- (5)长脉:首尾端直,超过本位。
- (6)大脉:脉体宽大,无汹涌之势。

二、脉象鉴别

(一)比类法

归类法:即将相似脉象归为一类(常见病脉归类简表)
辨异法:即分析相似脉象的区别(上述相类脉象鉴别)

(二)对举法

对举法就是把两种相反的脉象对比而加以鉴别的方法。

(1)浮脉与沉脉:是脉位浅深相反的两种脉象。
(2)迟脉和数脉:是脉率慢快相反的两种脉象。
(3)虚脉与实脉:是脉搏气势相反的两种脉象。
(4)滑脉与涩脉:是脉搏流利度相反的两种脉象。
(5)洪脉与细脉:是脉体大小和气势强弱相反的两种脉象。
(6)长脉与短脉:是脉位长短相反的两种脉象。
(7)弦脉与紧脉:是因脉管性质有差异而脉势、脉形有别的两种脉象。
(8)紧脉与缓脉:是脉搏气势相反的两种脉象。
(9)散脉与牢脉:是脉位与气势相反的两种脉象。

三、相兼脉

(一)概念

凡两种或两种以上的单因素脉同时出现,复合构成的脉象,谓之“相兼脉”,或“复合脉”。如浮数(二合脉)、沉细而数脉(三合脉)。

(二)主病

主病等于组成相兼脉的脉象主病之综合。

浮紧脉:主外感寒邪之表证,或风寒痹病疼痛
浮缓脉:主风邪伤卫,营卫不合的太阳中风证
其主病虽较局限,却较确切。

脉象命名:
- (1)以某一突出因素命名,如浮脉、浮数脉、浮缓脉等。
- (2)以某一脉名命名,若位深、形细、势软时曰弱脉。
- (3)以多种特征并列而命名,如沉细无力脉。

四、真脏脉

真脏脉,又称“败脉”“绝脉”“死脉”“怪脉”,是疾病垂危时出现的一种脉象。其特点是:无胃、无神、无根。如虾游脉、屋漏脉、弹石脉等。

(1)无胃之脉:以无冲和之象、应指坚搏为主要特征。
(2)无神之脉:以脉律无序、脉形散乱为主要特征。
(3)无根之脉:以虚大无根或微弱不应指为主要特征。

笔记

五、妇人脉与小儿脉

（一）诊妇人脉

1. 诊月经脉

诊月经脉尺脉弱或细涩者：月经逾期或不至。

分析：月经与冲任有关，胞宫位居下焦，妇女血旺于气，故也。

2. 诊妊娠脉

“身有病而无邪脉，妊子也”。
“手少阴动甚者，妊子也”。
“阴搏阳别，谓之有子”。

3. 临产脉

脉象从滑数转为急疾（急如切绳转珠）
中指中节或末节两旁脉跳明显

（二）诊小儿脉

1. 诊小儿脉的方法　诊小儿脉时一指定三关（一指总候三部）。

2. 正常脉象的特点　2～3岁，一息6～7至（每分钟100～120次）为常脉；5～10岁，一息6至（约每分钟100次）为常脉，一息4～5至为迟脉。

3. 小儿病脉　由于小儿疾病较为单纯，故临床常以脉的浮、沉、迟、数辨症证的表、里、寒、热；以脉的有力无力定病症的虚、实。

第四节　脉诊的临床运用及意义

一、脉诊的临床运用

（一）独异脉的诊断意义

（1）部位之异：即某种脉象仅见于某一部位。如左关脉弦为肝郁，右寸脉弱为肺虚。

（2）脏气之独：即某些脉常见于相应脏腑的病症。如促、结、代脉多提示心之病变。

（3）脉体之独：指病中突出表现为某种脉象。如紧脉主伤寒、痛症。

（二）辨脉主病不可拘泥

浮不可以概言表；沉不可以概言里；数不可以概言热；迟不可以概言寒。是因表与里、寒与热存在有逻辑辩证关系。

（三）脉证顺逆与从舍

顺逆：
- 顺：脉与症相应为顺，如证热脉数等。
- 逆：脉与症不相应为逆，如证热脉迟等。

从舍：
- 舍症从脉：应用于症假脉真者。
- 舍脉从症：应用于脉假症真者。

二、脉诊的意义

（1）辨别病证的部位。

（2）判断病证的性质。

（3）分辨邪正的盛衰。

（4）推断病证的进退。

第15章 按诊

第一节 按诊的方法与意义

一、按诊的体位

按诊时患者一般应取坐位、仰卧位或侧卧位。

二、按诊的手法

按诊的手法主要有触、摸、按、叩。

- 触法:不用力轻诊皮肤。
- 摸法:稍用力达于肌层。
- 按法:重用力诊筋骨或腹腔深部。
- 叩法
  - (1)直接叩法:手指直接触及体表部位。
  - (2)间接叩法:拳掌叩击法和指指叩击法。

第二节 按诊的内容

一、按胸胁

(略)。

二、按脘腹

(一)脘腹分区及所候

- 膈以下:腹部(上腹为胃脘)。
- 脐上:人腹(脾)。
- 脐下至耻骨上缘:小腹(肾、膀胱、大小肠)。
- 小腹两侧:少腹(肝、肾)。

(二)脘腹按诊的内容

- 寒证:按之凉而喜温。
- 热证:按之热而喜凉。
- 实满:腹部饱满,有弹性,有压痛。
- 虚满:腹部虚软,少弹性,无压痛。
- 虚证:腹痛喜按。
- 实证:腹痛拒按。
- 癥积:推之不移,痛有定处。
- 瘕聚:推之可移,痛有定处,或按之无形,聚散不定。
- 左少腹按之累累有硬块:肠中宿粪。
- 右少腹拒按,或有包块应手:肠痈。

笔记

第16章　八纲辨证

一、八纲辨证的概念

八纲指表、里、寒、热、虚、实、阴、阳八个纲领。

八纲辨证是指根据病情资料，运用八纲进行分析综合，把八纲作为辨证纲领的方法，称为八纲辨证。

表里：辨别病位的浅深。
寒热：辨别疾病的性质。
虚实：判断邪正的盛衰。
阴阳：划分疾病的类别。

二、八纲辨证源流

《内经》："善诊者，察色按脉，先别阴阳。"
《伤寒论》："六经辨证，分三阴三阳。"
《景岳全书》："阴阳篇""六变篇。"
《伤寒质难》：正式提出"八纲"名称。

第一节　八纲基本证候

表证与里证，寒证与热证，虚证与实证，阴证与阳证，是四对既对立又相互有联系的八个方面证候，各自都不是一个完整具体的证。

一、表里辨证

表里是辨别病位外内浅深的一对纲领。

(1)表里的相对性：
- 表：指躯壳、腑、经络。
- 里：指内脏、脏、脏腑。

(2)表里的狭义性：
- 表：指身体的皮毛、肌腠、经络。
- 里：指脏腑、骨髓。

(一)表证

概念：表证是指六淫、疫毒等外邪经皮毛、口鼻侵入，正气抗邪表现的轻浅证候，多见于外感病之初期。
病因：六淫、疫毒。
表现：恶寒发热，头身疼痛，脉浮，苔薄白。
特点：起病急，病程短，病情轻。
辨证：恶寒发热，有感受外邪之因可查。

（二）里证

概念：里证是泛指病变部位在内，由脏腑、气血、骨髓等受病所反映的证候。
病因：表证传里、外邪直中、情志内伤、饮食劳倦。
表现：病因复杂，病位广泛，症状繁多，极难概括。
证候：常以或寒或热之症出现。病情重，病程长。
辨证：寒热单见，脏腑症状为主。

附：半表半里证

概念：半表半里证是指表邪入里的过程中，邪正分争，病位处于表里进退变化之中所表现的证候。
病因：邪犯少阳。
表现：寒热往来，胸肋苦满，心烦喜呕，默默不欲饮食，口苦咽干，目眩，脉弦等。
辨证：起病急，病程长，既非表证，亦非里证。
要点：寒热往来。

（三）表里证鉴别要点

其鉴别主要是审察寒热症状，内脏症状（或证候）是否突出，舌象、脉象等变化，见下表。

证型	寒热	内脏证候	舌象	脉象
表证	同见	不明显	少变化	浮
里证	单见	明显	多变化	沉
半表半里	交替	明显	多变化	弦

二、寒热辨证

寒热是辨别和判断疾病性质的一对纲领，寒热主要反映疾病中机体阴阳的盛衰，病邪性质的属阴属阳。《景岳全书·传忠录》说："寒热者，阴阳之化也。"

（一）寒证

概念：寒证是指感受阴寒邪气或阳虚阴盛所表现的证候。
病因：外感寒邪；过食生冷；久病阳虚。
表现：恶寒、喜暖、口不渴、尿清长、面白、苔白、脉迟或紧等。
辨证：怕冷喜暖是其特征。

须熟悉寒证的分类及含义，如：

实寒证：寒邪侵袭，起病急，体壮实，符合实证、寒证之特点。
虚寒证：阳气耗损，体弱久病，符合虚证、寒证之特点。
表寒证：寒邪袭表，符合表证特点，以新起恶寒为主。
里寒证：寒中脏腑，或阳气不足，以内脏证候为主。

（二）热证

概念：热证是指感受阳热邪气或阴虚阳亢所表现的证候。
病因：外感暑热；过食辛辣；久病阴伤；五志化火。
表现：发热、恶热、喜凉、口渴、面赤、舌红、苔黄、便干、脉数等。
辨证：恶热喜凉是其特征。

须熟悉热证的分类及含义，如：

实热证:火热侵袭,阳气亢盛,病势重,体壮实,符合热证、实证之特点。
虚热证:阴液亏少,阳气偏旺,多为体弱久病,符合热证、虚证之特点。
表热证:热邪侵袭肤表,符合表证特点,发热重,恶寒轻。
里热证:阳热感于脏腑,或阴液亏虚而火热偏旺者。

（三）寒热证鉴别要点

类别	寒热喜恶	口渴与否	面色赤白	四肢温凉	二便	舌象	脉象
寒证	恶寒喜暖	不渴	白	凉	尿清长 便稀溏	淡（质） 白（苔）	紧迟
热证	恶热喜凉	渴喜冷饮	赤	温	尿短赤 大便秘	舌红绛 苔黄	数

三、虚实辨证

虚实是辨别邪正盛衰的两个纲领,亦是辨别疾病病性的两个纲领。证的虚实要综合判断正邪斗争的状态,指二者在疾病过程中何者居于矛盾的主导地位。

（一）实证

概念:指感受外邪或病理产物蓄积,以有余、亢盛、停聚为特征的证候。
病因:六淫、疫疠、虫毒;痰饮、水、湿、血瘀、脓毒;气滞、食积等。
表现:实难以某几个症状代表所有实证,但具有邪气充实、停积为主、正气未虚、邪气斗争剧烈,即表现为有余、强烈、停积等特点。
辨证:新病、暴病、病情激烈、体质壮实;有明确的病因可查。

（二）虚证

概念:指正气亏虚、邪气不著,以不足、松弛、衰退为特征的证候。
病因:先天不足,后天失养,生化减少;情志、劳倦、房事耗气伤精;吐、泻、汗、失血;久病失治、误治、耗伤正气。
表现:很难以某几个症状代表所有虚证,但具有正气不足、邪不明显、邪正斗争隐缓,即表现为不足、低下等特点。
辨证:久病、势缓、耗损过多,体质素虚;较难明确其原因。

（三）虚实证鉴别要点

虚实证主要可从病程、病势、体质及症状、舌脉等方面加以鉴别,见下表。

鉴别要点	虚证	实证
病程	长（久病）	短（新病）
体质	多虚弱	多壮实
精神	萎靡	兴奋
声息	声低息微	声高气粗
疼痛	喜按	拒按
胸腹胀满	按之不痛,胀满时减	按之疼痛,胀满不减
发热	五心烦热,午后微热	蒸蒸壮热
恶寒	畏寒,得衣近火则减	恶寒,添衣加被不减
有力	质嫩,苔少或无苔	质老,苔厚腻
脉象	无力	有力

笔记

四、阴阳辨证

阴阳是辨别疾病属性的两个纲领，是八纲中的总纲。

（一）阴证

- 概念：凡见抑制、沉静、衰退、晦暗等表现的里证、寒证、虚证，以及症状表现于内的、向下的等，符合阴的属性的症状，均属阴证范畴。
- 表现：不同的疾病，表现出的阴证证候不尽相同，各有侧重。

（二）阳证

- 概念：凡见兴奋、躁动、亢进、明亮等表现的表证、热证、实证，以及症状表现于外的、向上的等，符合阳的属性的症状，均属阳证范畴。
- 表现：不同的疾病，表现出的阳证证候不尽相同，各有侧重。

第二节　八纲证候间的关系

八纲证候相互联系具有必然性、普遍性。因八纲证候各自从不同的角度概括说明病变的本质，都不是完整的证，故八纲证候间存在着广泛而密切的关系，归结之有证候相兼、证候错杂、证候真假、证候转化四类。

一、证候相兼

概念：
- 狭义：证候相兼是指疾病在病位、病性、邪正盛衰三者互相联系而出现的综合证候。
- 广义：证候相兼是指各种证候的相兼存在。

常见的证候相兼：
- 表实寒证、表实热证、里实寒证、里实热证。
- 里虚寒证、里虚热证、表里实寒证、表里实热证。

二、证候错杂

概念：证候错杂是指八纲中表与里、寒与热、虚与实相互对立的两个纲，在疾病过程中同时并见的综合性证候，有以下三类。

- 表里同病
  - 寒热虚实性质不矛盾，即“证候相兼”。
  - 寒热性质相同，虚实性质相反。如表实寒里虚寒等。
  - 虚实性质相同，寒热性质相反，如表实寒里实热证。
  - 寒与热、虚与实的性质均相反，如表实寒里虚热证。
- 寒热错杂
  - 上寒下热、上热下寒。
  - 表寒里热、表热里寒。
- 虚实错杂
  - 实证夹虚。
  - 虚证夹实。
  - 虚实并重。

三、证候真假

概念：“真”是指与疾病的内在本质相符的证候；“假”是指与疾病本质所反映的常规证候不符的某些表现。

（一）寒热真假

当疾病发展到寒极或热极时，会出现与疾病本质相反的一些假象，如“寒极似热”“热

笔记

极似寒”，即所谓的真寒假热、真热假寒。此假象常见于患者生死存亡的严重关头。所以，必须抓住疾病的本质，才能对病情做出准确判断。

1. 真热假寒

概念：真热假寒是指内有真热而外见假寒的证候。又叫“阳厥”“热厥”“阳盛格阴证”。
病机：阳盛于内，格阴于外。
表现：高热、口鼻气灼，渴饮，尿黄，舌红（真热）。
肢厥、神昏、面白或紫暗，脉迟（并非真寒）。

2. 真寒假热

概念：指内有真寒而外见某些假热的证候。又称“阴盛格阳证”“戴阳证”。
病机：阳气虚衰，阴寒内盛，迫虚阳浮于上，越于外（阴寒内盛，格阳于外）。
表现：胸腹无灼热，下肢厥冷，小便清长或不利，舌淡脉弱（真寒）。
面色浮红如妆，烦热躁扰等（并非真热）。

（二）虚实真假

虚实真假与虚实错杂难以截然分开，且以虚实错杂临床所常见。

1. 真实假虚

概念：真实假虚是指本质为实证，反见某些虚羸现象，即“大实有羸状”。
病机：实邪内积，经脉阻滞，气血不畅，外周失养。
表现：声高气粗，胸腹满硬拒按，脉实（真实）。
神情默默，倦怠懒言，身体羸瘦，脉细（非真虚）。

2. 真虚假实

概念：是指本质的虚证，反见某些盛实现象，即“至虚有盛候”。
病机：脏衰气虚，运化无力，气机阻闭不通。
表现：喜按、气短、舌淡脉虚（真虚）。
腹满、气喘、二便闭涩等（非真实）。

四、证候转化

证候转化是指八纲中相互对立的证候之间，在一定条件下，由一种证候转化为另一种证候。

（一）表里出入

病深入一层，层层是里；邪浅出一层，层层是表，足见其表里的相对性。

掌握病势的表里出入变化，对于预测疾病的发展与转归，及时改变治法，及时截断、扭转病势，或因势利导，均具有重要意义。

由表入里：
概念：指先为表证，后见里证，而表证随之消失，即表证转化为里证。
病因：邪盛正衰，失治误治所致。
特点：脏腑证候表现突出，原有之恶寒发热变为但热不寒或但寒不热。

由里出表：
概念：是指在里之邪，有向外透过肌肤而透达之势。
病因：正盛邪却，治疗得当。
特点：发热随汗出，疹现而轻等。

（二）寒热转化

寒热转化是指原为寒证，后出现热证，而寒证随之消失的病变。

寒证化热{概念:寒证化热是指原为寒证,后出现热证,而寒证随之消失的病变。
原因:寒郁化热,寒湿郁结,过服温燥化热。

热证转寒{概念:热证转寒是指原为热证,后出现寒证,而热证随之消失的病变。
原因:热毒严重,失治误治使正耗阳衰。

(三)虚实转化

虚实转化并非真正的虚证"转"实,实证"转"虚,往往是虚实夹杂、主次之变而已。

实证转虚{概念:实际为由邪气实为主转化成以正气虚为主的证候。
病因:失治误治正气损伤,病程迁延伤正。

虚证转实{概念:本为虚证,因积极治疗调养,正气来复,能与邪争表现出实的证候。(排石、排痰、发汗……)
病机:正气渐复,能与邪争。

笔记

第17章　病性辨证

病性辨证，就是在中医理论指导下，对患者所表现的各种症状、体征等进行分析、综合，从而确定疾病当前证候性质的辨证方法。

意义：可以明确疾病当前的本质（任何病、证的诊断，一是定位诊断，二是定性诊断）。

病性，又称病机，指病理改变的性质，也就是病理变化的本质属性。由于病性是导致疾病当前证候的本质性原因，因而也有称病性为病因者，即"审证求因"之谓。病因，导致疾病发生的原始因素，如病因学说里讲"千般疢难，不越三条"，即内因、外因、不内外因。这属于病因学、发病学的范畴，而病性是当前证候的性质，属诊断学、辨证学的范畴。

然而中医学对疾病本质的认识，主要是从症状推求原因，因而病因学研究的病因（由因析果）与辨证学探求的病性往往又是一致的（由果析因）。

由于病性是疾病当前的病理本质，是对疾病一定阶段整体反应状态的概括，是对邪正相互关系的综合认识，具有整体、动态的特点。因此，在进行病性辨证时，一般须对全身症状、体征以及体质、环境等进行综合分析，方可使辨证结果准确。

第一节　辨六淫证候

一、风淫证

（一）外风证

- 概念：外风证是指感受外界风邪（及风毒）所出现的符合"风"性特征的证候。
- 表现：
  - 汗出恶风、脉浮缓（太阳中风）。
  - 咳嗽、咽喉痒痛、鼻塞、流涕、喷嚏（风邪犯肺）。
  - 突发皮肤瘙痒、丘疹（风毒袭表）。
  - 口眼㖞斜，麻木不仁（风中经络）。
  - 肢体抽搐，关节游走作痛（风痹）。
  - 新起面睑肢体浮肿等（风水相搏）。
- 特点：起病急、变化快。

（二）内风证

- 概念：内风证是指机体内部的病理变化所导致的类似风性动摇为主要表现的证候。又称"动风"。
- 病因：热盛；阳亢；阴虚；血虚。
- 表现：眩晕、瘙痒、麻木、震颤、抽搐等。

由上可知，外感风邪及风毒，新病突起，符合痒、麻、动、抽等风邪致病的证候特点。同时应熟悉外风证与内风证在概念、成因、证候表现上的异同及外风与寒、热、火、湿、痰、水、毒等邪兼并为病的名称，如风寒、风热等。

二、寒淫证

- 概念：寒淫证是指寒邪侵袭机体，阳气被遏，以恶寒甚、无汗、头身或胸腹疼痛、苔白、脉弦紧为主要表现的实寒证候。实寒亦有伤寒、中寒之别。
- 表现
  - 伤寒：新起恶寒、头身疼痛、无汗、苔白、脉浮紧。
  - 中寒
    - 咳嗽、哮喘、咯稀白痰（寒邪客肺）。
    - 脘腹冷痛、肠鸣泄泻、呕吐（寒滞胃肠）。
    - 尚可见寒滞肝脉、寒滞心脉、寒凝胞宫、寒痹证等的表现。
    - 均可见肢冷、患部拘急冷痛、无汗。

附：伤寒与中寒的区别

1. 概念不同

伤寒证——指寒邪外袭肌表，阻遏卫阳所表现的实寒证。

中寒证——指寒邪直中脏腑、气血，损伤阳气，阻遏气机所表现的里实寒证。

虚寒证（内）——指机体阳气不足，温煦无力所表现的里虚寒证。

2. 病因、病位不同

伤寒证——肌表、太阳。

中寒证——淋雨、露宿、严寒、饮食生冷——肺、胃、肝、心、胞宫。

前者病发肌表太阳，后者病发肺、胃、心、肝。

虚寒证——体内阳气不足或机能减退——心、脾、肾、胞宫、胃。

3. 病机不同

前者属卫阳闭郁，后者属阳气受损。

4. 临床表现不同

伤寒证——新起恶寒，头身疼痛，肢厥，无汗，苔白脉浮紧。

中寒证——脘腹冷痛、泄泻等。

虚寒证——畏寒喜暖，四肢不温等。

第二节　辨阴阳虚损证候

阴阳既是类证的纲领（八纲），又有具体的辨证内容（如阳气、阴气、心阴等）。阳证、阴证既有太过（阴盛证、阳盛证），又有不足，常见的虚损证候有：

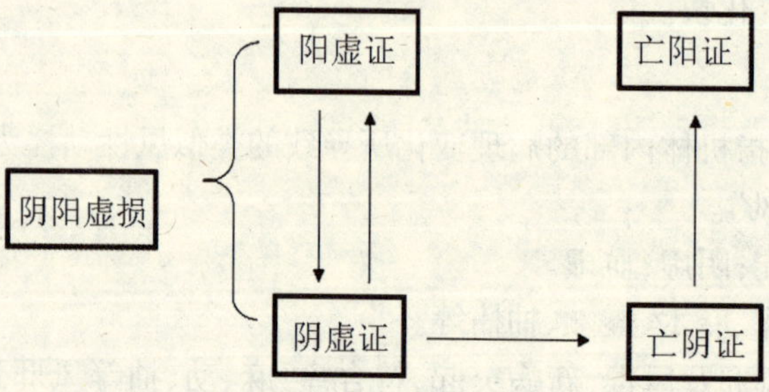

笔记

一、阳虚证

概念：阳虚证是指体内阳气亏损，其温养、推动作用减退，以畏冷肢凉为主要表现的虚寒证候。

表现：有阳虚失温的表现，如畏寒、喜暖等。常兼气虚表现，如神疲、乏力等。

辨证要点：病久体弱，畏寒肢凉，小便清长，面白，舌淡等为主要表现。

注：(1)阳虚常伴有气虚，易感寒邪，可发展为阴虚和亡阳，可导致气滞、血瘀、水泛、产生痰饮。

(2)阳虚证的表现是全身性的，然而以心、脾、胃、肾阳不足和胞宫虚寒证临床常见。

二、阴虚证

概念：阴虚证是指体内阴液亏少无以制阳，滋润、濡养等作用减退的虚热证候。

表现：有阴虚内热的表现，如潮热、盗汗。常兼津液亏虚的表现，如口燥咽干。

辨证要点：病久体弱，五心烦热、尿黄便结、颧红、舌红少津、脉细数等为主。

注：(1)阴虚与火象常并见，并可发展成亡阴，可导致动风、气滞、血瘀、水停等。

(2)阴虚证可见于多个脏腑组织的病变，临床以肺、心、胃、脾、肝、肾阴虚证为常见。

三、亡阳证

概念：亡阳证是指体内阳气极度衰微而欲脱，以冷汗肢厥、面白、脉微等为主要表现的危重证候。

表现：以心(肾)阳气虚脱为主要表现，如突然冷汗淋漓。兼气脱证，气息微弱。

辨证要点：四肢厥冷，面色苍白，冷汗淋漓，气息微弱，脉微欲绝为主。

四、亡阴证

概念：亡阴证是指体内阴液严重耗损而欲竭时所表现的危重证候。

表现：有阴竭阳盛的临床表现，如身灼烦渴等；常兼有心、肝、肾三脏证候。

辨证要点：身热烦渴、唇焦面赤、脉数疾、汗出如油为主要表现。

五、亡阴证与亡阳证证候鉴别

证型	汗液	寒热	四肢	面色	气息	口渴	唇舌	脉象
亡阳证	稀冷如水味淡	身冷畏寒	厥逆	苍白	微弱	不渴或欲热饮	唇舌淡白苔白润	脉微欲绝
亡阴证	黏热如油味咸	身热恶热	温和	颧红	息粗	口渴饮冷	唇舌干红	细数疾无力

注：亡阴证转化为亡阳证为疾病的一般规律，亡阳证转化为亡阴证，临床则无。须明确的是：亡阴证的转归，常涉及心、肝、肾等多个脏腑，阴亡则阳亦随之而亡。

第三节 辨气血证候

概念:气血辨证是根据患者所表现的症状、体征等,对照气血的生理、病理特点,分析、判断疾病中有无气血亏损或运行障碍的证候存在。

病理情况下主要表现为量的不足和运行失常两大病机规律,即

气血亏虚{气虚类:气虚、气陷、气脱、气不固;血虚类:血虚、血脱}
气血运行失常{气滞类:气滞、气逆、气闭等;血瘀(血热、血寒亦应归之)}
——互为因果,错杂相兼。

一、气虚类证(气虚证、气陷证、气不固证、气脱证)

"百病皆生于气",指出了气病的广泛性。但气病临床常见的证候,属虚证范畴可概括为气虚、气陷、气不固、气脱四种。

(一)气虚证

概念:气虚证是指元气不足,脏腑组织机能减退,以气短、乏力、神疲、脉虚等为主要表现的虚弱证候。

病因:久病重病、劳累过度、年老体弱。

表现:少气懒言,神疲乏力,头晕目眩,自汗,活动时诸证加剧。舌淡苔白,脉虚无力。

要点:病体虚弱,以气短、乏力、神疲、脉虚、动则诸症加剧,为主要表现。

人体脏腑组织机能活动的强弱与气的盛衰有密切关系。"气盛则机能旺盛,气衰则机能减退"。所以气虚者,常以全身性机能活动的低下为辨证依据。其常见的气虚证候有心气虚证、肺气虚证、脾气虚证、肾气虚证、肝胆气虚证、胃气虚证等。气虚亦可导致多种病理变化。

(二)气陷证

概念:气陷证是指气虚无力升举,而反下陷所表现的虚弱证候。

病因:气虚证的进一步发展;劳累、用力过度等。

表现:头晕眼花,少气倦怠,久痢久泄,腹部有坠胀感,脱肛或子宫脱垂等。舌淡苔白,脉弱。

要点:病体虚弱,以气短、气坠、脏器下垂为主要表现。

值得提及:气陷一证当包括脾虚气陷证和肺气(大气)下陷证两者。

(三)气不固证

概念:气不固证是指气虚而失去固摄之能所表现的虚弱证候。

病因:气虚发展而致,又有不固的证候特点。

表现{主要表现为肺卫不固(自汗、易感冒)、脾不摄血(慢性出血)、肾气不固(遗精、遗尿)。兼有气虚的表现,如气短、乏力。}

要点:病体虚弱,以气虚及液态物质外泄为其主要特征。

值得提及:气不固证并非具体证候,临证时当结合病位而辨之气不固证。

笔记

（四）气脱证

概念：气脱证是指元气亏虚已极时所表现的危重证候。
病因：气虚发展至极欲脱；或气不固之发展而来（汗、吐、下）。
表现：息微脱汗、口开目合、神识朦胧、二便失禁、脉微等。
要点：气息微弱欲绝为主要表现。

注：气陷、气不固、气脱三证是气虚的一种特殊表现形式，均由气虚发展所致，因此，既要注意其相一致处，又要区分其各自的特点，如是方能正确地治疗。此外，还应注意气之兼证，如气血两虚、气阴亏虚、阳气亏虚、津气亏虚、气虚血瘀、气虚水停等。

二、血虚类证（血虚证、血脱证）

（一）血虚证

概念：血虚证是指血液亏少，不能濡养脏腑、经络、组织表现的虚弱证候。
病因：生成不足，耗血过多，瘀血阻络。
表现：以五白（面、睑、唇、舌、甲）为特征。兼全身虚弱表现。
要点：肌肤黏膜组织淡白无华、脉细为主要表现。

值得提及：血虚证主要指心血虚证或肝血虚证，并可有血虚肠燥证、血虚肤燥生风证。血行脉中，内灌脏腑，外至肌肤，无处不到，因此，血虚时必出现全身性血供不足的虚弱证候。不过临床上大多是表现为心血虚证和肝血虚证。同时应熟悉，可有血虚肠燥证，血虚生风证，阴血亏虚证，血虚挟瘀证等。

（二）血脱证

概念：血脱证是指突然大量出血或长期反复出血，血液亡脱表现的危重证候。
病因：因长期失血，血虚而致血液突然大量耗失。
表现：严重血虚的表现，如面色苍白、眩晕。兼有气脱或亡阳的表现。
要点：依据明确，即有大失血（外伤、呕血、崩漏）、严重血虚（长期失血，如便血，寄生虫等）等病史。

本证是因失血而致血液突然大量耗失，或因长期失血，血虚进一步发展，血脉空虚所表现的危重证候。其诊断依据明确，即有大失血（外伤、呕血、崩漏），严重血虚（长期失血，如便血，寄生虫等）等病史，并常有气脱、亡阳证之伴随。

再者，当了解气脱、血脱、亡阳、亡阴之间的关系，即常相互影响而同时存在，均为危重症，临证时要辨别何种亡脱在先，除亡阴而见热、红、干、疾之特征外，气脱、血脱、亡阳的证候相似。

鉴别：气脱证、血脱证、亡阳证、亡阴证均属虚性危重症，但亡阴证有身热烦渴的特征，亡阳证以身凉肢厥为特征，气脱证以气息微弱尤为突出，血脱证有血液大量耗失的病史。

三、气滞类证

气滞类证包括气滞、气逆、气闭三种。

（一）气滞证

概念：气滞证又称为“气郁证”。指气在人体局部（脏腑、经络）阻滞所表现的证候。
病因：七情郁结，病邪内阻（痰饮、瘀血、砂石）、阳虚寒凝。
表现：气机阻滞的表现，如胀痛等。兼肝，或胃肠的病理改变。
要点：胀闷、胀痛、窜痛为主要表现。

值得提及：临床辨别气滞一证，当首辨病因，次辨病位。气滞证的原因多，因而在辨证时，必须根据辨证求因的原则，首先辨别病因，如食积胃肠，而致胃气郁滞；瘀阻经脉，可使脉道之气阻滞等。其次要联系病位，如胸痛以心肺病变居多；胁痛以肝胆病变常见。因此，对气滞的诊断，除掌握胀闷、疼痛的特点外，还须辨明病因，确定病位，才有实际意义。

再者，应了解气滞可致血瘀化热、化火、生痰、生湿、水停等病理变化，说明气滞病的广泛性。然而其常见有肝气郁结证、胃肠气滞证、肝胃气滞证（肝胃不和）等。

（二）气逆证

概念：气逆证是指气机失调，气逆上冲所引起的证候。
病因：情志不遂，感受外邪，寒饮、痰浊、食积等停留于胃。
表现：气逆上冲的表现如喘、呕、眩。兼有肝、肺、胃病理变化。
要点：咳喘或呕吐、呃逆或眩晕、昏厥为突出表现。

值得注意：气逆只是一种病机，并非完整的证名，临证时应注意辨别病因、病位，方能构成完整的辨证诊断。如：肺气上逆证、胃气上逆证、肝气上逆证。

（三）气闭证

概念：气闭证是指邪气阻闭神机或脏器、官窍所表现的急性实证。
病因：大怒、暴惊、强烈的精神刺激、瘀、石、虫、痰。
表现：突发、势急、症重、昏厥或内脏绞痛，二便闭塞。
要点：突发、势急、症重为特征。

值得注意：（1）气闭属实性急重证候。
（2）气闭与气脱、亡阳有虚实本质区别。
（3）气闭与痰厥、寒厥、热闭、暑闭等同属实性急重证候。

四、血瘀证

血瘀证是临床非常常见的一个证型，很常见。

概念：血瘀证是指由瘀血内阻所致的证候。
病因：外伤、气机郁滞、寒邪入侵、热邪内郁、气虚不运。
表现：
- 疼痛（刺痛、固定、夜甚）。
- 肿块（质硬）。
- 出血（色紫、血块、反复）。
- 发绀（面色黧黑，肌肤甲错，唇甲青紫或皮下紫斑，或腹中青筋暴露）。
- 舌脉（脉细涩、舌紫暗或有瘀斑、瘀点）。

要点：固定刺痛、肿块、出血、唇甲舌紫暗、脉细涩为主要特征。

值得提及：（1）瘀血阻滞部位不同，症状各异；
（2）瘀血、血瘀证概念不同；
（3）怪病多瘀，奇病多瘀。

笔记

五、血热证

概念：血热证是指脏腑火热内炽，侵迫血分使血液妄行（出血）或局部血行壅滞（疮疖）所表现的实热证候。
病因：外感热邪、五志化火。
表现：咯血、吐血、尿血、舌质红绛、脉滑数或弦数。（肺络伤则咳血，胃络伤则吐血，膀胱络伤则尿血，大肠络伤则便血；妇女月经前期，经量过多也是血热的表现。）
要点：出血和热象为主要审证要点。

值得提及：(1)血热证为临床常见证候，尤其多见于外感热病的营分、血分期。
(2)血热证亦可见于阴虚火旺的虚热证候，如肺阴虚证咯血。

六、血寒证

概念：指寒邪客于血脉（局部），血行不畅所表现的实寒证候。
病因：感受寒邪。
表现：手足冷痛，肤色紫暗发凉或少腹拘急冷痛，或为痛经、月经延期、色暗夹块。
要点：手足局部冷痛，肤色紫暗，具有寒证的一般证候。

七、气血同病症类

气与血密切相关，病理上二者常互相影响，或者同时发病，或者互为因果，常见的气血同病症候有：

气滞血瘀。
气虚血瘀。
气不摄血。
气血两虚。
气随血脱。

第四节　辨津液证候

津液是人体正常水液的总称，是构成人体和维持人体生命活动的重要物质，病理情况下主要表现为量的不足或运化障碍两方面：

津液运化障碍：
- 痰证（痰：质稠浊，呈乳胶状）。
- 饮证（饮：较痰稀，较水浊）。
- 水停证（水：清稀，呈液态状）。
- 湿证（湿：无形，呈气态状）。

津液不足：
- 津液亏虚证（轻）。
- 液脱证（重）。

一、痰证

概念：痰证是指痰浊内阻或流窜所表现的证候。
病因：外感六淫、内伤七情、饮食劳倦等。
表现：咳吐黏稠痰、胸脘痞闷、呕恶，或神昏而喉中痰鸣，或神乱而为癫、狂、痴、痫，或见瘰疬、瘿瘤等。舌苔腻，脉滑。
要点：吐痰或呕吐痰涎、喉中痰鸣、肢体麻木或见痰核，苔腻、脉滑等。

注:痰为病多端,可以导致癫、狂、痴、痫、头晕等。

(1)证有寒痰、热痰、湿痰、燥痰、风痰、瘀痰、脓痰之分,临床应根据其性状及所兼见的不同证候详加分辨。

(2)"百病多因痰作祟"、"怪病多痰",说明痰浊为病的广泛性、复杂性。

娄绍昆:治痰证不困于病而困于方法、困于药。笔者以六经辨证为指导,运用方证辨证、药证辨证的方法,治疗痰证颇见功效。兹举数例病案及临床体会,以供参考。

二、饮证

概念:饮证是指饮邪停聚于腔隙或胃肠等处所导致的证候。
病因:脏腑机能衰退、复感风寒水湿、饮食劳倦。
表现:主要为胃肠(痰饮)、胸肋(悬饮)、心肺(支饮)、四肢(溢饮)的病理反应。
要点:停于肺、胃肠、胸肋的病变为主要特点。

三、水停证

概念:水停证是指体内水液因气化失常而停聚所致的以水肿为主症的证候。
病因:外邪侵袭、正气亏虚、瘀血内阻。
表现:水肿,或腹水,小便不利,苔滑脉濡等。
要点:水肿为主要特征,且按之凹陷不起。

注意:(1)水肿与气肿(浮肿按之凹陷,举手即起)不同。
(2)水肿有阳水和阴水之分(辨肺病症候讲)。
(3)湿、水、饮、痰在形质、流动性、证候表现上有异有同。

四、津液亏虚证

概念:津液亏虚证是指体内津液亏少,脏腑、组织、官窍等失却滋养濡润所表现的证候。属内燥证范畴(又叫伤津、津亏)。
病因:耗损过多(汗、吐、高热)、生成不足(饮水少、脏气虚)。
表现:口、鼻、唇、舌、咽、皮肤、大便等干燥,眼陷、口渴、尿少、脉细数等。
要点:口、鼻、唇、舌、皮肤、大便干燥及尿少为主要特征。

注意:(1)津液亏虚证属内燥证,当与燥淫证鉴别。
(2)津亏与液脱轻重有别。津亏者仅水分丢失,液脱者不仅水分耗失更有精微物质损伤,是临床属虚的五大危重症之一。如脱水症。

第五节 辨情志证候

情志活动,是人体的精神意识对外界事物所作出的生理反应。当精神刺激过于强烈或持久,人体不能调节适应时,即可导致神气失常的神志病症。

《素问·举痛论》曰:"喜伤心、怒伤肝、忧伤肺、思伤脾、恐伤肾;怒则气上、喜则气缓、悲则气消、恐则气下、惊则气乱、思则气结"等。

由于本节内容前涉神乱证候,后及脏腑证候,因此不再详述。然而,必须明确以下几个问题:

(1)情志为病的特点是:先伤神、后伤脏,先伤气、后伤形。
不能机械地认为"喜伤心、怒伤肝……"是绝对的。

(2)精神情志病变,就目前而论呈典型的上升趋势,究其原因,无非内外两端,外者如社会因素、个人处境及自然环境等;内因则是个体素质。

笔 记

第 18 章 脏腑辨证

概念：脏腑辨证，即以脏腑病位为纲，对疾病进行辨证。

沿革：提出于《内经》，运用于《金匮要略》，完善于近代，确立于中医二版教材。

基本方法：

（1）首辨脏腑病位。以脏腑的必然或特征性症状为依据，如咳嗽，乃肺病的必然症，心悸为心病的特征症等。

（2）次辨病症属性。结合病性辨证综合判断，如心气虚证、心血虚证。

（3）整体审查。根据五行理论及气血阴阳关系，综合判断，如心脾气血虚证、肝胃不和证等。

意义：
- 能较为准确的辨明病变部位。
- 能够判明病症之属性。
- 系统完整，易于临床掌握运用（内、外、妇、儿）。

内容：
- 辨脏病症候（重点）。
- 辨腑病症候（了解）。
- 辨脏腑兼证证候（了解）。

运用范围：主要运用于内伤杂病。

第一节 辨心病证候

一、心病病因病机示意图

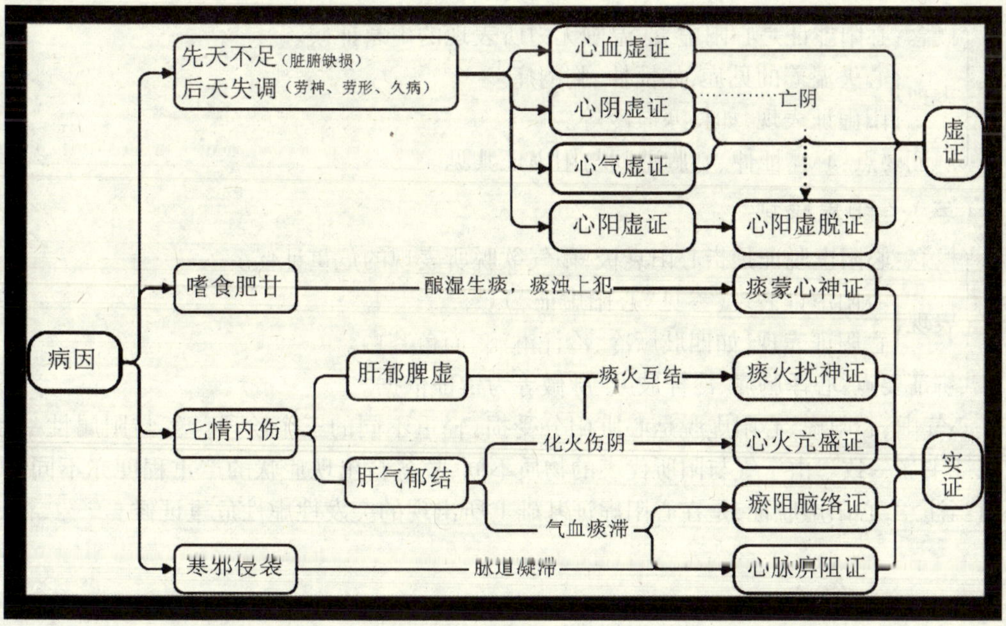

笔记

二、心病常见症状分析

症状出现规律：
- 心脏自身症状。
- 血、脉功能异常。
- 精神活动异常。

症状属性分类：
- 特征性症状：心悸、怔忡、心痛彻背、心烦、神志错乱、脉结或代或促。
- 一般性症状：失眠、多梦、健忘、神昏、气短、乏力。

（一）心血虚证

- 概念：心血虚证是指由于心血亏虚，不能濡养心脏、脑神所表现的证候。
- 表现：
  - 心血不足，心失濡养的见症，如心悸、失眠。
  - 血虚的典型表现，如唇、舌淡白。
- 要点：心悸、失眠、多梦与血虚证共见。

（二）心阴虚证

- 概念：心阴虚证指心阴亏损、虚热内扰所表现的证候。
- 表现：
  - 心阴不足，心失滋养见症，如心悸、心烦。
  - 阴虚内热的见症，如潮热、盗汗等。
- 辨证要点：心悸、心烦、失眠与阴虚证共见。

总之，心阴虚和心血虚是心脏阴分受损轻重不同的两个阶段。阴与血属性一致，故心血虚与心阴虚证的主症具有一致性。然而，血与阴所代表的物质不同，各自受损后，其严重程度、临床表现必有不同。临证时，应注意区别。

（三）心气虚证

- 概念：心气虚证是指心气不足、鼓搏无力所表现的虚弱证候。
- 表现：
  - 心气不足，激发、推动无力的见症，如心悸、气短。
  - 气虚证表现，如神疲乏力、少气懒言等。
- 辨证要点：心悸、神疲与气虚证共见。

（四）心阳虚证

- 概念：心阳虚证是心阳虚衰、温煦无力所表现的虚寒证候。
- 表现：
  - 心失温养的见症，如怔忡、胸闷痛。
  - 阳虚证表现，如畏寒肢冷等。
- 辨证要点：心悸怔忡、心胸憋闷与阳虚证共见。

（五）心阳虚脱证

- 概念：心阳虚脱证是指心阳衰极，阳气欲脱所表现的危重证候。
- 表现：
  - 心阳虚证表现（参见“心阳虚证”）。
  - 亡阳证表现，如四肢厥冷、冷汗淋漓、面色苍白。
- 辨证要点：心悸胸痛、冷汗肢厥、脉微等为辨证依据。

心气虚、心阳虚、心阳虚脱是心脏阳分受损，轻重不同的三个阶段。气与阳属性一致，故三证主症一致。由于气与阳所代表的物质不同，故各自出现症状的严重程度亦不同。临证时当注意，心阳虚脱证，是在心阳虚证基础上所出现的突发性虚性危重证候。

笔记

(六)心火亢盛证

概念:心火亢盛证是指心火内炽所表现的实热证候。
表现:
- 火扰心神见症,如心烦失眠、谵狂。
- 心火上炎见症,如口舌生疮。
- 火盛动血见症,如吐血、衄血。
- 心火下移见症,如小便短赤灼痛。

辨证要点:神志错乱症状及舌脉实火表现为特征。

注意:心火亢盛证与心阴不足证都能反映心病的常见症状和热象。但前者属实,后者属虚,有着本质的不同,应当注意鉴别。

(七)心脉痹阻证

概念:心脉痹阻证是指由于瘀血、痰浊、阴寒、气滞等因素阻痹心脉所表现的证候。
表现:
- 心脏自身病理见症,如心悸怔忡,心胸憋闷疼痛,痛引肩背内臂,时作时止。
- 瘀血内阻见症,如刺痛。
- 痰浊停肺见症,如胸前沉闷、紧。
- 寒凝心脉见症,如剧痛,得温痛减。
- 气滞心脉见症,如胀痛。
- 气虚见症,如神疲、乏力、气短。

辨证要点:心悸、怔忡,心胸憋闷作痛、时发时止为要点。

心脉痹阻证瘀、痰、寒、气比较表

证候	常见症状	病因	症状特点
心脉痹阻证	心悸、怔忡,心胸憋闷疼痛,痛引肩背内臂,时发时止	瘀血内阻	痛如针刺,舌暗或青紫,有瘀斑、瘀点,脉细涩,或结或代
		痰浊停聚	闷痛特甚,体胖痰多,身重困倦,苔白腻,脉沉滑
		阴寒凝滞	突发剧痛,得温痛减,畏寒肢冷,苔白,脉沉迟或紧
		气机郁滞	胀痛,发作与精神因素有关

(八)痰蒙心神证

概念:痰蒙心神证是指由于痰浊蒙蔽心神,表现以神志异常为主的证候。
表现:
- 有神志异常见症,如抑郁、错乱、痴呆、昏迷。
- 有痰浊内盛见症,如胸闷、呕恶、苔腻、脉滑。
- 有气痰互结见症,如抑郁、痴呆、独语、错乱。
- 有肝风夹痰见症,如昏仆、吐涎、抽搐、痰鸣表现。

辨证要点:神志抑郁、错乱、痴呆、昏迷与痰浊症状共见。

(九)痰火扰神证

概念:痰火扰神证是指由于火热痰浊交结,扰闭心神所表现的证候。
表现:
- 有火扰心神见症,如狂躁、谵语。
- 有实热(火)见症,如发热面赤、舌红苔黄。
- 有痰浊内盛见症,如喉间痰鸣、吐痰黄稠表现。

辨证要点:神志失常和痰火内盛共见。

注意:痰火扰神有内伤和外感之分。外感者,火炼津液为痰;内伤者,肝郁化火痰生,且以后者为多见。

（十）瘀阻脑络证

概念：指瘀血犯头，阻滞脑络所表现的证候。

表现：有瘀血阻滞脑络见症，如头痛如锥刺，固定不移。有髓海不足、脑神失养见症，如头晕、健忘、失眠等。

辨证要点：头痛、头晕及血瘀证共见。

第二节 辨肺病证候

一、肺病病因病机示意图

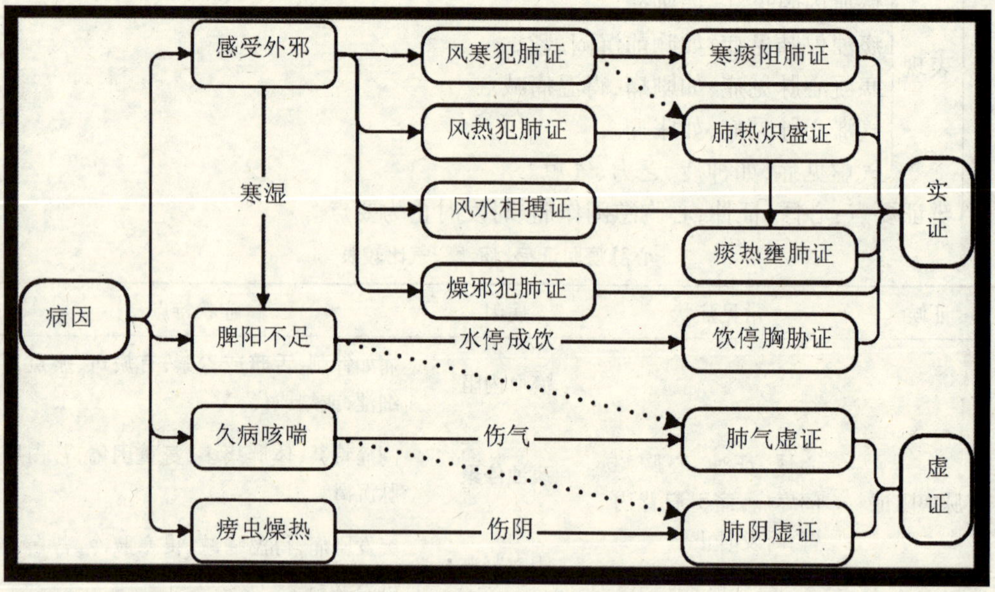

二、肺病常见症状分析

症状出现规律：肺本脏病变。肺失宣降及肺系功能异常。通调水道功能失常。

症状属性分类：特征性症状：咳嗽、咳痰、气喘。一般性症状：胸痛、咽喉痒痛、声音变异、鼻塞流涕、水肿。

（一）肺气虚证

概念：肺气虚证是指由肺机能减弱，其主气、卫外功能失职所致的证候。

表现：具有肺气虚、宣降功能失职见症，如咳嗽无力、气短而喘。有卫外不固见症，如自汗、畏风、易感冒等。

辨证要点：咳喘无力，气短而喘，自汗及气虚见症共见。

笔记

（二）肺阴虚证

概念：肺阴虚证是指肺阴不足，虚热内生所致证候。

表现：
- 具有肺阴亏虚、清肃失职见症，如干咳无痰或痰少而黏。
- 具有阴虚内热发症，如五心烦热、潮热盗汗。

辨证要点：干咳或痰少而黏及阴虚内热见症。

（三）风寒犯肺证

概念：风寒犯肺证是指风寒袭表，肺卫失宣所表现的证候。

表现：
- 具有风寒袭表、肺气失宣见症，如咳嗽、咳稀白痰。
- 兼有风寒表证见症，如恶寒发热、鼻塞。

辨证要点：咳嗽、咳稀白痰及风寒表证表现。

（四）风热犯肺证

概念：风热犯肺证是指风热侵袭肺系，肺卫失宣所表现的证候。

表现：
- 具有风热袭肺，肺失清肃见症，如咳嗽、痰少而黄，气喘。
- 兼有风热表证见症，如发热，微恶风寒。

辨证要点：咳嗽、痰少色黄与风热表证共见。

（五）燥邪犯肺证

概念：燥邪犯肺证是指外界燥邪侵犯肺卫、肺系津液耗伤所表现的证候。

表现：
- 具有燥邪犯肺、肺失清肃见症。
- 具有燥邪伤津、失于滋润见症。
- 兼有卫表失和见症，如温燥似风热表证，凉燥类风寒表证。

辨证要点：干咳痰少、鼻咽口舌干燥共见。

（六）肺热炽盛证

概念：肺热炽盛证是指火热炽盛，壅积于肺，肺失清肃所表现的实热证候。

表现：
- 邪热壅肺、肺失清肃见症，如咳喘，气粗。
- 里热炽盛见症，如发热，口渴。

辨证要点：咳喘气粗、鼻翼煽动与火热症状共见。

（七）痰热壅肺证

概念：痰热壅肺证是指痰热互结、壅滞于肺所致的实热证候。

表现：
- 具有痰热阻肺、肺失清肃见症，如咳喘。
- 具有热痰内盛见症，如发热、痰多黄稠。

辨证要点：咳喘、痰多黄稠与里实热证（发热）并见。

注：痰热壅肺证与肺热炽盛证当鉴别，前者为痰热俱盛，咯多量黄稠痰；后者为但热无痰。应提及的是，证中“胸痛、咳吐脓血腥臭痰”的病机是痰热阻滞肺络，导致气滞血壅，脉气不通则胸痛血腐化脓，咳吐脓血腥臭痰。

（八）寒痰阻肺证

概念：寒痰阻肺证是指寒饮或痰浊停聚于肺，肺失宣降所表现的证候。

表现：
- 具有寒邪阻肺、肺失宣降见症，如咳喘。
- 具有寒痰内盛见症，如痰白量多易咯。

辨证要点：咳喘，痰白量多易咯等并见。

注：当熟悉的是此证与风寒犯肺证的区别，二者皆有咳嗽、痰稀色白的临床表现，都属于外感寒证范畴，但病变的性质、发病的特点、痰液数量等方面，均有不同。风寒犯肺证是邪在肺系，伴风寒表证，病程短、咳痰量少；寒痰阻肺证是寒痰壅（闭）肺，病在里，病程长，

病情重，有反复发作史，痰量多。

（九）饮停胸胁证

概念：饮停胸胁证是指水饮停于胸胁，气机受阻所表现的证候，又称“悬饮”。

表现：
- 具有饮停胸胁、气机受阻见症，如胸胁饱满、胸胁胀闷或痛。
- 具有水饮内停见症，如眩晕、苔腻等。

辨证要点：胸胁胀闷疼痛、咳唾引痛。

（十）风水相搏证

概念：风水相搏证是指风邪侵袭，肺卫失宣，水湿泛溢肌肤所表现的证候。

表现：
- 具有肺失宣降，水湿泛溢见症，如头面浮肿。
- 兼有卫表失和，有偏寒、偏热的不同。

辨证要点：突起于头面的浮肿与卫表症状共见。

附：阳水阴水鉴别

- 阳水：性质属实，以发病急，来势猛，先见眼睑头面、上半身肿甚为特征。
- 阴水：性质属虚，以发病缓，来势徐，先从足部开始，腰以下肿甚为特征。

第三节　辨脾病证候

一、脾病病因病机示意图

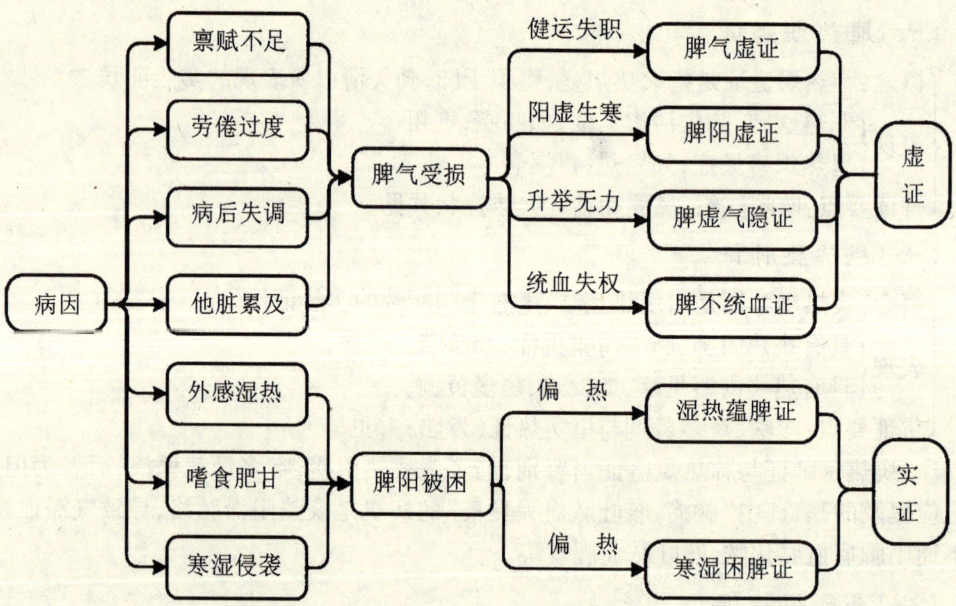

二、脾病常见症状分析

症状出现规律：
- 运化、升清功能异常。
- 统摄血液功能异常。

症状属性分类：
- 特征性症状：腹胀、腹痛、纳少、便溏、内脏下垂。
- 一般性症状：浮肿、困重、出血。

笔记

（一）脾气虚证

概念：脾气虚证是指脾气不足，运化失职所表现的虚弱证候。

表现：
- 有脾气不足，运化失职见症，如纳少等。
- 有气虚、机能活动减退见症，如神疲乏力等。
- 有水湿泛滥见症，如浮肿等。

辨证要点：食少、腹胀、便溏与气虚证共见。

注：脾的其他虚证，均是本证的进一步发展。

（二）脾虚气陷证

概念：脾虚气陷证是指脾气因虚，升举无力而反下陷所表现的证候。

表现：
- 具有脾气下陷，内脏下垂的主症。
- 有脾气虚的表现。

辨证要点：脘腹重坠、内脏下垂与气虚症状共见。

注：本证多由脾气虚进一步发展而来，因此，虽以内脏下垂、清阳不升为主要见证，但气虚之表现亦应是明显的，甚至也可以说，脾虚气陷证是脾气虚证演变过程中的一种特殊的病理表现形式（气不升反而下陷）。

（三）脾阳虚证

概念：脾阳虚证是指脾阳虚衰，失于温运，阴寒内生所表现的虚寒证候。

表现：
- 具有脾失健运见症。
- 有水湿不化，阴寒内盛见症。

辨证要点：食少、腹胀腹痛、便溏与虚寒症状共见。

（四）脾不统血证

概念：脾不统血证是指脾气不足，无力统血，而致血溢脉外所表现的证候。

表现：
- 有脾气虚弱，统血失职见症，如便血。
- 有气血两虚的一般表现。

辨证要点：各种慢性出血与气血两虚证共见。

注：脾气虚、脾阳虚、脾气下陷、脾不统血四证，均属脾虚证候，皆以脾虚气弱的临床表现为基本见症。由于各证的病机同中有异，故临床表现亦各有不同。

脾气虚证以脾气虚弱，健运失职为主要病理变化。

脾阳虚证是在脾气虚的基础上，具有阳虚生寒、水湿内停见症。

脾气下陷证是在脾气虚的基础上，具有升举无力，内脏下垂见症。

脾不统血证是在脾气虚的基础上，具有统血失权的出血见症。

（五）寒湿困脾证

概念：寒湿困脾证是指寒湿内盛，中阳受困所表现的证候，又叫“寒湿中阻证”。

表现：
- 有寒湿中阻，纳运、升降失职见症。
- 有寒湿内盛见症。

辨证要点：纳呆、腹胀、便溏、身重、苔白腻等为辨证要点。

（六）湿热蕴脾证

概念：湿热蕴脾证是指湿热内蕴中焦，脾胃纳运功能失职所表现的证候。

表现：
- 有湿热蕴脾、纳运、升降失职见症。
- 有湿热中阻见症。

辨证要点：腹胀、纳呆、发热、身重、便溏不爽、苔黄腻等为辨证要点。

值得提及的是：寒湿困脾证与湿热蕴脾证，实质上是湿阻中焦后偏寒、偏热的不同，即前者是湿偏寒，后者是湿偏热。临床治疗均较为棘手。

第四节　辨肝病证候

一、肝病病因病机示意图

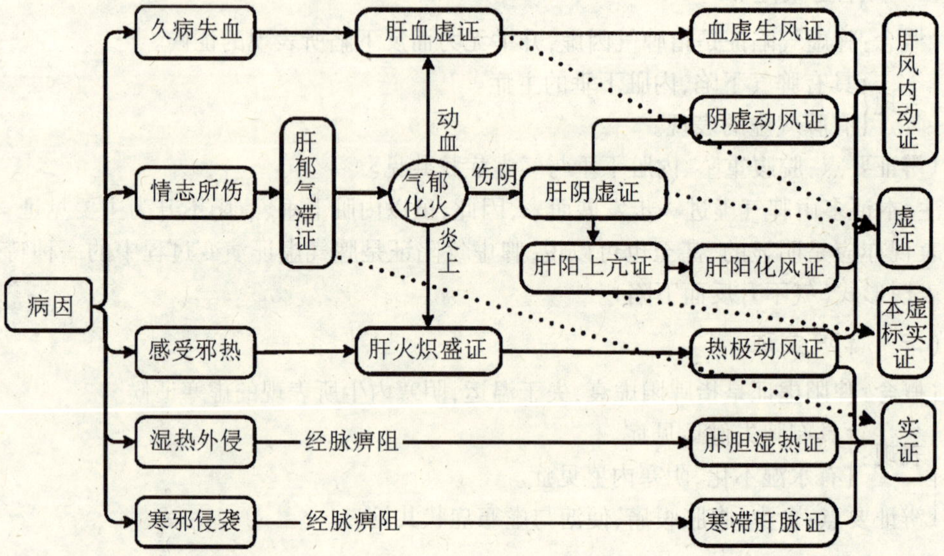

二、肝病常见症状分析

症状出现规律：
- 疏泄功能异常。
- 藏血功能失职。
- 肝经所过部位症状。

症状属性分类：
- 特征性症状：精神抑郁，烦躁，两胁少腹胀痛，巅顶痛，肢体震颤，手足抽搐，睾丸坠胀。
- 一般性症状：头晕目眩，月经不调，目疾。

（一）肝血虚证

概念：肝血虚证是指肝血不足，组织器官失其濡养所表现的证候。

表现：
- 有肝血不足，筋脉、两目、爪甲失养见症，如肢麻、视力减退、爪甲淡白等。
- 有血虚见症，如头晕眼花、面白无华等。

辨证要点：眩晕、视力减退、经少、肢麻手颤等与血虚证共见。

（二）肝阴虚证

概念：肝阴虚证是指肝阴不足，阴不制阳，虚热内扰所表现的证候。

表现：
- 有肝阴不足，两目、筋脉失养见症，如两目干涩、手足蠕动。
- 有阴虚内热见症，如潮热、盗汗等。

辨证要点：头晕、目涩、胁痛等与虚热证共见。

注：肝阴虚与肝血虚证同属虚证，为肝脏阴血不足。但是肝血虚证病在本脉，而阳火之象不著；肝阴虚证，乙癸同源，常常肝肾阴虚并见，虚阳偏亢，症见热象。故治亦有别，肝血虚治宜养血柔肝，肝阴虚治当滋肾养肝，佐以清热潜阳之品。再者，肝阴虚证与肝火炽盛证亦当鉴别，因前者属虚热，后者属实火，故异也。

笔记

（三）肝郁气滞证

概念：肝郁气滞证是指肝的疏泄功能不及而致气机郁滞所表现的证候。

表现：
- 有肝失疏泄，气机郁滞见症，如情志抑郁、善太息等。
- 或见气痰互结见症，如咽部异物感，瘿瘤、瘰疬。
- 或见气滞血瘀见症，如胁下肿块。
- 广涉五脏六腑，如克脾犯胃（见“脏腑兼证”）。

辨证要点：情志抑郁、胸胁或少腹胀痛、窜痛为辨证要点。

（四）肝火炽盛证

概念：肝火炽盛证是指火热炽盛，内扰于肝，气火上逆所表现的证候。

表现：
- 有肝（胆）经火热炽盛见症，如头晕胀痛、面红目赤、急躁易怒等。
- 有实热见症，如尿黄便秘、舌红苔黄等。

辨证要点：头痛、烦躁、耳鸣、胁痛等与火热症状共见。

（五）肝阳上亢

概念：肝阳上亢是指肝肾阴亏，肝阳亢扰于上所表现的上实下虚证候。

表现：
- 有肝阳升发太过见症，如眩晕耳鸣、头目胀痛、面红目赤等。
- 有肝肾阴虚见症，如腰膝酸软、舌红少津、脉弦细数等。

辨证要点：眩晕耳鸣、头目胀痛、面红、烦躁、腰膝酸软等为辨证依据。

（六）肝风内动证

常见证候：
- 肝阳化风
  - 概念：肝阳化风证是指肝阳升发、亢逆无制所致的证候（中风证的前驱阶段）。
  - 表现：
    - 肝阳亢逆无制的动风见症，如眩晕欲仆，肢颤。
    - 有肝肾阴亏见症，如舌红脉细、指麻、步履不正。
    - 可见卒中见症，如口眼㖞斜、半身不遂、卒倒等。
  - 辨证要点：素有眩晕等肝阳上亢之症，继见突然动风之象。
- 热极生风
  - 概念：热极生风证是指邪热炽盛，伤津耗液、筋脉失常所表现的证候。属温病之“血分证”。
  - 表现：
    - 有热灼肝经之动风见症，如手足抽搐、颈项强直、角弓反张。
    - 有热扰心神见症，如高热烦躁、发狂、神志昏迷等。
  - 辨证要点：高热兼见动风之象。
- 血虚生风
  - 概念：血虚生风是指因血液亏虚、筋脉失养所致的动风证候。
  - 辨证要点：动风之象与血虚证共见。
- 阴虚动风
  - 概念：阴虚生风是指因阴液亏虚、筋脉失养所致的动风证候。
  - 辨证要点：动风兼阴虚之表现。

注意：肝风内动之病因复杂，临证时当审因论治。再者，肝病变化较快，涉及脏腑较多，亦是当注意的。

（七）寒滞肝脉证

概念：寒滞肝脉证是指寒邪侵袭，凝滞肝经，表现以肝经循行部位冷痛为主症的证候。又称“寒凝肝经证”，简称“肝寒证”。

表现：
- 肝经寒凝气滞见症，如少腹、前阴、巅顶冷痛等。
- 有实寒见症，如恶寒肢冷、脉弦紧等。

辨证要点：少腹、前阴、巅顶冷痛与实寒症状共见。

第五节 辨肾病证候

一、肾病病因病机示意图

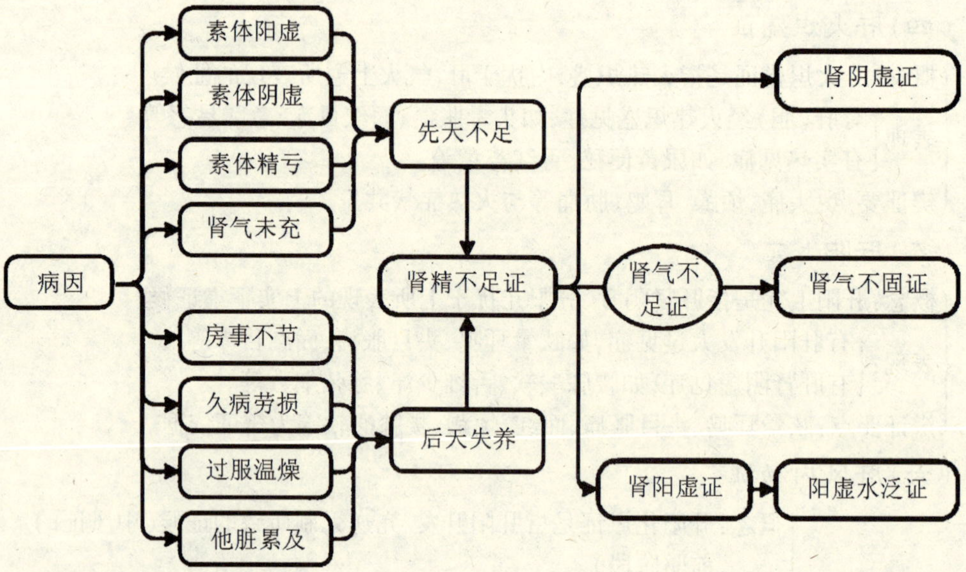

二、肾病常见症状分析

症状出现规律：
- 藏精的异常。
- 主水的异常。

症状属性分类：
- 特征性症状：腰膝酸软或疼痛，齿摇，遗精、滑精，精少不育。
- 一般性症状：耳鸣、耳聋，脱发，阳痿，经闭不孕，水肿，呼吸气短而喘，二便异常。

(一)肾阳虚证

- 概念：肾阳虚证是指肾阳亏虚、温煦失职所表现的虚寒证候。
- 表现：
  - 有肾阳不足、生殖机能减退见症，如男子阳痿、早泄，女子宫寒不孕，性欲减退。
  - 有阳虚阴盛见症，如形寒肢冷等。
  - 有火不生土，脾失健运见症，如泄泻等。
- 辨证要点：腰膝酸冷、性机能减退、夜尿多与虚寒症状共见。

(二)肾阴虚证

- 概念：肾阴虚证是指肾阴亏损，虚热内生所表现的虚热证候。又名真阴(肾水)亏虚证。
- 表现：
  - 有肾阴亏虚、失于濡养见症，如消瘦、腰膝酸软而痛等。
  - 有阴虚火旺见症，如骨蒸潮热、男子遗精、女子崩漏等。
- 辨证要点：腰酸而痛，遗精、经少、头晕耳鸣与虚热证共见。

笔记

(三)肾精不足证

概念:肾精不足证是指肾精亏虚,以生长发育迟缓、生殖机能低下、早衰为主要表现的一类证候。

表现:
- 生长发育机能减退见症,如小儿发育迟缓、成人早衰等。
- 生殖机能减退见症,如不育、不孕、性机能低下等。

辨证要点:生长发育迟缓、生殖机能低下及早衰为辨证依据。

(四)肾气不固证

概念:肾气不固证是指肾气亏虚,封藏固摄失职所表现的证候。

表现:
- 有肾气亏虚见症,如腰膝酸软、耳鸣失聪等。
- 有肾失封藏见症,如男子滑精,女子月经淋漓不尽等。

辨证要点:腰膝酸软,小便、精液、经带、胎气不固与气虚症共见。

(五)肾虚水泛证

概念:肾虚水泛证是指肾阳亏虚,气化失权,水湿泛溢所表现的证候。

表现:
- 有肾阳虚、温煦失职见症,如畏寒肢冷、腰膝冷痛。
- 有气化无权、水湿泛溢见症,如浮肿,腰以下为甚。
- 有水气凌心犯肺见症,如心悸气短、咳喘、痰鸣。

辨证要点:水肿腰以下为甚,尿少、畏寒肢冷等虚寒象共见。

第六节　辨腑病证候

- 胆病常见症:口苦、黄疸、惊悸、胆怯及消化异常等。
- 胃病常见症:食少、脘胀或痛、呕恶、呃逆、嗳气等。
- 大肠常见症:泄泻、便秘、下利脓血及腹胀、腹痛、肠鸣等。
- 小肠常见症:腹胀、腹痛、肠鸣等。
- 膀胱常见症:尿频、尿急、尿痛、尿闭等。

一、胃气虚证

概念:胃气虚证是指胃气不足,胃失和降所表现的证候。

表现:
- 有胃失和降见症,如胃脘隐痛或痞胀、不思饮食等。
- 有兼气虚证,如气短、神疲等。

辨证要点:胃脘痞满、隐痛喜按、食少与气虚证共见。

注:胃气虚证与脾气虚证共见气虚症状。然脾气虚以健运失职所见的食后腹胀,大便溏薄、水肿为特点;胃气虚则以受纳、腐熟减退所见的胃脘隐痛、食欲不振,食不消化,嗳气或呕恶为特征。

二、胃阳虚证

概念:胃阳虚证是指阳气不足,胃失温煦所表现的证候。

表现:
- 有胃失温煦见症,如胃脘冷痛、喜温喜按等。
- 兼阳虚证,如畏寒肢冷等。

辨证要点:胃脘冷痛、喜温喜按、畏寒肢冷为辨证的主要依据。

注:脾阳虚与胃阳虚,均有食少、脘腹隐痛及气虚或阳虚的共同见症。

脾阳虚以脾失运化为主,大腹胀痛、便溏、水肿等症;胃阳以受纳腐熟功能减弱,胃失和降为主，胃脘胀痛、脘痞隐痛、嗳气等症明显。

三、胃阴虚证

概念：胃阴虚证是指胃阴不足，胃失濡润所表现的证候。
表现：有胃失和降见症，如饥不欲食或胃脘嘈杂等。
有阴虚见症，如舌红少津，脉细数等。
辨证要点：胃脘嘈杂、灼痛，饥不欲食与阴虚证共见。

四、胃热炽盛证

概念：胃热炽盛证是指火热壅滞于胃，胃失和降所表现的实热证候。
表现：有胃火炽盛见症，如消谷善饥等。
兼实热证，如便秘、尿黄等。
辨证要点：胃脘灼热疼痛、消谷善饥与实火症状共见。

注：胃阴虚证与胃热炽盛证均属胃的热证，但前者为虚热，以胃脘嘈杂、饥不欲食为主症；后者为实热，以消谷善饥，口臭为主症。

胃阴虚证，以胃病的常见症状和阴虚证共见为辨证要点。胃阴不足，则胃阳偏亢，虚热内生，热郁胃中，胃气不和，致胃脘部隐隐疼痛，饥不欲食。胃阴亏虚，上不能滋润咽喉，则口燥咽干；下不能濡润大肠，故大便干结。胃失阴液滋润，胃气不和，可见脘痞不舒，阴虚热扰，胃气上逆，可见干呕呃逆。舌红少津，脉象细数，是阴虚内热的征象。

五、寒饮停胃证

概念：寒饮停胃证是指寒饮留滞于胃，以胃中有振水声为主症的证候。
表现：饮停胃肠、胃失和降见症，如胃中有振水声、呕吐清水痰涎等。
有饮邪内阻，清阳不升见症，如眩晕等。
辨证要点：脘腹痞胀、胃中有振水声、呕吐清水等。

六、寒滞胃肠证

概念：寒滞胃肠证是指寒邪侵袭胃肠，阻滞气机所表现的实寒证候。
表现：有寒邪侵犯胃肠见症，如脘腹冷痛等。
兼实寒证，如肢冷、泻下清稀等。
辨证要点：胃脘、腹部冷痛，痛势暴急等。

七、食滞胃肠证

概念：食滞胃肠证是指饮食停积胃肠，气失和降，阻滞不通所表现的证候。
表现：有胃肠阻滞不通见症，如脘腹痞胀疼痛、呕泻酸馊食物等。
有食积之象较著，如嗳腐吞酸、苔厚腻。
辨证要点：多有伤食病史。以脘腹痞胀疼痛，呕泻酸馊腐臭等为依据。

八、胃肠气滞证

概念：胃肠气滞证是指胃肠气机阻滞，传导、通降失司所表现的证候。
表现：胃肠气机阻滞不通见症，如脘腹胀满疼痛等。
兼气滞证，如窜疼。
辨证要点：脘腹胀痛走窜、嗳气等。

笔记

九、虫积肠道证

概念：虫积肠道证是指蛔虫等寄生肠道，气机被阻，正气耗伤所表现的证候。
表现：
- 胃肠阻塞不通，正气耗伤见症，如脘腹阵发剧痛或面黄体瘦等。
- 兼有虫证，如吐蛔，便虫等。

辨证要点：腹痛、面黄体瘦、大便排虫等。

十、肠热腑实证

概念：肠热腑实证是指里热炽盛，腑气不通所表现的实热证候。
表现：
- 有热结肠道、腑气不通见症，如脐腹胀满硬痛、大便秘结等。
- 有里热炽盛见症，如高热，或日晡潮热，或神昏谵语等。

辨证要点：发热、便秘、腹满硬痛。

十一、肠燥津亏证

概念：肠燥津亏证是指津液亏损，肠失濡润，传导失职所表现的证候。
表现：
- 有大肠传导失职见症，如大便干燥、腹胀腹痛等。
- 兼津液亏虚证，如口干咽燥、舌红少津等。

辨证：大便燥结，排便困难与津亏症状共见。

十二、肠道湿热证

概念：肠道湿热证是指湿热内蕴，阻滞肠道所表现的证候，亦称大肠湿热证。
表现：
- 有湿热阻滞大肠，传导失职症，如腹痛、下利脓血、里急后重等。
- 有湿热内蕴见症，如泻下秽臭而不爽、苔黄腻、脉滑数等。

辨证要点：腹痛，暴泻如水，下利脓血，大便黄稠秽臭与湿热症状共见。

十三、膀胱湿热证

概念：膀胱湿热证是指湿热蕴结膀胱，气化不利所表现的证候。
表现：
- 有湿热蕴结膀胱、气化不利见症，如尿频、尿急、尿热、尿痛等。
- 有湿热内蕴之征，如苔黄腻、脉滑数。

辨证要点：小便频急、灼涩疼痛及湿热症状共见。

注：心火下移证与膀胱湿热证，均可见小便频急、灼涩疼痛等症。但前者为火热炽盛，灼伤津液，兼有心烦、口舌生疮等症；后者为湿热蕴结膀胱，气化不畅，有苔黄腻、脉滑数等湿热证候。

十四、胆郁痰扰证

概念：胆郁痰扰证是指痰浊或痰热内扰，胆失疏泄所表现的证候。
表现：
- 有痰热内扰，胆气不宁见症，如胆怯易惊、失眠多梦、烦躁不安等。
- 有胆气犯胃的见症，如口苦、呕恶等。

辨证要点：胆怯、惊悸、烦躁、失眠、眩晕、呕恶等为辨证依据。

第七节　辨脏腑兼病证候

概念：
- 凡两个或两个以上脏腑的病症并见者，称为脏腑兼病。
- 具有表里关系的脏腑，兼病较为常见，如肝与胆。
- 具有生克关系的脏腑，兼病较为常见，如脾与肝。
- 具有因果关系的脏腑，兼病较为常见，如心与脾。

当明确的是：脏腑兼证不等于两个以上脏腑证候的简单相加，而是在病理上有着内在联系和相互影响的规律，因此，辨证时应注意辨析脏腑之间的先后、主次、因果、生克等关系，才能明确其病理机制，进行恰当的辨证施治。

一、心肾不交证

- 概念：心肾不交证是指心肾阴虚、阳气偏亢所表现的虚热证候。
- 表现：
  - 有心火偏亢、扰乱心神见症，如心烦少寐、惊悸多梦。
  - 有肾阴亏虚、髓海不足见症，如头晕耳鸣、健忘、腰膝酸软。
  - 有阴虚证表现，如盗汗、潮热等。
- 辨证要点：心烦、失眠、腰酸、耳鸣、梦遗与虚热症状共见。

二、心肾阳虚证

- 概念：心肾阳虚证是指心肾阳气虚衰，失于温煦所表现的证候。又称为“水气凌心证”。
- 表现：
  - 有心阳鼓动、温煦无力，心动失常见症，如心悸怔忡、唇甲青紫等。
  - 有肾阳虚衰，气化失权、水泛肌肤见症，如水肿、小便不利等。
  - 有阳虚证表现，如畏寒肢冷等。
- 辨证要点：心悸、水肿与虚寒症状共见。

三、心肺气虚证

- 概念：心肺气虚证是指心肺气虚，鼓搏、宣降无力所表现的证候。
- 表现：
  - 有心气虚弱，鼓动无力见症，如心悸、胸闷等。
  - 有肺气虚弱，宣降失职见症，如咳喘无力等。
  - 有气虚证表现，如神疲乏力、自汗。
- 辨证要点：咳喘、心悸、胸闷与气虚症状共见。

四、心肝血虚证

- 概念：心肝血虚证是指血液亏少，心肝失养所表现的证候。
- 表现：
  - 有心血不足，心、神失养见症，如心悸、健忘、失眠多梦等。
  - 有肝血不足，目、筋、爪甲失养见症，如晕、麻、爪甲不荣等。
  - 有血虚证表现，如唇、舌、爪甲淡白无华等。
- 辨证要点：心悸、多梦、眩晕、肢麻等与血虚症状共见。

笔记

五、脾肺气虚证

概念:脾肺气虚证是指脾肺两脏气虚,脾失健运,肺失宣降所表现的虚弱证候。

表现:
- 有肺气虚,宣降失职见症,如久咳不止、气短而喘、吐痰清稀等。
- 有脾气虚,健运失职见症,如纳少、腹胀、便溏、肢体浮肿等。
- 有气虚证表现,如声低懒言、神疲乏力等。

辨证要点:食少、腹胀、便溏、咳喘、咯痰等与气虚症状共见。

六、肺肾气虚证

概念:肺肾气虚证是指肺肾气虚、降纳失要,表现以短气喘息为主的证候。

表现:
- 有肺肾降纳无权的见症,如喘息短气、呼多吸少、动则喘甚。
- 有气虚见症,如乏力声低、自汗、腰膝酸软。

辨证要点:久病喘咳、呼多吸少、动则尤甚与气虚症状共见。

七、肺肾阴虚证

概念:肺肾阴虚证是指肺肾两脏阴液亏虚、虚火内扰所表现的虚热证候。

表现:
- 有肺阴虚见症,如咳嗽痰少,或痰中带血,声音嘶哑。
- 有肾阴虚见症,如腰膝酸软、男子遗精、女子月经不调。
- 有阴虚火旺见症,如骨蒸潮热、消瘦盗汗、舌红少苔等。

辨证要点:腰酸胁痛、眩晕、耳鸣、遗精与阴虚症状共见。

八、肝火犯肺证

概念:肝火犯肺证是指肝经气火上逆犯肺,而使肺失肃降所表现的证候。

表现:
- 有肺失清肃见症,如咳嗽阵作,甚则咳血、痰黄稠黏。
- 有肝火内炽见症,如胸肋灼痛、急躁易怒、头晕、面红目赤、口苦等。

辨证要点:胸肋灼痛、急躁、咳嗽痰黄或咳血等与实热症状共见。

九、肝胆湿热证

概念:肝胆湿热证是指湿热蕴结肝胆,疏泄功能失职所表现的证候。

表现:
- 有湿热蕴结,疏泄失职见症,如胁肋灼热胀痛、口苦、身目发黄、寒热往来等。
- 有脾胃纳运、升降失职见症,如厌食腹胀、泛呕,大便不调。
- 有湿热下注见症,如阴部瘙痒或肿胀,带下色黄秽臭,小便短赤等。

辨证要点:胁肋胀痛、身目发黄,或阴部瘙痒、带下黄臭与湿热症状共见。

十、肝胃不和证

概念:肝胃不和证是指肝气犯胃、胃失和降,以脘胁胀痛为主的证候。又称为“肝胃气滞证”。

表现:
- 有肝气犯胃,胃失和降见症,如胃脘胀满疼痛、呃逆、嗳气、吞酸、嘈杂。
- 有肝气郁滞见症,如胁肋胀痛、情志抑郁、急躁易怒、善太息。

辨证要点:脘胁胀痛、嗳气、吞酸、情绪抑郁等共见。

十一、肝郁脾虚证

概念：肝郁脾虚证是指肝失疏泄、脾失健运所表现的证候。又称为“肝脾不和证”。

表现：
- 有肝失疏泄、气机不利见症，如胸肋胀满窜痛，情志抑郁，易怒。
- 有脾失健运见症，如纳呆腹胀、肠鸣、腹痛欲泻，泻后痛减，或溏结不调。

辨证要点：胁胀作痛、情志抑郁、腹胀、便溏等共见。

十二、肝肾阴虚证

概念：肝肾阴虚证是指肝肾阴虚、阴不制阳、虚热内扰所表现的证候。

表现：
- 有肝阴不足见症，如胁痛、头晕目眩。
- 有肾阴不足见症，如腰膝酸软、耳鸣、健忘。
- 有阴虚火旺见症，如五心烦热、颧红盗汗、舌红少苔，脉细数。

辨证要点：腰膝酸软、胁痛、眩晕、耳鸣、遗精等与虚热症状共见。

十三、脾肾阳虚证

概念：脾肾阳虚证是指脾肾阳气亏虚，虚寒内生所表现的虚寒的证候。

表现：
- 有脾阳虚见症，如久泻、完谷不化等。
- 有肾阳虚症，如五更泻、腰膝冷痛等。
- 有阳虚见症，如形寒肢冷、面色㿠白、水肿等。

辨证要点：久泻久利、水肿、腰腹冷痛等与虚寒症状共见。

笔记

第19章　其他辨证方法概要

第一节　六经辨证概要

一、辨六经病症

(一)太阳经证

含义:太阳经证是指因风寒之邪侵犯人体肌表,正邪抗争,营卫失和所表现的证候,为伤寒病的初起阶段。
特点:恶寒,头项强痛,脉浮。

1. 太阳中风证

含义:太阳中风证是指以风邪为主的风寒之邪侵犯太阳经脉,致卫强营弱所表现的证候。
表现:有风邪袭表,营卫失调见症,如发热,恶风,汗出,脉缓。
　　　有风邪犯及肺胃征象,如鼻鸣,干呕。
辨证要点:恶风,汗出,脉浮缓。

2. 太阳伤寒证

含义:太阳伤寒证是指以寒邪为主的风寒之邪侵袭太阳经脉,致卫阳被遏,营阴郁滞所表现的证候。
表现:有寒邪袭表,卫阳被遏,营阴郁滞见症(恶寒,发热,头项强痛,身体疼痛,无汗,脉浮紧)
　　　具有肺气失宣见症(呼吸喘促)。
辨证要点:恶寒,无汗,脉浮紧。

(二)太阳腑证

含义:太阳腑证是指太阳经证不解,病邪由太阳之表内传其膀胱腑所表现的证候。
表现:太阳蓄水证。
　　　太阳蓄血证。

1. 太阳蓄水证

含义:太阳蓄水证是指太阳经证不解,邪与水结,膀胱气化不利,水液停蓄所致。
表现:有太阳经证见症,如发热、恶寒、脉浮等。
　　　有邪热内传膀胱、气化功能失职见症,如小便不利、少腹满、消渴,或水入即吐。
辨证要点:太阳经证与小便不利,少腹满并见。

2. 太阳蓄血证

含义:太阳蓄血证是指太阳经证不解,邪热内传,与血相结少腹所表现的证候。

表现
- 有瘀热结于下焦,上扰心神见症,如少腹急结或硬满、小便自利如狂或发狂、善忘。
- 有瘀热内结见症,如大便色黑如漆,脉沉涩或沉结。

辨证要点:少腹急结,小便自利,其人如狂等。

第二节　卫气营血辨证概要

一、卫分证

含义:卫分证是指温热病邪侵袭肤表,卫气功能失调,肺失宣降所表现的症侯。

卫分证是温热病发展过程中的初期阶段。

表现
- 有卫气阻遏不布的见症,如发热,微恶风寒。
- 有温邪上犯,肺失宣降见症,如咳嗽,咽痛。
- 有邪在肺卫之表见症,如口干微渴,舌边尖红,脉浮数。

辨证要点:发热而微恶风寒,舌边尖红,脉浮数。

二、气分证

含义:气分证是指温热病邪内传脏腑,正盛邪炽,阳热亢盛所表现的里实热证候。

卫分证是温热病发展过程中的初期阶段。

表现
- 有邪热恋肺,肺失肃降,肺气不利见症,如咳喘,胸痛,咯痰。
- 有热扰胸膈,心神不宁见症,如心烦,坐卧不安。
- 有热结肠道见证,如日晡潮热,腹部胀痛拒按。
- 有热郁胆经,胆气上逆见症,如口苦,干呕。

辨证要点:发热不恶寒,舌红苔黄,脉数有力。

三、营分证

含义:营分证是指温热病邪内陷,劫灼营阴,心神被扰所表现的症侯。

营分证是温热病发展过程中较为深重的阶段。

表现
- 有邪热灼伤营阴见症,如身热夜甚,口不甚渴,舌质红绛无苔,脉细数。
- 有邪热侵扰心神见症,如心烦不寐,甚或神昏谵语。
- 有热伤血络见症,如斑疹隐隐。

辨证要点:身热夜甚,心烦神昏,舌红绛,脉细数。

四、血分证

含义:温热病邪深入阴血,导致动血、动风、耗阴所表现的一类证候。

血分证是温热病发展过程中最为深重的阶段。病变主要累及心、肝、肾三脏。

表现
- 有血热侵扰心神,迫血妄行见症,如躁扰不宁,甚或神昏。
- 有热灼肝经,肝风内动见症,如手足蠕动。
- 有邪劫肝肾之阴,虚热内扰见症,如低热,五心烦热。

辨证要点:身热夜甚,神昏谵语,抽搐,斑疹,吐衄,舌质深绛,脉细数。

第三节　三焦辨证概要

一、上焦病症

- 含义：上焦病症是指温热之邪侵袭手太阴肺和手厥阴心包所表现的证候。
- 表现
  - 有温邪犯肺，肺卫失和，或热邪蕴肺，肺气失宣见症。
  - 有温邪逆传心包，侵扰神明，阳郁不达见症。

二、中焦病症

- 含义：中焦病症是指温热之邪侵袭中焦脾胃，邪从燥化和邪从湿化所表现的证候。
- 表现
  - 有邪入阳明，热炽津伤，胃肠失润，燥屎内结，如腹满、便秘。
  - 有邪从湿化，湿热郁阻中焦，脾失健运，胃失和降，如胸脘痞闷，泛恶欲呕。

三、下焦病症

- 含义：下焦病症是指温热之邪犯及下焦，劫夺肝肾之阴所表现的症侯。
- 表现
  - 有温病后期，邪传下焦，损及肝肾之阴见症，如身热颧红，手足心热，口燥咽干，耳聋，神疲。
  - 有热邪久羁，真阴被灼，水亏木旺，筋失所养，虚风内扰见症，如手足蠕动，舌绛少苔等。

第四节　经络辨证概要

- 含义：经络辨证是指以经络学说为理论依据，对患者所反映的症状、体征进行综合的分析，以判断病属何经、何脏、何腑，并进而确定发病原因、病变性质及其病机的一种辨证方法。
- 表现
  - 人体经络系统运行气血，联络脏腑肢节，沟通上下内外，使人体各部相互协调，共同完成各种生理活动。
  - 患病时，外邪侵袭，首先导致经络之气失调，进而内传脏腑。反之，亦可循经络反映于体表。经络辨证是对脏腑辨证的补充和辅助。

第三篇 中医经典条文精选

笔记

第20章　《内经》条文精选

（附《难经》条文）

素问·上古天真论篇第一

其知道者，法于阴阳，和于术数，食饮有节，起居有常，不妄作劳，故能形与神俱。

虚邪贼风，避之有时，恬淡虚无，真气从之，精神内守，病安从来？是故志闲而少欲，心安而不惧，形劳而不倦，气从以顺……是以嗜欲不能劳其目，淫邪不能惑其心，愚智贤不肖，不惧于物，故合于道。所以能年皆度百岁而动作不衰者，以其德全不危也。

素问·四气调神大论篇第二

夫四时阴阳者，万物之根本也。所以圣人春夏养阳，秋冬养阴，以从其根，故与万物沉浮于生长之门。

是故圣人不治已病治未病，不治已乱治未乱。

素问·生气通天论篇第三

阳气者，若天与日，失其所则折寿而不彰。故天运当以日光明。是故阳因而上，卫外者也。

阳气者，烦劳则张，精绝，辟积于夏，使人煎厥……阳气者，大怒则形气绝，而血菀于上，使薄厥。有伤于筋，纵，其若不容。汗出偏沮，使人偏枯，汗出见湿，乃生痤痱。高梁之变，足生大丁，受如持虚。劳汗当风，寒薄为皶，郁乃痤。阳气者，精则养神，柔则养筋。

阴者，藏精而起亟也；阳者，卫外而为固也。阴不胜其阳，则脉流薄疾，并乃狂；阳不胜其阴，则五脏气争，九窍不通。

凡阴阳之要，阳密乃固。两者不和，若春无秋，若冬无夏，因和之，是谓圣度。故阳强不能密，阴气乃绝；阴平阳秘，精神乃治；阴阳离决，精气乃绝。

素问·阴阳应象大论篇第五

黄帝曰：阴阳者，天地之道也，万物之纲纪，变化之父母，生杀之本始，神明之府也，治病必求于本。

阴静阳躁，阳生阴长，阳杀阴藏，阳化气，阴成形，寒极生热，热极生寒。

故清阳出上窍，浊阴出下窍；清阳发腠理，浊阴走五脏；清阳实四肢，浊阴归六腑。

气味辛甘发散为阳，酸苦涌泻为阴。阴胜则阳病，阳胜则阴病。阳胜则热，阴胜则寒。

重寒则热，重热则寒。

风胜则动，热胜则肿，燥胜则干，寒胜则浮，湿胜则濡泄。……故喜怒伤气，寒暑伤形，暴怒伤阴，暴喜伤阳，厥气上行，满脉去形。喜怒不节，寒暑过度，生乃不固。故重阴必阳，重阳必阴。故曰：冬伤于寒，春必温病；春伤于风，夏生飧泄；夏伤于暑，秋必痎疟；秋伤于湿，冬生咳嗽。

天地者，万物之上下也；阴阳者，血气之男女也；左右者，阴阳之道路也；水火者，阴阳之征兆也；阴阳者，万物之能始也。故曰：阴在内，阳之守也；阳在外，阴之使也。

故曰：病之始起也，可刺而已；其盛，可待衰而已。故因其轻而扬之，因其重而减之，因其衰而彰之。形不足者，温之以气；精不足者，补之以味。其高者，因而越之；其下者，引而竭之；中满者，泻之于内。其有邪者，渍形以为汗，其在皮者，汗而发之；其慓悍者，按而收之；其实者，散而泻之。审其阴阳，以别柔刚，阳病治阴，阴病治阳，定其血气，各守其乡。血实宜决之，气虚宜掣引之。

素问·阴阳离合论篇第六

阴阳者，数之可十，推之可百，数之可千，推之可万，万之大不可胜数，然其要一也。

素问·阴阳别论篇第七

结阳者，肿四肢……二阳结谓之消，三阳结谓之隔，三阴结谓之水，一阴一阳结谓之喉痹。阴搏阳别谓之有子，阴阳虚肠澼死，阳加于阴谓之汗，阴虚阳搏谓之崩。

素问·灵兰秘典篇第八

心者，君主之官也，神明出焉；肺者，相傅之官，治节出焉；肝者，将军之官，谋虑出焉，胆者，中正之官，决断出焉；膻中者，臣使之官，喜乐出焉；脾胃者，仓廪之官，五味出焉；大肠者，传导之官，变化出焉；小肠者，受盛之官，化物出焉；肾者，作强之官，伎巧出焉；三焦者，决渎之官，水道出焉；膀胱者，州都之官，津液藏焉，气化则能出矣。

素问·六节藏象论第九

天食人以五气，地食人以五味，五气入鼻，藏于心肺，上使五色修明，音声能彰；五味入口，藏于肠胃，味有所藏，以养五气，气和而生，津液相成，神乃自生。

素问·五脏生成篇第十

诸脉者皆属于目，诸髓者皆属于脑，诸筋者皆属于节，诸血者皆属于心，诸气者皆属于肺。

素问·五脏别论篇第十一

所谓五脏者，藏精气而不泻也，故满而不能实。六府者，传化物而不藏，故实而不能满也。所以然者，水谷入口，则胃实而肠虚；食下，则肠实而胃虚。故曰：实而不满，满而不实也。

帝曰：气口何以独为五脏主？岐伯曰：胃者，水谷之海，六府之大源也。五味入口，藏于胃，以养五脏气，气口亦太阴也。是以五脏六腑之气味，皆出于胃，变见于气口。故五气入鼻，藏于心肺。心肺有病，而鼻为之不利也。

凡治病，必察其下。适其脉，观其志意，与其病也。拘于鬼神者，不可与言至德，恶于针石者，不可与言至巧；病不许治者，病必不治，治之无功矣。

素问·汤液醪醴论篇第十四

津液充郭，其魄独居，孤精于内，气耗于外，形不可与衣相保，此四极急而动中，是气拒于内而形施于外，治之奈何？岐伯曰：平治于权衡，去宛陈莝，微动四极，温衣，缪刺其处，以复其形，开鬼门，洁净府。

素问·脉要精微论篇第十七

切脉动静，而视精明，察五色，观五脏有余不足，六腑强弱，形之盛衰，以此参伍，决死生之分。

五脏者，中之守也。中盛藏满，气胜伤恐者，声如从室中言，是中气之湿也；言而微，终日乃复言者，此夺气也；衣被不敛，言语善恶不避亲疏者，此神明之乱；仓廪不藏者，是门户不要也；水泉不止者，是膀胱不藏也。得守者生，失守者死。

夫五脏者，身之强也，头者，精明之府，头倾视深，精神将夺矣；背者，胸中之府，背曲肩随，府将坏矣；腰者，肾之府，转摇不能，肾将惫矣；膝者，筋之府，屈伸不能，行则偻附，筋将惫矣；骨者，髓之府，不能久立，行则振掉，骨将惫矣。得守者生，失守者死。

素问·玉机真脏论篇第十九

五脏受气于其所生，传之于其所胜，气舍于其所生，死于其所不胜。

五脏者皆禀气于胃，胃者五脏之本也，脏气者，不能自致于手太阴，必因于胃气，乃至于手太阴也，故五脏各以其时，自为而至于手太阴也。故邪气胜者，精气衰也，故病甚者，胃气不能与之俱至于手太阴，故真脏之气独见，独见者病胜脏也，故曰死。

素问·经脉别论篇第二十一

黄帝问曰：人之居处动静勇怯，脉亦为之变乎？岐伯对曰：凡人之惊恐恚劳动静，皆为变也。是以夜行则喘出于肾，淫气病肺；有所堕恐，喘出于肝，淫气害脾；有所惊恐，喘出于肺，淫气伤心；渡水跌仆，喘出于肾与骨。当是之时，勇者气行则已，怯者则著而为病也。故曰：诊病之道，观人勇怯，骨肉皮肤，能知其情，以为诊法也。故饮食饱甚，汗出于胃；惊而夺精，汗出于心；持重远行，汗出于肾；疾走恐惧，汗出于肝；摇体劳苦，汗出于脾。故春秋冬夏，四时阴阳，生病起于过用，此为常也。

食气入胃，散精于肝，淫气于筋。食气入胃，浊气归心，淫精于脉，脉气流经，经气归于肺，肺朝百脉，输精于皮毛。毛脉合精，行气于府，府精神明，留于四脏，气归于权衡。权衡以平，气口成寸，以决死生。

饮入于胃，游溢精气，上输于脾，脾气散精，上归于肺，通调水道，下输膀胱，水精四布，五经并行。合于四时五脏阴阳，揆度以为常也。

素问·藏气法时论二十二

肝苦急，急食甘以缓之……心苦缓，急食酸以收之……脾苦湿，急食苦以燥之……肺苦气上逆，急食苦以泄之……肾苦燥，急食辛以润之。

素问·宣明五气篇第二十三

五味所禁：辛走气，气病无多食辛；咸走血，血病无多食咸；苦走骨，骨病无多食苦；甘走肉，肉病无多食甘；酸走筋，筋病无多食酸。

五劳所伤：久视伤血，久卧伤气，久坐伤肉，久立伤骨，久行伤筋。

素问·血气形志篇第二十四

形乐志苦，病生于脉，治之以灸刺；形乐志乐，病生于肉，治之以针石；形苦志乐，病生于筋，治之以熨引；形苦志苦，病生于咽嗌，治之以百药；形数惊恐，经络不通，病生于不仁，治之以按摩醪药。

素问·通评虚实论篇第二十八

邪气盛则实，精气夺则虚。

素问·太阴阳明论篇第二十九

帝曰：脾不主时，何也？岐伯曰：脾者土也，治中央，常以四时长四脏，各十八日寄治，不得独主于时也。脾脏者，常著胃土之精也。土者，生万物而法天地，故上下至头足，不得主时也。

素问·热论篇第三十一

帝曰:热病已愈,时有所遗者,何也?岐伯曰:诸遗者,热甚而强食之,故有所遗也。若此者,皆病已衰而热有所藏,因其谷气相薄,两热相合,故有所遗也。帝曰:善。治遗奈何?岐伯曰:视其虚实,调其逆从,可使必已矣。帝曰:病热当何禁之?岐伯曰:病热少愈,食肉则复,多食则遗,此其禁也。

素问·评热病论篇第三十三

帝曰:劳风为病何如?岐伯曰:劳风法在肺下。其为病也,使人强上冥视,唾出若涕,恶风而振寒,此为劳风之病。帝曰:治之奈何?岐伯曰:以救俛仰,巨阳引。精者三日,中年者五日,不精者七日。咳出青黄涕,其状如脓,大如弹丸,从口中若鼻中出,不出则伤肺,伤肺则死也。

邪之所凑,其气必虚。

素问·逆调论篇第三十四

荣气虚则不仁,卫气虚则不用,荣卫俱虚,则不仁不用,肉如故也,人身与志不相有,曰死。

素问·咳论篇第三十八

黄帝问曰:肺之令人咳,何也,岐伯对曰:五脏六腑皆令人咳,非独肺也。……帝曰:六府之咳奈何?安所受病?岐伯曰:五脏之久咳,乃移于六腑。……久咳不已,则三焦受之,三焦咳状,咳而腹满,不欲食饮。此皆聚于胃,关于肺,使人多涕唾而面浮肿气逆也。

素问·举痛论篇第三十九

经脉流行不止,环周不休。寒气人经而稽迟,泣而不行,客于脉外则血少,客于脉中则气不通,故卒然而痛。

五脏六腑,固尽有部,视其五色,黄赤为热,白为寒,青黑为痛,此所谓视而可见者也。

怒则气上,喜则气缓,悲则气消,恐则气下,寒则气收,炅则气泄,惊则气乱,劳则气耗,思则气结。

素问·风论篇第四十二

风气循风府而上,则为脑风;风入系头,则为目风,眼寒;饮酒中风,则为漏风;入房汗出中风，则为内风；新沐中风，则为首风；久风入中，则为肠风、飧泄；外在腠理则为泄风。故风者百病之长也。

素问·痹论篇第四十三

黄帝问曰：痹之安生？岐伯对曰：风寒湿三气杂至合而为痹也。其风气胜者为行痹，寒气胜者为痛痹，湿气胜者为著痹也。

阴气者，静则神藏，躁则消亡，饮食自倍，肠胃乃伤。

帝曰：荣卫之气，亦令人痹乎？岐伯曰：荣者，水谷之精气也，和调于五脏，洒陈于六府，乃能入于脉也，故循脉上下，贯五脏，络六府也。卫者，水谷之悍气也，其气慓疾滑利，不能入于脉也，故循皮肤之中，分肉之间，熏于肓膜，散于胸腹。逆其气则病，从其气则愈，不与风寒湿气合，故不为痹。

素问·痿论篇第四十四

故肺热叶焦，则皮毛虚弱急薄，著则生痿躄也……肺者，藏之长也，为心之盖也，有所失亡，所求不得，则发肺鸣，鸣则肺热叶焦，故曰：五脏因肺热叶焦，发为痿躄，此之谓也。

帝曰：如夫子言可矣：论言治痿者，独取阳明何也？岐伯曰：阳明者，五脏六腑之海，主闰宗筋，宗筋主束骨而利机关也。……故阳明虚，则宗筋纵，带脉不引，故足痿不用也。帝曰：治之奈何？岐伯曰：各补其荥而通其俞，调其虚实，和其逆顺，筋脉骨肉，各以其时受月，则病已矣。帝曰：善。

素问·厥论篇第四十五

阳气衰于下，则为寒厥；阴气衰于下，则为热厥。

素问·病能论篇第四十六

帝曰：阳何以使人狂？岐伯曰：阳气者，因暴折难决，故善怒也，病名曰阳厥……夺其食则已，夫食入于阴，长气于阳，故夺食即已。

素问·刺禁论篇第五十二

肝生于左，肺藏于右，心部于表，肾治于里，脾为之使，胃为之市。

素问·水热穴论篇第六十一

勇而劳甚则肾汗出，肾汗出逢于风，内不得入于脏腑，外不得越于皮肤，客于玄府，行于皮里,传为胕肿,本之于肾,名曰风水。

素问·调经论篇第六十二

血并于阴,气并于阳,故为惊狂;血并于阳,气并于阴,乃为炅中;血并于上,气并于下,心烦惋善怒;血并于下,气并于上乱而喜忘。

血气者,喜温而恶寒,寒则泣不能流,温则消而去之,是故气之所并为血虚,血之所并为气虚。

夫邪之生也,或生于阴,或生于阳。其生于阳者,得之风雨寒暑;其生于阴者,得之饮食居处,阴阳喜怒。

阳虚则外寒,阴虚则内热,阳盛则外热,阴盛则内寒。

素问·标本病传论篇第六十五

故知逆与从,正行无问,知标本者,万举万当,不知标本是谓妄行。……谨察间甚,以意调之,间者并行,甚者独行。

素问·五运行大论篇第六十七

燥以干之,暑以蒸之,风以动之,湿以润之,寒以坚之,火以温之。

气有余,则制己所胜,而侮所不胜;其不及,则己所不胜侮而乘之,己所胜轻而侮之。侮反受邪,侮而受邪,寡于畏也。

素问·六微旨大论篇第六十八

相火之下,水气承之;水位之下,土气承之;土位之下,风气承之;风位之下,金气承之;金位之下,火气承之;君火之下,阴精承之。帝曰:何也?岐伯曰:亢则害,承乃制,制则生化。

出入废则神机化灭,升降息则气立孤危。故非出入,则无以生长壮老已;非升降,则无以生长化收藏。

素问·气交变大论篇第六十九

夫道者,上知天文,下知地理,中知人事,可以长久。

素问·五常政大论篇第七十

根于中者,命曰神机,神机去则机息;根于外者,命曰气立,气止则化绝。

素问·至真要大论篇第七十四

补上治上制以缓，补下治下制以急，急则气味厚，缓则气味薄。

诸风掉眩，皆属于肝；诸寒收引，皆属于肾；诸气膹郁，皆属于肺；诸湿肿满，皆属于脾；诸热瞀瘛，皆属于火；诸痛痒疮，皆属于心；诸厥固泄，皆属于下；诸痿喘呕，皆属于上；诸禁鼓慄，如丧神守，皆属于火；诸痉项强，皆属于湿；诸逆冲上，皆属于火；诸胀腹大，皆属于热；诸躁狂越，皆属于火；诸暴强直，皆属于风；诸病有声，鼓之如鼓，皆属于热；诸病胕肿，疼酸惊骇，皆属于火；诸转反戾，水液浑浊，皆属于热；诸病水液，澄彻清冷，皆属于寒；诸呕吐酸，暴注下迫，皆属于热。

寒者热之，热者寒之，微者逆之，甚者从之，坚者削之，客者除之，劳者温之，结者散之，留者攻之，燥者濡之，急者缓之，散者收之，损者温之，逸者行之，惊者平之，上之下之，摩之浴之，薄之劫之，开之发之，适事为故。

热因寒用，寒因热用，塞因塞用，通因通用，必伏其主，而先其所因，其始则同，其终则异，可使破积，可使溃坚，可使气和，可使必已。

诸寒之而热者取之阴，热之而寒者取之阳，所谓求其属也。

灵枢·本神篇第八

天之在我者德也，地之在我者气也，德流气薄而生者也。故生之来谓之精，两精相搏谓之神，随神往来者谓之魂，并精而出入者谓之魄，所以任物者谓之心，心有所忆谓之意，意之所存谓之志，因志而存变谓之思，因思而远慕谓之虑，因虑而处物谓之智。

肝藏血，血舍魂，肝气虚则恐，实则怒；脾藏营，营舍意，脾气虚则四肢不用，五脏不安，实则腹胀经溲不利。心藏脉，脉舍神，心气虚则悲，实则笑不休。肺藏气，气舍魄，肺气虚则鼻塞不利少气，实则喘喝胸盈仰息；肾藏精，精舍志，肾气虚则厥，实则胀，五脏不安。

灵枢·终始篇第九

如是者，则阴阳俱不足，补阳则阴竭，泻阴则阳脱。如是者，可将以甘药，不可饮以至剂，如此者弗灸，不已者因而泻之，则五脏气坏矣。

阴盛而阳虚，先补其阳，后泻其阴而和之；阴虚而阳盛，先补其阴，后泻其阳而和之。

灵枢·经脉篇第十

黄帝曰：人始生，先成精，精成而脑髓生，骨为干，脉为营，筋为刚，肉为墙，皮肤坚而毛发长，谷入于胃，脉道以通，血气乃行。雷公曰：愿卒闻经脉之始生。黄帝曰：经脉者，所以能决死生，处百病，调虚实，不可不通。

肺手太阴之脉，起于中焦，下络大肠，还循胃口，上膈属肺，从肺系横出腋下，下循臑内，行少阴心主之前，下肘中，循臂内上骨下廉，入寸口，上鱼，循鱼际，出大指之端；其支者，从腕后直出次指内廉，出其端。

大肠手阳明之脉，起于大指次指之端，循指上廉，出合谷两骨之间。上入两筋之中，循臂上廉，入肘外廉，上臑外前廉，上肩，出髃骨之前廉，上出于柱骨之会上，下入缺盆络肺，下膈属大肠；其支者，从缺盆上颈贯颊，入下齿中，还出挟口，交人中，左之右，右之左，上挟鼻孔。

胃足阳明之脉，起于鼻之交頞中，旁纳太阳之脉，下循鼻外，入上齿中，还出挟口环唇，下交承浆，却循颐后下廉，出大迎，循颊车，上耳前，过客主人，循发际，至额颅；其支者，从大迎前下人迎，循喉咙，入缺盆，下膈属胃络脾；其直者，从缺盆下乳内廉，下挟脐，入气街中；其支者，起于胃口，下循腹里，下至气街中而合，以下髀关，抵伏兔，下膝膑中，下循胫外廉，下足跗，入中指内间；其支者，下廉三寸而别，下入中指外间；其支者，别跗上，入大指间，出其端。

脾足太阴之脉，起于大指之端，循指内侧白肉际，过核骨后，上内踝前廉，上踹内，循胫骨后，交出厥阴之前，上膝股内前廉，入腹属脾络胃，上膈，挟咽，连舌本，散舌下；其支者，复从胃，别上膈，注心中。

心手少阴之脉，起于心中，出属心系，下膈络小肠；其支者，从心系上挟咽，系目系；其直者，复从心系却上肺，下出腋下，下循臑内后廉，行太阴、心主之后，下肘内，循臂内后廉，抵掌后锐骨之端，入掌内后廉，循小指之内出其端。

小肠手太阳之脉，起于小指之端，循手外侧上腕，出踝中，直上循臂骨下廉，出肘内侧两筋之间，上循臑外后廉，出肩解，绕肩胛，交肩上，入缺盆络心，循咽下膈，抵胃属小肠；其支者，从缺盆循颈上颊，至目锐眦，却入耳中；其支者，别颊上䪼抵鼻，至目内眦，斜络于颧。

膀胱足太阳之脉，起于目内眦，上额交巅；其支者，从巅至耳上角；其直者，从巅入络脑，还出别下项，循肩髆内，挟脊抵腰中，入循膂，络肾属膀胱，其支者，从腰中下挟脊贯臀，入腘中，其支者，从髆内左右，别下贯胛，挟脊内，过髀枢，循髀外从后廉下合腘中，以下贯踹内，出外踝之后，循京骨，至小指外侧。

肾足少阴之脉，起于小指之下，邪走足心，出于然谷之下，循内踝之后，别入跟中，以上踹内，出内廉，上股内后廉，贯脊属肾络膀胱；其直者，从肾上贯肝膈，入肺中，循喉咙，挟舌本；其支者，从肺出络心，注胸中。

心主手厥阴心包络之脉，起于胸中，出属心包络，下膈，历络三焦；其支者，循胸出胁，下腋三寸，上抵腋，下循臑内，行太阴少阴之间，入肘中，下臂行两筋之间，入掌中，循中指出其端；其支者，别掌中，循小指次指出其端。

三焦手少阳之脉，起于小指次指之端，上出两指之间，循手表腕，出臂外两骨之间，上贯肘，循臑外上肩，而交出足少阳之后，入缺盆，布膻中，散落心包，下膈，循属三焦；其支者，从膻中上出缺盆，上项，系耳后直上，出耳上角，以屈下颊至䪼；其支者，从耳后入耳中，出走耳前，过客主人前，交颊，至目锐眦。

胆足少阳之脉，起于目锐眦，上抵头角，下耳后，循颈行手少阳之前，至肩上，却交出手少阳之后，入缺盆；其支者，从耳后入耳中，出走耳前，至目锐眦后；其支者，别锐眦，下大迎，合于手少阳，抵于䪼，下加颊车，下颈合缺盆以下胸中，贯膈络肝属胆，循胁里，出气街，绕毛际，横入髀厌中；其直者，从缺盆下腋，循胸过季胁，下合髀厌中，以下循髀阳，出膝外廉，下外辅骨之前，直下抵绝骨之端，下出外踝之前，循足跗上，入小指次指之间；其支者，别跗上，入大指之间，循大指歧骨内出其端，还贯爪甲，出三毛。

肝足厥阴之脉，起于大指丛毛之际，上循足跗上廉，去内踝一寸，上踝八寸，交出太阴之后，上腘内廉，循股阴入毛中，过阴器，抵小腹，挟胃属肝络胆，上贯膈，布胁肋，循喉咙之后，上入颃颡，连目系，上出额，与督脉会于巅；其支者，从目系下颊里，环唇内；其支者，复从肝别贯膈，上注肺。

黄帝曰：经脉者，常不可以见也，其虚实也以气口知之，脉之见者，皆络脉也。

手太阴之别，名曰列缺，起于腕上分间，并太阴之经直入掌中，散入于鱼际。其病实则手锐掌热，虚则欠𡖅，小便遗数，取之去腕半寸，别走阳明也。

手少阴之别，名曰通里，去腕一寸半，别而上行，循经入于心中，系舌本，属目系。其实则支膈，虚者不能言，取之掌后一寸，别走太阳也。

手心主之别，名曰内关，去腕二寸，出于两筋之间，循经以上系于心包络、心系。实则心痛，虚则为头强，取之两筋间也。

手太阳之别，名曰支正，上腕五寸，内注少阴；其别者，上走肘，络肩髃。实则节弛肘废，虚则生肬，小者如指痂疥，取之所别也。

手阳明之别，名曰偏历，去腕三寸，别入太阴，其别者，上循臂，乘肩髃，上曲颊遍齿，其别者，入耳合于宗脉。实则龋聋，虚则齿寒痹隔，取之所别也。

手少阳之别，名曰外关，去腕二寸，外绕臂，注胸中，合心主。病实则肘挛，虚则不收，取之所别也。

足太阳之别，名曰飞扬，去踝七寸，别走少阴。实则鼽窒头背痛，虚则鼽衄，取之所别也。

足少阳之别，名曰光明，去踝五寸，别走厥阴，下络足跗。实则厥，虚则痿躄，坐不能起，取之所别也。

足阳明之别，名曰丰隆，去踝八寸，别走太阴；其别者，循胫骨外廉，上络头项，合诸经之气，下络喉嗌。其病气逆则喉痹瘁瘖，实则狂癫，虚则足不收，胫枯，取之所别也。

足太阴之别，名曰公孙，去本节之后一寸，别走阳明；其别者，入络肠胃。厥气上逆则霍乱，实则肠中切痛，虚则鼓胀，取之所别也。

足少阴之别，名曰大钟，当踝后绕跟，别走太阳；其别者，并经上走于心包，下外贯腰脊。其病气逆则烦闷，实则闭癃，虚则腰痛，取之所别者也。

足厥阴之别，名曰蠡沟，去内踝五寸，别走少阳；其别者，经胫上睾，结于茎。其病气逆则睾肿卒疝，实则挺长，虚则暴痒，取之所别也。

任脉之别，名曰尾翳，下鸠尾，散于腹。实则腹皮痛，虚则痒搔，取之所别也。

督脉之别，名曰长强，挟膂上项，散头上，下当肩胛左右，别走太阳，入贯膂。实则脊强，虚则头重，高摇之，挟脊之有过者，取之所别也。

脾之大络，名曰大包，出渊腋下三寸，布胸胁。实则身尽痛，虚则百节尽皆纵，此脉若罗络之血者，皆取之脾之大络也。

灵枢·营卫生会篇第十八

人受气于谷，谷入于胃以传于肺，五脏六腑，皆以受气，其清者为营，浊者为卫，营在脉中，卫在脉外，营周不休，五十而复大会，阴阳相贯，如环无端。卫气行于阴二十五度，行于阳二十五度，分为昼夜。

中焦亦并胃中，出上焦之后，此所受气者，泌糟粕，蒸津液，化其精微，上注于肺脉，乃化而为血，以奉生身，莫贵于此，故独得行于经隧，命曰营气。

营卫者，精气也；血者，神气也。故血之与气，异名同类焉。故夺血者无汗，夺汗者无血，故人有两死而无两生。

上焦如雾，中焦如沤，下焦如渎。

笔记

灵枢·决气篇第三十

精脱者，耳聋；气脱者，目不明；津脱者，腠理开，汗大泄；液脱者，骨属屈伸不利，色夭，脑髓消，胫痠，耳数鸣；血脱者，色白，夭然不泽，其脉空虚，此其候也。

灵枢·逆顺肥瘦篇第三十八

黄帝曰：脉行之逆顺奈何？岐伯曰：手之三阴，从脏走手，手之三阳，从手走头，足之三阳，从头走足，足之三阴，从足走腹。

灵枢·顺气一日分为四时第四十四

黄帝曰：夫百病之所始生者，必起于燥湿、寒暑、风雨、阴阳、喜怒，饮食居处，气合而有形，得藏而有名，余知其然也。夫百病者，多以旦慧，昼安，夕加，夜甚，何也？岐伯曰：四时之气使然。黄帝曰：愿闻四时之气。岐伯曰：春生，夏长，秋收，冬藏，是气之常也，人亦应之。以一日分为四时，朝则为春，日中为夏，日入为秋，夜半为冬。朝则人气始生，病气衰，故旦慧；日中人气长，长则胜邪，故安；夕则人气始衰，邪气始生，故加；夜半人气入脏，邪气独居于身，故甚也。

黄帝曰：其时有反者，何也？岐伯曰：是不应四时之气，脏独主其病者，是必以脏气之所不胜时者甚，以其所胜时者起也。

灵枢·本脏篇第四十七

经脉者，所以行血气而营阴阳，濡筋骨，利关节者也。卫气者，所以温分肉，充皮肤，肥腠理，司开阖者也。志意者，所以御精神，收魂魄，适寒温，和喜怒者也……五脏者，所以藏精神血气魂魄者也，六腑者，所以化水谷而行津液者也。

灵枢·天年五十四

黄帝曰：何者为神？岐伯曰：血气已和，荣卫已通，五脏已成，神气舍心，魂魄毕具，乃成为人。

黄帝曰：人之寿百岁而死，何以致之？岐伯曰：使道隧以长，基墙高以方，通调营卫，三部三里起，骨高肉满，百岁乃得终。

黄帝曰：其不能终寿而死者，何也？岐伯曰：其五脏皆不坚，使道不长，空外以张，喘息暴疾，又卑基墙，薄脉少血，其肉不石，数中风寒，血气虚，脉不通，真邪相攻，乱而相引，故中寿而尽也。

笔记

灵枢·水胀第五十七

水始起也，目窠上微重，如新卧起之状，其颈脉动，时咳，阴股间寒，足胫肿，腹乃大，其水已成矣。以手按其腹，随手而起，如裹水之状，此其候也。

黄帝曰：肤胀何以候之？岐伯曰：肤胀者，寒气客于皮肤之间，鼕鼕然不坚，腹大，身尽肿，皮厚，按其腹窅而不起，腹色不变，此其候也。

鼓胀何如？岐伯曰：腹胀身皆大，大与肤胀等也，色苍黄，腹筋起，此其候也。

肠覃何如？岐伯曰：寒气客于肠外，与卫气相搏，气不得荣，因有所系，癖而内著，恶气乃起，瘜肉乃生。其始生也，大如鸡卵，稍以益大，至其成，如怀子之状，久者离岁，按之则坚，推之则移，月事以时下，此其候也。

石瘕何如？岐伯曰：石瘕生于胞中，寒气客于子门，子门闭塞，气不得通，恶血当泻不泻，衃以留止，日以益大，状如怀子，月事不以时下，皆生于女子，可道而下。

灵枢·百病始生第六十六

黄帝问于岐伯曰：夫百病之始生也，皆生于风雨寒暑，清湿喜怒。喜怒不节则伤脏，风雨则伤上，清湿则伤下。三部之气，所伤异类，愿闻其会。岐伯曰：三部之气各不同，或起于阴，或起于阳，请言其方，喜怒不节则伤脏，脏伤则病起于阴也；清湿袭虚，则病起于下，风雨袭虚，则病起于上，是谓三部。至于其淫泆，不可胜数。

黄帝曰：余固不能数，故问先师，愿卒闻其道。岐伯曰：风雨寒热，不得虚，邪不能独伤人。卒然逢疾风暴雨而不病者，盖无虚，故邪不能独伤人。此必因虚邪之风，与其身形，两虚相得，乃客其形，两实相逢，众人肉坚。

黄帝曰：积之始生，至其已成，奈何？岐伯曰：积之始生，得寒乃生，厥乃成积也。

黄帝曰：其生于阴者，奈何？岐伯曰：忧思伤心；重寒伤肺；忿怒伤肝；醉以入房，汗出当风伤脾；用力过度，若入房汗出浴，则伤肾。

黄帝曰：善。治之奈何？岐伯答曰：察其所痛，以知其应，有余不足，当补则补，当泻则泻，毋逆天时，是谓至治。

灵枢·邪客篇第七十一

五谷入于胃也，其糟粕、津液、宗气分为三隧，故宗气积于胸中，出于喉咙，以贯心脉而行呼吸焉。营气者，泌其津液，注之于脉，化以为血，以营四末，内注五脏六腑，所以应刻数焉。卫气者，出其悍气之慓疾，而先行于四末分肉皮肤之间而不休者也，昼日行于阳，夜行于阴，常从足少阴之分间，行于五脏六腑。

附《难经》条文

二难曰：脉有尺寸，何谓也？然：尺寸者，脉之大要会也。从关至尺是尺内，阴之所治也；从关至鱼际是寸内，阳之所治也。故分寸为尺，分尺为寸。故阴得尺内一寸，阳得寸内九分，尺寸终始一寸九分，故曰尺寸也。

四难曰：脉有阴阳之法，何谓也。然：呼出心与肺，吸入肾与肝，呼吸之间，脾受谷味也，其脉在中。浮者阳也，沉者阴也，故曰阴阳也。

八难曰：寸口脉平而死者，何谓也？然：诸十二经脉者，皆系于生气之原。所谓生气之原者，谓十二经之根本也，谓肾间动气也。此五脏六腑之本，十二经脉之根，呼吸之门，三焦之原。一名守邪之神。故气者，人之根本也，根绝则茎叶枯矣。寸口脉平而死者，生气独绝于内也。

十四难曰：损脉之为病奈何？然：一损损于皮毛，皮聚而毛落；二损损于血脉，血脉虚少，不能荣于五脏六腑；三损损于肌肉，肌肉消瘦，饮食不能为肌肤；四损损于筋，筋缓不能自收持；五损损于骨，骨痿不能起于床。反此者，至于收病也。从上下者，骨痿不能起于床者死；从下上者，皮聚毛落者死。

治损奈何？然：损其肺者，益其气；损其心者，调其荣卫；损其脾者，调其饮食，适其寒温；损其肝者，缓其中；损其肾者，益其精。此治损之法也。

二十难曰：重阳者狂，重阴者癫。脱阳者见鬼，脱阴者目盲。

二十二难曰：经言脉有是动，有所生病，一脉变为二病者，何也？然：经言是动者，气也；所生病者，血也。邪在气，气为是动；邪在血，血为所生病。气主呴之，血主濡之。气留而不行者，为气先病也；血壅而不濡者，为血后病也。故先为是动，后所生病也。

二十五难曰：心主与三焦为表里，俱有名而无形。

二十七难曰：脉有奇经八脉者，不拘于十二经，何也？然：有阳维，有阴维，有阳跷，有阴跷，有冲，有督，有任，有带之脉。凡此八脉者，皆不拘于经，故曰奇经八脉也。经有十二，络有十五，凡二十七气，相随上下，何独不拘于经也？然：圣人图设沟渠，通利水道，以备不然。天雨降下，沟渠溢满，当此之时，雾霈妄作，圣人不能复图也。此络脉满溢，诸经不能复拘也。

二十九难曰：奇经之为病何如？然：阳维维于阳，阴维维于阴，阴阳不能自相维，则怅然失志，溶溶不能自收持。阳维为病苦热，阴维为病苦心痛。阴跷为病，阳缓而阴急；阳跷为病，阴缓而阳急。

冲之为病，逆气而里急。督之为病，脊强而厥。任之为病，其内苦结，男子为七疝，女子为瘕聚。带之为病，腹满，腰溶溶如坐水中。此奇经八脉之为病也。

三十一难曰：三焦者，水谷之道路，气之所终始也。

三十六难曰：脏各有一耳，肾独有两者，何也？然：肾两者，非皆肾也。其左者为肾，右者为命门。命门者，诸神精之所舍，原气之所系也；男子以藏精，女子以系胞。故知肾有一也。

三十八难曰：脏有五，腑独有六者，何也？然：所以腑有六者，谓三焦也。有原气之别焉，主持诸气，有名而无形，其经属手少阳。

三十九难曰：命门者，精神之所舍也；男子以藏精，女子以系胞，其气与肾通。故言脏有六也。

四十四难曰：七冲门何在？然：唇为飞门，齿为户门，会厌为吸门，胃为贲门，太仓下口为幽门，大肠小肠会为阑门，下极为魄门，故曰七冲门也。

四十五难曰：经言八会者，何也？然：腑会太仓，脏会季胁，筋会阳陵泉，髓会绝骨，血会膈俞，骨会大杼，脉会太渊。气会三焦外一筋直两乳内也。热病在内者，取其会之气穴也。

四十九难曰：有正经自病，有五邪所伤，所以别之？然：忧愁思虑则伤心；形寒寒饮则伤肺；恚怒气逆，上而不下则伤肝；饮食劳倦则伤脾；久坐湿地，强力入水则伤肾。是正经之自病也。

何谓五邪？然：有中风，有伤暑，有饮食劳倦，有伤寒，有中湿。此之谓五邪。

笔记

五十难曰：病有虚邪，有实邪，有贼邪，有微邪，有正邪，何以知之？然：从后来者为虚邪，从前来者为实邪，从所不胜来者为贼邪，从所胜来者为微邪，自病者为正邪。何以言之？假令心病，中风得之为虚邪，伤暑得之为正邪，饮食劳倦得之为实邪，伤寒得之为微邪，中湿得之为贼邪。

五十一难曰：病有欲得温者，有欲得寒者，有欲得见人者，而各不同，病在何脏腑也？然：病欲得寒而欲见人者，病在腑也；病欲得温而不欲见人者，病在脏也。何以言之？腑者，阳也，阳病欲得寒，又欲见人；脏者，阴也，阴病欲得温，又欲闭户独处，恶闻人声。故以别知脏腑之病也。

五十五难曰：病有积、有聚，何以别之？然：积者，阴气也；聚者，阳气也。故阴沉而伏，阳浮而动。气之所积名曰积，气之所聚名曰聚，故积者，五脏所生；聚者，六腑所成也。积者，阴气也，其始发有常处，其痛不离其部，上下有所终始，左右有所穷处；聚者，阳气也，其始发无根本，上下无所留止，其痛无常处，谓之聚。故以是别知积聚也。

五十八难曰：伤寒有几，其脉有变不？然：伤寒有五，有中风，有伤寒，有湿温，有热病，有温病，其所苦各不同。

五十九难曰：狂癫之病，何以别之？然：狂疾之始发，少卧而不饥，自高贤也，自辨智也，自倨贵也，妄笑歌乐，妄行不休是也。癫疾始发，意不乐，僵仆直视。其脉三部阴阳俱盛是也。

六十难曰：头心之病，有厥痛，有真痛，何谓也？然：手三阳之脉，受风寒，伏留而不去者，则名厥头痛；入连在脑者，名真头痛。其五脏气相干，名厥心痛；其痛者，但在心，手足青者，即名真心痛。其真心痛者，旦发夕死，夕发旦死。

六十一难曰：经言望而知之谓之神，闻而知之谓之圣，问而知之谓之工，切脉而知之谓之巧。

六十八难曰：五脏六腑，皆有井荥俞经合，皆何所主？然：经言所出为井，所流为荥，所注为俞，所行为经，所入为合。井主心下满，荥主身热，俞主体重节痛，经主喘咳寒热，合主逆气而泄。此五脏六腑井荥俞经合所主病也。

笔记

第21章　《伤寒论》条文精选

辨太阳病脉证并治上

太阳之为病，脉浮，头项强痛而恶寒。(1)

太阳病，发热，汗出，恶风，脉缓者，名为中风。(2)

太阳病，或已发热，或未发热，必恶寒，体痛，呕逆，脉阴阳俱紧者，名为伤寒。(3)

太阳病，发热而渴，不恶寒者，为温病。若发汗已，身灼热者，名风温。风温为病，脉阴阳俱浮，自汗出，身重，多睡眠，鼻息必鼾，语言难出。若被下者，小便不利，直视失溲。若被火者，微发黄色，剧则如惊痫，时瘛疭，若火熏之。一逆尚引日，再逆促命期。(6)

病有发热恶寒者，发于阳也；无热恶寒者，发于阴也。发于阳，七日愈，发于阴，六日愈，以阳数七、阴数六故也。(7)

病人身大热，反欲得衣者，热在皮肤，寒在骨髓也；身大寒，反不欲近衣者，寒在皮肤，热在骨髓也。(11)

太阳中风，阳浮而阴弱，阳浮者，热自发，阴弱者，汗自出，啬啬恶寒，淅淅恶风，翕翕发热，鼻鸣干呕者，桂枝汤主之。(12)

太阳病，头痛，发热，汗出，恶风，桂枝汤主之。(13)

太阳病，项背强几几，反汗出恶风者，桂枝加葛根汤主之。(14)

太阳病三日，已发汗，若吐、若下、若温针，仍不解者，此为坏病，桂枝不中与之也，观其脉证，知犯何逆，随证治之。桂枝本为解肌，若其人脉浮紧，发热汗不出者，不可与之也。常须识此，勿令误也。(16)

太阳病，发汗，遂漏不止，其人恶风，小便难，四肢微急，难以屈伸者，桂枝加附子汤主之。(20)

太阳病，下之后，脉促胸满者，桂枝去芍药汤主之。(21)

若微寒者，桂枝去芍药加附子汤主之。(22)

太阳病，发热恶寒，热多寒少。脉微弱者，此无阳也，不可发汗；宜桂枝二越婢一汤。(27)

服桂枝汤，或下之，仍头项强痛，翕翕发热，无汗，心下满微痛，小便不利者，桂枝去桂加茯苓白术汤主之。(28)

辨太阳病脉证并治中

太阳病项背强几几，无汗恶风，葛根汤主之。(31)

太阳病，桂枝证，医反下之，利遂不止，脉促者，表未解也；喘而汗出者，葛根黄芩黄连汤主之。(34)

太阳病，头痛发热，身疼，腰痛，骨节疼痛，恶风，无汗而喘者，麻黄汤主之。(35)

太阳中风，脉浮紧，发热恶寒，身疼痛，不汗出而烦躁者，大青龙汤主之。若脉微弱，汗

出恶风者，不可服之，服之则厥逆，筋惕肉瞤，此为逆也。(38)

伤寒脉浮，身不疼，但重，乍有轻时，无少阴证者，大青龙汤主之。(39)

伤寒表不解，心下有水气，干呕，发热而咳，或渴，或利，或噎，或小便不利，少腹满，或喘者，小青龙汤主之。(40)

伤寒心下有水气，咳而微喘，发热不渴；服汤已，渴者，此寒去欲解也；小青龙汤主之。(41)

太阳病，下之微喘者，表未解故也，桂枝加厚朴杏子汤主之。(43)

太阳病，脉浮紧，无汗发热，身疼痛，八九日不解，表证仍在，此当发其汗。服药已微除，其人发烦目瞑，剧者必衄，衄乃解。所以然者，阳气重故也。麻黄汤主之。(46)

病常自汗出，此为营气和，营气和者，外不谐，以卫气不共营气谐和故尔；以营行脉中，卫行脉外，复发其汗，营卫和则愈，宜桂枝汤。(53)

病人脏无他病，时发热自汗出，而不愈者，此卫气不和也。先其时发汗则愈，宜桂枝汤。(54)

下之后，复发汗，昼日烦躁不得眠，夜而安静，不呕不渴，无表证，脉沉微，身无大热者，干姜附子汤主之。(61)

发汗后，身疼痛，脉沉迟者，桂枝加芍药生姜各一两人参三两新加汤主之。(62)

发汗后，不可更行桂枝汤，汗出而喘，无大热者，可与麻黄杏仁甘草石膏汤。(63)

发汗过多，其人叉手自冒心，心下悸欲得按者，桂枝甘草汤主之。(64)

发汗后，其人脐下悸者，欲作奔豚，茯苓桂枝甘草大枣汤主之。(65)

发汗后，腹胀满者，厚朴生姜半夏甘草人参汤主之。(66)

伤寒若吐若下后，心下逆满，气上冲胸，起则头眩，脉沉紧，发汗则动经，身为振振摇者，茯苓桂枝白术甘草汤主之。(67)

发汗病不解，反恶寒者，虚故也，芍药甘草附子汤主之。(68)

发汗，若下之，病仍不解，烦躁者，茯苓四逆汤主之。(69)

太阳病，发汗后，大汗出，胃中干，烦躁不得眠，欲饮水者，少少与饮之，令胃气和则愈。若脉浮，小便不利，微热消渴者，五苓散主之。(71)

中风发热，六七日不解而烦，有表里证，渴欲饮水，水入则吐者。名曰水逆，五苓散主之。(74)

发汗后，水药不得入口为逆，若更发汗，必吐下不止。发汗吐下后，虚烦不得眠，若剧者，必反复颠倒，心中懊憹，栀子豉汤主之。若少气者，栀子甘草豉汤主之。若呕者，栀子生姜豉汤主之。(76)

伤寒五六日，大下之后，身热不去，心中结痛者，未欲解也，栀子豉汤主之。(78)

太阳病发汗，汗出不解，其人仍发热，心下悸，头眩，身瞤动，振振欲擗地者，真武汤主之。(82)

伤寒五六日中风，往来寒热，胸胁苦满，嘿嘿不欲饮食，心烦喜呕，或胸中烦而不呕，或渴，或腹中痛，或胁下痞硬，或心下悸，小便不利，或不渴，身有微热，或咳者，小柴胡汤主之。(96)

血弱气尽，腠理开，邪气因入，与正气相搏，结于胁下。正邪分争，往来寒热，休作有时，嘿嘿不欲饮食。脏腑相连，其痛必下，邪高痛下，故使呕也。小柴胡汤主之。服柴胡汤已，渴者属阳明，依法治之。(97)

伤寒四五日，身热恶风，颈项强，胁下满，手足温而渴者，小柴胡汤主之。(99)

伤寒二三日，心中悸而烦者，小建中汤主之。(102)

太阳病，过经十余日，反二三下之，后四五日，柴胡证仍在者，先与小柴胡。呕不止，心下急，郁郁微烦者，为未解也，与大柴胡汤下之则愈。(103)

太阳病不解，热结膀胱，其人如狂，血自下，下者愈。其外不解者，尚未可攻，当先解其外；外解已，但少腹急结者，乃可攻之，宜桃核承气汤。(106)

伤寒八九日，下之，胸满烦惊，小便不利，谵语，一身尽重，不可转侧者，柴胡加龙骨牡蛎汤主之。(107)

伤寒脉浮，医以火迫劫之，亡阳，必惊狂，卧起不安者，桂枝去芍药加蜀漆牡蛎龙骨救逆汤主之。(112)

烧针令其汗，针处被寒，核起而赤者，必发奔豚。气从少腹上冲心者，灸其核上各一壮，与桂枝加桂汤，更加桂枝一两也。(117)

火逆下之，因烧针而烦躁者，桂枝甘草龙骨牡蛎汤主之。(118)

太阳病六七日，表证仍在，脉微而沉，反不结胸，其人发狂者，以热在下焦，少腹当硬满，小便自利者，下血乃愈。所以然者，以太阳随经，瘀热在里故也，抵挡汤主之。(124)

太阳病身黄，脉沉结，少腹硬，小便不利者，为无血也。小便自利，其人如狂者，血证谛也，抵挡汤主之。(125)

辨太阳病脉证并治下

问曰：病有结胸，有脏结，其状何如？答曰：按之痛，寸脉浮，关脉沉，名曰结胸也。(128)

何谓脏结？答曰：如结胸状，饮食如故，时时下利，寸脉浮，关脉小细沉紧，名曰脏结。舌上白苔滑者，难治。(129)

伤寒六七日，结胸热实，脉沉而紧，心下痛，按之石硬者，大陷胸汤主之。(135)

小结胸病，正在心下，按之则痛，脉浮滑者，小陷胸汤主之。(138)

伤寒六七日，发热微恶寒，支节烦疼，微呕，心下支结，外证未去者，柴胡桂枝汤主之。(146)

伤寒五六日，已发汗而复下之，胁胁满微结，小便不利，渴而不呕，但头汗出，往来寒热，心烦者，此为未解也，柴胡桂枝干姜汤主之。(147)

太阳中风，下利呕逆，表解者，乃可攻之。其人漐漐汗出，发作有时，头痛，心下痞硬满，引胁下痛，干呕短气，汗出不恶寒者，此表解里未和也，十枣汤主之。(152)

心下痞，按之濡，其脉关上浮者，大黄黄连泻心汤主之。(154)

心下痞，而复恶寒汗出者，附子泻心汤主之。(155)

伤寒汗出解之后，胃中不和，心下痞硬，干噫食臭，胁下有水气，腹中雷鸣下利者，生姜泻心汤主之。(157)

伤寒中风，医反下之，其人下利，日数十行，谷不化，腹中雷鸣，心下痞硬满，干呕心烦不得安。医见心下痞，谓病不尽，复下之，其痞益甚。此非结热，但以胃中虚，客气上逆，故使硬也，甘草泻心汤主之。(158)

伤寒发汗，若吐若下，解后，心下痞硬，噫气不除者，旋复代赭汤主之。(161)

太阳病，外证未除，而数下之，遂协热而利，利下不止，心下痞硬，表里不解者，桂枝人参汤主之。(163)

伤寒大下后，复发汗，心下痞，恶寒者，表未解也。不可攻痞，当先解表，表解乃可攻痞。解表宜桂枝汤，攻痞宜大黄黄连泻心汤。(164)

伤寒发热，汗出不解，心中痞硬，呕吐而下利者，大柴胡汤主之。(165)

病如桂枝证，头不痛，项不强，寸脉微浮，胸中痞硬，气上冲喉咽不得息者，此为胸有寒也，当吐之，宜瓜蒂散。(166)

伤寒若吐若下后，七八日不解，热结在里，表里俱热，时时恶风，大渴，舌上干燥而烦，欲饮水数升者，白虎加人参汤主之。(168)

伤寒无大热，口燥渴，心烦，背微恶寒者，白虎加人参汤主之。(169)

太阳与少阳合病，自下利者，与黄芩汤，若呕者，黄芩加半夏生姜汤主之。(172)

伤寒胸中有热，胃中有邪气，腹中痛，欲呕吐者，黄连汤主之。(173)

伤寒脉结代，心动悸，炙甘草汤主之。(177)

脉按之来缓，时一止复来者，名曰结。又脉来动而中止，更来小数，中有还者反动，名曰结，阴也；脉来动而中止，不能自还，因而复动者，名曰代，阴也。得此脉者，必难治。(178)

辨阳明病脉证并治

阳明之为病，胃家实是也。(180)

问曰：阳明病外证云何？答曰：身热，汗自出，不恶寒反恶热也。(182)

夫实则谵语，虚则郑声，郑声者重语也。直视谵语，喘满者死，下利者亦死。(210)

伤寒若吐、若下后不解，不大便五六日，上至十余日，日晡所发潮热，不恶寒，独语如见鬼状。若剧者，发则不识人，循衣摸床，惕而不安，微喘直视，脉弦者生，涩者死。微者，但发热谵语者，大承气汤主之。若一服利，则止后服。(212)

阳明病，其人多汗，以津液外出，胃中燥，大便必硬，硬则谵语，小承气汤主之。若一服谵语止者，更莫复服。(213)

阳明病，谵语有潮热，反不能食者，胃中必有燥屎五六枚也；若能食者，但硬耳。宜大承气汤。(215)

三阳合病，腹满身重，难以转侧，口不仁面垢，谵语遗尿。发汗则谵语；下之则额上生汗，手足逆冷。若自汗出者，白虎汤主之。(219)

阳明病，脉浮而紧，咽燥口苦，腹满而喘，发热汗出，不恶寒，反恶热，身重。若发汗则躁，心愦愦，反谵语。若加温针，必怵惕，烦躁不得眠。若下之，则胃中空虚，客气动膈，心中懊侬，舌上苔者，栀子豉汤主之。(221)

若渴欲饮水，口干舌燥者，白虎加人参汤主之。(222)

若脉浮发热，渴欲饮水，小便不利者，猪苓汤主之。(223)

阳明病，发潮热，大便溏，小便自可，胸胁满不去者，与小柴胡汤。(229)

阳明病，胁下硬满，不大便而呕，舌上白苔者，可与小柴胡汤。上焦得通，津液得下，胃气因和，身濈然汗出而解。(230)

阳明病，发热汗出者，此为热越，不能发黄也。但头汗出，身无汗，齐颈而还，小便不利，渴引水浆者，此为瘀热在里，身必发黄，茵陈蒿汤主之。(236)

阳明证，其人喜忘者，必有蓄血。所以然者，本有久瘀血，故令喜忘，屎虽硬，大便反易，其色必黑者，宜抵挡汤下之。(237)

食谷欲呕，属阳明也，吴茱萸汤主之。得汤反剧者，属上焦也。(243)

趺阳脉浮而涩，浮则胃气强，涩则小便数，浮涩相搏，大便则硬，其脾为约，麻子仁丸主之。(247)

伤寒六七日，目中不了了，睛不和，无表里证，大便难，身微热者，此为实也，急下之，宜大承气汤。(252)

阳明病，发热汗多者，急下之，宜大承气汤。(253)

发汗不解，腹满痛者，急下之，宜大承气汤。(254)

腹满不减，减不足言，当下之，宜大承气汤。(255)

伤寒发汗已，身目为黄，所以然者，以寒湿在里不解故也。以为不可下也，于寒湿中求之。(259)

伤寒七八日，身黄如橘子色，小便不利，腹微满者，茵陈蒿汤主之。(260)

伤寒身黄发热，栀子柏皮汤主之。(261)

伤寒瘀热在里，身必黄，麻黄连轺赤小豆汤主之。(262)

辨少阳病脉证并治

少阳之为病，口苦，咽干，目眩也。(263)

少阳中风，两耳无所闻，目赤，胸中满而烦，不可吐下，吐下则悸而惊。(264)

伤寒，脉弦细，头痛发热者，属少阳。少阳不可发汗，发汗则谵语，此属胃。胃和则愈，胃不和，烦而悸。(265)

本太阳病不解，转入少阳者，胁下硬满，干呕不能食，往来寒热，尚未吐下，脉沉紧者，与小柴胡汤。(266)

辨太阴病脉证并治

太阴之为病，腹满而吐，食不下，自利益甚，时腹自痛。若下之，必胸下结硬。(273)

太阴病，脉浮者，可发汗，宜桂枝汤。(276)

自利不渴者，属太阴，以其脏有寒故也，当温之，宜服四逆辈。(277)

本太阳病，医反下之，因而腹满时痛者，属太阴也，桂枝加芍药汤主之；大实痛者，桂枝加大黄汤主之。(279)

辨少阴病脉证并治

少阴之为病，脉微细，但欲寐也。(281)

少阴病，欲吐不吐，心烦，但欲寐。五六日自利而渴者，属少阴也。虚故引水自救，若小便色白者，少阴病形悉具。小便白者，以下焦虚有寒，不能制水，故令色白也。(282)

少阴病，脉细沉数，病为在里，不可发汗。(285)

少阴病，脉微，不可发汗，亡阳故也；阳已虚，尺脉弱涩者，复不可下之。(286)

少阴病，但厥无汗，而强发之，必动其血，未知从何道出，或从口鼻，或从目出者，是名下厥上竭，为难治。(294)

少阴病，始得之，反发热，脉沉者，麻黄细辛附子汤主之。(301)

少阴病，得之二三日，麻黄附子甘草汤微发汗。以二三日无证，故微发汗也。(302)

少阴病，得之二三日以上，心中烦，不得卧，黄连阿胶汤主之。(303)

少阴病，身体痛，手足寒，骨节痛，脉沉者，附子汤主之。(305)

少阴病，二三日至四五日，腹痛，小便不利，下利不止，便脓血者，桃花汤主之。(307)

少阴病，吐利，手足逆冷，烦躁欲死者，吴茱萸汤主之。(309)

少阴病，下利咽痛，胸满心烦，猪肤汤主之。(310)

少阴病，二三日，咽痛者，可与甘草汤，不瘥，与桔梗汤。(311)

少阴病，咽中伤，生疮，不能言语，声不出者，苦酒汤主之。(312)

少阴病，咽中痛，半夏散及汤主之。(313)

少阴病，下利脉微者，与白通汤。利不止，厥逆无脉，干呕烦者，白通加猪胆汁汤主之。服汤脉暴出者死，微续者生。(315)

少阴病，二三日不已，至四五日，腹痛，小便不利，四肢沉重疼痛，自下利者，此为有水气。其人或咳，或小便不利，或下利，或呕者，真武汤主之。(316)

少阴病，下利清谷，里寒外热，手足厥逆，脉微欲绝，身反不恶寒，其人面色赤，或腹痛，或干呕，或咽痛，或利止脉不出者，通脉四逆汤主之。(317)

少阴病，四逆，其人或咳，或悸，或小便不利，或腹中痛，或泄利下重者，四逆散主之。(318)

少阴病，下利六七日，咳而呕渴，心烦不得眠者，猪苓汤主之。(319)

少阴病，得之二三日，口燥咽干者，急下之，宜大承气汤。(320)

少阴病，自利清水，色纯青，心下必痛，口干燥者，可下之，宜大承气汤。(321)

少阴病，六七日，腹胀不大便者，急下之，宜大承气汤。(322)

辨厥阴病脉证并治

厥阴之为病，消渴，气上撞心，心中疼热，饥而不欲食，食则吐蛔，下之利不止。(326)

伤寒脉迟六七日，而反与黄芩汤彻其热，脉迟为寒，今与黄芩汤，复除其热，腹中应冷，当不能食，今反能食，此名除中，必死。(333)

伤寒一二日至四五日，厥者必发热，前热者后必厥，厥深者热亦深，厥微者热亦微。厥应下之，而反发汗者，必口伤烂赤。(335)

凡厥者，阴阳气不相顺接，便为厥。厥者，手足逆冷是也。(337)

伤寒脉微而厥，至七八日肤冷，其人躁无暂安时，此为脏厥，非蛔厥也。蛔厥者，其人当吐蛔。令病者静，而复时烦者，此为脏寒，蛔上入其膈，故烦，须臾复止，得食而呕，又烦者，蛔闻食臭出，其人常自吐蛔。蛔厥者，乌梅丸主之。又主久利。(338)

伤寒脉滑而厥者，里有热，白虎汤主之。(350)

手足厥寒，脉细欲绝者，当归四逆汤主之。(351)

若其人内有久寒者，宜当归四逆加吴茱萸生姜汤。(352)

大汗出，热不去，内拘急，四肢疼，又下利厥逆而恶寒者，四逆汤主之。(353)

大汗，若大下利，而厥冷者，四逆汤主之。(354)

病人手足厥冷，脉乍紧者，邪结在胸中，心下满而烦，饥不能食者，病在胸中，当须吐之，宜瓜蒂散。(355)

伤寒厥而心下悸，宜先治水，当服茯苓甘草汤，却治其厥。不尔，水渍入胃，必作利也。(356)

伤寒六七日，大下后，寸脉沉而迟，手足厥逆，下部脉不至，喉咽不利，唾脓血，泄利不止者，为难治，麻黄升麻汤主之。(357)

伤寒本自寒下，医复吐下之，寒格更逆吐下，若食入口即吐，干姜黄芩黄连人参汤主之。(359)

热利下重者，白头翁汤主之。(371)

下利腹胀满，身体疼痛者，先温其里，乃攻其表，温里宜四逆汤，攻表宜桂枝汤。(372)

干呕吐涎沫，头痛者，吴茱萸汤主之。(378)

伤寒哕而腹满，视其前后，知何部不利，利之则愈。(381)

辨霍乱病脉证并治

问曰：病发热头痛，身疼恶寒，吐利者，此属何病？答曰：此名霍乱，霍乱自吐下，又利止，复更发热也。（383）

霍乱，头痛发热，身疼痛，热多欲饮水者，五苓散主之。寒多不用水者，理中丸主之。（386）

既吐且利，小便复利，而大汗出，下利清谷，内寒外热，脉微欲绝者，四逆汤主之。（389）

吐已下断，汗出而厥，四肢拘急不解，脉微欲绝者，通脉四逆加猪胆汁汤主之。（390）

辨阴阳易瘥后劳复病脉证并治

伤寒阴阳易之为病，其人身体重，少气，少腹里急，或引阴中拘挛，热上冲胸，头重不欲举，眼中生花。膝胫拘急者，烧裈散主之。（392）

大病瘥后，从腰以下有水气者，牡蛎泽泻散主之。（395）

大病瘥后，喜唾，久不了了，胸上有寒，当以丸药温之，宜理中丸。（396）

伤寒解后，虚羸少气，气逆欲吐，竹叶石膏汤主之。（397）

病人脉已解，而日暮微烦，以病新瘥，人强与谷，脾胃气尚弱，不能消谷，故令微烦，损谷则愈。（398）

第22章 《金匮要略》条文精选

脏腑经络先后病脉证治第一

问曰:上工治未病,何也?师曰:夫治未病者,见肝之病,知肝传脾,当先实脾。四季脾王不受邪,即勿补之。中工不晓相传,见肝之病,不解实脾,惟治肝也。

夫肝之病,补用酸,助用焦苦,益用甘味之药调之。酸入肝,焦苦入心,甘入脾。脾能伤肾,肾气微弱,则水不行,水不行,则心火气盛;心火气盛则伤肺,肺被伤,则金气不行,金气不行,则肝气盛。故实脾,则肝自愈。此治肝补脾之要妙也。肝虚则用此法,实则不在用之。

经曰:"虚虚实实,补不足,损有余",是其义也。余脏准此。(1)

夫人禀五常,因风气而生长,风气虽能生万物,亦能害万物,如水能浮舟,亦能覆舟。若五脏元真通畅,人即安和。客气邪风,中人多死。千般疢难,不越三条:一者,经络受邪,入脏腑,为内所因也;二者,四肢九窍,血脉相传,壅塞不通,为外皮肤所中也;三者,房室、金刃、虫兽所伤。以此详之,病由都尽。

若人能养慎,不令邪风干忤经络;适中经络,未流传脏腑,即医治之;四肢才觉重滞,即导引、吐纳,针灸、膏摩,勿令九窍闭塞;更能无犯王法、禽兽灾伤,房室勿令竭乏,服食节其冷热苦酸辛甘,不遗形体有衰,病则无由入其腠理。腠者,是三焦通会元真之处,为血气所注;理者,是皮肤脏腑之文理也。(2)

……五邪中人,各有法度,风中于前,寒中于暮,湿伤于下,雾伤于上,风令脉浮,寒令脉急,雾伤皮腠,湿流关节,食伤脾胃,极寒伤经,极热伤络。(13)

问曰:病有急当救里救表者,何谓也?师曰:病,医下之,续得下利清谷不止,身体疼痛者,急当救里;后身体疼痛,清便自调者,急当救表也。(14)

夫病痼疾,加以卒病,当先治其卒病,后乃治其痼疾也。(15)

师曰:五脏病各有所得者愈,五脏病各有所恶,各随其所不喜者为病。……(16)

夫诸病在脏,欲攻之,当随其所得而攻之,如渴者,与猪苓汤。余皆仿此。(17)

痉湿暍病脉证治第二

太阳病,其证备,身体强,几几然,脉反沉迟,此为痉,栝蒌桂枝汤主之。(11)

太阳病,无汗而小便反少,气上冲胸,口噤不得语,欲作刚痉,葛根汤主之。(12)

痉为病,胸满,口噤,卧不着席,脚挛急,必齘齿,可与大承气汤。(13)

太阳病,关节疼痛而烦,脉沉而细者,此名湿痹。湿痹之候,小便不利,大便反快,但当利其小便。(14)

……若治风湿者,发其汗,但微微似欲出汗者,风湿俱去也。(18)

湿家身烦疼,可与麻黄加术汤发其汗为宜,慎不可以火攻之。(20)

病者一身尽疼,发热,日晡所剧者,名风湿。……可与麻黄杏仁薏苡甘草汤。(21)

风湿，脉浮、身重，汗出恶风者，防己黄芪汤主之。(22)

伤寒八九日，风湿相搏，身体疼烦，不能自转侧，不呕不渴，脉浮虚而涩者，桂枝附子汤主之；若大便坚，小便自利者，去桂加白术汤主之。(23)

风湿相搏，骨节疼烦掣痛，不得曲伸，近之则痛剧，汗出短气，小便不利，恶风不欲去衣，或身微肿者，甘草附子汤主之。(24)

太阳中热者，暍是也。汗出恶寒，身热而渴，白虎加人参汤主之。(26)

百合狐惑阴阳毒病脉证治第三

百合病者，百脉一宗，悉致其病也。意欲食复不能食，常默默，欲卧不能卧，欲行不能行，欲饮食，或有美时，或有不用闻食臭时，如寒无寒，如热无热，口苦，小便赤……身形如和，其脉微数。(1)

百合病，不经吐、下、发汗，病形如初者，百合地黄汤主之。(5)

狐惑之为病，状如伤寒，默默欲眠，目不得闭，卧起不安，蚀于喉为惑，蚀于阴为狐，不欲饮食，恶闻食臭，其面目乍赤、乍黑、乍白。蚀于上部则声喝，甘草泻心汤主之。(10)

疟病脉证并治第四

病疟，……结为癥瘕，名曰疟母，急治之，宜鳖甲煎丸。(2)

温疟者，其脉如平，身无寒但热，骨节疼烦，时呕，白虎加桂枝汤主之。(4)

中风历节病脉证并治第五

……邪在于络，肌肤不仁；邪在于经，即重不胜；邪入于腑，即不识人；邪入于脏，舌即难言，口吐涎。(2)

寸口脉沉而弱，沉即主骨，弱即主筋，沉即为肾，弱即为肝。汗出入水中，如水伤心，历节黄汗出，故曰历节。(4)

少阴脉浮而弱，弱则血不足，浮则为风。风血相搏，即疼痛如掣。(6)

诸肢节疼痛，身体魁羸，脚肿如脱，头眩短气，温温欲吐，桂枝芍药知母汤主之。(8)

病历节不可屈伸，疼痛，乌头汤主之。(10)

血痹虚劳病脉证并治第六

血痹阴阳俱微，寸口关上微，尺中小紧，外证身体不仁，如风痹状，黄芪桂枝五物汤主之。(2)

虚劳里急，悸，衄，腹中痛，梦失精，四肢痠痛，手足烦热，咽干口燥，小建中汤主之。(13)

虚劳里急，诸不足，黄芪建中汤主之。(14)

虚劳腰痛，少腹拘急，小便不利者，八味肾气丸主之。(15)

虚劳诸不足，风气百疾，薯蓣丸主之。(16)

虚劳虚烦不得眠，酸枣仁汤主之。(17)

五劳虚极羸瘦，腹满不能饮食，食伤、忧伤、饮伤、房室伤、饥伤、劳伤、经络营卫气伤，内有干血，肌肤甲错，两目黯黑。缓中补虚，大黄䗪虫丸主之。(18)

肺痿肺痈咳嗽上气病脉证治第七

……寸口脉数，其人咳，口中反有浊唾涎沫者何？师曰：为肺痿之病。若口中辟辟燥，咳即胸中隐隐痛，脉反滑数，此为肺痈，咳唾脓血。

脉数虚者为肺痿，数实者为肺痈。(1)

肺痿吐涎沫而不咳者，其人不渴，必遗尿，小便数，所以然者，以上虚不能制下故也。此为肺中冷，必眩，多涎唾，甘草干姜汤以温之。(5)

咳而上气，喉中水鸡声，射干麻黄汤主之。(6)

咳逆上气，时时吐浊，但坐不得眠，皂荚丸主之。(7)

咳而脉浮者，厚朴麻黄汤主之。(8)

脉沉者，泽漆汤主之。(9)

大逆上气，咽喉不利，止逆下气者，麦门冬汤主之。(10)

肺痈，喘不得卧，葶苈大枣泻肺汤主之。(11)

咳而胸满，振寒脉数，咽干不渴，时出浊唾腥臭，久久吐脓如米粥者，为肺痈，桔梗汤主之。(12)

咳而上气，此为肺胀，其人喘，目如脱状，脉浮大者，越婢加半夏汤主之。(13)

肺胀，咳而上气，烦躁而喘，脉浮者，心下有水，小青龙加石膏汤主之。(14)

肺痈胸满胀，一身面目浮肿，鼻塞清涕出，不闻香臭酸辛，咳逆上气，喘鸣迫塞，葶苈大枣泻肺汤主之。(15)

胸痹心痛短气病脉证治第八

师曰：夫脉当取太过不及，阳微阴弦，即胸痹而痛，所以然者，责其极虚也。今阳虚知在上焦，所以胸痹、心痛者，以其阴弦故也。(1)

胸痹之病，喘息咳唾，胸背痛，短气，寸口脉沉而迟，关上小紧数，栝蒌薤白白酒汤主之。(3)

胸痹不得卧，心痛彻背者，栝蒌薤白半夏汤主之。(4)

胸痹心中痞，留气结在胸，胸满，胁下逆抢心，枳实薤白桂枝汤主之；人参汤亦主之。(5)

胸痹，胸中气塞，短气，茯苓杏仁甘草汤主之；橘枳姜汤亦主之。(6)

胸痹缓急者，薏苡附子散主之。(7)

心中痞，诸逆心悬痛，桂枝生姜枳实汤主之。(8)

心痛彻背，背痛彻心，乌头赤石脂丸主之。(9)

腹满寒疝宿食病脉证治第十

病者腹满，按之不痛为虚，痛者为实，可下之。舌黄未下者，下之黄自去。(2)

笔记

腹满时减，复如故，此为寒，当与温药。(3)

病腹满，发热十日，脉浮而数，饮食如故，厚朴七物汤主之。(9)

腹中寒气，雷鸣切痛，胸胁逆满，呕吐，附子粳米汤主之。(10)

痛而闭者，厚朴三物汤主之。(11)

按之心下满痛者，此为实也，当下之，宜大柴胡汤。(12)

腹满不减，减不足言，当须下之，宜大承气汤。(13)

心胸中大寒痛，呕不能饮食，腹中寒，上冲皮起，出见有头足，上下痛而不可触近，大建中汤主之。(14)

胁下偏痛，发热，其脉紧弦，此寒也，以温药下之，宜大黄附子汤。(15)

寒疝绕脐痛，若发则白汗出，手足厥冷，其脉沉紧者，大乌头煎主之。(17)

寒疝，腹中痛及胁痛里急者，当归生姜羊肉汤主之。(18)

寒疝，腹中痛，逆冷，手足不仁，若身疼痛，灸刺诸药不能治，抵挡乌头桂枝汤主之。(19)

下利不欲食者，有宿食也，当下之，宜大承气汤。(23)

五脏风寒积聚病脉证并治第十一

肾著之病，其人身体重，腰中冷，如坐水中，形如水状，反不渴，小便自利，饮食如故，病属下焦，身劳汗出，衣里冷湿，久久得之，腰以下冷痛，腹重如带五千钱，甘姜苓术汤主之。(16)

积者，藏病也，终不移；聚者，腑病也，发作有时，展转痛移，为可治；谷气者，胁下痛，按之则愈，复发为谷气。……(20)

痰饮咳嗽病脉证并治第十二

问曰：四饮何以为异？师曰：其人素盛今瘦，水走肠间，沥沥有声，谓之痰饮；饮后水流在胁下，咳唾引痛，谓之悬饮；饮水流行，归于四肢，当汗出而不汗出，身体疼重，谓之溢饮；咳逆倚息，短气不得卧，其形如肿，谓之支饮。(2)

夫心下有留饮，其人背寒冷如手大。(8)

病痰饮者，当以温药和之。(15)

心下有痰饮，胸胁支，目眩，苓桂术甘汤主之。(16)

短气有微饮，当从小便去之，苓桂术甘汤主之，肾气丸亦主之。(17)

病者脉伏，其人欲自利，利反快，虽利，心下续坚满，此为留饮欲去故也。甘遂半夏汤主之。(18)

病悬饮者，十枣汤主之。(22)

病溢饮者，当发其汗，大青龙汤主之；小青龙汤亦主之。(23)

膈间支饮，其人喘满，心下痞坚，面色黧黑，其脉沉紧，得之数十日，医吐下之不愈，木防己汤主之。(24)

心下有支饮，其人苦冒眩，泽泻汤主之。(25)

支饮胸满者，厚朴大黄汤主之。(26)

呕家本渴，渴者为欲解，今反不渴，心下有支饮故也，小半夏汤主之。(28)

腹满，口舌干燥，此肠间有水气，己椒苈黄丸主之。(29)

咳逆倚息不得卧，小青龙汤主之。(35)

消渴小便利淋病脉证并治第十三

男子消渴，小便反多，以饮一斗，小便一斗，肾气丸主之。(3)

淋之为病，小便如粟状，小腹弦急，痛引脐中。(7)

小便不利者，有水气，其人若渴，栝蒌瞿麦丸主之。(10)

水气病脉证并治第十四

师曰：……病有风水、有皮水、有正水、有石水、有黄汗。(1)

……病水腹大，小便不利，其脉沉绝者，有水，可下之。(11)

师曰：诸有水者，腰以下肿，当利小便；腰以上肿，当发汗乃愈。(18)

……血不利则为水，名曰血分。(19)

问曰：病有血分水分，何也？师曰：经水前断，后病水，名曰血分，此病难治；先病水，后经水断，名曰水分，此病易治。何以故？去水，其经自下。(20)

风水，脉浮身重，汗出恶风者，防己黄芪汤主之。……(22)

风水恶风，一身悉肿，脉浮不渴，续自汗出，无大热，越婢汤主之。(23)

皮水为病，四肢肿，水气在皮肤中，四肢聂聂动者，防己茯苓汤主之。(24)

里水，越婢加术汤主之；甘草麻黄汤亦主之。(25)

气分，心下坚，大如盘，边如旋杯，水饮所作，桂枝去芍药加麻辛附子汤主之。(31)

心下坚，大如盘，边如旋盘，水饮所作，枳术汤主之。(32)

黄疸病脉证并治第十五

……脾色必黄，瘀热以行。(1)

……然黄家所得，从湿得之。……(8)

谷疸之为病，寒热不食，食即头眩，心胸不安，久久发黄为谷疸，茵陈蒿汤主之。(13)

酒黄疸，心中懊侬或热痛，栀子大黄汤主之。(15)

诸病黄家，但利其小便；假令脉浮，当以汗解之，宜桂枝加黄芪汤主之。(16)

黄疸病，茵陈五苓散主之。(18)

黄疸腹满，小便不利而赤，自汗出，此为表和里实，当下之，宜大黄硝石汤。(19)

黄疸病，小便色不变，欲自利，腹满而喘，不可除热，热除必哕。哕者，小半夏汤主之。(20)

男子黄，小便自利，当与虚劳小建中汤。(22)

惊悸吐衄下血胸满瘀血病脉证治第十六

病人胸满，唇痿舌青，口燥，但欲漱水不欲咽，无寒热，脉微大来迟，腹不满，其人言我满，为有瘀血。(10)

下血,先便后血,此远血也,黄土汤主之。(15)

下血,先血后便,此近血也,赤小豆当归散主之。(16)

心气不足,吐血、衄血,泻心汤主之。(17)

呕吐哕下利病脉证治第十七

夫呕家有痈脓,不可治呕,脓尽自愈。(1)

……脾伤则不磨,朝食暮吐,暮食朝吐,宿谷不化,名曰胃反。(5)

病人欲吐者,不可下之。(6)

哕而腹满,视其前后,知何部不利,利之即愈。(7)

呕而胸满者,茱萸汤主之。(8)

呕而肠鸣,心下痞者,半夏泻心汤主之。(10)

干呕而利者,黄芩加半夏生姜汤主之。(11)

诸呕吐,谷不得下者,小半夏汤主之。(12)

呕而发热者,小柴胡汤主之。(15)

胃反呕吐者,大半夏汤主之。(16)

食已即吐者,大黄甘草汤主之。(17)

胃反,吐而渴欲饮水者,茯苓泽泻汤主之。(18)

干呕,吐逆,吐涎沫,半夏干姜散主之。(20)

干呕,哕,若手足厥者,橘皮汤主之。(22)

哕逆者,橘皮竹茹汤主之。(23)

下利气者,当利其小便。(31)

下利谵语者,有燥屎也,小承气汤主之。(41)

下利便脓血者,桃花汤主之。(42)

妇人妊娠病脉证并治第二十

妇人宿有癥病,经断未及三月,而得漏下不止,胎动在脐上者,为癥痼害。……所以血不止者,其癥不去故也,当下其癥。桂枝茯苓丸主之。(2)

师曰:妇人有漏下者,有半产后因续下血都不绝者,有妊娠下血者,假令妊娠腹中痛,为胞阻,胶艾汤主之。(4)

妇人怀妊,腹中疠痛,当归芍药散主之。(5)

妇人妊娠,宜常服当归散主之。(9)

妊娠养胎,白术散主之。(10)

妇人产后病脉证并治第二十一

问曰:新产妇人有三病,一者病痉,二者病郁冒,三者大便难,何谓也?师曰:新产血虚,多汗出,喜中风,故令病痉;亡血复汗,寒多,故令郁冒;亡津液,胃燥,故大便难。(1)

产后腹中疠痛,当归生姜羊肉汤主之;并治腹中寒疝,虚劳不足。(4)

产后腹痛,烦满不得卧,枳实芍药散主之。(5)

师曰：产妇腹痛，法当以枳实芍药散，假令不愈者，此为腹中有干血著脐下，宜下瘀血汤主之；亦主经水不利。(6)

妇人乳中虚，烦乱呕逆，安中益气，竹皮大丸主之。(10)

产后下利虚极，白头翁加甘草阿胶汤主之。(11)

妇人杂病脉证并治第二十二

妇人中风，七八日续来寒热，发作有时，经水适断，此为热入血室，其血必结，故使如疟状，发作有时，小柴胡汤主之。(1)

妇人伤寒发热，经水适来，昼日明了，暮则谵语，如见鬼状者，此为热入血室，治之无犯胃气及上二焦，必自愈。(2)

妇人咽中如有炙脔，半夏厚朴汤主之。(5)

妇人脏燥，喜悲伤欲哭，象如神灵所作，数欠伸，甘麦大枣汤主之。(6)

妇人之病，因虚、积冷、结气……(8)

问曰：妇人年五十所，病下利数十日不止，暮即发热，少腹里急，腹满，手掌烦热，唇口干燥，何也？师曰：此病属带下……当以温经汤主之。(9)

妇人少腹满如敦状，小便微难而不渴，生后者，此为水与血俱结在血室也，大黄甘遂汤主之。(13)

妇人经水不利下，抵当汤主之。(14)

妇人腹中诸疾痛，当归芍药散主之。(17)

问曰：妇人病饮食如故，烦热不得卧，而反倚息者，何也？师曰：此名转胞不得溺也，以胞系了戾，故致此病，但利小便则愈，宜肾气丸主之。(19)

笔记

第23章 《温病学》条文精选

叶天士《温热论》

1. 温邪上受，首先犯肺，逆传心包。肺主气属卫，心主血属营，辨营卫气血虽与伤寒同，若论治法则与伤寒大异也。（原文1）

2. 盖伤寒之邪留恋在表，然后化热入里，温邪则热变最速。未传心包，邪尚在肺，肺主气，其合皮毛，故云在表。在表初用辛凉轻剂。挟风则加入薄荷、牛蒡之属，挟湿加芦根、滑石之流。或透风于热外，或渗湿于热下，不与热相搏，势必孤矣。（原文2）

3. 不尔，风挟温热而燥生，清窍必干，谓水主之气不能上荣，两阳相劫也。湿与温合，蒸郁而蒙蔽于上，清窍为之壅塞，浊邪害清也。其病有类伤寒，其验之之法，伤寒多有变证，温热虽久，在一经不移，以此为辨。（原文3）

4. 前言辛凉散风，甘淡驱湿，若病仍不解，是渐欲入营也。营分受热，则血液受劫，心神不安，夜甚无寐，或斑点隐隐，即撤去气药。如从风热陷入者，用犀角、竹叶之属；如从湿热陷入者，犀角、花露之品，参入凉血清热方中。若加烦躁，大便不通，金汁亦可加入，老年或平素有寒者，以人中黄代之，急急透斑为要。（原文4）

5. 若斑出热不解者，胃津亡也，主以甘寒，重则如玉女煎，轻则如梨皮、蔗浆之类。或其人肾水素亏，虽未及下焦，先自彷徨矣。必验之于舌，如甘寒之中加入咸寒，务在先安未受邪之地，恐其陷入易易耳。（原文5）

6. 若其邪始终在气分流连者，可冀其战汗透邪，法宜益胃，令邪与汗并，热达腠开，邪从汗出。解后胃气空虚，当肤冷一昼夜，待气还自温暖如常矣。盖战汗而解，邪退正虚，阳从汗泄，故渐肤冷，未必即成脱证。此时宜令病者，安舒静卧，以养阳气来复，旁人切勿惊惶，频频呼唤，扰其元神，使其烦躁。但诊其脉，若虚软和缓，虽倦卧不语，汗出肤冷，却非脱证；若脉急疾，躁扰不卧，肤冷汗出，便为气脱之证矣。更有邪盛正虚，不能一战而解，停一二日再战汗而愈者，不可不知。（原文6）

7. 再论气病有不传血分，而邪留三焦，亦如伤寒中少阳病也。彼则和解表里之半，此则分消上下之势，随证变法，如近时杏、朴、苓等类，或如温胆汤之走泄。因其仍在气分，犹可望其战汗之门户，转疟之机括。（原文7）

8. 大凡看法，卫之后方言气，营之后方言血。在卫汗之可也，到气才可清气，入营犹可透热转气，如犀角、玄参、羚羊角等物，入血就恐耗血动血，直须凉血散血，如生地、丹皮、阿胶、赤芍等物。否则前后不循缓急之法，虑其动手便错，反致慌张矣。（原文8）

9. 且吾吴湿邪害人最广，如面色白者，须要顾其阳气，湿胜则阳微也，法应清凉，然到十分之六七，即不可过于寒凉，恐成功反弃。何以故耶？湿热一去，阳亦衰微也；面色苍者，须要顾其津液，清凉到十分之六七，往往热减身寒者，不可就云虚寒，而投补剂，恐炉烟虽息，灰中有火也，须细察精详，方少少与之，慎不可直率而往也。又有酒客里湿素盛，外邪入里，里湿为合。在阳旺之躯，胃湿恒多，在阴盛之体，脾湿亦不少，然其化热则一。热病救阴犹易，通阳最难，救阴不在血，而在津与汗，通阳不在温，而在利小便，然较之杂证，则有不同也。（原文9）

10. 再论三焦不得从外解，必致成里结。里结于何，在阳明胃与肠也。亦须用下法，不可以气血之分，就不可下也。但伤寒邪热在里，劫烁津液，下之宜猛；此多湿邪内搏，下之宜轻。伤寒大便溏为邪已尽，不可再下；湿温病大便溏为邪未尽，必大便硬，慎不可再攻也，以粪燥为无湿矣。（原文10）

薛生白《湿热病篇》

1. 湿热证，始恶寒，后但热不寒，汗出胸痞，舌白，口渴不引饮。（原文1）

2. 湿热证，恶寒无汗，身重头痛，湿在表分。宜藿香、香薷、羌活、苍术皮、薄荷、牛蒡子等味。头不痛者，去羌活。（原文2）

3. 湿热证，恶寒发热，身重关节疼痛，湿在肌肉，不为汗解。宜滑石、大豆黄卷、茯苓皮、苍术皮、藿香叶、鲜荷叶、白通草、桔梗等味。不恶寒者，去苍术皮。（原文3）

4. 湿热证，寒热如疟，湿热阻遏膜原，宜柴胡、厚朴、槟榔、草果、藿香、苍术、半夏、干菖蒲、六一散等味。（原文8）

5. 湿热证，舌遍体白，口渴，湿滞阳明，宜用辛开，如厚朴、草果、半夏、干菖蒲等味。（原文12）

6. 湿热证，初起发热，汗出胸痞，口渴舌白，湿伏中焦。宜藿梗、蔻仁、杏仁、枳壳、桔梗、郁金、苍术、厚朴、草果、半夏、干菖蒲、佩兰叶、六一散等味。（原文10）

7. 湿热证，舌根白，舌尖红，湿渐化热，余湿犹滞。宜辛泄佐清热，如蔻仁、半夏、干菖蒲、大豆黄卷、连翘、绿豆衣、六一散等味。（原文13）

8. 湿热证，数日后自利，溺赤，口渴，湿流下焦，宜滑石、猪苓、茯苓、泽泻、萆薢、通草等味。（原文11）

9. 湿热证，数日后脘中微闷，知饥不食，湿邪蒙绕三焦。宜藿香叶、薄荷叶、鲜荷叶、枇杷叶、佩兰叶、芦尖、冬瓜仁等味。（原文9）

吴鞠通《温病条辨》

1. 温病者，有风温、有温热、有温疫、有温毒、有暑温、有湿温、有秋燥、有冬温、有温疟。（上焦篇1）

2. 凡病温者，始于上焦，在手太阴。（上焦篇2）

3. 太阴之为病，脉不缓不紧而动数，或两寸独大，尺肤热，头痛，微恶风寒，身热，自汗，口渴或不渴而咳，午后热甚者，名曰温病。（上焦篇3）

4. 太阴风温、温热、温疫、冬温，初起恶风寒者，桂枝汤主之；但热不恶寒而渴者，辛凉平剂银翘散主之。温毒、暑温、湿温，温疟不在此例。（上焦篇4）

5. 太阴风温，但咳，身不甚热，微渴者，辛凉轻剂桑菊饮主之。（上焦篇6）

6. 太阴温病，脉浮洪，舌黄，渴甚，大汗，面赤，恶热者，辛凉重剂白虎汤主之。（上焦篇7）

7. 白虎本为达热出表，若其人脉浮弦而细者，不可与也；脉沉者，不可与也；不渴者，不可与也；汗不出者，不可与也。常须识此，勿令误也。（上焦篇9）

8. 邪入心包，舌謇肢厥，牛黄丸主之，紫雪丹亦主之。（上焦篇17）

9. 头痛恶寒，身重疼痛，舌白不渴，脉弦细而濡，面色淡黄，胸闷不饥，午后身热，状若阴虚，病难速已，名曰湿温。汗之则神昏耳聋，甚则目瞑不欲言；下之则洞泄；润之则病深不

解。长夏深秋冬日同法，三仁汤主之。（上焦篇43）

10. 面目俱赤，语声重浊，呼吸俱粗，大便闭，小便涩，舌苔老黄，甚则黑有芒刺，但恶热不恶寒，日晡益甚者，传至中焦，阳明温病也。脉浮洪躁甚者，白虎汤主之；脉沉数有力，甚则脉体反小而实者，大承气汤主之，暑温、湿温、温疟不在此例。（中焦篇1）

11. 阳明温病，下之不通，其证有五：应下失下，正虚不能运药，不运药者死，新加黄龙汤主之。喘促不宁，痰涎壅滞，右寸实大，肺气不降者，宜白承气汤主之。左尺牢坚，小便赤痛，时烦渴甚，导赤承气汤主之。邪闭心包，神昏舌短，内窍不通，饮不解渴者，牛黄承气汤主之。津液不足，无水舟停者，间服增液，再不下者，增液承气汤主之。（中焦篇17）

12. 热邪深入，或在少阴，或在厥阴，均宜复脉。（下焦篇8）

13. 少阴温病，真阴欲竭，壮火复炽，心中烦，不得卧者，黄连阿胶汤主之。（下焦篇11）

14. 夜热早凉，热退无汗，热自阴来者，青蒿鳖甲汤主之。（下焦篇12）

15. 下焦温病，热深厥甚，脉细促，心中憺憺大动，甚则心中痛者，三甲复脉汤主之。（下焦篇14）

16. 治外感如将，（兵贵神速，机圆法活，去邪务尽，善后务细。盖早平一日，则人少受一日之害）；治内伤如相（坐镇从容，神机默运，无功可言，无德可见，而人登寿域）。治上焦如羽（非轻不举）；治中焦如衡（非平不安）；治下焦如权（非重不沉）。（杂说・治病法论）

第四篇 中药学

笔记

第24章　中药基本知识

一、中药的采收与贮藏

中药的采收和贮藏是否合理，将直接影响到药物的质量和临床治疗效果，因此必须严格掌握采收原则和科学的贮藏方法。

(一)采收

应该在药物的药用部分所含有效成分最多的时期进行。叶、全草或全株通常在植物生长最旺盛时期采收；花在含苞待放时采收；花粉在盛开时采收；果实在初成熟或完全成熟时采收；种子和种仁在完全成熟时采收；根和根茎，在该植物地面部分枯萎的时候采收；树皮和根皮，在植物生长最旺盛时采收。

(二)贮藏

中药在采集后，除鲜用以外，都存在贮藏保管问题。中药的贮存保管，主要是为了防止霉烂变质、虫蛀、走油等现象，以保证药物的质量。一般造成中药变质的因素主要是潮湿、温度、日照和氧化，所以干燥是最基本的条件，因为没有水分，许多化学变化就不易发生，微生物也不易生长。可按中药的不同特征，分别采用阴干、晒干、烘干等方法。其次应该贮存在凉爽处，低温不但可以防止药物成分变化，还可防止孢子和虫卵生长、繁殖。易受光线作用而引起变化的药物，要注意避光，应放在暗处，或贮存在陶瓷容器内。易氧化变质的中药更应保存在密闭容器中。一些容易生虫的中药常用硫黄熏蒸来杀虫。剧毒中药的贮藏保管，应采取特种措施以免发生事故。

二、中药的性能

中药的性能，是指药物的性质和功能，也就是中药的药性理论，它是中药基本理论核心。主要内容包括性味、升降浮沉、归经等。

(一)四气五味

1. 四气　指中药寒、热、温、凉四种药性，也称四性。温热和寒凉属于两类不同的药性，其中温与热、寒与凉则分别具有一定的共性。即温次于热，凉次于寒。它们仅有程度的差异。中药四性是从药物作用于人体所发生的反应概括出来的，凡能减轻或消除热证的药物属于寒性或凉性；反之，能够减轻或消除寒证的中药，属于温性或热性。一般说来，寒凉药多具有清热泻火、凉血解毒等功效，常用于热证、阳证，如黄连、金银花等；温热药多具有温中散寒，补气助阳等功效，常用于寒证、阴证，如附子、干姜等。此外，还有一些寒热属性不甚明显，作用比较和缓的药物，称为平性药。如荆芥等。

2. 五味　指中药具有的辛、甘、酸、苦、咸五种不同的味道。不同味的药物有不同的功效，味相同的药物，在功效上也有共同之处。

(1)辛味：具行散之性。有发散、化湿、行气、活血等作用。一般用来治疗表证、气滞、血瘀病症。如麻黄发散表邪，香附行气，川芎活血。

(2)甘味：具缓和之性。有补益、和中、缓急等作用。一般用于虚证、拘急疼痛、调和药性。如人参补中益气，甘草缓急止痛与调和药性。

(3)酸(涩)味：具有敛涩之性。有收涩、固摄等作用。多用来治疗虚汗、久泻、遗精、带下等滑脱病症。如五味子收敛止汗，乌梅涩肠止泻。

(4)苦味：具有燥泄之性。有燥湿、泻下、泻热和坚阴等作用。多用于治疗湿证、实热证、湿热证及阴虚火旺等病症。如黄连清热燥湿，栀子清热泻火，知母滋阴降火。

(5)咸味：具有软下之性。有软坚散结、泻下通便等作用。多用于治疗瘰疬、瘿瘤及热结便秘等病症。如牡蛎软坚散结，芒硝泻下通便。

此外，淡味有渗湿、利尿的功效。常用于水肿、小便不利等病症。如茯苓渗湿利水。

四气和五味的作用是互相联系的，每一种中药的功效都是气和味作用的综合反应。药物的气味相同，往往功效近似。还有一些药物兼有几种味的，它就有这几种味的共同功效。如白术苦、甘、温，既能补脾气，又能燥湿利水。

(二)升降浮沉

升降浮沉是指药物作用于人体所产生的四种作用趋向。一般可分为升浮和沉降两种。升是上升，降是下降，浮是发散，沉是泄利。凡升浮药都能上行、向外，大多具有升阳、解表、祛风、开窍等功效，常用于腹泻、表证、窍闭神昏等病症。凡沉降药都能下行、向里，大多具有清热泻火、止咳平喘、利水、降逆等功效。大部分药物的升降浮沉作用趋势是明显的，但有少部分药物这种升降浮沉作用趋势并不明显。还有一些药物具有双向性，如麻黄既能发汗又能平喘、利水。药物的升降浮沉是由其气味、质地、炮制等因素决定的。为了达到治疗上的某种目的，通过炮制可以改变中药的作用趋向。炮制中用酒炒的中药主升，用醋炒的中药主收敛，用姜汁炒的中药主散，用盐炒的中药主下行。

(三)归经

归经是指中药对于人体某部分的选择作用。对某经(脏腑及经络)或某几经的病变发生明显的作用，而对其他经则作用较小或没有作用。如同属寒性药物，虽然都具有清热作用，但其作用范围，或偏于清肺热，或偏于清肝热，或偏于清心火，或偏于泻胃火，各有所专。又如同一补药，则有补脾、补肺、补肾等不同。因此，将各种药物对机体各部分的治疗作用进一步归纳，使之系统化，这样便形成了归经理论。归经以脏腑及经络理论为基础，以所治具体病症为依据。经络能沟通人体内外表里，在病变时，体表的疾病可以影响到内脏，内脏的病变也可以反应至体表。因此，人体各部分发生病变时所出现的证候，可以通过经络而获得系统的认识。如肺经病变，常出现喘咳等症。将药物的疗效、病机和脏腑、经络密切结合起来，可以说明某药对某脏腑经络的病变起着主要治疗作用。因而得出某药归某经或某些经的理论。

三、中药的炮制

炮制又称炮炙，是中药在应用前或为制成各种剂型必需的加工处理过程。炮制后的成品称为“饮片”

(一)炮制的目的

①去杂质和非药用部分，使药物纯净，才能用量准确，便于服用。如蝉蜕要去头足。②降低或消除药物的毒性、烈性或副作用。如常山用酒炒可减轻催吐的副作用。③矫正药物的不良气味，便于服用。如海藻、昆布当漂去咸味。④改变药物性能，使之更能适合病情的需要。如蒲黄生用以活血祛瘀为主，炒后以止血为主。⑤增强药物疗效。如延胡索醋制，增加了有效成分的溶出，更好地发挥延胡索止痛作用。⑥便于制剂、煎服和储藏。如将植物类药物切片，便于粉碎和煎出有效成分。一般药物在切制后要进行烘焙，使之充分干燥，不易霉烂变质。

(二)炮制方法

1. 修制　①纯净处理：采用挑、拣、簸、刮、刷等方法去掉灰屑、杂质及非药用部分，使

笔记

药物清洁、纯净。如刷去枇杷叶的绒毛。②粉碎处理：用捣、碾、镑、锉等方法使药物粉碎，以符合制剂和其他炮制方法的要求。如龙骨捣碎便于煎煮。③切制处理：用手工或机械切、铡的方法把药物切制成一定的规格，使药物有效成分易于溶出，有利于其他炮制，也利于干燥贮藏及调剂时称量。

2. 水制　用水或其他液体辅料处理药物的方法称水制法。主要目的是使药物清洁、软化，便于切制，或降低药物的毒性和副作用，或祛除腥臭。常用的有淋、洗、泡、漂、润、水飞等。①润：又称闷或伏。根据药物质地的软硬，用清水或其他液体辅料缓慢地渗透到药物内部，在不损失或少损失药效的前提下，使药物软化，便于切制加工。如姜汁浸润厚朴。②漂：将药物浸润于清水中一段时间，并反复换水，或置于长流水中，以漂去腥味、盐分及毒性成分的方法。如海藻、昆布漂去盐分。③水飞：是将药物与水共研，分取药物极细粉末的方法。具体操作是，将不溶于水的药物粉碎成粗末，然后放于研钵或碾槽内加清水共研，细粉末悬浮于水中，倾出沉淀，即得极细粉末。所剩粗末继续研磨，如此反复操作，至全部研成极细为止。如水飞朱砂。

3. 火制　是将中药经火加热处理的方法。

(1)炒：有清炒和辅料拌炒两种。

1)清炒：即不加任何辅料，将药物炒至一定程度后取出。根据炒的程度不同有：炒黄，将药物炒至表面微黄或能嗅到药材固有的气味为度，如白术、山药取其焦黄健胃；炒焦，将药物炒至深黄或表面部分炭化，嗅之有浓烈的焦香味，如山楂、栀子，炒后可以缓和药物的劣性或减少凉性；炒炭，将药物用强火炒至表面焦黑，内部焦黄为度，但仍存药物原有的气味，习称"存性"。炒炭后可增强收敛作用，用于止血、止泻作用，如地榆炭。

2)辅料炒：即加入固体辅料与药物同炒。根据所加辅料的不同可分为：①土炒，用灶心土或陈壁土可增强健脾止泻的功效。②麸炒，将锅加热，撒入麦麸，至开始冒烟时，加入要炒的药物，急速翻炒，炒至表面微黄或焦黄色，取出，筛去麸皮即得。如麸炒枳壳，可防燥烈破降之性。③米炒，将锅内略洒清水，将米倒入，加热使米贴附锅底，至冒烟时，倒入药物，轻轻翻炒至药物变色，取出，筛去米粒即可。如米炒党参增强补中益气。

(2)炙：是将中药与液体辅料共置锅中加热，使辅料渗入药物内部，或附着药物表面，以改变药性，增强疗效或减少毒副作用的方法。通常使用的液体辅料有蜜、酒、醋、姜汁等。蜜炙可以增强药物的滋补强壮作用，如蜜炙黄芪；酒炙可增强药物通经活络作用，如酒炙牛膝；醋炙可引药入肝经或降低药物毒性，如醋炙香附；姜汁可增强药物止呕和降低毒性和副作用，如姜炙半夏。

(3)煅：将中药用猛火直接或间接煅烧，使药物质地松脆易于粉碎，以充分发挥疗效。坚硬的矿石药或贝壳类药多用直接煅烧，以煅至红透为度，如煅龙骨。间接煅是把药物置于耐火容器中密闭煅烧，至容器底部红透为度，如煅血余炭。

4. 水火共制　是炮制过程中既用水又用火的加工方法。①煮：是将清水或液体辅料与药物共同加热的方法，能减低药物毒性或增强疗效。如酒煮黄芩可增强清肺的功效。②蒸：是利用水蒸气或隔水加热药物的方法。能改变药性，提高疗效或降低烈性。如酒蒸大黄可缓和泻下作用。③淬：是将药物煅烧红透后，迅速投入冷水或液体辅料中，使其酥脆的方法。淬后不仅易于粉碎，且辅料被药物吸收，可发挥增强药物性能的作用。如醋淬鳖甲。④滩：是将药物快速入沸水中翻动片刻，立即取出的方法。常用于种子类药物的去皮和肉质多汁类药物的处理。如杏仁滩后易去皮。

5. 其他方法　常用的有发芽、发酵、制霜等。目的是改变药物原有性能，增加新的疗效，减少毒性或副作用。

四、中药的应用

中药的应用，包括药物的配伍、用药禁忌、剂量和煎服法等内容。掌握这些内容，对于充分发挥药物的疗效和确保用药安全具有十分重要的意义。

（一）配伍

根据病情需要和用药法度将两种以上的药物配合应用，称为配伍。前人归纳为用药“七情”内容如下：①单行：即单用一味药物治疗疾病。如用青蒿治疗疟疾。②相须：即两种以上功效类似的药物配合应用，能明显地增强其原有疗效。如金银花与连翘配合，增强其清热解毒的功效。③相使：即两种在性能功效方面有某种共性的药物合用，而以一药物为主，增强另一药物的疗效。如清热泻火的黄芩与攻下泻热的大黄配伍时，大黄能提高黄芩清热泻火的功效。④相畏：两种药物合用，一种药物的毒性、烈性或副作用，能被另一种药物减轻或消除。如黄连可解巴豆中毒，所以说巴豆畏黄连。⑤相杀：即两种药物合用，一种药物能减轻或消除另一种药物的毒性或副作用。如黄连可解巴豆中毒，防风可解砒霜中毒，所以说黄连杀巴豆，防风杀砒霜。⑥相恶：即两种药物合用，一种药物可使另一种药物的功效降低，甚至丧失药效。如干姜能降低黄芩清热作用，而黄芩也能降低干姜温中回阳的功效。⑦相反：即两种药物合用，能产生或增强毒性反应或副作用。如“十八反”、“十九畏”中的若干药物。药物的“七情”，除了单行之外，都是说明药物配伍时必须加以注意的。相须、相使能使药物增强疗效，在临床上应用最为广泛，有利于提高疗效。相畏、相杀有利于解除药物的毒性，是在使用毒性、烈性或具有某种副作用的药物时必须加以注意的。相恶、相反使药物产生了毒副作用，一般为临床所禁忌。

（二）用药禁忌

1. 配伍禁忌　是指药物配伍后能降低药效或产生毒性反应。这就是所讲的“相恶”、“相反”。前人把这些内容概括为“十八反”、“十九畏”。

（1）十八反：甘草反甘遂、大戟、海藻、芫花；乌头反贝母、瓜蒌、半夏、白蔹、白及；藜芦反人参、沙参、丹参、玄参、细辛、芍药。

“十八反”歌：本草明言十八反，半蒌贝蔹及攻乌，藻戟遂芫俱战草，诸参辛芍叛藜芦。

（2）十九畏：硫黄畏朴硝；水银畏砒霜；狼毒畏密陀僧；巴豆畏牵牛子；丁香畏郁金；川乌、草乌畏犀角；牙硝畏三棱；官桂畏赤石脂；人参畏五灵脂。

《十九畏歌》

硫黄原是火中精，朴硝一见便相争。水银莫与砒霜见，狼毒最怕密陀僧。

巴豆性烈最为上，偏与牵牛不顺情。丁香莫与郁金见，牙硝难合京三棱。

川乌草乌不顺犀，人参最怕五灵脂。官桂善能调冷气，若逢石脂便相欺。

大凡修合看顺逆，炮爁炙煿莫相依。

2. 妊娠用药禁忌　凡是损害胎元以致流产或畸形的药物，都应作为妊娠禁忌药。根据对胎元损害的程度不同，一般可以分为禁用和慎用两类。禁用的药物大多毒性较强或药性峻猛，如巴豆、甘遂、麝香、牵牛子、斑蝥、三棱、莪术、商陆等；慎用的药物包括活血祛瘀、行气破滞及滑利等药物，如桃仁、红花、大黄、附子、肉桂、木通等。凡禁用的药物，绝对不能使用。慎用的药物，也要根据孕妇的病情，慎重选用，以免发生意外。

《妊娠禁忌歌》

元斑水蛭及虻虫，乌头附子配天雄。野葛水银并巴豆，牛膝薏苡与蜈蚣。

三棱芫花代赭鹿，大戟蝉蜕黄雌雄。牙硝芒硝牡丹桂，槐花牵牛皂角同。

半夏南星与通草，瞿麦干姜桃仁通。硇砂干漆蟹爪甲，地胆茅根与䗪虫。

3. 服药的饮食禁忌　俗称忌口。指在服药期间，某些食物可减弱或消除药物的功能，或产生不良反应或毒性作用。文献载有地黄、何首乌忌葱、蒜、萝卜，鳖甲忌苋菜，此外，皮肤瘙痒忌海鲜、牛羊肉等。

（三）剂量

剂量包括单味药的成人1日量，方剂中各药的相对用量和制剂的实际服用量。中药剂量的大小与疗效有直接关系，剂量过小则难以达到治疗目的，剂量过大也达不到预期疗效，甚至造成不良后果。剂量大小必须根据药物的性能、质地、配伍、病情、年龄、体质等来掌握。如毒性大、性质猛的用量宜小，质地重的用量大；单方用量宜大，复方中用量宜小；主药用量要比辅药用量大；丸、散剂用量要比汤剂小；体质壮实的用量宜重，老幼孕产或久病体弱者用量宜轻。5 岁以下儿童用成人量的 1/4，6 ~ 10 岁可用成人量的 1/2 等。

（四）煎法与服法

煎法：煎药容器以砂锅、搪瓷器皿为佳，忌用铁器。煎药前先将药物放入容器内，加冷水浸泡半小时以上。水量适当，以高出药面为度。药汁两煎总量为 300 ~ 500ml，宜两次合并，分别服用。解表药宜用武火（大火）煎，补益药宜文火（小火）久煎。生附子、乌头等毒性药宜久煎 1h 以上以降低毒性。如果药物煎煳，只能倒掉，切忌加水再煎服。

有些药物需特殊煎法，处方上必须注明：先煎：矿石类、贝壳类药物宜先煎 15 ~ 20min。如龙骨、龟甲、代赭石等。后下：凡气味芳香借挥发油取效的药物或久煎后有效成分易于破坏的药物，宜在一般药煎好前 4 ~ 5min 时下。如钩藤、砂仁等。包煎：细小种子、花粉、粉末药及有绒毛药物对咽喉有刺激的，宜用纱布包好再入锅内煎煮。如旋覆花、赤石脂等。炖或另煎：某些贵重药物，与他药同煎时有效成分易被他药吸收，宜用本法。如人参。烊化：凡属胶质、黏性大又易于溶解的药物，如阿胶、鹿角胶等，与他药同煮会附于他药或粘锅煮焦，宜用本法。冲服：某些贵重或不耐高温，又难溶于水的药物，细料药，量少的药物，如三七、琥珀、朱砂等，应研末冲服。

服药法：一般每日 1 剂、分两次服。病情重者，可 1 日 2 剂乃至 4 小时一次连续给药；止吐药，宜少量多次频服，或稍加姜汁同服或冷服；昏迷或牙关紧闭者，可用鼻饲；咽喉疾患者宜频频含咽。关于服药时间，一般上午 1 次，下午 1 次。以饭后 2 小时饮服为好，补益药宜在饭前服，发散药及对胃有刺激的药宜在饭后服；驱虫剂、攻下剂宜空腹服；安神剂、缓泻剂宜睡前服；病在上者，如眼病、咽喉病，宜饭后服；病在下者，如肝肾病，宜饭前服。

五、中药不良反应的概念和分类

（一）概念

按照世界卫生组织对药物不良反应所下的定义，是指药物在常用剂量下用于预防、诊断或治疗人类疾病，或用于调整人体生理功能时产生的非预期反应。一般可分为 A 型反应和 B 型反应两个基本类型。

A 型不良反应的特点是与用药剂量有关，是由于药理作用过强所致，一般能够预测，发生率较高，但死亡率较低。

B 型不良反应的特点是与用药剂量无关，也与正常的药理作用无关，很难预测，用常规药理学和毒理学方法筛选不能发现，发生率较低，但死亡率较高。

（二）分类

1. 副作用　一种药物往往具有多种药理作用，在正常用法和用量的情况下，伴随其治疗作用的同时，可出现一些与治疗目的无关的不良作用。例如：柏子仁用于养心安神时，其润肠通便的作用就成为副作用；当归用于活血养血时，其润肠功效导致轻泻或使慢性腹泻加重就成为副作用。

2. 毒性作用（毒性反应）　指药物引起人体生理生化的异常变化和器官组织结构的病理改变。一般用药剂量过大或用药时间过长才出现，有时也可由于医疗差错或意外事故而发生。超过极量而即时发生的称为急性中毒反应，而长时间用药积蓄而逐渐发生的称为慢性中毒反应。但由于个体对药物的敏感性不同，用药剂量虽然没有超过正常范围，也可出现毒性反应。如蟾酥内服常用量为 0.015 ~ 0.03g，但有服 0.015g 即出现毒性反应者。

3. 过敏反应　指用药者经过某种药物致敏后，再接触该药时产生的抗原抗体结合反应，造成组织损伤或生理功能紊乱。过敏反应一般只在用药者中的少数人身上出现，往往与用药剂量的大小无关。机体从接受抗原到形成抗体需要一定的时间，所以过敏反应的发生有一个长短不一定的潜伏期。

4. 特异质反应　指个别用药者在常用剂量下出现一些与该药的药理作用无关，且与一般人群反应不同的异常药物效应，多与特异性遗传素质有关。如口服常用剂量的板蓝根糖浆后出现溶血，可能与红细胞膜内葡萄糖-6-磷酸脱氢酶缺陷有关。

5. 药物依赖性　指药物与机体相互作用所造成的一种精神状态，有时也包括身体状态，表现为连续或定期服用该药的强迫行为和其他反应。有些人长期服用某种药物后，虽然治疗目的已达到，但总还有继续服用该药的愿望，产生心理依赖性，通常称为习惯性。已有报道对番泻叶、牛黄解毒片、风油精依赖性的个案，最长历史达30年。有些人在停药后甚至会出现一些病态表现和症状，即“戒断症状”，不服这种药就不能维持机体的正常生理功能，属于生理依赖性。吗啡、罂粟壳类药物都可造成“戒断症状”。从药物的角度来说，这些药物具有成瘾性；从人体的角度来说，可产生对药物的依赖性，包括心理依赖性和生理依赖性。

6. 致癌作用　指有些药物长期应用后，能引起机体某些器官、组织、细胞的过度增殖，形成良性或恶性肿瘤。如槟榔的二甲亚砜提取物可诱发肿瘤；巴豆油具有致癌成分大戟二萜醇酯；小茴香、土荆芥、肉豆蔻、细辛等植物挥发油中所含的黄樟醚可诱发大鼠肝癌等。不过，中药的致癌作用仅限于实验研究，临床研究尚有待进一步开展。

7. 致畸作用　指某些药物经孕妇服用后，透过胎盘直接或间接干扰胎儿的生长发育，引起婴儿的先天性畸形。有研究报道，百合、苦参、杏仁、桃仁、郁李仁、荠菜等中药有致畸作用，其结果尚有待进一步证实。

8. 致突变作用　指药物在一定条件下引起基因突然和根本的变异，使细胞的结构和功能发生变化，从而导致遗传缺陷和疾病。有研究发现石菖蒲的主要成分α-细辛醚对鼠伤寒沙门氏菌TA_{92}有致突变作用，对染色体有明显的断裂效应；植物黄酮类成分槲皮素及芦丁对小鼠微核有明显致突变作用。

六、中药不良反应的防治原则

（一）预防中药不良反应的基本原则

1. 加强对中药不良反应的监察，完善中药不良反应的报告制度，正视中药存在不良反应的现实进行适当的宣传教育，引起重视，以纠正“中药无毒”的概念。

2. 误用和滥用药物是引起中药不良反应（尤其是毒性反应）的主要原因，如能做到合理用药，大多数不良反应是可以避免的。因此，要广泛宣传，告诫患者要遵照医嘱用药，药要对证，尤其不能擅自加大药物剂量。

3. 注意药物过敏史。对有药物过敏史的患者，应密切观察其服药后的反应。如有过敏反应，应及时处理，以防止其发展成严重后果。

4. 合理安排厂房、设备和生产流程、尽量减少药物的影响范围。有毒药物粉尘、气体的车间应加强通风、排毒；生产工人应佩防护用具。如防毒面具、手套、衣物等。

5. 药材饮片的炮制与其质控标准要按照《中华人民共和国药典》的要求，对有毒中药的炮制更要严格要求，以减少其毒性。药材的储藏与运输也要注意保证质量，防止因污染、变质而导致不良反应的发生。

6. 中药要辨证用药，配伍合理，注意药物间的相互作用，中西药并用时尤其要注意，避免因药物之间相互作用而可能引起的不良反应。

7. 长期服药可引起积蓄作用和身体依赖性等不良反应，故应避免长期服用同一种药

笔记

物(包括作保健用的药物)。

（二）中药急性中毒的治疗原则

急性中毒的诊断一经确立,不论其致毒药物是否明确,均应立即进行救治。治疗原则是最大限度地减轻毒物对机体的损害和维护机体的生理功能。治疗措施包括:清除毒物,阻滞毒物吸收,促进已吸收毒物的排泄,应用解毒剂和对症处理。

1. 清除毒物

(1)吸入性中毒:立即使患者脱离中毒场所,清除呼吸道分泌物,保持呼吸道通畅、吸氧等。

(2)接触性中毒:迅速脱去污染衣物,用清水反复冲洗污染部位。

(3)食入性中毒:采用催吐、洗胃、导泻、灌肠等方法。

2. 阻滞毒物的吸收　采用胃肠黏膜保护剂或能与毒物起理化作用的食品或药品,以降低毒物的毒性,阻滞和延缓毒物的吸收。可根据不同毒物采用适当的食品或药品,如蛋清、牛奶、活性炭、花生油、镁乳、0.3%双氧水、生理盐水等。

3. 促进已吸收毒物的排泄　大量饮水、输液、使用利尿药等。

4. 应用解毒剂　甘草、绿豆、黄芩、土茯苓等为一般解毒剂,多种中药中毒均可采用。有些解毒剂特异性较强,可有针对性地使用,如二巯基丙醇(DAL)用于砷(如砒霜、雄黄等)、汞(如朱砂、轻粉等)中毒,二巯基丁二酸钠用于铅(如密陀僧、樟丹、红丹等)中毒,亚硝酸钠和硫代硫酸钠用于氰甙类(如苦杏仁、木薯等)中毒,洋地黄抗体、依地酸二钠用于强心苷(如夹竹桃、万年青、福寿草等)中毒,生姜用于乌头、半夏、南星中毒,葱白用于藜芦中毒,漆大伯用于漆树中毒等。

5. 对症处理　毒物被吸收后,不同程度地损害有关器官,可产生各种或轻或重的症状,应予适当处理。体温异常者给予降温或保温;缺氧者吸氧;剧烈呕吐腹泻者止吐、止泻;烦躁不安者给予镇静剂;惊厥者可用解痉剂;尿潴留者给予导尿。对一些严重威胁患者生命的症状如昏迷、休克,脑水肿、呼吸衰竭、心力衰竭、肾功能衰竭等应采取积极的抢救措施。

第25章 解表药

凡以发散表邪、解除表证为主要作用的药物,称解表药,又叫发表药。

麻黄

【性味归经】 辛、微苦,温。归肺、膀胱经。

【功效】 发汗解表,宣肺平喘,利水消肿。

【应用】 ①用于风寒感冒。②用于咳嗽气喘。③用于风水水肿。

【用法用量】 煎服,3~10g。发汗解表宜生用,止咳平喘多炙用。

桂枝

【性味归经】 辛、甘,温。归心、肺、膀胱经。

【功效】 发汗解肌,温通经脉,助阳化气。

【应用】 ①用于风寒感冒。②用于寒凝血滞诸痛证。③用于痰饮、蓄水证。④用于心悸。

【用法用量】 煎服,3~10g。

紫苏

【性味归经】 辛,温。归肺、脾经。

【功效】 发汗解表,行气宽中。

【应用】 ①用于风寒感冒,咳嗽痰多。②用于脾胃气滞,胸闷呕吐。

【用法用量】 煎服,3~10g,不宜久煎。

荆芥

【性味归经】 辛,微温。归肺、肝经。

【功效】 发表散风,透疹消疮,炒炭止血。

【应用】 ①用于外感表证。②用于麻疹不透、风疹瘙痒。③用于疮疡初起兼有表证。④用于吐衄下血。

【用法用量】 煎服,3~10g,不宜久煎。发表透疹消疮宜生用;止血宜炒用。

防风

【性味归经】 辛、甘,微温。归膀胱、肝、脾经。

【功效】 发表散风,胜湿止痛,止痉,止泻。

【应用】 ①用于感冒头痛,风疹瘙痒。②用于风湿痹痛。③用于破伤风证。④用于肝郁侮脾,腹痛泄泻。

【用法用量】 煎服,3~10g。

薄荷

【性味归经】 辛,凉。归肺、肝经。

【功效】 疏散风热,清利头目,利咽,透疹,疏肝解郁。

笔记

【应用】 ①用于风热感冒，温病初起。②用于头痛目赤，咽喉肿痛。③用于麻疹不透，风疹瘙痒。④用于肝郁气滞，胸闷胁痛。

【用法用量】 煎服，3～6g；宜后下。其叶长于发汗，梗偏于理气。

牛蒡子

【性味归经】 辛、苦，寒。归肺、胃经。

【功效】 疏散风热，透疹利咽，解毒散肿。

【应用】 ①用于风热感冒，咽喉肿痛。②用于麻疹不透。③用于痈肿疮毒，痄腮喉痹。

【用法用量】 煎服，3～10g。炒用寒性略减。

蝉蜕

【性味归经】 甘，寒。归肺、肝经。

【功效】 疏散风热，透疹止痒，明目退翳，止痉。

【应用】 ①用于风热感冒，咽痛音哑。②用于麻疹不透，风疹瘙痒。③用于目赤翳障。④用于惊痫夜啼，破伤风证。

【用法用量】 煎服，3～10g，或单味研末冲服。一般病症用量宜小；止痉则需大量。

桑叶

【性味归经】 苦、甘，寒。归肺、肝经。

【功效】 疏散风热，清肺润燥，平肝明目。

【应用】 ①用于风热感冒，头痛咳嗽。②用于肺热燥咳。③用于肝阳眩晕，目赤昏花。

【用法用量】 煎服，5～10g；或入丸散。外用煎水洗眼。桑叶蜜制能增强润肺止咳的作用，故肺燥咳嗽多用蜜制桑叶。

柴胡

【性味归经】 苦、辛，微寒。归肝、胆经。

【功效】 疏散退热，疏肝解郁，升阳举陷。

【应用】 ①用于寒热往来，感冒发热。②用于肝郁气滞，月经不调，胸胁疼痛。③用于气虚下陷，久泻脱肛。

【用法用量】 煎服，3～10g。和解退热宜生用，疏散肝郁宜醋炙，骨蒸劳热当用鳖血拌炒。

升麻

【性味归经】 辛、甘，微寒。归肺、脾、胃、大肠经。

【功效】 发表透疹，清热解毒，升举阳气。

【应用】 ①用于风热头痛，麻疹不透。②用于齿痛口疮，咽喉肿痛。③用于气虚下陷，久泻脱肛，崩漏下血。

【用法用量】 煎服，3～10g。发表透疹解毒宜生用，升阳举陷固脱宜制用。

葛根

【性味归经】 甘、辛，凉。归脾、胃经。

【功效】 解肌退热，透发麻疹，生津止渴，升阳止泻。

【应用】 ①用于外感表证。②用于麻疹不透。③用于热病口渴，阴虚消渴。④用于热泄热痢，脾虚泄泻。

【用法用量】 煎服，10～15g。退热生津宜生用，升阳止泻宜煨用。

第26章 清热药

凡以清解里热为主要作用的药物,称为清热药。

石膏

【性味归经】 辛、甘,大寒。归肺、胃经。

【功效】 清热泻火,除烦止渴,收敛生肌。

【应用】 ①用于壮热烦渴。②用于肺热喘咳。③用于胃火牙痛。④用于疮疡不敛。

【用法用量】 煎服,15~60g,宜打碎先煎。内服宜生用,外用宜火煅研末。

知母

【性味归经】 苦、甘,寒。归肺、胃、肾经。

【功效】 清热泻火,滋阴润燥。

【应用】 ①用于热病烦渴。②用于肺热咳嗽,阴虚燥咳。③用于骨蒸潮热。④用于阴虚消渴,肠燥便秘。

【用法用量】 煎服,6~12g。清热泻火宜生用;滋阴降火宜盐水炙用。

栀子

【性味归经】 苦,寒。归心、肝、肺、胃、三焦经。

【功效】 泻火除烦,清热利湿,凉血解毒,消肿止痛。

【应用】 ①用于热病烦闷。②用于湿热黄疸。③用于血热吐衄。④用于疮疡肿毒,跌打损伤。

【用法用量】 煎服,3~10g。栀子皮偏于达表而去肌肤之热;栀子仁偏于走里而清内热。生用走气分而泻火;炒黑则入血分而止血。

黄芩

【性味归经】 苦,寒。归肺、胃、胆、大肠经。

【功效】 清热燥湿,泻火解毒,凉血止血,除热安胎。

【应用】 ①用于湿温暑湿,湿热痞闷,黄疸泻痢。②用于肺热咳嗽,热病烦渴。③用于痈肿疮毒,咽喉肿痛。④用于血热吐衄。⑤用于胎热不安。

【用法用量】 煎服,3~10g。清热多生用,安胎多炒用,止血多炒炭用。

黄连

【性味归经】 苦,寒。归心、肝、胃、大肠经。

【功效】 清热燥湿,泻火解毒。

【应用】 ①用于胃肠湿热,泻痢呕吐。②用于热盛火炽、高热烦躁。③用于痈疽疔毒,皮肤湿疮,耳目肿痛。

【用法用量】 煎服,2~10g;研末吞服1~1.5g,日三次。外用适量。炒用能降低寒性。姜汁炙用清胃止呕,酒炙清上焦火,猪胆汁炒泻肝胆实火。

笔记

黄柏

【性味归经】　苦，寒。归肾、膀胱、大肠经。

【功效】　清热燥湿，泻火解毒，退热除蒸。

【应用】　①用于湿热带下，热淋脚气，泻痢黄疸。②用于疮疡肿痛，湿疹湿疮。③用于阴虚发热，盗汗遗精。

【用法用量】　煎服，5～10g，或入丸散。外用适量。清热燥湿解毒多生用；泻火除蒸退热多盐水炙用；止血多炒炭用。

金银花

【性味归经】　甘，寒。归肺、心、胃经。

【功效】　清热解毒，疏散风热。

【应用】　①用于痈肿疔疮。②用于外感风热，温病初起。③用于热毒血痢。

【用法用量】　煎服，10～15g。

连翘

【性味归经】　苦，微寒。归肺、心、胆经。

【功效】　清热解毒，消痈散结，疏散风热。

【应用】　①用于痈肿疮毒，瘰疬痰核。②用于外感风热，温病初起。

【用法用量】　煎服，6～15g。

穿心莲

【性味归经】　苦，寒。归肺、胃、大肠、小肠经。

【功效】　清热解毒，燥湿消肿。

【应用】　①用于外感风热，温病初起，肺热咳喘，肺痈吐脓，咽喉肿痛。②用于湿热泻痢，热淋涩痛，湿疹瘙痒。③用于痈肿疮毒，蛇虫咬伤。

【用法用量】　煎服，3～6g。多作丸、散、片剂。外用适量。

鱼腥草

【性味归经】　辛，微寒。归肺经。

【功效】　清热解毒，消痈排脓，利尿通淋。

【应用】　①用于肺痈吐脓，肺热咳嗽。②用于热毒疮疡。③用于湿热淋证。

【用法用量】　煎服，15～30g。外用适量。

败酱草

【性味归经】　辛、苦，微寒。归胃、大肠、肝经。

【功效】　清热解毒，消痈排脓，祛瘀止痛。

【应用】　①用于肠痈腹痛，肺痈吐脓，痈肿疮毒。②用于产后瘀阻腹痛。

【用法用量】　煎服，6～15g。外用适量。

射干

【性味归经】　苦，寒。归肺经。

【功效】　清热解毒，祛痰利咽。

【应用】　①用于咽喉肿痛。②用于痰盛咳喘。

【用法用量】 煎服,6~10g。

白头翁

【性味归经】 苦,寒。归大肠经。

【功效】 清热解毒,凉血止痢。

【应用】 用于热毒血痢。

【用法用量】 煎服,6~15g。外用适量。

半边莲

【性味归经】 甘、淡,寒。归心、小肠、肺经。

【功效】 清热解毒,利水消肿。

【应用】 ①用于疔疮肿毒,乳痈肿痛,蛇虫咬伤。②用于腹胀水肿,黄疸尿少。

【用法用量】 煎服,干品10~15g,鲜品30~60g。外用适量。

白花蛇舌草

【性味归经】 微苦、甘,寒。归胃、大肠、小肠经。

【功效】 清热解毒,利湿通淋。

【应用】 ①用于痈肿疮毒,咽喉肿痛,毒蛇咬伤。②用于热淋涩痛。

【用法用量】 煎服,15~60g。外用适量。

土茯苓

【性味归经】 甘、淡,平。归肝、胃经。

【功效】 解毒除湿,通利关节。

【应用】 ①用于杨梅毒疮,肢体拘挛。②用于淋浊、带下,湿热疮毒。

【用法用量】 煎服,15~60g。

生地黄

【性味归经】 甘、苦,寒。归心、肝、肺经。

【功效】 清热凉血,养阴生津。

【应用】 ①用于热入营血,口干舌绛。②用于血热妄行,斑疹吐衄。③用于津伤口渴,内热消渴。

【用法用量】 煎服,10~30g,鲜品用量加倍,或以鲜品捣汁入药。鲜生地黄味甘苦、性大寒,作用于干生地黄相似,滋阴之力稍逊,但清热生津,凉血止血之力较强。

玄参

【性味归经】 苦、甘、咸,寒。归肺、胃、肾经。

【功效】 清热凉血,滋阴解毒。

【应用】 ①用于温邪入营,内陷心包,温毒发斑,津伤便秘。②用于咽喉肿痛,瘰疬痰核,痈肿疮毒。

【用法用量】 煎服,10~15g。反藜芦。

牡丹皮

【性味归经】 苦、辛,微寒。归心、肝、肾经。

【功效】 清热凉血,活血散瘀。

笔记

【应用】 ①用于斑疹吐衄。②用于温邪伤阴,阴虚发热。③用于血滞经闭,痛经癥瘕,跌打损伤。④用于痈疡肿毒,肠痈腹痛。

【用法用量】 煎服,6~12g。散热凉血生用,活血散瘀酒炒用,止血炒炭用。

赤芍

【性味归经】 苦,微寒。归肝经。

【功效】 清热凉血,散瘀止痛。

【应用】 ①用于热入营血,斑疹吐衄。②用于经闭癥瘕,跌打损伤,痈肿疮毒。③用于目赤翳障。

【用法用量】 煎服,6~15g。反藜芦。

青蒿

【性味归经】 苦、辛,寒。归肝、胆、肾经。

【功效】 清虚热,除骨蒸,解暑,截疟。

【应用】 ①用于温邪伤阴,夜热早凉。②用于阴虚发热,劳热骨蒸。③用于感受暑邪,发热头痛口渴。④用于疟疾寒热。

【用法用量】 煎服,3~10g,不宜久煎;或鲜用绞汁。

地骨皮

【性味归经】 甘、淡,寒。归肺、肝、肾经。

【功效】 凉血退蒸,清肺降火。

【应用】 ①用于阴虚发热,盗汗骨蒸。②用于肺热咳嗽。③用于血热妄行的吐血、衄血、尿血等血热出血证。

【用法用量】 煎服,6~15g。

银柴胡

【性味归经】 甘,微寒。归肝、胃经。

【功效】 清虚热,除疳热。

【应用】 ①用于阴虚发热,盗汗,骨蒸潮热等。②用于疳积发热。

【用法用量】 煎服,3~10g。

第27章 泻下药

凡能引起腹泻，或润滑大肠，促进排便的药物，称为泻下药。

大黄

【性味归经】 苦，寒。归脾、胃、大肠、肝、心经。

【功效】 泻下攻积，清热泻火，止血，解毒，活血祛瘀。

【应用】 ①用于大便秘结，胃肠积滞。②用于血热妄行之吐血、衄血、咯血，以及火邪上炎所致的目赤、咽喉肿痛、牙龈肿痛等证。③用于热毒疮疡，烧烫伤。④用于瘀血证。

【用法用量】 煎服，5～10g。外用适量。生大黄泻下力较强，欲攻下者宜生用；入汤剂应后下，或用开水泡服，外煎则泻下力减弱。酒制大黄泻下力较弱，活血作用较好，宜用于瘀血证。大黄炭则多用于出血证。

芒硝

【性味归经】 咸、苦，寒。归胃、大肠经。

【功效】 泻下，软坚，清热。

【应用】 ①用于实热积滞，大便燥结。②用于咽痛、口疮、目赤及痈疮肿痛。

【用法用量】 内服，10～15g，冲入药汁内或开水溶化后服。外用适量。

火麻仁

【性味归经】 甘，平。归脾、大肠经。

【功效】 润肠通便。

【应用】 用于肠燥便秘。

【用法用量】 煎服，10～15g，打碎入煎。

郁李仁

【性味归经】 辛、苦、甘，平。归大肠、小肠经。

【功效】 润肠通便，利水消肿。

【应用】 ①用于肠燥便秘。②用于水肿胀满及脚气浮肿。

【用法用量】 煎服，6～12g。

甘遂

【性味归经】 苦，寒。有毒。归肺、肾、大肠经。

【功效】 泄水逐饮，消肿散结。

【应用】 ①用于水肿，臌胀，胸肋停饮等证。②用于风痰癫痫。③用于疮痈肿毒。

【用法用量】 入丸散服，每次0.5～1g。外用适量，生用。内服醋制用，以减低毒性。反甘草。

芫花

【性味归经】 辛、苦，温。有毒。归肺、肾、大肠经。

【功效】 泄水逐饮，祛痰止咳，杀虫疗疮。

【应用】 ①用于胸胁停饮，水肿，臌胀。②用于头疮，白秃、顽癣。

【用法用量】 煎服，1.5～3g；入散剂服，每次0.6g。外用适量。内服醋制用，以减低毒性。反甘草。

牵牛子

【性味归经】 苦，寒。有毒。归肺、肾、大肠经。

【功效】 泻下，逐水，去积，杀虫。

【应用】 ①用于水肿，臌胀。②用于痰饮喘咳。③用于肠胃实热积滞，大便秘结。④用于虫积腹痛。

【用法用量】 煎服，3～9g。入丸散服，每次1.5～3g。本品炒用药性减缓。

第28章 祛风湿药

凡以祛除风寒湿邪,解除痹痛为主要作用的药物,称祛风湿药。

独活

【性味归经】 辛、苦,微温。归肝、膀胱经。
【功效】 祛风湿,止痹痛,解表。
【应用】 ①用于风寒湿痹痛。②用于外感风寒挟湿表证。
【用法用量】 煎服,5~15g。

威灵仙

【性味归经】 辛、咸,温。归膀胱经。
【功效】 祛风湿,通经络,消骨鲠。
【应用】 ①用于风湿痹痛。②用于诸骨哽咽。
【用法用量】 煎服,5~15g。治骨鲠可用30~50g。

川乌

【性味归经】 辛、苦,温,有大毒。归心、脾、肝、肾经。
【功效】 祛风除湿,散寒止痛。
【应用】 ①用于风寒湿痹。②用于诸寒疼痛、跌打损伤、麻醉止痛等。
【用法用量】 煎服,3~9g。若作散剂或酒剂,应减为1~2g,入汤剂应先煎0.5~1小时,外用适量。一般制后用,生品内服宜慎。反半夏、瓜蒌、贝母、白及、白蔹。

木瓜

【性味归经】 酸,温。归肝、脾经。
【功效】 舒筋活络,除湿和胃。
【应用】 ①用于风湿痹痛,筋脉拘挛,脚气肿痛。②用于吐泻转筋。
【用法用量】 煎服,10~15g。

路路通

【性味归经】 辛、苦,平。归肝、胃、膀胱经。
【功效】 祛风通络,利水,下乳。
【应用】 ①用于风湿痹痛,肢体麻木,四肢拘挛等。②用于水肿、小便不利。③用于乳汁不通,乳房胀痛等证。
【用法用量】 煎服,5~10g。外用适量。

秦艽

【性味归经】 苦、辛,微寒。归胃、肝、胆经。
【功效】 祛风湿,止痹痛,退虚热,清湿热。
【应用】 ①用于风湿痹痛,筋脉拘挛及手足不遂等。②用于骨蒸潮热。③用于湿热黄疸。

【用法用量】　煎服，5～15g。大剂量可用至30g。

防己

【性味归经】　苦、辛，寒。归膀胱、肾、脾经。

【功效】　祛风湿，止痛，利水消肿。

【应用】　①用于痹证，尤宜于湿热偏胜者，症见骨节烦痛，屈伸不利。②用于水肿，痰饮证。

【用法用量】　煎服，5～10g。祛风止痛宜木防己，利水退肿宜汉防己。

桑枝

【性味归经】　苦，平。归肝经。

【功效】　祛风通络，利关节。

【应用】　用于风湿痹痛，四肢拘挛。

【用法用量】　煎服，15～30g。

豨莶草

【性味归经】　苦、辛，寒。归肝、肾经。

【功效】　祛风湿，通经活络，清热解毒。

【应用】　①用于风湿痹证，骨节疼痛，四肢麻木、脚弱无力等。②用于疮疡肿毒，湿疹瘙痒。

【用法用量】　煎服，15～20g。外用适量。一般治风湿痹证宜制用，湿疮、湿疹宜生用。

五加皮

【性味归经】　辛、苦，温。归肝、肾经。

【功效】　祛风湿，强筋骨，利尿。

【应用】　①用于风湿痹痛，四肢拘挛。②用于肝肾不足，腰膝软弱及小儿行迟等。③用于水肿，小便不利。

【用法用量】　煎服，5～15g。

桑寄生

【性味归经】　苦、甘，平。归肝、肾经。

【功效】　祛风湿，益肝肾，强筋骨，安胎。

【应用】　①用于风湿痹痛，腰膝酸痛等。②用于胎漏下血、胎动不安。

【用法用量】　煎服，10～15g。

第29章 化湿药

凡气味芳香，性偏温燥，具有化湿运脾作用的药物，称为化湿药。

藿香

【性味归经】 辛，微温。归脾、胃、肺经。

【功效】 化湿，解暑，止呕。

【应用】 ①用于湿滞中焦证。②用于暑湿证及湿温证初起。③用于呕吐。

【用法用量】 煎服，5～10g。鲜品加倍。

苍术

【性味归经】 辛、苦，温。归脾、胃经。

【功效】 燥湿健脾，祛风湿。

【应用】 ①用于湿滞中焦证。②用于风湿痹证。③用于外感风寒挟湿之表证。

【用法用量】 煎服，5～10g。

厚朴

【性味归经】 苦、辛，温。归脾、胃、肺、大肠经。

【功效】 行气，燥湿，消积，平喘。

【应用】 ①用于湿阻中焦，气滞不利所致的脘闷腹胀，腹痛或呕逆等证。②肠胃积滞，脘腹胀满，大便秘结。③痰饮喘咳。

【用法用量】 煎服，3～10g。

砂仁

【性味归经】 辛、温。归脾、胃经。

【功效】 化湿行气，温中止呕止泻，安胎。

【应用】 ①用于湿困脾土及脾胃气滞证。②用于脾胃虚寒吐泻。③用于气滞妊娠恶阻及胎动不安。

【用法用量】 煎服，5～10g。宜后下。

白豆蔻

【性味归经】 辛，温。归肺、脾、胃经。

【功效】 化湿行气，温中止呕。

【应用】 ①用于湿滞中焦及脾胃气滞的脘腹胀满，不思饮食等。②用于呕吐。

【用法用量】 煎服，3～6g。入散剂为好。入汤剂宜后下。

笔记

第30章　利水渗湿药

凡能通利水道，渗泄水湿，治疗水湿内停病症为主要作用的药物，称利水渗湿药。

茯苓

【性味归经】　甘、淡，平。归心、脾、肾经。
【功效】　利水渗湿，健脾安神。
【应田】　①用于各种水肿。②用于脾虚诸证。③用于心悸，失眠。
【用法用量】　煎服，10～15g。

薏苡仁

【性味归经】　甘、淡、微寒。归脾、胃、肺经。
【功效】　利水渗湿，健脾，除痹，清热排脓。
【应用】　①用于小便不利，水肿，脚气及脾虚泄泻等。②用于湿痹拘挛。③用于肺痈，肠痈。
【用法用量】　煎服，10～30g。清利湿热宜生用，健脾止泻宜炒用。

猪苓

【性味归经】　甘、淡，平。归肾、膀胱经。
【功效】　利水渗湿。
【应用】　用于小便不利，水肿，泄泻，淋浊等。
【用法用量】　煎服，5～10g。

泽泻

【性味归经】　甘、淡，寒。归肾、膀胱经。
【功效】　利水渗湿，泄热。
【应用】　用于水肿，小便不利，泄泻，淋浊带下及痰饮等。
【用法用量】　煎服，5～10g。

车前子

【性味归经】　甘，寒。归肾、肝、肺经。
【功效】　利尿通淋，渗湿止泻，清肝明目，清肺化痰。
【应用】　①用于小便淋涩。②用于暑湿泄泻。③用于目赤涩痛，目暗昏花，翳障等。④用于痰热咳嗽。
【用法用量】　煎服，10～15g。宜布包。

滑石

【性味归经】　甘、淡，寒。归胃、膀胱经。
【功效】　利水通淋，清解暑热，收湿敛疮。
【应用】　①用于小便不利，淋漓涩痛。②用于暑湿，湿温。③用于湿疮，湿疹。

【用法用量】 煎服,10～15g;宜布包。外用适量。

萹蓄

【性味归经】 苦,微寒。归膀胱经。
【功效】 利尿通淋,杀虫止痒。
【应用】 ①用于湿热淋证。②用于虫积腹痛,湿疹阴痒。
【用法用量】 煎服,10～30g,鲜品加倍。外用适量。

地肤子

【性味归经】 苦,寒。归膀胱经。
【功效】 清热利湿,止痒。
【应用】 ①用于淋证。②用于皮肤风疹,湿疮,周身瘙痒等证。
【用法用量】 煎服,10～15g。外用适量。

石韦

【性味归经】 苦、甘,微寒。归肺、膀胱经。
【功效】 利水通淋,清肺止咳。
【应用】 ①用于湿热淋证。②用于肺热咳嗽气喘证。
【用法用量】 煎服,5～10g。大剂30～60g。

灯心草

【性味归经】 甘、淡,微寒。归心、肺、小肠经。
【功效】 利尿通淋,清心除烦。
【应用】 ①用于小便不利,淋漓涩痛。②用于心烦不眠,小儿夜啼,惊痫。
【用法用量】 煎服,1.5～2.5g。或入丸散。

萆薢

【性味归经】 苦,微寒。归肝、胃经。
【功效】 利湿去浊,祛风除湿。
【应用】 ①用于膏淋,白浊证。②用于风湿痹证。
【用法用量】 煎服,10～15g。

茵陈

【性味归经】 苦,微寒。归脾、胃、肝、胆经。
【功效】 清利湿热,利胆退黄。
【应用】 ①用于黄疸。②用于湿温,湿疹,湿疮。
【用法用量】 煎服,10～30g。外用适量。

金钱草

【性味归经】 甘、淡,微寒。归肝、胆、肾、膀胱经。
【功效】 除湿退黄,利尿通淋,解毒消肿。
【应用】 ①用于湿热黄疸。②用于石淋、热淋。③用于恶疮肿毒,毒蛇咬伤。
【用法用量】 煎服,30～60g。鲜品加倍。外用适量。

笔记

虎杖

【性味归经】 苦，寒。归肝、胆、肺经。

【功效】 利胆退黄，清热解毒，活血祛瘀，祛痰止咳。

【应用】 ①用于湿热黄疸，淋浊带下。②用于烧烫伤，痈肿疮毒，毒蛇咬伤等。③用于血瘀经闭，跌打损伤。④用于肺热咳嗽。

【用法用量】 煎服，10～30g。外用适量。

第31章 温里药

凡以温里祛寒、治疗里寒证为主要作用的药物，称为温里药，又叫祛寒药。

附子

【性味归经】 辛、甘，热。有毒。归心、肾、脾经。

【功效】 回阳救逆，助阳补火，散寒止痛。

【应用】 ①用于亡阳证。②用于虚寒性的阳痿宫冷，脘腹冷痛，泄泻，水肿等证。③用于寒痹证。

【用法用量】 煎服，3～15g，宜先煎0.5～1小时，至口尝无麻辣感为度。反半夏、瓜蒌、贝母、白蔹、白及。

干姜

【性味归经】 辛，热。归脾、胃、心、肺经。

【功效】 温中散寒，回阳通脉，温肺化饮。

【应用】 ①用于脘腹冷痛，寒呕，冷泻。②用于亡阳证。③用于寒饮咳喘，形寒背冷，痰多清稀之证。

【用法用量】 煎服，3～10g。

肉桂

【性味归经】 辛、甘，热。归脾、肾、心、肝经。

【功效】 补火助阳，散寒止痛，温经通脉。

【应用】 ①用于肾阳衰弱的阳痿宫冷，虚喘心悸等。②用于心腹冷痛，寒疝作痛等。③用于寒痹腰痛，胸痹，阴疽。④用于闭经，痛经。

【用法用量】 煎服，2～5g，宜后下或焗服；研末冲服，每次1～2g。畏赤石脂。

吴茱萸

【性味归经】 辛、苦，热。有小毒。归肝、脾、胃、肾经。

【功效】 散寒止痛，温中止呕，助阳止泻。

【应用】 ①用于寒滞肝脉诸痛证。②用于胃寒呕吐证。③用于虚寒泄泻证。

【用法用量】 煎服，1.5～6g。外用适量。

小茴香

【性味归经】 辛，温。归肝、肾、脾、胃经。

【功效】 散寒止痛，理气和中。

【应用】 ①用于寒疝腹痛，睾丸偏坠胀痛，少腹冷痛，痛经。②用于中焦虚寒气滞证。

【用法用量】 煎服，3～6g。外用适量。

高良姜

【性味归经】 辛，热。归脾、胃经。

笔记

【功效】 散寒止痛,温中止呕。

【应用】 ①用于胃寒冷痛。②用于胃寒呕吐证。

【用法用量】 煎服,3~10g;研末服,每次3g。

丁香

【性味归经】 辛,温。归脾、胃、肾经。

【功效】 温中降逆,散寒止痛,温肾助阳。

【应用】 ①用于胃寒呕吐,呃逆。②用于胃寒脘腹冷痛。③用于肾虚阳痿,宫冷。

【用法用量】 煎服,1.5~6g。畏郁金。

荜茇

【性味归经】 辛,热。归胃、大肠经。

【功效】 温中散寒。

【应用】 用于胃寒脘腹冷痛,呕吐,泄泻,呃逆等证。

【用法用量】 煎服,3~6g。外用适量。

第32章　理气药

凡以疏理气机、治疗气滞或气逆证为主要作用的药物,称为理气药,又叫行气药。

橘皮

【性味归经】 辛、苦,温。归脾、肺经。
【功效】 理气健脾,燥湿化痰。
【应用】 ①用于脾胃气滞证。②用于湿痰,寒痰咳嗽。
【用法用量】 煎服,3~10g。

枳实

【性味归经】 苦、辛,微寒。归脾、胃、大肠经。
【功效】 破气除痞,化痰消积。
【应用】 ①用于食积证、胃肠热结气滞证。②用于痰滞胸脘痞满,胸痹结胸。
【用法用量】 煎服,3~10g,大量可用至30g。炒后性较平和。

木香

【性味归经】 辛、苦,温。归脾、胃、大肠、胆、三焦经。
【功效】 行气止痛。
【应用】 ①用于脾胃气滞证。②用于泻痢里急后重。③用于腹痛胁痛,黄疸。
【用法用量】 煎服,3~10g。生用行气力强,煨用行气力缓而多用于止泻。

沉香

【性味归经】 辛、苦,温。归脾、胃、肾经。
【功效】 行气止痛,温中止呕,纳气平喘。
【应用】 ①用于胸腹胀痛。②用于胃寒呕吐。③用于虚喘证。
【用法用量】 煎服,1~3g,宜后下;或磨汁冲服;或入丸散剂,每次0.5~1g。

香附

【性味归经】 辛、微苦、微甘,平。归肝、脾、三焦经。
【功效】 疏肝理气,调经止痛。
【应用】 ①用于气滞胁痛,腹痛。②用于肝郁月经不调,痛经,乳房胀痛。
【用法用量】 煎服,6~12g。醋炙止痛力增强。

川楝子

【性味归经】 苦,寒。有小毒。归肝、胃、小肠、膀胱经。
【功效】 行气止痛,杀虫疗癣。
【应用】 ①用于肝郁化火所致诸痛证。②用于虫积腹痛。
【用法用量】 煎服,3~10g。外用适量。炒用寒性减低。

笔记

乌药

【性味归经】　辛，温。归肺、脾、肾、膀胱经。
【功效】　行气止痛，温肾散寒。
【应用】　①用于寒凝气滞所致胸腹诸痛证。②用于尿频，遗尿。
【用法用量】　煎服，3～10g。

大腹皮

【性味归经】　辛，微温。归脾、胃、大肠、小肠经。
【功效】　行气导滞，利水消肿。
【应用】　①用于胃肠气滞证。②用于水肿，脚气肿满。
【用法用量】　煎服，5～10g。

柿蒂

【性味归经】　苦、涩，平。归胃经。
【功效】　降气止呃。
【应用】　用于呃逆证。
【用法用量】　煎服，6～10g。

第33章 消食药

凡以消积导滞、促进消化、治疗饮食积滞为主要作用的药物,称为消食药,又叫消导药。

山楂

【性味归经】 酸、甘,微温。归脾、胃、肝经。

【功效】 消食化积,行气散瘀。

【应用】 ①用于肉食积滞证。②用于泻痢腹痛,疝气痛。③用于瘀阻胸腹痛、痛经。

【用法用量】 煎服 10~15g,大剂量 30g。生山楂用于消食散瘀,焦山楂用于止泻止痢。

神曲

【性味归经】 甘、辛,温。归脾、胃经。

【功效】 消食和胃。

【应用】 用于饮食积滞证。

【用法用量】 煎服,6~15g。

麦芽

【性味归经】 甘,平。归脾、胃、肝经。

【功效】 消食健胃,回乳消胀。

【应用】 ①用于米面薯芋食滞证。②用于断乳乳房胀痛。

【用法用量】 煎服,10~15g,大剂量 30~120g。生麦芽功偏消食健胃,炒用多用于回乳消胀。

莱菔子

【性味归经】 辛、甘,平。归脾、胃、肺经。

【功效】 消食除胀,降气化痰。

【应用】 ①用于食积气滞证。②用于咳喘痰多,胸闷食少。

【用法用量】 煎服,6~10g。生用吐风痰,炒用消食下气化痰。

鸡内金

【性味归经】 甘,平。归脾、胃、小肠、膀胱经。

【功效】 消食健胃,涩精止遗。

【应用】 ①用于饮食积滞,小儿疳积。②用于肾虚遗精、遗尿。

【用法用量】 煎服,3~10g;研末服,每次 1.5~3g。研末用效果比煎剂好。

笔记

第34章　驱虫药

凡以驱除或杀灭人体寄生虫为主要作用的药物，称为驱虫药。

使君子

【性味归经】　甘，温。归脾、胃经。

【功效】　驱虫消积。

【应用】　①用于蛔虫证，蛲虫证。②用于小儿疳疾。

【用法用量】　煎服，10～15g；炒香嚼服，6～9g。小儿每岁，每日1～1.5粒，总量不超过20粒。空腹服用，每日1次，连用3天。

苦楝皮

【性味归经】　苦，寒。有毒。归肝、脾、胃经。

【功效】　杀虫，疗癣。

【应用】　①用于蛔虫、蛲虫、钩虫等证。②用于疥癣湿疮。

【用法用量】　煎服，6～9g。鲜品用15～30g。外用适量。

槟榔

【性味归经】　苦、辛，温。归胃、大肠经。

【功效】　驱虫消积，行气利水。

【应用】　①用于多种肠道寄生虫病。②用于食积气滞，泻痢后重。③用于水肿、脚气肿痛。

【用法用量】　煎服，6～15g。单用驱杀绦虫、姜片虫时，可用60～120g。

笔记

第35章 止血药

凡以制止体内外出血为主要作用的药物,称止血药。

大蓟

【性味归经】 苦、甘,凉。归心、肝经。

【功效】 凉血止血,散瘀解毒消痈。

【应用】 ①用于血热所致的出血证。②用于热毒痈肿。

【用法用量】 煎服,10～15g;鲜品可30～60g。外用适量,捣敷患处。

地榆

【性味归经】 苦、酸,微寒。归肝、胃、大肠经。

【功效】 凉血止血,解毒敛疮。

【应用】 ①用于各种热性出血证,如吐血、咯血、衄血、便血、崩漏及血痢等。②用于烫伤、湿疹及疮疡痈肿等。

【用法用量】 煎服,10～15g;外用适量。

侧柏叶

【性味归经】 苦、涩,微寒。归肺、肝、大肠经。

【功效】 凉血止血,化痰止咳。

【应用】 ①用于各种出血证,如吐血、咯血、衄血、崩漏、尿血等,尤以血热者为宜。②用于咳嗽,对肺热咳嗽有痰者尤宜。

【用法用量】 煎服,10～15g;止血多炒炭用,化痰止咳生用。外用适量。

白茅根

【性味归经】 甘,寒。归肺、胃、膀胱经。

【功效】 凉血止血,清热利尿。

【应用】 ①用于血热妄行之出血证,如咯血、吐血、衄血、尿血等。②用于热淋,水肿等。

【用法用量】 煎服,15～30g,鲜品加倍,以鲜品为佳,可捣汁服。多生用,止血亦可炒炭用。

三七

【性味归经】 甘、微苦,温。归肝、胃经。

【功效】 化瘀止血,活血定痛。

【应用】 ①用于各种内外出血证,尤以有瘀者为宜。②用于跌打损伤,瘀滞疼痛。

【用法用量】 多研末服,每次1～1.5g;亦可入煎剂,3～10g,外用适量,研末外掺或调敷。

笔记

茜草

【性味归经】 苦，寒。归肝经。

【功效】 凉血化瘀止血，通经。

【应用】 ①用于血热夹瘀的出血证，如吐血、衄血、崩漏、尿血、便血等。②用于血瘀经闭及跌打损伤，风湿痹痛等。

【用法用量】 煎服，10～15g。止血炒炭用；活血通经生用或酒炒用。

蒲黄

【性味归经】 甘，平。归肝、心经。

【功效】 化瘀止血，利尿。

【应用】 ①用于各种内外出血证。②用于瘀滞痛证，如心腹痛等。③用于血淋。

【用法用量】 煎服，3～10g，布包。外用适量。止血多炒用；散瘀多生用。

降香

【性味归经】 辛，温。归肝、脾经。

【功效】 化瘀止血，理气止痛。

【应用】 ①用于瘀滞性出血证。②用于血瘀气滞之胸胁心腹疼痛及跌打损伤瘀肿疼痛。

【用法用量】 煎服，3～6g，宜后下。研末服每次1～2g。外用适量。

白及

【性味归经】 苦、甘、涩，寒。归肺、胃、肝经。

【功效】 收敛止血，消肿生肌。

【应用】 ①用于内外诸出血证。②用于痈肿，烫伤及手足皲裂，肛裂等。

【用法用量】 煎服，3～10g；散剂，每次2～5g。外用适量。反乌头。

仙鹤草

【性味归经】 苦、涩，平。归肺、肝、脾经。

【功效】 收敛止血，补虚，消积，止痢，杀虫。

【应用】 ①用于咯血、吐血、衄血、便血、崩漏等多种出血证。②用于泻痢。③用于脱力劳伤，神倦乏力，面色萎黄之证。

【用法用量】 煎服，10～15g，大剂量可用30～60g。外用适量。

血余炭

【性味归经】 苦、涩，平。归肝、胃、膀胱经。

【功效】 收敛止血，化瘀利尿。

【应用】 用于衄血、咯血、吐血、崩漏、便血、尿血、淋血等。

【用法用量】 煎服，6～10g；研末服1.5～3g。

藕节

【性味归经】 甘、涩，平。归心、肝、胃经。

【功效】 收敛止血。

【应用】 用于各种出血，如吐血、咯血、衄血、便血、崩漏等。

【用法用量】 煎服，10～15g。

艾叶

【性味归经】 苦、辛，温。归肝、脾、肾经。

【功效】 温经止血，散寒调经，安胎。

【应用】 ①用于虚寒出血，尤宜于崩漏。②用于下焦虚寒或寒客胞宫所致的月经不调、痛经、宫冷不孕、胎漏下血、胎动不安等。

【用法用量】 煎服，3～6g；外用适量。温经止血宜炒炭用；余则生用。治咳喘入煎剂宜后下。

笔记

第36章 活血化瘀药

凡以通畅血行，消散瘀血为主要作用的药物，称活血化瘀药，或活血祛瘀药。简称活血药，或化瘀药。

川芎

【性味归经】 辛，温。归肝、胆、心包经。

【功效】 活血行气，祛风止痛。

【应用】 ①用于血瘀气滞的痛证。②用于头痛，风湿痹痛。

【用法用量】 煎服，3～10g。

延胡索

【性味归经】 辛、苦，温。归肝、脾、心经。

【功效】 活血，行气，止痛。

【应用】 主要用于气血瘀滞诸痛证。

【用法用量】 煎服，3～10g；研末服1.5～3g。多醋制后用。

郁金

【性味归经】 辛、苦，寒。归肝、胆、心经。

【功效】 活血行气止痛，解郁清心，利胆退黄，凉血。

【应用】 ①用于气滞血瘀的胸、胁、腹痛。②用于热病神昏，癫痫痰闭之证。③用于肝胆湿热证。④用于吐血、衄血及妇女倒经等气火上逆之出血证。

【用法用量】 煎服，5～12g；研末服，2～5g。

姜黄

【性味归经】 辛、苦，温。归肝、脾经。

【功效】 活血行气，通经止痛。

【应用】 ①用于血瘀气滞的心、腹、胸、胁痛，经闭，产后腹痛，及跌打损伤等。②用于风湿痹痛。

【用法用量】 煎服，3～10g；外用适量。

乳香

【性味归经】 辛、苦，温。归肝、心、脾经。

【功效】 活血行气止痛，消肿生肌。

【应用】 ①用于跌打损伤，疮疡痈肿。②用于瘀血阻滞诸痛证。

【用法用量】 煎服，3～10g，宜炒去油用。外用适量，生用或炒用，研末外敷。

没药

【性味归经】 苦、辛，平。归心、肝、脾经。

【功效】 活血止痛，消肿生肌。

【应用】 本品功效主治与乳香相似。

【用法用量】 同乳香。

五灵脂

【性味归经】 苦、咸、甘，温。归肝经。

【功效】 活血止痛，化瘀止血。

【应用】 ①用于瘀血阻滞诸痛证，如胸、胁、脘、腹刺痛，痛经、经闭，产后瘀滞腹痛及骨折肿痛等。②用于出血证属瘀血内阻血不循经者，如妇女血瘀崩漏等。

【用法用量】 煎服，3～10g，包煎，或入丸、散用。外用适量。畏人参。

丹参

【性味归经】 苦，微寒。归心、肝经。

【功效】 活血调经，凉血消痈，安神。

【应用】 ①用于妇女月经不调，痛经，经闭，产后瘀滞腹痛。②用于血瘀之心胸、脘腹疼痛及癥瘕积聚，风湿痹痛等。③用于疮疡痈肿。④用于热病烦躁神昏及杂病心悸失眠等。

【用法用量】 煎服，5～15g。活血化瘀宜酒炙用。反藜芦。

红花

【性味归经】 辛，温。归心、肝经。

【功效】 活血通经，祛瘀止痛。

【应用】 ①用于血滞经闭，痛经，产后瘀滞腹痛等证。②用于癥瘕积聚，心腹瘀痛及跌打损伤，血脉闭塞紫肿疼痛等。③用于斑疹色暗，热郁血瘀。

【用法用量】 煎服，3～9g；外用适量。

桃仁

【性味归经】 苦、甘，平。有小毒。归心、肝、大肠经。

【功效】 活血祛瘀，润肠通便。

【应用】 ①用于多种瘀血证，如经闭、痛经、产后瘀滞腹痛，癥积及跌打损伤等。②用于肠燥便秘。③用于肺痈、肠痈。

【用法用量】 煎服，5～10g，宜捣碎入煎。

益母草

【性味归经】 苦、辛，微寒。归肝、心、膀胱经。

【功效】 活血调经，利水消肿。

【应用】 ①用于血滞经闭、痛经、经行不畅、产后瘀滞腹痛、恶露不尽等。②用于水肿，小便不利。

【用法用量】 煎服，10～30g，或熬膏，入丸剂。外用适量捣敷或煎水外洗。

泽兰

【性味归经】 苦、辛，微温。归肝、脾经。

【功效】 活血祛瘀，调经，利水消肿。

【应用】 ①用于妇科血瘀经闭、痛经、产后瘀滞腹痛等。②用于跌打损伤瘀肿疼痛及痈肿等。③用于产后水肿，浮肿，腹水等。

【用法用量】 煎服,10～15g;外用适量。

牛膝

【性味归经】 苦、甘、酸,平。归肝、肾经。

【功效】 活血通经,补肝肾,强筋骨,利水通淋,引火(血)下行。

【应用】 ①用于瘀血阻滞的经闭、痛经、月经不调、产后腹痛及跌打伤痛等。②用于肾虚腰痛及久痹腰膝酸痛乏力等。③用于淋证,水肿,小便不利等。④用于头痛、眩晕、吐血、衄血等火热上炎、阴虚火旺之证。

【用法用量】 煎服,6～15g。活血通经、利水通淋,引火下行宜生用;补肝肾强筋骨宜酒炙用。

鸡血藤

【性味归经】 苦、甘,温。归肝经。

【功效】 行血补血,调经,舒筋活络。

【应用】 ①用于月经不调、经行不畅、痛经、血虚经闭等证。②用于风湿痹痛及手足麻木,肢体瘫痪,血虚萎黄等。

【用法用量】 煎服,10～15g,大剂量可用30～60g,或浸酒服,或熬成膏服。

马钱子

【性味归经】 苦,寒。有大毒。归肝、脾经。

【功效】 散结消肿,通络止痛。

【应用】 ①用于跌打损伤,痈疽肿痛等。②用于风湿顽痹,麻木瘫痪等。

【用法用量】 内服宜制,多入丸散,日服0.3～0.6g。外用适量,研末调涂。

血竭

【性味归经】 甘、咸,平。归心、肝经。

【功效】 活血疗伤,止血生肌。

【应用】 ①用于跌打损伤及其他瘀滞心腹疼痛。②用于外伤出血及疮疡不敛等。

【用法用量】 内服:多入丸散,研末服,每次1～1.5g;外用适量,研末撒敷。

莪术

【性味归经】 辛、苦,温。归肝、脾经。

【功效】 破血行气,消积止痛。

【应用】 ①用于气滞血瘀所致的癥瘕积聚,经闭以及心腹瘀痛等。②用于食积脘腹胀痛。

【用法用量】 煎服,3～15g。醋制后可加强祛瘀止痛作用;外用适量。

三棱

【性味归经】 苦、辛,平。归肝、脾经。

【功效】 破血行气,消积止痛。

【应用】 与莪术基本相同,常相须而用。

【用法用量】 煎服,3～10g。醋炙可加强止痛作用。

水蛭

【性味归经】 咸、苦,平。有小毒。归肝经。

【功效】 破血逐瘀消癥。

【应用】 用于癥瘕积聚,血瘀经闭及跌打损伤等。

【用法用量】 入煎剂 1.5 ~3g;研末服 0.3 ~0.5g。以入丸散或研末服为宜。或以鲜活者放置瘀肿局部吸血消瘀。

斑蝥

【性味归经】 辛,温。有大毒。归肝、肾、胃经。

【功效】 破血逐瘀消癥,攻毒散结。

【应用】 ①用于癥积,经闭等。②用于痈疽恶疮,顽癣,瘰疬等。

【用法用量】 内服多入丸散,0.03 ~0.06g;外用适量,研末敷贴,或酒、醋浸涂,或作发泡用。内用需以糯米同炒,或配青黛、丹参以缓其毒。

穿山甲

【性味归经】 咸,微寒。归肝、胃经。

【功效】 活血消癥,通经,下乳,消肿排脓。

【应用】 ①用于癥瘕,经闭,以及风湿痹痛等。②用于产后乳汁不下。③用于痈肿疮毒,瘰疬等。

【用法用量】 煎服,3 ~10g;研末服,1 ~1.5g。

笔记

第37章　化痰止咳平喘药

凡能祛痰或消痰，治疗“痰证”为主要作用的药物，称化痰药；以制止或减轻咳嗽和喘息为主要作用的药物，称止咳平喘药。

半夏

【性味归经】　辛，温。有毒。归脾、胃、肺经。

【功效】　燥湿化痰，降逆止呕，消痞散结；外用消肿止痛。

【应用】　①用于湿痰，寒痰证。②闭于胃气上逆呕吐。③用于心下痞，结胸，梅核气等。④用于瘿瘤痰核，痈疽肿毒及毒蛇咬伤等。

【用法用量】　煎服，3～10g，一般宜制过用，制半夏有姜半夏、法半夏等，姜半夏长于降逆止呕；法半夏长于燥湿且温性较弱。半夏曲则有化痰消食之功。至于竹沥半夏，药性由温变凉，能清化热痰，主治热痰、风痰之证。外用适量。反乌头。

天南星

【性味归经】　苦、辛，温。有毒。归肺、肝、脾经。

【功效】　燥湿化痰，祛风解痉；外用消肿止痛。

【应用】　①用于湿痰，寒痰证。②用于风痰证，如眩晕、中风、癫痫，口眼㖞斜及破伤风等。③用于痈疽肿痛，毒蛇咬伤等。

【用法用量】　煎服，3～10g，多制用。外用适量。

白芥子

【性味归经】　辛，温。归肺、胃经。

【功效】　温肺化痰，利气散结。

【应用】　①用于寒痰喘咳，悬饮等。②用于阴疽流注及痰阻经络关节之肢体麻木，关节肿痛等。

【用法用量】　煎服，3～6g。外用适量，研末调敷，或作发泡用。

白前

【性味归经】　辛、苦，微温。归肺经。

【功效】　降气化痰。

【应用】　用于咳嗽痰多，胸满喘急。

【用法用量】　煎服，3～10g。

前胡

【性味归经】　苦、辛，微寒。归肺经。

【功效】　降气化痰，宣散风热。

【应用】　①用于咳喘痰多色黄者。②用于外感风热咳嗽有痰者。

【用法用量】　煎服，6～10g。

桔梗

【性味归经】 苦、辛，平。归肺经。

【功效】 宣肺祛痰，利咽，排脓。

【应用】 ①用于肺气不宣的咳嗽痰多，胸闷不畅。②用于咽喉肿痛，失音。③用于肺痈咳吐脓痰。

【用法用量】 煎服，3～10g。

川贝母

【性味归经】 苦、甘，微寒。归肺、心经。

【功效】 清热化痰，润肺止咳，散结消肿。

【应用】 ①用于虚劳咳嗽，肺热燥咳。②用于瘰疬疮肿及乳痈，肺痈。

【用法用量】 煎服，3～10g；研末服1～2g。反乌头。

瓜蒌

【性味归经】 甘、微苦，寒。归肺、胃、大肠经。

【功效】 清热化痰，宽胸散结，润肠通便。

【应用】 ①用于痰热咳喘。②用于胸痹，结胸等。③用于肺痈、肠痈、乳痈等。④用于肠燥便秘。

【用法用量】 煎服，全瓜蒌10～20g，瓜蒌皮6～12g，瓜蒌仁10～15g打碎入煎。反乌头。

竹茹

【性味归经】 甘，微寒。归肺、胃经。

【功效】 清热化痰，除烦止呕。

【应用】 ①用于痰热所致的咳嗽或心烦不眠等。②用于胃热呕吐。

【用法用量】 煎服，6～10g。生用清化痰热，姜汁炙用止呕。

竹沥

【性味归经】 甘，寒。归心、肺、肝经。

【功效】 清热豁痰，定惊利窍。

【应用】 ①用于痰热咳喘。②用于中风痰迷，惊痫癫狂等。

【用法用量】 内服30～50g，冲服。本品不能久藏，但可熬膏瓶贮，称竹沥膏；近年用安瓿瓶密封装置，可以久藏。

苦杏仁

【性味归经】 苦，微温。有小毒。归肺、大肠经。

【功效】 止咳平喘，润肠通便。

【应用】 ①用于咳嗽气喘。②用于肠燥便秘。

【用法用量】 煎服，3～10g，宜打碎入煎。

苏子

【性味归经】 辛，温。归肺、大肠经。

【功效】 降气化痰，止咳平喘，润肠通便。

笔记

【应用】 ①用于痰壅气逆，咳嗽气喘。②用于肠燥便秘。

【用法用量】 煎服，5～10g。

百部

【性味归经】 甘、苦，微温。归肺经。

【功效】 润肺止咳，杀虫。

【应用】 ①用于新久咳嗽，百日咳，肺痨咳嗽。②用于蛲虫、阴道滴虫、头虱及疥癣等。

【用法用量】 煎服，5～15g；外用适量。久咳虚嗽宜蜜炙用。

紫菀

【性味归经】 辛、甘、苦，温。归肺经。

【功效】 润肺化痰止咳。

【应用】 用于咳嗽有痰。

【用法用量】 煎服，5～10g。外感暴咳生用，肺虚久咳蜜炙用。

款冬花

【性味归经】 辛、微苦，温。归肺经。

【功效】 润肺止咳化痰。

【应用】 用于多种咳嗽。

【用法用量】 煎服，5～10g。外感暴咳宜生用，内伤外咳宜炙用。

桑白皮

【性味归经】 甘，寒。归肺经。

【功效】 泻肺平喘，利水消肿。

【应用】 ①用于肺热咳喘等。②用于水肿，如风水、皮水等。

【用法用量】 煎服，5～15g。泻肺利水平肝清火宜生用；肺虚咳嗽宜蜜炙用。

葶苈子

【性味归经】 苦、辛，大寒。归肺、膀胱经。

【功效】 泻肺平喘，利水消肿。

【应用】 ①用于痰涎壅盛，喘咳不得平卧之证。②用于水肿、悬饮、胸腹积水、小便不利等。

【用法用量】 煎服，5～10g；研末服，3～6g。

第38章 安神药

凡以安定神志为主要作用,用治心神不安病症的药物,称为安神药。

朱砂

【性味归经】 甘,寒。有毒。归心经。

【功效】 镇心安神,清热解毒。

【应用】 ①用于心神不宁,心悸,失眠。②用于惊风,癫痫。③用于疮疡肿毒,咽喉肿痛,口舌生疮。

【用法用量】 入丸散或研末冲服,每次0.3~1g。外用适量。

磁石

【性味归经】 咸,寒。归心、肝、肾经。

【功效】 镇惊安神,平肝潜阳,聪耳明目,纳气定喘。

【应用】 ①用于心神不安,惊悸,癫痫。②用于肝阳眩晕。③用于肝肾亏虚,目暗耳聋。④用于肾虚喘促。

【用法用量】 煎服,15~30g,宜打碎先煎。入丸散,每次1~3g。镇惊安神、平肝潜阳宜生用,聪耳明目、纳气平喘宜醋淬后用。

龙骨

【性味归经】 甘、涩,平。归心、肝、肾经。

【功效】 镇惊安神,平肝潜阳,收敛固涩。

【应用】 ①用于心神不安,心悸失眠,惊痫癫狂。②用于肝阳眩晕。③用于滑脱诸证。

【用法用量】 煎服,15~30g,入煎剂宜先煎。外用适量。收敛固涩宜煅用,余皆生用。

酸枣仁

【性味归经】 甘、酸,平。归心、肝、胆经。

【功效】 养心益肝,安神,敛汗。

【应用】 ①用于心悸失眠。②用于体虚多汗。

【用法用量】 煎服,10~20g。研末吞服,每次1.5~3g。

柏子仁

【性味归经】 甘,平。归心、肾、大肠经。

【功效】 养心安神,润肠通便。

【应用】 ①用于心悸失眠。②用于肠燥便秘。

【用法用量】 煎服,10~20g。

远志

【性味归经】 苦、辛,微温。归心、肾、肺经。

【功效】 宁心安神,祛痰开窍,消散痈肿。

笔记

【应用】 ①用于惊悸,失眠健忘。②用于痰阻心窍,癫痫发狂。③用于咳嗽痰多。④用于痈疽疮毒,乳房肿痛。

【用法用量】 煎服,5~10g。外用适量。

合欢皮

【性味归经】 甘,平。归心、肝经。

【功效】 安神解郁,活血消肿。

【应用】 ①用于忿怒忧郁,烦躁不眠。②用于跌打骨折,血瘀肿痛及痈肿疮毒。

【用法用量】 煎服,10~30g。

第39章 平肝息风药

凡以平肝潜阳，息风止痉为主要作用，主治肝阳上亢或肝风内动病症的药物，称平肝息风药。

石决明

【性味归经】 咸，寒。归肝经。

【功效】 平肝潜阳，清肝明目。

【应用】 ①用于肝阳上亢，头晕目眩。②用于目赤，翳障，视物昏花。

【用法用量】 煎服，15～30g。应打碎先煎。平肝、清肝宜生用，外用点眼宜煅用、水飞。

牡蛎

【性味归经】 咸、涩，微寒。归肝、肾经。

【功效】 平肝潜阳，软坚散结，收敛固涩。

【应用】 ①用于肝阳上亢，头晕目眩。②用于痰核，瘰疬，癥瘕积聚等证。③用于滑脱诸证。

【用法用量】 煎服，10～30g。宜打碎先煎。除收敛固涩煅用外，余皆生用。

代赭石

【性味归经】 苦，寒。归肝、心经。

【功效】 平肝潜阳，重镇降逆，凉血止血。

【应用】 ①用于肝阳上亢，头晕目眩。②用于呕吐，呃逆，噫气等证。③用于气逆喘息。④用于血热吐衄，崩漏。

【用法用量】 煎服，10～30g，宜打碎先煎。入丸散，每次1～3g。降逆、平肝生用，止血煅用。

刺蒺藜

【性味归经】 苦、辛，平。归肝经。

【功效】 平肝疏肝，祛风明目。

【应用】 ①用于肝阳上亢，头晕目眩。②用于肝郁气滞，胸胁胀痛及乳闭胀痛。③用于风热上攻，目赤翳障。④用于风疹瘙痒，白癜风。

【用法用量】 煎服，6～15g。

牛黄

【性味归经】 苦，凉。归肝、心经。

【功效】 息风止痉，化痰开窍，清热解毒。

【应用】 ①用于温热病及小儿惊风之壮热神昏，惊厥抽搐等证。②用于温热病热入心包，中风，惊风，癫痫等痰热蒙蔽心窍所致之神昏、口噤、痰鸣等证。③用于咽喉肿痛，溃烂及痈疽疔毒等热毒壅滞郁结之证。

【用法用量】 入丸散，每次0.2～0.5g。外用适量，研细末敷患处。

钩藤

【性味归经】 甘，微寒。归肝、心包经。

【功效】 息风止痉，清热平肝。

【应用】 ①用于肝风内动，惊痫抽搐。②用于头痛，眩晕。

【用法用量】 煎服，10～15g。不宜久煎，一般不超过20分钟。

天麻

【性味归经】 甘，平。归肝经。

【功效】 息风止痉，平抑肝阳，祛风通络。

【应用】 ①用于肝风内动，惊痫抽搐。②用于眩晕，头痛。③用于肢麻痉挛抽搐，风湿痹痛。

【用法用量】 煎服，3～10g。研末冲服，每次1～1.5g。

全蝎

【性味归经】 辛，平。有毒。归肝经。

【功效】 息风止痉，攻毒散结，通络止痛。

【应用】 ①用于痉挛抽搐。②用于疮疡肿毒，瘰疬结核。③用于风湿顽痹。④用于顽固性偏正头痛。

【用法用量】 煎服，2～5g；研末吞服，每次0.6～1g。外用适量。

蜈蚣

【性味归经】 辛，温、有毒。归肝经。

【功效】 息风止痉，攻毒散结，通络止痛。

【应用】 ①用于痉挛抽搐。②用于疮疡肿毒，瘰疬结核。③用于风湿顽痹。④用于顽固性头痛。

【用法用量】 煎服，1～3g。研末吞服，每次0.6～1g。外用适量。

僵蚕

【性味归经】 咸、辛，平。归肝，肺经。

【功效】 息风止痉，祛风止痛，化痰散结。

【应用】 ①用于惊痫抽搐。②用于风中经络，口眼㖞斜。③用于风热头痛，目赤，咽肿或风疹瘙痒。④用于痰核，瘰疬。

【用法用量】 煎服，3～10g。研末吞服，每次1～1.5g。散风热宜生用，余多制用。

第40章 开窍药

凡具辛香走窜之性，以开窍醒神为主要作用，用于治疗闭证神昏病症的药物，称开窍药。

麝香

【性味归经】 辛，温。归心，脾经。
【功效】 开窍醒神，活血通经，止痛，催产。
【应用】 ①用于闭证神昏。②用于疮疡肿毒，咽喉肿痛。③用于血瘀经闭，癥瘕，心腹暴痛，跌打损伤，风寒湿痹等证。④用于难产，死胎，胞衣不下。
【用法用量】 入丸散，每次0.06～0.1g。外用适量。不宜入煎剂。

冰片

【性味归经】 辛、苦，微寒。归心、脾、肺经。
【功效】 开窍醒神，清热止痛。
【应用】 ①用于闭证神昏。②用于目赤肿痛，喉痹口疮。③用于疮疡肿痛，溃后不敛。
【用法用量】 入丸散，每次0.03～0.1g。外用适量。不宜入煎剂。

苏合香

【性味归经】 辛，温。归心、脾经。
【功效】 开窍醒神，辟秽止痛。
【应用】 ①用于寒闭神昏。②用于胸腹冷痛，满闷。
【用法用量】 入丸散，每次0.3～1g。不入煎剂。

石菖蒲

【性味归经】 辛、苦，温。归心，胃经。
【功效】 开窍宁神，化湿和胃。
【应用】 ①用于痰湿蒙蔽清窍之神志昏迷。②用于湿阻中焦，脘腹胀闷，痞塞疼痛。
【用法用量】 煎服，5～10g。鲜品加倍。外用适量。

笔记

第41章　补虚药

凡能补益正气，增强体质，以提高抗病能力，治疗虚证为主的药物，称为补虚药，亦称补养药或补益药。

人参

【性味归经】　甘、微苦，微温，归心、肺、脾经。

【功效】　大补元气，补脾益肺，生津，安神。

【应用】　①用于气虚欲脱，脉微欲绝的危重证候。②用于肺气虚弱的短气喘促，懒言声微，脉虚自汗等证。③用于脾气不足的倦怠乏力，食少便溏等证。④用于热病气津两伤，身热口渴及消渴证，有益气生津之效。⑤用于气血亏虚的心悸、失眠、健忘等证，有补气安神益智之效，

【用法用量】　入汤剂，5～10g；用于急重证，剂量可酌增为15～30g。宜文火另煎兑服。研末吞服，每次1.5～2g。反藜芦。畏五灵脂。

党参

【性味归经】　甘，平，归脾、肺经。

【功效】　益气，生津，养血。

【应用】　①用于中气不足的体虚倦怠，食少便溏等。②用于肺气亏虚的咳嗽气促，语声低弱等。③用于气津两伤的气短口渴，及气血双亏的面色萎黄，头晕心悸等。

【用法用量】　煎服，10～30g。

太子参

【性味归经】　甘、微苦，平。归脾、肺经。

【功效】　补气生津。

【应用】　①用于脾气虚弱，胃阴不足的食少倦怠。②用于气虚津伤的肺虚燥咳及心悸不眠、虚热汗多。

【用法用量】　煎服，10～30g。

黄芪

【性味归经】　甘，微温。归脾、肺经。

【功效】　补气升阳，益卫固表，利水消肿，托疮生肌。

【应用】　①用于脾胃气虚及中气下陷诸证。②用于肺气虚及表虚自汗，气虚外感诸证。③用于气虚水湿失运的浮肿，小便不利。④用于气血不足，疮疡内陷的脓成不溃或溃久不敛。

【用法用量】　煎服，10～15g，大剂量30～60g。益气补中宜炙用；其他方面多生用。

白术

【性味归经】　苦、甘，温。归脾、胃经。

【功效】　补气健脾，燥湿利水，止汗，安胎。

【应用】 ①用于脾胃气虚，运化无力，食少便溏，脘腹胀满，肢软神疲等证。②用于脾虚水停，而为痰饮，水肿，小便不利。③用于脾虚气弱，肌表不固而汗多。④用于脾虚气弱，胎动不安。

【用法用量】 煎服，10～15g。燥湿利水宜生用，补气健脾宜炒用，健脾止泻宜炒焦用。

甘草

【性味归经】 甘，平。归心、肺、脾、胃经。

【功效】 益气补中，清热解毒，祛痰止咳，缓急止痛，调和药性。

【应用】 ①用于心气不足的心动悸，脉结代，与脾气虚弱的倦怠乏力，食少便溏。②用于痰多咳嗽。③用于脘腹及四肢挛急作痛。④用于药性峻猛的方剂中。⑤用于热毒疮疡，咽喉肿痛及药物、食物中毒等。

【用法用量】 煎服，3～10g。清热解毒宜生用；补中缓急宜炙用。反大戟、芫花、甘遂、海藻。

鹿茸

【性味归经】 甘、咸，温。归肾、肝经。

【功效】 壮肾阳，益精血，强筋骨，调冲任，托疮毒。

【应用】 ①用于肾阳不足，精血亏虚的阳痿早泄，宫寒不孕，尿频不禁，头晕耳鸣，腰膝酸痛，肢冷神疲等证。②用于肝肾精血不足的筋骨痿软，小儿发育不良，囟门过期不合，齿迟，行迟等。③用于冲任虚寒，带脉不固的崩漏不止，带下过多。④用治疮疡久溃不敛，脓出清稀，或阴疽内陷不起。

【用法用量】 研细末，一日三次分服，1～3g。如入丸散，随方配制。

巴戟天

【性味归经】 甘、辛，微温。归肾、肝经。

【功效】 补肾阳，强筋骨，祛风湿。

【应用】 ①用于肾阳虚弱的阳痿，不孕，月经不调，少腹冷痛等。②用于肝肾不足的筋骨痿软，腰膝疼痛，或风湿久痹，步履艰难。

【用法用量】 煎服，10～15g。

淫羊藿

【性味归经】 辛、甘，温。归肝、肾经。

【功效】 温肾壮阳，强筋骨，祛风湿。

【应用】 ①用于肾阳虚的阳痿，不孕及尿频等证。②用于肝肾不足的筋骨痹痛，风湿拘挛麻木等证。

【用法用量】 煎服，5～10g。亦可浸酒、熬膏或入丸、散。

仙茅

【性味归经】 辛，热。有毒。归肾、肝、脾经。

【功效】 温肾壮阳，强筋骨，祛寒湿。

【应用】 ①用于肾阳不足，命门火衰的阳痿精冷、遗尿尿频。②用于肾虚腰膝痿软，筋骨冷痛，或寒湿久痹。③用于脾肾阳虚的脘腹冷痛，泄泻等。

【用法用量】 煎服或浸酒服，3～10g。

益智仁

【性味归经】 辛，温。归肾、脾经。

【功效】 暖肾固精缩尿，温脾止泻摄唾。

【应用】 ①用于肾气虚寒，遗精滑精，遗尿尿频等。②用于脾寒泄泻，腹中冷痛，口多涎唾等。

【用法用量】 煎服，3～10g。

肉苁蓉

【性味归经】 甘、咸，温。归肾、大肠经。

【功效】 补肾阳，益精血，润肠通便。

【应用】 ①用于肾阳不足，精血亏虚的阳痿，不孕，腰膝酸软，筋骨无力。②用于肠燥便秘。

【用法用量】 煎服，10～15g；单用大剂量煎服，可用至30g。

锁阳

【性味归经】 甘，温。归肝、肾、大肠经。

【功效】 补肾阳，益精阳，润肠通便。

【应用】 ①用于肾阳虚衰的阳痿，不孕，腰膝痿软等证。②用于精血津液亏耗的肠燥便秘。

【用法用量】 煎服，10～15g。

菟丝子

【性味归经】 甘，温。归肝、肾、脾经。

【功效】 补肾固精，养肝明目，止泻，安胎。

【应用】 ①用于肾虚腰痛，阳痿遗精，尿频，带下等证。②用于肝肾不足，目失所养而致目昏目暗，视力减退之证。③用于脾肾虚泻；④用于肝肾不足的胎动不安。

【用法用量】 煎服，10～15g。外用适量。

杜仲

【性味归经】 甘，温。归肝、肾经。

【功效】 补肝肾，强筋骨，安胎。

【应用】 ①用于肝肾不足的腰膝酸痛，下肢痿软及阳痿，尿频等症。②用于肝肾亏虚，下元虚冷的妊娠下血，胎动不安，或习惯性流产等。

【用法用量】 煎服，10～15g。炒用疗效较生用为佳。

续断

【性味归经】 苦、甘、辛，微温。归肝、肾经。

【功效】 补肝肾，强筋骨，止血安胎，疗伤续折。

【应用】 ①用于肝肾不足，腰痛脚弱，风湿痹痛，及跌打损伤，骨折，肿痛等。②用于肝肾虚弱，冲任失调的胎动欲坠或崩漏经多等。

【用法用量】 煎服，10～15g。外用适量研末敷。

紫河车

【性味归经】 甘、咸，温。归心、肺、肾经。

【功效】 温肾补精，益气养血。

【应用】 ①用于肾气不足，精血亏虚的不孕，阳痿遗精，腰酸耳鸣等。②用于肺肾两虚的喘嗽。③用于气血不足，萎黄消瘦，产后乳少等。

【用法用量】 研末或装胶囊吞服，每次1.5～3g，每日2～3次。也可用鲜品煨食，每次半个或一个，一周2～3次。

当归

【性味归经】 甘、辛，温。归肝、心、脾经。

【功效】 补血，活血，调经，止痛，润肠。

【应用】 ①用于心肝血虚，面色萎黄，眩晕心悸等。②用于血虚或血虚而兼瘀滞的月经不调，痛经，经闭等证。③用于血虚，血滞而兼的寒凝，以及跌打损伤，风湿痹阻的疼痛证。④用于痈疽疮疡。⑤用于血虚肠燥便秘。

【用法用量】 煎服，5～15g。一般生用，为加强活血则酒炒用。又通常补血用当归身，活血用当归尾，和血（补血活血）用全当归。

熟地黄

【性味归经】 甘，微温。归肝、肾经。

【功效】 补血滋阴，益精填髓。

【应用】 ①用于血虚萎黄，眩晕，心悸失眠，月经不调，崩漏等证。②用于肾阴不足的潮热骨蒸，盗汗，遗精、消渴等。③用于肝肾精血亏虚的腰膝酸软，眩晕耳鸣，须发早白等。

【用法用量】 煎服，10～30g。

白芍

【性味归经】 苦、酸、甘，微寒。归肝、脾经。

【功效】 养血调经，平肝止痛，敛阴止汗。

【应用】 ①用于血虚或阴虚有热的月经不调，崩漏等证。②用于肝阴不足，肝气不舒或肝阳偏亢的头痛、眩晕、胁肋疼痛、脘腹四肢拘挛作痛等证。③用于阴虚盗汗，及营卫不和的表虚自汗证。

【用法用量】 煎服，10～15g；大量15～30g。欲其平肝、敛阴多生用；用以养血调经多炒用或酒炒用。反藜芦。

北沙参

【性味归经】 甘、微苦，微寒。归肺、胃经。

【功效】 养阴清肺，益胃生津。

【应用】 ①用于肺阴虚的肺热燥咳，干咳少痰，或痨嗽久咳，咽干音哑等。②用于胃阴虚或热伤胃阴，津液不足的口渴咽干，舌质红绛，胃脘隐痛、嘈杂，干呕等。

【用法用量】 煎服，10～15g。

麦门冬

【性味归经】 甘、微苦，微寒。归心、肝、胃经。

【功效】 养阴润肺，益胃生津，清心除烦。

【应用】 ①用于肺阴不足，而有燥热的干咳痰黏，劳热咳嗽等。②用于胃阴虚或热伤胃阴，口渴咽干，大便燥结等。③用于心阴虚及温病热邪扰及心营，心烦不眠，舌绛而干等。

【用法用量】 煎服，10～15g。

笔记

天冬

【性味归经】　甘、苦,寒。归肺、肾经。

【功效】　养阴润燥,清火,生津。

【应用】　①用于阴虚肺热的燥咳或劳嗽咳血。②用于肾阴不足,阴虚火旺的潮热盗汗,遗精,内热消渴,肠燥便秘等证。

【用法用量】　煎服,10～15g。

玉竹

【性味归经】　甘,微寒。归肺、胃经。

【功效】　养阴润燥,生津止渴。

【应用】　①用于阴虚肺燥的干咳少痰。②用于热病伤津,烦热口渴及消渴等。

【用法用量】　煎服,10～15g。

女贞子

【性味归经】　甘、苦,凉。归肝、肾经。

【功效】　补肝肾阴,乌须明目。

【应用】　用于肝肾阴虚的目暗不明,视力减退,须发早白,腰酸耳鸣及阴虚发热等。

【用法用量】　煎服,10～15g。

鳖甲

【性味归经】　咸,寒。归肝、肾经。

【功效】　滋阴潜阳,软坚散结。

【应用】　①用于阴虚发热,阴虚阳亢,阴虚风动等证。②用于癥瘕积聚,疟母等。

【用法用量】　入汤剂,15～30g;宜先煎。

笔记

第42章 收涩药

凡以收敛固涩为主要作用的药物，称为收涩药，又称固涩药。

麻黄根

【性味归经】 甘，平。归肺经。
【功效】 敛肺止汗。
【应用】 用于自汗，盗汗。
【用法用量】 煎服，3～9g。外用适量。

浮小麦

【性味归经】 甘，凉。归心经。
【功效】 敛汗，益气，除热。
【应用】 ①用于自汗，盗汗。②用于骨蒸劳热。
【用法用量】 煎服，15～30g；研末服，3～5g。

五味子

【性味归经】 酸、甘，温。归肺、心、肾经。
【功效】 敛肺滋肾，生津敛汗，涩精止泻，宁心安神。
【应用】 ①用于久咳虚喘。②用于津伤口渴及消渴。③用于自汗，盗汗。④用于遗精，滑精。⑤用于久泻不止。⑥用于心悸，失眠，多梦。
【用法用量】 煎服，3～6g；研末服，每次1～3g。

乌梅

【性味归经】 酸、涩，平。归肝、脾、肺、大肠经。
【功效】 敛肺止咳，涩肠止泻，安蛔止痛，生津止渴。
【应用】 ①用于肺虚久咳。②用于久泻，久痢。③用于蛔厥腹痛，呕吐。④用于虚热消渴。
【用法用量】 煎服，3～10g，大剂量可用至30g。外用适量，捣烂或炒炭研末外敷。止泻止血宜炒炭用。

五倍子

【性味归经】 酸、涩，寒。归肺、大肠、肾经。
【功效】 敛肺降火，涩肠止泻，固精止遗，敛汗止血。
【应用】 ①用于肺虚久咳或肺热咳嗽。②用于久泻，久痢。③用于遗精，滑精。④用于自汗，盗汗。⑤用于崩漏下血或便血痔血。
【用法用量】 煎服，3～9g；入丸散服，每次1～1.5g。外用适量。研末外敷或煎汤熏洗。

肉豆蔻

【性味归经】 辛，温。归脾、胃、大肠经。

【功效】 涩肠止泻,温中行气。

【应用】 ①用于脾肾虚寒久泻。②用于胃寒胀痛,食少呕吐。

【用法用量】 煎服,3~9g;入丸散服,每次0.5~1g。内服须煨熟去油用。

赤石脂

【性味归经】 甘、涩,温。归大肠、胃经。

【功效】 涩肠止泻,收敛止血,敛疮生肌。

【应用】 ①用于久泻,久痢。②用于崩漏带下,便血等。③用于疮疡久溃。

【用法用量】 煎服,10~20g。外用适量。研细末撒患处或调敷。畏官桂。

山茱萸

【性味归经】 酸、涩,微温。归肝、肾经。

【功效】 补益肝肾,收敛固涩。

【应用】 ①用于肝肾亏虚,头晕目眩,腰膝酸软,阳痿等证。②用于遗精,遗尿。③用于崩漏下血及月经过多。④用于大汗不止,体虚欲脱证。

【用法用量】 煎服,5~10g,急救固脱20~30g。

覆盆子

【性味归经】 甘、酸,微温。归肝、肾经。

【功效】 益肾,固精,缩尿。

【应用】 ①用于肾虚不固所致的遗精、滑精、遗尿、尿频等证。②用于肝肾不足,目暗不明。

【用法用量】 煎服,5~10g。

芡实

【性味归经】 甘、涩,平。归脾、肾经。

【功效】 益肾固精,健脾止泻,除湿止带。

【应用】 ①用于遗精,滑精。②用于脾虚久泻。③用于带下病。

【用法用量】 煎服,10~15g。

第43章 涌吐药

凡以诱发呕吐为主要作用的药物，称为涌吐药，又称催吐药。

常山

【性味归经】 苦、辛，寒。有毒。归肺、胃、肝经。

【功效】 涌吐痰涎，截疟、

【应用】 ①用于胸中痰饮。②用于疟疾。

【用法用量】 煎服，4.5～9g；入丸散酌减。涌吐可生用，截疟宜酒制用。治疗疟疾宜在寒热发作前半天或2小时服用。

瓜蒂

【性味归经】 苦，寒。有毒。归胃经。

【功效】 涌吐痰食，祛湿退黄。

【应用】 ①用于痰热郁于胸中及宿食停滞于胃所致的多种病症。②用于湿热黄疸。

【用法用量】 煎服，2.5～5g；入丸散服，每次0.3～1g。外用适量。

笔记

第44章　解毒杀虫燥湿止痒药

凡以解毒疗疮，攻毒杀虫，燥湿止痒为主要作用的药物，称为解毒杀虫燥湿止痒药。

雄黄

【性味归经】　辛，温。有毒。归心、肝、胃经。
【功效】　解毒，杀虫。
【应用】　①用于痈肿疔疮，湿疹疥癣，蛇虫咬伤。②用于虫积腹痛。
【用法用量】　外用适量，研末撒敷，或香油调敷。入丸散服，每次0.15～0.3g。

硫黄

【性味归经】　酸，温。有毒。归肾、大肠经。
【功效】　解毒杀虫止痒，补火助阳通便。
【应用】　①用于疥癣，秃疮，湿疹。②用于寒喘，虚寒便秘。
【用法用量】　外用适量，研末撒敷或香油调涂。入丸散服，1～3g。畏朴硝。

白矾

【性味归经】　酸、涩，寒。归肺、肝、脾、大肠。
【功效】　外用解毒、杀虫止痒；内服化痰、止血、止泻。
【应用】　①用于湿疹，湿疮，疥癣。②用于久泻，久痢。③用于便血，崩漏及创伤出血。④用于风痰所致之昏厥，癫痫，癫狂等。
【用法用量】　外用适量，研末外敷，或化水熏洗。入丸散服，1～3g。

蛇床子

【性味归经】　辛、苦，温。归肾经。
【功效】　杀虫止痒，温肾壮阳。
【应用】　①用于阴部湿痒，湿疹，疥癣等。②用于阳痿，不孕等证。
【用法用量】　外用15～30g，煎汤外洗；或适量研末外掺；或制成油膏、软膏、栓剂外用。煎服，3～10g。

第45章 拔毒化腐生肌药

凡以拔毒化腐，生肌敛疮为主要作用的药物，称为拔毒化腐生肌药。

升药

【性味归经】 辛，热。有大毒。归肺、脾经。
【功效】 拔毒化腐。
【应用】 用于痈疽溃后，脓出不畅；或腐肉不去，新肉难生。
【用法用量】 外用适量。不用纯品，多与煅石膏配伍研末外用。

轻粉

【性味归经】 辛，寒。有大毒。归大肠、小肠经。
【功效】 攻毒，杀虫，敛疮。
【应用】 用于疥癣，梅毒，疮疡溃烂。
【用法用量】 外用适量。研末调涂，或制膏外贴。入丸散服，每次0.1～0.2g。

炉甘石

【性味归经】 甘，平。归肝、胃经。
【功效】 解毒明目退翳，收湿生肌敛疮。
【应用】 ①用于目赤翳障，烂弦风眼。②用于溃疡不敛，皮肤湿疮。
【用法用量】 外用适量。水飞点眼，研末撒或调敷。

硼砂

【性味归经】 甘、咸，凉。归肺、胃经。
【功效】 外用清热解毒，内服清肺化痰。
【应用】 ①用于咽喉肿痛，口舌生疮，目赤翳障。②用于痰热壅滞，痰黄黏稠，咳吐不利。
【用法用量】 外用适量。研细末撒布或调敷患处，或配制眼剂外用。入丸散，每次1.5～3g。

第五篇　用药安全知识

笔记

第46章 中药毒性及中毒救治

第一节 毒性中药与服药禁忌

1. 毒性中药 《中华人民共和国药典》2005年版。记载大毒中药10种:川乌、马钱子、天仙子、巴豆、巴豆霜、红粉,闹羊花、草乌、斑蝥、马钱子粉。有毒中药37种:山豆根、制川乌、千金子、千金子霜、天南星、甘遂、白附子、白果、半夏、朱砂、华山参、全蝎、芫花、两头尖(竹节香附)、附子、苦楝皮、金钱白花蛇、京大戟、制草乌、牵牛子、轻粉、香加皮、洋金花、常山、商陆、硫黄、雄黄、蓖麻子、蜈蚣、罂粟壳、蕲蛇、蟾蜍、干漆、土荆皮、木鳖子、仙茅、苍耳子。小毒中药25种:川楝子、丁公藤、九里香、两面针、艾叶、北豆根、地枫皮、红大戟、苦木、苦杏仁、南鹤虱、鸦胆子、重楼、急性子、蛇床子、猪牙皂、绵马贯众、蒺藜、鹤虱、土鳖虫(䗪虫)、吴茱萸、草乌叶、绵马贯众炭。

列入国务院毒性药品管理品种范围,受《医疗用毒性药品管理办法》约束的中药计28种,砒石(红砒、白砒)、砒霜、水银、生马钱子、生川乌、生草乌、生白附子、生半夏、生南星、生巴豆、斑蝥、青娘虫、红娘虫、生甘遂、生狼毒、生藤黄、生千金子、生天仙子、闹羊花、雪上一枝蒿、红升丹、白降丹、蟾酥、洋金花、红粉、轻粉、雄黄。

2. 服药禁忌

(1)十八反和十九畏:

1)十八反:甘草反甘遂、大戟、海藻、芫花;乌头反贝母、瓜蒌、半夏、白蔹、白及;藜芦反人参、沙参、丹参、玄参、细辛、芍药。

2)十九畏:硫黄畏朴硝,水银畏砒霜,狼毒畏密陀僧,巴豆畏牵牛,丁香畏郁金,川乌、草乌畏犀角,牙硝畏三棱,官桂畏石脂,人参畏五灵脂。

(2)妊娠禁忌:孕妇用药禁忌,古代多有记载,明代李时珍总结为四十余种有代表性的禁忌药物,阐明了孕妇禁用的观点,并著有流传至今的"妊娠禁忌歌。""螈斑水蛭及虻虫,附子乌头配天雄,野葛水银并巴豆,牛膝薏米与蜈蚣,三棱芫花代赭麝,大戟蝉蜕黄雌雄,牙硝芒硝牡丹桂,槐花牵牛皂角同,半夏南星与通草,瞿麦干姜桃仁通,硇砂干漆蟹爪甲,地胆茅根都失中。"上述药物一直指导着妊娠禁忌用药,清代王孟英在李时珍禁忌用药的基础上增加至100余种,现分类中主要是"妊娠禁忌歌"中的药物。将其分为禁用(剧毒)类,慎用(有毒)类,能用(无毒)类,以便于应用,供同道们参考。①禁用类:巴豆、螈青、牵牛子、斑蝥、天雄、野葛、水银、芫花、大戟、硇砂、地胆、雌黄、雄黄、水蛭、虻虫、蜈蚣、蟹爪甲、干漆、商陆、麝香……②慎用类:附子、乌头、桃仁、红花、干姜、肉桂、三棱、牙硝、芒硝、牛膝、皂角、赭石……③能用类:茅根、通草、木通、瞿麦、薏仁、槐花、蝉蜕、丹皮、大黄、枳实、当归、川芎、冬葵子、益母草、半夏、南星、车前子、元胡、伏龙肝、神曲、麦芽……。

妊娠禁用一般可分为二类,禁用的大多数是毒性较强或药性猛烈的药物如巴豆、牵牛子、千金子、甘遂、大戟、芫花、麝香、斑蝥、水蛭、虻虫、雄黄、轻粉、常山、天花粉、三棱、莪术、商陆等;慎用的包括通经去瘀,行气破滞以及辛热等药物。如大黄、芒硝、桃仁、红花、附子、干姜、肉桂、乌头、枳实、冬葵子、土鳖虫、紫草、瞿麦、车前子、牛膝等。凡禁用的药物绝对不能使用,慎用的药物,可根据孕妇患病的情况,酌情使用,但没有特殊必要时,应尽量避免,以防发生事故。

(3)服药饮食禁忌:①忌食生冷类。生冷食物,性多寒凉,易伤阳气。故在服用解表透疹、祛寒逐湿、温经通络或温脾暖肾的药物时,应忌食生冷食物。②忌食辛辣类。辛辣之物性多温热,耗气动火。故在服用滋阴补肾、养阴清热的药物时,应忌食辛辣食物,以免耗伤阴血,促发炎症。③忌食油腻类。油腻之物,助湿生痰,滑肠滞气,且难消化。故在服用健脾养胃或祛痰胜湿的药物时,应忌食油腻类食物。④忌食腥膻类。腥膻类食物大多含有某些激素或异性蛋白,能够诱发人体的过敏反应。故在服用治疗过敏性哮喘、鼻炎、湿疹、荨麻疹、皮肤瘙痒等药物时,应忌食腥膻类食物。

《本草纲目》记载:"苍术、白术忌雀肉、青鱼""甘草忌猪肉、菘菜、海菜""地黄、何首乌忌一切血、葱、蒜、萝卜""牛膝忌牛肉""补骨脂忌猪血、芸苔""半夏忌羊肉、羊血、饴糖""服厚朴者忌豆,食之动气""荆芥忌驴肉,反河豚、无鳞鱼、蟹""紫苏忌鲤鱼""薄荷忌鳖肉""威灵仙忌茶、面汤"等。再如《饮膳正要》记载:"有茯苓,勿食醋""有黄连、桔梗勿食猪肉""有常山勿食生葱、生菜""有朱砂勿食血""鳖甲忌苋菜""蜜反生葱"等。

第二节 中药中毒的途径

1. 经消化道中毒。
2. 经呼吸道中毒。
3. 经皮肤中毒。
4. 经黏膜中毒。
5. 从伤口进入或皮下或肌肉注入。

第三节 中药毒性成分的排泄

排泄是毒物从机体消除的主要方式之一。毒物从机体内排泄的速度和毒物的溶解度、挥发度、毒物在组织中固定的程度,排泄器官一般的功能状态以及血液循环有关。毒物或毒性成分在体内可贮留数天,如士的宁等,有的可达数月如重金属等,有的甚至可以达数年如金、银等。多数毒物进入机体后都能较快地排出。少数毒性成分可以原形从机体排出,但多数毒物均在体内进行代谢后再排出。

毒物(也包括其代谢产物)的排泄途径主要也就是体内正常代谢产物的排泄途径。包括肾脏、消化道、呼吸道、皮肤、汗腺、乳腺和泪腺等。其中以肾脏,胆汁和肺排泄为重要。

第四节 中药中毒的诊断

确定是何种中药中毒是解救中药中毒的关键,应尽可能迅速全面地询问病史,临床诊查和实验室检查,根据所得资料进行整体的全面的综合分析。确定是何物中毒,中毒的深浅,何种脏器受损最甚及如何进行治疗。其中以病史询问和体格检查最为重要。实验室检查目前也逐步变得重要。

1. 询问病史 详细询问病史是中药中毒诊断的主要方法,有些病人在家属诉述病史时,已能将中毒的经过及中药名称清楚说出,故在诊断上并无困难;或者从不太明确的病史中,也能找出中毒原因的线索。少许病人应通过实验室检查来确定可能是何种中药中毒。询问病史应着重注意以下几个方面。

(1)起病情况:中毒症状是缓起还是急起,病人原来的健康状态如何?若是病前健康状况良好,突然发生严重症状,如不明原因的发绀、休克、意识丧失、瞳孔缩小或扩大、惊厥、呕吐等,而不能用急性感染(如中毒性菌痢、暴发性流脑、大叶性肺炎等)或急腹症等解释者。都应考虑是否由于中毒引起。

(2)病人曾患病否?曾用何种中药治疗?中药用量大约是多少?从前是否用过同种药物?用后有无反应?家中还有哪些药物?

(3)何时中毒,中毒后出现的症状,中毒后的治疗经过。有无及时脱离中毒环境,曾否采用催吐、洗胃措施?是否彻底?

(4)近期思想及生活情况,有无情绪低落,举止异常,以及有无遗言暗示,遗书遗物等。

(5)中毒现场有无遗留的药物?

2. 体格检查　轻症患者可作系统检查,重危患者则应着重以下几点,以便采取急救措施,然后再作补充检查。

(1)神志状态(清醒、朦胧、昏迷或谵妄)。

(2)衣服有无药渍、颜色及气味。

(3)皮肤、口唇颜色(发绀、樱红、苍白、灰白色等);口唇周围及口腔内有无腐蚀痕迹,有无药渍;皮肤有无皮炎性损害、伤口及出血等。

(4)体表的温度、湿度、皮肤的弹性。

(5)瞳孔的大小及对光的反应;结膜有无充血。

(6)有无肌肉颤动及痉挛。

(7)呼吸的速率、节律、幅度、呼气有无特殊气味。

(8)肺部有无啰音。

(9)心搏的速率、节律及脉搏、血压。

(10)腹部有无压痛。

(11)呕吐物及排泄物(尿、粪)的颜色、有无特殊气味。

3. 实验室检查和毒物鉴定　(略)。

4. 各类毒物化学鉴定方法　(略)。

5. 诊断中的注意事项。

第五节　中药急性中毒的救治

急性中毒处理一般分为三个步骤,第一,排除尚未吸收的毒物,防止毒物继续吸收。第二,使已被吸收的毒物解毒或排泄。第三,对症治疗,三者次序的先后,应根据病人的情况灵活掌握。如病人剧疼或极度烦躁或惊厥、休克、呼吸短浅、血压下降、心搏骤停等,此时应首先对症处理,否则将影响机体复原,甚至危及病人生命,也可根据情况同时进行。若毒物种类基本明确,并已被吸收,则应迅速采用特殊解毒方法,防止中毒加深;若一时不能确定诊断,应积极进行抢救,同时作进一步检查;若病情难辨真伪,无论症状轻重都应慎重对待,不可武断,轻率行事,若为可疑中毒病人或处于潜伏期者应卧床休息,严密观察48~72h,多饮水,加快排毒(注意如有水肿则应控制饮水量),及时给予特殊解毒剂,出现新症状积极处理。

常用洗胃液的适应证、作用和注意事项

洗 胃 液	适 应 证	作用和注意事项
微温开水、1% ~2% 氯化钠溶液或生理盐水	常用毒物不明的急性中毒、砷化物、硝酸银中毒，可用生理盐水	避免使用热溶液，以防血管扩张，促进毒物吸收
解毒剂 50g(活性炭 2 份，鞣酸、氧化镁各 1 份混合)加温开水 500ml	可用于各种口服毒物中毒，而毒物性质尚未能判定者	可吸收、沉淀或中和毒物，用本方剂内服或洗胃后，可用清水洗去，对硫磷不用
1:2000 ~ 1:5000 高锰酸钾溶液	常用于巴比妥类，阿片类、士的宁、氰化物等中毒	其作用机制：可氧化破坏毒物。但1605、1059、3911、乐果等氧化后毒性增强，故不能用高锰酸钾洗胃
过氧化氢溶液(双氧水)10ml加水至 100ml	常用于无机磷及阿片类、士的宁、氰化物等中毒	作用机制：见高锰酸钾溶液、本品易产生气体、腐蚀性毒物中毒时忌用
2%碳酸氢钠溶液	用于生物碱、汞、铁及有机磷中毒(敌百虫除外)	为碱性溶液，可沉淀多数生物碱、中和胃酸、亦可结合某些金属，但不能用于敌百虫洗胃。本溶液在体内易产生气体。腐蚀性毒物中毒忌用
微温浓茶或 1% ~4% 鞣酸液	用于重金属盐、生物碱、吗啡、阿托品、士的宁、毒草或草酸等中毒	沉淀作用
碘酊水溶液(即碘酊 15 滴溶于 500ml 水中)	用于生物碱中毒	沉淀作用
0.2% ~0.5% 硫酸铜溶液	用于无机磷中毒	沉淀作用，生成磷化铜
2% ~5% 硫酸镁或硫酸钠溶液	用于钡盐中毒等	生成不溶于水的硫酸钡沉淀。因镁盐量大时有中毒可能，所以首选钠盐为妥
10% 葡萄糖酸钙或 10% 氯化钙石灰水上清液	用于氟化物或草酸盐中毒	沉淀作用，生成氟化钙、草酸钙
5% 硫代硫酸钠溶液	用于碘、砷、汞、氰化物中毒	生成无毒的硫化物
5% 甲醛次硫酸钠	用于汞中毒	沉淀作用
米汤、面粥、1% ~10% 淀粉	用于碘中毒	阻止碘吸收，洗胃洗至洗出液不显蓝色
0.2% ~0.5% 活性炭混悬液	用于一切化学物质毒物中毒洗胃(氰化物除外)	为强力吸附剂，可阻止毒物吸收

1. 单味中草药解毒药

(1)甘草：甘草甜素在体内分解生成甘草次酸(1 分子)和葡萄糖醛酸(2 分子)，后者与含有羟基、羧基或在体内经代谢生成羟基或羧基的各种有毒物质发生结合反应，以达到解毒作用。甘草次酸可能有肾上腺皮质激素样作用和改善垂体－肾上腺素系统从而调节和参与解毒作用，并能增强肝脏机能，减轻肝细胞变性坏死，使肝糖元及核糖核酸含量恢复至接近正常，维持正常的酶活性。甘草甜素对毒物又具有吸附作用，其解毒作用强弱与甘草甜素的吸附率成正比。甘草对各种药物中毒或其他物质中毒均有解毒作用。

(2)绿豆：其化学成分含 Vita 样物质、$VitB_1$、$VitB_2$、酸及肽类、淀粉、脂肪油、蛋白质等，具有清热解毒、消暑之功效。绿豆 120g，甘草 60g，配伍水煎内服，广泛用于治疗各种药物中毒及其他中毒。

(3)大蒜：化学成分为大蒜素(Allein)，为植物杀菌药，具杀虫、解毒、消痈作用，可解铅中毒。

(4)金钱草：化学成分含有黄酮类、苷类、鞣质、挥发油、氨基酸、胆碱等。具清热解毒、

笔记

利尿排石、活血散瘀之效。50g水煎，每日1剂空腹服用，可解铅毒。

(5)黄芩：主要成分为黄芩苷、汉黄芩苷、汉黄芩素、黄芩新素等。具有清热燥湿，泻火解毒、安胎之效，可解多种中草药中毒。

黄芩苷在体内经β－葡萄糖酸苷酶的作用，生成葡萄糖醛酸，葡萄糖醛酸可与含羟基或羧基的毒物结合而起解毒作用。

(6)土茯苓：化学成分含生物碱、微量挥发油、糖类、鞣酸、植物甾醇、α及β亚油酸、油酸、淀粉等。可清热解毒、除湿通络。据报道对解汞中毒有较强的的作用，使病人症状有显著好转，临床用土茯苓50g，加绿豆、甘草等配伍水煎服。

(7)杏树皮：取杏树皮100g，剥去外部粗皮．留内层纤维部分，加水500ml，煮沸20min去渣取汁，放温灌服，可解氰化物中毒。包括杏仁中毒。

(8)萝卜：取新鲜萝卜1.5～2kg，洗净捣烂，取汁内服，可解氰化物中毒、附子中毒及人参中毒。

(9)生姜：水煎服可解乌头、半夏、南星中毒。

(10)葱白：煎汤可解藜芦中毒。

(11)金银花：可解曼陀罗、飞扬草、相思豆、苦参、白雪花、大茶药等中毒。

(12)白茅根：可解白薯莨、南椰等中毒。解曼陀罗中毒；取白茅根30g，甘蔗500g，捣烂，榨汁，用1个椰子水煎服(无椰子水可用常水代)。白茅根又为清凉利尿剂。

(13)地稔藤：解木薯中毒，根杵烂．冲开水内服。并治毒蛇咬伤。

(14)番稔又名番石榴、花稔等：解射干、巴豆、泽泻等中毒．多用未成熟的果。

(15)漆大伯又名漆大姑、杨漆姑婆：解漆树中毒，全株煎水洗患处。

(16)岗梅又名点秤星、山梅根：解零余薯、白薯莨、海芋、尖尾芋等中毒。

(17)鸭脚木：取鸭脚木的树皮0.25kg，捣烂煎汤服后再服生油，可解木薯、大茶药中毒，解痧毒，治漆疮。

(18)崩大碗又名蛤拐箓、崩大碗、老公根：解大茶药中毒：取崩大碗捣烂、加茶油灌服。

解木薯中毒：取崩大碗捣烂，温开水冲服。

解毒野菇中毒：崩大碗120g，片糖60g，煎水内服。或崩大碗120g，萝卜500g，捣烂榨汁内服。

(19)细叶黄栀子：解大茶药中毒、羊角扭中毒。用细叶黄栀子根或果加白茅根共煮水饮服。

(20)小野鸡尾草(金花草)150～240g，水煎服，可解苍耳子中毒。

2. 中药复方

(1)甘豆汤，甘草30g，绿豆60g，水煎服，用于苦杏仁、病畜肉、腐败菜饭等中毒。

(2)解毒方，板蓝根120g，贯众30g，青黛30g，甘草30g，共研为末，以蜂蜜和入拌匀，制成药丸如桐子大，再以青黛研粉为衣，每服15～20粒，放在口内嚼烂，以凉开水送服，用于各种药物、食物中毒。

(3)解毒验方，黑豆30g，甘草30g，荠苊15g，朱砂(研末另服)3g，加冷开水1碗，煎成半碗，温服，1岁用1/10，10岁以上用全量。用于金石类、草木类、虫类等中毒。

(4)防风30g，甘草20g，水煎服，用于苍耳子、蓖麻子、曼陀罗等中毒。

(5)曾有报道用六一散解斑蝥中毒。

(6)兴国解毒剂，鸡血藤15g，茜草15g，冰片3g(另研末)，香附子9g，田三七9g，青木香15g，广木香15g，小野鸡尾草150～240g。

(7)生黄豆、生绿豆各30g，水煎服。适用于各种食物中毒、药物中毒，是一种广泛使用的解毒药。

(8)甘草绿豆解毒汤：绿豆30g，生甘草15g，丹参15g，连翘15g，大黄10g，水煎服。适用于各种食物中毒、药物中毒，是一种广泛使用的解毒药。

(9)中药利尿剂：①车前子、白茅根各30g，水煎服。②赤小豆30g，绿豆30g，水煎服。

3. 通用解毒方

(1)华佗救中诸毒神方：取甘草煮浓汁，多饮之。或煮大豆汁令浓，多饮之。无大豆，豆豉亦佳。又煮荠苨令浓，饮一二升。如卒无可煮，嚼食之，亦可作散服之。

(2)解百毒：用生鸡子清调白矾末，可吐一切毒，绿豆甘草汤亦解百毒。

(3)解百毒：粉甘草（生用二两）、绿豆（一升），水煎服，立效。

(4)甘草能解百药之毒，取甘草30g，煎服，能解百毒。

(5)解毒方：解中一切毒药。症见口唇麻木、目暗、心腹如刀刺，或吐出血。用石绿，不拘多少，研细。每服一钱。用莱菔之汁调下。立吐，得毒出，即服和气药调补。

(6)僵蚕散：解一切药毒，用白僵蚕直者，炒为散，每服一钱，粥饮调下，吐出毒物即可。一方用酒、醋、水三样，同为一盏，煎五七分，温服。

(7)解毒药毒：用大黑豆不拘多少，煮汁服之。

(8)解一切药毒及草毒、六畜肉中毒：用白扁豆，生品晒干，研为细末，用新汲水调下二三钱服用即可。

(9)如圣散：专解药毒。露蜂房、甘草各半两，用麦麸炒，去麸，上为散。用水一盏半，煎至八分，放温，临卧顿服，明日当下恶物，为最妙。

(10)二珍散：专解一切药毒。天南星（三两为末）、黄牛胆（大者一枚取汁，若收得阴干，临用时再用暖火浸软用），上和丸如鸡头大，阴干。遇中毒者，水澄清半盏，入盐少许，磨下一丸，或和服即瘥。如吐利后气满，即服平胃散助之，并可治。

(11)药反中毒方：治诸药相反中毒，蝉蜕壳（烧灰细研一钱）。上冷水调下，频服取效，虽面青脉绝，腹胀吐血，服之即活。

(12)解百毒：甘草能解百毒，为药之长。孙思邈论云：有人中乌头巴豆毒，甘草入腹即定；又称大豆解百药毒，尝试之不效，乃加甘草为甘豆汤，其验更速。凡欲食，先取甘草一寸，炙熟嚼咽汁，若中毒随即吐出。

(13)荠簸解百药毒：以其与毒药共处皆歇，取根捣末（饮服蓝汁，白扁豆及大小豆并单服，用水调服，以毒尽即效验也）。

(14)解诸毒药及虫毒：以车渠玳瑁一片等分，人乳磨服，极验也。

(15)解一切药毒，椿皮饮方：椿白皮、东柳枝（并细锉各二合）、阿魏（好者少许），上三味，以水三盏，同煎取一盏，去滓，空心顿服，吐出恶物即瘥，吐后服蜂窠散。

(16)解一切药毒，僵蚕散方：白僵蚕（直者炒）、黄牛胆（胆大者一枚取汁），上二味，和丸，如鸡头大，阴干，遇中毒者，洗汗袜水，澄清半盏，入盐少许，磨下一丸，或吐或利即瘥，如吐利后气满，即服平胃散助之，此药但头腹未裂，并可治。

(17)治百药毒方：甘草（二两生锉），上一味，以水三盏，煎至一盏半，去滓停冷，每服半盏，细细饮之，未效更服。

(18)解一切药毒，荠簸饮方：荠苨（锉碎二两），上一味，以水三盏，煎至一盏半，停冷，细细饮之。

(19)解一切药毒，大豆饮方：大豆（一升），上一味，以水二升，煮至一升，去豆停冷，细细饮之。

(20)解一切药毒，麻仁饮方：大麻仁（五合），上一味，研如膏，入水二盏，搅令匀，取汁细细饮之。

(21)解一切药毒，不可草石，始觉恶，即宜服此方。麦门冬（一二两去心）、葱白（切一合）、豉（一合），上药以水三大盏，煎至一盏半，去滓，分为三服，如人行二三里。再服。

(22)解一切药毒方：甘草（一两）、荠苨（一两），上二味。都锉，以水二大盏，煎至一盏，去滓,更入蜜半合,煎一二沸,分为二服,放冷服之,良久再服。

(23)解中一切药毒,烦躁不止方:甘草(一两生锉)、蜜(一合)、粱米粉(二合),以水三大盏,煮甘草,取汁二盏,去滓,歇火,热纳米粉汤中,搅令稠,次纳蜜,煎令熟如薄粥,适寒温,顿饮之。

(24)升麻汤:治药毒吐出,用升麻半两为散,食后及夜卧,温水调下一钱匕,服半月后,一切毒药入口,即吐出,宜常服。

(25)太白散,解药毒:用山芋三两为散,每服二钱匕,新汲水调下,日三服。

(26)解百药毒:凡服药过多,致生疮毒,头肿如斗,唇破流血,或心口胀闷,或肚腹撮痛者,用小黑豆、绿豆各一升,煮浓汁冷服即解。

(27)甘草熬膏,日服数次,解毒如神,虽然泄泻亦无害也。

(28)糯米糖食之即解,此孙真人方也;或食白砂糖亦可。

(29)中毒,如已气绝,只要心间温暖者,乃是热物犯之,只用防风二钱,煎水冷服即活。

(30)解百毒:用生鸡子清调白矾末可吐众毒,绿豆甘草汤亦解百毒。

(31)不论何毒,多灌香油探吐即安,毒在下只以芒硝甘草汤利之亦可。

(32)解诸药毒:以土芋研水服,当吐恶物尽,便止。

(33)解一切药毒及草毒、六畜肉中毒:用白扁豆,生晒干,为细末,新汲水调下二三钱,不数碗即安。

(34)如圣散,专解药毒:露蜂房、甘草(各半两用麦麸炒去麸),上为散,用水一盏半,煎至八分,放温,临卧顿服,明日取下恶物为妙。

(35)解诸毒,杀腹内毒虫:上用蓝青叶多研,水调服。

(36)解诸毒:以黄连、甘草节各15g,浓煎服,有效。

(37)解诸毒药,鸡肠散方:鸡肠草(三分)、蓝子(半两,微炒)、赤芍药(半两)、甘草(半两,锉)、当归(半两,微炒)、荠苨(一两)、川升麻(一两),上药捣细罗为散,每服以冷水调下一钱,多饮水为佳。

(38)解中药毒吐血,腹内如锥刺者,归魂散方:白矾、草茶(各一两),上二味,捣罗为散,用水一盏半,煎至八分,放温临卧顿服,明日取下恶物为效。

(39)解药毒,太白散方:山芋(三两),上一味为散,每服二钱,新汲水调下,日三服。

(40)治一切毒及药毒,辨毒散方:阿魏(研)、青盐(研)、甘草(各一两),上三味,捣研为散,如遇有毒物处,每日空心,沸汤点服一钱匕,若食着毒物,立便吐出。

(41)治一切药毒发,不问草石,始觉恶心,麦门冬饮方:生麦门冬(去心二两)、葱白(切二两)、豉(二两半),上三味,锉如麻豆大,以水七盏,煎取三盏半,去滓分三服,如食顷再服。

(42)万露丹:解一切药毒及蛊毒、金蚕等毒:光明朱砂(一两,须是辰州者,令人细研一伏时)、大天南星(为末,生用三两)、黄牛胆(一枚,取汁,如无新者,须是阴干者,用时以温水浸软、调开),上盐,磨化一丸顿服,续以薄粥投之,以吐为度,其疾永除。

(43)解一切药毒,椿皮饮方:椿白皮、东柳枝(并细锉各二合),阿魏(好者少许),上三味,以水三盏,同煎取一盏,去滓,空心顿服,吐出恶物即瘥。吐后服蜂窠散。

第六节　中药与西药的不合理合用

1. *降低疗效或影响疗效*

(1)含金属离子的中药与四环素类抗生素合用:石膏、瓦楞子、牡蛎、龙骨、钟乳石、磁石、代赭石、赤石脂、石决明、虎骨、礞石、海漂石、明矾、自然铜和滑石等中药与四环素、土霉素、强力霉素、二甲胺四环素、多西环素及金霉素同时服用后，抗生素的抗菌作用降低。这是因为四环素类抗生素分子中含有酰胺基与多个酚羟基，可与金属离子形成不易吸收的络合物，使四环素类药物血药浓度下降，抗菌作用降低，服用四环素类药物前后3h，再服用上述中药，则可减弱此影响。

（2）含钙、铅、镁、铁和铋金属离子的中药与异烟肼合用：异烟肼分子中含有肼类功能团，与上述中药（见含金属离子的中药）合用后，产生螯合效应。生成异烟肼－钙、铝、镁、铁、铋螯合物，妨碍吸收，并影响酶系统发挥干扰结核杆菌代谢的作用而降低疗效，若需合用治疗，服药时间应间隔3～4h。

（3）含钙、铝、镁、铁和铋金属离子的中药与左旋多巴合用：上述药物（见含金属离子的中药）与左旋多巴合用后，由于左旋多巴中含游离酚羟基，遇金属离子则产生络合反应，生成左旋多巴－钙、铝、镁、铁、铋络合物，影响其吸收，从而降低左旋多巴的生物效应，如需合用，应间隔2～3h后服用。

（4）含鞣质的中药和四环素类抗生素及其他抗生素合用：五倍子、诃子、石榴皮、地榆、虎杖、大黄、老鹳草、四季青、萹蓄、枣树皮等中药与四环素类抗生素及红霉素、利福平、灰黄霉素、制菌霉素、林可霉素、克林霉素、新霉素、氯霉素和氨苄青霉素同时服用，可生成鞣酸盐沉淀物，不易被吸收，降低各自的生物利用度与疗效。

（5）含鞣质的中药与含金属离子的药物合用：上述中药（见含鞣质的中药）与钙剂如碳酸钙、葡萄糖酸钙、糖钙片、维丁钙片、氯化钙、乳酸钙等，铁剂如硫酸亚铁、枸橼酸铁胺、人造补血药、富马酸亚铁等，及矽碳银、氯化钴等同时服用后，因他们可在胃肠道络合，生成难以吸收的沉淀而降低药物的疗效。

（6）含鞣质的中药与$VitB_1$合用：这类中药（见含鞣质的中药）与$VitB_1$合用后，可在体内产生永久性结合，使其排出体外而失去作用。若需长期服用含鞣质类的中药。应酌情补充$VitB_1$。

（7）含鞣质的中药与生物碱类药物合用：含鞣质的中药与麻黄碱、黄连素、士的宁、奎宁、利血平及阿托品类药物合用后，由于鞣质是生物碱沉淀剂，二者结合生成难溶性鞣酸盐沉淀，不易吸收而降低疗效。

（8）含鞣质的中药与常见西药的合用：含鞣质的中药与去痛片、撒利痛片及克敏片同时服用。可产生沉淀而不易吸收；与碳酸氢钠类药物合用，鞣质能引起后者的分解而失效；与洋地黄类药物合用后，产生难溶性鞣酸盐沉淀影响疗效。

（9）硼砂和常见西药的合用：

1）与弱酸性药物及某些抗生素的合用：硼砂与苯巴比妥、阿斯匹林、水杨酸钠、吲哚美辛、保泰松等及呋喃坦啶、抗菌增效剂、头孢菌素和羟氨苄青霉素合用时，可使这些药物的离子化程度增高，肾小管对其重吸收减少，排泄增加，血药浓度降低而影响药效。

2）与四环素类抗生素合用：硼砂与四环素、土霉素、多西环素、强力霉素和米诺环素合用，可使抗生素的溶解度降低，吸收减少而影响疗效。

3）与左旋多巴合用：可使相当部分的左旋多巴分子迅速降解，生成无生物活性的黑色素，降低疗效。

（10）含有机酸成分的中药与常用西药的合用：含有机酸的中药如五味子、乌梅、女贞子、山楂、山茱萸等与碱性药物如抗酸药、氨茶碱合用后，由于酸碱中和，可使中西药物均失去疗效；与氨基糖苷类抗生素合用，可减少抗生素的吸收，降低抗菌活性影响疗效；与红霉素合用。明显降低后者的杀菌能力，甚至破坏红霉素的化学结构，降低其生物利用度；与弱碱性药物如利血平、咖啡因、东莨菪碱合用，会使肾小管对这些药物的重吸收减少，排泄增多，药效降低。

含有酸性成分的山楂、五味子、乌梅、山茱萸、女贞子及山楂丸、保和丸等中成药均可酸化尿液，影响一些西药在肾小管内的重吸收和排泄，这些西药有属抗酸药的碳酸氢钠、氧化镁、碳酸铋等。上述中药也不宜与红霉素的口服制剂利福平、呋喃妥因配伍应用，因其与红霉素合用可使红霉素分解快，失去抗菌作用，且可加重呋喃妥因、利福平的肾脏毒性。临床上用磺胺类药物时需服小苏打以碱化尿液，而有机酸能对抗小苏打的碱化尿液作用，从而增加磺胺类药物对肾脏的毒性。含碱的煅龙骨、煅牡蛎、硼砂与阿司匹林、胃蛋白酶合剂等酸性西药可发生中和反应，使二者作用受到影响。

(11)丹参与胃舒平合用：复方丹参片与胃舒平合用时，丹参酚与胃舒平中的铝离子结合生成丹参酚－铝结合物。不易被胃肠道吸收。

(12)甘草、鹿茸与降糖药合用：甘草、鹿茸与降糖药如注射用胰岛素、优降糖、甲苯磺丁脲、降糖灵等合用，可降低降糖药的作用。因为甘草、鹿茸具有糖皮质激素样作用，可增加肝糖元，升高血糖．合用时应适当增加降糖药的剂量。

(13)含槲皮素的(如柴胡、旋复花、桑叶、槐花、槐角、山楂、侧柏叶等)汤剂、中成药及含芦丁的中成药(如复方芦丁片)应避免与碳酸钙、维丁胶性钙、硫酸镁、硫酸亚铁、氢氧化铝和碳酸铋类药物合用，因其能形成络合物而相互影响疗效。

(14)牛黄解毒片、麻黄丸、四季青片、清宁片等中成药和地榆、大黄、山茱萸、石榴皮、五倍子、虎杖等中药汤剂、中成药不宜与胰酶、淀粉酶、胃蛋白酶、洋地黄、麻黄素、硫酸亚铁、抗生素、维生素 B_1 等合用。因前者中所含大量鞣质与上述西药能相互结合，生成鞣酸盐沉淀，引起多发性神经炎、消化不良、食欲不振等。

(15)丹参注射液不宜与喹诺酮注射液合用：丹参注射液是由丹参和降香制成的复方中药注射液，主要成分为水溶性的丹参素、原儿茶酚酸及降香挥发油，丹参素、原儿茶酚等具有弱酸性，在碱中溶解，在酸中则沉淀析出。丹参注射液中加入喹诺酮类注射液可使丹参注射液的pH值降低，使其脂溶性丹参酮及水溶性原儿茶酚酸和儿茶酚衍生物等沉淀析出。同样道理，丹参注射液与心得安注射液、维生素 B_1 注射液、维生素 B_6 注射液、维生素C注射液、硫酸卡那霉素注射液、硫酸庆大霉素注射液、胃复安注射液等合用亦可产生沉淀。

(16)甘草及其制剂含甘草酸，不宜与多元环碱性较强的生物碱如奎宁、麻黄碱、利血平等配伍，因其可产生沉淀使机体吸收减少而降低疗效。人参、三七、远志、桔梗等不宜与酸性较强的药物配伍，因为在酸性环境中，皂苷易在酶的作用下水解而失效。

(17)含醌类成分的中药如大黄、虎杖、何首乌等不宜与碱性药物配伍，因为这类中药所含蒽醌苷在碱性溶液中易氧化而失效。

(18)其他降低疗效的药物配伍中药胃宁片除内含海螵蛸、白及等外，还含有莨菪浸膏，后者能松弛胃肠平滑肌，并能延长胃排空时间，如与红霉素同服，由于胃排空减慢，延长了红霉素在胃中的停留时间，而影响其在肠道的吸收，使疗效降低。麻杏止咳片(糖浆)不宜与降压西药同用，因为前者所含的麻黄碱能减弱降压药的降压作用。具有抗菌作用的中药如含鱼腥草、金银花等成分的成药，不宜与乳酶生合用，否则会使药效降低。人参、甘草和鹿茸有糖皮质激素样作用，可使血糖升高，减弱降血糖药的疗效，故不宜与降糖药D－860、胰岛素等配伍。治疗舌炎时，有人习惯把牛黄解毒片与核黄素(维生素 B_2)合用，而牛黄解毒片中起主要作用的大黄与核黄素同服时，大黄的抑菌作用就会减低。故在应用大黄及其复方制剂时不宜同服核黄素。

2. *增加毒性或不良反应*

(1)含鞣质的中药与四环素类抗生素及其他抗生素合用：诃子、五倍子、地榆和四季青等中药对肝脏有一定的毒性，与四环素、利福平、氯丙嗪、异烟肼和红霉素等有肝毒性的药物合用时应警惕发生药源性肝病。

(2)含朱砂的中药与卤化物类药物及还原性药物合用：中药朱砂与西药卤化物类药物及还原性药物合用。用后，1名患者出现腹痛、腹泻及赤痢样大便；这是由于汞与溴在肠道内生成有毒的溴化汞沉淀，导致药源性肠炎。与碘化物（碘化钾合剂和含碘喉片）及硫酸亚铁、亚硝酸盐等合用后，Hg^{2+}可被还原成Hg^{+}而增加毒性或生成碘化汞沉淀。与含苯甲酸钠的药物如巴氏合剂或用苯甲酸钠作防腐剂的制剂合用时，可生成可溶性苯汞盐。引起药源性汞中毒。

（3）雄黄（硫化砷）与无机盐类药物合用：雄黄与亚硝酸盐、亚铁盐、硫酸盐及硝酸盐合用时因硫化砷具有氧化还原性，即可与有还原性的盐类药物生成硫化砷酸盐沉淀物，抑制其吸收，降低疗效，还可使有氧化性的盐类（硝酸盐和硫酸盐）氧化，增加毒性，而发生砷中毒。

链霉素不可与安宫牛黄丸同用，因为链霉素的硫酸盐在胃肠道分解产生少量硫酸可使安宫牛黄丸中所含的雄黄氧化，形成氧化砷，从而产生毒性。

（4）硼砂与氨基糖苷类抗生素合用：硼砂与链霉素、卡那霉素、庆大霉素、新霉素和妥布霉素合用后。可使上述抗生素的吸收增加，排泄减少，提高疗效。但同时也增加了脑组织中的药物浓度，使耳毒性作用增强，影响前庭功能，形成暂时性或永久性耳聋及行动蹒跚，应避免合用，或应减少抗生素的剂量。

（5）麻黄与单胺氧化酶抑制药合用：麻黄与呋喃唑酮（痢特灵）、优降宁、苯乙肼、甲基苄肼反苯环丙胺和异烟肼同时服用，可引起恶心、呕吐、腹痛、头痛、呼吸困难及运动失调，严重时可出现高血压危象和脑出血，甚至死亡。这是由于单胺氧化酶抑制药可抑制体内单胺氧化酶，使去甲肾上腺素等不被破坏而贮藏在神经末梢组织内，当服用麻黄时，麻黄碱可促使神经末梢中的去甲肾上腺素大量释放，导致血压升高。

（6）麻黄与洋地黄、茶碱等合用：麻黄与洋地黄合用后可引起心律失常，因为麻黄碱能兴奋β受体，加强心肌收缩力，并可增加强心苷的作用，导致心律失常，忌合用两药。麻黄与茶碱合用后，毒性增加2～3倍，出现头昏、头痛、心律失常等症状，合用时应减少剂量。麻黄与肾上腺素合用后可增强肾上腺素的作用，若在服用含麻黄的中药后数小时内使用肾上腺素，需减少后者的剂量，以免发生中毒。

含麻黄碱的中药及其制剂，如复方川贝精片、莱阳梨止咳糖浆、复方枇杷糖浆、止咳定喘膏、半夏露等，不宜与强心药合用。麻黄碱可兴奋心肌β受体，加强心肌收缩力，因而可使洋地黄、地高辛等强心药的作用增强、毒性增加，易致心律失常及心衰等不良反应。

（7）丹参与抗癌药合用：复方丹参片或针剂与抗肿瘤药如环磷酰胺、洛莫司丁（环已亚硝脲）、5－氟尿嘧啶、阿糖胞苷等合用后，可促进肿瘤的转移。动物研究证明，丹参可促进Lewis肺癌的自发转移，严禁合用二者。

（8）含钾量高的中药与保钾利尿药合用：中药扁蓄、泽泻、白茅根、夏枯草、金钱草及藤葛与保钾排钠药安体舒通、氨苯喋啶合用后，可导致血压升高。

（9）牛黄与中枢抑制药合用：牛黄与水合氯醛、乌拉坦、吗啡、苯巴比妥合用后，可增加上述西药对中枢神经的抑制作用。应避免合用，若需合用时，应酌情减少西药的剂量。

（10）甘草、鹿茸与洋地黄类强心苷合用：甘草及鹿茸与洋地黄类强心苷药物长期合用，因甘草、鹿茸均具去氧皮质酮样作用，能保钠排钾，使体内钾离子减少，导致心脏对强心苷的敏感性增高而引起中毒。

（11）甘草、鹿茸与水杨酸类药物合用：上述两药与阿司匹林、水杨酸钠、二氟尼柳合用后，可促使消化道溃疡发生率增高，因而不宜长期大量合用。

含有甘草和鹿茸的中成药（如补中益气丸、人参鹿茸酒、龟鹿补肾丸、参茸丸、复方甘草合剂等）与阿司匹林合用，病人可出现上腹部疼痛、恶心、反酸、腹痛、腹泻，甚则胃肠道出血等病变。尤其是有慢性胃炎或消化性溃疡的病人更加明显。其原因是阿司匹林水解之水杨酸盐，可刺激胃（肠）黏膜而产生炎性水肿，同时甘草、鹿茸有类糖皮质激素作用，使胃酸分泌过多，导致胃（肠）黏膜双重受损，甚则引发胃肠平滑肌痉挛，或毛细血管损伤。

(12)甘草、鹿茸与排钾利尿药合用:甘草、鹿茸与排钾利尿药(氢氯噻嗪、利尿酸、呋塞嗪、氯噻酮、乙酰唑胺)合用后,可使利尿药的排钾作用增加,易发生低血钾症,应避免合用,或适时补钾。

(13)含有机酸类中药与磺胺类药物合用:含有机酸类药物乌梅、山楂等与磺胺类药物合用,会加重尿结晶的形成,损伤肾功能。

(14)杏仁与麻醉剂及安定等合用:杏仁可分解产生氢氰酸,若与麻醉剂、安定等合用,可抑制呼吸中枢,并损害肝肾功能。

(15)复方丹参片和藻酸双酯钠,二者都具有活血化瘀、降低血脂、扩张血管、改善微循环的作用。倘若合用,尤其是血小板减少的患者,极易诱发内脏出血。

(16)含乙醇的中成药如藿香正气水、远志酊、缬草酊、国公酒、人参补酒、虎骨壮骨酒等不宜与苯巴比妥、苯妥英钠、降血糖药、降糖灵、胰岛素、活血药等同服,因乙醇能增加肝脏药酶的活性,使上述西药在体内代谢增强,半衰期缩短,疗效显著降低,且增加毒副作用。例如,此类中成药与苯巴比妥合用,昏睡等副作用加强;与降糖灵、优降糖等降糖药合用,可导致严重低血糖或头晕、呕吐、严重昏睡等酩酊反应,与具有扩张血管作用的药物胍乙啶、利尿酸等合用,可加重体位性低血压;与氯丙嗪等吩噻嗪类药物合用,可引起恶心、呕吐、头痛、颜面潮红等症状,与阿司匹林、水杨酸钠等抗风湿药同服,能增加其对消化道的刺激性,严重时可导致胃肠道出血,与呋喃类抗菌药物合用,能加重后者对中枢神经的毒性,与洋地黄苷类药物合用,由于大量乙醇可降低血钾浓度,使机体对后者敏感性增加而中毒。此类中成药亦不宜与水合氯醛同服,因乙醇与水合氯醛能生成具有毒性的醇合氯醛,使毒性加剧,严重者可导致死亡。

(17)含蛋白质及其水解产物的中成药,如珍珠丸、清热解毒丸、牛黄消毒丸等,不宜与黄连素同服,因所含蛋白质等成分可拮抗黄连素的抗菌作用,影响其抗痢疾杆菌的疗效。

(18)含莨菪碱生物碱的中药及制剂,如曼陀罗、天仙子、颠茄合剂等,不宜与强心苷类药物配伍。莨菪烷类生物碱具有松弛平滑肌、减慢胃肠蠕动的作用,可使肌体对强心苷类药物的吸收和蓄积增加,加之心衰患者对强心苷的作用敏感,易引起中毒反应。含有钙离子的中药,如石膏、龙骨、瓦楞子等,均不宜与强心苷类药物合物,因为强心苷类药物作用时通过心肌释放钙离子,而含大量钙离子的中药会加强强心苷的作用和毒性,对洋地黄苷尤应注意。

(19)含氰苷的中药,如杏仁、桃仁、枇杷叶等,与中枢性镇咳药如喷托维林等长期伍用,中药所含氰苷在胃酸作用下经酶水解生成具有镇咳作用的氢氰酸,可在一定程度上抑制呼吸中枢,而喷托维林等可加强其抑制呼吸中枢的作用,从而产生不应有的副作用。

(20)具有较强抗菌作用的中药及其制剂,如金银花、连翘、黄芩、鱼腥草等,不宜与菌类制剂如乳酶生、促菌生、胃酶制剂等合用,因为抗菌药物在抵抗病菌时也会同时抑制和降低菌类制剂的活力。临床上常见黄连素与胃酶合剂同服,用于治疗腹泻、消化不良等症,此时黄连素可使胃酶消化活力降低达58.4%。

(21)含生物碱的中成药,如元胡止痛片、健胃片、大活络丸等,不宜与士的宁、阿托品、麻黄碱等生物碱类西药配伍,以免加重其毒副反应。

(22)含有机酸成分的山楂丸、乌梅丸和五味子糖浆等不宜与磺胺类同服,否则后者可在肾小管中析出结晶,引起结晶尿、血尿、尿闭等。

(23)西药氯丙嗪与中成药罗布麻等降压药同用,往往有发生体位性低血压的危险,应该引起注意。

笔记

第47章 从化学成分来论述中药的中毒及救治

第一节 含生物碱可致中毒的中药

其他含生物碱类易致中毒的中药

品名	毒性成分	中毒症状	解救方法
马钱子	士的宁	最初出现头痛、头晕、烦躁不安、呼吸增强、嚼肌及颈部肌肉抽筋感，咽下困难。动作急剧，呼吸加速、瞳孔缩小、胸部胀闷、对听、视、味、感觉过度敏感，继而发生阵挛性到强直性呈角弓反张姿势，双拳紧握，两眼睁视，口角向后牵而呈苦笑状、呼吸肌痉挛引起窒息，发绀致死。惊厥可持续几秒到数分钟，任何刺激都可使惊厥再发生，惊厥后肌肉松弛，病人死于呼吸麻痹，窒息或心力衰竭，有时因心室颤动而死。	1. 将病人安置在黑暗安静的环境中，避免外界声音、光线等的刺激。2. 用戊巴比妥钠 0.3～0.5g 或安定 10～20mg 静注，也可用乙醚轻度麻醉或用10%水合氯醛 30ml 灌肠。3. 惊厥控制后，可用鞣酸（半杯水加 0.5g），稀碘酊（1∶250）、高锰酸钾液（1∶2000），20%药用炭混悬液洗胃，洗胃后灌入药用炭混悬液 20% 30ml 或用通用解毒剂 15～20g。4. 静滴葡萄糖熬水或放血后再输血。5. 黄芩 60g 水煎服；肉桂 9g 煎汤服，香油一盅和白砂糖适量混匀灌服。6. 甘草、绿豆煎汤频服。7. 有痉挛者，可用防风、甘草、钩藤、生姜、青黛（冲服），各适量水煎服。
雷公藤		潜伏期一般 2h，同服白酒症状出现更早。一般死亡约在 24h，最多不超过 4 天。开始出现头晕、头痛、心悸乏力、恶心呕吐、腹痛腹胀、肌肉疼痛、四肢麻木或抽搐、肝肾区疼痛、血便、少尿、浮肿、偶有血尿、尿潴留、血压下降、唇甲发绀，严重时脱水，电解质紊乱及休克，急性肾功能衰竭和尿毒症。 雷公藤的毒副反应有：五官反应：瞳孔散大复视。神经系统反应：阵发性痉挛，强直性痉挛及共济失调。消化系统反应：恶心呕吐、厌食流涎、腹痛、腹泻、荨麻疹、皮肤瘙痒及色素沉着。呼吸系统反应：呼吸困难或衰竭。心、肝、肾的损害及急性肾衰。生殖系统反应：月经提前或延后，经量减少及闭经，男性精子活力降低，精子计数下降。雷公藤中毒发展迅速，死亡率高。一般内服 2h 后出现症状。酒剂或与酒同服者更快。主要以心肌、神经系统、肾脏损害为主甚至心肝出血或坏死。	1. 尽快催吐、洗胃、导泻、灌肠。2. 静输 10%葡萄糖水或 5%葡萄糖盐水。3. 急性肾功能衰竭、高血钾及尿毒症时，应立即透析；腹痛用阿托品，神经症状用安定。4. 服鲜萝卜汁 120g，或炖服莱菔子 250g；鲜韭菜汁或浓茶水饮服；杨梅根 60g 水煎内服，绿豆 120g、甘草 30g 水煎服。5. 抢救时除常规催吐、洗胃、输液对症支持法外，可用鲜凤尾草 500～1000g 煎水内服或用绿豆 125g，甘草 50g 煎水分服，也可用鲜萝卜 125g 或莱菔子 250g 炖服。
野百合	野百合碱（农吉利甲素）	食欲减退、肝坏死，转氨酶显著升高，尿中有红细胞及管型等，严重可致肾坏死。	1. 静滴 10%葡萄糖，内加 $VitB_6$100mg，ATP20mg，辅酶 A 50u，胰岛素 10u，氯化钾 1g，混合静滴，日 1～2 次。2. 静注利尿酸钠 25～50mg。3. 用抗感染药如青霉素、氯霉素、红霉素。4. 口服保肝药如 $VitB_1$、$VitB_2$、$VitB_6$、VitC，肝泰乐，肌苷等。

笔记

（续表）

品名	毒性成分	中毒症状	解救方法
钩吻（藤黄）	钩吻碱寅	轻者见口咽部灼痛、流涎或口干、恶心呕吐、腹痛腹胀，腹泻或便秘，进一步发展可见语言不清、眩晕，四肢麻木，肌肉软弱无力，烦躁不安，表情淡漠，共济失调，眼睑下垂、视力减退、复视幻视、瞳孔散大，甚则可见呼吸困难、窒息，昏迷及休克、心跳先慢后快，心律失常、四肢冰冷，面色苍白、双目失明，肌肉震颤、强直性抽搐。死前多类似破伤风样痉挛，有时呼吸停止，心跳仍可继续搏动。中毒死亡后解剖可见咽喉、胃肠黏膜肿胀，各内脏充血，全身青紫，肺水肿、肺淤血及窒息等。	1. 立即催吐及用1% ~4%鞣酸或1:2000高锰酸钾液或0.5%药用炭混悬液洗胃，内服硫酸钠导泻。2. 输液，必要时吸氧。3. 服用大量鲜羊血，成人每次200 ~300ml，每日2次，儿童100ml。必要时加用阿托品或新斯的明。4. 金银花连叶捣烂榨汁，拌黄糖灌服。5. 呼吸麻痹时可给氧及中枢兴奋剂，血压下降时用NA；心衰时用洋地黄类如毛花苷C及毒毛旋花子苷K。
喜树	喜树碱	恶心呕吐、食欲下降、膀胱炎症状，尿痛、腹胀，白细胞下降，大量腹泻，呼吸困难、昏迷，最后死于呼吸中枢麻痹。	1. 用1:4000高锰酸钾洗胃，然后服通用解毒剂。2. 静输葡萄糖盐水或林格液。3. 肌注阿托品及呼吸中枢兴奋剂。
长春花	长春碱	中毒潜伏期3 ~6h，首先出现食欲减退、恶心呕吐、腹痛腹泻、口腔炎、头痛、指、趾尖端麻木、四肢疼痛、肌肉震颤、腱反射消失。全身软弱，骨髓抑制导致血红蛋白，白细胞及血小板下降，精神萎靡，眼睑下垂，运动障碍，精子形成障碍，肠黏膜肿胀，肠上皮细胞变性坏死。血压下降、呼吸加深、失眠，脱发。大量应用可出现便秘，麻痹性肠梗阻，尿潴留，腮腺肿痛、口干、窦性心动过速。	1. 0.5%鞣酸洗胃，然后服通用解毒剂。2. 静滴葡萄糖盐水，加能量合剂。3. 白细胞下降时用VitC、$VitB_1$、$VitB_4$、$VitB_6$，利血生等。重度下降者需多次少量输新鲜血浆，同时用青链霉素，预防感染。4. 恶心呕吐时，选用氯丙嗪、胃复安。5. 腹泻时用阿托品、颠茄片、严重者用复方樟脑酊，并补充水和电解质。6. 出现周围神经炎时，口服$VitB_1$20mg，日3次，肌注$VitB_{12}$2500mg，日1次。
附子	乌头碱	附子急性中毒，其中毒症状表现为麻、颤、乱、竭的次第出现。麻为麻木，先由舌麻起，继而口麻、面麻，肢麻则由肢端起至肢体俱麻；颤为颤抖，随着舌麻之后逐步出现唇舌、肢体颤动，以致语言不清，不能行走站立；乱为心慌闷乱，烦躁不宁，甚则抽搐，听诊心律不齐，脉见促结为危候；竭是衰竭，最后见呼吸微弱，神志昏迷，口吐白沫，四肢厥冷，血压下降，脉微欲绝。中毒轻者仅见口舌麻木；危重者，颤、乱并见。	1. 肉桂9g，水煎10min中分3次小心灌服，约每10min 1次。2. 生姜自然汁，每次一汤匙缓缓灌入，30min 1次，服2次以后视好转情况，改用党参、干姜、炙甘草煎剂内服。3. 用阿托品注射液（每安瓿含1mg的），成人每次1 ~2安瓿混合于5% ~25%葡萄糖注射液10 ~20ml中摇匀后立即静脉注射，同时皮下注射1安瓿。如经15 ~30min中毒症状未开始消退，颜面未潮红时再静注1次，至心率正常时，每3 ~4h皮下或肌肉注射1安瓿，至48h心率无异常时停用。小儿用量以体重每公斤用0.03 ~0.05mg为计算标准。4. 慢性中毒的救治：附子的慢性中毒，多因久服附子，其毒力未全被排出体外逐步蓄积而引起，其症状多表现为烦躁不宁甚至狂躁，或为并发疔痈肿毒。治疗方法为立即停用附子，然后对症治疗，烦躁、脉细时服生脉散（人参、麦冬、五味子）与三豆饮（黑豆、绿豆、黄豆、金银花、甘草、当归、黄芪）。5. 醋50 ~100g，加姜汁少许，内服或漱口。中毒初期用鲜蓖麻叶捣烂取汁口含漱，对于舌、咽、口腔麻木肿痛者，有良好的消肿止痛之效。
萱草根		中毒后表现为瞳孔散大，对光反射消失，失明、下肢瘫痪和膀胱尿潴留等而死亡。	1. 用1% ~2%鞣酸或5%碳酸氢钠溶液洗胃。2. 静注25% ~50%葡萄糖，肌注$VitB_1$。3. 口服双氢克尿噻，日3次，每次25 ~50mg。

（续表）

品名	毒性成分	中毒症状	解救方法
秋水仙	秋水仙碱、似秋水仙碱	食后1～3h秋水仙碱被氧化成有剧毒的氧化二秋水仙碱，出现咽喉，胃烧灼感，剧烈的恶心呕吐、腹痛腹泻，呕吐物为血性，似霍乱的米汤样便。可出现脱水、电解质紊乱，颇似急性砷中毒，肾脏受损出现血尿或致尿闭。病人衰竭，脉细而弱，血压下降，呼吸表浅，肌肉无力、疲惫、腓肠肌抽搐、肌肉关节疼痛，最后因呼吸中枢麻痹而死。死前可出现终期的谵妄或惊厥。	1. 用5%碳酸氢钠和0.5%活性炭混合液洗胃，内服鞣酸蛋白。2. 大量输液，加入大量维生素，必要时给氧及人工呼吸和尼可刹米。3. 血压下降可用NA（去甲肾上腺素），剧烈疼痛可用止痛剂。4. 其他同山慈菇。
山慈菇	秋水仙碱	中毒症状与急性砷中毒相同，有流涎、咽喉烧灼感，由于出血性肠胃炎，致使出现严重的恶心、频繁的呕吐和腹痛腹泻，带血的水样粪便，以致脱水。少数有麻痹性肠梗阻。可有眩晕，疲乏、全身肌肉（特别是腓肠肌）及关节疼痛，瞳孔散大，休克，心力衰竭和发绀；尿量减少、血尿，可在1～2天内因延脑呼吸中枢麻痹而死亡。长期应用可发生粒细胞缺乏症，再生障碍性贫血，周围神经炎和脱发等。	1. 内服0.2%～0.5%胆矾溶液200ml，然后用手指机械刺激咽喉黏膜引起呕吐。2. 用5%碳酸氢钠或1%～2%鞣酸液洗胃。3. 剧烈腹痛可给蛋清水、稀藕粉、牛奶等保护黏膜。4. 输液纠正脱水、防止休克。5. 必要时用尼可刹米、山梗茶碱。6. 后期肌注$VitB_{12}$或口服铁剂。7. 腹泻用鞣酸蛋白1～2g，每日3次。
光慈菇	秋水仙碱	同山慈菇。	同山慈菇。
藜芦	原藜芦碱、绿藜芦碱	大量服后首先感觉咽喉及舌有针刺样感觉，口周围麻木，口及手指刺痛、头、颈肩部温热感，上腹部及胸骨后有烧灼感，恶心、大量呕吐、腹痛腹泻，血性大便，呃逆、出汗流涎，晕眩、视力不清甚至失明，严重时可见血压下降，心律不齐，虚脱抽筋，谵妄、痉挛、心率减慢，最后可致心跳或呼吸停止。外用引起皮肤黏膜灼痛、喷嚏、流泪等。	1. 用1:5000高锰酸钾或1%鞣酸洗胃。2. 腹泻不严重时给盐类泻剂。3. 复方碘溶液10～30滴，加入水中，服下，或1%～2%鞣酸溶液100ml内服。4. 输液，如出现低血钾，可补充钾盐。5. 皮下注射硫酸阿托品0.5～1mg，每日3～4次，症状严重时可每隔15～30min注射1次。6. 鲜生地250g榨汁冲服，紫草60g水煎服，呕吐不止时用葱白120g水煎服。
龙葵	龙葵碱毒素（马铃薯毒素）	中毒首先有头晕头痛、咽喉部及口腔烧灼感和痒感，继而恶心呕吐、腹痛、腹泻。剧烈吐泻后造成失水，休克、血压下降，酸碱平衡失调，同时有耳鸣、畏光，发热、瞳孔散大，呼吸困难、精神错乱，惊厥等，由于剧烈刺激造成口腔炎和胃肠炎，严重者可使发生脑水肿及心、肝、肺、肾上腺髓质水肿。有的出现肠源性发绀，最后死于心衰和呼吸中枢麻痹。	1. 先催吐，后用2%碳酸氢钠或0.5%鞣酸液洗胃，再服20g药用炭。2. 内服硫酸钠25～30g导泻，也可用1:5000高锰酸钾洗肠。3. 严重脱水及血压下降时先输液，也可酌加升压药。4. 如有肠源性发绀症，可用1%美蓝液50ml静注，儿童可按8～10ml/kg。5. 酌用拟胆碱药。6. 适当饮用醋，内服元明粉30g。
一叶萩	二氢一叶萩碱	其出现局部肌肉抽搐、感觉过敏，非常微小的刺激可引起强烈的反应，严重时出现阵发性惊厥或强直性惊厥。常见症状为烦躁不安，心动过速、呼吸困难。	1. 未发生惊厥前应及时催吐及洗胃。2. 内服活性炭及3%～5%鞣酸。3. 肌注或静注安定10～20mg；10%水化氯醛10～20ml灌肠，苯巴比妥钠0.1～0.2g肌注。4. 忌用咖啡因。
延胡索		头昏、面色苍白、心跳无力，脉搏细弱、嗜睡、四肢乏力、呼吸困难、抽搐，血压下降，重者可引起休克，惊厥、呼吸中枢抑制。	1. 早期以1:2000高锰酸钾或1%～2%鞣酸液洗胃，再口服硫酸钠导泻。2. 静输5%葡萄糖生理盐水，每天不超过1000ml。3. 出现惊厥，用苯巴比妥，水合氯醛，安定；心功能不全者用西地兰0.4mg缓慢静注。4. 甘草30g，防风15g，水煎服。

笔记

（续表）

品名	毒性成分	中毒症状	解救方法
博落回	阿片原碱、白屈菜红碱	中毒初起头昏、头痛，眼花、四肢发麻，口渴、恶心、呕吐、腹痛、腹泻，严重者呕血、便血，心悸不安，轻症经处理很快恢复，重症在进食1~2h出现晕厥，脸色苍白，出冷汗抽搐，发绀、血压下降，心律失常、甚至呼吸停止，心音消失；心电图示多为多发性，多源性早搏，阵发性室性心动过速，心室扑动，常因心搏骤停而死亡。	1. 催吐、洗胃、导泻。2. 静脉输液，加输维生素D、C。3. 若有类似急性心源性脑缺血综合征时，应迅速给予阿托品1~2mg，加入5%~25%葡萄糖20ml，同时肌注或皮下注射1mg，15~30min后再静注1mg，以后根据情况，可改为3~4h肌注1mg，2天后如不再发作，可逐渐减量致停药。4. 对室性早搏室性心动过速可选用利多卡因，普鲁卡因酰胺、苯妥英钠。5. 苦参45g，水煎可纠正心律失常；生姜15g，甘草15g，金银花15g，水煎2次合用，每6h服1次，2次服完。
夏天无		长期服用有胃部不适，感觉恶心；急性中毒有头昏、面色苍白，血压下降，呼吸困难、嗜睡、肌肉僵硬，抽搐等。	1. 口服中毒的，早期以1:4000高锰酸钾或0.5%~1%鞣酸洗胃，再口服盐类泻药导泻。2. 静滴5%葡萄糖盐水、以促毒物排泄。3. 出现强直昏厥时可肌注或皮下注射，苯丙胺10mg，日2~3次，血压下降时用强心剂及恢复血压的药。
粉防己	粉防己碱	恶心呕吐、共济失调、震颤、四肢瘫痪、肌肉紧张性增加，四肢麻痹，呼吸被抑制，阵发性惊厥，抽搐，强直性痉挛，面色苍白，出冷汗、心悸、木僵状态和昏迷，致死原因系呼吸麻痹，窒息，心肌受损。	1. 避免外界刺激，保持周围环境安静和温暖。2. 有惊厥应立即静注苯巴比妥钠0.1~0.2g或异戊巴比妥0.5g。口服中毒在30min以内的用2%鞣酸溶液或1:2000高锰酸钾洗胃。3. 口服硫酸钠25~30g导泻。4. 呼吸困难时用呼吸兴奋药，必要时吸氧。5. 甘草90g水煎服；黄芩60g煎汤服。
金果榄	掌叶防己碱	大量或长期服用可引起黄疸，病人面色黄晦暗，巩膜深黄，全身皮肤变黄，小便深黄，大便灰白。	1. 用中药清热化湿，导滞化瘀利胆退黄之方。2. 对症治疗。
萝芙木		恶心、头昏，食欲不振，鼻塞口干、鼻黏膜出血，腹痛、腹胀、腹泻、呼吸深而慢、血压过低，心率减慢，瞳孔缩小，颜面潮红、意识不清。嗜睡、神经过敏，荨麻疹，瘙痒，如长期应用可出现泌尿道烧灼感，感觉异常，焦虑，精神抑郁，震颤麻痹和惊厥，胸肌麻痹，有时似心绞痛样发作。成人有乳汁异常分泌，月经不调、性欲减退、阳痿等。	1. 用1%~2%鞣酸或1:5000高锰酸钾洗胃。2. 服硫酸钠30g，导泻排毒。3. 酌情静注5%葡萄糖盐水3000ml左右。4. 口服人参生脉饮30ml，每2h 1次。5. 甘草60g，绿豆30g水煎服。
麻黄	麻黄碱	潜伏期0.5~2h，起初出现中枢神经和交感神经兴奋的症状，如烦躁不安，神经过敏，头痛，头晕、耳鸣失眠、恶心呕吐，颜面潮红，上腹不适，口渴出汗、血压升高，瞳孔散大、心前区疼痛，心动过速、严重者排尿困难，血糖升高，最后可因心血管衰竭，心室颤动和呼吸衰竭而危及生命。长期服用引起病态嗜好。	1. 尽快催吐，可用瓜蒂散0.6g，白开水冲服，然后用手指或筷子刺激咽部催吐。2. 洗胃、导泻。3. 用氯丙嗪对抗麻黄碱毒性，每次25~50mg肌注或加入葡萄糖液中静滴。
常山	（黄）常山碱乙	恶心呕吐、腹痛腹泻、便血，严重时胃肠黏膜充血或出血，并抑制循环中枢，引起心悸、心律失常，发绀及血压下降，最后死于循环衰竭。	1. 大量呕吐时，肌注氯丙嗪25~50mg，日2次。2. 输液，用NA 2mg，必要时给强心药，口服$VitB_1$、VitC、VitK，必要时给氧。3. 甘草48g，绿豆60g，水煎顿服。
槟榔	槟榔碱	过量口服能引起流涎呕吐、利尿、昏睡及惊厥。	1. 用1:4000高锰酸钾洗胃。2. 肌注阿托品。3. 对症治疗。

（续表）

品名	毒性成分	中毒症状	解救方法
南天竹	南丁宁碱	中毒首先出现恶心呕吐、兴奋、脉搏先快后慢不规则，肌肉痉挛，惊厥，继而血压下降，呼吸困难，麻痹、昏迷，四肢瘫痪，最后死于心力衰竭。	1. 发生惊厥时可用乙醚使病人轻度麻醉，或用硫喷妥钠缓慢静给。或巴比妥肌注。2. 无惊厥情况下或惊厥制止后，1:2000高锰酸钾，1:50碘酊水稀释液或浓茶水洗胃，之后给通用解毒剂或稀糊状活性炭，用硫酸钠导泻。3. 静输10%葡萄糖或放血后输血。4. 对症治疗或甘草9g、黄芩9g水煎2次服，每6h1次。
紫云英	胡芦巴碱、双香豆素	恶心呕吐、腹泻、皮肤黏膜及内脏出血，大量无痛性出血，是双香豆素唯一的早期中毒症状，而血尿又是一最常见的大出血，它不伴有肾功能障碍，也不致死亡。	1. 内服中毒，尽快用1:4000高锰酸钾或1%鞣酸洗胃，并注射维生素。一般每次10mg，日1～2次，静脉缓注。2. 给维生素输血、补液。3. 必要时可给巴比妥类药物。
麦角	麦角毒、麦角胺	早期口渴异常、上腹部有烧灼感，恶心呕吐、头痛、腹泻、腹痛，意识不清，昏迷、癫痫样痉挛。发作时病人意识丧失，精神障碍，排尿困难，体温下降，血压上升，终致呼吸停止而死亡，慢性中毒分坏疽型及痉挛性，两种均有前驱症状，全身衰弱无力，头痛头晕，耳鸣、嗜睡，呕吐、腹泻、坏疽型以四肢剧疼开始，指趾厥冷，失去感觉，之后变黑，病人可因长期脓毒败血症而死亡，痉挛的特征为阵发性，强直痉挛。	1. 肌注阿扑吗啡4mg催吐。2. 用活性炭混悬液及硫酸钠洗胃。3. 内服硫酸钠导泻，之后服牛奶、蛋清等，也可用肥皂水灌肠。4. 静输5%葡萄糖盐水。5. 肌肉痉挛时用水合氯醛口服或灌肠或口服巴比妥。6. 皮下注射阿托品；口服双氢克尿噻。7. 给血管扩张药，应用低分子右旋糖酐和肝素；0.25%～0.5%普鲁卡因作脊柱旁封闭。8. 服浓茶或荸荠汁。
石榴皮	石榴皮总碱	如服用石榴皮总碱1mg/kg，即引起脉搏变慢及血压上升，大量使脉搏显著加快；人服一般剂量常引起轻度中毒症状如眩晕，视觉模糊，虚弱，小腿痉挛，蚁走感及震颤。中毒剂量则迅速产生瞳孔散大，部分盲目，剧烈头痛、眩晕、呕吐、腹泻，衰竭，有时惊厥，最后可因虚脱，呼吸肌麻痹而危及生命。	1. 大量清水或1:4000高锰酸钾洗胃，然后服通用解毒剂，服硫酸钠导泻。2. 取碘酊1ml加水至100ml（或15～20滴加入半杯水内）口服。3. 惊厥时用巴比妥类、安定，头痛时用阿司匹林，呼吸困难时用尼可刹米，必要时人工呼吸。4. 口服$VitB_1$、$VitB_6$、VitC及鱼肝油。5. 当归9g，大黄9g（后下），明矾30g，甘草15g水煎2次，合在一起，每6h服1次。
百部	直立百部碱	超量中毒后上腹部不适，恶心、呕吐、腹泻、头昏头痛，面色苍白，呼吸困难，严重中毒可引起呼吸中枢麻痹致死。	1. 用高锰酸钾或鞣酸液洗胃，硫酸钠导泻。2. 给呼吸中枢兴奋剂，如回苏灵。每次8mg，肌注，或8～16mg加入5%葡萄糖液中静注。3. 生姜60g（榨汁）和白米醋60ml共饮用，半边莲15g，水煎即服。
山豆根		恶心、呕吐、腹痛、腹泻，面色苍白、昏迷等。	1. 用1:4000高锰酸钾洗胃，然后服活性炭20g。2. 大量输液，促使毒物排出。3. 腹痛剧烈时可皮下注射阿托品1mg，昏迷时给氯酯醒，每2h肌注0.25g或肌注回苏灵，每次8mg，每2h 1次。4. 绿豆60g，甘草30g，金银花24g，穿心莲9g水煎早晚服，茶叶21g水煎频服。
半边莲	山梗茶碱	中毒后首先出现流涎，恶心呕吐、出汗、头痛、腹痛腹泻，血压增高、震颤，心跳先缓后速，精神错乱，严重时血压下降，阵发性痉挛、惊厥，昏迷，瞳孔散大，最后死于呼吸、心脏停搏。	1. 催吐、洗胃后服通用解毒剂。2. 输高渗或等渗葡萄糖。3. 心力衰竭时给西地兰，呼吸麻痹可给呼吸兴奋剂，惊厥时给止惊剂，如苯巴比妥、安定。必要时吸氧。4. 甜桔梗30g，水煎即服，甘草250g煎汤当茶饮，茶叶15g煎汤顿服。
苦豆子		头晕恶心，呕吐，烦躁，心慌，气急，面色苍白呼吸困难，痉挛，最终可因呼吸衰竭而死。	1. 早期催吐，洗胃导泻。2. 内服蛋清、乳汁、活性炭，或通用解毒剂。3. 静滴5%葡萄糖盐水。4. 饮蜂蜜水；茶叶21g，甘草30g水煎服。

笔记

（续表）

品名	毒性成分	中毒症状	解救方法
荷叶（或荷梗、荷蒂）	莲碱	惊厥，血压下降、严重时可引起阵发性痉挛，但血压并不下降。	1. 阵发性痉挛时可肌注苯巴比妥钠0.1g，或水合氯醛1～1.5g。2. 静注5%葡萄糖盐水或放血后再输血。3. 甘草120g煎汤即服每4h 1次，黄芩60g煎汤服。
苦参	苦参碱	超量中毒后可出现流涎，步伐不稳，脉搏加快，呼吸急促。严重中毒时则痉挛，惊厥，呼吸缓慢而不规则，最后呼吸衰竭以至停止。	1. 中毒之初可催吐洗胃及导泻。2. 内服蛋清、牛奶、鞣酸蛋白或浓茶。3. 静滴5%葡萄糖盐水。4. 惊厥时给鲁米那钠，水合氯醛，呼吸障碍时吸氧，应用呼吸兴奋剂如尼可刹米。5. 饮蜂蜜水，茶叶21g，甘草9g煎汤服。
石蒜	高石蒜碱	首先出现胃肠道症状，恶心，剧烈呕吐，腹痛腹泻，水状粪便，混有腥臭白色黏液，严重者手足冷，烦躁不安，舌硬直，流涎，出血，肌肉痉挛，惊厥，血压下降，虚脱。呼吸困难，最后死于呼吸麻痹。	1. 用1:5000高锰酸钾或1%～2%鞣酸液洗胃。2. 给硫酸钠导泻。3. 呕吐剧烈时肌注氯丙嗪或利血平、抽搐或惊厥时可选用安定。4. 必要时给氧。其他对症治疗，如给苯巴比妥钠0.1g肌注，或水合氯醛灌肠。5. 及时皮下注射阿托品1mg，15min后可重复1次。必要时给升压药维持血压。6. 绿豆15g，甘草30g加水煎至300ml，每小时服150ml，连服3～5剂。
鬼臼	鬼臼毒素	内服中毒后首先感到唇麻、恶心、呕吐，解水样便，严重者昏迷，口唇发绀，眼球结合膜水肿，双瞳等大、舌及口腔黏膜溃疡，双肺鸣，肺底有少许湿性罗音，各种反射消失，最后心跳停止死亡。	同山慈姑。
水鬼蕉	石蒜碱多花水仙碱	恶心呕吐，腹痛腹泻、粪便呈水样，混有白色黏液，腥臭，体重减轻，牙齿及胃发育障碍，流涎，出血，舌强直，心动过缓，手足发凉，烦躁不安，肌肉痉挛，惊厥，血压下降，虚脱，呼吸困难，终因呼吸麻痹而死亡。死前多无意识障碍。	1. 催吐，并用1:5000高锰酸钾溶液或1%～2%鞣酸溶液洗胃，然后服通用解毒剂。2. 硫酸钠25～30g导泻。3. 呕吐剧烈时可肌注氯丙嗪25～5mg或利血平1～2mg。4. 肌注阿托品每次2mg，1日最多可用到50mg。5. 有抽搐或惊厥时用安定、阿米妥钠，硫喷妥钠等静注或葡萄糖酸钙或氯化钙静脉缓慢注射。必要时吸氧。6. 茶叶12g，白茅根15g泡茶服。
蛔菊	山道年	流涎恶心，呕吐，腹痛，腹泻头晕头痛，痉挛，黄视，弱视，黑蒙及视野缩小，药物皮疹及黄染色调，听、嗅，味觉变化，蛋白尿，血尿，排尿困难，疼痛及腰背部疼痛。严重者有震颤，烦躁不安，走路不稳，有时卧地四肢乱动，抽搐，视力障碍，神志不清，精神错乱，瞳孔散大，惊厥，昏迷，面色苍白，全身不适，呼吸困难，最后体温下降，心脏及呼吸抑制，虚脱等或有中毒性肝炎及剥脱性皮炎。	1. 催吐后用温开水或0.5%活性炭洗胃。2. 直肠灌洗及用硫酸钠导泻，但不宜用油类泻药，如不下泻可用新斯的明1mg肌注。3. 多饮水或由静滴5%葡萄糖生理盐水，并酌情补钾。4. 抽搐时给硫喷妥钠、安定，中枢昏迷时用中枢兴奋剂，必要时人工呼吸，心衰时酌用毒毛旋花子苷K。
洋金花	莨菪碱	洋金花中毒：表现为意识模糊、兴奋、多言、躁动，面色潮红、口干、无汗、瞳孔中等扩大等。	立即给安定10mg、新斯的明1mg肌注，每3h 1次，直至口腔湿润为止，并取茶叶50g泡水口服、硫酸镁导泻，中药予绿豆60g，金银花30g，连翘15g，甘草8g，水煎取汁频服。

第二节　含强心苷可致中毒的中药

含强心苷可致中毒的中药

品名	毒性成分	中毒症状	解救方法
洋地黄	洋地黄毒苷	胃肠道反应有食欲不振；恶心呕吐（胃内容物为草绿色），厌食、流涎、腹痛，腹泻，偶见出血性胃炎及胸骨下疼痛。早期另一症状是尿少。心脏方面有心动过缓或过速，心律改变如期前收缩，二联律，阵发性心动过速，心室颤动，各级房室传导阻滞，心室颤动和心室静止是最严重的心律失常，可直接危及生命。神经及精神方面头痛，眩晕、失眠、耳鸣、乏力、嗜睡，甚至昏睡、共济失调、关节痛，神经痛、肌痛、牙痛、痉挛等，可表现为激动不安、精神错乱，失语、幻觉，木僵、记忆力减退定向力丧失、抑郁性妄想、甚至谵妄，最后发生惊厥、虚脱、昏迷等。眼部症状有视物模糊、畏光、眼前闪光、有暗点、视力减退、复视、色觉紊乱，常见者为黄视和绿视。长期应用可产生雌激素样作用，如男子乳房发育，绝经后妇女用洋地黄2年以上阴道鳞状细胞显著成熟。少数人可出现各种皮疹，瘙痒，血管神经性水肿、嗜酸粒细胞增多，偶有过敏发生，心室颤动而致死亡。	1. 中毒病人立即停药，同时停用排钾性利尿药。重者内服不久应立即温水浓茶或1:2000高锰酸钾洗胃，硫酸镁导泻。2. 内服通用解毒剂或鞣酸蛋白3～5g。3. 期前收缩或二联律，可口服10%氯化钾10～20ml，日3～4次。或静滴氯化钾，成人用1g加于5%葡萄糖250ml中，在1～2h内滴入。4. 重度房室阻滞、窦性心动过缓、窦房阻滞等的用阿托品静滴或皮下注射，静滴可取2～5mg，加于5%葡萄糖液250ml中，每日1次。皮下可取0.5～1mg，每3～4h 1次。5. 过速性心律失常，伴有房室阻滞的房性心动过速的室性早搏，选用苯妥英钠，将250mg稀释于20ml的生理盐水中，于5～15min注完，待转为窦性心律后，用口服维持，每次0.1g，日3～4次。6. 急性快速性心律失常，选用利多卡因50～100mg溶于10%葡萄糖20ml，5min内缓慢静注。必要时可重复给药，间隔20min，总量不超过300mg。7. 以上方法无效时，可选普鲁卡因酰胺、溴苄胺、慢心律、异搏停。8. 苦参120g水煎服，甘草60g，绿豆120g，水煎，分2次服，每3h服1次。
黄花夹竹桃	强心苷	食后2～5h发生恶心呕吐，由于刺激平滑肌使其收缩而产生剧烈的腹痛腹泻、便血、头昏头疼、四肢麻木、冰冷而有汗，或肢端局限性发绀，食欲不振、烦躁、神志不清，说胡话、抽搐或暂时性痴呆，呼吸急促浅表、脸色苍白、瞳孔散大、对光不敏感，体温及血压下降、心律失常、心室纤颤、心源性脑供血不足、晕厥、嗜睡、昏迷、休克，严重时心跳突然停止而死亡。	1. 内服中毒6h内可选用1:5000高锰酸钾或0.5%药用炭，0.5%鞣酸液或浓茶洗胃，必要时服泻剂或灌肠，然后服蛋清。2. 静输5%葡萄糖盐水或10%葡萄糖水，也可输高渗葡萄糖。3. 心律失常或心动过速者可用普鲁卡因酰胺，苯妥英钠，氯化钾。轻者可口服氯化钾。4. 惊厥者用安定、水合氯醛，深度抑制者用中枢兴奋剂。
夹竹桃	强心苷	同黄花夹竹桃。	同黄花夹竹桃。
万年青	万年青苷	过量内服1h后出现恶心呕吐、头痛头晕、流涎厌食、眼花、疲倦等，较重时出现腹痛腹泻。心前区压迫感，四肢麻木、肢端厥冷、皮肤苍白、视力模糊、心跳缓慢、血压下降、严重者病人烦躁、抽搐、昏迷、瞳孔散大、可产生各种心律失常、病人极度虚弱、谵语、心脏呈完全性房室传导阻滞，甚至死亡。	1. 解救方法参见洋地黄。2. 可用钾盐做治疗性诊断。以10%氯化钾15～25ml，加入5%葡萄糖250ml中，在密切观察心脏情况下，于2h内静滴完，如心律失常，有所改善，提示为强心苷类药物中毒。3. 甘草15g，绿豆30g水煎分2次服，人参9g，麦冬9g，五味子6g，水煎2次，合在一起，分2次服完；浓茶加适量白糖频繁饮服。
铃兰	铃兰毒苷、铃兰毒醇苷	头昏、头痛、恶心、厌食、流涎、心悸、房室传导阻滞、二联律等。	参见洋地黄。

笔记

（续表）

品名	毒性成分	中毒症状	解救方法
玉竹	铃兰毒苷、铃兰苷	参见洋地黄。	参见洋地黄。
羊角拗	羊角拗苷	初期头痛、头晕、恶心、呕吐、腹痛、腹泻、烦躁不安、说胡话，随后四肢出冷汗、面色苍白、脉搏不规则，瞳孔散大、对光不敏感，继而痉挛、昏迷、心跳停止而死亡。	1. 早期可催吐、洗胃、中晚期可导泻。2. 服蛋清，乳汁，活性炭及 VitC 等。3. 大量饮浓茶。4. 肌注阿托品；静滴 5% 葡萄糖，注意保温。5. 烦躁不安或痉挛者给水合氯醛或苯巴比妥钠，循环衰竭者给兴奋剂。
罗布麻		参见洋地黄。	参见洋地黄。
杠柳	杠柳毒苷、杠柳苷 K	发病急，中毒后轻度恶心、头痛、头昏，流涎等，重者即昏迷、肌肉瘫痪、全身麻痹、肢端冷厥、皮肤苍白、视力模糊、血压先升后降、心律失常，最后导致心室颤动，呼吸循环衰竭，于 2～3min 内死亡。	1. 催吐后用 0.2% ～0.5% 鞣酸洗胃，之后服通用解毒剂，导泻洗肠。2. 对症治疗和支持疗法。3. 甘草 15g，绿豆 30g 水煎分 2 次服。4. 心律失常时干姜 6g，附子 12g，甘草 6g，葱白 2 节，加水 600ml，煎至 300ml，分 2 次服，间隔 2～4h，或肌注四逆针 2ml，日 2 次。其他参见洋地黄。
福寿草	强心苷	参见洋地黄。	参见洋地黄。
八角枫	强心苷	中毒潜伏期 2～3h，病人面色苍白、肢体萎软、活动受限、肌肉松弛、皮肤感觉减退、呼吸浅而慢，继则呼吸频速、心搏增快、严重中毒出现房室传导阻滞、血压下降、血尿，四肢痉挛、抽搐导致瘫痪，最终死于呼吸中枢衰竭。	1. 口服中毒尽快用 1∶2000～1∶4000 高锰酸钾洗胃，然后服通用解毒剂。2. 静输 10% 葡萄糖。3. 呼吸抑制时行人工呼吸；肢体萎软时，服萝卜汁半碗。4. 莱菔子 30g，甘草 15g，水煎至 150ml，温热内服，也可单服莱菔子水煎液，每次用 60g。其他参见洋地黄。
白薇	强心苷	参见万年青。	参见万年青。

第三节　含皂苷可致中毒的中药

含皂苷可致中毒的中药

品名	毒性成分	中毒症状	解救方法
天南星	三萜皂苷	首先对局部有强烈刺激，接触皮肤发生瘙痒，起泡，如系误食生药或超量内服，一般 15min 至数小时内发病，服用量过大时，立即发生中毒反应，表现为口、舌麻辣，黏膜轻度糜烂或部分坏死脱落、咽喉干燥有烧灼感，继而口舌肿大、流涎、味觉丧失、声音嘶哑、不能张口、头昏心慌、面色苍白、四肢麻木，严重者痉挛、惊厥，窒息、昏迷、呼吸停止。小儿误食中毒，经抢救后，有导致神经智力发育障碍的病例。	1. 皮肤瘙痒，起泡可用稀醋或鞣酸洗涤。2. 如系内服中毒，可先用大量生姜汁或防风汁灌胃，而后服稀醋酸（取食醋 50～100ml 加水稀释）。3. 也可灌服鞣酸液、浓茶、蛋清或生姜糖水（生姜数片加食糖 60g），或 25% 干姜汤 60ml 含服。4. 如服未超过 1h，可用高锰酸钾 1∶5000 迅速洗胃，同时催吐，也可用 3% ～5% 鞣酸洗胃，而后服通用解毒剂。5. 静脉输液，吸氧，必要时气管切开。6. 口腔糜烂时用双氧水或复方硼砂液漱口，涂龙胆紫液，亦有用鲜蓖麻叶捣烂取汁含漱有良好消肿止痛之效。

（续表）

品名	毒性成分	中毒症状	解救方法
独角莲	皂苷	同天南星。	同天南星。
商陆	商陆毒素	一般在20min至5h发病，有轻度至中度体温升高和血压升高，心动过速、心律失常呼吸频数、恶心呕吐、腹痛腹泻、便血、头晕头痛，言语不清、躁动不安、站立不稳、精神恍惚、抽搐、昏迷、四肢肌肉紧张或震颤、牙关紧闭，瞳孔散大、角膜反射消失、大小便失禁。严重时，中枢神经麻痹、呼吸抑制。血压下降、心动过缓，后因呼吸循环衰竭，危及生命。此外，孕妇多服可引起流产。一般情况，从神志不清至神志清醒，短者11h，长者长达31h。	1. 尽快催吐，然后用1：5000高锰酸钾洗胃，再从胃管灌入通用解毒剂20g或活性炭10～20g，内服蛋清保护胃黏膜，服硫酸钠导泻或灌肠。2. 静脉输液，促进毒物排泄，必要时输血。3. 呼吸衰竭时给呼吸中枢兴奋剂，必要时给氧，循环衰竭时给强心剂。升压药；抽搐时给水合氯醛。4. 用食醋适量漱口，多饮浓茶或绿豆汤，生甘草10g，生绿豆60g，捣烂开水泡服或煎服。
皂角荚	三萜皂苷	皂荚中毒后多在2～3h发病，也有快至10min的，首先感到心窝部灼热，饱胀，恶心、呕吐、烦躁不安。10h后腹泻、大便水样且带泡沫、头晕无力、四肢酸麻等。严重者因红细胞被溶解，呼吸中枢衰竭，引起颅内窒息死亡。死后尸解可见急性肠胃炎，肺淤血，充血，红细胞溶解等病理改变。	1. 催吐、洗胃、导泻，并口服牛奶、蛋清等保护胃黏膜。2. 服用4%碳酸氢钠1000ml，以碱化尿液，溶血征象严重者，输血、给氧、酌用可的松类激素。3. 剧烈腹痛时用阿托品肌注，或肌注元胡注射液或内服复方樟脑酊。4. 生姜9g，甘草9g，嚼烂吞下原汁或煎汤内服。
人参	皂苷	大量中毒后常出现头晕、目眩面红灼热、烦躁不安、多汗、舌燥口干、失眠、精神恍惚，有的表现为颜面发绀、眼睛上翻、双手握拳、抽搐、呼吸急促。成人长期用人参可产生心悸、失眠、头痛、血压升高、抑郁等。内服过量可出现神经系统的高度兴奋，烦躁不安、失眠、心率减慢。高血压病人服用大量易引起脑充血、甚至脑血管意外。另外可见胃肠道、耳鼻大量出血。	1. 洗胃，适用于成人及较大的小儿，婴儿可用鼻饲管小心洗胃。2. 输葡萄糖，惊厥或抽搐时肌注苯巴比妥钠，过敏反应严重者用地塞米松10mg；呼吸抑制时吸氧或肌注尼可刹米，内出血时用止血剂。3. 萝卜120g煎水服，甘草120g煎水服，蔗糖60g溶于水中内服。
三七	皂苷	其药理作用使冠脉血流量增多或心肌滋养小动脉扩张，心肌耗氧量降低，心率减慢，血压降低，并参加止血，具有促凝作用。当服用过量三七时即可造成心肌损害，心肌收缩力减弱，血压急骤降低，导致心源性休克，引起各种心律失常，严重时可危及生命。 中毒后颜面红肿、双眼泡尤甚、不思饮食、痰多黏厚，小便色红、大便干燥、舌苔黄、厚腻、脉象弦滑，中医诊为毒热上攻，肺失肃降。	1. 洗胃、催吐、导泻。2. 必要时输液，对症治疗。
黄药子	黄独萜酯A、皂苷	口腔，舌和咽喉有烧灼感、流涎、恶心、呕吐、腹痛、腹泻、瞳孔缩小，严重时心悸、惊厥、昏迷、呼吸困难及心脏停搏等。	1. 催吐，洗胃，导泻。2. 内服鸡蛋清，面糊，活性炭。3. 多饮糖水或静输5%葡萄糖盐水。4. 生姜30g榨汁加白米醋60g，甘草90g，清水1碗半煎至1碗，含漱后服下；大量服绿豆汤；岗梅250g，清水5碗煎至2碗饮服。
石龙芮	原白头翁素、白头翁素	参见毛茛和白头翁。	参见毛茛和白头翁。

笔记

（续表）

品名	毒性成分	中毒症状	解救方法
七叶一枝花	蚤休苷及蚤休士宁苷	恶心、呕吐、头晕眼花、头痛、腹泻，严重者痉挛、抽搐。	1. 用1:2000～1:4000高锰酸钾洗胃，硫酸镁导泻，取市售食醋，稀释50～100倍后内服50～200ml；输液。2. 甘草15g先煎水后与白米醋，生姜汁60g混合，一半含漱，一半内服。
川楝	川楝素、生物碱、山柰醇	一般服药后1～6h未排出前发生，常为头晕，头痛、思睡、恶心、腹痛等，发生率100%，一般10h左右消失。超量中毒除上述症状外，可有口渴、食欲减退、呕吐、腹胀、腹泻，继而出现黄疸、肝大、有压痛及叩击痛、肝功损害、中毒性肝炎，鼻出血，肝、肾、肠等出血，心悸、脉搏快而弱、血压降低，冷热无常，面色苍白、出冷汗、烦躁不安、吞咽困难、视物模糊、复视、皮肤疼痛、触觉减退、四肢无力、震颤及惊厥、麻痹、心肌受损、心电图异常，最后呼吸困难、心力衰竭及休克、知觉丧失而死亡。	1. 未出现痉挛时催吐，用1:5000高锰酸钾洗胃及微温盐水灌肠，服硫酸钠导泻。2. 服鸡蛋清、面糊及活性炭。3. 静滴10%葡萄糖，大量饮糖水。4. 痉挛时，皮下注射阿托品；呼吸困难时给中枢兴奋剂或给氧；狂躁或抽搐时用苯巴比妥钠、安定；应用VitC等保肝药；出血时用止血药。5. 甘草30g，水煎当茶服，内服甘草绿豆汤，内服玉米须水，或茵陈栀子丹参大枣汤。
狼毒	狼毒苷	中毒量使口腔、咽喉肿痛，并出现恶心、呕吐、腹部绞痛、腹泻、血压下降、头晕、烦躁，严重时精神失常、眩晕、举步不稳、痉挛等，可因休克死亡。	1. 服药未超过8h，可用1:4000高锰酸钾洗胃，之后服活性炭或通用解毒剂。2. 静滴5%葡萄糖盐水，并加VitC。3. 剧烈腹泻时给黄连素，烦躁不安时给镇静剂。4. 杏仁9g煎服；板蓝根30g，黑豆50粒，加水煎至200ml，1次内服，白蔹6g，水煎即服；甘草9g，绿豆15g，干姜9g，水煎即服。
丝瓜子	皂苷	呕吐、流涎、腹泻、肠出血，如服粤丝瓜种子，15～20粒可致呕吐，腹泻，30～40粒可致严重腹泻，根亦有相同作用。	1. 用1:4000高锰酸钾洗胃，食鸡蛋清，乳汁。2. 皮下注射硫酸阿托品0.5～1mg。3. 静滴0.5%葡萄糖盐水。4. 内服$VitB_1$、$VitB_6$、VitC；有出血症状时，加用VitK 4片；腹泻时给鞣酸蛋白1～2g；甘草30g、绿豆15g，水煎服。
贯众	绵马素	中毒潜伏期1～4h，中毒症状为眩晕、头痛、腹痛腹泻、呼吸困难、黄视或短暂失明，中毒严重时谵妄、肌肉抽搐，惊厥、昏迷、黄疸、甚至肝坏死、肾功能损害、一眼或双眼永久性失明，最后因呼吸或心力衰竭而死。	1. 服盐类泻药，禁用油类泻药。2. 出现痉挛惊厥时给苯巴比妥钠，必要时给氧或呼吸兴奋剂。3. 输5%葡萄糖盐水，口服通用解毒剂。
海芋	皂素毒苷、山芋碱	首先出现喉发热发痒、肿胀、流涎，肠胃烧痛、恶心、呕吐、腹泻、出汗、惊厥、头痛、心悸、严重者窒息、心脏停搏而死。树液溅入眼内可致失明，皮肤接触树液可引起局部瘙痒。	1. 皮肤中毒可用清水或1%醋酸或稀食醋洗涤。2. 眼内溅入树液可立即用清水彻底清洗，以不少于15min为宜。3. 内服中毒立即催吐，之后用1%醋酸洗胃，轻者饮米醋或取米醋与生姜汁共煮后内服或含漱解毒，另服盐类导泻剂。4. 服蛋清、面糊、大量饮糖水；静输葡萄糖。5. 惊厥时给镇静剂，继服溴化钾或吸入乙醚，腹痛时，注射吗啡。
毛茛	原白头翁素、白头翁素	外用超量，使局部皮肤红肿、水泡，甚至发生溃疡，最后坏死。内服超量可使口腔黏膜糜烂、可出现头晕、头痛、呕吐、纳差，乏力，腹痛腹泻或便秘、舌痉挛、甚而吐血、瞳孔散大、肾炎、肾出血，偶见狂乱不安。如误入眼中，可发生结膜炎或角膜溃疡。	1. 误入眼中，用3%硼酸水冲洗。2. 0.5%药用炭洗胃，再给大量乳汁及黏性饮料。3. 4%碳酸氢钠洗口腔或擦洗皮肤。4. 静脉输液：对症治疗。5. 服甘草、绿豆汤解毒。

（续表）

品名	毒性成分	中毒症状	解救方法
白头翁	白头翁素	接触皮肤黏膜，可发生肿胀、疼痛、超量内服或误食后首先感到口腔灼热，肿胀等口腔炎，致咀嚼困难，呕吐、腹痛腹泻、排黑色腐臭粪便、甚至便血、心跳快而弱、血压下降，循环衰竭，呼吸困难、瞳孔散大、严重者10多个小时内死亡。	1. 皮肤或黏膜中毒后用清水。硼酸水或鞣酸洗涤。2. 内服中毒催吐，洗胃，再服蛋清，冷面糊，或通用解毒剂。3. 4%碳酸氢钠或硼酸水清洗口腔黏膜。4. 输液；血压下降时用升压药；剧烈腹痛时皮下注射阿托品。5. 甘草15g，绿豆60g，水煎2次合一起，每小时服1次，2次服完，连服3～4h。
威灵仙	白头翁素、白头翁醇	首先表现为口腔灼热、肿胀、咀嚼困难，剧烈腹痛腹泻，排出黑色腐臭粪便，便中有时带血。重症病人有脉缓，血压下降，呼吸困难，瞳孔散大。严重者10多小时内即死亡。	参见白头翁，也可服药用碳6～12g。
了哥王	皂苷	恶心、呕吐、腹胀、腹痛、腹泻。	1. 洗胃后饮浓茶，服鞣酸，蛋白或活性炭。2. 大量饮盐水，浓茶。3. 静滴5%葡萄糖盐水。4. 甘草、防风各6g水煎服，桂皮3g研末冲服。
木鳖子	皂苷、甾醇	中毒可致死。	按一般解毒方法及处理原则并对症治疗。
桔梗	皂苷	口腔、舌、咽喉灼痛、肿胀、流涎、恶心、呕吐、剧烈腹痛、腹泻，严重者痉挛、昏迷、呼吸困难。	1. 洗胃、输液及对症治疗。2. 灶心土60g，开水浸泡，滤渣后即服每小时1次。3. 黄柏9g、芦根30g、白茅根30g，加水煎2次，合并早晚分服。
泽漆	泽漆皂苷	剧烈腹痛、腹泻、恶心、呕吐、头晕、头痛、烦躁不安、血压下降，严重脱水呈休克状态。	1. 洗胃后服活性炭，输液补钾并对症治疗。2. 大青叶30g，绿豆30g，黑豆30g，甘草15g，煎服3～4剂，每煎2次，合并分2次服。
泽泻	泽泻醇A、B	恶心、呕吐、腹痛、腹泻、血尿，严重时引起呼吸麻痹。	1. 口服或用胃管注入大量温开水或淡盐水。2. 洗胃后服用生理盐水或肥皂水300～500ml灌肠。3. 有血尿时，肌注VitK。

第四节　含黄酮苷可致中毒的中药

含黄酮苷可致中毒的中药

品名	毒性成分	中毒症状	解救方法
臭梧桐		超量中毒后半小时左右出现恶心、呕吐、腹泻、排水样便、精神萎靡、四肢厥冷、表情痛苦、血压下降，少数病人有血尿、蛋白尿等肾脏毒性反应。	1. 按一般原则进行抢救，对症治疗。2. 可用暑湿正气丸及附子理中丸等中成药配合治疗。
千里光	毛茛黄素	疲乏、无力、恶心呕吐、腹胀、黄疸、尿少、腹水等。	1. 早期可催吐，用1:5000高锰酸钾或1%～2%鞣酸溶液洗胃，并给盐类泻剂。2. 口服活性炭或通用解毒剂。3. 腹水严重时给双氢克尿噻，必要时静注速尿；静注50%葡萄糖液60ml，加VitC 2g，每日2次。4. 保肝疗法，口服$VitB_1$、$VitB_6$及复合维生素B、肝泰乐肌注$VitB_{12}$。

笔记

（续表）

品名	毒性成分	中毒症状	解救方法
杜鹃花	花色苷、黄酮醇	一般潜伏期1~2h，首先出现恶心、呕吐、心慌，气急，头昏、眼花、胸闷、呼吸困难，四肢麻木、口唇及指端发绀、血压下降，心音弱，心率慢，窦性心动过缓及室性过早搏动。	1. 用1：2000高锰酸钾洗胃，继服通用解毒剂或万能解毒剂。2. 静输葡萄糖盐水，并加VitC。3. 皮下注射阿托品1mg，每15~30min1次，至中毒症状消失；中枢抑制时给中枢兴奋剂，血压下降给升压药；呼吸困难者给氧；必要时人工呼吸。4. 甘草21g，绿豆90g，红糖15g水煎服。
羊踯躅（八厘麻、闹羊花、黄杜娟）	梫木毒素、石楠素	其中毒机制是呈副交感神经样作用，一方面导致血管扩张，血压下降，回心血量减少，引起急性循环衰竭；另一方面又引起呼吸抑制，导致呼吸停止。恶心呕吐、腹泻、心跳先快后慢，步态蹒跚，呼吸困难、血压下降、动作失调、四肢进行性麻痹、惊厥、呼吸慢弱而浅、心律失常、甚至挛缩、酸中毒、昏迷，最后呼吸衰竭而死，皮肤接触大量该药可引起糜烂。	1. 催吐、洗胃及导泻，如呕吐严重者可不催吐、导泻。2. 服蛋清、活性炭及糖水，输5%葡萄糖。3. 血压下降给去甲肾上腺素；呼吸困难给氧，必要时进行人工呼吸。4. 给兴奋剂，保暖。5. 栀子汁解毒；红糖，绿豆可解毒。

第五节　含蒽醌苷可致中毒的中药

含蒽醌苷可致中毒的中药

品名	毒性成分	中毒症状	解救方法
掌叶大黄	蒽醌	恶心呕吐、腹痛，盆腔充血、严重腹泻，常因失水过多而引起虚脱、休克、昏迷等症状。	1. 早期催吐、洗胃。2. 服药用炭每次2~4g，每日2~4次，或鞣酸蛋白。3. 静输5%葡萄糖盐水1500~2000ml。4. 茶叶15g，红糖适量煎汤频服。5. 干姜9g，生地榆9g，红糖适量，煎汤服。
芦荟	芦荟苷	恶心、呕吐、腹痛腹泻、出血性肠炎、里急后重、血便、流产、腰痛、肾脏损害，尿少、蛋白尿、血尿等。长期应用本品可致结肠炎。孕妇导致流产。	1. 早期催吐，洗胃后再服盐类泻剂。2. 服蛋清、乳汁、淀粉糊及活性炭。3. 输液；腹痛剧烈时，皮下注射阿托品；孕妇中毒应给黄体酮和VitE。4. 大量饮服浓糖茶。
虎杖	游离蒽醌及蒽醌苷	恶心呕吐、腹痛、严重腹泻，常因失水过多产生昏迷、虚脱、休克等。	1. 早期催吐、洗胃。2. 服鞣酸蛋白及活性炭，可吸收毒物并止泻，静滴葡萄糖盐水。3. 茶叶15g，红糖适量，焦山楂12g，煎汤顿服，休克时，可静注生脉针，每次6~10ml。
望江南	柯桠素大黄素蒽醌毒蛋白（植物凝血素）	进食后多在1~3天内发病，个别的第5天发病，消化系统表现为恶心呕吐，甚至剧烈呕吐以致脱水，低血钾、腹痛、腹泻或肝痛、黄疸，GPT增高、皮下出血，浮肿。神经方面表现典型的昏睡症状，有中毒后昏睡10天以上者，有的昏睡6天后进入昏迷状态，嗜睡期间常伴有躁动、乱语、甚至狂哭、乱闹等。另有肝肿大等肝脏损害症状。致死原因为肝功能衰竭，也有心肌损害死于心力衰竭的。	1. 中毒早期洗胃，催吐、导泻。之后服蛋清水、牛奶等润滑剂，服药用碳2~4g/次，2~3次/日。2. 静脉输液后对症治疗。3. 护肝、解毒，以支持疗法为主。可静滴高渗葡萄糖，严重者加氢化考的松，ATP、细胞色素C，氯化钾，肌注$VitB_1$、$VitB_6$、$VitB_{12}$；心律过缓者用阿托品。4. 口服万能解毒剂，香附6g，大、小血藤各15g，青广木香各15g，田三七3g（冲服），冰片末3g（冲服），鲜小野鸡尾草30g，每日1剂，水煎分2次服。

笔记

（续表）

品名	毒性成分	中毒症状	解救方法
羊蹄	大黄酸、大黄素	呕吐、腹泻、多系误服或超量内服大量块根所致。如误食大量茎叶则可引起腹胀、流涎、胃肠炎、手足搐搦或惊厥等。	1. 早期可催吐、洗胃。2. 服活性炭每次2～4g，钙片每次0.5～1.0g，每日3～4次，亦可酌服鞣酸蛋白。3. 输液，手足抽搐或惊厥，用10%葡萄糖酸钙10ml，加入25%葡萄糖20～40ml，缓慢静注。

第六节 含其他苷类可致中毒的中药

含其他苷类可致中毒的中药

品名	毒性成分	中毒症状	解救方法
苍耳子	苍耳苷	直接吃生苍耳子者食后4～8h发病，食苍耳子饼者10～24h发病，食幼苗者1～5天发病。轻度中毒一般有头晕、头痛、乏力、食欲减退、口干、恶心、呕吐、腹痛腹泻、颜面潮红、结膜充血、荨麻疹等。此时如停用苍耳子，有时不治疗，数日后能自行恢复正常，较重时，可见精神萎靡，烦躁不安或嗜睡、肝区痛、肝大黄疸、发热、高血压，鼻、胃肠道等广泛出血。尿常规改变或少尿，眼睑浮肿。严重中毒时可见中毒性肝病，出现腹水，有的中毒者惊叫一声迅速即发生惊厥进入昏迷、抽搐、休克、尿闭、血压下降、颈部强硬、痉挛、口吐白沫、手不停摆动。如及时进行救治，多可迅速恢复，少数中毒严重或抢救不及时者，可因肝细胞大量坏死而致肝昏迷、肾功能衰竭或呼吸衰竭而死亡。	1. 无胃肠道出血时，可催吐，用1:5000高锰酸钾洗胃，内服硫酸镁导泻，若服大量超过4h，应及早用1%～2%食盐水作高位灌肠。2. 静滴5%葡萄糖盐水，并大量饮糖水，如有心力衰竭，肺水肿及尿闭者，限制输液量。3. 出血时，给VitK，必要时输血；肝明显损害时，给激素及$VitB_1$、$VitB_{12}$、VitC。治疗期间禁食脂肪类食物。4. 甘草30g，绿豆120g煎汤内服，板蓝根120g，水煎分2次早晚服；芦根60g，绿豆30g，金银花15g，葛花9g，甘草9g，水煎2次，合并混合，每日早晚分服，连服3～6剂。5. 甘草绿豆汤和板蓝根120g煎服，对早期及轻症患者有效。6. 可用地塞米松10～20mg或氢化可的松200～300mg静脉滴入。7. 给予“通用解毒剂”，由两份活性炭，一份鞣酸和一份氧化镁混合组成，每次用一汤勺（约15g）和水半杯口服，可对毒物起吸附、沉淀和中和等综合作用。8. 紫金锭磨成稀浆，每次用半锭或1锭。
牵牛子	牵牛子苷	超量内服能直接刺激胃肠道引起恶心、呕吐、腹痛腹泻、大便带血性黏液、毒素吸收后由于大部分经肾脏排泄，刺激肾脏引起血尿、对神经系统损害导致舌强硬、言语障碍，严重者损害中枢神经系统出现昏迷。	1. 催吐、洗胃，给牛奶、蛋清，每次1～2g，每日3～4次。2. 静脉输液。3. 肌注VitK、口服乳酸钙，酌用抗生素。4. 绿豆120g，煎汤当茶饮。
大戟	大戟苷	皮肤或黏膜接触本品后可引起黏膜炎症及皮炎，如眼及鼻出现结膜炎、鼻炎，内服超量可致咽喉部肿胀、充血。剧烈呕吐、腹痛吐血、腹泻、便血、心悸、血压下降，严重时，导致脱水，电解质紊乱、虚脱、肾功能衰竭，或侵犯中枢神经可见眩晕、昏迷、痉挛、瞳孔散大，最后呼吸麻痹而死。	1. 早期小心洗胃，再内服生蛋清，牛奶等润滑保护剂。2. 输5%葡萄糖盐水，尿量增加后注意补钾。3. 甜桔梗30g，煎汤内服，菖蒲30g，黑豆15g，加水煎至200ml，一次顿服。
鸦胆子	鸦胆子苷	恶心呕吐、食欲不振、腹痛、腹泻、头昏、全身无力，胃肠道出血，便血，肝肾充血及变性。眼结膜充血、呼吸慢而困难、尿少、体温增高、抽搐、四肢麻木或瘫痪、昏迷。	1. 催吐，洗胃后内服10%药用炭。2. 口服硫酸钠之后服牛奶、蛋清。3. 输葡萄糖，加VitC，另注射或口服$VitB_1$、$VitB_6$、VitK。4. 剧烈腹痛时，皮下注射阿托品1mg；昏睡、呼吸困难时吸氧，酌用中枢兴奋剂，必要时人工呼吸。5. 甘草水煎即服，然后吃红糖和冷面粥或稀饭。

笔记

（续表）

品名	毒性成分	中毒症状	解救方法
桑树	芸香苷、槲皮素	超量服用或进食中毒后，首先出现恶心、呕吐、腹痛，腹泻、腹胀，泻水样便，继之发热；严重时大便呈果酱样或暗红色、烦躁不安、精神倦怠、神志恍惚、面色青灰、口唇干燥、四肢发凉。可因出血性肠炎导致血压下降，脱水、休克而死。	1. 因剧烈呕吐、腹泻，此时不宜再催吐，洗胃、导泻。2. 输液及输血以补充血容量纠正休克。
藏红花	番红花苷	血性呕吐、剧烈胃痛、胃肠出血、肠绞痛、腹泻带血，血尿、尿闭、意识不清，惊厥、谵妄、昏迷、脉搏细弱而速。	1. 催吐之后用 1∶2000 高锰酸钾洗胃。2. 口服通用解毒剂 15～20g。3. 静滴葡萄糖盐水或 10% 葡萄糖。4. 对症治疗，支持疗法。
番泻叶	番泻苷A、B、C、D	恶心、呕吐、腹痛。	1. 催吐、洗胃后口服牛奶蛋清等。2. 腹痛剧烈时皮下注射阿托品。3. 静脉输液。4. 大量饮浓茶；五倍子 18g 炒黄研成细粉分 4 次服。
决明子	番泻苷A、B、C、D	大量内服引起腹泻。	参见番泻叶。
何首乌	蒽醌类衍生物	兴奋、烦躁、心动过速及抽搐，严重者可因呼吸肌麻痹而死亡。	1. 洗胃后服通用解毒剂。2. 服硫酸钠导泻。3. 静脉输液，兴奋烦躁者给镇静剂，但禁用吗啡。4. 对症治疗。
苏木	巴西苏木素	恶心呕吐、腹痛腹泻、嗜睡，呼吸困难、血压下降、昏迷。	1. 用鞣酸溶液洗胃，再口服硫酸钠 250g 导泻；再服蛋清、牛奶，通用解毒剂或活性炭。2. 酌用呼吸兴奋剂。3. 甘草 30g，绿豆 60g，茶叶 15g 水煎服。
红花	红花黄色素、红花苷	参见番红花。部分病人出现过敏。	参见番红花，孕妇忌服。
五味子	木脂素	发热，头痛，乏力、荨麻疹。	1. 静注 10% 葡萄糖酸钙 10ml；口服 $VitB_1$、VitC 及抗组胺类药物。2. 外用肤轻松药膏或炉甘石洗剂。
龙胆草	龙胆苦苷、龙胆糖、龙胆宁碱	大量内服后恶心呕吐、不思饮食、头痛、面部潮红、昏迷、血压下降、心率减慢。	1. 催吐，洗胃后服通用解毒剂。2. 服氢氧化铝凝胶。3. 党参、白术、炙甘草，煎汤内服。

第七节　含酸、醇等可致中毒的中药

含酸、醇等可致中毒的中药

品名	毒性成分	中毒症状	解救方法
关木通	马兜铃酸	初感上腹不适，继则呕吐、头痛、胸闷、腹胀、隐隐作痛、腹泻、浮肿、尿频尿急、夜尿、不能平卧，神志不清、昏迷状态。	1. 肾功能损害、尿毒症时，应限制液体输入量，防止脑和肾水肿。2. 口服碳酸氢钠 5～10g，碱化尿液，减少血红蛋白的沉淀。3. 也可用 0.25g 氨茶碱加入 5%～10% 葡萄糖液 20ml 内，缓慢静注，为纠正酸中毒，给予乳酸钠或三羟甲基氨甲烷。

（续表）

品名	毒性成分	中毒症状	解救方法
莽草（野茴香）	莽草毒素、莽草酸	常食后1h内发病，其症状为口渴、流涎、恶心呕吐（呈喷射状、并常带血）、腹痛、腹泻、便血、头昏、目眩、心律失常，呼吸急促、血压升高、出汗、严重时四肢抽搐、惊厥、角弓反张、牙关紧闭、尿闭、昏迷、瞳孔散大血压突然下降，死于呼吸衰竭及惊厥状态。	1. 用1:2000高锰酸钾或0.5%活性炭洗胃，再灌入5%碳酸氢钠50～100ml。2. 静注5%葡萄糖盐水。3. 应用阿托品；有中枢兴奋症状时用安定剂及抗癫痫药。4. 尿少尿闭者应及早补充血容量，应用利尿剂，呼吸困难时给予吸氧，必要时进行人工呼吸。5. 黑豆30g，莲蓬蒂15g，加水800ml，煎至400ml，每4h服200ml；紫河车60g，研末分6次服，1日3次。
马兜铃	马兜铃酸、马兜铃次酸、木蓝花碱	呕吐不止 首先出现腹痛腹泻、便血及里急后重等消化道症状，即出血性下痢，继而肌肉松弛，呼吸肌麻痹引起的呼吸困难，甚至瘫痪、血压下降、嗜酸、瞳孔散大及知觉丧失。肾脏受累引起尿少、蛋白尿及血尿。	1. 早期催吐、洗胃、服浓茶或稀醋酸或鞣酸溶液。2. 静滴5%葡萄糖盐水，加入$VitB_1$ 100mg，也可静注25%葡萄糖。3. 呼吸困难时，用呼吸兴奋剂，必要时给氧、人工呼吸。4. 对症处理。
藤黄	藤黄素	头晕、胃肠不适、排便次数增多、粪便黏液状，重者恶心呕吐、剧烈腹痛、腹泻、排血性大便、里急后重，可因脱水、休克而死。	1. 呕吐不严重时可先催吐、然后以茶水、温开水洗胃，再给蛋清、牛奶。2. 静输5%葡萄糖盐水或10%葡萄糖。3. 多食海蜇可以解毒。
红茴香		轻症者恶心呕吐、腹痛、流涎、眩晕、出汗、手足冰冷，重者呼吸困难、发绀、角弓反张、昏迷、休克，并可有肝肾损害。	1. 早期催吐、洗胃、导泻，静滴5%葡萄糖盐水。2. 生甘草120g，水煎，分2次服；冬青树叶250g水煎服。
银杏	白果酸、氢化白果酸	儿童一般用后1～4h，最长16h发病，年龄越小中毒越重，病情发展越快，预后越差。早期症状有恶心呕吐、腹痛腹泻、食欲不振，继之烦躁不安、精神迟钝，对外界刺激反应强烈、有恐惧感，甚至发出怪叫、肢体强直、抽搐、惊厥、皮肤发绀、发热、昏迷、瞳孔散大、对光反应迟钝或消失、两眼上翻、面色苍白、口吐白沫、脉搏微弱、呼吸困难或引起肺水肿。最后由于心力衰竭和呼吸衰竭，可能危及生命，多数病人经救治可以恢复。少数可两下肢轻瘫或完全性迟缓性瘫痪，膝反射减弱或消失。种仁和外皮接触皮肤可引起皮炎。	1. 立即洗胃、催吐，导泻，如时间过长或抽搐不止可不催吐，洗胃。2. 口服活性炭，多喝糖水，输葡萄糖，必要时补钾。3. 甘草30g，半夏9g，防风9g。水煎即服，麝香0.3g，调温开水服即解。4. 静注高渗葡萄糖或皮下注射肾上腺素以维持心脏功能，如心力衰竭时取毒毛旋花子苷K 0.25mg，加入20%葡萄糖40ml中静注。5. 呼吸困难时给呼吸兴奋剂；烦躁不安给镇静剂，为防止肺炎给抗生素，必要时给氧，施行人工呼吸等。
大风子	大风子酸、次大风子酸	恶心呕吐、腰背疼痛、头痛头晕、胸痛、周身不适、发热，软弱无力、失眠、食欲不振、腹痛。严重者发生少尿、蛋白尿，尿中有红细胞、管型等，甚至导致急性肾功能衰竭。	1. 催吐、洗胃、导泻、并内服通用解毒剂。2. 输液，注意防止急性肾衰。甘草60g，红糖15g，加水2碗，煎至多半碗，去渣，一次服完。
大麻	大麻酚、脂肪酸	火麻仁中毒表现为：恶心、呕吐、腹泻、四肢发麻、烦躁不安，精神错乱、手舞足蹈，脉搏增速、瞳孔散大、昏睡以致昏迷。大麻花中毒表现为运动失调、反射亢进、继之发生抑制、翻正反射消失、呼吸困难至死亡。死亡解剖见肺充血水肿。	1. 早期催吐，继之用1:4000高锰酸钾或0.2%鞣酸或0.5%药用炭洗胃。服硫酸钠导泻。2. 静输5%葡萄糖盐水，加能量合剂：也可给予胰岛素、VitC。3. 过度兴奋给镇静剂，昏睡者给适量兴奋剂；必要时注射强心剂。4. 服通用解毒剂，必要时给氧。预防感冒。5. 芫花15g水煎，立即服可解毒，金银花15g，连翘15g，绿豆衣30g，甘草15g，水煎分2次服。
菟丝子		同马桑。	同马桑。

笔记

（续表）

品名	毒性成分	中毒症状	解救方法
使君子	使君子钾、软脂酸	内服过量，轻者呃逆、恶心呕吐、眩晕、腹泻等，如与热茶、热药同服，可发生剧烈的腹痛腹泻，炒食也宜放冷再食．严重时出冷汗、四肢发冷、头痛、抽搐、惊厥、呼吸困难、血压下降等，可因呼吸麻痹而死亡。有报道服大量生品而致过敏性肾炎。	1. 早期催吐，用1:5000高锰酸钾洗胃。2. 静滴10%葡萄糖或5%葡萄糖盐水。3. 持续性呃逆，肌注或口服氯丙嗪，惊厥或抽搐时用10%水合氯醛、安定；呼吸困难时用尼可刹米、山梗茶碱，肾脏毒性及体温升高者，可用抗生素、激素。4. 使君子果壳30g煎水当茶饮，可解毒：绿豆60g，甘草30g，煎水内服。
半夏	β-谷甾醇、胆碱、烟碱葡萄糖苷	半夏中毒后首先出现口舌麻木、咽喉干燥、胃部不适等症状，继而喉舌肿胀、灼痛充血、流涎、呼吸迟缓、声音嘶哑、语言不清、吞咽困难，剧烈呕吐、腹痛腹泻、头痛发热、出汗、心悸、面色苍白、脉弱无力、呼吸不规则，严重者抽搐、喉部痉挛，最后死于呼吸麻痹。	1. 立即用1:5000高锰酸钾或3%～5%鞣酸或浓茶洗胃。服硫酸钠25～30g导泻。2. 内服蛋清、牛奶、稀粥、面糊、果汁、稀醋等。3. 醋30～60ml，加姜汁5ml，1次内服，也可饮糖姜汤或服蜜饯姜片。4. 生姜汁5ml，白矾末9g，调匀即刻服下，生姜30g，防风60g，绿豆30g，甘草15g加水煎至300ml，先含漱一半、后内服一半。
蛇莓	亚油酸、甾醇类	误食或超量服用蛇莓后，首先皮肤出现紫癜、鼻出血，严重者呼吸急促，紫斑遍布全身，鼻衄频繁，甚至口中大量涌血、面色苍白、心率加快、心音低钝、心尖区可闻Ⅱ～Ⅲ级收缩期杂音、脉细弱，两肺可闻干性啰音、腹胀，红细胞、血小板、血红蛋白等大量损失、病情危重。	1. 催吐、洗胃、导泻。2. 静滴10%葡萄糖加氢化可的松。3. 用止血剂并输血。4. 用能量合剂并吸氧。
芫花	芫花素、羟基芫花素	恶心呕吐、腹痛腹泻、头晕头痛、痉挛、抽搐、出血性下痢、尿少尿闭，严重者昏迷及呼吸衰竭，脱水。外用中毒可引起局部组织发红、渗出液增加、起泡、糜烂甚至坏死。	1. 洗胃、导泻、口服鞣酸蛋白或阿拉伯胶浆；输液。2. 腹痛剧烈时，皮下注阿托品0.5mg。3. 纠正水、电解质平衡。4. 吃冷冻的粥，大量饮服冷浓茶。
甘遂	γ-大戟甾醇、甘遂甾醇	中毒后0.5～2h发病表现为腹痛、腹泻，水样大便、里急后重。如用量大，对肠壁腐蚀，出现霍乱样米汤状大便、恶心剧烈呕吐、头痛头晕、心悸、血压下降、脱水、呼吸困难、脉搏细弱、体温下降、谵语、发绀，最后发生呼吸或循环衰竭而死。	1. 先用温开水洗胃，再服通用解毒剂，硫酸钠导泻及高位灌肠。2. 输液，腹痛剧烈肌注哌替啶50～100mg；中毒后0.5～1h给10%氢氧化铝凝胶10～15ml；呼吸循环衰竭时，给兴奋剂或强心剂，如尼可刹米，洋地黄制剂，必要时给氧、输血、人工呼吸、心脏按压等。3. 鸡蛋清半碗灌服，黄豆杆烧灰，取约15g冲服，大黄叶30g，黑豆15g，水煎至300ml，1次顿服。
白牡丹	肌松素（兰雪精）、3-氯矾松素	本品接触皮肤，其液可引起红肿、脱皮、甚至糜烂，鲜品中毒引起口腔、胃肠道黏膜强烈刺激，呕吐、疼痛、消化道出血、下泻。孕妇误食或置入子宫引起流产、吸收后导致呼吸、循环系统的变化，严重时衰竭致死。	1. 皮肤接触中毒可用清水或硼酸水洗涤，糜烂时可用硼酸软膏敷患处。2. 口服中毒者，服蛋清、糖水、活性炭或通用解毒剂。3. 输液、出现麻痹可给强心兴奋剂，孕妇有流产征兆时，可用VitE、黄体酮等保胎。4. 用白糖或蜂蜜冲开水、饱饮为度，金银花12g，甘草6g，防风9g，用清水2碗煎至1碗半，加蜜糖冲服。
牛皮消	萝䕷毒素、皂苷	中毒潜伏期2～4h，恶心呕吐、流涎、癫痫样痉挛、心跳缓慢、血压下降、呼吸困难。	1. 催吐、洗胃、导泻，之后给蛋清、牛奶、阿拉伯胶浆等保护胃黏膜。2. 静脉输入5%葡萄糖盐水。3. 防痉挛，可口服镇痛剂，如痉挛已发生，可肌注苯巴比妥纳，也可针灸。4. 甘草90g，煎汤当茶饮。

（续表）

品名	毒性成分	中毒症状	解救方法
甜瓜蒂	甜瓜蒂苦味素	中毒表现为剧烈呕吐，胃部灼痛，呕吐物含血及胆汁，继则引起腹泻、粪便呈水样，甚者脉搏细弱，血压下降，昏迷、最后死于呼吸麻痹。	1. 用1:2000高锰酸钾洗胃，并给活性炭口服。2. 静脉补液，纠正水电解质平衡及促进毒物排泄。3. 对症处理，防止呼吸衰竭。
青木香	马兜铃酮、马兜铃酸	恶心、呕吐、出血性下痢、头晕、全身痉挛、瞳孔先大后小、肌肉松弛、呼吸抑制、蛋白尿、血尿、最后心跳停止。	1. 早期催吐，用0.5%鞣酸洗胃。2. 给维生素 B_1；静脉输液；大量饮浓茶、口服食醋。3. 甘草、绿豆各30g水煎服；车前子30g，大黄12g（后下），大青叶15g，枳壳9g，厚朴9g，甘草6g，水煎服。
土木香	土木香内酯及其衍生物	四肢痛、吐泻、眩晕及皮疹等。	催吐、洗胃、导泻，其他对症治疗。
天名精	天名精内酯、天名精酮	恶心呕吐、食欲不振、头晕头痛、四肢软弱无力不能行走、说话困难、严重时引起阵发性痉挛、抽搐可致死亡。	1. 用手指、羽毛等催吐、然后洗胃，再服药用炭30g。2. 输液、对症治疗。3. 甘草30g，绿豆30g，煎汤当茶饮；制马钱子粉0.3g冲服，天麻9g，制南星9g，甘草9g，水煎服。
千金子（续随子、半枝莲）	千金子甾醇	潜伏期1～3h，剧烈呕吐、腹痛、腹泻、头晕、头痛，烦躁不安、体温升高、出汗、心慌、心跳、血压下降、严重者呼吸循环衰竭。	1. 用温开水反复洗胃后服活性炭。2. 口服硫酸钠导泻。3. 静脉输液，服淀粉糊，蛋白、牛奶，氢氧化钠凝胶，剧烈腹痛服复方樟脑酊。4. 板蓝根30g，绿豆30g，黄豆15g，水煎服；黄柏15g，石槲30g，山栀子9g，石槲30g，山栀子9g，黑豆15g，水煎服。
榧子	含脂肪油	头晕、恶心、呕吐。口干，疲乏，全身无力，睡眠差、烦躁不安、便秘食欲减退，个别人心肌供血不足，气促呼吸困难、腰腹痛、口唇发绀、四肢毛细血管扩张，皮肤有紫斑。	按一般原则对症处理。注：榧子皮反绿豆能杀人（物类相感应）。

第八节　含挥发油类可致中毒的中药

含挥发油类可致中毒的中药

品名	毒性成分	中毒症状	解救方法
细辛	挥发油（甲醚丁香酚、黄樟脑油）	头痛、气急，呕吐、烦躁、出汗、颈项强直、毛发竖立、口渴、脉速、体温及血压升高、瞳孔轻度散大、面色潮红、肌肉震颤，全身紧张、如不及时进行治疗，可迅速转入痉挛状态、牙关紧闭、角弓反张、意识不清、四肢抽搐、眼球突出、神志昏迷、尿闭、最后死于呼吸麻痹。	1. 早期可催吐，然后用1:4000高锰酸钾洗胃，继服通用解毒剂。乳汁或鸡蛋清。2. 静滴10%葡萄糖，内加VitC。3. 惊厥、痉挛，狂躁时，给阿米妥钠，也可用安宫牛黄丸。4. 尿闭时导尿或口服双氢克尿噻。5. 内服绿豆汤。
白芷	挥发油、比克白芷素、比克白芷醚	中毒后首先出现恶心，呕吐，头晕，气短、心慌、大汗淋漓、血压升高，烦躁不安、惊厥，强直性或间歇性痉挛、呼吸困难、心前区疼痛，最后死于呼吸中枢麻痹。	1. 用1:2000高锰酸钾洗胃，并用硫酸钠导泻。也可用元明粉8g，冲服，促进毒物排出。2. 静输葡萄糖盐水。3. 酌用苯巴比妥及氯丙嗪。

笔记

（续表）

品名	毒性成分	中毒症状	解救方法
艾叶	挥发油（水芹烯、荜澄茄烯、侧柏醇）	一般内服0.5～1h即在尿内发现艾的成分，最先出现的是咽喉部干燥、胃肠不适、疼痛、恶心、呕吐等刺激症状，继而全身无力、头晕耳鸣，四肢震颤、随后局部乃至全身痉挛多次发作后导致谵妄、惊厥、甚至瘫痪。数日后出现肝肿大，黄疸，胆红素尿、尿胆原增多等现象。多次痉挛造成健忘、幻觉等后遗症。慢性中毒有感觉过敏、共济失调、幻想、神经炎、癫痫样惊厥等。孕妇可发生子宫出血及流产。	1. 出现抽搐者，让其吸入乙醚，或给苯巴比妥、安定等镇惊，待惊厥控制后，用1:5000高锰酸钾洗胃，硫酸镁导泻，再服活性炭，以吸收残留之毒物。2. 出现痉挛性惊厥时，加用牛黄0.6g冲服。3. 腹痛腹泻时皮下或肌注阿托品1mg，每日3～4次。4. 中毒性肝炎时，可静滴10%葡萄糖注射液500ml，加入氢化考的松100mg，并口服$VitB_1$及VitC、肝泰乐等。5. 局部刺激症状可用雷公藤、虎杖、乌柏各60g，加水1kg，煎成0.5kg，过滤，用纱布条湿敷。6. 其他对症治疗，为避免刺激，可将病人移至光线较暗的室内。
樟木	樟油、樟脑	口腔、咽及胃有烧灼感、恶心呕吐、呼气及呕吐物有樟脑气味，流涎、腹痛、腹泻。樟脑油或樟脑中毒的突出症状是兴奋和癫痫样惊厥，开始时中枢兴奋、烦躁不安、头痛、头昏、耳鸣耳聋、前庭功能紊乱，可产生幻觉、幻想、如酒醉样酩酊状态；继出现腱反射亢进、瞳孔放大、眼球震颤、共济失调、阵发性抽搐和肌肉强直。有的病人颜面潮红、脸色苍白或淡蓝、体温升高、血压升高、猩红热样皮疹、脉搏加快、泌尿道有针刺痛感、少尿或无尿、尿有樟脑味；严重者出现意识丧失和癫痫样惊厥，随即转为昏迷、休克、皮肤冰冷、呼吸浅而慢、最终因呼吸或循环衰竭而死。	1. 口服中毒者，在催吐后用温开水或0.5%～1%活性炭混悬液洗胃，待洗胃液彻底吸出后服蛋清，淀粉糊等。2. 服硫酸钠30g导泻。3. 静注5%葡萄糖盐水。4. 抽搐时可用巴比妥类或安定。水合氯醛；呼吸障碍者给氧，必要时人工呼吸，但不能用阿片类药物。5. 忌用油剂，乳汁及忌饮酒类，因此类物质能溶解未排出的樟脑，增加吸收。6. 当归9g，大黄9g（后下），玄明粉9g（冲服），龙骨9g，滑石15g，甘草6g水煎服。
丁香	挥发油（丁香油酚、乙酰丁香油酚）	呼吸困难、下肢无力、呕吐、胃出血、肝肿大、严重时下肢麻痹、昏睡、尿失禁、血尿。	1. 洗胃、导泻、内服活性炭混悬液。2. 静脉输液，并加VitC。3. 半边莲12g，茶叶10g，五味子6g，人参6g（先煎）、麦冬12g，水煎服。
石菖蒲	挥发油	抽搐、外界刺激可诱发和加剧，最后死于强直性惊厥。	1. 早期催吐、洗胃，导泻。2. 静脉输液。3. 皮下注射麻黄碱。
侧柏叶	挥发油（侧柏烯、侧柏酮）	剧烈腹痛伴腹泻、口吐白沫、呼吸困难、肺水肿、强直性或阵挛性惊厥昏迷、循环及呼吸衰竭。	1. 催吐、洗胃、口服通用解毒剂及润滑剂。内服蛋清、乳汁、淀粉糊。2. 静脉输液、速度宜缓。
肉桂	挥发油（含桂皮酚及乙酸桂皮酯）	头昏眼花、眼胀、眼涩、咳嗽、尿少、干渴、尿道灼热感、脉洪大。对外界刺激反应敏感、死后见肠胃道发炎与腐蚀现象。	催吐、洗胃、导泻、输液、其他对症治疗。
水蓼	挥发油（水蓼二醛、异水蓼二醛）	超量中毒后发生心痛，家畜中毒胃肠和膀胱发炎、血尿，严重者痉挛及麻痹而死。	按一般原则处理。
薄荷	薄荷醇、薄荷酮	恶心呕吐、眩晕、眼花、手足麻木、血压下降、昏迷，可于数小时内恢复。	1. 洗胃，用盐类泻药导泻，禁用油类。2. 静脉输液，大量饮水。3. 给$VitB_1$、$VitB_6$、VitC；对症治疗及支持疗法。

（续表）

品名	毒性成分	中毒症状	解救方法
桉叶	挥发油（1、8－桉叶素、蒎烯）	上腹部烧灼感，恶心呕吐、眩晕、体乏无力，皮肤苍白或青紫、四肢冷、脉速、昏沉欲睡、谵妄惊厥、呼吸中有强烈桉叶油气味，可持续1～2天，有时尿粪中也有。敏感者可致皮炎。有报道，致死者服桉叶油最小量为3.5ml。	1. 催吐，洗胃，导泻，内服乳汁、活性炭或通用解毒剂。2. 静脉输液，对症治疗。
土荆芥	土荆芥油、驱蛔素、聚伞花素	恶心呕吐、头晕、头痛，腹痛、视力障碍，感觉异常、肾脏受损，严重时谵妄、惊厥、瘫痪、血压下降、昏迷、呼吸中枢麻痹而死。如能恢复，可遗留永久性的听力、视力障碍、轻度瘫痪、多发性神经炎。此外可有幻觉、黄疸、血尿、蛋白尿、管型尿及腰痛等。	1. 用1∶5000高锰酸钾洗胃，之后服通用解毒剂，再服硫酸钠20g导泻。2. 用天名精60g，大黄18g（后下），玄明粉12g（冲服），煎汤即服，以促毒物排出。3. 静滴5%葡萄糖盐水，肌肉痉挛时肌注阿托品，呼吸抑制时给呼吸中枢兴奋剂，必要时给氧，抽搐、惊厥时给巴比妥类，听力和视力障碍时给 $VitB_1$、$VitB_6$ 或肌注胎盘注射液。4. 肝肿大、昏迷时，静滴谷氨酸钠，肌注或穴位注射 $VitB_{12}$，并口服强的松。
大蒜	挥发油（蒜素、大蒜辣素）	头痛，头晕，恶心呕吐、腹痛腹泻、面色苍白、食欲不振、全身软弱无力、失眠、呼吸困难等。	1. 早期催吐，用1∶4000高锰酸钾或0.5%～1%碳酸氢钠洗胃。2. 内服鞣酸蛋白、阿拉伯胶、乳汁、蛋清或淀粉糊。3. 输5%葡萄糖盐水。4. 腹痛剧烈时，内服颠茄合剂、硫酸阿托品。5. 大量饮浓茶或甘草绿豆汤。
白瑞香	瑞香脂	恶心呕吐、头晕、口苦、胃部不适、便血、吸收后体温升高，过度兴奋，脉速、呼吸困难，最后死于虚脱。	1. 催吐、洗胃，导泻，内服蛋清、牛奶、鞣酸蛋白、阿拉伯胶浆等。2. 输液；体温高者给解热药。
松香	松香酸、松香酸酐、树脂烃	口腔、胃灼痛，口渴、恶心、呕吐，腹泻、腹绞痛、头痛、眩晕、兴奋、谵妄，共济失调、瞳孔缩小、惊厥、昏迷、休克、肺水肿、蛋白尿、尿痛、糖尿、尿检查有红细胞管型。	1. 服液体石蜡200ml；继用温开水或12%碳酸氢钠洗胃，服盐类泻剂；内服蛋清、米糊、豆浆等。勿给油类。2. 输液、适当多饮水。3. 腹部如持续绞疼，可内服复方樟脑酊或肌注哌替啶；有肾功能衰竭应及早治疗，并用抗生素控制感染。

第九节　含酮、酚、糖、酶类可致中毒的中药

含酮、酚、糖、酶类可致中毒的中药

品名	毒性成分	中毒症状	解救方法
地瓜（子）	鱼藤酮、豆薯酮、12－α羟基豆薯酮、地瓜酮、豆薯苷	潜伏期短者数分钟，长者可达数小时，最先出现恶心呕吐、头晕、腹痛腹泻、全身软弱无力、站立不稳、四肢发麻、肌肉松弛；重者发热、抽搐、体温下降、尿失禁、皮肤苍白、口干、四肢末端发凉、血压下降、昏迷、休克、呼吸困难、双吸气，最后呼吸衰竭、心跳停止。	1. 催吐、洗胃、导泻，如已出现休克，应先行枪救。2. 静输5%葡萄糖盐水或10%葡萄糖。3. 肌注或皮下注射新斯的明。4. 对症治疗。
白扁豆	胰蛋白酶抑制物、淀粉酶抑制物，氰苷	恶心、呕吐、腹痛、腹胀、腹泻。部分病人诉头昏、头痛。	1. 对症处理。2. 输液。3. 补充维生素。

笔记

（续表）

品名	毒性成分	中毒症状	解救方法
棉花子	棉子酚	潜伏期短者4h，长者1周，一般2～4天，发病的缓急，症状的轻重与食用的方法有关，若棉子饼先经炮制或炒熟后再与面粉混合烙饼吃。症状很轻，一般食后稍有头晕、头痛、便秘，若将生棉子不经炒或泡即烙饼时，除上述症状外，还出现恶心、呕吐、食欲不振、胃部烧灼感、腹部不适、腹痛腹泻、疲乏无力、精神萎靡、胃肠出血、四肢发麻、烦躁不安、流涎、黄疸、肝大压痛、嗜睡、昏迷抽搐、肺水肿、肝肾功能不全、心动过缓、血压下降、尿毒症等．最后死于呼吸循环衰竭。气温升高可诱发毒性症状发作、夏季中毒可出现高热、乏力，无汗或少汗、皮肤发红、伴有难忍的针刺、烧灼感、瘙痒及心慌气急、胸闷、口唇及肢体麻木，有的病人眼花、流泪、头晕、头痛，在日光下上述症状更重，并伴面部浮肿。如孕、产期段哺乳期妇女则肢体严重麻木，并伴有多饮，多尿、软瘫等症状，由于多尿、可排出大量电解质，使血中钾、镁、钠、钙显著降低。如不及时补充，可致心脏停搏，或呼吸肌麻痹而危及生命，长期服用粗制棉籽油，可使男性精子生成受阻以致绝育，使女子闭经等。	1. 早期催吐、洗胃，导泻。2. 输液、加入大量VitC；轻症多饮糖水。3. 在心电图监护下，以血钾测定值为参考，进行补钾。4. 服通用解毒剂及活性炭末。5. 肌注二巯基丙磺酸钠250mg，每日1次，3天为1疗程，3天后停药3～7天，再进行第2疗程。必要时进行第3、第4疗程。6. 如昏迷、呼吸困难、循环衰竭时，应用中枢兴奋剂；肢体麻木用氢溴酸加蓝他敏作穴位注射治疗；面部浮肿可用抗组胺药；高热应避免日光照射，或用物理方法降温，并酌用退热药；女性生殖系统损害，可用雌激素及黄体酮。7. 口服甘草绿豆汤或益元散解毒。8. 抽搐及昏迷时服安宫牛黄丸，或肌注静注安宫十黄针（醒脑静）。9. 生石膏18g，水煎服。
漆树	木斛毒素、漆酚	皮肤接触树脂可使红肿、痛痒、出现水泡等。内服中毒引起强烈刺激、呕吐、疲倦、腹泻、口腔炎、溃病、并可出现浮肿，以颜面、手背、小腿处最为严重，个别病人皮肤起水泡，瘀斑、溃烂等症状，严重者瞳孔散大、惊厥、中毒性肾病、蛋白尿、管型、红细胞等。	1. 皮肤红肿，痒痛可用肥皂水或碳酸氢钠溶液洗涤，同时内服抗过敏药。2. 捣烂半熟的韭菜加生油少量涂敷。3. 生姜烤过切片蘸食盐涂擦，局部也可用2%硼酸水湿敷，或用炉甘石洗剂外擦。4. 淘米水洗涤，之后可涂考的松膏。5. 口腔炎可用碳酸氢钠液漱口，并涂以1%龙胆紫液。6. 大量饮水及蛋清、面糊、活性炭、注射或内服葡萄糖酸钙，同时加服 $VitB_1$、VitC；肾病早期可用利尿剂，血管解痉剂；必要时可用激素；酌用止痛剂。7. "纲目"称"凡人畏漆者，嚼蜀椒涂口鼻则可免"，"生漆疮者，杉木汤、紫苏汤、漆姑草汤、蟹汤浴之皆良"。
盐肤木	漆酚、鞣质	口腔黏膜肿痛、糜烂、溃疡及恶心、呕吐、腹泻。肾脏损害尿中出现蛋白、管型，红细胞等。接触皮肤则引起皮炎。	1. 口腔炎用4%碳酸氢钠液洗涤、涂以1%龙胆紫；吐泻严重者针灸、输液。2. 皮炎而有渗液时可作冷湿敷，红肿用肤轻松软膏。
魔芋	葡聚糖、葡酸苷、生物碱	一般食后0.5～3h发病，开始咽喉和胃肠有烧灼感，舌咽部灼热、痒痛，肿大，继之流涎、恶心、呕吐、腹痛、语言不清、舌运动不灵活、出汗、心慌气急、面色苍白、脉弱无力惊厥、呼吸不规则，最后死于呼吸中枢完全麻痹。	1. 用1:2000高锰酸钾洗胃或2%～5%鞣酸溶液也可，之后服通用解毒剂。2. 服盐类泻剂和硫酸钠；服蛋清、鞣酸或稀醋。3. 输液，用醋50～100ml，加生姜汁少许，内服一半，含漱一半，生姜100g，捣汁，一半含漱，一半内服。4. 生姜30g，防风60g，甘草15g用4碗清水煎成2碗，先含漱一半，后内服一半；绿豆15g，生姜30g，白矾6g，甘草15g，水煎2次，合在一起，每2h服1次，2次服完，连服3～5剂。5. 皮肤中毒可用水或稀醋，鞣酸洗涤。

（续表）

品名	毒性成分	中毒症状	解救方法
牛筋草	硝酸盐、亚硝酸盐	恶心、呕吐、头痛、腹痛、腹泻。	1. 早期以1:2000高锰酸钾或1%～2%鞣酸洗胃，内服硫酸镁或硫酸钠导泻。2. 输液；呕吐严重时，服冬眠灵25～50mg，每日2～3次，腹痛腹泻剧烈时，口服盐酸黄连素片0.3g，每日3次，连服2～3天。3. 陈皮9g，半夏9g，茯苓9g，乌药9g，木香6g（后下），甘草9g，水煎服。
蜂蜜	蜜蜂采制有毒植物的花粉后酿制的蜂蜜则带有毒性	头晕、头痛、恶心、呕吐、发热、腹痛、腹泻、心悸、呼吸困难、暂时性失明、甚至促成血压下降，严重者死亡。	1. 催吐、洗胃、导泻。2. 输液。
番木瓜（木瓜）	番木瓜碱、木瓜蛋白酶	头痛、头晕、恶心、呕吐，呼吸困难，心跳心慌、惊厥、抽搐、终因呼吸麻痹、心脏衰竭而死。	1. 洗胃、导泻。2. 输液，对症治疗。
两面针	根皮含布枯素	超量内服引起头晕、眼花、呕吐 毒性成分主要为氯化两面针碱；氧化两面针碱、二氢两面针碱、6－甲氢－5，6－二氢白屈菜红碱、α－别隐品碱、菌芋碱，可致周围神经系统和中枢神经系统的损害。重度两面针中毒，昏迷、抽搐、呼吸心跳骤停。	1. 催吐、洗胃、导泻。2. 口服糖水或输液。3. 立即行口对口人工呼吸，胸外心脏按压，静脉推注肾上腺素2mg、可拉明375mg×2支、洛贝林3mg、地塞米松20mg，约3min后患者心跳恢复，但无自主呼吸。继续行口对口人工呼吸，后行气管插管，上呼吸机维持呼吸，并连续给药5%碳酸氢钠100ml、5%葡萄糖氯化钠250ml加可拉明375mg×5支、洛贝林3mg×5支，静脉滴注。自主呼吸恢复后，补液，补充电解质、胞二磷胆碱及神经细胞生长素，预防感染及对症处理。

第十节　含毒蛋白可致中毒的中药

含植物毒蛋白可致中毒的中药

品名	毒性成分	中毒症状	解救方法
蓖麻子	蓖麻碱、蓖麻毒蛋白、脂肪酶	潜伏期较长，食后3h～3天发病，消化道表现恶心、呕吐、咽喉及食管有烧灼感、头痛、体温上升、白细胞增多、无尿、冷汗、黄疸、频发痉挛、虚脱、血性粪便、脱水、酸中毒、电解质紊乱、惊厥、血压下降、休克、嗜睡，严重者出现抽搐，昏迷、牙关紧闭，死于心力衰竭，少数病人死于尿毒症。多在中毒后6～8天发生。 尤其是蓖麻毒素可损害肝脏、肾脏等实质细胞，使之发生细胞肿胀、出血及坏死等，并有凝集、溶解细胞的作用，引起急性中毒性肝炎、中毒性肾病、出血性胃肠炎，也可引起呼吸及血管运动中枢麻痹，以致发生呼吸循环衰竭。	1. 用1:4000高锰酸钾或活性炭洗胃，口服5mg酒石酸锑钾催吐；硫酸镁泻，或高位灌肠；口服牛奶、蛋清、冷米汤、淀粉糊或阿拉伯胶浆。2. 输葡萄糖盐水或乳酸钠，并给止吐剂，心衰时用强心剂，对症治疗。3. 每日口服苏打10～15g，以便防止血红蛋白或其产物在肾中沉淀。必要时皮下注射抗蓖麻毒血清并输血。出现溶血时用激素，并给补血药。4. 禁食油腻、脂肪食物。5. 鲜仙人掌30g，捣烂如泥，加适量肥皂水灌肠；防风30g，甘草15g，水煎至200ml，1次服。

笔记

（续表）

品名	毒性成分	中毒症状	解救方法
巴豆	巴豆油、巴豆毒素、巴豆苷	皮肤接触后能引起急性炎症，24h后发泡，感到灼痛、眼、鼻等接触后亦引起急性炎症，如内服首先感到口腔灼痛，咽喉肿痛、恶心呕吐、腹绞痛、吐出血样物、大便水样或米汤样并带血、里急后重。由于剧烈泻下，肠壁腐蚀糜烂引起脱水，刺激肾脏引起血尿、尿闭，后期呼吸困难、脉搏细弱、体温下降、谵语、发绀，死于呼吸循环衰竭。	1. 中毒早期刺激咽部或注射阿朴吗啡催吐；用1:5000高锰酸钾洗胃，或橄榄油或温开水洗胃，若口腔黏膜有水泡则不宜洗胃，洗胃后服活性炭或服用解毒剂。2. 服冷稠米汤，或面糊、蛋清、牛奶、豆浆、鞣酸蛋白、阿拉伯胶浆或大豆煮汁，服芭蕉叶根捣汁，或花生油60～120g或绿豆120g煎汤内服。3. 未发生下泻者给硫酸钠导泻。4. 静注，大量饮水。5. 黄柏、黄连或菖蒲煎汤冷后内服，也可用菖蒲15g，苦参12g加水煎至200ml，4h 1剂，共服3～4剂；板蓝根120g，水煎服。6. 皮肤红肿灼痛用黄连1.5g，泡水搽之即消；发泡时用3%硼酸水外敷；入眼引起角膜炎，结膜炎可用5%黄连汤洗眼。大豆500g煮汁饮服；或捣烂芭蕉叶榨汁饭后服。
相思子	相思子碱、相思子酸、相思子毒蛋白	食欲不振、恶心呕吐、腹痛、腹泻、呼吸困难、皮肤青紫、浆膜有点状出血，淋巴结肿大、脾脏肿大、颜色变深、少尿、血尿、循环衰竭、最后死于呼吸窒息。	1. 催吐、洗胃、导泻，内服润滑剂、牛奶、蛋清。2. 注射相思子毒蛋白抗毒素。3. 输液或每口服小苏打5～15g。4. 必要时给氧，输血，用中枢兴奋剂，人工呼吸。5. 催吐效果不佳，可口服胆矾末15g，然后用手指刺激咽喉，催吐，并口服元明粉18g，促使毒物排出。6. 仙人掌30g，捣烂口服，加适量肥皂水灌肠。
河豚	河豚毒素、河豚酸	河豚中毒潜伏约0.5～3h，最初感觉胃部不适、恶心、呕吐、腹痛、腹泻，大便可带血，随后出现口唇、舌尖和肢端麻木，直至扩展为全身麻木、四肢无力、共济失调、眼睑下垂、肌肉软瘫，腱反射减弱或消失，心律失常，心电图可出现不同程度的传导阻滞，呼吸浅且不规则。严重者呼吸困难、发绀，瞳孔先缩小而后散大或两侧不对称、血压下降、言语障碍、昏迷，最后常死于呼吸中枢麻痹或房室传导阻滞，死亡率高达50%。同时从实验和检查中得知毒物在体内不会迅速破坏，其作用可持续达1～2天之久。河豚毒素鉴定方法：1. 样品处理：取胃内容物、呕吐物或切碎的残存食物，常温下浸渍过滤，滤液加适量醋酸铅，除沉淀，再通硫化氢去剩余的铅，再过滤滴加磷钼酸液，使胆碱等物沉淀并过滤，滤液真空干燥，所得残渣用无水乙醇浸渍2次，此无水乙醇不溶的黄色残渣即为粗制河豚毒素。2. 鉴定方法：取上述残渣少许，溶于硫酸后加重铬酸钾少许，如为河豚毒素即呈绿色。取残渣少许加水适量溶解，煮沸2分灭菌，冷后注射青蛙，如有河豚毒素存在，青蛙呈麻痹状态，最后呼吸麻痹而死。磷钼酸液配法：钼酸15g及磷酸钠7.5g，加水50ml，加热煮沸至完全溶解，加85%磷酸30ml，冷却，加水定溶至100ml。	1. 立即催吐，刺激咽部效果不好时，可口服1%硫酸铜50～100ml，必要时可皮下注射盐酸阿朴吗啡5mg。2. 用5%碳酸氢钠洗胃；输高渗葡萄糖；呼吸障碍者给予氧气吸入，并给呼吸兴奋剂，呼吸衰竭时可试用较大量的硫酸阿托品或并用解磷定。3. 肌注 $VitB_1$、$VitB_1$ 2针；肌肉麻痹时，肌注1%盐酸士的宁，每日3次，或口服甲硫氨酸3g，每天3～4次；心衰时用西地兰。4. 血压下降用去甲肾上腺素1～2mg；呕吐不止时给颠茄类制剂；腹痛剧烈时内服复方樟脑酊；惊厥时给镇惊剂。5. 鲜芦根1.5kg，捣汁服，紫苏30g，水煎服，白茅根120g，白糖15g，水煎服；甘草60g，1次煎服；至宝丹1次1粒，每日2次，人事不省的，可用温水鼻饲。
金环蛇	神经毒和心脏毒	同眼镜蛇。	同眼镜蛇。

（续表）

品名	毒性成分	中毒症状	解救方法
麻疯树	种子油毒蛋白（麻疯树毒素）	可引起溶积压，并抑制心肌和呼吸中枢上腹部有烧灼感、腹泻、恶心呕吐、血尿、尿闭、呼吸困难，严重者可引起呼吸、循环衰竭、肾功能衰竭死亡。	1. 早期1:4000高锰酸钾或温开水洗胃，之后服活性炭末；内服鞣酸蛋白、蛋清、阿拉伯胶浆。2. 必要时用呼吸兴奋剂、阿托品、吗啡。3. 服蜜糖、饮盐水。4. 寒水石60g，煎汤服或甘草60g，煎汤服。5. 催吐、导泻、补液，生理盐水或5%葡萄糖盐水静滴，碳酸氢钠静脉滴注或口服碳酸氢钠，纠正水电解质及酸碱平衡。6. 出现血红蛋白尿时，用20%甘露醇利尿，用5%碳酸氢钠150ml碱化尿液，保护肾功能，外加对症治疗。
天花粉	皂苷、植物蛋白	注射后，通常6~8h出现发热、头痛、咽喉痛、关节酸痛、精神萎靡不振、食欲减退，白细胞总数增高、颈项活动不利。局部出现疼痛及红斑，也可出现恶心呕吐、皮疹、荨麻疹、血管神经性水肿、胸闷、气急、肝脾肿大，甚至发生过敏性休克。用天花粉引产后的血量大部分病例在50ml之内，偶有出血量达1000ml以上。并发症有上呼吸道出血，淋巴结肿大，阴道壁撕裂，盆腔感染等，心电图检查有S—T段降低，偶有发生Ⅲ度房室传导阻滞。	1. 热度过高可内服退热药或肌注退热剂。2. 皮疹及哮喘时，用激素或抗过敏药，中药可用黄芩9g，紫菀12g，冬花12g，龙葵15g，防风6g，地肤子9g，甘草6g，水煎2次服，连服2~4剂。3. 休克时，按一般原则抢救；淋巴结肿大可内服消炎药，或服五味消毒饮，局部用金黄散；盆腔感染酌用抗菌剂。4. 心动过速奔马律时，用地塞米松5~10mg，或氢化可的松100~300mg，加入5%葡萄糖液内静滴；有Ⅲ度传导阻滞者，除用肾上腺皮质激素外，可选用异丙肾上腺素、阿托品等。5. 对症治疗。
蟾酥	蟾毒配基类化合物、吲哚类生物碱	中毒后0.5~1h出现症状，也有达2h的，开始时上腹不适，继则恶心呕吐、口唇和四肢麻木、头昏嗜睡、流涎、口腔黏膜有白色块，部分病人有腹痛、腹泻、水样便。心悸、心跳慢，或呈窦性心动过速伴窦性心律不齐，心电图示ST段斜形下垂，T波低平或倒置，并可相互融合、与洋地黄相似。重者出现窦房传导阻滞、心房颤动和室性心动过速，严重的传导阻滞可导致阿斯综合征。病人可见烦躁不安、抽搐、昏迷、面色苍白、四肢厥冷、体温不升、出汗，脉搏细弱、口唇发绀、血压下降、最后呼吸循环衰竭。蟾蜍浆汁溅入眼内可致眼损伤，起初立即感到剧痛难忍、流泪不止、眼睑肿胀、畏光、眼球结合膜充血、并可致角膜溃疡。其损伤的性质类似化学性损伤及异性蛋白过敏。后期可形成球结膜下淋巴组织增生性慢性炎症改变。鲜蟾蜍皮外敷时，除发生全身中毒症状外，尚可引起荨麻疹样皮疹。另外尚可发生剥脱性皮炎。	1. 早期先行催吐，后用1:4000高锰酸钾洗胃，硫酸镁导泻，必要时高压灌肠，再进食蛋清等润滑剂，并大量饮水及浓茶。2. 输液，并补充大量$VitB_1$、$VitB_6$和VitC，有尿后可于输液中加入适量氯化钾。3. 应用阿托品，以抑制迷走神经兴奋带来的房室传导阻滞和心律失常，成人每次0.5~1mg，静注或肌注，每日3~4次，显效为止，必要时加用异丙肾上腺素；室性心动过速时用利多卡因。4. 呼吸衰竭或循环衰竭时参见有关章节抢救。5. 惊厥时用安定或巴比妥类。6. 蟾蜍误入眼中，应先用大量冷开水冲洗，再用紫草汁洗涤和点眼。也可用生理盐水或3%硼酸水冲洗，并酌用抗生素滴眼，或可的松滴眼，口服$VitB_1$、$VitB_2$、VitC及VitA、VitD等。7. 鲜芦根120g，捣汁内服。8. 大量饮浓茶。9. 甘草、黄连、绿豆、茶叶适量，煎汤频服。
蝮蛇	出血因子HR－Ⅰ及HR－Ⅱ、蛋白酶	恶心、呕吐、多汗、面色苍白、心率加速、四肢厥冷、血压下降、休克、酸中毒、急性肾功能衰竭、呼吸困难，循环衰竭而引起死亡。	1. 催吐、导泻、洗胃、服活性炭或通用解毒剂。2. 输液，同时加入氢化考的松200~400mg，休克时输入低分子右旋糖酐，血浆或其代用品，酌用升压药，呼吸抑制时给呼吸兴奋药物和吸氧。3. 中毒严重时，给能量合剂，VitC 3g，氯化钾1g加于10%葡萄糖液内静滴。4. 服南通蛇药片。5. 半枝莲30g，七叶一枝花9g，白花蛇舌草60g，紫花地丁45g，半边莲12g，水煎服，每日2次。

笔记

（续表）

品名	毒性成分	中毒症状	解救方法
全蝎	蝎毒、三甲胺	头晕、流涎、头痛、四肢强直性痉挛，心悸、心慌，血压一时性下降，有的甚至血压暂时上升但接着出现血压持久性下降，呼吸困难、发绀、昏迷，最后死于呼吸麻痹。	1. 尽早用1:5000高锰酸钾洗胃，然后内服活性炭20~30g。2. 输液，肌注阿托品并补充钙剂。3. 口服元明粉18g，促进毒物排出。4. 金银花30g，半边莲9g，土茯苓15g，绿豆15g，甘草9g，水煎2次，合在一起，早晚分服。
蜈蚣	组织胺、蚁酸、溶血蛋白	中毒潜伏期0.5~4h，先出现恶心，呕吐、腹痛、腹泻、全身无力，不省人事、心跳及脉搏缓慢、呼吸困难、体温下降、血压下降等。	1. 用2%~3%碳酸氢钠洗胃，然后服活性炭或通用解毒剂。2. 输液，并加入VitC；如出现过敏性休克可将氢化可的松加入输液中。3. 酌用肾上腺素，也可肌注异丙嗪等抗组胺药物。4. 呼吸困难时用尼可刹米。5. 茶叶适量，泡水频服；凤尾草120g，金银花90g，甘草60g，加水1000ml，煎至250ml，1次灌服，1日2剂。
地龙	地龙素、蚯蚓毒素、次黄嘌呤	潜伏期3~6h，头痛头昏、口唇鼻腔发痒、脸色苍白，大汗淋漓，血压先高，后突然降低、腹痛、胃肠出血、心悸、脉弱、呼吸困难。	1. 用1:5000高锰酸钾洗胃后，再服通用解毒剂及药用碳。2. 输液、皮下注射肾上腺素1mg或肌注异丙嗪25mg。3. 中毒后也可立即服盐水（淡）1杯，葱3枚，甘草15g，水煎服，绿豆60g，甘草30g，金银花15g，连翘12g，茯苓9g，水煎2次。合在一起，早晚分服。
水蛭	水蛭素、肝素、抗血栓素	恶心、呕吐、子宫出血，严重时能引起胃肠出血、剧烈腹痛、血尿、昏迷等。	1. 早期洗胃，导泻，再服通用解毒剂或活性炭。2. 口服B族维生素和VitC，有出血时肌注或口服VitK或安络血。3. 昏迷、休克时，输液，加用西地兰。中药可用万年青9g，半边莲6g，水煎服，可重复4剂；剧烈腹痛可服云南白药1g，每日3次，子宫大量出血时，可肌注牛西西针2ml，1日2次。4. 绿豆16g，甘草30g，水煎服。
眼镜蛇	眼镜蛇神经毒及甲种环蛇毒素、乙种环蛇毒素、眼镜蛇毒	四肢厥冷、大量出汗、面色苍白、心慌心悸、呼吸困难、肺出血、血压上升、体温升高、血糖增高，严重时病人昏迷，休克、大多数病人呈心肌损害和心肌炎的心电图变化、心律失常、血压持续下降，最后多因呼吸中枢麻痹、心力衰竭而死。	1. 早期催吐、用1:5000高锰酸钾洗胃，内服硫酸钠30g导泻，然后服活性炭20~30g。2. 输液；血压下降时用升压药，呼吸困难时给呼吸兴奋剂；心力衰竭时用西地兰0.4g，加于10%葡萄糖液20~40ml中静注，必要时4~8h后可重复应用半量。3. 甘草60g，绿豆30g水煎服，七叶一枝花15g，半边莲12g，田基黄9g，两面针10g，水煎服；蛇伤解毒注射液，每次2~4ml，肌注，首次加倍，群生蛇药，首次8片，以后每天3~4次，每次4~6片，嚼碎后，用温开水吞服，出现休克时，用参附汤或六神丸，半边莲12g，地丁草15g，徐长卿9g，蛇莓9g，青木香6g，水煎早晚服。
白花蛇	凝血酶样物质	头昏、头痛、血压升高、心慌心悸、出血、咯血、水电解质紊乱、高血钾，严重时大出血、血压骤降、呼吸困难、昏迷、心力衰竭，最后多死于呼吸麻痹。	1. 早期尽快催吐，再用1:5000高锰酸钾洗胃，服活性炭15~30g，服硫酸钠导泻。2. 输液，呼吸抑制时给尼可刹米。3. 绿豆15g，甘草30g，水煎当茶饮；土茯苓15g，半边莲9g，野菊花15g，甘草9g，水煎2次合在一起，早晚分服。
红娘子	斑蝥素	同斑蝥。	同斑蝥。

（续表）

品名	毒性成分	中毒症状	解救方法
青娘子	斑蝥素	同斑蝥。	同斑蝥。
葛上亭长	斑蝥素	同斑蝥。	同斑蝥。
地胆	斑蝥素	同斑蝥。	同斑蝥。
斑蝥	斑蝥素	斑蝥误入眼中，则引起流泪、眼睑浮肿、结膜炎、虹膜炎、甚至角膜溃疡，接触皮肤时局部似烧灼疼痛、发热、潮红、继之形成水泡和溃疡。吸收后出现全身症状，发病时间约2h。有报道斑蝥粉15.6g调陈醋适量外敷致死的病例。如口服可有剧烈的消化道症状，口腔、咽喉烧灼感，口麻、口腔黏膜水泡及溃疡，食管黏膜剥脱、恶心、呕吐、呕血、腹部绞痛，便血、头晕、头痛、视物不清，毒素由肾脏排出时刺激泌尿道，引起尿频、尿道烧灼感和排尿困难，尿内有红细胞或血尿、尿少、尿闭及急性肾功能衰竭。此外，可有性器官兴奋现象如阴茎勃起、子宫收缩或出血，孕妇流产。血液循环方面表现为血压增高、心律失常、周围循环衰竭，外周红细胞、白细胞、血红蛋白增多，瞳孔散大、严重时可有高热、寒战、脉速、谵妄、惊厥、常因昏迷、虚脱、心脏和呼吸被抑制而导致死亡，如能恢复，偶可遗留慢性肾炎症状。斑蝥中毒量为1g，致死量3g，斑蝥素致死量为30mg。	1. 眼部如有损伤，应尽快用生理盐水或清水冲洗，然后用1% ~2%碳酸氢钠液洗涤，必要时可在结膜下注射5%磺胺嘧啶液和抗生素，用0.25%氯霉素液点眼，并于结膜囊内放置足量的金霉素眼膏，疼痛时可滴入0.5%地卡因眼液。2. 皮肤受损时应尽快用大量温开水或温盐水（忌热水）冲洗，之后再用3%碳酸氢钠液彻底洗涤，局部水泡可涂龙胆紫液。3. 口服中毒者，尽快用活性炭液洗胃，内服硫酸钠导泻，再服牛奶、蛋清等。4. 输液，如严重中毒时，可给予乳酸钠或碳酸氢钠注射液。5. 酌用B族维生素，并适当给予辅酶A、ATP、肌苷、地巴唑等。6. 高热惊厥时，给退烧药。肌注鲁米那，也可给眠尔通。7. 口服利尿药，如双氢克尿噻，酌补VitC和VitK。8. 咽部灼痛时，用鲜天名精和白毛夏枯草，绞汁滴咽部，可减轻灼痛。9. 黄豆杆灰15g研细，用冷开水冲服，黑豆0.5kg，煎汁冷饮，以解毒为度；石蒜30g，加水1000ml，煎至500ml，每次服100ml，每4h服1次；甘草30g，大青叶15g，水煎，冷饮。10. 生绿豆30g，生甘草15g，黄连5g，水煎服。11. 川连3g，黑豆30g，葱白4枚，茶叶、制大黄、生甘草各9g，滑石30g，琥珀3g（分吞），水煎服。12. 多饮绿茶，或用绿豆、六一散、黄柏煎汤频服。如尿道刺痛或出血时，可用车前草、木通、猪苓、白茅根煎服；或用冷开水调青黛6g饮服。
麝香	麝香酮、降麝香酮	口腔黏膜及咽部糜烂、鼻衄、牙龈出血，数日后，口内有异物感、牙齿脱落、恶心、呕吐、腹痛、吐血、便血、血尿、血压升高等。	1. 输液加VitC。2. 出血过多时输血。3. 应用止血药，如对羧基苄胺、VitK等，痉挛时给阿托品。4. 黄芩12g，白茅根30g，生地12g，忍冬藤21g，仙鹤草15g，炒槐花9g，水煎早晚分服。
牛黄	胆酸类	胃肠活动增加、腹泻，骨骼肌活动增加、抽搐、痉挛，严重时则抑制，血压下降、心律失常、红细胞及血红蛋白减少，最后病人呈半昏迷或昏迷状态，终因呼吸循环衰竭而死亡。	1. 早期催吐，洗胃，再服通用解毒剂。2. 给予中枢兴奋剂，对抗其中枢抑制作用，腹泻严重时，口服颠茄片或皮下注射阿托品，必要时肌注或口服利血平。3. 茶叶15g，五味子9g，人参6g（先煎），甘草4.5g，水煎服，连服2～3剂，半边莲15g，樟木6g（后下），厚朴9g，石斛12g，麦冬9g，加水煎煮2次，合并煎分2次服，每4h服1次。

笔记

（续表）

品名	毒性成分	中毒症状	解救方法
青鱼胆	胆酸、鹅去氧胆酸、鹅牛黄胆酸、鹅牛黄去氧胆酸	如鱼胆汁溅入眼内，则致充血、角膜混浊、感觉痛痒、视力减退，最终可致盲。内服中毒潜伏期0.5～6h，首先出现胃肠炎症状，如恶心呕吐、频繁出现腹泻、大便呈水样或蛋汤样，但并不腹痛，尿中出现蛋白、红细胞及颗粒、管型，重者少尿、浮肿甚至急性肾功能衰竭。肝脏肿大，肝区疼痛、黄疸及肝功能异常，持续时间可达1～2个月，唇舌，四肢远端麻木、双下肢周围神经瘫痪及末梢型感觉障碍，抽搐昏迷、心动过速、心脏扩大、心力衰竭、可能发生阿斯综合征、呼吸迫促、口内有血性泡沫痰、四肢厥冷、血压下降、心悸、烦躁、谵语、两肺布满湿啰音，有的两侧眼球水平震颤，严重者导致死亡。	1. 不论中毒时间长短，均应彻底洗胃，因鱼胆在胃内停留时间较长。2. 急性肾功能衰竭是死亡原因，故为治疗关键，早期选可的松，可用氢化可的松100～300mg或地塞米松5～10mg，加入葡萄糖或生理盐水中静滴，但肾功能衰竭后期不宜用激素。抢救中适当控制输液量，以免造成肺水肿及脑水肿等。3. 心衰时静脉缓慢注射毒毛旋花苷K 0.125mg，必要时静脉给低分子右旋糖酐；如有酸中毒情况可给予5%碳酸氢钠；烦躁不安时选用水合氯醛、安定；肾功能衰竭，早期可静注20%甘露醇250ml。4. 心力衰竭时尚可用人参9g，附子15g，干姜4.5g，水煎分2次服；绿豆120g，水煎顿服。

第十一节　含内酯类可致中毒的中药

含内酯类可致中毒的中药

品名	毒性成分	中毒症状	解救方法
马桑	马桑内酯、吐丁内酯	马桑的根茎、叶、果实种子均含毒素，尤以未成熟的果实最毒。马桑的化学成分为马桑碱，已提取的有毒成分主要是马桑内酯（Coriamyrtin）、吐叮内酯（Tutin）以及鞣质、山柰醇（Kaempterol）等。马桑的毒理作用主要是通过大脑皮质刺激延脑，兴奋呼吸中枢、血管运动中枢以及迷走神经中枢，增强脊髓反射，出现大脑——脑干性阵挛性惊厥，数次反复发作后，发展为强直性惊厥。更为严重的，迷走神经中枢过度兴奋而引起心搏骤停。 最初症状是在食后0.5～3h内出现头痛、头晕、胸闷、口涎增多，恶心呕吐、全身瘙痒、疼痛、灼热、腹痛等，常可自行恢复，严重者遍身发麻、心跳变慢、血压上升、瞳孔缩小、呼吸增快、反射增强、常突然惊叫一声，随即昏倒，接着出现阵发性抽搐，间隙期间病人意识可呈半清醒状态或昏睡。如见烦躁不安，双手抓胸等表现，即是再发抽搐的先兆，一般于惊厥停止后意识逐渐清醒恢复，于2～3天后恢复正常。亦有报道于半年内可有计算力降低，言语障碍、发呆、傻笑等精神症状。严重者可于多次反复发作性惊厥后呼吸停止。一次服大量者可由于迷走神经中枢过度兴奋而致心搏骤停。	1. 立即催吐，温开水反复洗胃，然后取碳酸氢钠10g，溶解于温开水中灌胃。之后导泻，并用蛋清灌胃。2. 服水合氯醛、苯巴比妥钠等，也可肌注苯巴比妥钠，或用10%水合氯醛灌肠，也可吸入少量乙醚（5～15ml），可迅速止抽搐，酌用阿托品。3. 静输5%葡萄糖盐水；酌用抗生素，防止呼吸道感染。4. 禁用吗啡类麻醉药品，禁用酊剂及其他含酒精的药物。5. 连翘、银花、绿豆煎服，黑豆30g、莲蓬蒂15g，水煎即服；紫河车60g研为细末，分6次服；甘草60g水煎服；鼻饲甘草、石膏水。6. 马桑中毒危害最大的是反复惊厥，这不仅抑制脑细胞的生长，而且强直性惊厥时常导致呼吸暂停、发绀，若抢救不及时，则危及生命。因此，控制惊厥及防止呼吸衰竭是治疗本病的关键。在选用镇静药时，要尽量避免对呼吸肌有抑制作用的药物。用中药芒硝灌肠，不仅有导泻作用，而且有较好的镇静止痉作用。还应及时补充葡萄糖及脑细胞营养药。
独活	甲氧基欧芹素	头昏、头痛、舌发麻、恶心、呕吐、胃部不适、烦躁、哭闹、严重者出现恐惧感、躁动不安、语无伦次，膝反射亢进、全身抽搐、昏迷、可导致死亡。	1. 催吐、洗胃、导泻、灌肠。2. 口服甘草煎剂。3. 静输5%葡萄糖盐水。

笔记

第十二节　含氰苷（氢氰酸）可致中毒的中药

含氰苷可致中毒的中药

品名	毒性成分	中毒症状	解救方法
苦杏仁（甜杏仁、苦桃仁、枇杷仁、李子仁、苹果仁、杨梅仁、樱桃仁，亚麻仁、郁李仁、木薯）	苦杏仁苷	中毒后首先有黏膜刺激甚至腐蚀症状，口中苦涩、咽喉瘙痒、有烧灼感、流涎、恶心呕吐，腹泻、常为水样便，头痛、眩晕、乏力、心跳加快、血压升高、神志不清、口唇发绀：中毒较重时呼吸急促、而后变慢且不规则，则可闻到苦杏仁味，有恐惧感，胸上部疼痛，有压迫感，更重时意识丧失，大小便失禁，瞳孔散大呈瞪目昏迷，对光反应消失，强度痉挛丛发绀，常发生尖叫、牙关紧闭，体温上升，肝大，呼吸显著变慢，反射消失或减弱，最后呼吸变浅极不规则，呈潮式呼吸，四肢厥冷，深度昏迷，休克，死于呼吸麻痹和细胞窒息，中毒病人血呈鲜红色，不凝固。外观肤色为潮红、若中毒后仍存活几小时，死后解剖可见胃、肺、肝、肾及脾脏充血或见出血斑点。并于胃、肺部闻到浓烈的苦杏仁味。中枢神经系统的变化为脑水肿。如能及时抢救。将不会有后遗症。	1. 食后4h内则用1:2000～1:5000高锰酸钾及大量清水或3%过氧化氢（10ml加水至100ml）充分洗胃催吐，然后服硫代硫酸钠2g，也可用10%硫代硫酸钠洗胃，并留置100ml在胃中，使与胃肠道的氢氰酸结合成无毒的硫氰酸化合物，亦可15min口服1匙硫酸亚铁液。2. 迅速取亚硝酸异戊酯1～2支置手帕（或纱布）中折断让病人从口鼻吸入，时间15～30sec，2min后再同前法吸入1次。可反复吸入，但总量不可超过5～6支。与此同时，尽快用3%亚硝酸钠10～20ml（小儿按6～10mg/kg）静脉缓注（每分钟2～3ml），一旦血压下降，立即停药，必要时用升压药（勿用肾上腺素）及输血、给氧。上药注完后随时用同一针头注入50%硫代硫酸钠25～50ml，必要时，30min后重复注射半量或全量（小儿按0.25～0.5g/kg）。3. 也可用美蓝胺10mg/kg加入5%葡萄糖20～40ml内静注，再注硫代硫酸钠。4. 依地酸二钴600mg或按5～15mg/kg加入50%葡萄糖液40ml中静注，必要时可重复应用8～10次。5. 必要时给呼吸兴奋剂，强心剂、镇静剂及升压药，重症病人给细胞色素C，视情况吸氧和人工呼吸。6. 杏树根60～90g煎汤内服。每4h 1次；或杏树根约60g，削去外皮，仅留中间纤维部分，加水200ml，煮20min，去渣取汁温服，一般2h后症状好转，4h后完全恢复正常。7. 生萝卜或白菜1～1.5kg，捣烂取汁，加红糖或白糖适量，调匀服，甘草、黑大枣各120g水煎即服。

第十三节　含重金属可致中毒的中药

含砷、汞化合物类可致中毒的中药

品名	毒性成分	中毒症状	解救方法
雄黄	硫化砷	参见砒霜，但较轻。	参见砒霜。
白降丹	氯化汞、氯化亚汞	参见朱砂。	参见朱砂。
雌黄	三硫化二砷	参见砒霜。	参见砒霜。
水银	汞	少数人服水银后立即死亡。水银表现在空气中形成氧化物或碱化物，中毒后呈汞中毒症状（同朱砂）。	参见朱砂。

笔记

（续表）

品名	毒性成分	中毒症状	解救方法
红升丹	氧化汞、硝酸汞、二硫化砷	参见朱砂。	参见朱砂。
轻粉	氯化亚汞	参见朱砂。	参见朱砂。
砒霜	三氧化二砷	急性中毒：若为吸入砷化物粉尘而引起中毒者首先出现呼吸道刺激症状、咳嗽、喷嚏、胸痛、呼吸困难等，神经系统表现头痛，头昏、眩晕、肌肉疼痛、痉挛、谵妄、极度衰弱，以至昏迷，最后死于呼吸及血管运动中枢麻痹。胃肠道症状较轻出现也较迟。若从消化道进入者，首先出现消化道症状，咽喉干痛并有烧灼感，口渴及吞咽困难、口中有金属味、流涎、剧烈呕吐、恶心腹痛、腹泻、呕吐物先是胃内容物，后与粪便均为米泔水样并混有血液和黏液，严重者极似霍乱，很快出现脱水症状，导致休克酸中毒。毒物对中枢神经系统的影响出现头痛，眩晕、烦躁不安、意识模糊、部分病人有多发性神经炎、四肢疼痛痉挛，少数有幻听、发音障碍等。由于毒物对血管舒缩中枢及周围毛细血管的麻痹，使全身出现七窍流血的严重后果。眼结合膜充血，鼻及口腔黏膜糜烂、出血，齿龈肿胀、吐血便血、咯血、皮下有出血点，肝脏明显损害、皮肤黄染、肝昏迷，肾脏受损出现血尿、蛋白尿、尿闭，肌肉痉挛、面部发绀、血压下降，脑组织进一步受损，加重昏迷。大多最后死于出血，肝肾功能衰竭和呼吸中枢麻痹，于24h内死亡。部分病人有皮肤红斑，皮疹及剥脱性皮炎，急性中毒，一般为3～7天。如度过急性期，一般需数周至数月可恢复，此过程中可发生多发性神经炎。慢性中毒：接触毒物数周后可发生慢性中毒，除有一般神经衰弱症候群和轻度胃肠道症状外，主要为皮肤黏膜病变及多发性神经炎，部分病人可有肝大肝区疼痛、黄疸等。接触砷的粉尘后，可引起皮肤粗糙、干燥毛发脱落，口角、眼睑、手指、脚趾、腋窝、阴囊等处可发生皮疹，也可发生难愈合的溃疡。长期接触砷尘，皮肤可有青铜色色素沉着。指甲上可出现1～2mm宽的白色横纹，此为砷中毒的特殊变化。结膜炎、角膜混浊。鼻咽干燥、鼻炎、喉炎、鼻血甚至鼻中隔疡溃疡，穿孔等砷中毒的黏膜刺激症状。病变部位有对称性多发性神经炎，起初感觉异常、痛觉敏感，如麻木、刺痛、压痛、灼痛，继而肌无力、行走困难、运动失调、四肢远端的感觉消失及膝反射消失，直至完全麻痹，膈神经麻痹可致呼吸暂停，此后肌肉迅速萎缩，神经痛甚为剧烈，已死病人常蜷曲而卧，并可有大、小关节挛缩的后遗症，其他尚可引起性欲缺乏、阳痿、营养不良、再生障碍性贫血，并可发生口腔炎、牙龈炎、结肠炎等。	1. 吸入中毒者，立即移离现场。2. 消化道进毒者，立即口服氢氧化铁液催吐，每5～10min服1匙，直至呕吐为止（12%硫酸亚铁与20%氧化镁混悬液在用前等量混合，摇匀）。3. 催吐后生理盐水或1%硫代硫酸钠洗胃，再服硫酸镁导泻，之后服蛋清，牛奶、豆浆、药用炭。4. 急性中毒首次用5%二巯基丙磺酸钠3～5ml，肌注，以后1～3ml/(4～6)h，第二日起，根据病情1～4次/日，每次1～2ml，持续3～7天。或应用二巯基丁二酸。5. 输液或输血浆，右旋糖酐，早期必要时用甘露醇，有严重血红蛋白尿时给予5%碳酸氢钠，使尿液碱化。6. 惊厥时用镇惊剂，并酌用10%葡萄糖20ml，缓慢静注。多发性神经炎，可用肾上腺皮质激素，口服或注射$VitB_1$、$VitB_6$、$VitB_{12}$，VitC等。疼痛时给止痛剂。7. 眼结合膜炎用5%二巯基丙磺酸钠及可的松眼药水交替滴眼。皮炎可用2%二巯基丙醇。腹痛剧烈时可用针灸或皮下注射哌替啶。急性肾衰时用透析疗法及综合疗法。8. 慢性中毒除用巯基解毒剂外，尚可应用10%硫代硫酸钠10ml，静注，每日1次，可促进砷的排泄。9. 杨梅树皮适量，煎2～3碗频服。白矾末4.5g，放入3～5个鸡蛋清，加冷开水半碗，搅匀内服。用手指刺激咽部催吐，呕吐止后，再服鸡蛋清10～15个。10. 南瓜子7粒，田螺7个，捣汁内服；绿豆120g，煎汤服；鸭舌草根30g，捣烂取汁服；白芷5g，绿豆60g水煎即服，防已60g，煎浓汁服。

（续表）

品名	毒性成分	中毒症状	解救方法
朱砂	硫化汞	急性中毒：消化道表现恶心、呕吐、吐出物掺有血性黏液，口内有金属味、喉肿痛、唾液增多、口腔黏膜有充血、水肿、坏死齿龈肿胀、溢血和溃烂。上腹部有烧灼感、腹泻严重时，有里急后重及脓血便，甚至消化道穿孔形成腹膜炎。中度或轻度中毒可在4～10天内出现肾脏损害，严重时可在1～2天内发生肾坏死，引起少尿、尿闭，尿毒症，甚至死亡。神经方面表现为头昏、倦怠、嗜睡或兴奋、全身极度衰弱，重者陷入昏迷，休克而死。病人心电图可出现P波低平，ST段下移，T波高尖或发生酸中毒，血压下降，发生全身性水肿，慢性中毒；多为职业性汞中毒，一般数月至1～2年才出现症状。起初齿龈受刺激时微量出血，后感酸痛，并有红肿，压痛、易流血，似海绵状。口颊黏膜棕红色，偶有在发炎的齿龈上见到硫化汞的暗蓝线，称为汞线。口舌，黏膜肿胀及溃疡。唾液增加，仍感口干，唾液腺颌下腺、颈部淋巴结可致肿胀疼痛。肌肉震颤是慢性汞中毒的又一主要症状，开始头痛、全身无力、四肢痉挛或疼痛，以后逐渐出现震颤，一般自上肢或手指开始，注意或用力时更明显，并逐渐加剧，扩展到眼睑、舌、臂、腿等部，其特点是振幅小、无节律，不对称，睡眠时，震颤停止。病人初期表现为神经衰弱症候群，后来则有易兴奋。易怒、恐惧、厌烦、忧郁、害羞、无勇气、失去信心等异常状态，偶有幻想、幻觉、狂躁、失眠、记忆力减退等。其他尚有鼻衄、慢性鼻炎球后神经炎、视力障碍、视力狭小或有暗点，全身性汞毒性皮炎及妇女的月经障碍等。	1. 口服中毒时立即用2%碳酸氢钠洗胃（服毒后10～15分钟内进行，过迟有发生胃穿孔的危险），亦可用5%甲醛次硫酸钠250ml洗胃，并留置250ml于胃内。2. 继服牛奶300～400ml或生鸡蛋10余个。内服或由胃管注入10%药用炭100～200ml，必要时导泻或灌肠。洗胃及灌肠均忌用生理盐水，因可增加吸收。3. 二巯基丙磺酸钠，首剂量5% 2～3ml，肌注，以后1～2.5ml/(4～6)h，1～2天后，1～2次/日，2.5ml/次，持续1周左右，必要时，1月之后，再行驱汞。二巯基丙醇，按2.5～3mg/kg肌注，最初24～48h，每4h注射1次，以后改为每日2次，5～7天后，再改为每日1次，2周为1疗程。肾脏有损害时不宜应用。青霉胺对急性汞中毒疗效甚好，一般每次口服0.3g，每日3次，连续5～7日，停药2日后，开始下1个疗程，可用1～3个疗程。4. 用硫酸钠0.5～1g/次，加入注射用水中使成5%～10%，静注，可持续应用3～5日及至10～15日为1个疗程。酌用乳酸钠或碳酸氢钠纠正酸中毒。用磷酸钠1～2g，加醋酸钠1g，溶于半杯温水中，每小时服1次。 慢性中毒：1. 用10%葡萄糖酸钙或5%氯化钙10～20ml，用25%葡萄糖稀释1倍缓慢静注，每日1次，共注射10～20次。2. 给$VitB_1$ 100mg/d，VitC 600～1000mg/d，并给VitA及$VitB_2$等。3. 皮肤损伤：可用3%～5%硫代硫酸钠湿敷。眼部损害用2%硼酸水冲洗。4. 口服乳汁，豆浆，蛋清；铁浆水内适量内服；陈酱适量内服。5. 应用特效解毒剂，二巯基丙磺酸钠5% 2.5～5ml，肌注每日1次，用药3～4天，间歇3～4天。也可用二巯基丁二酸钠。6. 汞中毒的口腔炎，用2%～3%碳酸氢钠或硼酸，水或10%双氧水等多次含漱。小溃疡面用10%硝酸银轻轻腐蚀，如疼痛剧烈，可先涂10%可卡因液，然后再涂，最后以生理盐水漱口吐出，肿胀部涂以4%鞣酸甘油。

含镁、铝、金化合物类可致中毒的中药

品名	毒性成分	中毒症状	解救方法
硼砂	四硼酸二钠	急性中毒症状为恶心、剧烈呕吐、腹痛，腹泻、便血、脱水，休克、神昏、少尿、无尿，尿毒症、高热、黄疸、角弓反张，惊厥而死，皮肤可出现丘疹和剥脱性皮炎。慢性中毒症状相似。	1. 催吐后彻底洗胃，输液和输血。2. 保肝治疗，对症治疗。3. 甘草15g，绿豆30g，车前草30g，木通9g，白茅根30g，水煎分早晚服。4. 心衰时用四逆针每次2～4ml，肌注或静脉注射。
炉甘石	碳酸锌、氧化锌	误服中毒出现头晕、恶心、喉头痒感、腹泻等。吐出物为紫蓝色，大便带血，水电解质紊乱，重者呼吸急促、脉速、血压升高、瞳孔散大、抽搐、昏迷、休克。部分病人肾脏损害，有蛋白尿、血尿等。	1. 用1%鞣酸或1∶2000高锰酸钾或0.5%药用炭洗胃或灌肠。2. 然后注入50%硫酸镁60ml导泻。3. 给牛奶、米汤等内服。4. 输液。5. 应用巯基解毒药如二巯基丁二酸钠及促排灵等。

笔记

（续表）

品名	毒性成分	中毒症状	解救方法
卤碱	二氯化镁	恶心呕吐、口腔、食管有烧灼感。流涎、腹痛、腹泻、头晕、乏力，口唇、颜面、颈部丛四肢发麻、肌肉震颤、痉挛、腱反射减弱，出现上行性麻痹，舌肌及咽喉部也麻痹、吞咽、说话困难，血压升高，血钾降低、心律不齐，异位节律，最后呼吸肌麻痹及心脏停跳于收缩期而死亡。	1. 口服中毒者立即用大量温开水洗胃，然后灌服蛋清、乳汁、豆浆等。将氯化镁固定于蛋白质内，减少其吸收和局部刺激。2. 口服活性炭末4～8g。3. 如系海盐卤碱中毒，可选用10%葡萄糖酸钙20ml缓慢静脉推注，必要时，每隔1h重复注射1次，如系岩盐卤碱中毒则不宜用钙剂，而应选依地酸二钠络合钙。4. 二巯基丙醇或二巯基丙磺酸钠对卤碱中毒效果较好；肾功能尚佳时给予利尿剂，增加镁离子的排泄；输液。5. 抽搐时用巴比妥类；呼吸困难时吸氧或苯甲酸钠咖啡因，必要时人工呼吸；血压高时吸入亚硝酸异戊酯，剧烈腹痛时，注射阿托品或口服颠茄酊。
白矾	硫酸铝钾	中毒后1～2h发病，如服高浓度溶液达一定数量者（如50%溶液），可引起牙龈腐蚀、溃烂、口腔、咽喉烧伤，呕吐、腹泻及出血性胃炎，严重时虚脱，甚至死亡。	1. 口服中毒者用乳汁洗胃，内服镁盐作为抗酸剂；给予阿拉伯浆或西黄蓍胶浆。2. 输液；用陈皮9g，半夏9g，茯苓9g，甘草6g，白及15g，水煎早晚服；绿豆30g，甘草9g，法半夏9g，牡蛎21g，龙骨21g，水煎早晚分服。
金箔	金	金箔中毒在消化道可使口腔、咽部、舌齿龈黏膜发炎，并发生胃炎及溃疡性结肠炎、肝炎、甚至肝坏死。药物毒性反应的早期指征为皮肤瘙痒，有各种皮疹，如荨麻疹，紫癜，斑丘疹，剥脱性皮炎、脱发、指甲有横纹等。如长期应用，除瘙痒外，偶有金质沉着病，皮肤发生永久性变色。金箔对造血器官有毒害作用，可发生粒细胞减少症，血小板及白细胞减少，再生障碍性贫血，嗜酸粒细胞增多。由于可使毛细血管壁通透性增加，以致发生各种出血。病人可发生脑炎、肾脏损害、出现蛋白尿、血尿，结膜炎、虹膜炎、纵隔炎、胃肠蜂窝织炎、穿孔性腹膜炎、阴道炎等，严重者全身发热、水肿、衰竭等。尚有多发性神经炎、精神障碍等。	1. 肌注二巯基丙醇，一般每次2.5～5mg/kg，开始2天4～6h 1次，第3天6～8h 1次，第4天后每隔12h 1次，持续7～14天后恢复为止。2. 氨苄青霉毒，每次0.3g，每日3～4次，5～7日为1个疗程，停药2日后，可开始下1个疗程。3. 静注10%葡萄糖酸钙，每次10ml，缓注；如有粒性白细胞减少或再生障碍性贫血，应用抗生素防治感染，并酌输血；有过敏反应如皮肤病变等应用肾上腺皮质激素或抗组胺药。4. 给予高糖、低脂、富含B族维生素饮食，并加用其他有关药物，以保护肝脏。
硫黄	硫、硒	恶心、呕吐、腹胀、腹痛、耳鸣、头晕、头痛、心悸、气短、腹泻，便血、体温升高、意识模糊、瞳孔缩小，对光反应迟钝、可合并肺炎，肺水肿、严重者昏迷致死。	1. 1%美蓝液10ml，加入50%葡萄糖液40ml；或注入20%硫代硫酸钠40ml中静注，进行人工呼吸、输氧，可肌注或皮下注射25%尼可刹米液1～2ml，昏迷时应用细胞色素C 15～30mg，加入25%葡萄糖液20ml中缓慢静注。2. 静注50%葡萄糖液60ml，并给予维生素C 500～1000mg；口服铁剂，以提高血的氧化能力。3. 血压降低时，可用去甲肾上腺素；病人处于抑制状态时，可肌注甘油磷酸钠1～2ml，每日1次，发生支气管炎或肺炎时，应给抗生素，以控制感染，如有上呼吸道刺激症状时，可用5%碳酸氢钠溶液喷雾吸入；因呼吸道水肿狭窄而发生呼吸困难时，可静滴氨茶碱及氢化可的松。

含锰、铁化合物类可致中毒的中药

品名	毒性成分	中毒症状	解救方法
无名异	二氧化锰	咳嗽、气喘、咽痛、恶心、头晕、头痛、寒战、高热、慢性锰中毒。早期以神经衰竭症候群和植物神经功能障碍为主。还可见失眠、疲乏无力、嗜睡、记忆功能减低、性机能减退、四肢酸痛、易兴奋、哭笑无常、多汗、皮肤划痕阳性，心动过速，眼睑、舌、手指震颤。中毒进一步发展，两腿发沉、行走时两手摆动不协调、语言单调、表情呆板、下肢张力强于上肢，同时伴肌力减退、手指可有粗大震颤。晚期肌张力增高，肌力减退、表情呆板、步行时呈“拍击”步态，书写困难，呈“小书写症”。呈锥体外束受损的病理征象。神经病变，可引起关节畸变。	1. 立即用温水（或加3%双氧水100ml）洗胃，直到洗液色清为止，服牛奶、蛋清或氢氧化铝或绿豆汁。2. 给依地酸二钠钙1g，加入10%葡萄糖液500ml中缓缓滴入，每日1次，1疗程3～5天。也可用二巯基丁二酸钠1～2g静注，也可用促排灵，效果较好。3. 用左旋多巴，开始时用量为每次100mg，日3次，以后每2～4天增加200～400mg，持续治疗8～12周。4. 输液、止痛，吸氧、保持呼吸道通畅，有窒息时、气管切开，防治感染、治疗呼吸循环衰竭。5. 震颤麻痹者使用安坦，开始1～2mg/次，口服，以后逐渐增至2～4mg，日3次；有神经衰竭和植物神经功能紊乱者，可服用谷维素。
绿矾	硫酸亚铁	超量内服皂矾或硫酸亚铁等，可在10～60min后出现头痛、头晕、鼻衄、恶心、呕吐、腹痛、腹泻，呕吐物或大便带血，皮肤、喉部与肺部出血，心悸、心前区不适、四肢疼痛与麻痹、眩晕、精神错乱、瞳孔散大、呼吸困难或缓慢、发绀、血压降低、心血管虚脱、尿闭、抽搐、黄疸、肝脏损害等症状常死于休克。	1. 立即催吐、迅速用1%～2%碳酸氢钠洗胃，再服硫酸钠30g导泻。如胃内出血，应小量谨慎洗胃。2. 给蛋清10个、牛奶300ml；也可口服次碳酸铋保护胃黏膜。3. 肌注去铁敏，首次1g，以后用0.5g，每4h 1次，依地酸钙钠1g，静脉缓注，静滴或肌注3～4日为1个疗程，停药3～4天再重复应用，直到铁血浆水平正常为止。4. 促排灵0.5～2g，溶于250ml盐水中，静脉缓慢滴注。5. 静注1%美蓝以防高铁血红蛋白的形成，每次1～2mg/kg。6. 必要时输血、给氧、给抗生素，应用B族维生素，VitC、VitE、VitK等。
磁石	四氧化三铁	同绿矾。	参见绿矾。
赭石	三氧化二铁	同绿矾。	参见绿矾。
蛇含石	含水的三氧化二铁	同绿矾。	参见绿矾。
针砂	四氧化三铁	同磁石。	同磁石。
铁落	四氧化三铁	同磁石。	同磁石。

含铅、铜化合物类可致中毒的中药

品名	毒性成分	中毒症状	解救方法
铜绿	碱式碳酸铜	参见胆矾。	参见胆矾。
绿青（孔雀石）	碱式碳酸铜	参见胆矾。	参见胆矾。

笔记

（续表）

品名	毒性成分	中毒症状	解救方法
密陀僧	氧化铅、二氧化铅、铅	急性中毒：消化道出现恶心、呕吐、流涎、口内带金属味、吐出物有血丝、腹泻、腹痛、黑色便、阵发性脐周围绞痛，手按疼痛减轻，有时酷似胆绞痛或膀胱炎，排尿频繁。可有脱水、酸中毒或电解质紊乱、休克、中毒性脑病。可见顽固性头痛、谵妄、幻觉、狂躁、眼睑、舌及手指震颤，小儿常有脑水肿及颅内压增高的表现。眼底检查有视神经盘水肿，可见多发性神经炎。血象检查见红细胞显著下降，网状红细胞增多。颜面苍白、指甲显著苍白，消化道大量出血。肝肿大，转氨酶增高、黄疸有触痛。尿中有蛋白、脓球、管型，严重肾功能衰竭。暂时性血压升高。慢性中毒：面呈土黄色或灰白色。口中有金属味。齿龈铅线、腹部经常绞痛、大便秘结。出现点彩红细胞、网织红细胞和碱粒红细胞增多；轻度和中度的低血红蛋白、正常红细胞型贫血或小细胞型贫血。早期可见头晕、失眠、乏力。食欲减退、肌肉关节痛，进一步发展出现多发性神经炎、铅麻痹，有典型的腕垂、踝垂症。重度中毒病人有精神丛神经系统功能紊乱。其他尚有间质性肾炎、肝肿大、黄疸、尿毒症、月经失调、流产或早产。铅中毒病人在停止摄铅1～2年内均可因患病、酸中毒、饮酒、饥饿、低钙等情况而诱急性发作。	1. 急性中毒者应立即用1%～3%硫酸钠或硫酸镁洗胃。或先催吐，继服硫酸钠20g，再洗胃。洗胃后再灌入硫酸钠15～30g导泻。服牛奶、蛋清，保护胃黏膜。2. 中毒性脑病应立即静注葡萄糖酸钙；脑水肿用甘露醇及可的松。10%葡萄糖酸钙10ml，加入25%葡萄糖注射液20ml内，缓慢静注，日2～4次，持续2～3天。或口服乳酸钙1g，日3次持续3天。3. 用依地酸二钠钙、成人每日1～2g、小儿每日25～50mg/kg，溶于50%葡萄糖500ml中，静滴，连续3～4天，停药3～4天再重复应用，可进行3～4个疗程。二巯基丁二酸钠。每天1g，临用前加于生理盐水20ml中静注。促排灵，每日0.5～1g，溶于生理盐水500ml中静注，用药3天停4天，用3～4个疗程。5%二巯基丙磺酸钠2～3ml，肌注，以后1～2ml/4～6h，2日后，2.5ml/次，1～2次/日。疗程为1周。4. 青霉胺0.2～0.3g，日3～4次，同时服$VitB_6$，每天60mg，连续用药不超过4周。每日给碳酸氢钠20～40g，碘化钠2～3g，也可促铅从体内排出。5. 对症治疗。中毒性肝炎，除治肝外，用1支能量合剂加于10%葡萄糖500ml中静滴，日1次。中毒性脑病。除用解毒剂与脱水剂还可用利尿剂，同时使用能量合剂，及细胞色素C。6. 白萝卜自然汁、白砂糖水，鸭血等大量服用。白蜂蜜和芝麻嚼碎，大量内服。昆布90g、海藻75g，煎汤频服，或服金葡叶汤（金钱草30g，菊花、甘草各15g）水煎服。
胆矾	硫酸铜	潜伏期15min至1h，开始出现恶心，呕吐、流涎，头痛、头晕、口中有金属味，舌苔、牙齿、牙龈均可染为蓝色，全身乏力，剧烈的腹痛、腹泻，呕吐物和排泄物也呈蓝色，后期因胃肠道的糜烂出现呕血和黑粪，反复大量呕吐，常因失水过多而引起虚脱、脉搏细弱，甚至脱水，口腔，食管，胃肠道均有不同程度损害。中毒时间延长可有肝肾损伤，出现黄疸、血尿，偶有溶血性贫血。严重者体温升高，心动过速、血压下降，昏迷，痉挛，血管麻痹、谵妄，抽搐等而危及生命，常于中毒后5～7天死于循环衰竭。	1. 立即用1%亚铁氰化钾彻底洗胃。之后给牛奶、豆浆或蛋清。无腹泻者导泻。2. 解毒剂首选依地酸二钠钙、成人每日1g，小儿每次15～25mg/kg，日2次，加入10%葡萄糖液中静滴，每个疗程不超过5天。3. 青霉胺成人0.3g/次，3～4次/日，口服。小儿每日20～25mg/kg，分3～4次，口服。也可用1～3g，加入10%葡萄糖中静滴，日1次，2～4日为1疗程。也可给予二巯基丁二酸钠。4. 内服通用金属解毒剂，硫酸镁3.37g，硫酸氢钠12.5g，氢氧化钠1.0g，硫化氢4.0g，水加至1000ml，摇匀，每次服50～100ml，服前先喝微温开水1杯，或硫酸低铁饱和液100ml，碳酸镁88.0g，药用碳40.0g，水加至800ml，混匀，每次服50～100ml。5. 输液，有尿后适量补钾。有溶血现象时，可用氢化可的松、碳酸氢钠，必要时输新鲜血液，剧痛时用哌替啶，后期仍有剧烈呕吐，可用止吐药及针灸。6. 铜盐溅入眼内，立即用清水冲洗。皮肤损伤用清水洗涤后，也可涂以醋酸肤轻松霜。
铅霜	醋酸铅	参见密陀僧。	参见密陀僧。

（续表）

品名	毒性成分	中毒症状	解救方法
宫粉（铅白、铅粉）	碱式碳酸铅	参见密陀僧。	参见密陀僧。
铅丹（朱丹、黄丹）	四氧化三铅	参见密陀僧。	参见密陀僧。
铅（青铅）	铅	可出现全身系统损害，尤其是神经、造血、消化和心血管及肝、肾、脑等中毒症状，参见密陀僧。	参见密陀僧。

笔记

第48章 解表药

第一节 发散风寒药

麻黄

【毒理研究】 急性毒性:有人观察了麻黄碱、消旋麻黄碱、伪麻黄碱对多种动物的最小致死量研究,发现各成分的致死量有着明显不同。

【不良反应】 麻黄在临床应用中所出现的不良反应问题,与麻黄本身所含药理成分有关。急性中毒反应有头痛、不安、失眠、胸闷、心悸、流泪、流涕、周身不适、发热、大汗不止、上腹部不适、口干、恶心、呕吐、耳鸣、体温及血压升高,并可引起心动过速、期外收缩,可抑制心脏,引起心搏徐缓,一般潜伏期0.5h~2h。毒性进一步发展可因心血管衰竭,心室颤动和呼吸衰竭而危及生命,长期服可引起病态嗜好。

【解救方法】

1. 尽快催吐,如用瓜蒂散0.6g,白开水冲服,然后用手指或筷子刺激咽部催吐,继而洗胃,导泻等。

2. 用氯丙嗪对抗麻黄碱毒性,每次25~50mg肌肉注射或加入葡萄糖液中静脉滴注。

3. 必要时给氧:其他对症治疗,可给镇静剂如苯巴比妥钠0.1g肌注;或水合氯醛灌肠;但不必要用降压药;忌用氨茶碱等中枢兴奋剂。

4. 及时皮下注射硫酸阿托品1mg,15min后视情况可重复注射1次,必要时给升压药维持血压。

5. 大黄9g,厚朴9g,木香6g,元明粉15g,冲服,甘草6g,水煎2次合在一起,分2次服完,每小时1次。

6. 绿豆15g,甘草30g加水煎至300ml,每2h服150ml,连服3~5剂。

7. 镇静剂苯巴比妥钠0.1g,肌肉注射,或口服氯丙嗪25~50mg,3次/日或用10%水合氯醛20ml灌肠。

8. 静脉滴入5%葡萄糖生理盐水2000ml,补充液体。

9. 循环衰竭时,用去甲肾上腺素或间羟胺(阿拉明)静脉点滴,维持血压。

10. 如中毒症状严重,可用冬眠合剂作静脉注射,施行人工冬眠。

11. 温湿敷或温浴,以减轻末梢血管收缩。

【相互作用】 麻黄是中医临床的常用药物,许多制剂如复方川贝精片、莱阳梨止咳糖浆、复方枇杷糖浆等均含有麻黄,并且常与其他药物联用,但不合理的联用可降低药效或加重不良反应。

【注意事项】

1. 前人有"夏月不可用麻黄"之说,仲景明训"有汗用桂枝,无汗用麻黄"。中药教材课本提出,凡素体虚弱汗出而气喘者均忌服麻黄,于是对哮喘发作时汗出者而不用麻黄,滥用它药而得不到满意疗效;麻黄用量问题:古有不过钱之说,如陆九芝谓:"麻黄用量数分,即可发汗"。麻黄用不对证,或即使对证而使用过量就会损伤人体阳气,甚则过汗亡阳,即所谓"泄内阳","伤人真气"。高血压病人、器质性心脏病、心绞痛、甲亢、体质虚而自汗、盗汗、气喘者及正在接受洋地黄治疗的病人不用或慎用。应严格掌握剂量和适应证。

2. 麻黄引起视物扩大等副作用：在使用前详细询问患者与用药史和过敏史，是预防的有效方法。

3. 因本品发汗宣肺之力较强，故用量不宜过大，一般为1.5～9g。

4. 平喘止咳多用蜜炙麻黄，以减弱发汗之力，增加润肺之效。

5. 麻黄与其副作用及煎煮方法，历代均有论述，可参阅，以防止不良反应的发生。《金匮要略》，《伤寒论》中有"去节"，"先煮去沫的做法。《雷公炮制论》一书指出凡使，去节并沫，若不尽，服之令人闷"。《本草备要》方指出"发汗解肌，去节用。过则汗多伤阴，夏月禁用。"

【禁忌】 本品发汗力强，故表虚自汗、阴虚盗汗及肾虚咳喘者忌用；忌用氨茶碱，因其与麻黄碱有协同作用。

桂枝

【不良反应】 桂枝用量过大可致汗出、倦怠、心烦不安或月经过多，甚至虚脱，腹痛，面部及周身红色斑块，奇痒。

过敏反应 桂枝成分桂皮醛有组织胺释放作用，在给药后20～50min引起皮肤荨麻疹。

【解救方法】

1. 去除病因，立即停止使用致敏药物。

2. 催吐、洗胃。

3. 输液补充体液。

4. 抗过敏治疗：病较轻者可口服抗组胺药物，如扑尔敏4mg/次，3次/日；苯海拉明50mg/次，3次/日，异丙嗪25mg/次，3次/日；赛庚啶4mg/次，3次/日；或用异丙嗪25mg肌注；并可给予维生素C 0.2g/次，3次/日；或用葡萄糖酸钙。病情严重者应及早给予大剂量的糖皮质激素，如用氢化考地松200～300mg加入5%葡萄糖500ml中静滴，或地塞米松10mg加入5%葡萄糖250ml中静滴，或地塞米松5mg肌注，或用氢化考地松50～100mg加入10%葡萄糖10～40ml中静脉推注，病情稳定后逐渐改用口服泼尼松或地塞米松。

【注意事项】

1. 内服用量不宜过多。

2. 用之前询问病史及过敏史，曾有桂枝过敏者则应禁用本品，对有过敏史者慎用本品；用药后要观察病人，若出现过敏反应应立即停药。

【禁忌】 本品辛温助热，易伤阴动血，故温热病及阴虚火旺、血热妄行等证忌用，孕妇及月经过多者慎用。

生姜

【不良反应】 口服大剂量生姜可致鼻衄，有报道外敷生姜及芋头后出现皮肤紫癜，伴头痛，头昏，全身不适，食欲不振，及皮肤，巩膜发黄，尿呈酱油色，血红蛋白及红细胞或将溶血性贫血迹象。

大量生姜挥发油能引起口干、喉痛，吸收后由肾脏排泄，刺激肾脏发炎。

【解救方法】

1. 输液，并注意纠正水、电解质平衡紊乱，可用5%～10%葡萄糖盐水1500～2000ml加维生素C静滴，病稍重时，输液中加氢化考的松，还可静滴乳酸钠或碳酸氢钠，纠正酸中毒。

2. 每日口服碳酸氢钠10～15g，以防止血红素或其产物在肾中沉淀。

3. 引起出血时，可肌注安济血，维生素K或仙鹤草素以止血，并输液，加用能量合剂及抗生素。

笔记

【注意事项】　生姜辛温,一次不宜食用过多。

【禁忌】　本品辛温,故阴虚内热及热盛者,肺热咳嗽和胃热呕吐者忌用。

荆芥

【不良反应】

1. 过敏反应:有荆芥引起过敏反应的一例。表现为眼睑浮肿,皮肤红色或暗红色斑点,烘热,瘙痒并可伴有胸闷,腹痛,恶心,呕吐,腹泻。

2. 中枢神经系统:1 例上吐下泻,口周围皮下出现黑色瘀血,突感胸闷,全身烘热,心烦,时有全身刺痒感,继则全身作痒,此时胸闷如窒,并有轻度腹痛。

3. 光敏反应:临床报道荆芥可以引起病人的光敏反应。

4. 其他:据报道一儿童服荆芥后吃带鱼罐头,全身出现暗红色皮下斑点,还有服荆芥后再吃鱼虾和猪血,引起上吐下泻,口周皮下出现黑紫色瘀血等不良反应。

【解救方法】　过敏者,口服苯海拉明,或肌注非那根,静注 10% 葡萄糖酸钙;发生休克时,应立即皮下注射 0.1% 肾上腺素 0.5~1ml,并静脉滴注地塞米松,补充血容量,可同时皮下注射或静脉注射中枢兴奋剂,如可拉明、洛贝林等,皮疹可外用薄荷锌洗剂涂布外敷,服汁过敏红肿者,可外用氢化泼尼松软膏或服药水,并结合内服扑尔敏,维生素 C 和强的松。

【相互作用】　《苇航纪谈》谓"凡服荆芥风药,忌食鱼"。有报道服荆芥后食鱼虾可引起过敏反应。《本草纲目》中有"荆芥忌驴肉,反河豚,一切无鳞鱼、蟹"的记载。

【注意事项】

1. 常用量为 4~9g,不宜久服。

2. 出现过敏者,应立即停药。

【禁忌】　表虚自汗,阴虚头痛者忌服。

防风

【不良反应】

1. 消化系统:防风通圣丸和牛黄解毒片联用时出现 1 例中毒症状;心慌气短,恶心呕吐,大汗淋漓。

2. 过敏反应:表现为皮肤红斑,猩红热样或麻疹样皮疹,或过敏性皮炎,伴有上腹等不适,恶心,心烦,冷汗等。

防风偶可引起过敏反应,一般于服药后 1h 出现上腹部不适,恶心呕吐、心烦、微出汗、皮肤瘙痒、灼热、红斑等。

【解救方法】

1. 去除病因:立即停止使用致敏药物。

2. 抗过敏治疗。

3. 对症治疗:对发热者酌情给予退热药,局部使用止痒药。

【相互作用】　《本草经集注》云:"恶干姜、藜芦、白蔹、芫花",《唐本草》:"畏萆薢"。

【注意事项】　用药前询问病史及过敏史,对有过敏史的人应慎用本品;用药后要观察病人,若出现过敏反应应立即停药,以前曾有防风过敏者应禁用本品。

【禁忌】　本品味辛微温,伤阴血而助火,故阴虚发痉及阴虚火旺者慎用。

羌活

【不良反应】　羌活应用于临床未见有明显的不良反应,刘学农等在临床中用羌活治疗产后关节痛时引起过敏反应一例,患者见头面部和四肢浮肿,目不能睁,并出现暗红色疹点，小便量少，但化验尿常规正常。

【注意事项】 本品气味浓烈，用量过多易致呕吐，故脾胃虚弱者不易服。

【禁忌】 又辛温燥烈，伤阴耗血，故血虚痹痛、阴虚头痛者慎用。

白芷

【不良反应】《药物图考》载“有小毒”，药理研究表明，用小量白芷毒素对动物延髓血管运动中枢、呼吸中枢、迷走神经及脊髓都有兴奋作用，能使血压上升、脉搏缓慢，呼吸加深，并能引起流涎、呕吐。

白芷含有白芷毒素，故其安全用量为 1～10g，服用 30～60g 便可能引起中毒。中毒后首先出现恶心、呕吐、头晕、气短、心慌、大汗淋漓、血压升高、烦躁不安、惊厥、强直性痉挛、呼吸困难、心前区疼痛，最后死于呼吸中枢麻痹。

【解救方法】

1. 中药解毒可用甘草、绿豆、冬瓜皮各 30g，水煎服，还可以用催吐、导泻的方法，促进毒素排出；病情较重的应及时送医院治疗。

2. 静脉输入葡萄糖生理盐水。

3. 对症治疗，如用镇静剂苯巴比妥及氯丙嗪。

4. 用 1∶2000 高锰酸钾液洗胃，并用硫酸钠导泻，也可用元明粉 18g 冲服，促进毒物排出。

5. 惊厥、烦躁不安时，用全虫 9g，厚朴 9g，蜈蚣 6 条，琥珀 9g，蝉蜕 9g，共研为细末，分 3 次服，每小时服 1 次。

6. 导泻：元明粉 18g，冲服，促进毒药排出。

7. 心前区疼痛者，为冠状动脉痉挛引起心肌供血不足所致，可口服心痛定、消心痛等冠状动脉扩张剂。

【相互作用】 有“恶旋覆花”之说，临床使用时应注意。

【注意事项】 使用白芷，多煎汤内服或入丸散剂，一般生用，6～10g 最宜，超过 30g 可以引起中毒，应当注意。白芷气味芳香，含有挥发油，煎煮时间应在 15～20min，过长会降低疗效。且芳香性温，有助热、伤阴之患，阴液不足及里热较甚者均不宜用。

【禁忌】 本品辛香温燥，故阴虚血热者忌用。

藁本

【不良反应】 过敏反应：头面及周身奇痒，见面部、发根、躯干等处出现鲜红色或白色的风团块。藁本煎服可致过敏反应，出现全身性荨麻疹。

【解救方法】

1. 给予氢化考的松 200mg 加 10% 葡萄糖 500ml 静滴，口服扑尔敏 4mg，每日 3 次，或静注 10% 葡萄糖酸钙 10ml，每日 1 次。

2. 内服中药：拟荆防败毒散，以清热解毒：荆芥、薄荷、炒山栀、竹南花、蒲公英各 9g，防风 6g，板蓝根 15g，银花、连翘、玄参各 12g，黄芩、生甘草各 6g，水煎服。

【注意事项】 出现过敏反应时，应立即停药。

【禁忌】 血虚头痛者忌用。

苍耳子

【不良反应】 苍耳子服用过量，轻者有乏力、精神萎靡、头痛、头晕、食欲不振、恶心、呕吐、腹痛、腹泻或发热、颜面潮红、结膜充血、荨麻疹等。严重者可出现烦躁不安或终日昏沉嗜睡，进而昏迷、惊厥、心率快或心律失常、黄疸、肝肿大、出血倾向，尿中出现管型和红细胞、尿闭等。可因肝肾功能衰竭或呼吸麻痹而死亡。也有报道苍耳子可致急性左心衰竭。苍耳子内服可引起中毒性肝炎。

【解救方法】

1. 早期宜催吐洗胃,吐后即用牛奶或豆浆温服,服药超过4h者宜用芒硝口服以泻下,并应大量喝糖水或内服银花甘草绿豆汤。

2. 食数小时至1天,在此期间大量喝糖水。严重者早期及时洗胃、导泻及用2%生理盐水高位灌肠;磷脂、dl－甲硫氨基酸、肤氨酸、维生素C、维生素K、维生素B_{12}、苯海拉明、氨茶碱等有一定的解毒作用,须维持水电解质平衡;护肝可服枸橼酸胆碱,肌肉注射甲硫氨基酸;注意心肾功能。

3. 中医药解毒可用:甘草50g、绿豆120g,煎汤500ml,冷服;紫金锭磨成稀糊,每天内服半锭,2次/日,可连用3～5天;新鲜菊花苗根捣碎挤出汁,2次/日,每日一大碗;昏迷者可鼻饲至宝丹,1包/日,分次用,或用安宫牛黄丸,1～2丸/日。

4. 严重肝肾功能衰竭者,可考虑血液透析。

5. 清除毒物:急性中毒者应按一般急性中毒进行处理,迅速清除毒物,以免继续中毒,可视情况催吐、洗胃、导泻。若毒物大量吸收,可肌肉注射强效利尿药,促进毒物由肾脏排出,以减轻中毒症状。

6. 对症支持疗法:补充液体和能量,维持水电解质平衡,保持呼吸通畅,必要时吸氧和人工呼吸。

7. 治疗并发症:有出血倾向者给予止血药物,如维生素K、止血敏、安络血等;合并急性肾功能衰竭者,及时治疗肾衰,应用利尿药如呋喃苯胺酸,甘露醇等,合并感染者,及时使用抗生素控制感染。

【注意事项】

1. 注意用药剂量和时间:苍耳子全株有毒,以子为最毒,嫩叶毒于老叶,中国药典一部规定必须炒用,高热处理或炒炭后可破坏其毒性。一般其内服煎汤3～9g或入丸散,外敷适量,成人服用量超过100g可致中毒,有误服500g左右生苍耳子,中毒抢救无效死亡者。用药时间不宜超过1周,若病情需要必须长期给药,则剂量应减少1/2～1/3,并应加强观察,严格掌握剂量。

2. 内服苍耳子要依法炮制。

3. 严禁食用苍耳幼芽和苍耳子、苍耳子油,及其榨油后的渣饼。

4. 苍耳子用量一般不超过9g。

辛夷

【不良反应】　辛夷用量大后,可出现头昏、目赤、心慌、胸闷,恶心等。

1. 金氏等报道,2例患者,因服用辛夷,常用量9g 2剂,服后1h即感头晕、心慌胸闷不适、恶心、全身瘙痒。

2. 服辛夷可出现疗。

3. 临床报道辛夷清肺汤引起间质性肺炎1例。

4. 过敏反应:可致全身性过敏,出现皮肤瘙痒等。

5. 刺激作用:辛夷挥发油制成的芳香水或乳剂,滴入兔结膜囊中,立即产生结膜血管扩张,充血,瞳孔微有扩大,滴于麻醉兔的结膜,静脉亦扩张,微血管扩张尤为显著,这些现象乳剂较芳香水出现更快且较持久。

【解救方法】

1. 过敏反应时,口服扑尔敏,非那根,或静脉注射葡萄糖酸钙10ml,可服用肾上腺皮质激素如强的松,地塞米松等。

2. 中药治疗,采用清热解毒,活血祛瘀法,方拟银花9g,连翘12g,桑叶6g,菊花6g,竹叶6g,荆芥6g,防风6g,乌梅6g,川芎9g,当归9g,水煎服。

【相互作用】

1. 麻黄恶辛夷。

2.《本草经集注》云:“恶五石脂,畏菖蒲,蒲黄,黄连,石膏”。

【注意事项】

1. 本品有毛,刺激咽喉,内服时宜用纱布包煎。

2. 本品对子宫有收缩作用,孕妇用量不可过大。

3. 辛香性燥,对鼻腔黏膜血管有明显收缩作用,萎缩性鼻炎慎用。

4. 鼻科疾病属于实热内盛、阴虚火旺,肺气不足者,不宜单用。

鹅不食草

【解救方法】

1. 对症治疗:腹痛严重者,可选用阿托品0.5~1mg或山莨菪碱5~10mg,肌肉注射,解除胃肠道平滑肌痉挛,缓解胃肠绞痛,呕吐严重者,可用灭吐灵10~20mg,肌肉注射。

2. 中药治疗:半夏5g,生姜10g,生甘草10g,茯苓12g,党参10g,白术10g,煎汤加蜂蜜30g内服,以健脾和胃、缓急止痛。

【相互作用】 要减轻鹅不食草对消化道的刺激作用,除减少用药剂量外,还可通过配伍来减轻药物的副作用。可在方剂中加入健脾,和胃,缓急之品,如生甘草、白术、蜂蜜、茯苓等。

【注意事项】

1.《中药大辞典》载:“鹅不食草,性味辛温。用量,内服煎汤,1.5~3钱”。

2. 注意用药剂量:临床上以鹅不食草治疗恶性肿瘤用药剂量一般较大,有用至30g~50g者。剂量增大,药物对消化道的刺激作用亦随之加强,多易出现恶心、呕吐、腹痛等副作用。剂量过大,药物的抗肿瘤作用未必会随之加强,因此,临床用药剂量不宜过大。

3. 鹅不食草药味峻烈,可直接刺激胃黏膜,加强胃壁收缩而引起平滑肌痉挛而致腹痛,故内服宜慎用。

柽柳

【不良反应】 水扬素能麻痹中脑及延脑中枢,过量服用所引起的中毒反应表现为呕吐、头晕、皮肤血管扩张、皮肤潮红、汗出、四肢痉挛、血压下降、呼吸困难、继则神经中枢麻痹,陷入休克昏迷。

【解救方法】

1. 以0.02%高锰酸钾溶液或0.5%鞣酸溶液洗胃,在呕吐频繁时不可止呕。

2. 用硫酸镁或硫酸钠20~30g,导泻,可用中药大黄15g,元明粉15g冲服导泻。

3. 输入5%葡萄糖生理盐水1500~2000ml,促使尽快排毒,多饮开水或浓茶。

4. 口服维生素B_1、B_6。

5. 呼吸衰竭时,给予呼吸中枢兴奋剂,用可拉明1.5ml肌肉注射,或用洛贝林,或吸入水,口服芎香氨醑。

6. 虚脱时,可用附子9g,干姜9g,炙甘草6g,茯苓15g,人参10g,五味子6g,水煎灌服。

7. 甘草15g,绿豆50g,煮至绿豆开花,代茶频服,或服用中药万能解毒剂。

8. 呕吐不止者,针刺内关、中脘、足三里等穴。

【注意事项】

1. 用于小儿麻疹不透,应煎水外洗,尽量避免内服。

2. 成人内服量9~15g,小儿内服量6~9g。

笔记

3. 不可单独服用,要与其他药物配伍。

【禁忌】 麻疹已透者不宜用,用量过大令人心烦。

细辛

【不良反应】

1. 虚脱:用铁形船研细辛因吸入细辛粉剂过多而中毒:出现头晕、心悸、口干、恶心欲吐、随后大汗淋漓、口唇苍白、四肢凉、脉细弱。

2. 神经系统:临床上有报道在80min内共服细辛约15g左右,服药后40min,自觉头胀痛,随即可出现呕吐、汗出、烦躁不安、口渴、面色红赤、呼吸急促、脉洪数,颈项强直,瞳孔微散大,体温40.5℃,并出现意识不清,牙关紧闭,面色红赤,瞳孔散大,角弓反张,小便闭塞,小腹膨癃等。

3. 心血管系统:中毒量的细辛可引起心律失常,血压升高,心跳加快,并伴见口干烦躁,汗出等。另有报道1例下肢关节疼痛的病人因用北细辛过量中毒致心衰;1例慢性支气管炎病人服用细辛过量(8g)致心律失常。

4. 呼吸系统:细辛对呼吸系统抑制属中枢性,最突出表现为呼吸急促,有窒息感。

5. 消化系统:细辛治疗剂量有时可引起恶心、呕吐等副作用。若大剂量长期服用,对肝脏有一定毒性,其机理是细辛所含黄樟醚对肝脏微粒体酶有抑制作用,可导致肝脏肿大及脂肪变性,若持续用药可致肝细胞癌瘤。

6. 泌尿系统:细辛对肾脏有一定毒性,慢性肾脏病者服用较大剂量细辛,可导致急性肾功能衰竭。

【解救方法】

1. 早期洗胃,催吐,继则导泻,肌注镇静剂如鲁米那、非那根或静注戊巴比妥钠以抗惊厥。输液以促进毒素排泄,可用10%葡萄糖液或5%葡萄糖盐水1000~1500ml加VitC 3g静滴。

2. 体温升高时采用头部冷敷或酒精外擦,必要时用解热剂,出现尿潴留者应导尿,少尿或无尿者肌注或静滴速尿,或口服双氢克尿噻等利尿剂。血压过高者用降压剂,如肌注利血平或利尿降压剂速尿等,肝肿大,转氨酶升高者,保肝治疗,可选用复方 $VitB_1$、VitC、肌苷片等。

3. 意识不清昏迷时用安宫牛黄丸和苏合香丸各1粒加水50ml烊化鼻饲,清醒后,应用扶正解毒剂,金银花15g,连翘15g,生石膏12g,西洋参6g,生地黄9g,丹皮6g,绵茵陈15g,蒲黄炭5g,柴胡5g,白茅根30g,车前子9g,三七6g(研极细末吞服),菊花9g,秦皮9g,全当归9g,白术5g,木通6g,水煎眼。

【相互作用】 "十八反"中有藜芦反细辛之说,两药配伍时可增强毒性反应。

【禁忌】 阴虚阳亢或无风寒湿邪之头痛、咳嗽慎用,有高血压史、肾功能减退者慎用,肺燥伤阴干咳者忌用。细辛不适用于严重心血管病、实证高血压、肾功能减退、肾性高血压等。

第二节 发散风热药

牛蒡子

【不良反应】 牛蒡子能引起过敏反应,一般表现在服药后约30min左右,突然胸闷气急,并有喉头阻塞感,随即头晕,呕吐,皮肤相继出现丘疹,瘙痒难忍,血压下降。

笔记

1. 变态反应:患者服牛蒡子后全身皮肤出现充血性丘疹,瘙痒,面部红,自我感觉咽喉有些阻塞,四肢无力。伴突然胸闷气急,咽喉阻塞,头晕呕吐,血压下降。

2. 消化系统:服用大剂量牛蒡子可出现胃肠道症状如恶心、呕吐、食欲减退、腹胀、腹痛、腹泻、食管炎,严重者可出现胃肠道糜烂、溃疡及出血。

【解救方法】 立即吸氧,给予50%葡萄糖40ml,加地塞米松5mg静注,口服扑尔敏等抗过敏剂。

【禁忌】 本品性寒,滑肠通便,气虚便溏者慎用。

蝉蜕

【不良反应】

1. 消化系统:临床上有报道用蝉蜕治疗风热外感引起腹痛者,表现为上腹部持续性疼痛伴腹胀、肠鸣,但无恶心呕吐及无腹泻等症,停药后自行消失。

2. 过敏反应:用蝉蜕研粉黄酒冲服,出现全身出汗,颜面潮红,继则全身散在性小皮疹,体温升高等过敏反应症状,停药后可自行消失。也有报道应用蝉蜕致过敏反应症状。

3. 生殖系统:现代药理研究对其主要成分甲壳质有报道认为其可杀死精子。提示服用蝉蜕对妊娠有一定影响,为蝉蜕属于妊娠禁忌药提供了现代科学依据。

蝉蜕煎剂能升高卵巢指数,对子宫未见明显影响,降低怀孕率、升高畸胎率,还可使雄性小鼠睾丸及贮精囊指数显著降低。

4. 心血管系统:亦有报道引起胸闷心悸、心电图示、快速型心房纤颤。

5. 其他:蝉蜕可引起全身皮肤发痒,灼热并出现散在性小红疹,伴见面色潮红、汗出、发热等。或表现为腹痛、腹胀、可致声音嘶哑,甚至失音,亦有报道引起胸闷心悸,心电图示快速型心房纤颤。

【解救方法】

1. 发生过敏者,应立即停药,口服扑尔敏10mg,或肌注苯海拉明20mg,静注葡萄糖酸钙10ml,重症可用肾上腺皮质激素如氢化考的松、地塞米松静脉点滴。

2. 腹痛者对症处理,如用阿托品,普鲁本辛、654-2等。

菊花

【不良反应】 菊花煎剂浓缩液或浸膏片,对个别患者可致上腹疼痛或腹泻。连续应用大剂量菊花制剂,可影响胃肠功能,余无其他副反应。

1. 变态反应:怀菊花内服可引起过敏反应。服怀菊花出现过敏反应1例。菊花对极少数人可引起过敏性皮炎。有报道杭白菊可致接触性皮炎,引起的原因主要是杭白菊的花和叶,而根茎则无致敏作用。

2. 消化系统:临床服用菊花煎剂或浸膏时,少数患者有胃部不适、食欲减退、肠鸣腹泻等消化道症状。

【解救方法】 出现胃肠症状者,一般停药即可消失,必要时可给予小建中汤或补中益气汤等。

【注意事项】 菊花引起接触性皮炎,多发生在采花季节,属Ⅳ型迟发性变态反应。气虚胃寒,食少泻泄者宜少服用。

柴胡

【不良反应】 柴胡的毒性很小,北柴胡煎剂口服有升高血糖和溶血作用。

【解救方法】

1. 平喘:主要应用 β_2 受体兴奋剂或茶碱类药物解除支气管平滑肌痉挛,缓解哮喘症状,必要时也可选用糖皮质激素来快速控制哮喘症状。

2. 保持呼吸道通畅:及时消除痰液,呼吸困难者吸氧,严重者可进行人工呼吸。

3. 抗过敏:若伴有皮肤黏膜的过敏反应,可选用抗组胺药物如苯海拉明,扑尔敏、息斯敏进行治疗,亦可静脉注射葡萄糖酸钙,氯化钙等钙剂以缓解皮肤瘙痒症状。

【相互作用】

1. 与中毒的配伍禁忌:《本草经集注》载:"恶皂荚,畏女菀、藜芦"。

2. 与西药配伍禁忌:不宜与含金属离子的西药如碳酸根、维丁胶钙、碳酸镁、硫化亚铁、氢氧化铝、碳酸铋等配伍应用,同柴胡所含槲皮苷在吸收中分解的苷元槲皮素能与金属离子形成螯合物而降低药物生物利用率。

【注意事项】

1. 过敏体质的病人应用柴胡,特别是柴胡注射液时应谨慎,有应用柴胡及其制剂过敏史者,应禁用柴胡及其制剂。

2. 治疗量不宜过大,一般为3~9g,必要时当配茯苓、车前子、白芷、白芍。

【禁忌】　柴胡性升散,古人有"柴胡劫肝阴"之说,肝阳上亢,肝风内动,阴虚火旺及气机上逆者忌用或慎用。

升麻

【不良反应】　应用大剂量后可出现头痛,四肢产生强直性收缩,阴茎异常勃起等症,严重时发生呼吸困难,并对胃有一定的刺激,常引起呕吐。

【解救方法】　催吐、洗胃、导泻,口服解毒剂或活性炭末,输液稀释毒素。呼吸困难时肌注尼可刹米、洛贝林等。口服B族维生素药。

【注意事项】　用于升阳举陷,治疗脱肛、子宫下垂,大量应用时应蜜炙,蜜炙后其生物碱的含量得降低,汤剂量不能超过15g,散剂日用量不得超过9g。

【禁忌】　本品麻疹已透,以及阴虚火旺,肝阳上亢,上盛下虚者,均当忌用。

葛根

【不良反应】　大剂量葛根可引起中毒反应,出现心慌,口干欲饮,烦躁不安,神志不清,面色潮红,甚则精神异常,语言不清,失礼,胡言乱语等近似莨菪类药物中毒之表现,此外还可引起轻度腹胀,呕吐及上腹部不适等症状。

【解救方法】

1. 采取必要抗药物过敏措施,发现过敏,立即停药,不再使用。加强用药后观察。

2. 致过敏性休克时立即给予地塞米松针剂10mg静注及吸氧,多巴胺、低分子右旋糖酐。

3. 致药物性皮炎。给予5%葡萄糖注射液500ml,地塞米松5mg,维生素C 2g静滴qd;口服息斯敏10mg,qd;外用乐肤液。

4. 致速发喉头水肿时口腔局部给予色甘酸钠喷雾,口服西替利嗪,肌注扑尔敏,并给予5%葡萄糖液维生素C、葡萄糖酸钙、琥珀酸氢化可的松、氨茶碱等静滴。

【相互作用】　引起肝功能损害的条例为葛根汤,进行药物淋巴细胞刺激试验时,葛根汤为阴性,但其组成的加味药均为阳性,故肝损害可能是药物相互作用的结果。

【注意事项】　故建议医生临床使用葛根素时,应询问用药史,过敏性体质者应慎用或不用。胃寒者及表虚汗多者慎用。

第49章 清热药

第一节 清热泻火药

石膏

【不良反应】

1. 过敏反应:有个别病例用石膏绷带固定后出现接触性皮炎,皮肤有瘙痒及灼热感,并见弥漫性红斑及粟粒状丘疹。

2. 中毒反应:一起误用含砷石膏制作豆腐引起的食物中毒。

【相互作用】 含钙的石膏不宜与地高辛等强心苷合用,因钙离子与强心苷有协同作用,共用可增加其毒性,此类药物亦不宜与四环素类药物及异烟肼合用,因其易与钙离子螯合而致药效降低,可促使异烟肼分解而失效。不合理的中西药联合应用。不宜与强的松龙同服,能降低生物利用度;不宜与磷酸盐、硫酸盐类药物同用,因离子间的相互作用,可能生成溶解度较小的磷酸钙、硫酸钙而产生沉淀;不宜与硫酸镁同用,主要离子能减少镁离子的渗透压,缓解肠蠕动,拮抗其泻下作用;忌与洋地黄类强心苷同服,因能增强强心苷的作用和毒性。

【注意事项】

1. 入药的石膏应研粉作砷检查。

2. 对体弱之高热患者,或心脏病病人须慎用,必要时配伍人参、党参、吴茱萸等以扶正,防止心力衰竭。

【禁忌】 脾胃虚寒及阴虚内热者忌用。

天花粉

【不良反应】

1. 过敏性休克:某患者用药10min后突发全身皮疹,球结膜水肿,呼吸困难,不能发音,全身发绀,查双瞳孔等大等圆,对光反射存在。

2. 消化系统:天花粉致胃肠道过敏3例,天花粉的某种成分刺激胃肠道,引起黏膜充血、水肿,蠕动加快出现恶心、呕吐、腹痛、腹泻。

3. 血液系统:用天花粉引产后的出血量大部分病例约在50ml内,偶有出血量达1000ml以上者,并发症有上呼吸道出血,淋巴结肿大,阴道撕裂,盆腔感染等。

【解救方法】

1. 热度过高,可肌注柴胡注射液,清开灵注射液。

2. 皮疹及哮喘可选用异丙嗪、泼尼松、地塞米松、氢化可的松注射液等。如发生过敏性休克,应迅速抢救。

3. 出血者,可注射维生素K,口服云南白药等。中药可用仙鹤草30g,侧柏叶9g,三七粉1.5g(冲服),水煎服。

4. 有心动过速时,应用地塞米松5~10mg,或氢化可的松100~300mg,加入5%葡萄糖溶液内静脉滴注，有Ⅲ度房室传导阻滞者，除用肾上腺素皮质激素外，可选用异丙肾上腺素、阿托品等，密切观察病情变化，防止出现心源性脑缺血综合征，并作好抢救准备。

5. 淋巴结肿大可内服消炎剂或服五味消毒饮，局部用金黄散，盆腔感染酌用抗生素。

6. 天花粉引产所引起的副作用，可用异丙嗪处理，有全身的广泛出血倾向，血压降低、血小板计数减少，凝血酶原时间延长，血纤维蛋白走量偏低，应使用肝素治疗，并立即输入5%葡萄糖生理盐水和低分子右旋糖酐并输鲜血，间羟胺56.7mg于10%葡萄糖注射液500ml中静脉滴注，经治疗无明显效果，可添加纤维蛋白原，如情况继续恶化，则应适当给予纤溶抑制剂。

【相互作用】

1. 不得与乌头类药材同用。栝蒌与乌头属“十八反”之一。

2. “枸杞为之使：恶干姜，畏牛膝、干漆，反乌头”。

【注意事项】

1. 注射本品前，应先做皮试，阳性反应者忌用本品引产。

2. 各急性传染病期间及肺结核病人不用。

3. 在医疗条件较差，没有血源与医疗单位不宜使用天花粉中期引产。

4. 5个月以上的中期妊娠引产，天花粉应慎用，用时应严密观察，特别是产前有腹部胀痛和撕裂痛，触诊子宫坚硬的受术者，应警惕有胎盘早期剥离发生隐性出血的可能。

栀子

【不良反应】

1. 中枢神经系统：一患者用250g栀子煎服后，4h出现轻度腹痛，并伴有恶心呕吐、头昏。至5h后症状明显加重，自觉心慌难受，时欲大便而又未解出，小便量明显增加，全身酸软乏力，出冷汗，头目眩晕不能起立，继则出现昏迷而送入院。检查：中度昏迷，全身肌肉松弛，面色苍白，呼吸急促，体温36.2℃，脉搏95次/min，血压75/53mmHg。

2. 过敏反应：敷药处有瘀血样青紫斑，但膝以下水肿，按之凹陷，有憋胀感，左侧膝以下无水肿，按之不凹陷，诊断为下肢过敏性水肿。解氏等报道中药栀子内服引起过敏2例。

3. 毒性反应：表现为头昏心悸，腹痛，恶心，呕吐，小便量多，全身乏力，冷汗，头目眩晕不能起立，继则昏迷。

【相互作用】　栀子能抑制胃酸分泌，与四环素等抗生素联用，可影响抗生素的吸收。

【禁忌】　本品苦寒伤胃，脾虚便溏者不宜用。

夏枯草

【不良反应】　过敏反应：据报道夏枯草内服可致过敏性休克。

【解救方法】　出现过敏反应者，给予抗过敏治疗，如扑尔敏4mg，日服3次，或苯海拉明20mg，1日2次肌注。腹痛呕吐者给灭吐灵5mg，1日3次，或山莨菪碱10mg，1日3次。

【相互作用】　含钾比较高。成药制剂牛黄解毒片、防风通圣丸、橘红化痰片、追风丸、乌贝散、乌鸡白凤丸、六一散等中成药多为复方成分，所含金属元素更多，使用过程中更应引起注意。

【注意事项】　有过敏史或脾胃虚弱者慎用。用量一般不宜过大，应控制在10～15g以内。

【禁忌】　脾胃虚弱者慎用。

决明子

【不良反应】　决明子含有大黄泻素，服药初期，可有腹泻，腹胀，恶心等副作用，继续用药后可逐渐消失，但大量服用能引起中毒反应，其表现与大黄中毒相似。

【解救方法】

1. 泻下不止者，可用收敛剂，有脱水现象者，应输液。

2. 过敏者，肌注非那根可抗过敏处理。

3. 腹痛者，可给予抗胆碱药如颠茄合剂、阿托品、654－2、普鲁本辛等。

【禁忌】 气虚便溏者不宜应用。

第二节 清热燥湿药

黄芩

【不良反应】 临床发现黄芩苷150mg肌注，有低热和周身酸痛反应，黄芩苷27mg静注，出现发热，白细胞骤降至正常的30%，后又上升至正常。临床报道，有服用黄芩引起大水疱样药疹。表现为服药后30min，遍身潮红，瘙痒异常，继则出现散在水疱，大小不一，以四肢暴露处明显，尚有口服黄芩苷，出现畏寒、发热，体温达39℃者。

【注意事项】 本品苦寒伤胃，脾胃虚寒者不宜使用。

黄连

【不良反应】

1. 过敏反应：药疹常见于四肢及躯干部皮肤出现散在的针尖大小、压之褪色的红色丘疹；药敏性荨麻疹。主要表现为突感头晕，舌麻、咽喉不适，脸肿，面部及四肢起荨麻疹，瘙痒异常；过敏性紫癜全身密布粟粒大小浅红色斑点，压之不褪色，部分融合成片，呈对称分布。

2. 中枢神经系统：患者口服黄连及黄连素出现头晕、耳鸣、恶心、呕吐、心慌、气短、关节痛、甚至休克，某患者第一次肌注黄连素12h后出现荨麻疹，再一次肌注后4h皮疹加重，1h后出现心慌、胸闷，第三次注射5h出现憋气、冷汗，血压下降等休克症状，经抗过敏、抗休克治疗后痊愈。

3. 消化系统：患者出现恶心，食欲不振，呕吐，腹鸣，腹胀，腹痛，腹泻。

4. 心血管系统：小檗碱最严重的毒性为心脏毒性，在临床可出现急性心源性脑缺氧综合征，100mg于葡萄糖溶液中滴注，病人有头昏、气急、心律失常、循环呼吸骤停等，并有死亡病例的报道。黄连素静脉滴注，如剂量过大，可抑制心脏，使血管扩张，血压下降，呼吸抑制，系通过增强乙酰胆碱对心脏作用所致，据报道临床上有因腹泻静滴黄连素诱发急性心源性脑缺氧症者，心电图出现室性纤颤，严重时可导致死亡。由于腹泻病人多有缺钾现象，说明缺钾是诱发黄连素毒副作用发生的重要因素。

5. 造血系统：有因腹泻服黄连素0.3g，引起免疫性血小板减少症者，表现为皮肤出现紫斑，检查束臂试验阳性，血小板减少，骨髓检查粒细胞增生活跃，红细胞增生略低，颗粒巨核细胞增多。

【解救方法】

1. 药疹时可服扑尔敏4mg，泼尼松10mg，葡萄糖酸钙1.0g，3次/日，防风通圣散（或丸）6g，3次/日；药敏性荨麻疹可口服赛庚啶2mg，3次/日；静滴10%葡萄糖500ml，加氢化考的松100mg，10%葡萄糖酸钙10mg，维生素C 1.0g，口服维生素C、维生素B_1、维生素B_2，密切观察，对症治疗；过敏性紫癜可口服赛庚啶4mg，维生素C 200mg，芦丁20mg，安络血2.5mg，3次/日，吡哌酸0.25g，3次/日。头晕、心慌、气短、关节痛表现为口服黄连素后

30min 突感头晕、心慌、全身关节痛。立即停药,进行抗过敏治疗,静推 25% 葡萄糖 50ml 加 10% 葡萄糖酸钙 10ml、维生素 C 0.5g,地塞米松 5mg,缓慢推入,其他对症治疗。

2. 中毒时可肌注阿托品 1mg,并每隔 15min 重复注射 0.5mg。

3. 输液补钾,以 10% 葡萄糖液加 10% 氯化钾和 VitC 静脉滴注。

4. 骨髓造血系统抑制时,应输鲜血,并给予强的松、利血生、$VitB_4$、$VitB_6$。

5. 过敏者,口服苯海拉明或肌注非那根、静注 10% 葡萄糖酸钙。休克发生者,应迅速皮下注射 0.1% 肾上腺素 0.5 ~ 1ml,并静脉滴注地塞米松,补充血容量。皮疹者可外用薄荷锌洗剂涂布外敷。眼部过敏,可外用氢化可的松眼膏,并结合内服扑尔敏等。

【注意事项】

1. 一般认为特异性体质及高度过敏者较易产生不良反应,故对此类患者要注意病史,慎重给药。有人认为低血钾状态给药为重要的诱发致敏因素。故在应用注射剂时宜从小剂量开始,逐渐加量,且密切注意观察患者的反应,如有不良反应,及时停药,立即进行抗过敏治疗。

2. 以前曾有过对板蓝根或大青叶过敏者应禁用本品。

3. 有心脏病史者禁用黄连素点滴,原有消化性溃疡、食管炎等消化道疾病者当慎用。

4. 注意用药剂量,用药时间和配伍:临床用药根据用法不同采用不同剂量,入汤剂煎服不宜大于 10g,研末吞服 1 ~ 1.5g;用药时间不宜过长,必须中病即止;再者,由于小檗碱有一定毒性,可以避免注射给药,尤其是静脉注射给药。用药时间一般不宜超过 1 周,为减轻黄连的不良反应,入汤剂可适当配伍其他生津养胃的药物如芦根、天花粉等。

【禁忌】　本品苦寒,容易损伤胃气,故脾胃虚寒者慎用。

黄柏

【不良反应】

1. 有报道内服黄柏发生皮肤过敏反应。

2. 静脉滴注易发生急性心源性脑缺氧综合征。

【解救方法】

1. 给予抗组胺类药物,如苯海拉明、扑尔敏、息斯敏或给予异丙嗪 25 ~ 50mg,每日 3 次。

2. 静脉注射 2% 氧化钙与 5g 溴化钠混合液 5 ~ 10ml,每日 1 ~ 2 次。

3. 用何首乌 9g,防风 6g,荆芥 9g,地肤子 12g,甘草 6g,元参 9g,丹参 15g,水煎分两次服,1 日 4 次,连服 5 ~ 6 日。

4. 用当归 9g,川芎 6g,赤芍 9g,牛地 12g,苦参 15g,地肤子 9g,白鲜皮 6g,蝉蜕 4.5g,甘草 6g,水煎服,每日 1 剂,连服 3 ~ 4 日。

5. 伴烦躁者,可针刺大椎、风池、内关、合谷。

【注意事项】

1. 尽量不用点滴,必要时要有应急措施,并严密观察,一旦出现症状,立即停药。

2. 有黄柏过敏史者忌用。

3. 不要单独使用黄柏,经过配伍效果更好。

【禁忌】　本品性寒,容易损伤胃气,故脾胃虚寒者忌用。

龙胆草

【不良反应】　龙胆草对胃肠道有弱的刺激,可使黏膜轻度充血及胃液分泌增加,有利于食物的摄入,但若在食后服用,反使胃机能减退,分泌减少,大剂量服用,亦可妨碍消化,时有头痛,颜面潮红,陷于昏眩,并能抑制心脏使心率减慢,对中枢神经系统呈兴奋作用,但较大剂量则出现麻醉作用，引起体温降低、倦怠。

1. 患者出现腹痛、恶心呕吐，头晕，并出现轻度昏迷，颈强而入院。检查：吐出物黄绿色，轻度昏迷，颈强，面色苍白，腹部胀满，体温37.2℃，脉博95次/min，呼吸23次/min，血压128/60mmHg。

2. 大剂量服用，可妨碍消化，时有头痛、颜面潮红、昏眩，并能抑制心脏，使心率减慢。对中枢神经系统呈兴奋作用，但较大剂量则出现麻醉作用，引起体温降低、倦怠。有报道服龙胆草煎液致中毒1例。

3. 神经系统：身热、神志不清、二便失禁、四肢弛缓性瘫痪、足腱反射消失。

4. 消化系统：恶心呕吐，服痛，腹泻。严重者出现肠麻痹。

5. 心血管系统：心率减慢，血压下降。

【解救方法】

1. 首先以 $CuSO_4$ 或瓜蒂散药物催吐，或机械催吐。

2. 以 $MgSO_4$ 或 Na_2SO_4 导泻，或用大黄15g水煎服，冲服元明粉9g导泻。

3. 以0.025%高锰酸钾溶液洗胃，并继服浓茶或蛋清，予吸附剂和保护剂。

4. 口服氢氧化铝凝胶，每次10～15ml，每日3次。

5. 口服万能解药剂，或以贝母9g，白及9g，陈皮9g，砂仁6g，乌贼骨6g，水煎分2次服；甘草15g，白芍9g，生姜6g，大枣3枚，水煎服，或以四君子汤加黄芪，干姜水煎内服，均可解毒健脾。

6. 血压下降者，给予升压剂，昏迷者针刺人中、合谷、涌泉等穴强刺激，恶心呕吐、腹疼腹泻不止者，可针刺内关、中脘、足三里等穴，心动过缓给予循环中枢兴奋剂如肾上腺素等。

【相互作用】 《本草经集注》："恶地黄、防葵"。

苦参

【不良反应】 个别患者服药后出现头晕、恶心、呕吐及便秘，反应较轻，可自行消失。重者表现有步态不稳、呼吸急促、脉快。内服过量可致中毒，严重中毒者表现为痉挛、惊厥、呼吸慢而不规则，甚至呼吸抑制，危及生命。

【解救方法】

1. 严密观察治疗反应，一旦发生过敏，应立即停药，并采用静点葡萄糖盐水或多饮水以加速药物排出。同时采用抗过敏治疗，其中对轻型药疹可使用抗组胺药、维生素C、钙剂及中等剂量的肾上腺糖皮质激素，待皮疹消退后减量至停药。对重型药疹则应积极住院抢救，加强护理及支持疗法。另外，可采用外用药止痒，保护皮肤。对无渗出性药疹可用单纯粉剂或洗剂，有渗出用湿敷或油剂，大疱可用无菌针抽出疱液，外用1%龙胆紫。

2. 早期催吐、洗胃（惊厥后禁忌）及导泻。以排除消化道内残留之苦参。

3. 口服蛋清、牛奶、鞣酸蛋白（每日3次，每次2g）。

4. 大黄、枳实、银花各10g，甘草6g，水煎液，另加玄明粉12g，通便解毒。

5. 保护胃肠道黏膜：出现急性严重的胃肠刺激反应，可内服蛋清，鞣酸蛋白或牛奶，一方面可保护胃肠黏膜，另一方面还能减少药物的吸收，防止发生其他严重的毒副作用。

6. 对症处理：腹痛严重者，可应用M受体阻断剂，以解除胃肠平滑肌痉挛，呕吐严重者，应积极应用止吐药，腹泻严重者，应积极应用止泻药，因为严重的呕吐，腹泻可导致脱水，水电解质丢失过多，酸碱平衡失调。

7. 中药治疗；内服甘草绿豆汤（甘草30g，绿豆30g，水煎服），或以金银花30g煎汤，加蜂蜜15g，代茶饮。

8. 减量用药：苦参为临床常用中药之一，苦参的主要不良反应是消化道刺激症状，但一般不甚严重，若出现神经系统的不良反应头晕、头痛等症状，可考虑减轻用药剂量，若减轻用量后症状仍未缓解，则应使用苦参。

9. 对症处理：头晕患者应卧床休息，可静脉注射50%葡萄糖注射液、维生素C、素生素B_6等；选用苯海拉明或异丙嗪，口服给药，若呕吐严重者也可注射给药；必要时口服安定或巴比妥类镇静药物；若头痛严重者，可予颅痛定30~60mg，口服或肌肉注射；或口服阿司匹林。

【相互作用】　藜芦反苦参，不可配伍应用。恶贝母、漏芦、菟丝子，当慎用。

【注意事项】

1. 注意配伍：本草学著作认为苦参反藜芦，应尽量避免使用。

2. 注意使用剂量：不可任意加大用量，或延长使用时间，使用中还应注意加强观察。

3. 入煎剂日用量不超过15g。

【禁忌】　本品苦寒伤胃、伤阴，脾胃虚寒及阴虚津伤者消化性溃疡，慢性胃炎，肠炎等患者应慎用或禁用。

苦豆子

【不良反应】　可出现头晕，头痛，恶心，呕吐，烦躁，腹痛，腹泻，胸闷，心慌，面色苍白，血压下降，呼吸困难。

【解救方法】

1. 早期洗胃，导泻，内服蛋清，鞣酸或浓茶，静脉滴注葡萄糖盐水。

2. 对症处理：惊厥时可用安定，水合氯醛或苯巴比妥钠等治疗，有呼吸抑制者应采取给氧及用呼吸兴奋剂等积极措施。

【禁忌】　本品有毒，内服用量不宜过大。

第三节　清热解毒药

穿心莲

【不良反应】

1. 过敏性休克。

2. 药疹。

3. 过敏性心肌损伤。

【解救方法】

1. 肌注苯海拉明20mg或非那根25mg，静注50%葡萄糖，60ml加入氯化钙。

2. 有休克者立即肌注肾上腺素1mg，氢化考的松100mg或地塞米松10mg及VitC加于10%葡萄糖250ml内静滴，皮下注射阿托品0.5~1.0mg，麻黄素1ml。

大青叶

【不良反应】

1. 大青叶在体内的代谢以尿中排泄为主，其副作用可引起血尿。

2. 服用大青叶煎剂可引起呕吐、腹泻等胃肠功能紊乱。

3. 过敏反应：据报道因上呼吸道炎症肌注大青叶注射液4ml引起严重过敏性休克。患者在注射后10min左右即感身热，全身发痒、心慌、恶心、四肢发麻，四肢冰凉，心率加快，血压下降。

【解救方法】

1. 出现副作用时,应立即停药,血尿者可服用维生素 K 及安络血。

2. 过敏性休克者,皮下注射肾上腺素 1mg,静滴 10% 葡萄糖注射液加氢化可的松 300mg,肌注异丙嗪 25mg,口服阿托品 0.6mg。

【禁忌】 脾胃虚寒者忌用。

板蓝根

【不良反应】 过敏反应:过敏性休克,荨麻疹。

【解救方法】

1. 上消化道出血治疗:禁食 24h,交替肌注安络血和维生素 K_3,静滴葡萄糖、西咪替丁,口服云南白药和氢氧化铝凝胶等。

2. 溶血反应的治疗:给予 5% 葡萄糖加氢化可的松 100mg 静滴,输血,口服异丙嗪。

3. 过敏反应的治疗:立即停药,肌注扑尔敏 10mg,50% 葡萄糖 20ml 加 10% 葡萄糖酸钙 10ml 静脉缓慢推注;口服维生素 $B_6$20mg、强的松 10mg,日服 3 次;发生休克者,肌注肾上腺素 0.5mg、异丙嗪 25mg、氢化考的松 100mg 或地塞米松 5mg 加入 50% 葡萄糖 20ml 静脉注射,并加用升压药。

【禁忌】 体质虚弱,无实火热毒者忌服。

贯众

【不良反应】

1. 消化系统:其刺激作用可致恶心、呕吐、腹痛、腹泻、血便等。

2. 神经系统:吸收后,能损害中枢神经系统,导致功能障碍,如头痛、头晕、反射性增高、震颤、运动失调、惊厥、谵妄等。剂量过大时可因中枢麻痹而导致昏迷,呼吸麻痹而死亡。

3. 其他:可麻痹随意肌,对心、肝有一定损害。尚可收缩视网膜血管,损害视神经乃至失明。

【解救方法】

1. 口服中毒者,立即以 1∶5000 高锰酸钾洗胃,催吐,继以硫酸镁或硫酸钠 20~25g 导泻,忌用油类泻剂。

2. 输注大剂量 VitC。

3. 抽搐惊厥时,立即静注 0.1~0.2g 苯巴比妥钠等镇静剂。

4. 胃刺激征,可用阿托品、654-2 等肌肉注射。

【禁忌】 脾胃虚寒者及孕妇慎用。服药期间,忌食油腻。

重楼

【不良反应】

1. 毒性反应:烦躁不安,恶心呕吐,头痛,腹泻,甚至出现痉挛,抽搐,面色苍白,呼吸困难,发绀,心律不齐,心音低钝,心电图示频发性期前收综,结性逸搏等。

2. 过敏反应:接触药物后脸部轻痒。鼻腔发痒,流清涕,继而面部麻木,水肿明显,双眼睁开困难。

【解救方法】 洗胃、导泻、内服稀醋酸适量。可用氯丙嗪、阿托品等制止痉挛的药物。中草药:可用甘草 15g,先水煎后与白米醋、生姜汁各 60g 混合,一半含漱,一半内服;痉挛时用乌梢蛇 9g,全蝎 3g,厚朴 6g,甘草 6g,水煎服。

鱼腥草

【不良反应】 一般过敏反应。

过敏性哮喘：约静滴鱼腥草注射液 10min 后患者突然出现胸闷气喘，呼吸困难，口唇指端发绀，双肺散在哮鸣音，无湿性啰音。

【解救方法】 停药，平卧吸氧，给予静脉注射地塞米松，大部分患者的症状在 30min 内消失。

过敏性紫癜可服用银翘导赤汤：金银花 15g，连翘 15g，荆芥 9g，薄荷 6g，蝉衣 4g，生地 15g，丹皮 9g，竹叶 6g，紫草 12g，赤芍 9g。

山豆根

【不良反应】 山豆根中毒的潜伏期约 1～3h，其主要不良反应有：

1. 胃肠道反应：这是山豆根最常见的不良反应，两者常相伴发生。轻度症状为头晕眼花、腹痛腹泻，恶心呕吐，大汗淋漓。多数患者还可发生恶寒冒汗、步态不稳等神经症状；重度中毒常发生肌肉痉挛、全身抽搐、心跳加快、血压下降甚至呼吸停止而死亡。

2. 呼吸系统不良反应：轻度反应仅头晕眼花、微恶寒、恶心；严重者恶寒、咳嗽、吐大量泡沫样痰，甚至咳吐血性泡沫痰，呼吸急促或呼吸暂停、缺氧、发绀。

3. 过敏反应：出现头晕目眩等症，并伴胸闷气短，继发头晕目眩等症，继而全身皮肤散在性片状丘疹，瘙痒难忍。

【解救方法】 服用山豆根后出现头晕、眼花、微恶寒、冒汗、恶心等症状，是轻度中毒的反应，可嘱患者卧床盖被休息 1～2h，症状即可消失。如反应重者，出现头晕目眩、恶寒冒汗、恶心呕吐等症，轻度中毒可自行缓解。重度中毒者：(1)早期用大量温水或 1∶4000 的高锰酸钾溶液洗胃；服药超过 4h，可服硫酸镁导泻；并用 2%～3% 的活性炭灌胃，吸附未被吸收的毒物。(2)以 10% 葡萄糖生理盐水加维生素 C 点滴，促进排毒解毒：用 5%～10% 葡萄糖盐水 1000ml，加入 15% 氯化钾 20ml，5% 碳酸氢钠 100ml，维生素 B_6 200mg 静脉点滴，以维持酸碱及水电解质平衡。(3)抽搐痉挛者用氯丙嗪等；昏迷者给氮酯醒，每 2h 肌注，0.25g，吸氧；呼吸衰竭者给予呼吸中枢兴奋剂，如洛贝林等。(4)病情稳定后口服中药解毒剂，用绿豆 60g，甘草 30g，金银花 24g，穿心莲 9g，水煎，早晚各服 1 次。若病情加重，即应住院抢救。中医药处理：灸百会、中脘；针内关、足三里；或用生姜、大枣、红糖煎汤服。有人认为，除采取常规解毒处理外，加用甘草煎剂，可取得满意疗效。

【相互作用】

1. 山豆根与大黄配伍后极易发生毒性反应，以头晕眼花、足软无力举步，手指颤抖为典型症状。

2. 与硫酸亚铁、磺胺类、氨茶碱、制酸药、洋地黄、左旋多巴合用可加剧对消化道损害而出现恶心、呕吐、腹泻。

3. 与链霉素、新霉素、卡那霉素、巴龙霉素、庆大霉素、多黏菌素 B、万古霉素、紫霉素、卷曲霉素、消炎痛、石炭酸锂（过量）、金刚胺、吡喹酮、甲基苄肼、普鲁卡因、青霉素合用可能加剧对神经系统的毒性，导致眩晕。

【注意事项】 一般教科书未将其列为有毒药材，但自 1985 年以后出版的《中华人民共和国药典》均明确指出山豆根有毒。

山豆根有体内蓄积作用，临床宜间隔用药，并严格控制剂量。入煎剂时煎煮的时间不宜长，宜后下。不宜单用，应配入复方。

马勃

【不良反应】 过敏反应：感到胸部不适，咽喉痒感，恶心，呕吐，全身皮肤瘙痒；头面躯干等部位皮肤荨麻疹，部分成风团样，双侧眼睑、口唇、双侧耳轮水肿。

【解救方法】 可口服扑尔敏 1 次 4mg；苯海拉明 1 次 25mg 等抗过敏药物治疗。

【相互作用】 与青霉素类、红霉素丙酯十二烷基硫酸盐、洁霉素、新生霉素、多黏菌素、克霉唑、紫霉素、乙硫异烟胺、茶啶酸、消炎痛、磺酰脲类、双胍类、奎尼丁等合用有可能导致皮肤瘙痒。

【禁忌】 风寒伏肺咳嗽失音者禁服。

白头翁

【不良反应】 外用中毒后,接触部位皮肤可发生肿胀、疼痛。有报道白头翁引起接触性皮炎。新鲜的白头翁全草捣烂,接触眼部可引起流泪,口服中毒后,首先感到口腔灼热、肿胀等口腔炎症状,进而出现咀嚼困难,剧烈腹痛、腹泻,排黑色腐臭粪便,时带血,心跳快而弱,血压下降,循环衰竭,呼吸困难,瞳孔散大,严重者可在10h内死亡。内服中毒剂量为30～45g。

【解救方法】

1. 停药:白头翁为临床上常用清热解毒中药。要注意观察其对胃肠道的刺激反应、发现胃肠刺激症状,立即停药,以防加重对胃肠黏膜的刺激,甚或导致溃疡。

2. 保护胃肠道黏膜:内服蛋清、牛奶、藕粉,以减轻药物对胃肠道黏膜的损伤作用。

3. 对症、支持疗法:若呕吐严重者,可选用止吐药,如东莨菪碱、异丙嗪、苯海拉明、氯丙嗪、灭吐灵等;若腹泻严重者,可选用止泻药,如活性炭、鞣酸蛋白等;若腹痛严重者,可选用解痉药,如阿托品、山莨菪碱、普鲁苯辛等。对严重呕吐、腹泻的患者,还必须注意补充体液、能量、维持酸碱平衡和水电解质平衡。

4. 中药治疗:一般可内服甘草绿豆汤(生甘草30g、绿豆30g,水煎服);若腹痛腹泻严重者,可用罂粟壳10g,生甘草15g,炒地榆15g,煎汤内服。

【注意事项】

1. 白头翁晒干后可减轻其毒副作用,因此应晒干后使用,一般以不使用鲜品为好。

2. 虽然白头翁毒性较低,但内服剂量也不宜过大,以免出现严重的胃肠道不良反应。

3. 商品使用白头翁来源复杂,伪品较多,临床上必须严格进药渠道,加强对药品的管理,防止因使用伪品而引起不良反应。

【禁忌】 消化道溃疡患者忌用,脾胃虚寒者慎用。

鸦胆子

【不良反应】 轻者面部发红,轻度水肿瘙痒,随即面、颈部发红,迅速蔓延至全身,出现大片红色风团块,伴气短、头晕、心慌。严重可致过敏性休克。

【解救方法】 吐或洗胃后,给予10%药用炭悬液100～200ml,酌用泻剂,并给润滑剂如牛奶、蛋清等。口服或注射$VitB_1$、$VitB_6$、$VitK_4$,促进排泄可输注葡萄糖溶液。中药治疗可先用甘草9g煎水服或嚼烂吞下原汁,后吃红糖和冷白粥;或芦根100g,绿豆50g,金银花15g,葛根9g,甘草9g,水煎两次,早晚顿服;或大黄10g,白及12g,水煎服,一日3次。

【禁忌】 本品有毒,对胃肠道及肝肾均有损害,内服需严格控制剂量,不宜多用、久服。外用注意用胶布保护好周围正常皮服,以防止对正常皮肤的刺激。孕妇及小儿慎用。胃肠出血及肝肾病患者,应忌用或慎用。

半边莲

【不良反应】 半边莲制剂肌注时,少数病人有头昏、出汗等反应,半边莲碱注射给药过量时,可致心动过速、传导阻滞、惊厥、呕吐、血压下降、呼吸麻痹等严重反应。

【解救方法】 先催吐、洗胃、后饮浓茶,注射葡萄糖液。对症治疗;如出现惊厥可给解痉剂,针刺人中、合谷、涌泉等穴位;呼吸麻痹时给予强心剂和兴奋剂,保暖,必要时给氧或人工呼吸。民间用黄豆汁、甜桔梗，或甘草煎服或饮盐水，或榨姜汁口服。

【禁忌】 虚证水肿忌用。

白花蛇舌草

【不良反应】 过敏反应，周身不适，两上肢出现较密集点状红色丘疹、刺痒、呼吸困难。

【解救方法】 口服扑尔敏，并立即停药。

【注意事项】 临床使用应由小剂量10g左右起，逐渐增到30～60g为宜。

山慈菇

【不良反应】 主要是毒性反应。中毒潜伏期一般为2～12h。

1. 胃肠道不良反应：口、咽喉烧灼疼痛，恶心、呕吐、食欲不振、腹痛、腹泻、严重者剧烈腹泻、频繁呕吐而脱水。

2. 泌尿系统不良反应：山慈菇毒性作用广泛，继早期恶心、呕吐、腹痛、腹泻等消化道刺激症状之后，可出现泌尿系统不良反应，血尿、尿少、无尿、蛋白尿、管型颗粒，急性肾功能衰竭，电解质紊乱，或皮下出现斑点，严重者可因呼吸、循环系统衰竭而死亡。

3. 其他中毒症状：腓肠肌抽痛，面臂肌抽搐，心悸，手指发麻，体温升高，呼吸困难，瞳孔散大，昏迷、发绀，膀胱痉挛。还可产生颗粒白细胞缺乏症和再生障碍性贫血症。口服秋水仙碱8mg，服用7～36h即出现极度衰竭，死于呼吸麻痹。长期应用可引起静脉炎。

【解救方法】

1. 清除毒物：如属于急性中毒，内服在2～4h之内者，应立即清除毒物。以5%碳酸氢钠溶液或清水洗胃，不可用高锰酸钾溶液洗胃，以免产生氧化二秋水仙碱，增加药物的毒性。

2. 支持疗法：5%葡萄糖盐水1000～1500ml，加入维生素C，静脉注射，或加入能量合剂。内服牛奶、蛋清等，以减少对胃肠道黏膜的损害。

3. 治疗急性肾衰：选用渗透性利尿药、如甘露醇、山梨醇；强效利尿药，如速尿，或利尿合剂；必要时进行血液透析或腹膜透析。

4. 中药疗法：以生绿豆30g，生甘草15g，煎汤内服；或以防风10g，玄参30g，白茅根15g，水煎服，每日1剂，日服3次。

【注意事项】

1. 注意用药剂量：山慈菇毒性较大，对胃肠道黏膜有强烈的刺激作用，有效量与中毒量接近，山慈菇的中毒量为15～45g，其有效成分秋水仙碱毒性更大，中毒量为0.8mg，而且患者之间存在个体差异，所以用药量稍大，即有可能出现毒性反应，特别是胃肠道的反应更是发生率高。因此，必须严格限制用药剂量，成人入汤剂以每日剂量小于9g为宜。

2. 注意用药时间：山慈菇的有效成分秋水仙碱在体内消除缓慢，容易发生蓄积中毒。所以，临床上应避免长期用药。若治疗恶性肿瘤必须长期用药者，应适当减少用药剂量，防止发生药物蓄积中毒。

3. 防止误用：山慈菇的生药形态与土贝母相似，易误服导致中毒，要注意与土贝母相鉴别。

【禁忌】 正虚体弱者慎用。

四季青

【不良反应】 四季青内服可有轻度恶心和食欲减退，肌注时局部略有疼痛。四季青注射液静脉滴注，可引起静脉疼痛，浓度增加则疼痛加剧，个别曾发生静脉炎。有报道1例静滴后引起麻疹样皮疹。注射液静滴可发生黄疸。并常伴有谷草转氨酶明显的增高。

【禁忌】 脾胃虚寒，肠滑泄泻者慎用。

第四节　清热凉血药

生地黄

【不良反应】

1. 毒性反应

(1)神经系统：头痛、头晕、乏力、瞳孔缩小，对光反射消失，甚至昏迷。

(2)心血管系统：颜面苍白，口唇紫绀，全身湿冷，血压下降，心律不齐等。

2. 过敏反应：表现为荨麻疹样皮疹。

【禁忌】 脾虚湿滞，腹满便溏者不宜使用。

玄参

【不良反应】 是由玄参、牛膝、石斛等组成的复方注射剂脉络宁注射液，临床报道不良反应较多，主要有：

1. 过敏反应，包括过敏性休克：呼吸急促、口唇发绀、大汗淋漓、四肢厥冷、面色苍白、血压下降，甚至呼吸、心搏骤停等，部分患者伴有恶心、呕吐、发热、皮疹等表现，其中1例因抢救无效而死亡；类过敏性休克样反应：突发心慌、胸闷、呼吸困难、恶心、呕吐、烦躁不安、咽部不适或梗阻感，但血压正常或稍降低，未有显著循环衰竭、意识障碍和口唇紫绀；皮肤过敏反应；皮肤瘙痒、荨麻疹或红色斑丘疹；喉头水肿；突发极度呼吸困难、面部青紫，口唇、舌高度水肿。

2. 急性肾衰。

3. 肝脏损害：有报道脉络宁致血清谷丙转氨酶(ALT)和谷草转氨酶(AST)升高。

4. 四肢震颤。

5. 尿频、血尿。

6. 其他：微循环障碍，表为口唇及指(趾)端发绀，全身发冷，头部有蚁行感；末梢神经炎；腰部剧痛。

【禁忌】 脾胃虚寒，食少便溏者不宜服用。反藜芦。

笔记

第50章 泻下药

第一节 攻下药

大黄

【不良反应】 心血管系统：中毒量的大黄可引起出心悸、胸闷、头晕、心率加快、血压升高等。

番泻叶

【不良反应】 番泻叶的不良反应除与病人的个体差异有关外，主要与用药剂量过大有关。番泻叶的常用量为3～9g，若剂量过大，可产生一系列毒性反应，应引起注意。在临床上凡年老体弱、脾胃虚寒、经期、孕妇及哺乳期妇女等均应慎用。

【解救方法】

1. 及时停药：应用番泻叶出现消化道出血是其消化道刺激作用的进一步加重，多继发于消化道刺激症状之后。因此用药期间应该注意观察，出现消化道刺激症状时必须引起重视，减轻用药剂量或停药。

2. 消化道出血的患者，可根据患者出血部位、出血量、全身情况、并发疾病选用不同的止血方法。若出血量小、病情较轻者，可采用内服或注射止血药，如白及、三七、云南白药等；出血量大，病情危重者，气囊止血、内窥镜下局部应用止血药或外科手术止血。

3. 若患者出血量大，血压降低，应及时补充血容量，可选用中分子右旋糖酐100～500ml，静脉滴注给药，也可输全血。

4. 若胃绞痛严重者，可选用胃肠解痉药，如阿托品0.5mg肌肉或静脉注射，或选用山莨菪碱5～10mg肌肉或静脉注射。

【注意事项】 注意用药剂量：番泻叶所含的蒽醌类衍生物有泻下作用，产生泻下作用的同时一般多引起腹痛，可能与胃肠道平滑肌蠕动增强有关。临床用药剂量入汤剂以3～6g为宜，后下。研末吞服剂量应小，一般1～3g；也可开水泡服，剂量3～6g。

注意用药禁忌：包括两个方面的内容：一是禁忌证，禁用于急慢性消化道炎症、消化性溃疡、胃扩张、胃黏膜脱垂、胃肠吻合术后的空肠溃疡等，以及某些全身性疾病如白血病、再生不良性贫血、血友病、流行性出血热等。二是配伍禁忌，应避免与其他有强烈胃肠刺激作用，尤其是可能导致消化性溃疡、消化性出血的中西药合用。

注意用药时间：尤其是用来治疗习惯性便秘时，应该注意用药时间，不可长期应用。对于长期用药，停药后戒断症状严重的患者，可考虑采用递减疗法，逐渐减轻番泻叶的用量，经过一段时间后达到完全停药，必要时可考虑应用可乐定对症治疗。

【禁忌】 妇女哺乳期、月经期及孕妇忌服。

芦荟

【不良反应】 如果内服过量，能刺激胃肠黏膜，引起消化道一系列毒性反应，且伴有显著的腹痛和盆腔充血。严重时可引起肾炎。孕妇服用最易引起流产。中毒症状反应较迟缓。

【解救方法】

1. 早期可洗胃,并服蛋清、淀粉、活性炭等。

2. 补液及注意纠正水、电解质紊乱及休克等情况,其他对症治疗。

3. 孕妇注意胞胎,可用黄体酮及维生素 E 等。

【禁忌】 孕妇忌用,体质虚弱及儿童慎用。

第二节 润下药

火麻仁

【不良反应】 因其含有毒蕈碱和胆碱等,人服用(60～120g)多在食后 12h 内发病,中毒程度与进食量的多少成正比,主要症状及靶系统有:

1. 消化系统:中毒量的火麻仁可引起恶心、呕吐、腹泻等症状。

2. 神经系统:一般可出现肢体麻木、烦躁不安、重者可发生精神错乱、手舞足蹈、血压下降、昏睡以至昏迷、抽风等。

【解救方法】 早期催吐,或选用 1∶5000 的高锰酸钾溶液、温盐水洗胃。过度兴奋者,可给溴化物、水合氯醛等镇静剂。昏睡者可给适当的兴奋剂。

【注意事项】 临床用药要严格掌握剂量。加工火麻仁时,应将果皮除净以防中毒。

第三节 峻下逐水药

巴豆

【不良反应】

1. 消化系统:误服巴豆致食物中毒,临床表现为食管及胃部烧灼感、腹泻,初 泻时均为黄水样便,数次后转为黏液性便,其次为恶心,呕吐、腹痛等。

2. 过敏反应:报道巴豆引起过敏性反应,患者应急性肠梗阻给予巴豆种子 1 粒(生品),研成极细粉末,鼻吸以通泻。吸入后 30min,即感胸闷,气促,心慌,继而四肢出冷汗,唇绀,继而进入昏迷状态。检查:脉搏无,血压 0,心率 160 次/min,呼吸 24 次/min。立即肌注非那根 25mg,地塞米松 5mg,皮下注射肾上腺素 0.5ml。约 15min 后患者四肢转温,血压上升,症状缓解。

【解救方法】

1. 内服中毒的患者,如属急性中毒的患者,早期可用 1/5000 高锰酸钾溶液或生理盐水立即洗胃,但动作力求轻巧,以免加重胃肠膜的损伤,并给予冷牛奶、蛋清或冷米汤内服,以保持胃黏膜。

2. 促进毒物排出:大量饮水,并补充液体,静脉注射生理盐水、5% 葡萄糖溶液,加速毒物从体内排出。

3. 外用中毒的患者,可用冷水洗涤患部,有全身中毒症状的患者,对症处理。

出现过敏反应的患者抗过敏治疗,病情较轻的可口服抗组胺药物,如扑尔敏 4mg/次,3 次/日;苯海拉明 50mg/次,3 次/日;异丙嗪 25mg/次,肌肉注射;并可给予维生素 C 0.2g/

笔记

次，3次/日；或葡萄糖酸钙。病情严重者应及早给予大剂量的糖皮质激素，如氢化考的松200～300mg加入5%葡萄糖500ml中静脉滴注，或地塞米松10mg加入10%葡萄糖20～40ml中静脉推注；病情稳定后逐渐改用口服泼尼松或地塞米松。出现过敏性休克者立即给予0.1%肾上腺素0.5ml皮下注射，必要时5～10min重复一次。

4. 对症处理：腹痛严重者，可肌肉注射阿托品1mg；若腹痛剧烈仍不能缓解时，可将阿托品与哌替啶或吗啡等镇痛药合用；呕吐严重者可选用氯丙嗪10～25mg肌肉注射；对腹泻、呕吐严重有脱水征象的患者，要注意补充体液，纠正水电解质平衡紊乱和酸碱平衡失调。静脉注射5%葡萄糖盐水、氯化钾、维生素C等，酸中毒患者可静脉注射5%碳酸氢钠溶液，剂量按酸中毒情况计算。

5. 中药治疗：用绿豆30g，甘草15g，黄柏10g，水煎服，以解巴豆毒；也可单用绿豆100g，研末后冷开水调服；也可用黄连、菖蒲、寒水石、绿豆煎汁服；或用芭蕉叶捣烂榨汁饮服。造成皮肤红肿灼痛的，用黄连1.5g涂搽局部。腹泻严重者，可按中医清热解毒、凉血止痢法，以黄连、黄芩、黄柏、生甘草、石菖蒲、葛根等煎汤内服。

【相互作用】《本草经集注》："畏大黄、黄连、藜芦。"

【注意事项】

1. 炮制：巴豆是有毒中药，巴豆油最毒，有服用20滴而致死的。临床用药要注意正确炮制，临床多采压去油成为巴豆霜后应用，巴豆蛋白是其另一毒性成分，有溶细胞作用，经加 热处理后可被破坏，故多采用先蒸后压去油的方法，以降低其毒副作用。

2. 剂量：古代医家认为巴豆霜应用在0.5～1分剂量范围内，过大则可引起剧烈腹泻，今人提出每次不超过200mg，每天不超过500mg较为安全。

3. 服法：古今对巴豆的服法均有一定的研究，一般采用蜡包裹、胶囊装，同其他药混合应 用等方法主要是避免巴豆直接接触口腔、食管及肠黏膜，引起局部烧伤和损伤。中病即止不可久服。

4. 辨证：巴豆性猛峻烈，临床应用时注意辨证，积、塞、痰、痹、瘕、癖等急、重、顽症，符合巴豆临床应用指征，用平剂效果不好的均可应用，无寒实积滞的患者不宜用本药。

5. 注意用药禁忌：孕妇禁用本药。年老体弱或正气不足的人，有必要应有本药时，需在加强扶正或先扶正的情况下，小心用之。并适当配伍大黄、白术、神曲、甘草、干姜等以减轻巴豆的峻烈之性。

用药前询问病史及过敏史，对有过敏史的患者应慎用本品，用药后若发现有过敏反应先兆或已出现过敏反应者立即停药。曾有过巴豆过敏者则禁用本品。

【禁忌】 凡非急症不可轻用，无寒实积滞或孕妇、月经期及体弱患者忌服。

甘遂

【不良反应】 甘遂用至中毒量9～15g，可致中毒。表现为消化道刺激症状如腹痛、腹泻、水样大便及里急后重。严重者可出现霍乱样米汤状大便、恶心、剧烈呕吐、头痛、心悸、血压下降、脱水、呼吸困难、体温下降、紫绀等。

【解救方法】

1. 口服蛋清或活性炭，保护胃肠黏膜并吸附药物。

2. 泄泻引起脱水，可静脉滴注生理盐水，维持水电平衡。有酸中毒者，适当补充碱性药物，如同时输入5E碳酸氢钠。

3. 恶心、呕吐、腹痛甚者可肌注胃复安，或阿托品等解痉止吐药。

4. 血压下降，在补充液体的同时，加用升压药。

5. 腹泻严重者，可内服鞣酸蛋白1～2g/次，或碳酸铋1～2g/次；腹痛严重者可肌肉注射阿托品0.5～1mg，必要时重复使用，以解除胃肠平滑肌痉挛，缓解肠胃绞痛。

6. 中药治疗：以绿豆30g，黑豆30g，黄连6g煎汤内服；若腹泻严重者可用人参9g、葛根10g、黄连5g煎服。

【注意事项】

1. 剂量：控制剂量。一般按常规剂量服用，煎剂最大剂量不大于4g。入丸、散应更小。

2. 炮制：甘遂有毒，生用泻下作用峻烈，毒性较大，一般主张生品限于外用，内服必须炮制。试验水煎剂或经提取乙醇浸膏后的残渣无泻下作用，提示临床以泄泻为目的可考虑用生甘遂临床用药要注意炮制，尽量勿生用，口服时应特别引起注意。

3. 注意个体差异：体质虚弱的患者及孕妇忌用，中病即止，不可长期服用。

注意配伍禁忌：本草著作认为甘遂反甘草，临床应尽量避免合用。

【禁忌】 气虚、阴伤、脾胃虚弱及孕妇忌服。

京大戟

【不良反应】 大戟有毒，使用不当可致中毒。临床毒性表现为消化道刺激症状，如恶心、呕吐、腹泻等，泻下作用常在服药后2～4h最剧烈，如剂量超过1.8g时，有恶寒、震颤、头昏、烦躁、口干，有时呈极度恐惧感。毒素侵犯中枢神经时，可见眩晕、昏迷、痉挛、瞳孔散大，最后呼吸麻痹而死亡。其新鲜大戟根部乳汁对人的皮肤有刺激作用，可以引起红肿等皮炎。

【解救方法】 中毒症状较重的患者可进食水果或冷糖开水，反应即可减轻，必要时给予洗胃、灌肠、输液、纠正酸中毒等急救处理。或者甜桔梗或芦根水煎服。

【注意事项】

1. 剂量：大戟控制剂量。一般按常规剂量服用，煎剂最大剂量不大于4g。入粉剂应更小，不大于0.6g。

2. 注意个体差异：体质虚弱的患者及孕妇忌用，中病即止，不可长期服用。

【禁忌】 孕妇忌服。体弱者慎用。

千金子

【不良反应】 临床千金子为有毒植物，多服或误服可引起不良反应，不良反应多在服药后1～3h后发生，初见头晕头痛，恶心流涎，剧烈呕吐（多为食物，甚则吐出少量血液），精神不振，腹痛泄泻，心悸，发热，冷汗自出，面色苍白，尿量少，尿液混浊，心率增快，严重者出现血压下降，大汗淋漓，气息微弱，呼吸浅促，舌光无苔，脉细欲绝等危证。临床有报道因服用千金子3颗后出现持续性腹痛肠鸣，恶心，呕吐，精神不振，面色苍白，嗜睡，尿液混浊。检查：脉搏140次/分。用过锰酸钾洗胃，口服硫酸镁导泻，并静脉点滴葡萄糖，肌肉注射速尿。后逐渐好转。

【解救方法】

1. 口服中毒早期，宜用吐法，吐尽后即饮牛奶或鸡蛋清以护胃解毒，服药若超过5h，则用芒硝以排毒。若泄下无度可吃冷粥，或饮黑醋，或两者合用。

2. 可用高锰酸钾溶液及温水反复洗胃，口敷硫酸镁导泻，静点葡萄糖加维生素C，肌注速尿排毒。烦躁不安可用镇静剂，严重者应注意抢救呼吸、循环衰竭。

若患者出现泄下无度而见大汗淋漓，四肢厥冷。脉细欲绝，神情淡漠者，宜用高丽参10g（或吉林参15g）急煎温服，以益气固脱，并取两碗粥水（加适量糖、盐）顿服以固护津气。

【注意事项】

1. 加强卫生宣传，尤其是对儿童的宣传教育，以防止误吃千金子。

2. 严格控制用量。内服以千金子霜入丸、散，每次0.5～1g。外用治疗顽癣、恶疮、肿毒等证剂量要适当，如疮疡溃破面积较大，要防止药物经皮肤大量吸收而引起中毒。

笔记

3. 进行规范化炮制：千金子因炮制方法不同而有冷霜、热霜、蒸霜之别，炮制产品虽有不同，但药物经过压榨去油后，其毒性成分的含量均明显减少，不良反应尤其对消化道黏膜的刺激性显著减弱。故千金子内服一定要经过严格的炮制。

【禁忌】 脾胃虚寒、中气不足、原有消化系统疾病史、月经期、妊娠期等当禁用或慎用。

牵牛子

【不良反应】

1. 消化系统：服牵牛子约 6 两。服后腹泻更重，排出黏液血样便。

2. 泌尿系统：牵牛子吸收后，大部分由尿中排泄，可刺激肾脏，使之充血，过量可发生血尿。

3. 神经系统：过量可损及中枢神经，出现高热、神志不清、四肢发冷、口唇及全身发绀、心音低而心跳快、呼吸迫促、脉沉细，最后昏迷死亡。

【解救方法】

1. 口服中毒的患者，可用五倍子 12g（研末）鸡蛋清 6 只、蜜糖 60g，水调温服（可阻止胃肠道对毒素的吸收）。无呕吐现象的给予催吐剂 、洗胃。

2. 中毒早期出现泄泻无度，伴神疲乏力、四肢不温、脉沉迟弱的患者，宜用甘草 15g，粳米 30g，煮熟去渣取汁，加赤石脂粉末 30g，送服，每天两剂；也可用黄芪 30g，党参 15g，白术 9g，云苓 9g，黄连 6g，栀子 9g，鹤草芽 30g。水煎，分两次服，每 4h 服一次连服 2 ~4 剂。

3. 中毒较轻的患者，可给予 绿豆 120g，煎汤当茶饮，也可服牛奶或鞣酸蛋白一次 1 ~1.5g，每日 3 ~4 次。

4. 出现血尿的患者，可给予田三七末 6g（冲），甘草 15g，生地 30g，牛角 9g（先煎），水煎冷服，每天两剂，也可用六一散、五苓散等。

5. 出现语言障碍，神志仍然清醒，属风痰闭塞经络的患者，用防风 15g，白附子 15g，胆南星 15g，甘草 10g，远志 6g，水煎，竹沥 3 匙、姜汁 2 匙、牛黄 0.3g（冲），调服。必要时配合静脉点滴 10% 葡萄糖 15000 ~2000ml，或 5% 葡萄糖生理盐水（以稀释毒素）。

【注意事项】

1. 严格控制剂量，煎剂每次 4.5 ~9g 为宜，每日 1 次；入丸散剂每次 0.3 ~1g，每天 2 ~3 次。

2. 正确掌握药物应用的适用症和禁忌证，对原有肾脏疾病以及肾功能不全的患者应慎用或禁用，以避免药物诱发或加重肾脏的损害。体弱多病者及孕妇忌用。

【禁忌】 孕妇及胃弱气虚者忌服，忌与巴豆同服。

商陆

【不良反应】 商陆中毒后症状复杂，表现为多系统损害，中毒多在服药 20min 后发病，初见恶心、呕吐，腹痛腹泻，继而发热、头痛、头晕、言语不清、呼吸急促、心律增快、神志模糊；严重者出现昏迷抽搐，最后因心跳或呼吸衰竭而死亡。

【解救方法】

1. 中毒早期（服药 4h 以内）即饮食醋，并探喉致吐，吐尽后，取蛋清或米糊饮之。必要时清水洗胃，静脉注射 5% 葡萄糖盐水 500 ~1500ml，并注意补充维生素 B 和电解质，能量合剂等治疗，保持呼吸道通畅，防止电解质紊乱。

2. 躁动或抽搐者给予镇静剂，呼吸困难时给氧并肌注呼吸兴奋剂。注意保暖和血压，必要时用升压药。

3. 中药治疗：轻者用茶或绿豆汤；民间常用甘草，绿豆捣烂，开水泡服或水煎服；若见腹痛或用防己、防风、甘草、桂皮煎汤服。

4. 出现腹痛、腹泻、发热的患者，可用防风、甘草各15g，肉桂3g，绿豆60g(捣烂)，煎水顿服。并可用针刺、输液、解毒等方法治疗。

5. 腹痛严重的患者，可肌肉注射阿托品0.5～1mg，或山莨菪碱5～10ml，以解除胃肠平滑肌痉挛；呕吐严重的患者，可给予灭吐灵10～20mg肌肉注射。

6. 出现酸中毒的患者，静脉注射5%碳酸氢钠溶液，剂量根据酸中毒的情况而定，首先用计算量的1/3～1/2，再视病情变化给药，急救时可先给5%的碳酸氢钠2～4ml/kg，以后分批补给。

【注意事项】 商陆根外貌似人参，临床用药一定注意鉴别，切不可误把商陆当作人参服用；商陆根需经醋焖后，晾干入药用，但绝对不能生食。临床医师在使用该药物时注意个体差异，肾功能不全者应慎用，并嘱患者避免与酒、阿托品、莨菪碱类药物合用。

芫花

【不良反应】 用芫花引产的主要副作用和并发症有寒战发热，有时高达10%以上，发热38～40℃，轻者可迅速恢复，重者可用肾上腺皮质激素预防和治疗。少数有头痛头晕、恶心、心悸等，一般不治自愈。

【解救方法】

1. 轻度中毒者可多饮水，口服活性炭，并给予镇静、止痛等对症处理。

2. 中度或重度中毒的患者则需静脉滴注50%的葡萄糖或输液，腹泻者给予止泻剂。

【相互作用】 芫花与甘草属中药“十八反”之列。

【注意事项】 要控制剂量，一般剂量勿大于3g，并注意配伍大枣减少芫花的毒副作用。

【禁忌】 体虚、消化道疾病及孕妇忌服。

笔记

第51章　祛风湿药

第一节　祛风寒湿药

独活

【不良反应】　独活煎剂有报道服用后有舌发麻、恶心、呕吐、胃不适等不良反应。大剂量服用引起中毒，可出现呼吸加快、呕吐、焦躁不安、心律不齐、幻觉、全身痉挛等。

【解救方法】　洗胃、导泻、补液等对症治疗。中药：口服甘草煎剂100ml。

【禁忌】　阴虚血燥者忌服。

威灵仙

【不良反应】

1. 消化道系统：有报道，用本品水煎剂加米醋调服，服后即出现恶心、呕吐、胃痛等消化道症状。

2. 过敏反应：有报道用鲜威灵仙500g，捣烂外敷于腰及膝肘关节处，1h后自觉灼热，10h后发生皮肤灼痛和水疱，18h后反应加重并出现心悸、胸闷、恶心、头昏、四肢乏力，窦性心动过速。提示为威灵仙致重症接触性皮炎和全身不良反应。

【解救方法】　立即停药，清洗局部。可根据皮肤损伤情况，采用不同的洗剂。

口服解毒剂，绿豆50g，甘草10g，水煎代茶服；或黄芩10g，甘草10g，水煎内服；静脉点滴5%葡萄糖生理盐水2500～3000ml，加入维生素C 1～3g，促进毒物的排出。

出现继发感染的患者给予抗生素，或用中药外洗，如金银花、连翘、玄参、紫草、生甘草各等份，煎水外洗，每日数次。

皮肤发疱，溃疡的患者可用3%硼酸湿敷，或以中药黄柏、生地榆湿敷。

【注意事项】　了解患者的用药历史及过敏史，对过敏体质者应禁用或慎用。

威灵仙中某些成分具有强烈的刺激性，应控制好接触面积及接触时间，以免出现副作用。

草乌

【不良反应】

1. 心血管系统：临床报道一患者因服草乌为主自制浸泡药酒2杯约100ml，致心律失常。

2. 神经系统：有报道1例因类风湿性关节炎，自服偏方药酒100ml。药酒乌头碱浓度1.5%；1例因腰背部疼痛3周，自服偏方药酒80ml，药酒乌头碱浓度达到2.3%；1例因对称性膝、腕关节疼痛1周，口服炮制草乌调制药酒100ml，药酒乌头碱含量0.16%。3例饮酒后20～30min发病，均表现为头晕、胸闷、口唇及肢体麻木、呼吸急促、发绀、意识障碍、瞳孔较小、肌肉细颤等。

3. 肾脏：自制草乌酒，10～20ml，致急性肾功能衰竭1例，服后即感口唇、四肢麻木，心悸，胸闷，出汗，未做任何治疗，第三天出现急性肾功能衰竭。

笔记

【解救方法】 同川乌。

【相互作用】 “十八反”中，半夏、天花粉、瓜蒌、白蔹、白及、贝母均属相反之列。

【注意事项】

1. 用药剂量及服法，临床用药在无把握的情况下可先用以小剂量，无效，可逐渐增加用量，并以先煎、辅助用药为前提，服至麻舌为度，以确保安全。注意使用方法，草乌的使用方法首为煎煮时间，有人主张草乌用量在15g以内，先煎半小时即可；用量超过15g，需先煎1h以上。有人临床大剂量使用时则先煎3h。另外，草乌在服用时间上也有一定的讲究。一般而言，饭后服毒性吸收缓慢，不易中毒但疗效也受一定的影响。若无明显的毒副反应的发生可改为饭前服用。

2. 合理配伍，传统认为草乌恶藜芦，反半夏、瓜蒌、白蔹、白及、贝母，对虚证及热证忌服。但也有资料认为草乌与乌梅、甘草、生姜配伍可减轻毒性。

【禁忌】 凡虚人、孕妇、阴虚火旺或热证疼痛者忌服。生者慎用。

川乌

【不良反应】 川乌含多种生物碱，其主要成分乌头碱毒性很强，临床上川乌不良反应的发生多因误服过量，或生药不经久煎而引起。

1. 四肢麻木：中毒剂量的乌头能引起，有特异性的刺痛及蚂蚁走感，麻木常从指尖开始再遍及上肢、口、舌及全身麻木，重者常有躁动不安，肢体发硬及肌肉强直而不能伸屈，偶尔发生阵发性抽搐、耳鸣、复视和牙关紧闭。

2. 神经系统：迷走神经中枢受刺激，表现先兴奋而后麻痹，中毒后迅速出现恶心、呕吐、流涎、腹痛、腹泻。在循环系统方面表现心悸、气急、心动过缓及心律失常。报道服用含川乌的中药汤剂引起视神经损伤1例，患者因风湿性关节炎，服用含本品15g的汤剂煎服（没先煎），服后半小时即感胸中烦躁，心悸不安，头昏眩晕，舌尖麻木，四肢拘急，随之两眼昏花，随之视物不清，1h后双目失明。（见草乌）

3. 呼吸系统：呼吸先为急促，而后迟缓，可因呼吸肌痉挛而发生窒息。重者可发生呼吸肌循环衰竭。

【解救方法】

1. 轻度中毒者，可用白蜜120g，凉开水冲服；早期中毒较重者立即催吐、洗胃及导泻，静脉补充液体、以促进毒物排泄。

2. 严重中毒者，用阿托品抑制腺体分泌，抑制平滑肌的过度紧张状态，阻断迷走神经对心脏的影响及兴奋呼吸中枢的作用，阿托品与中药银花、甘草、绿豆、生姜、黑豆等同用，疗效更为理想。

3. 呼吸抑制时给予氧气，必要时行人工呼吸；休克时抗休克治疗；体温过低时给予保温；心律失常可用苦参30g，煎水温服。

4. 中药治疗：以生姜30g，甘草30g，金银花30g，水煎分2次服，间隔6h。或西洋参10g，云苓12g，白薇10g，甘草10g，橘络6g，栀子6g，石斛20g，水煎分2次服，间隔6h。

【相互作用】 反半夏、瓜蒌、贝母、白蔹、白及，恶藜芦。

【注意事项】

1. 用量：乌头类中药毒性剧烈，患者个体差异大，用药应从小剂量开始，逐渐寻找最合适患者的剂量，而且还应注意随给药方法的不同用药剂量也有所不同，如川乌，入汤剂3～9g，若作散剂或酒剂则剂量为1～2g。

2. 配伍及用法：正确的掌握川乌的配伍及用法，对于防止中毒，提高疗效十分重要。

张仲景在使用川乌时多配伍白蜜、甘草及姜、枣以制其毒，在用法上先煎2～4h，可使毒性成分水解，且水解产物具有一定的镇痛作用，并主张从小剂量开始逐渐加大剂量至自觉麻舌为止,或采用间断服药法,即每周连服五剂,停服两天,再服。

3. 进行规范炮制:乌头类药物毒性剧烈,临床应用前必须进行炮制,以减轻或降低药物的毒性和烈性。经过炮制后其主要毒性成分乌头碱含量减少、毒性减弱,川乌经过炮制后其所含的生物碱减少81.3%。

4. 宜先煎久煎:乌头类药物入汤剂一般先煎0.5~1h,乌头碱经过充分煎煮后可水解为毒性较小的苯甲酰乌头胺,苯甲酰乌头胺继续水解生成乌头原碱,乌头原碱的毒性仅为乌头碱的1/2000。

【禁忌】 阴虚阳盛,热证疼痛及孕妇忌用,房室传导阻滞患者忌用。不宜与半夏、贝母、白及、白蔹、天花粉、瓜蒌、犀角同用。

寻骨风

【毒理研究】 具有肾毒性。

【不良反应】 过量服用可引起肾脏损伤,甚至肾衰竭而死亡。

【中毒机理】 该药及其成分马兜铃酸A有终止妊娠的作用。给不同孕期的小鼠服用本药,经解剖检验证明,注药后胎盘有萎缩、坏死、溶解现象,胎盘呈腐朽状。并且对中期妊娠大鼠和犬有终止妊娠的作用,可引起部分胎仔完全流产。

【解救方法】 出现不良反应立即停药。

对症处理及时用药保胎。

【禁忌】 经期、妊娠期妇女慎用。

松节

【不良反应】

1. 呼吸系统:呼吸不规则,发绀,如肺部吸入大量可导致化学性肺炎。
2. 消化系统:消化道受刺激,导致胃部烧灼感、恶心、呕吐、腹泻、肠绞痛。
3. 泌尿系统:可出现排尿困难等泌尿道刺激征,严重时可出现蛋白尿、血尿、尿痛等。
4. 神经系统:头痛、眩晕、肤冷、烦躁、共济失调、抽搐以致死亡。
5. 其他:外敷浓度大者,可刺激皮肤致刺激性皮炎。

【解救方法】

1. 清除致病物:口服中毒早期,应进行常规催吐或洗胃,并根据实际情况导泻以加速药物的排出,减少吸收。

2. 抗炎:可应用糖皮质激素氢化可的松或地塞米松抗炎,减轻炎症反应,促进肺部炎症消失。针对具体情况,或口服给药或静脉注射给药。

3. 防止肺水肿:松节油可引起急性肺炎,进一步发展,出现肺水肿的患者,必要时可合用利尿药,以扩张内脏血管,减少血容量,减少回心血量,减轻心脏负担和非循环压力,防止肺水肿。

4. 预防并发症:由于松节油中毒严重时可并发肺水肿、呼吸衰竭,故应特别预防肺水肿和呼吸衰竭。应使用抗生素,预防并发感染。并给予吸氧。

【注意事项】 一般只作外用,不能内服。皮肤破损部位用药应谨慎,防止药物经破损部位大量吸收。

临床必须用松节内服时应限制用量,避免大剂量用药。尤其防止松节挥发油由呼吸道吸入,特别要防止儿童误服和大量吸入。

【禁忌】 阴虚血燥之人慎服。不宜过量,宜入煎剂或浸酒。

丁公藤

【不良反应】 过敏反应:有报道有用丁公藤注射液引起剥脱性皮炎1例,患者因风湿性关节炎，肌肉注射丁公藤注射液2支，10min后，即见全身皮肤潮红，刺痒不适，次日潮红处出现绿豆大水疱，继而水疱破溃、糜烂。治疗用青霉素、氢化可的松、苯海拉明、维生素C，并静脉滴注5%葡萄糖盐水。3天后见好转，继续用激素及青霉素治疗，12天后逐渐好转。

【解救方法】

1. 如为口服过量，首先应洗胃，导泻，继则输高渗糖等利尿排毒；同时应注意保暖，静脉输液维持水电平衡，并作对症处理。必要时可考虑阿托品对抗。中药可用甘草、蜜糖煎水内服，或用温水洗身

2. 如汗出不止，可饮用糖盐水。

3. 甘草60g，水煎成150～200ml，加蜜糖30g，服完。

【注意事项】 本品有强烈的发汗作用，虚弱者慎服。孕妇忌服。

第二节 祛风湿热药

防己

【不良反应】

1. 消化道系统：常见有恶心、呕吐，中毒剂量对肝脏有毒性作用。

2. 循环系统：对心脏有抑制作用，能使心搏变慢、周围血管扩张、血压下降。

3. 泌尿系统：对肾脏有刺激作用，使尿量增加。中毒量可使肾小球坏死，出现尿少、尿闭。

4. 神经系统：小剂量有兴奋中枢神经的作用，可致呼吸兴奋、反射亢进。中毒量则导致继发性惊厥、震颤、共济失调等。

其他：汗防己甲素每次300mg静注，注射部位可有疼痛及静脉炎。

【解救方法】

1. 使病人处于安静和温暖的环境。

2. 中毒时间在30min以内的患者可洗胃、导泻。

3. 对症治疗：如发生惊厥时，静脉给予苯巴比妥钠0.1～0.3g，或僵蚕15g，全虫15g，蜈蚣五条，琥珀3g，共研细末，每次3g，冲服，日服4～6次。并尽量减少外界刺激。共济失调时用新斯的明对抗。

【注意事项】 注意剂量及间隔时间。超出剂量时需注意呼吸变化。

【禁忌】 阴虚而无湿热者慎服。

雷公藤

【不良反应】

1. 一般反应：头昏、头痛、眩晕，全身软弱无力，肌肉痛，四肢麻木或抽搐，后期常见毛发脱落。

2. 消化系统：恶心、呕吐、腹痛、腹泻、便秘、便血、厌食、口干、腹胀、肝区疼痛，个别患者有便秘或出现溶血性黄疸。生品多见直接刺激，吸收后的间接作用各种剂型都有。

3. 心血管系统：中毒严重的，可见心悸、胸闷、气短，脉搏细弱，血压下降，唇及甲发绀，心律失常。心电图证实为心肌损害，尸体解剖中除见广泛胃肠道出血、肝瘀血，心肌出血外，并见肾小管坏死。

4. 神经系统：头晕、乏力、嗜睡。

【解救方法】

1. 中毒早期(服药4h以内),宜用吐法,并用生理盐水或清水洗胃;如毒物已吸收尚未出现临床症状是可使用利尿药,以20%甘露醇250～500ml快速静脉滴注,或再以速尿40mg肌肉注射。以促进毒物经肾脏排出,调节水电解质平衡。

2. 中毒较轻者,可用绿豆120g,甘草30g水煎服;也可先服鸡蛋清1个再用乌蕨60g,水煎服;蛇莓(去果实)60g,绿豆60g,冷开水浸泡绞汁内服;鲜地黄90～100g,水煎服亦可解毒;另外羊血、兔胃浸出液及杨梅根的水煎液均可解毒。

【注意事项】　注意辨证:雷公藤制剂主要用于治疗某些结缔组织疾病和自身免疫性疾病,治疗前应作心、肝、肾等功能和血象常规检查,有异常者暂不应用。

严格控制剂量:一般应按雷公藤制剂的常规剂量用药,不可初服即用大剂量。如确需应用大剂量的患者,应从常规剂量开始,逐渐递增,并要随时观测病人服药后的反应。

选择最优剂型、联合用药与辨证论治的中药煎剂或维生素B_6、肝泰乐等联用可减少其毒副作用。另外注意鉴别防止误服。

严密观测,一旦出现不良反应早期发现早期治疗。

避免使用新鲜雷公藤:雷公藤的树皮毒性极大,使用时必须严格剥净树皮,临床尽可能用陈年药品,去净树皮。

【禁忌】　体弱者,有胃肠道疾病及严重的心、肝、肾脏疾患者,未婚或已婚无子女的患者禁用。

第三节　祛风湿强筋骨药

五加皮

【不良反应】　误服误用中药十分危险,如把香加皮当作五加皮使用,就会发生洋地黄样中毒。

【解救方法】

1. 中草药治疗:甘草15g,绿豆30g,水煎分两次服;中毒早期,若见心胸闷、心律过慢或心律不齐、脉搏迟缓或结代者,取绿茶15g,煮沸15s后,加蜜糖30g调服;如见腹痛腹泻(泻下水样物),冷汗自出、口吐清涎、手足不温、脉象迟缓者,取肉桂6g,服以祛寒化浊;若见头面及四肢麻木、痛觉迟钝、下肢发凉、说话欠清,属多发性神经炎者,取防风15g,绿豆60g,甘草15g,生北芪15g,生姜15g,胆南星15g,水煎服,以祛风解毒;若见中毒性视盘炎引起视物模糊、属阴伤火旺者,治宜养阴解毒,清肝明目,取羚羊角6g(另煎)、女贞子15g,墨旱莲15g,牛黄0.6g(冲)、龙眼肉30g,青葙子15g,绿豆60g,水煎服;心律失常时,干姜6g,附子12g,甘草6g,葱白二节。加水600ml,煎至300ml,分两次服。1次/1～4h。

2. 用0.2%～0.5%的鞣酸溶液洗胃,再服通用解毒剂。

3. 出现窦性心动过缓,窦性快搏和房室传导阻滞时,用阿托品1～5mg,静脉注射。1～3h后可重复给药。

4. 口服氯化钾或枸橼酸钾5～10g,一般于40min以内起效,以后改为1g/次,3次/天。严重时可用氯化钾注射液1.5～3g,加入5%的葡萄糖注射液200～500ml,于1～2h内静脉滴注完毕。但肾功能不全的禁用静脉滴注。窦性心动过缓及房室传导阻滞的患者忌用。

5. 呼吸困难时,可用山梗菜碱、尼可刹米、咖啡因等。

【禁忌】　下部无风寒湿邪而肝肾有虚火者忌用,阴虚火旺者慎服。

第52章 化湿药

苍术

【不良反应】 其主要表现为：面部潮红，口干舌燥、视物不清，手掌发红或有紧胀感，身烦热，头昏头痛，小便淋漓不畅等症状。一般停药后可自行逐渐消失。

【注意事项】 服药期间，忌桃、李、雀肉、青鱼。长期服用者注意电解质平衡。

【禁忌】 对阴虚阳盛多汗之湿症忌用。

厚朴

【不良反应】 含有的马兜铃酸能导致肾小管及间质、近端肾小管酸中毒及低渗尿。此类患者临床初期出现少尿性急性肾衰转变成慢性小管间质性肾炎。大剂量应用时，可使骨骼肌迟缓性瘫痪，膈肌和肋间肌受累而产生麻痹。

【相互作用】 恶泽泻、寒水石、消石。

【注意事项】

1. 炮制或煎药时，煮沸时间不宜过长，以免有效成分挥发油溢失，疗效降低。
2. 孕妇慎用。

【禁忌】 体虚者及孕妇慎用。

第53章　利水渗湿药

第一节　利水消肿药

茯苓

【不良反应】　有报道服用茯苓后引起过敏反应。也有应用茯苓后致腹绞痛的报道。报道1例服用含有茯苓的中药汤剂后引起过敏性反应1例，患者因胃胀满不适给予中药汤剂治疗，处方中含茯苓12g，服用1剂后，患者出现周身瘙痒，肢体酸痛，头晕。恶心欲吐，自述过去服茯苓时曾出现周身瘙痒。原方去茯苓后再服，则上述表现消失。

【解救方法】　若出现过敏反应的患者应立即停止使用致过敏药物，并抗过敏治疗，有发热症状的患者使用退热药，并局部使用止痒药。

【注意事项】　用药前询问病史及过敏史，对有过敏史的人应慎用本品；用药后要注意观察病人，若出现过敏反应应立即停药；对本品过敏的患者禁用本品。

猪苓

【注意事项】

1. 猪苓在临床上很少发生不良反应的报道，但其制剂猪苓多糖注射液发生不良反应的报道则相对较多。因此在使用其注射液时，应注意发生不良反应的可能性，一旦出现可疑情况立即停药。

2. 积极对症治疗。出现关节肿痛反应时，可给予肾上腺皮质激素类药物，如强的松，以抗炎、减少渗出，调节免疫功能。

3. 应用其制剂猪苓多糖注射液前，应询问病人用药史及过敏史。

【禁忌】　有对本品及制剂过敏史的人禁用。

泽泻

【不良反应】　临床应用表明泽泻无明显副作用，但有少数患者出现轻度食减、嘈杂、肠鸣、腹泻等胃肠反应。

【禁忌】　本品性寒，寒湿证或肾虚滑精者忌用。肝肾阴虚而无湿热者忌用。

香加皮

【不良反应】　有报道服用香加皮后出现心律失常、恶心、呕吐。

【解救方法】

1. 洗胃导泻：食后6h内均可洗胃，可用0.5%鞣酸或1∶2000的高锰酸钾溶液洗胃。中晚期可服导泻药。

2. 给氯化钾，能口服者，每2h 1次，尿少者可给3～6次。轻度中毒每日3次。重症病例或不能口服者，静脉注射氯化钾2g，亦可将1.5～2g氯化钾注射液配入10%的葡萄糖液500ml，缓慢静滴，1～2h滴完。注意肾功能不全忌用静滴。

3. 治疗心律失常。

4. 中药治疗：滑石、土茯苓、防风、生甘草、生姜、党参、当归、生地、麦冬、白术、地榆、五味子、柴胡、丹皮，水煎服。另可灌服蛋清、茶水及糖水。

【禁忌】 血热，肝阳上亢者忌用。

泽漆

【不良反应】 泽漆的乳状汁液含有刺激性树脂，刺激性较强，接触皮肤可使其发炎、红肿疼痛甚至溃烂。误服或服毒乳白汁后，口腔、食管、胃黏膜均呈糜烂现象。有灼痛、恶心、呕吐、腹痛、腹泻水样便，严重者可引起脱水，甚至形成酸中毒。

【解救方法】

1. 洗胃，用胃管轻轻按放，以0.5%的高锰酸钾溶液，注入后再抽出，反复进行。服用黏膜保护剂，如牛奶、蛋白水、藕粉等。

2. 静脉输注葡萄糖氯化钠溶液或生理盐水或复方氯化钠液，每日可加维生素C 1～2g。

3. 有腹痛等消化道症状的可选用阿托品或654－2等。

4. 有酸中毒者，纠正酸中毒，可加输5%碳酸氢钠及氢化可的松或地塞米松。

【注意事项】 严格掌握适应证和剂量。

【禁忌】 气血虚者慎用，孕妇禁用。

第二节　利尿通淋药

木通

【不良反应】

1. 肾脏损伤。

2. 过敏反应。

【解救方法】

1. 绝对卧床休息。

2. 饮食与维持水电解质平衡治疗。早期应严格限制蛋白质，适量补充氨基酸，保证每日热量，并限制水和钠盐摄入量。

3. 对于急性肾功能衰竭危象的患者，有效处理方法为血液透析或膜透析。

4. 代谢性酸中毒者：对非高分解代谢的少尿期，补充足够热量，减少体内组织分解，若二氧化碳结合力低于13mmol/L时，给予5%碳酸氢钠100～250ml静脉滴注，根据心功能情况控制滴速。

5. 预防和治疗感染：少尿期的死亡原因之一是感染，常见为血液、肺部、尿路、胆道等部位的感染，故根据细菌培养和药物敏感试验合理选用对肾脏无毒副作用的抗生素治疗；维持水电解质和酸碱平衡，控制氮质血症。

6. 出血者给予维生素K 3～4mg肌注，衰竭者给予支持治疗。

7. 若见尿少、甚至尿闭、舌胖苔白润者，此为肾气虚，治宜补气利水、交通心肾，可用生黄芪45g、肉桂6g、黄柏10g，水煎，蜜糖60g，调匀温服。若见腹胀欲呕、便溏尿少、苔白厚腻、脉象迟紧、血非蛋白氮偏高者，此为寒积内结、浊阴上逆之证，治宜温散寒凝而开闭结、通下二便以消秽浊，可用熟附子15g，大黄10g，干姜15g，厚朴15g，久煎温服。

【注意事项】

1. 严格控制用量。木通用量一般为每次3～6g，每天1次，水煎服。孕妇、产后、体弱、年老以及既往有肾病史者，必须慎用。

2. 木通中毒之病变进展缓慢，往往迁延1个月左右，肾功能衰竭的临床表现始见严重。因此对木通中毒的抢救不能忽视其早期治疗。在治疗肾病性水肿时，应慎用或禁用关木通。

海金沙

【不良反应】　服用过量可引起舌麻、恶心、头晕、畏寒、尿频等。

【解救方法】　可服用温阳益气的中药。

【注意事项】　虚淋、肾阴不足而无湿热者慎用。

【禁忌】　肾脏真阳不足者忌用。

冬葵子

【毒理研究】　中毒剂量为30～50g。

【不良反应】　有报道服用冬葵子后出现视物模糊、复视、神经异常兴奋、烦躁不安，并有幻觉和谵语等。

【解救方法】　镇静安神，口服氯丙嗪，或肌注安定等。

【注意事项】　性寒而滑，脾胃虚弱，大便溏薄者不宜应用。

【禁忌】　脾虚肠滑者，孕妇慎用。

第三节　利湿退黄药

茵陈

【不良反应】

1. 消化系统：少数病例有头昏、恶心、上腹饱胀、灼热感，多在用药第2周出现，以后逐渐消失。也有报道出现轻度腹泻等胃肠刺激症状。

2. 循环系统：有报告，服茵陈大枣汤（茵陈60g，大枣18枚，水煎，早晚分服）在服药的第2天和第4天发生心律失常及阿－斯综合征。个别有一过性头晕，短时轻度疲倦及心电图在个别导联出现T波轻度压低。临床有报道服用茵陈致心律失常。

3. 神经系统：有报道　患者，因患黄头癣，服茵陈酮140mg。用药后30min即出现剧烈头痛，眼花，恶心，全身乏力。40min后逐渐自行好转。

4. 过敏反应偶见有服药后出现全身瘙痒，面红发热，四肢热胀感，伴有恶心。

【解救方法】

1. 立即停药，给予对症治疗。

2. 采用针灸、按摩手法缓解头痛。可根据头痛出现的部位和疼痛的性质辨证选穴，进行针刺与按摩、点穴来进行治疗。

【相互作用】　茵陈能降低氯霉素的抗菌作用，故不宜配伍用。

【注意事项】　勿超剂量服用。

【禁忌】　湿热引起的发黄，如蓄血发黄和血虚萎黄者禁用。

金钱草

【不良反应】　据报道个别病人偶见白细胞减少。大量服用可产生头晕、心悸过敏反应。

【解救方法】

1. 去除病因:立即停止使用致过敏药物。

2. 抗过敏治疗,对发热者酌情给予退热药,局部使用止痒药。

【注意事项】 用药前询问病史及过敏史;用药后要观察病人,若出现过敏反应应立即停药,长期服用可配固肾中药,金樱子、芡实之类。

【禁忌】 对有过敏史的人应慎用本品,以前有对本品过敏的患者禁用本品。

笔记

第54章 温里药

附子

【不良反应】 神经系统：临床报道，服药后半小时即感口干、口唇发麻、恶心、呕吐，继则四肢发麻；约2h后出现烦躁不安，动作增多，坐立不安，语无伦次，自言自语，忽笑忽哭，动作异常。

【解救方法】

1. 中毒症状较轻的患者，先用肉桂泡水催吐，再大量饮冷开水；或用防风、甘草各30g，黑大豆60g煎水服；也可用生姜或绿豆120g，甘草60g煎水服。

2. 中毒症状较重的患者可用浓茶水或2%的鞣酸反复洗胃，服用活性炭，同时肌肉或静脉注射硫酸阿托品0.5～1mg。出现脉缓、流涎、呕吐等未见好转，可反复应用。还可酌用普鲁卡因，利多卡因，山梗茶碱，可拉明等。呼吸困难的患者，酸中毒或昏迷者应及时给予吸氧或补液。

【相互作用】 兴奋中枢、植物神经及促进心脏机能的药物能增加附子的毒性。

【注意事项】

1. 剂量：附子临床用量在3～10g，大剂量以不超过30g为宜，但临床上历代医家重用附子的不乏其人。

2. 恰当地使用生熟剂。

【禁忌】 房室传导阻滞、心肌疾患，肝功能损伤慎用，孕妇忌用。

肉桂

【不良反应】

1. 消化系统：肉桂可刺激胃肠黏膜，大剂量或长期服用时，可致胃痛、食欲不振、便秘等症状。

2. 泌尿系统：如长期服用可引起尿少或尿闭、排尿困难。能引起浮肿、尿少短赤及膀胱炎、口渴等症状。

3. 神经系统：对中枢神经有明显的抑制作用，可引起头晕、目眩、烦躁、食欲不振、面色潮红、舌麻唇干，严重者还可引起抽搐、痉挛、惊厥等。

4. 心血管系统：临床上报道口服肉桂哌嗪片2片(50mg/片)致窦性停搏1例。

【解救方法】 加速药物排出避免持续吸收，若属应用剂量过大引起的急性毒性反应，可采用催吐、洗胃、导泻以及利尿等方法，迅速消除体内毒物。

腹痛严重者，可选用颠茄合剂内服，或选用654－2，肌肉注射，以缓解胃肠道平滑肌痉挛；腹泻严重的患者，可应用止泻药，如医用碳，内服1～3g/次，3次/日，或次碳酸铋1～2g/次，3次/日，腹泻严重，失水过多者，补充体液。

中药治疗：可按清热解毒、健脾和胃立法，以银翘散、参苓白术散加减化裁。

【相互作用】 避免与赤石脂合用(相恶)。

【注意事项】 注意禁忌证，原有胃肠道疾病如食管炎、胃炎、肠炎、消化道溃疡等症慎用肉桂，病情严重者禁用本品。

注意用药剂量：入汤剂成人每日剂量不宜大于5g；若研末冲服，以1～2g为宜。

【禁忌】 阴虚实热及孕妇忌用。原有胃肠道疾病如食管炎、胃炎、肠炎、消化道溃疡等慎用肉桂,病情严重者禁用本品。

吴茱萸

【不良反应】 对中枢神经有兴奋作用,大量可致神经错觉,视力障碍等现象。其中毒表现为:强烈的腹痛、腹泻、脱发、胸闷、头痛、眩晕及皮疹过敏反应。

【解救方法】 轻者停药即可,重者对症治疗。中药:黄连15g,水煎服;石斛15g,黄芩9g,谷精草15g,菊花12g,枸杞15g,生地9g,甘草6g,水煎服,治视力障碍,毛发脱。

【相互作用】 恶丹参、硝石、白垩。畏紫石英。

【注意事项】 控制剂量,以常规剂量1.5~6g为宜,最大量勿超过15g。

【禁忌】 阴虚火旺者忌服。

小茴香

【不良反应】 过敏反应:据临床报道,有接触小茴香果后发生过敏反应者。表现为突然胸闷、气短、呼吸困难、面色苍白、大汗淋漓、心跳加快、逐渐意识蒙眬、血压下降等。

【解救方法】 给予苯海拉明20mg肌注,氢化可的松等静滴,呼吸困难者给予氨茶碱。

【注意事项】 阴虚火旺者慎用。

【禁忌】 有过敏史者应避免接触小茴香。

丁香

【不良反应】 有报道丁香油酚引起过敏性反应。

【中毒机理】 内服中毒后对胃黏膜有刺激作用,对肺及肝肾实质细胞有损害作用。

【解救方法】 洗胃、导泻、补液。给予中枢兴奋剂尼可刹米,士的宁等。

出现本品过敏者,立即停药,去除病因,并抗过敏治疗。

【相互作用】 丁香与郁金配伍属中药配伍禁忌"十九畏"的内容之一,始见于明代刘纯所撰《医经小学》:"丁香莫与郁金见"。《雷公炮炙论》中也言:"不可见火,畏郁金"。

【注意事项】 用药前询问病史及过敏史,对有过敏史的人慎用本品,曾有对丁香或丁香油酚过敏者禁用本品。用药后观察病人,若出现过敏反应应立即停药。

荜澄茄

【不良反应】 有服后出现不思饮食、腹痛、腹泻,有时在胃肠症状出现后,可于皮肤见猩红样斑疹。外用过量,有导致肾区及尿道疼痛、蛋白尿等症。

【中毒机理】 荜澄茄果实对黏膜有局部刺激作用。

【解救方法】 有胃肠道反应的可服用胃舒平、颠茄合剂等。有泌尿系统症状可服用呋喃坦丁等防止尿路感染。

【注意事项】 每日用量不宜超过3~4g。实热证忌用。

笔记

第55章　理气药

木香

【不良反应】

1. 过敏反应:含服后出现腹痛、腹泻,便色如洗肉水样,瘙痒,粟粒状红色丘疹。亦有报道接触木香引起头晕,胸闷,心烦等。

2. 神经系统不良反应:引起眩晕(头晕),嗜睡。

3. 消化系统不良反应:引起腹泻、腹痛,引起肝脏损害。

4. 皮肤(含面容)不良反应:引起(面部)皮肤瘙痒。

【解救方法】　口服扑尔敏,苯海拉明等抗组胺药。

【禁忌】　阴虚津液不足者慎用。

川楝子

【不良反应】

1. 呼吸系统:多出现呼吸急促,呼吸音变粗,呼吸变慢变浅,不规则,间歇性呼吸,唇指发绀,尚引起肺出血,以及呼吸中枢麻痹而死亡。

2. 消化系统:川楝素对胃肠道有较强烈的刺激性,能使胃黏膜发生水肿、炎症及溃疡。患者大多在服药后 1 ~2h 内出现胃肠道刺激症状,表现为腹痛、以脐周为主,并有恶心、呕吐、腹泻稀水样便。可发生急性中毒性肝炎,引起精神疲惫,食欲不振,肝肿大,肝区叩击痛,黄疸,转氨酶升高等。

3. 循环系统:苦楝素能使血管壁通透性增加,引起内脏出血,以致血压显著降低、面色苍白、心率增快、皮肤花斑,最终可因急性循环衰竭而死亡。

4. 泌尿系统:对肾小管上皮细胞有刺激及损害,可出现尿频、蛋白尿、血尿等。

5. 神经系统:烦躁不安、神志不清、嗜睡、谵语、沉默不语、神志恍惚等症状。

6. 川楝子内服过量可出现中毒反应,主要为肝脏损害、精神失常、视力障碍、胃肠炎症、内脏出血、血压下降、呼吸循环衰竭,甚至死亡。

【解救方法】　治疗原则:催吐、洗胃、导泻、补液、止血,对症处理。

【注意事项】

1. 若使用疗程过长,易引起肝损害。

2. 川楝子是小毒类药物,有一定毒性,治疗量与中毒量差距较大,但用量过大也可发生毒副作用。

青木香

【不良反应】

1. 泌尿系统:高剂量马兜铃酸可导致肾毒性。

少尿,或无尿,全身浮肿,或双下肢浮肿,腹水,血尿素氮、血肌酐升高,蛋白尿、血尿等肾功衰竭的表现。

2. 消化系统:恶心呕吐,进食即吐,腹胀,食欲不振,腹泻或便秘,口干等。

3. 神经系统:头晕,全身痉挛、肌肉松弛、呼吸抑制等。

笔记

【解救方法】 过量中毒在1～4h内可用茶水或稀鞣酸洗胃、输液，并注意纠正酸中毒及对症治疗。

【注意事项】 虚寒者慎服，不宜过量。本品毒性较马兜铃为低，所含马兜铃酸可阻断神经节，呈箭毒样作用，并对肾脏产生毒害。

青木香与木香名称相似，而作用不同，不可混淆。另外，菊科植物原叶木香、膜缘木香、大理木香等的根亦以青木香命名入药，与马兜科植物的青木香属同名异物，应予区别。

本品为苦寒之物，虚寒患者慎服。

荔枝核

【不良反应】

1. 荔枝病：过多食用荔枝，可引起低血糖反应，导致脑及交感神经紊乱，医学上称之为"荔枝病"。常见症状有多汗、健忘、头痛头晕、烦躁、视力模糊等，严重者发生昏迷、血压下降、呼吸衰竭等。儿童更易发生此症，特别是空腹时，故不宜过多食用。

2. 过敏反应：荔枝作为支气管哮喘一种重要的致敏原，可引起哮喘发作。

3. 中毒反应：荔枝中含毒成分尚不明，连续大量食用鲜荔枝，将引发低血糖症。发病机制亦不清。

【解救方法】

1. 立即予白糖水口服，昏迷时立即予50%葡萄糖液40～60ml静脉注射，并继予10%葡萄糖、维生素C静脉滴注。

2. 中毒时间在6h以内者可予1∶2000高锰酸钾溶液洗胃。

3. 抽搐、昏迷、面瘫及呼吸中枢衰竭，参阅总论中毒性脑病章予以抢救。

4. 必要时予以吸氧、呼吸兴奋剂。

5. 一旦确诊应立即给予治疗，迅速提高血糖是治疗的关键。可静注25%～50%葡萄糖，如低血糖状态持续严重发作，则用氢化可的松静脉点滴，以抑制胰岛素分泌。病人清醒后，鼓励进食，维持血糖于正常范围。重症病例合并脑水肿时给予20%甘露醇，地塞米松等治疗是必要的。

九香虫

【不良反应】

1. 偶有引起过敏者，表现为服药后喉间灼热，音哑，面赤身热，即则颜面，周身出现片状红斑，瘙痒。

2. 皮肤瘙痒、黏膜水肿、各型皮疹：(麻疹型、丘疹型、红斑型、荨麻疹型)。

3. 过敏反应：表现为咽喉灼热，声音嘶哑，面赤身热，然后周身出现片状红斑，剧烈瘙痒。潜伏期在1h左右，中毒表现：开始出现咽喉灼热，声音嘶哑，面部与周身烘热，继之在颜面及全身出现片状红斑并瘙痒难忍。

【解救方法】 治疗原则：抗过敏。

【注意事项】

1. 故有过敏性体质及药物过敏史者，在使用含有异性蛋白的药物(如白僵蚕、九香虫、蝮蛇抗栓酶等)时，尤应引起注意。

2. 九香虫有小毒，治疗量与中毒量差距较大，但用量过大也可发生毒副作用。

【禁忌】 阴虚阳亢者慎服。注意过敏史。

笔记

第56章 消食药

山楂

【不良反应】 肾结石肠梗阻:因山楂中含有多种有机酸、鞣质,有机酸可与重金属或鞣质与胃酸中的蛋白相结合生成不溶于水的聚合物沉积于胃内形成硬块即结石,也有报道由于食用生山楂在小肠内形成结石而引起肠梗阻。

口服山楂及其制品可导致山楂结石症及肠梗阻,表现为心窝部隐痛不适,饭后胀满,或上腹部阵发性绞痛,恶心呕吐,剑突下压痛,有的病例上腹可触及活动性包块。钡餐透视、B超或胃镜证实为山楂结石症。

【解救方法】 对高酸性胃炎可选用雷尼替丁、胃舒平等药物。中药可选用小建中汤或归脾汤加海螵蛸、瓦楞子等煎服。

【注意事项】

1. 磺胺类药行(如磺胺嘧啶等,以及四环素)不宜与含有丰富有机酸的中药或其复方制剂(如乌梅、山楂、枣皮、五味子及乌梅丸、参麦饮、五味消毒饮、川芎茶调散等)合用,因为大量有机酸可使乙酰化后的磺胺溶解度降低,易在肾小管内析出结晶,阻塞或损伤肾脏,引起血尿、尿闭,甚至急性肾功能衰竭。

2. 红霉素类本品不宜与山楂冲剂同服,因本品在碱性环境下作用增强,而在酸性环境中抗菌作用降低,当 pH 值 <3 时,可致红霉素分解,失去抗菌作用,山楂冲剂可使血中 pH 值降低,故不宜合用。

3. 庆大霉素在治疗泌尿系统感染时,不宜与山楂、枣皮、五味子等中药合用,因为在酸性尿中,其抗菌效价明显降低。

4. 抗结核药利福平不宜与山楂冲剂同服,因山楂冲剂中的有机酸可增加利福平在肾脏的重吸收,加重利福平对肾脏的毒性反应。

5. 含有机酸中药五味子、山楂、乌梅、六味地黄丸等,与四环素、红霉素等碱性抗生素合用,中药中有机酸的酸化作用,使碱性抗生素排泄加快。山楂、五味子、枣皮其制剂与碘胺类抗菌药、氨基糖类抗生素、红霉素、多黏菌素及其他碱性药配伍用,中药有机酸经体内代谢后酸化尿液,降低抗菌药作用。有机酸所致的酸性环境,当与胃舒平、乳酸钠、碳酸氢钠、氨茶碱等碱性药合用时,能酸碱中和而降低疗效[10,11]。

【禁忌】 胃酸过多,溃疡病患者慎用。注意与西药配伍,如不宜与磺胺类同服;不宜与红霉素、氨茶碱、胃舒平等同服,不宜与呋喃妥因、利福平、消炎痛长期合用,因山楂可使后者于肾脏复吸收,加大对肾脏毒性。

胃、十二指肠溃疡患者不宜多食,血脂偏低者不宜多食,脾胃虚弱者不宜多食,龋齿者不宜多食,孕妇不宜多食。

第57章 驱虫药

使君子

【不良反应】 大量服用能引起呃逆、眩晕、呕吐等胃肠道反应。与热茶同饮可致呃逆、腹泻。严重者导致抽搐、呼吸困难、血压下降,甚至死亡。

【解救方法】 中毒早期宜洗胃、催吐、并给予镇静剂及升压药。呃逆时,可少量多次地食醋,过敏性肾炎者应给予强的松、非那根、VitC 等。其他对症治疗。

治疗原则:催吐、洗胃,对症处理。

【注意事项】 不宜大剂量服用。

使君子常见的胃肠道反应与服用量超量,同服热茶有关。掌握适当剂量可避免。

【禁忌】 服药前后忌饮热浓茶,否则可引起呃逆,煎服或生服均应剥去两头尖部。与槟榔或苦楝皮配伍同煎服,可防止呃逆发生。

苦楝皮

【不良反应】 临床服用苦楝素驱虫时常有中毒现象,出现中毒症状和肝功能异常,并有急性中毒死亡病例。

1. 消化系统:先有口渴、食欲减退、恶心、呕吐、剧烈腹痛、腹泻。继而出现黄疸、肝脏肿大并有压痛及叩击痛。肝功能受损,中毒性肝炎。

2. 循环系统:可有心悸、脉快而弱、血压降低、频发性室性早搏、室性心动过速、心房颤动等。白细胞数升高,中性粒细胞增加。

3. 泌尿系统:可出现肾脏损害、排尿困难、尿少、尿内有红细胞、管型及蛋白等。

4. 神经系统:中毒症状重者可有口麻、头晕、头痛、思睡、烦躁不安、说话及吞咽困难、视物模糊、睁眼困难、视野明显向心性缩小、复视、皮肤疼痛、触觉减退、四肢无力、动作不灵,也可产生震颤及惊厥,甚至麻痹、知觉丧失而死亡。此外尚有发冷、发热、面色苍白、出冷汗等症状。

5. 呼吸系统:胸闷,气促,呼吸困难,甚至呼吸衰竭。

6. 过敏反应:直接接触可致过敏性皮炎,出现皮肤瘙痒,潮红,肿胀,疱疹,红斑。也有外用苦楝皮致接触性皮炎的报道。

7. 肾毒性。临床上常表现为尿频、尿急、少尿、血尿,甚至尿潴留,严重者导致肾功能衰竭。实验室检查可出现蛋白尿、红细胞、白细胞、管型等尿成分变化,血中 BUN(血尿素氮)等升高。可引起急慢性肾脏功能损害和肾脏衰竭。

8. 苦楝皮可引起药物性肝炎或中毒性肝炎,肝损害(包括损害肝功能、引发药物性黄疸或中毒性肝炎、肝肿瘤等)。

【解救方法】 急性中毒可用 1:5000 高锰酸钾洗液洗胃及微温盐水灌肠。静滴葡萄糖等促毒素排泄。应用 Vit B_1、VitB_6、VitC 等,其他对症治疗,如保肝、兴奋呼吸中枢、抗休克等。中药用白糖、甘草,煎汁内服。

【相互作用】 苦味素与山道年均具有肝毒性,两者合用可加重其毒性反应。

【注意事项】

1. 用量:楝树根皮煎剂使少数动物出现呼吸困难、发绀等中毒症状,甚至出现死亡,随着服药量增加，动物的中毒与死亡数也相应增加。

2. 苦楝皮的有毒成分主要为苦楝素。苦楝素的口服半衰期为25h，易蓄积。故给药时间间隔要长，维持量宜小，否则短期内重复给药易引起蓄积中毒。

3. 苦楝素的胃肠刺激性较重。体弱及脾胃虚寒者忌服，胃溃疡患者禁用。

4. 苦楝皮常用量干品为6～10g，鲜品为15～30g。制药或用新鲜苦楝皮时，必须剥净表面红皮。

【禁忌】

1. 肝炎、肾炎慎用。

2. 苦楝皮与新斯的明：前者主要成分川楝素毒性反应为肌无力，可减弱后者的效应。

3. 体弱及脾胃虚寒者忌服。

槟榔

【不良反应】 槟榔碱可兴奋M－胆碱受体，引起腺体分泌增加，特别是唾液分泌增加，并能收缩支气管，减慢心率，亦可引起血管扩张，血压下降。可加重支气管哮喘、帕金森综合征、消化性溃疡、胃肠或心脏病的临床症状。平时经常嚼食槟榔还可使牙齿松动。20%～30%发生恶心呕吐、心慌、头昏。过量服用可引起流涎、呕吐、昏睡及惊厥等中毒反应。

【解救方法】 治疗原则：洗胃、催吐、导泻，阿托品拮抗，对症治疗。

【注意事项】

1. 含生物碱的中药如槟榔与氨基糖苷类抗生素（链霉素、双氢链霉素、卡那霉素、新霉素、巴龙霉素）同用时，可增加副作用。与酸性呋喃咀啶、青霉素、先锋霉素同用时，可减少这些药物的再吸收，降低血药浓度。

2. 槟榔与精神安定药（如环丙定、氟奋乃静）合用可导致锥体束外症状加重。

3. 使用槟榔驱虫时不能与敌百虫合用，且服用槟榔期间避免接触有机磷类杀虫剂，以防加重中毒反应。

4. 神经类药物与槟榔子合用会加强锥体外系作用。

5. 槟榔与强地松龙或沙丁胺醇合用则使气喘不能完全控制。这是因为槟榔碱能引起支气管收缩并呈剂量关系。

6. 槟榔中的槟榔碱，当与有致癌作用的西药联用时，可显著增强致癌性。

7. 气虚下陷者慎服。有支气管哮喘、帕金森综合征、消化性溃疡、胃肠疾患或心脏疾患者慎用。不宜过量服食或长期嚼食。

8. 槟榔碱具有兴奋M胆碱受体的作用，引起腺体分泌增加，瞳孔缩小，血管扩张而血压下降。另有报道，槟榔碱对中枢神经系统尚有拟胆碱作用。

9. 有报道因嚼槟榔而导致铅中毒，可能因污染所致。

【禁忌】

1. 大便稀溏慢性腹泻患者慎用。

2. 孕妇忌用。

鹤虱

【不良反应】 治疗剂量时有部分病人出现不同程度的头昏、恶心、腹痛、腹泻等反应，但可自行消失。过量可引起中毒，其中毒症状：恶心、呕吐、食欲不振、头痛、四肢无力、不能行走、语言困难，甚至发生阵发性痉挛、抽搐。

少数病人服本品后数小时或第二天有轻微头晕、恶心、耳鸣、腹痛等反应，但可自行消失。

一般毒性：天明精内酯有中枢麻痹作用，大剂量时能引起阵发性痉挛而致死亡。天名精全草对人皮肤能引起过敏性皮炎、疱疹。

【解救方法】 治疗原则:催吐、洗胃、导泻,对症治疗。

1. 口服温开水300ml,刺激舌根部催吐。
2. 予浓绿茶洗胃后,再予50%硫酸钠40ml导泻。
3. 补液10%葡萄糖溶液1000ml、维生素C 1g静脉滴注。
4. 口服或肌内注射维生素B_1 100mg/次。
5. 呼吸困难,予以吸氧,适时予呼吸兴奋剂。
6. 对症治疗。
7. 中药治疗:甘草、绿豆煎汤代茶饮;天麻9g,天南星9g,甘草6g,水煎,每4h服1次,连服3~4剂。

【注意事项】

1. 鹤虱有小毒,治疗量与中毒量差距较大,但用量过大也可发生毒副作用。
2. 辨明品种,配伍应用。

【禁忌】 孕妇、腹泻者忌用。

第58章　止血药

第一节　凉血止血药

槐花

【不良反应】　有报道对患胃肠道疾病的人有一定副作用。可引起腹泻、恶心以及腹部不适等症状。另槐花可引起过敏性反应。表现为发烧、颜面、颈及四肢皮肤潮红，表面有大小不等的密集丘疹，加压不退、瘙痒、刺痛。

1. 消化系统：恶心、呕吐、腹痛、腹泻，并可出现肝肿大，压痛，血清谷丙转氨酶增高。
2. 泌尿系统：出现血尿，蛋白尿，肾区叩击痛。
3. 神经系统：头昏，嗜睡，甚至抽搐，昏迷。

过敏反应：皮肤潮红，浮肿，表面有大小不等的密集丘疹，瘙痒，刺痛，并出现水疱和糜烂。

【解救方法】　过敏时给予抗组胺药物，必要时加氢化可的松、地塞米松静脉滴注。不宜与碳酸银、胶丁钙、硫酸镁、硫酸亚铁、氢氧化铝，碳酸铋等含有金属离子的药物合用，因槐花所含芸香苷水解后生成的槲皮素能与金属离子结合形成螯合物而降低疗效。

【禁忌】　脾胃虚寒及阴虚发热而无实火者慎用。

侧柏叶

【不良反应】　过量服用可引起中毒，中毒症状有腹痛、腹泻、吐白沫、呼吸困难、时发惊厥、为强直性或阵挛性、呈癫痫样发生。尚有引起肾脏损害的报道，如发生少尿、尿闭、尿毒症等。

【解救方法】　早期应洗胃、导泻、控制惊厥。选用苯巴比妥、水合氯醛等。患者应安置在安静、光线暗处，避免声音刺激。其他对症处理。

【注意事项】　内服不宜过量。

第二节　化瘀止血药

三七

【不良反应】

1. 过敏反应：过敏性紫癜（冲服三七），药疹（三七总苷，口服三七粉），荨麻疹型药疹及腹痛（三七片），皮疹过敏性休克。

2. 毒性反应

（1）血液系统：球结膜溢血，鼻衄，血痰，牙龈出血，一过性口形红细胞增多。

（2）消化系统：食管炎，症状为吞咽困难，胸骨后疼痛，胃灼热感，胃镜示食管狭窄，表面渗出,糜烂,水肿。也可导致腹痛腹泻、恶心。

(3)心血管系统:心慌、气短,并可出现严重的心律失常如快速房颤、阵发性室性心动过速、交界性心动过速、频发交界性早搏、房室传导阻滞等和心肌缺血。

【解救方法】 大剂量服用引起中毒时,按常规处理。药疹等过敏反应,可静注10%葡萄糖酸钙加氢化考的松,局部用4%硼酸溶液湿敷,口服非那根等。中毒出现颜面红肿者,可采用中药清瘟败毒饮加减治疗。

【注意事项】 用药前询问病史及过敏史,对有过敏史者应慎用本品;用药后要观察病人,若出现过敏反应应立即停药;以前曾有对三七过敏者则应禁用本品。

密切监视用药过程中所出现的不良反应,防止病情加重。

若无治疗适应证者不宜服用,血虚无瘀,血热妄行者忌服。

【禁忌】 孕妇慎用。

蒲黄

【不良反应】 口服蒲黄常见不良应有头昏、腹泻或荨麻疹。

【禁忌】 孕妇慎用。

第三节　收敛止血药

白及

【注意事项】 不宜与乌头类药材同用。

仙鹤草

【不良反应】 服用仙鹤草未见有中毒现象,但可引起过敏反应。一般在用药后出现胸闷、气促、心悸、烦躁不安、头晕眼花、大汗淋漓,继则面色苍白、四肢冰冷、寒战,甚则出现四肢抽搐、心音弱而快、血压下降等休克状态。

【解救方法】 对过敏性休克者应立即注射0.1%肾上腺素0.5~1mg。并加用VitC、氢化可的松、非那根等抗过敏药物。

【注意事项】

1. 服用鹤草酚驱绦虫时,忌服油及油类饮食,避免用蓖麻油作导泻剂,以免加重毒副反应。因仙鹤草含大量鞣质,故应注意与西药的配伍,如与酶制剂配伍,可降低生物利用度。

2. 不宜与重金属制剂、强心苷等药物合用,能发生化学反应,使药物发生沉淀、变性、失活而降低疗效。

3. 不宜与Vit B_1 合用,可产生络合物而失效。

4. 不宜与四环素、利福平、磺胺类等联用,以防发生中毒性肝病。

5. 不宜与蓖麻油同用,因其能增强仙鹤草冬芽的有效成分鹤草酚的毒性。

6. 与碳酸钠等碱性溶液合用时,可使其毒性增加。

【禁忌】

1. 凡外感寒热者忌用。急性炎症性出血也不适用本品。

2. 鹤草芽(仙鹤草地下的冬芽)含仙鹤草酚较多,服用其全粉或浸膏后可出现恶心、呕吐等副作用,重者致头晕、面色潮红、大汗淋漓。另有报道,服鹤草芽浸膏除引起上述症状外,还出现中毒性球后视神经炎而导致失明的现象。动物实验中用仙鹤草酚大剂量喂犬,

笔记

会导致犬胃肠、神经系统病变,也可引起双目失明。

紫珠

【不良反应】 紫珠引起过敏反应时出现胸部憋闷、呼吸困难、发绀、冷汗淋漓,随即倒地,呼吸微弱、血压降低。

【中毒机理】 紫珠草素是一种致敏原,能引起过敏性休克。

【解救方法】 过敏性休克者可给予抗过敏药物及激素类,并注意补充液体,处理酸中毒,防止感染等治疗。

【注意事项】 对慢性出血倾向,一般口服,在使用紫珠注射剂时,注意观察反应,一般在注射后15min,才使病人离开。

艾叶

【不良反应】 中毒表现:口服大量艾叶后,半小时可出现中毒症状,主要有喉头干渴、恶心、呕吐、继而全身无力,头晕、耳鸣、四肢出现震颤,最后从某一部分肌肉开始痉挛,逐渐向周围扩展达全身,每次痉挛20~30秒,以后全身肌肉弛缓,缺乏张力;若间歇发作数次,则出现谵妄、惊厥甚至瘫痪现象,若延续数日,则有肝脏肿大,出现黄疸;严重可致死亡。孕妇可招致出血或流产。痊愈后亦常有健忘、幻觉等后遗症。慢性中毒者有感觉过敏,共济失调、幻想、神经炎、癫痫样痉挛等症状。

消化系统:口苦口干,恶心呕吐,肝功能损害,黄疸等。

【解救方法】 中毒救治:先洗胃,并灌骨炭粉吸附毒素;将病人置于安静和光线较暗的房间里,避免外来刺激;给予镇静剂,如鲁米那、溴化物、水合氯醛;并保护肝脏等,临床对症治疗。

【注意事项】 不可过量服用艾叶。

【禁忌】 阴虚火旺或肝功异常、消化道炎症、溃疡的病人忌服。

第59章　活血化瘀药

第一节　活血止痛药

川芎

【不良反应】

1. 过敏反应：临床最常见为过敏反应，表现为烦躁、头昏、恶心呕吐、胸闷憋气、呼吸困难、全身皮肤瘙痒、出现丘疹或弥漫性红斑。

2. 毒性：本品大剂量可抑制延脑中枢和脊髓反射机能，导致血压体温下降，呼吸困难，四肢麻痹，终至虚脱。

【解救方法】　肌注非那根，口服扑尔敏，强的松等抗过敏治疗。

及时停药。轻症一般不需特殊处理，可自行干燥结痂。

症状较重者，可局部用药，并予抗感染治疗。

【相互作用】　与当归、丹参等活血化瘀药合用，其抗凝作用有协同或相加作用，用药后少数病例发生出血时间和凝血时间延长，故出血性脑病病人不宜过早应用此类药物。

有经验认为：川芎恶黄连、黄芪、山茱萸、狼毒，即不宜与它们配伍同用。有记载川芎与硝石、滑石、黄连、藜芦配伍易产生不良反应。尽量避免同用。

【禁忌】　阴虚火旺、上盛下虚及气弱之人忌服。

延胡索

【不良反应】　延胡索乙素副作用较少，在治疗量时，可能有眩晕、乏力，偶有恶心。去氢延胡索甲素副作用也较低，少数病例有皮疹，腹部胀满，腹痛、恶心等反应。延胡索中毒可表现为头昏、面色苍白、心跳无力、脉搏细弱、四肢乏力、呼吸困难、血压下降，重者可引起休克，偶有惊厥。

【解救方法】

1. 洗胃导泻：早期中毒，时间在6h内者给以生理盐水彻底洗胃，以消除毒物，阻断毒物吸收，防止病情发展，随后用50%硫酸镁导泻，以加速肠道残留毒物的排泄。

2. 抽搐的处理：对有四肢抽搐者，即肌注苯巴比妥钠可以显著减少其惊厥死亡率。常用量每次0.1g每8h 1次。

3. 纠正心律失常：用法：25%硫酸镁10ml + 5% GS 20ml，15min内缓慢静注，继之用25%硫酸镁10ml + NS 100ml中静滴，30 ~ 40mg/min持续90min，每天1 ~ 2次，每日总量控制在50g，可连续使用3 ~ 4天。此外合用二磷酸果糖、极化液、复方丹参注射液等营养心肌，改善心肌微循环。

4. 控制输液量和加速毒物排泄相结合。延胡索对心脏的毒性大，可以引起心脏功能障碍，应限制液体的输入量，为加强毒物的排泄，每天输液量控制在1500 ~ 2000ml为宜，并适当应用利尿剂和心肌兴奋剂等，保持日尿量在2000ml以上，减轻心脏前负荷。

5. 及时吸氧，保持呼吸道通畅，预防水电解质失衡，对抽搐者预防骨折和抗生素的运用,也是抢救成功的重要因素。

【注意事项】

1. 延胡索能抑制中枢神经,抑制血管运动中枢和呼吸中枢,麻痹脊髓,引起呼吸和循环衰竭及肌肉麻痹;亦可引起心脏、肾脏细胞变性。

2. 不宜与酶制剂、重金属盐类、碘化物合用,可产生沉淀反应而使药效降低或丧失,不宜与士的宁、阿托品同用,可加重毒副反应。不宜与咖啡因、苯丙胺等同用,可产生药理抵抗,使药效降低。

3. 延胡素与丙咪嗪、氯丙嗪、溴苄西安及异搏停合用,可引起血压降低。

【禁忌】 血热气虚者不宜用;孕妇忌用。

乳香

【不良反应】 过敏反应:乳香煎剂可引起胃中不适、恶心、呕吐、厌食等或过敏反应,服药后,或外用后出现全身不适、发热、烦躁,随即出现红点状丘疹、瘙痒,以肢体内侧为多,尚可见眼睑、面部及下肢浮肿。

【解救方法】 出现恶心等症状时,多饮浓茶使药物沉淀并排泄,可帮助缓解症状。过敏反应者,给予脱敏剂等。

【相互作用】

1. 与青霉素类、链霉素、卡那霉素、头孢菌素类、多黏菌素、红霉素、丙脂十二烷基硫酸盐、竹桃霉素、洁霉素、万古霉素、新生霉素、四环素类、两性霉素B、卷曲霉素、对氨基水杨酸、异烟肼、乙硫异烟胺、磺胺药、呋喃坦啶、萘啶酸、非那西丁、丙磺舒、别嘌呤醇、酰胺咪嗪、呋喃苯胺酸、乙酰唑胺、肼苯哒嗪、甲基多巴、奎尼丁、普鲁卡因酰胺、硫脲嘧啶、金制剂、α-糜蛋白酶、ATP、碘造影剂、阿托品、苯巴比妥、苯妥英钠、汞剂合用,可产生药物热。

2. 与青霉素类、链霉素、磺胺类、新霉素、苯唑卡因、奎尼丁、硫柳汞、对苯二胺甲醛、碘造影剂合用,可致接触性皮炎。

【禁忌】

1. 胃弱者慎用。本品气浊味苦,对胃有刺激性,易致恶心、呕吐,故胃弱者慎用。

2. 孕妇及无瘀滞者忌用。乳香辛香走窜,活血化瘀,有滑胎、妇人难产的作用,故凡无气血瘀滞者及孕妇慎用,以免引起流产及耗伤气血。

没药

【不良反应】 内服制剂的过敏反应,患者在服药后,均可出现迟发型过敏反应。即出现周身发热,全身发痒,继而出现全身丘疹,以四肢躯干为多,或出现红肿,斑块,奇痒难忍。

【解救方法】 出现恶心症状时,多饮浓茶使药物沉淀并排泻,可帮助缓解症状。过敏反应者,给予脱敏剂等。

【注意事项】 饭后服用,或服牛奶后服药,乳香要醋炙或炒用,不可生用。

用药前询问病史及过敏史,对有过敏史的人应慎用本品;用药后要观察病人,若出现过敏反应应立即停药;以前曾有过对没药过敏者则应禁用本品。

【禁忌】 胃弱者慎用,孕妇及无瘀滞者忌用。

第二节　活血调经药

丹参

【不良反应】 由丹参及其制剂引起的副作用主要有过敏、头痛、头晕、心悸、气短及口干、腹胀等。也有丹参可致腹泻的报道。常见体征有:皮疹、口唇疱疹、低血压、心律失常、哮喘。严重者可出现过敏性休克。

【解救方法】

1. 一旦发生不良反应,立即停用。

2. 对症治疗,迅速采用止血剂如维生素 K、止血敏、止血芳酸等以止血。

3. 遵循中医理论辨证论治,属血热妄行者治以清热泻火、凉血止血,气滞血瘀者则行气化瘀、养血止血,阴虚火旺者则需滋阴清火、凉血止血。

【相互作用】 与华法令同用,可增强其抗凝效应,导致凝血时间延长而出血。

不宜与牛奶、黄豆同服。不宜与细胞色素 C 同用,两者能发生结合反应,降低作用。

【注意事项】 注意用药品种和质量,注意不要与藜芦同用。

【禁忌】 妇女妊娠期慎用。血寒无瘀者不宜使用,有该药物过敏史及出血倾向者禁用。

红花

【不良反应】

1. 消化系统:一般治疗量可引起腹部不适,腹痛、腹泻。大剂量服用可发生胃肠出血,腹部绞痛等症状。

2. 循环系统:红花煎剂有持续的降压作用。

3. 生殖系统:对子宫有明显的收缩作用,小剂量可使之发生节律性收缩,大剂量则使自动收缩增强,甚至痉挛。

4. 神经系统:当中毒发生时,可出现神智萎靡不清、震颤,严重者尚可发生惊厥。呼吸先兴奋后抑制。

5. 过敏反应:红花内服引起过敏者表现为全身皮肤潮红,瘙痒并有灼热感,起丘疹、水疱,并可伴见寒战,两眼睑水肿,继则头痛、呼吸不畅、吞咽困难、体温升高、尿量减少等。

【解救方法】

1. 一般处理:卧床休息,尽量减少活动。若出血量大,则应注意将头偏向一侧或保持侧卧位,防止消化道出血阻塞呼吸道引起窒息,或吸入呼吸道引起吸入性肺炎。出血量大者禁食,出血量少者或大出血控制后可进流质、半流质饮食。

2. 及时止血:制止出血是治疗消化道出血的关键,止血方法和药物的选择一般应根据出血量的多少和出血部位的不同而定。上消化道出血病情危重者应采用外科手术治疗立即止血;也可采用内窥镜局部应用止血药物止血,如喷洒 5% Monsell 液、纤维蛋白酶(30000U 溶于 30ml);内科药物治疗可用去甲肾上腺素适当稀释后口服或选用垂体后叶素、安络血、止血敏等药物静脉注射。

3. 中药疗法:中药对消化道出血疗效肯定,若病情不甚危急可采用中药止血,既可以辨证施治、以法统方,益气摄血或收敛止血,选用人参、党参、黄芪、白及、仙鹤草、棕榈炭、血余炭、藕节等;也可以选用单方验方,如独圣散(白及研末,糯米汤调服)、乌及散(乌贼骨、白及)、化血丹(三七、花蕊石、血余炭)。

4. 补充血容量:若出血量多,血压下降,当收缩压 <80mmHg(12kPa)时应及时补充血容量,可根据病情及条件选用右旋糖酐、血浆、全血,防止出现出血性休克。

中毒时可采用洗胃、导泻、继服蛋清、牛奶等保护胃黏膜。可皮下注射阿托品 0.5 ~ 1.0mg,日 4 ~5 次。输液,口服利尿剂。促进血管舒张,疏通血流,防止凝血。中药治疗:服浓茶或荸荠汁;鲜凤尾草,捣汁开水冲服。

【注意事项】

1. 控制用药剂量:红花中所含的红花黄色素具有抗凝血作用,能抑制血小板聚集、延长血浆复钙时间、延长凝血时间和凝血酶原时间、抗血栓形成。临床引起的自发性出血主要与用药剂量过大有关。成人每日用药剂量为6～9g生药,一般不应大剂量用药。儿童、老年人、体弱者应酌情减轻用药剂量。

2. 注意用药禁忌:凡全身或局部有出血倾向、有出血危险因素存在者,如再生障碍性贫血、血友病、血小板减少、急慢性消化道炎症、消化性溃疡、消化道外科吻合术后等,应避免使用。必须应用时也应该从小剂量开始,观察一定时间后再逐渐增加用药剂量,以保证安全。

3. 严格掌握适应证,剂量,肝功能不全者忌用。

4. 红花与青霉素、链霉素、氯霉素、磺胺类、新霉素、苯唑卡因、奎尼丁、硫柳汞、对苯二胺甲醛及碘造影剂合用,可致接触性皮炎。

5. 本品引起不良反应,多为口服后出现,有少数为肌注所致。

【禁忌】 孕妇慎用。月经过多,有出血倾向者不宜用。血虚及无瘀滞者忌用。

桃仁

【不良反应】

1. 毒性反应

(1)神经系统:抽搐,头痛,昏迷,瞳孔散大,四肢肌张力增高,四肢厥冷,甚或意识丧失,二便失禁。

(2)心血管系统:心悸,心跳速而弱,口唇、指端发绀,血压下降,甚至心跳停止。

(3)呼吸系统:呼吸表浅,急促,后而显著变慢,呈陈施呼吸,甚至窒息。

(4)消化系统:恶心,呕吐,腹泻,水样便。

2. 过敏反应:接触性皮炎,刺痒感,并出现红色疹斑。

过量服用桃仁,可致中毒,主要表现为氰中毒的特殊症状。早期可见恶心、呕吐、头痛、头晕、视物朦胧、心跳加速,继之呼吸困难、胸闷、其后意识丧失、二便失禁、目凝、瞳孔散大、光反应消失、昏迷、呼吸表浅、血压下降、体温上升,甚则呼吸衰竭、心跳停止而死亡。尚有报道桃仁引起皮肤过敏者。

【解救方法】

1. 催吐、导泻,以10%硫代硫酸钠或3%过氧化氢溶液洗胃,继以硫酸钠导泻。

2. 给氧吸入,并间断注射呼吸兴奋剂。

3. 静脉注射葡萄糖加3%亚硝酸钠10～15ml,在5min内注射完,继之静注25%硫代硫酸钠15～20ml,与内含1.8%硫代硫酸钠10ml及1%美兰溶液50ml交替应用。

4. 防止脑水肿,静注20%甘露醇,及皮质激素如地塞米松等。

【注意事项】 本品有毒不可过量,便溏者慎用。

【禁忌】 孕妇慎用。

益母草

【不良反应】

1. 过敏性休克:使用益母草注射液肌注。偶有口干、睡眠缩短等副作用。大剂量时能引起中毒、引起全身无力、下肢不能活动、呈瘫痪状态、周身酸痛、四肢发麻、胸闷、心慌、严重时引起大汗、血压下降、呼吸急促等休克表现。

2. 过敏反应:皮肤发红,并伴有胸闷心慌,呼吸急促。

3. 毒性反应.可出现出血性休克,呕血,尿血,阴道出血,柏油样便,伴腹痛,头痛,腰痛。有报道致急性肾功能衰竭或并发结核性脑膜炎,双肺播散性结核。

【解救方法】 中毒时立即注射0.1%肾上腺素,并以10%葡萄糖加VitC静滴,必要时可用阿托品0.5mg重复肌注。中药:赤小豆30g,绿豆30g,甘草12g,水煎代茶饮。

早期催吐、洗胃。同时,静滴5%葡萄糖盐水,促进毒素排泄并维持水、电解质平衡。

对症治疗:

(1)血压下降,可用去甲肾上腺素静滴,保持血压接近正常水平。

(2)应用B族维生素及维生素C。

(3)赤小豆30g,绿豆30g,甘草15g,水煎服。

(4)脉沉肢冷者,用党参3g,附子9g,干姜6g,甘草9g。水煎2次,合在一起,早、晚分服。连服3~6剂。

【禁忌】 孕妇禁用。

第三节 活血疗伤药

马钱子

【不良反应】 毒性反应:马钱子早期中毒可出现头痛头昏,烦躁不安,口唇发紫,全身肌肉轻微抽搐,精神轻度异常;严重时神志不清,恶心呕吐,腹痛腹泻,全身抽搐,牙关紧闭,苦笑面容,口角流涎,痉笑,角弓反张,颈项强直,两手握固,言语不清,大小便失禁,食欲抑制,吞咽呼吸困难,口唇发绀;也有报道可出现精神障碍,面神经麻痹,发作伴恐惧感,四肢肌肉松弛,肌力下降,服用含马钱子的复方后可出现精神萎靡,胸骨压痛,全身淋巴结肿大等急性淋巴性白血病之表现。中毒极重者可致死,尸检可见暗紫色尸斑,心尖区、肺有散在性出血,肝小叶、肠壁黏膜全部坏死。

【解救方法】

1. 将病人置于暗室,避免声、光刺激,各项检查及治疗操作应快而轻,尽量减少对病人的刺激。忌用酸性饮料及使用吗啡类药物。

2. 输氧、静注戊巴比妥钠或阿米妥钠,也可用水合氯醛保留灌肠,或乙醚吸入以制止惊厥。应用呼吸兴奋剂。

3. 饮用牛奶、蛋清等,保护胃黏膜,并以硫酸镁导泻。

4. 预防感染。

5. 中药:甘草煎水、每4h 1次。惊厥时,应息风止痉,拟用蜈蚣三条、全蝎6g,研末冲服,轻度痉挛时用肉桂9g煎服。

6. 中医中药:出现舌麻、轻微抽搐时不需特殊处理,可用浓茶或凉水缓解,初期中毒可用香油一盏和白砂糖适量混灌服。对于轻度痉挛者可用肉桂10g煎服,肉桂被认为是解救马钱子中毒的有效中药,也可用甘草、绿豆水煎服,或用僵蚕9g,天麻12g,全蝎6g,甘草12g,水煎2次,合在一起2次服完,每6h服1次。另有报道针刺风池、合谷和太冲等穴治疗马钱子中毒双侧面神经麻痹8例均有效,治愈率达87.5%。

7. 西医西药:出现马钱子中毒时,需及时采用西药治疗,针对病情采取有效措施。首先将患者置于暗室,避免外界刺激引起反射性惊厥,同时用甘露醇导泻,催吐,防止毒物吸收,补液利尿促进毒物排泄。有抽搐时可用安定镇静或10%的水合氯醛灌肠;吸氧保持呼吸道通畅;预防电解质紊乱,抗感染。患者出现惊厥时,应尽快使用抗惊厥药如安定或戊巴比妥制止,在反复使用安定等镇静剂无效的情况下可用东莨菪碱加入50%的糖水中静脉推注,惊厥控制后可用1:5000的高锰酸钾或1%~2%的鞣酸洗胃,并对症支持用营养心肌和神经系统的药物。

【注意事项】

1. 与四环素、消炎痛、金刚胺、狂犬病疫苗、环丝氨酸、血防846、吡喹酮、磺胺类等合用有可能引起头痛。

2. 与次没食子酸铋、金刚胺、氯丙嗪、吡喹酮、碳酸锂、链霉素合用会产生神经系统的毒性，可能引起震颤。

3. 与青霉素、洋地黄、巴比妥类、眼尔通、利眼宁等合用会加强神经系统毒性，可能诱发惊厥。

4. 与链霉素、新霉素、卡那霉素、巴龙霉素、庆大霉素、多黏菌素 B、万古青霉素、紫霉素、卷曲霉素、消炎痛、碳酸锂（过量）、金刚胺、吡喹酮、甲基苄肼、普鲁卡因青霉素合用可能引起眩晕。

5. 服用马钱子后饮酒会诱发马钱子中毒。

6. 不宜大面积涂敷。

【禁忌】 不宜生用、多服久服；孕妇禁用。

苏木

【不良反应】 苏木外用引起接触性皮炎，皮疹。中毒症状有恶心、呕吐，腹痛，腹泻，嗜睡，呼吸困难，血压下降，昏迷等。

【解救方法】 洗胃，导泻，服通用解毒剂，中毒时皮下注射硝酸士的宁，以对抗其中枢抑制作用。

给予赛庚啶口服，外擦炉甘石洗剂，2 天后改用氯氟舒松乳膏，一周治愈，观察一周未复发。

【禁忌】 忌铁，血虚无瘀者不宜用。月经过多和孕妇忌服。

血竭

【不良反应】 过敏反应：外用可致接触性皮炎：接触部位或全身皮肤红肿，热胀，奇痒，散在颗粒状丘疹或小水疱。口服可出现荨麻疹，伴发热、恶心、呕吐和心慌。

临床亦有口服血竭引起急性荨麻疹：皮肤奇痒，搔抓后出现大片团块状风团者。

【相互作用】 与青霉素类、链霉素、磺胺类、新霉素、苯唑卡因、奎尼丁、硫柳汞、对苯二胺甲醛、碘造影剂合用，可致接触性皮炎。

【注意事项】 本品不宜多用，久用。

【禁忌】 无瘀血及经血多者，孕妇忌用。

第四节 破血消癥药

莪术

【不良反应】 莪术油（葡萄糖）注射液静脉滴注过快，可有胸闷、心慌、面部潮红、呼吸困难。吴金叶等报道静脉输入莪术油，发生恶心、呕吐、皮疹。

部分患者出现头晕、恶心、面部潮红、呼吸困难、胸闷憋气，另有个别发热、发绀、心慌、乏力等，甚至出现休克样反应。

【解救方法】 发生不良反应时，应停药。有休克反应者，可皮下注射或肌肉注射 0.1% 肾上腺素 1 支，并静脉补液等对症治疗。

原则：催吐，洗胃，对症治疗。

【禁忌】 气血两虚，脾胃薄弱无积滞者慎服。孕妇忌服。

水蛭

【不良反应】

1. 过敏反应:表现为全身瘙痒热灼,红色丘疹,或大片团样红色荨麻疹。或兼见面色苍白,呼吸困难,口唇发绀,四肢厥冷,出汗。

2. 毒性反应:轻微鼻出血或咯血,子宫出血,严重时表现为恶心呕吐,胃肠出血,剧烈腹痛,尿血,昏迷等。妊娠期妇女服用可引起流产。

水蛭用药过量可致中毒,潜伏期1~4h症状表现为恶心、呕吐、子宫出血,严重时能引起胃肠出血,剧烈腹痛、血尿、昏迷等。妊娠期可引起堕胎。有报道炮制水蛭时即可出现不良反应,水蛭可致急性失血性贫血。

【解救方法】 引起出血时,轻者可口服维生素 K_4,肌注安络血,冲服云南白药等。其他对症治疗。

1. 若出现胃肠道症状,绿豆10g,甘草10g。水煎服。

2. 出现剧烈腹痛,口服云南白药,1日3次,每次1~3g。

3. 昏迷或休克时,万年青、半边莲各30g水煎,分2次口服,每2~4h 1次,连服2~4次。

4. 若大出血时,可输血。

【注意事项】

1. 与阿司匹林、保泰松、羟基保泰松、消炎痛、甲灭酸、氟灭酸、可的松、泼尼松、氟美松、氯化钾片、甲磺丁脲、利尿酸、左旋多巴等合用可能加剧对消化系统的损害,导致胃肠道出血。

2. 与肝素、鱼精蛋白、双香豆素、苄丙酮香豆素钠、新抗凝、链激酶、尿激酶等合用有可能加重诱发血液病,导致各种出血症状。

3. 使用药物前要先了解病人用药史及过敏史。

4. 临床应用时要严格控制剂量,入煎内服3~6g,研末吞服0.3~0.5g。超过15g可导致中毒,中毒潜伏期为1~4h。

斑蝥

【不良反应】

1. 中毒死亡。

2. 毒性反应。

上腹部不适或疼痛,食管烧灼感,食欲减退,恶心,呕吐,呕吐物中夹有血块,血色呈咖啡色。若出血量多,则血色鲜红,大便呈柏油样,大便潜血试验阳性。出血量大者可头晕眼花,面色苍白,心慌,心率加快,血压下降。

斑蝥外用时一定要掌握好剂量和浓度,浓度过高易于从皮肤吸收而中毒。

轻者表现为泌尿道刺激症状,尿频、尿急、尿痛、尿道损伤、血尿等。病情严重者可出现少尿、血尿、蛋白尿、管型尿、无尿,甚至急性肾功能衰竭。

【解救方法】

1. 一般处理:卧床休息,保持情绪安定,若出血量大,必须禁食。出血量小者或病情缓解后,可进流质食物。及时清除呕吐物及血块,防止血块或呕吐物吸入呼吸道引起窒息。

2. 补充血容量:出血量大者必须及时补充血容量,维持基础血压,防止出血性休克的发生。有条件者应输入全血,也可使用其他血容量扩充药,如中分子右旋糖酐或代血浆706等,使收缩压维持在90mmHg(12kPa)以上。

3. 止血治疗:治疗消化道出血的关键是及时止血,防止继续出血而使病情恶化或引起出血性休克，一般应根据出血量的多少、出血部位的不同选用不同的止血方法。如食管、胃出血可考虑以去甲肾上腺素适当稀释后口服，以使局部血管强烈收缩而止血；食管出血可考虑气囊压迫止血；止血药方面可根据情况选用垂体后叶素、止血敏、安络血等；严重的消化道大出血，应立即采用外科手术止血。

4. 中药治疗：中药止血药物很多，应用的原则有二：一是辨证施治，按照病症的寒热虚实，或凉血止血，或泻火止血，或温经止血，或补气摄血，或化瘀止血；二是应用验方或中成药止血，如白及研细末与糯米粉调服止血，或内服三七粉止血、内服云南白药止血等。

5. 对症治疗：若腹痛严重者，可选用胃肠解痉药，如内服颠茄合剂，或阿托品 0.5mg 肌肉或静脉注射，或选用山莨菪碱 5～10mg 肌肉或静脉注射。

6. 立即洗胃，并服牛奶蛋白水。或服 10% 氢氧化铝乳剂，每次 5～10ml，每半小时 1 次。也可服活性炭及盐类泻剂。

7. 支持疗法：卧床休息。适当补液，以维持水、电解质平衡。酸中毒可静脉点滴 5% 碳酸氢钠溶液。补充维生素 B、C 等。

8. 局部处理：口腔清洁可用 2% 硼酸水含漱；口腔溃疡用 1% 龙胆紫溶液涂布；结膜充血可涂布抗生素可的松眼膏。

【相互作用】　畏巴豆，丹参。恶甘草。

【注意事项】

1. 掌握用量用法：斑蝥属剧毒药品，内服必须注意用量用法。内服一般要与糯米同炒，炒至黄黑色，去糯米，研末内服，或入丸散，剂量 0.03～0.06g。

2. 注意用药禁忌：斑蝥有大毒，临床应用必须严格掌握适应证，避免禁忌证，防止并发症。孕妇、年老、体弱者禁用。原有消化道疾病如消化性溃疡、急慢性消化道炎症、肝硬化所致食管胃底静脉扩张、胃扩张、胃黏膜脱垂、胃肠吻合术后的空肠溃疡、吻合口溃疡等，以及某些全身性可引起凝血机能障碍的疾病如白血病、再生障碍性贫血、血友病、流行性出血热等均应禁用。

3. 注意配伍用药：在配伍用药方面，有两点应该注意：一是将斑蝥与能减轻斑蝥毒性的药物配伍，如青黛、丹参等，以减轻其毒性；二是应尽量避免与其他有消化道刺激作用的药物合用，尤其是要避免与其他可引起出血的药物合用，以免加重对消化道黏膜的刺激作用而引起出血。

4. 不宜久敷或大面积敷用。

5. 禁服油类，如脂肪、肉类、牛奶等，因斑蝥素是脂溶性的，以防毒素进一步吸收。

【禁忌】　内服慎用，心肾功能不全，消化道溃疡者，孕妇禁用。

第60章 化痰止咳平喘药

第一节 温化寒痰药

半夏

【不良反应】

1. 呼吸系统:可出现呼吸困难,不规则,严重时引起呼吸中枢麻痹而死亡。

2. 消化系统:生半夏粉吞服对消化道黏膜有刺激性,可出现舌麻如针刺样,喉部发痒,咳嗽失音、流涎,并出现恶心、呕吐、腹痛、腹泻等症状。对肝肾功能亦有不良影响,可引起转氨酶升高,尿中出现红细胞、蛋白等。

3. 神经系统:味觉及感觉消失,继则四肢呈麻痹状态。

4. 其他:对皮肤黏膜有刺激作用,临床有外涂生半夏引起过敏性坏死性皮炎者,表现为皮肤出现红色瘀斑,紫黑色皮下坏死斑,局部肿胀,疼痛等。

本品药用剂量过大,生品内服或误用,均可致中毒。表现为对口腔、咽喉、食管及胃肠道黏膜的刺激作用及神经系统毒性。如服食大量生半夏,也有引起智力发育障碍。

【解救方法】 催吐,用1:5000高锰酸钾溶液;3% ~5%鞣酸溶液或浓茶洗胃,硫酸钠导泻。口服蛋清、牛乳或稀醋。呼吸抑制者可选用可拉明等呼吸中枢兴奋药。过敏者,可用激素、VitC及生甘草60g煎水泡洗患处。中药治疗:生姜30g,防风60g,绿豆30g,甘草15g,加水煎至300ml,先含漱一半,后内服一半。生姜汁5ml,白矾末6g,调匀内服。醋3~60g,加姜汁约5ml,1次内服。

【相互作用】 半夏配伍乌头、附子的研究:中医药传统理论"十八反"认为半夏反乌头、附子等药材。张作舟等证明姜半夏与制乌头无论单煎混合还是合煎,对小鼠死亡率均明显高于单煎,认为本草"相反"之论是有根据的。

【禁忌】 内服生半夏应慎重,一切血证及阴虚燥咳、津伤口渴者忌服,肝肾功能不全者禁用。

天南星

【不良反应】

1. 消化系统:生用可引起口腔黏膜糜烂。甚至部分坏死,咽喉干燥,并有烧灼痛、舌体肿大、口唇水肿、大量流涎、舌口麻木、疼痛、味觉丧失、声音嘶哑、张口困难、伴有腹痛等症状。

2. 神经系统:中毒时可出现头昏、烦躁不安、心慌、四肢发麻或厥冷,并有运动性失语,严重者出现发热、痉挛、昏迷、窒息、呼吸停止。据报道,儿童生食天南星后中毒引起神经智力发育障碍。另有接触后致瘙痒者。

3. 过敏反应。

【解救方法】 如内服量多而时间不长,迅速催吐,洗胃。内服浓茶、蛋清,口服鞣酸蛋白等。

皮肤中毒可用水或稀醋、鞣酸洗涤；误食中毒服稀醋或鞣酸或浓茶、蛋清等。民间验方可用醋、生姜、甘草等煎服解毒。

【禁忌】 切忌嚼服天南星的块茎。

本品辛温燥烈，故凡阴虚燥痰，热极生风，血虚风动者禁服，孕妇慎服。生南星一般不作内服，以免中毒。

白芥子

【不良反应】 过敏反应：临床有过敏反应报道，症见面部、颈部、耳后、手臂出现痱子样皮疹、皮肤潮红、瘙痒等。

【解救方法】 停药同时可给予扑尔敏口服。

急予吸氧、异丙嗪 25mg 肌注，氟美松 10mg 静脉推注，及氟美松 10mg 加入 10% 葡萄糖注射液 250ml 中静脉滴注，用水洗贴患处。清除皮肤上残留的药物等抢救治疗。

【注意事项】 药物过敏反应的病例报道，提醒处方用药时，应严格掌握用药指征，避免滥用，对有过敏体质患者应慎用。并应纠正医生和患者中存在的“中药不良反应少”的错误观念，要求病人严格按医嘱用药，不要随意增加剂量，延长疗程。

【禁忌】 风热咳嗽或肺阴不足之干咳忌服。皮肤过敏者外用宜慎。

脾虚久咳，阴虚火旺者禁服。

旋覆花

【不良反应】

1. 消化系统：表现为恶心、喉间泛清水痰涎等症状。

2. 过敏反应：临床上有接触旋覆花引起过敏者，首先表现为两眼角发痒，继而全身瘙痒，皮肤潮红，绷紧不舒，有灼热感。

【解救方法】 引起呕吐时应即停药，亦可服 B_6 等。过敏可口服扑尔敏，口服或静注 10% 葡萄糖酸钙。

【注意事项】 内服煎剂宜用布包或滤去毛。

【禁忌】 阳虚劳嗽，津伤燥咳者忌用。

第二节　清化热痰药

川贝母

【不良反应】 临床报道有引起猩红热样药疹者，表现为服药后突感全身瘙痒，颜面及周身皮肤潮红，起红色小疹，压之褪色。

【解救方法】 发生药疹时可服盐酸苯海拉明及硫代硫酸钠，静注葡萄糖酸钙，外用炉甘石洗剂。重症并用肾上腺皮质激素，如强的松或地塞米松。

【注意事项】 脾胃虚寒及有湿痰者不宜服用。反乌头。

【禁忌】 反乌头。脾胃虚寒及有湿痰者不宜用。

浙贝母

【不良反应】 中毒症状为呼吸抑制，瞳孔扩大，震颤，惊厥，便溺，最后呼吸衰竭而死亡。

【解救方法】 发生中毒时应洗胃、导泻。呼吸困难者，输氧，肌注可拉明、洛贝林等呼吸兴奋剂。惊厥时可肌注苯巴比妥钠。其他对症治疗。

【注意事项】 注意配伍禁忌,脾胃虚寒及有湿痰者不宜服用。

【禁忌】 寒痰、湿痰慎服;不宜与乌头同用。

瓜蒌

【不良反应】 临床上应用瓜蒌片少数病例可出现胃部不适及轻度腹泻,个别病例月经过多。另有报道静注瓜蒌注射液后发生血压降低、胸闷加重、下腹疼痛、头晕、畏寒、低热等。尚有过敏反应者,症状为全身皮肤瘙痒,起红色斑丘疹,并伴头晕,心慌等。

【解救方法】 有胃部不适者,可服用胃舒平。过敏者,口服扑尔敏,葡萄糖酸钙等抗过敏治疗。

【注意事项】 脾胃虚寒,大便不适或呕吐,以及有寒痰或湿痰者不宜服用。

【禁忌】 脾虚便溏或泄泻者忌服,反乌头。

天竺黄

【不良反应】 可引起光敏性皮炎,皮损特点是面部、手背、足背起红斑,局部轻度浮肿。另有手、足背红斑上起水疱,疱壁紧张,有时可有皮损部位麻木疼痛感,红斑退后留下黑褐色素斑,可消失。

【解救方法】 给予去敏灵,复合维生素 B,烟酰胺,加服强的松。破溃者以 0.1% 雷佛奴尔溶液湿敷。

【注意事项】 服药当天不宜在日光下暴晒。

【禁忌】 无湿热痰火者慎服,脾胃虚寒者禁服。

桔梗

【不良反应】

1. 诱发低血糖。

2. 消化系统:据《中国大辞典》记载桔梗主要成分为桔梗皂苷,口服能刺激胃黏膜,用量过大可致恶心,呕吐。

3. 循环系统:中成药桔梗片可致低血压反应等。

【解救方法】 引起胃肠刺激征时,一般停药后可消失。必要时口服黏膜保护剂,口服普鲁本辛等。低血压者,可静注 50% 葡萄糖及多巴胺升压药。

【注意事项】 含皂苷的人参、三七、远志、桔梗等与酸性较强的药物配伍,在酸性环境中,在酶的作用下,皂苷易水解而失效。

《本草纲目》谓桔梗有小毒,历代本草及近代书籍记载桔梗的用量一般为 3 ~ 9g。

从临床观察来看,凡属有痰之症呈痰液黏稠难以咳出者,可以桔梗 9g 配合其他药物以利排痰,凡属干咳无痰者,可少用桔梗,以 2 ~ 3g 为宜。小儿及老年人应酌情减量。

【禁忌】 阴虚久嗽及咯血者禁用,胃溃疡者慎服。

胖大海

【不良反应】

1. 一般反应:饮用胖大海会引起大便稀薄、胸闷等副作用。

2. 过敏反应:临床有服用胖大海浸泡液过敏的报道。表现为全身皮肤发痒,弥漫性潮红,周身粟粒大丘疹风团,口唇水肿,伴头晕、心慌、胸闷、恶心、血压下降。

【中毒机理】 现代药理研究证实,胖大海含胖大海素、西黄芪胶黏素及收敛性物质。它的浸出液可明显增加肠蠕动,有催泻、利尿作用。

【解救方法】 出现过敏时，应肌注地塞米松 10mg，然后服用扑尔敏、赛庚啶等。外用炉甘石洗剂。

【注意事项】 脾胃虚寒泄泻者慎服。

海藻

【不良反应】 有报告长期应用海藻后，出现无症状的甲状腺自身抗体，发生碘性黏液性水肿及甲状腺肿者。停药后可逐渐恢复。

【禁忌】 传统认为反甘草。但临床也每有配伍同用者。

第三节　止咳平喘药

苦杏仁

【不良反应】

1. 轻度中毒：可见黏膜有刺激现象。首先，口中苦涩流涎，唇舌麻木感，恶心、呕吐、咽喉有紧迫感，头痛、头晕，四肢无力，胸闷心悸，精神不振或烦躁不安等。少数病人有水样腹泻，体温稍高，脉搏增速，呼吸深而稍快。

2. 严重中毒：呕吐频繁，呼吸微弱，意识不清，继而发展到意识丧失，牙关紧闭，四肢抽搐、惊厥，出冷汗，皮肤发凉，体温降低，血压下降，脉搏减慢，呼吸困难或不规则，并可带氢氰酸气味，多不伴青紫。瞳孔散大，对光反应迟钝，四肢发生阵发性痉挛。心电图检查可见心律不齐、期前收缩等。尚有报道有引起多发性神经炎者，表现为四肢肌肉力弱，麻木，握力减弱，肢体远端痛触觉迟钝。

3. 神经系统：中毒症状以不同程度的面、口唇、指甲纹及全身皮肤发绀，并伴有腹痛、呕吐，手足痉挛，血压升高，呼吸浅慢，意识丧失，瞳孔散大，大小便失禁。

【解救方法】

1. 急救过程：即刻用高锰酸钾/或过氧化氢液洗胃。吸入亚硝酸异戊酯 0.3ml/次，击碎小瓶倾入双层纱布/或手帕上置鼻孔吸入。静脉注射 1% 美蓝 0.4 ~ 0.6g/次（成人），不足 15 岁者减量 1/2 ~ 1/3，以 25% ~ 50% 葡萄糖稀释缓慢静注。但美蓝数次用量的总和不得超过 3.6g。洗胃后从胃管内注入 25% 硫代硫酸钠 50ml 或 5% GS 1000ml 加硫代硫酸钠 6 ~ 10g 静滴。3% 亚硝酸钠溶液 10 ~ 20ml 静脉缓注，但须注意血压变化。即刻输氧/或人工呼吸。备用好呼吸兴奋剂，强心剂。换血疗法，有 2 例中毒严重者采用。应用两侧对称的肢体静脉，一侧输血，一侧放血，其两者速度严格保持相等，以每 2 ~ 30min 输入新鲜血和放出血量 500ml 左右为宜，经抢救 1h 获救。

2. 其他急救方法：立即给予以下处理：10% 硫代硫酸钠溶液 2000ml 反复洗胃；吸氧；3% 亚硝酸钠 10ml + 50% 葡萄糖溶液 50ml 缓慢静脉注射（不少于 10min）；10% 葡萄糖溶液 500ml + 维生素 C 3g 静滴，10% 葡萄糖溶液 500ml + 氢化可的松 200mg 静滴。

3. 中药救治：取杏树皮一块，约 60g 左右，去外面表皮，仅留中间纤维部分，加水 200ml，煮沸 20min，去皮取汁，候温服之。

【注意事项】 含氰苷的中药苦杏仁、桃仁等，若与麻醉、镇痛、止咳等西药联用，可能引起严重呼吸中枢抑制，甚至使病人呼吸衰竭而死亡，故不宜与麻醉、镇痛、止咳等西药联用。

阴虚咳嗽及大便溏泻者慎服。本品有小毒、不宜过量服用。注意炮制及剂量，不宜与麻醉、镇静止咳药如硫喷妥钠、可待因等合并应用。

【禁忌】 本品有小毒，用量不宜过大，婴儿慎用。

百部

【不良反应】 百部在临床上不良反应发生率为20% ~30%。主要有胸部灼热感，口、鼻、咽喉发干，出现头晕、胸闷、气急、厌食等副作用，偶有腹痛。服用过量可引起呼吸中枢麻痹。中毒后表现为恶心、呕吐、头昏、头痛、面色苍白、呼吸困难，严重者可因呼吸中枢麻痹而死亡。尚有报道口服百部制剂引起胆绞痛，并伴有上腹闷胀，以及百部引起过敏反应等。

【解救方法】 中毒者采用鞣酸溶液洗胃，用硫酸镁导泻。出现呼吸中枢麻痹时，应给氧，进行人工呼吸，肌注山梗茶碱、尼可刹米、回苏灵等呼吸中枢兴奋剂，补液等对症治疗。中药治疗：生姜30g取汁和米醋60g饮服，或半边莲15g，水煎，立即服。

【禁忌】 本品易伤胃滑肠，故降虚便溏者忌用。

马兜铃

【不良反应】

1. 消化系统：服药期间可出现恶心、呕吐、腹泻、食欲减退，严重时可引起呕血、口唇及指端青紫，甚至因频繁呕吐而致脱水、酸中毒。

2. 神经系统：中毒后可出现头晕、烦躁不安、气短、震颤、嗜睡、知觉麻痹、瞳孔散大、呼吸困难。

3. 泌尿系统：急性马兜铃酸肾病临床表现：短期大剂量服药者临床常呈非少尿性或少尿性急性肾衰竭，可伴近端及远端肾小管功能障碍，如肾性糖尿及低渗透压尿，尿酶明显增高；尿常规显示蛋白尿，伴少量红、白细胞；可有轻度贫血，但血压不正常。此外，患者常有肾外表现，如恶心、呕吐、上腹不适等消化道症，血小板减少，肝功能异常及神经系统损害等。

【解救方法】 过量中毒在1 ~4h内可用茶水或稀鞣酸洗胃、输液并注意纠正酸中毒及对症治疗。

糖皮质激素治疗：对于急性或慢性马兜铃酸肾病患者早期，可使用每天口服强的松30 ~40mg治疗，每3个月减10mg，维持治疗1年。有人观察使用糖皮质激素1年，可延缓肾间质纤维化的进展。

中药抗纤维化治疗：一般抗纤维化治疗多采用活血化瘀的中药，如丹参、当归、川芎、赤芍，同时配合益气健脾的药物，如太子参、生黄芪、白术、茯苓等。

免疫调节治疗：冬虫夏草可改善机体的免疫力，促进肾小管间质病变的修复。亦可服用虫草制剂，如百令胶囊和金水宝等。

【注意事项】 为了更好地发挥马兜铃的临床疗效和减少其毒副作用，必须严格地按照《规范》要求进行炮制。炮制方法：取马兜铃，打碎，与定量炼蜜拌匀（冬季可加少量开水稀释），稍闷，用文火炒至不粘手，表面深黄色，略具光泽，起锅，摊凉，密封收藏，蜜炙马兜铃必须达到的要求是：炼蜜与马兜铃的重量之比为1:3，整只的马兜铃必须打碎，马兜铃必须与炼蜜拌匀，炙透。

【禁忌】 虚寒喘咳及脾虚便溏者慎服。用量不宜过大，以免引起呕吐。

葶苈子

【不良反应】 仅见有引起过敏性休克的报道。患者服用葶苈子3g，4 ~5min后即感胸闷憋气、恶心、头晕、心慌，继则全身皮肤出现皮疹，且面色苍白、出汗、呼吸困难、心率加快、血压下降等症状。

笔记

【解救方法】 发生过敏性休克时，立即肌注0.1%肾上腺素，并静脉推注葡萄糖酸钙，口服非那根等。

一旦发生过敏性休克，应积极给予抗过敏，抗休克治疗。

【注意事项】 肺虚喘咳，脾虚肿满者忌服。且量不宜过大。

白果

【不良反应】

1. 中毒反应：轻度中毒者仅表现为精神呆钝及恶心、呕吐等胃肠道症状，重度中毒可出现惊厥、昏迷。

中毒作用主要为神经系统，使中枢神经先兴奋后抑制，并引起末梢神经功能障碍。临床表现有恶心呕吐、腹痛、腹泻、发热或烦躁不安，呼吸困难，惊厥，精神委顿，发绀，昏迷，瞳孔对光反应迟钝或消失，严重时可因呼吸中枢麻痹而死亡。

2. 过敏反应。

【解救方法】 治疗方法以迅速排除胃肠道毒物，促进毒物排泄，对症支持治疗为主。

【注意事项】 预防白果中毒主要应教育儿童不可生食，熟食（要炒透或煮透）则要除去果肉中绿色的巢胚，且不能多食。

建议3岁以下婴幼儿尽量不要服食白果或白果汤，儿童服食时要熟食，不可过量，服食时须彻底去其心芽，可避免中毒发生。

洋金花

【不良反应】 洋金花个体敏感程度不同，中毒症状类似阿托品过量症状。主要临床表现为颜面及皮肤潮红、躁动不安、脉率增快、神态不稳、头晕嗜睡、幻觉、口干渴、唇变、呕吐、意识模糊、言语不请、瞳孔散大、对光反射消失，甚至昏迷、发绀、大小便失禁、阵发性抽搐，并使大脑中枢缺氧、脑水肿。还不影响体温中枢、使体温升高。有报道长期用洋金花代烟吸者引起下肢瘫痪。

【解救方法】

1. 用1∶2000高锰酸钾或鞣酸洗胃，以硫酸镁导泻或灌肠。

2. 注射拮抗剂，如毛果芸香碱、毒扁豆碱等。

3. 给镇静剂、输液、吸氧等支持疗法。

4. 中药：绿豆120g，银花60g，连翘30g，甘草15g，水煎服。

5. 继发青光眼者应给予缩瞳剂、高渗剂、碳酸酐酶抑制剂及手术治疗等。

6. 洋金花中毒的治疗，除常规洗胃、补液对症治疗外，对躁狂不安者可用地西泮、鲁米那、氯丙嗪、水合氯醛等短效镇静剂。

【注意事项】 洋金花有剧毒，成人用量0.3～0.6g，散剂吞服，中毒量1～30g。小儿常用量0.03～0.06g，散剂吞服。

务必对本品识别清楚，防止误服。

掌握其用药剂量，以防中毒。

【禁忌】 有毒，应控制剂量。外感及痰热咳喘、青光眼、高血压、心动过速者禁用；孕妇、体弱者慎用。

第61章　安神药

第一节　重镇安神药

朱砂

【不良反应】

1. 消化系统:汞对胃肠黏膜有强烈的刺激性,朱砂中毒可引起急性腐蚀性胃炎,一般在服药后不久即觉心窝部烧灼样疼痛、口渴、呕吐物中含有黏膜碎片的血糊样物。慢性中毒的消化系统的临床表现有食欲不振、恶心呕吐、腹痛,并引起上消化道出血。汞中毒口腔病变表现为口中有金属味、流涎、牙龈充血、肿胀、溃烂、出血、牙齿松动脱落、牙根部牙龈上有黑色汞线。对肝脏的损害可引起肝肿大、肝功能异常。中毒初期可表现为恶心、呕吐、咽喉肿痛、食欲不振、腹痛、腹泻等,较重时里急后重、脓血便甚至消化道穿孔。

2. 循环系统:可引起中毒性心肌炎、心律失常、中毒严重时可导致心力衰竭,周围循环衰竭。

3. 血液系统:常表现中毒后期症状,心电图出现T波低平、血压下降、心律失常,或由中毒性心肌炎引起循环衰竭。

4. 泌尿系统:可引起肾小管上皮肿大、坏死,出现尿少、浮肿、尿蛋白、红细胞及管型,甚至少尿或无尿。泌尿系统症状多表现在中毒中后期,有少尿、尿闭、浮肿、蛋白尿、尿毒症等,严重者可致急性肾功能衰竭而死亡。

有报道内服朱砂粉末致死1例,患者每次用量在正常范围,连续用药1个月,总量达100g,最终出现急性肾衰致死。

5. 神经系统:早期表现为头皮麻木、视物模糊、睡眠不安、躁动多言、言语不清、易怒、胆小、幻觉、行动怪僻,后期可出现意识淡漠、朦胧以至意识丧失、肌肉震颤等症。

嗜睡(早期)、失眠多梦、记忆力减退、头晕头痛、躁动不安、步态不稳、手脚麻木、视力减退,甚至脑中毒、痴呆、汞中毒性脊髓病。

6. 其他:服过量朱砂可致急性肾功能衰竭。

【解救方法】 首先消除毒物,如催吐、洗胃、导泻、输液、口服牛奶、生鸡蛋等。治疗:应用二巯基丙醇类、硫代硫酸钠等,纠正水和电解质紊乱,抗休克、肾透析等对症治疗。中药:甘草、绿豆煎汤饮用,中医对症治疗。

中药法:金花椒15g,猪苓、甘草各9g。猪苓、甘草、泽泻、金银花各15g。土茯苓15g,贯仲、木通各9g。以上三方酌情选一方使用,每日1剂,10日为1个疗程。

【注意事项】 在细研朱砂时,应禁止使用铝匙、铝碗,避免引起"汞铝剂"中毒。

服用朱砂应取其镇心安神之效,避其汞中毒之害,朱砂与中药同入汤剂会产生毒副作用,是不可取的,药剂人员在审查、调配处方时要严格控制朱砂的剂量,还应及时发现并避免与含溴化物、碘化物、亚铁盐、亚硝酸盐等化学成分的西药同服,有些人误认为中成药无毒副作用,长期服用含朱砂成分的中成药,应引起重视。

1. 朱砂应用煎好的药液或温开水冲服,禁与群药同煎。

2. 不宜长期服用,应控制在7天以内。

3. 避免与含铝成分的药物如与明矾同用或与铝器接触,防止汞铝剂中毒。

4. 不宜使用以朱砂挂衣的药物入汤剂,如朱远志、朱茯苓。

人工合成的朱砂其毒性较天然朱砂大,不主张内服,宜外用。

服用含朱砂药物不宜同时服用含溴碘化物的药品,也不宜与含海带、昆布、海藻的群药共煮,同时,还要研究人体肠道微生物对朱砂转化、吸收的影响。

【禁忌】 有毒,内服不可过量或持久服用,孕妇及肝功能不全者禁服,入药只宜生用,忌火煅。

磁石

【不良反应】 多见恶心呕吐、腹痛腹泻、呕吐物和大便中带血、黄疸、肝损害。中毒症状多为心悸、呼吸困难、血压降低、发绀、虚脱、精神错乱、抽搐、瞳孔散大等。

【解救方法】 早期按常规处理,口服通用解毒剂,纠正酸中毒,抗休克治疗等。特效药物:去铁胺急性中毒,首先肌注0.5~1g,以后每4~12h,肌注0.5g。亚甲蓝加入25%葡萄糖液20ml,每次每公斤1~2mg,缓慢静注。大剂量的VitC静脉滴注,其他对症治疗。

【相互作用】 含钙、铁、铝等阳离子的中药或中成药,如石膏、海螵蛸、龙骨、牡蛎、瓦楞子、明矾、磁石、滑石粉、橘红丸、龙牡壮骨冲剂等与$-CONH_2$、$Ar-OH$可形成难溶性的络合物、降低四环素,强力霉素的吸收,减弱其抗菌作用。

【注意事项】 不可内服过量或长久服用。因吞服后不易消化,如入丸散,不可多服,脾胃虚弱者慎用。

第二节　养心安神药

酸枣仁

【不良反应】 酸枣仁大剂量能引起镇静、昏睡、知觉丧失。有服用酸枣仁20g而出现口唇麻木、咽塞、舌僵、流涎、四肢麻木、烦躁、心律失常、恶心呕吐、皮疹等。与巴比妥类药物有协同作用。也可使血压持续下降,心脏传导阻滞。

【解救方法】

1. 用1/5000高锰酸钾洗胃,催吐,饮浓茶。
2. 肌注阿托品,必要时亦加用去甲肾上腺素。
3. 昏睡时,注射兴奋剂安钠咖等。
4. 配合中医针刺人中、睛明、合谷、太冲等穴。
5. 发生过敏时,可口服扑尔敏,或肌注非那根。

【相互作用】 碳酸氢钠、氢氧化铝等不宜与中药山楂、五味子、酸枣仁等同服,因为酸碱中和降低疗效。

【禁忌】

1. 凡有实邪郁火或患有滑泄症者以及孕妇慎用。
2. 治疗轻症失眠,一般不宜与巴比妥类药合用,以免增加后者的毒性。

灵芝

【不良反应】 过敏反应:有报道一患者平素因倦怠乏力、自汗,常饮自泡人参酒,症状可有所缓解。

【解救方法】 对于过敏者,立即皮下注射0.1%肾上腺素0.5mg,静脉推注50%葡萄糖20ml加入地塞米松10ml,肌注扑尔敏10ml,非那根25ml,静脉点滴10%葡萄糖500ml加维生素C 2.0g、维生素B_6 0.2g、地塞米松10mg、氯化钾1.0g、多巴胺20mg。

【禁忌】 恶常山、茵陈、扁青等。

实证、热证慎用。

合欢皮

【注意事项】 生药中含鞣质较多的有:五倍子、茶叶、大黄、石榴皮、地榆、诃子、虎杖、合欢皮、桑枝、旱莲草、仙鹤草等,其他如树皮、叶、果实中也常含有。鞣质多具收敛酸涩之性,遇氯化铁液变成黑色,遇蛋白质、胶质和生物碱等能产生沉淀,氧化后变为赤色或褐色。

1. 含鞣质类中药与酶制剂的不合理联用:西药酶类(胃蛋白酶、胰酶和淀粉酶等)的主要成分是蛋白质,而蛋白质是由氨基酸通过肽键或酰胺键等连接起来的高分子化合物。当石榴皮、诃子、罂粟壳等收涩性较强的中药与之同服时,其中的鞣质成分可与酶制剂肽键或酰胺键结合,形成牢固的氢键结合物,使酶制剂疗效降低,甚至完全丧失疗效。

2. 含鞣质类中药与洋地黄类的不合理联用:含鞣质类中药如大黄等,在胃肠道中能与洋地黄类强心苷及其他的苷类西药发生沉淀反应,使之不易被胃肠道吸收,从而降低了苷类西药的疗效。

3. 含鞣质类中药与含亚铁离子药物的不合理联用:地榆、大黄等富含鞣质,当与含亚铁离子的西药同服时,鞣质与铁离子结合,形成不溶性鞣酸盐沉淀,而影响吸收。

4. 含鞣质类中药与B族维生素的不合理联用:二者联用,反使疗效降低,若长期合用,反而能使脑组织和血液中的丙酮酸积存,出现消化不良,食欲不振等一系列机能障碍,反使症状加重。

在临床用药上,应尽量避免酶类制剂、苷类制剂、B族维生素和铁制剂等西药与含鞣质类中药的联用,以发挥各药应有的疗效。

【禁忌】 风热自汗,外感不眠者禁用。

远志

【不良反应】

1. 消化系统:远志的祛痰作用是通过所含皂苷能刺激胃黏膜,引起轻度恶心,反射性地增强支气管分泌而实现的。当用量过大时,可表现出恶心、呕吐、腹泻等胃肠道刺激症状,但饭后服用可减轻其副作用。

2. 造血系统:具有溶解红细胞作用,大量服用时,可引起溶血性贫血。

3. 过敏反应。

【解救方法】

1. 发生溶血性贫血时,可服用利血平、VitC或输入少量鲜血。

2. 过敏时,首先停药,然后给予抗组胺类药物治疗。

【禁忌】 有出血倾向者,用量不宜过大,对中医辨证为心肾有火、阴虚阳亢者忌服。凡实热或痰火内盛者,以及有胃溃疡或胃炎者慎用。

笔记

第 62 章　平肝息风药

第一节　平抑肝阳药

罗布麻

【不良反应】　过敏反应：患者服药后约 15min（空腹）出现胸闷、心慌、气短，剧烈呕吐，大汗淋漓，神志恍惚，面色苍白，鼻翼煽动，口唇发绀，心率 120 次/min，血压 83/49mmHg，心音低钝，四肢湿冷。诊断过敏性休克，否认其他因素，考虑为复方罗布麻所致药物过敏反应。

【解救方法】　立即给氧、保暖、平卧，肌注肾上腺素 1mg、静注氟美松 5mg、654－2 10mg、10% 葡萄糖酸钙 10ml 等综合治疗。

【相互作用】　中西药联用还不可避免地在胃肠道产生相互干扰，影响药物的吸收和生物利用度。使之无效或加重毒性。蟾蜍丸、罗布麻片含强心苷成分药物与抗生素同用，因抗生素改变了胃肠正常菌群，使强心苷在胃肠内代谢减少，引起血清强心苷浓度升高，长期应用有加剧毒性的危险。

高血压合并心功能不全者常口服地高辛和复方罗布麻片，罗布麻根含罗布麻苷，若与毒毛旋花子苷合用，可引起强心苷中毒，易出现不同程度的心脏传导阻滞等心律失常。

【禁忌】　不宜过量和长期服用，以免中毒。

第二节　息风止痉药

羚羊角

【不良反应】　羚羊角外皮浸出液对中枢神经系统有抑制作用。

【解救方法】　发生过敏时，用 50% 葡萄糖加葡萄糖酸钙静脉缓慢注射，注射后用 5% 葡萄糖盐水或 10% 葡萄糖加氢化可的松、红霉素、碳酸氢钠等静脉滴注。也可结合中药治疗，用清瘟败毒饮加减。

【注意事项】　磨汁或研末冲服不宜超过 1.5g，煎汤不超过 3g，小儿酌减。

【禁忌】　本品性寒，脾虚慢惊者忌用。

天麻

【不良反应】　天麻浸膏对实验动物注射可见软弱无力、食欲减低、体重下降、甚至死亡。临床上服用天麻过量引起毒性反应主要表现为神经系统症状，出现面部灼热、乏力、头痛、头晕眼花，随即身体不能自主、昏迷。有因服用天麻密环菌片引起双眼睑瘙痒、红肿、热痛等过敏症状，还有服用后脱发的报告。也有报道，服天麻引起过敏反应。

【解救方法】　若过量服用天麻而引起毒性反应，可用 10% 葡萄糖 500ml 加 VitC 2g、

$VitB_6$100mg、能量合剂2支静脉点滴及对症处理。若引起过敏反应,首先应停药,然后服用地塞米松、赛庚啶等。若服药后引起脱发的,停药后脱发即停止。

地龙

【不良反应】 临床上口服地龙尚未发现有严重的毒性反应,但有用肌注地龙注射液引起过敏性休克的报告,即于注射数分钟后感鼻腔及口唇发痒、发麻,继则皮肤瘙痒,出现丘疹、脸色苍白、大汗淋漓、呼吸困难、心慌烦闷、脉较弱而缓、血压下降。

【解救方法】 发生过敏性休克时,立即肌注0.1%肾上腺素0.5ml及异丙嗪25mg。严重者,可同时用氢化可的松100ml或地塞米松10mg加于10%葡萄糖液内静滴。

【禁忌】

1. 对高度过敏体质的患者应慎用地龙注射液,第1次注射应观察15min以上方可离开,血压过低或休克病人禁用。

2. 脾胃虚弱、大便溏泻者慎用。

全蝎

【不良反应】

1. 呼吸系统:呼吸抑制,表现为呼吸浅表,节律不整,鼻翼煽动,口唇发绀,四肢末端发凉,吸吮反射、觅食反射、拥抱反射、握持反射均减弱或消失。

对呼吸抑制麻痹的结果以及毒素的作用,可导致急性肺水肿的发生,出现大量泡沫痰阻塞呼吸道,两肺满布痰喘鸣,呼吸严重困难,全身发绀。

2. 神经系统:全蝎最重要的作用是抗惊厥,据临床报道,中毒后可使中枢神经系统麻痹,早期症状表现为头痛、头晕、烦躁不安,继而陷入昏迷状态,最后多因呼吸中枢麻痹而死亡。

3. 心血管系统:患者用药后出现心悸,心慌,心动过缓,血压升高,继之血压突然下降。

4. 消化系统:可在早期表现出胃肠刺激症状,出现恶心、呕吐、腹痛,并逐渐加重。严重时可引起胃肠道出血。

5. 泌尿系统:小便涩痛不利,尿少,尿蛋白。全蝎中毒可引起二阴瘙痒、小便涩痛不利等症。

6. 过敏反应:全身剥脱性皮炎,患者用药后出现全身皮肤瘙痒、疼痛,头、面、颈、四肢呈现弥漫性潮红肿胀,大片状脱屑,手、足呈片状剥脱;1例患者表现为全身瘙痒,伴有疼痛,四肢及脐、腹周围皮肤均散在大片血疱疹,伴有少许渗出液,并可见红斑、结痂、脱屑。

7. 中毒反应:口服中毒后,临床表现为头痛、头昏、血压升高、心悸、心慌、出汗、尿少、肠胃出血、全身不适,严重时患者血压突然下降、呼吸困难、发绀、昏迷,最后多因呼吸中枢麻痹而亡。

【解救方法】 现代文献记载的解毒方法:口服中毒后,出现全身症状者,静脉注射10%葡萄糖酸钙10ml,10%水合氯醛15~20ml,保留灌肠;肌肉注射阿托品1~2ml;静脉滴注100mg可的松加5%葡萄糖注射液500ml,同时滴注抗组胺药物,防治低血压、肺水肿,注射抗蝎毒血清等。

中药治疗:金银花30g,半边莲9g,土茯苓15g,绿豆15g,甘草9g,水煎服,每日2次,或服活性炭20~30g,有中和毒性的作用。

【禁忌】 用量不宜过大。孕妇慎用。

蜈蚣

【不良反应】

1. 消化系统:内服中毒消化系统症状有恶心、呕吐、腹痛、腹泻。长期服用还可引起黄疸、疲乏无力、食欲减退、肝功能损伤等。被大蜈蚣咬伤亦可出现恶心、呕吐、黄疸等表现。

2. 心血管系统：少量能兴奋心肌，大量则使心肌麻痹，中毒时可引起心动过缓无力、脉搏缓慢、血压下降，严重者可发生循环衰竭。

3. 神经系统：一般可见头痛、发烧，甚至神志不清，严重时可引起呼吸困难，呼吸困难为中枢性抑制。有报道蜈蚣致神经中毒 1 例。

4. 造血系统：因蜈蚣含溶血样物质，即组胺样物质及溶血蛋白，可引起溶血反应。文献记载可引起酱油色小便。

5. 过敏反应：口服引起过敏者并不少见，症状主要为全身皮肤红疹，或融合成片、瘙痒、目赤痛、畏光，并伴见发热、烦闷、纳呆，甚至发生休克反应。

【解救方法】

1. 中毒者，可用 4% 碳酸氢钠溶液洗胃，继服硫酸钠导泻。

2. 静脉输入葡萄糖盐水加碳酸氢钠及氢化可的松、维生素 C 等。

3. 心动过缓者，可肌注阿托品或 654－2。

4. 呼吸循环衰竭选用中枢兴奋剂、强心剂和升压药以及对症处理。

5. 中药治疗：中毒后，迅速冲服马钱子末 2 分，对抗毒素。以后根据病情，3h 后重复给药 1 次。用凤尾草、金银花各 100g，甘草 30g，煎服以解毒。呼吸困难者，脉弱缓慢者，可给予人参 9g，附子 12g，五味子 9g，甘草 9g，水煎 2 次，合并煎液一起，每 4h 1 次，2 次服完。

6. 过敏者，口服扑尔敏、强的松或地塞米松，静注葡萄糖酸钙或肌注苯海拉明。

【注意事项】 在药用过程中应考虑到个体差异，尤其是患者的具体情况如肝、肾功能是否健全，有无过敏史等，根据病情控制剂量，注意服药后的反应，为避免毒副反应的发生，采取从小剂量开始，逐渐增加剂量，小剂量长期服用或间歇给药兼配以养阴之品的方法，在剂量上，《中华人民共和国药典》规定用量为每次 3～5g。

1. 血虚生风及孕妇勿用。

2. 内服蜈蚣不可过量，如经文火焙至黑褐色，研末入胶囊吞服，则其毒性可减。

【禁忌】 本品有毒，用量不宜过大。孕妇忌用。

第63章 开窍药

麝香

【不良反应】 药理研究表明，麝香酮有兴奋中枢神经系统作用，可使心跳加快，呼吸频率增多，但大剂量使用则反使中枢神经系统麻痹，呼吸、心跳抑制。

【解救方法】

1. 呼吸困难、昏迷者，应立即输氧，必要时行人工呼吸，应用呼吸兴奋剂和强心药。

2. 输液，并给予能量合剂，脑细胞活化剂，激素。

3. 静注5%碳酸氢钠。

4. 无尿时，静注20%甘露醇及速尿。

5. 抽搐时，给予镇静剂如苯巴比妥钠、安定等。

6. 出血者，可用安络血、VitK等止血剂。并可结合中药凉血止血。

【注意事项】

1. 不可过量，小儿宜酌减。

2. 阴虚劳羸，阳盛阴虚及孕妇忌用。

冰片

【不良反应】

1. 神经系统：吸收后，轻者有中枢神经兴奋、烦躁不安、温热感、头痛、头昏、耳鸣、面色潮红、前庭功能紊乱、酒醉样酩酊状态，可产生幻觉。严重者可发生惊厥、谵妄、意识丧失、癫痫样痉挛、抽搐。最后可由于呼吸衰竭乃至死亡。

2. 消化系统：内服剂量过大时，引起上腹部烧灼感、口干口渴、恶心、呕吐等胃肠道刺激症状。对肝功也有一定影响，可出现肝脾轻度肿大，部分人还可出现溶血性黄疸，血酸碱度失衡。

3. 泌尿系统：对肾脏的损害，可引起尿少、血红蛋白尿等。

4. 过敏反应：冰片外用及内服均可发生过敏反应。症状为全身皮肤潮红，出现大片状丘疹，或荨麻疹，灼热瘙痒，并伴见眼睑水肿、流泪、头晕、恶心、心慌、胸闷，严重时可发生喉头水肿、呼吸急促困难、心率加快。

王某，女，31岁，医务工作者。因足趾间起水泡瘙痒破溃后流黄水，而用冰硼散撒布于患处。用后痒感减轻。但于当晚睡眠中突感足部奇痒而醒，起床观察，见以患处为中心的皮肤潮红向四周扩展，发痒，并出现散在性皮疹。用主要含有冰片及硼砂的冰硼散治疗后出现过敏反应症状，足以说明患者对冰片过敏。

【解救方法】

1. 口服中毒的早期，应立即催吐，并用温开水反复洗胃，然后用硫酸镁20g导泻。

2. 内服活性炭或白陶土20g，以吸附残余的毒质。

3. 出现惊厥时，可采用乙醚或溴化钠4～10g灌肠，或静脉注射戊巴比妥钠100～300mg以控制惊厥。

4. 呼吸抑制时，吸氧及人工呼吸，亦可给予呼吸中枢兴奋剂，血压下降时，给予升压药。

5. 如有发热，给予抗生素预防感染。

6. 过敏者可肌注非那根或静注葡萄糖酸钙；较重时，可肌注 0.1% 肾上腺素 1ml，并输入 10% 葡萄糖液加氢化可的松。

7. 其他对症处理，同时给予保肝疗法。

立即抬高患肢，口服非那根 25mg、强的松 5mg，并静脉注射 10% 葡萄糖酸钙 10ml，30min 后症状缓解，约 2h 后恢复正常。

【禁忌】 气血虚者忌服。

第64章 补虚药

第一节 补气药

人参

【不良反应】

1. 神经系统：出现头晕、目眩、面红灼热、烦躁不安、多汗、舌燥口干、失眠、精神恍惚，有的表现为呼吸急促、手足震颤、抽搐、昏迷，甚至死亡。给婴儿服用人参是很危险的，据报道用少许人参煎剂给刚出生1~2天的婴儿喂服，引起间歇哭闹、面色潮红、烦躁不安、不能入睡、口唇发绀、眼向上翻、双手抽搐、呼吸急促，甚至呕吐带咖啡色物，继而潮式呼吸、手足发冷、心跳停止而死亡。

2. 心血管系统：人参有强心作用，对冠状动脉，脑血管、眼底血管均有扩张作用，可引起心悸、胸闷、心音增强、心律失常、收缩期杂音、血压升高，甚至发生高血压危象及出血等症状。亦有少数病人可表现为低血压。据报道有服红参40g后引起脑血管破裂出血，出现视网膜广泛性片状血斑，最后死于心功能衰竭，消化道大出血。

3. 水、电解质代谢：口服能产生抗利尿作用，与去氧皮质酮作用相似。有服用人参致严重水肿者，可在服药后不久便觉胃脘部疼痛，口干唇燥、心慌心烦，继则出现皮肤发红、眼皮肿胀、不得视物、全身皆肿、面紫唇绀、咳喘尤甚，最后出现神志昏迷。

4. 过敏反应：可出现全身皮肤潮红、丘疹，以面部为甚，瘙痒，并伴有头晕、头痛、颜面浮肿等过敏症状。

【解救方法】

1. 若出现不良反应时，应立即停止服用。

2. 催吐、导泻。

3. 静脉滴注5%~10%葡萄糖液，加维生素C。

4. 有严重抽搐或精神过度兴奋者使用镇静剂，口服或肌注安定、苯巴比妥钠等。

5. 有呼吸困难者，输氧、酌情用呼吸中枢兴奋剂如可拉明、洛贝林等。

6. 脑出血者，及时降脑压，如用20%甘露醇等，并应用止血剂。上消化道出血时，应禁食、输血、补液、静滴西咪替丁、用止血剂。

7. 呃逆不止者，据报道肌注麻黄素10mg有效。

8. 过敏者，可口服或肌注非那根、扑尔敏、苯海拉明，或用肾上腺皮质激素等抗过敏剂。

9. 中药治疗、解毒：甘草30g，绿豆60g，水煎服；或用莱菔导气汤（莱菔子25g，香附、柴胡、麦冬、天冬、五味子、远志、钩藤各15g，大枣5枚，生甘草15g），水煎服。导泻：明矾泡开水，口服。民间有用萝卜汁水解人参毒。平肝息风：方拟代赭石30g，旋覆花、钩藤、白菊花各10g，生地15g，生甘草3g，莱菔子30g，水煎服。目盲者，可大量口服梨汁。腹胀者，用生白芍30g，麦冬15g，乌药6g，生大黄5g（后下），水煎服。烦躁不安不能入睡时用朱砂3g，分2次冲服。

【注意事项】

1. 禁忌证：实证热证忌服，溃疡性疾病应慎用。

2. 不宜久服或过量，必要时应遵医嘱，婴儿出生后24h内禁用，必要时也不可超过0.5g以上。

3. 与中药配伍禁忌：人参反藜芦，畏五灵脂，恶皂荚、黑豆，煎煮不宜使用铁器。

4. 与西药的配伍禁忌：不宜与强心苷类药物如西地兰、毒毛旋花素K、地高辛药并用，以防引起强心苷的中毒。不宜与硫酸亚铁、富马酸铁等含铁剂合用，因可形成脂肪酸铁而沉淀，降低药效。不宜与中枢兴奋药如咖啡因等同服，易发生中毒反应。

甘草

【不良反应】

1. 神经系统：表现为头痛头晕、记忆力减退。因可引起低血钾而造成肌无力，如出现软弱、乏力、四肢麻木、手指强直、痉挛、隔膜痉挛，严重者可导致意识障碍、昏迷。

2. 心血管系统：长期或大量服用甘草，不少的病人可出现心悸、胸闷、气促、心前区胸痛，绝大多数存在高血压，心电图可见心室期前收缩、Q－T延长、T波低平等心肌损害表现。

3. 内分泌系统：长期或大剂量服用甘草甜素制剂可引起假醛固酮增多症。据日本的一个报告说，甘草每天剂量5～10g，煎服1年以上，曾引起假醛固酮增多症。芍药根和甘草或类似配方的煎剂（每日剂量甘草9g），会产生短暂性水肿和麻木。

4. 消化系统：患儿无论是服甘草或含甘草复方水煎液均致腹泻，泻下清稀如水样，4～6次/天，停药后腹泻止。

5. 水、电解质：假醛固酮增多症的特征是钠潴留，钾排泄量增加，引起水肿、高血压、全身乏力低血钾和高血钠，部分病人有尿频、夜尿多症状，严重时可导致代谢性碱中毒。

6. 过敏反应：据报道，临床上有服用生甘草5g引起气喘胸闷、咳嗽加重者，且每次服用甘草制剂均有引起哮喘的发作病史，估计系甘草引起的变态反应或过敏反应。

【相互作用】　甘草及含甘草的中成药，不宜与洋地黄、地高辛等强心苷类药物联合应用。因甘草中含有甘草甜素，甘草次酸，具有去氧皮质酮样作用，能“保钠排钾”，使体内钾离子减少，导致心脏对强心苷的敏感性而引起中毒，故应避免联用，或适当补充钾盐。

【禁忌】　湿盛胸腹胀满者或呕吐者忌服。大剂量久服可致浮肿，故不可长期大剂量服用。反大戟、甘遂、海藻、芫花。

第二节　补阳药

鹿茸

【不良反应】　临床上主要不良反应为对胃、肠的刺激症状和过敏反应。

1. 消化系统：鹿茸所含激素类物质对胃肠道黏膜有刺激作用，可引起上腹部疼痛不适、恶心、面色苍白、出冷汗、突然晕倒，甚至导致上消化道出血，解柏油样大便。

2. 过敏反应；多在肌注鹿茸精几分钟至半小时内发生，表现为面色苍白、头晕、心慌、气短、烦闷，甚至小便失禁、大汗淋漓、呼吸急促、血压下降、昏迷、不省人事等过敏性休克。有报道因过敏休克而致呼吸、心搏骤停死亡者。

3. 其他：尚有临床资料指出，肌注鹿茸精后引起全身肌肉、骨节疼痛，头痛，身体疲软，卧床不起者。

【解救方法】

1. 上消化道出血者应输液，以生理盐水或10%葡萄糖液500ml加VitC 1～3g静滴，并给予安络血和维生素K等止血药，亦可给H_2受体阻滞剂西咪替丁静滴，必要时输血。

2. 过敏性休克者应立即肌注0.1%肾上腺素1ml，皮下注射阿托品1ml。必要时再肌注异丙肾上腺素1ml，静注50%葡萄糖60ml加VitC 1g，地塞米松5mg。心功能不全者加用西地兰。有代谢性酸中毒者，用5%碳酸氢钠200ml静滴，并辅以吸痰、输氧等对症处理。

【禁忌】

1. 禁忌证：鹿茸为纯阳之极品，阴虚阳亢者忌服。临床上对高血压、肾炎、肝炎及肝功能不正常者均忌服。

2. 与西药的配伍禁忌：不宜与水杨酸类药合用，可诱发或加重消化道溃疡病。不宜与降糖药如胰岛素、优降糖、甲苯磺丁脲等合用，因鹿茸有糖皮质激素样作用，可使血糖升高，而减弱降糖药的疗效。

仙茅

【不良反应】 仙茅性热，有小毒，过量服用可引起中毒，表现为全身出冷汗、四肢厥逆、麻木、舌肿胀露吐于口外、烦躁、继而昏迷等。

【解救方法】

1. 洗胃、导泻。

2. 输液，并给予中枢兴奋剂可拉明等。

3. 中药治疗，可服大黄或三黄汤解之；服中药六一散或绿豆汁、甘草汁。

【禁忌】

1. 凡阴虚火旺者忌服。

2. 煎剂用量每日不宜超过12g。

补骨脂

【不良反应】 补骨脂可引起过敏反应，肌注用药及外用均可发生。肌注补骨脂注射液的过敏症状表现为数分钟后即感头晕、胸闷、心慌、面色苍白、呼吸困难、神志不清，随即全身皮肤瘙痒，周身出现大片风团，并伴见恶心、呕吐、腹痛、腹泻等。补骨脂粗制剂有致光敏作用，内服或局部用药后，使皮肤对紫外光照射敏感，容易出现色素沉着，严重时，可发生红肿和水疱。临床尚有引起过敏性休克者。

【解救方法】 发生过敏休克者，立即皮下注射0.1%肾上腺素1ml，并吸氧，肌注非那根50mg或苯海拉明40mg，静脉滴注10%葡萄糖500ml加氢化可的松100mg及VitC 2g。

【注意事项】 在工作中大量或长时间接触含有光敏物质的药物时，应避免皮肤直接接触，注意劳动防护。内服此类药物时，量不宜过大，告诫患者避免强光照射及可能引起的潜在危险。

【禁忌】 本品性质温燥，能伤阴助火，故阴虚火旺及大便秘结者忌服。

第三节　补血药

白芍

【中毒机理】 白芍所含的鞣质、蛋白质、苷类等大分子物质，可作为抗原引起过敏反应。

【解救方法】 立即停止使用致敏药物，并抗过敏治疗。对发热者酌情给予退热药；局

笔记

部使用止痒药。

【注意事项】 用药前询问病史及过敏史，对有过敏史的病人慎用本品。用药后要观察病人，若出现过敏反应应立即停药。

【禁忌】 以前曾有白芍药过敏者应禁用本药

第四节　补阴药

百合

【不良反应】 百合鳞茎含秋水仙碱等多种生物碱，秋水仙碱有骨髓抑制作用，胃肠道症状如恶心、呕吐、食欲减退、腹泻、便秘等。有的可产生肠麻痹、四肢酸痛。注射液局部刺激性较大，漏于血管外，可引起局部坏死。少数患者有脱发、心电图改变。

【禁忌】 脾肺寒者忌用。

麦冬

【不良反应】 有报道声音嘶哑的人用中药麦冬泡服，不能达到灭菌，服用后则引起恶心、呕吐。虚寒病人服用则有胃部下坠、不适感。还有一些人则有腹痛、腹泻等不良反应。

【解救方法】 肌注苯海拉明25mg或静注10%葡萄糖酸钙20ml，必要时输液，加氢化可的松或地塞米松。

【禁忌】 感冒风寒、痰饮湿浊咳嗽、脾胃虚寒泄泻者忌服。

石斛

【不良反应】 中毒剂量的石斛碱可引起惊厥，阿密妥钠可解其毒。

【注意事项】 入汤剂应先煎1~2h。石斛先煎，古人也曾提过。

【禁忌】

1. 虚而无热者忌用。
2. 湿热病尚未化燥者忌用。

玉竹

【不良反应】 玉竹有毒成分为铃兰苷或苓兰苷等，过量应用可发生中毒，出现厌食，流涎，恶心，头痛，头晕，心慌，心动过缓，房室传导阻滞，二联律，甚至心跳停止。

【中毒机理】 过量应用玉竹，可使血压先升后降，心跳先强后弱，终则停止。以引起心律失常，房室传导阻滞为特征。

【解救方法】

1. 口服氯化钾或静滴，肾功不全者，忌静滴氯化钾。
2. 二联律的可用苯妥英钠静注或口服。
3. 心动过缓，房室传导阻滞者可用阿托品，无效时改用肾上腺素。
4. 也可选用依地酸钠治疗。
5. 对症治疗。

黄精

【不良反应】 久服常产生腹胀、少食等不良反应。

【注意事项】 黄精易助湿邪，凡脾虚湿盛，咳嗽痰多者，均不宜服用。

【禁忌】 便溏及食积瘀滞者忌用。

桑椹

【不良反应】

1. 毒性反应:出血性肠炎:表现为发热、呕吐、腹痛、腹泻,排出暗红色果酱样大便等。

2. 过敏反应:药物性皮炎,表现为大小不一的红色丘疹及斑块,瘙痒,面色红肿,伴耳内,鼻腔内,眼睑内,咽喉部肿胀痒感。

临床仅见有过敏反应的病例,表现为全身瘙痒,荨麻疹,丘疹,融合成片状,块状,且伴面目红肿,耳内,鼻腔内,上眼睑内及咽喉部有肿胀痒感,心中难受。

【中毒机理】

1. 药物用量超常:特别是基层医务人员对药物的药理作用和不良反应不求甚解,认为量越大越好,超量用药。

2. 服桑椹复方煎剂半小时后出现皮肤红疹,眼睑、咽喉黏膜肿胀瘙痒,出现过敏反应。

【解救方法】 过敏者,服扑尔敏等抗过敏药治疗。

【相互作用】 鸭蛋忌桑椹子。

【注意事项】

1. 利福平能与鞣质作用,生成难吸收的鞣酸盐沉淀物。某些中药如:五味子、诃子、石榴皮、大黄、凤尾草、桑椹子等都含有鞣质。如与此类中药合用,最好间隔3~4h,以避免在消化道中相互作用,影响其各自的疗效。

2. 硫酸亚铁及含铁制剂不宜与含芦丁成分的槐米、荞麦叶、桑椹子、蒲公英、柴胡叶之类中药合用。因芦丁分子中含5-羟基黄酮结构,与铁离子生成络合物,使两药的吸收降低而影响疗效。

【禁忌】

1. 人流后与产后忌食。

2. 女性痛经忌食:一般酸性食品具有收敛、固涩的特性,食用后易使血管收敛、血瘀涩滞,不利于经血的畅行和排出,从而造成经血淤阻,引起痛经。

3. 孕妇忌食。桑椹令子倒生。

4. 脾胃虚寒泄泻者勿服。

笔记

第65章 收涩药

第一节　固表止汗药

麻黄根

【注意事项】　麻黄及麻黄根中含有麻黄碱:其化学结构与肾上腺素相似,产生拟肾上腺素作用。大剂量并用易致室性心律失常。

【禁忌】　有表邪者忌用。

第二节　敛肺涩肠药

五味子

【不良反应】　消化系统:表现为恶心呕吐,腹痛,腹胀,食欲减退及肝损害等。

五味子无明显毒性。个别病人服药后有胃部烧灼、泛酸、胃痛、食欲减退等。五味子也可出现过敏反应,引起皮肤瘙痒、荨麻疹等。有报道五味子可致窦性心动过速。

【注意事项】

1. 单味五味子有兴奋子宫平滑肌,加强子宫节律性收缩的作用,故不适于孕期合并肝炎治疗。此外还有降酶作用不稳定,停药后易反跳等副作用,因而目前多为复方制剂,如五灵丸、五脂胶囊等。

2. 含有酸性成分的中成药如山楂丸、保和丸、五味子丸等,不宜与碱性西药如碳酸氢钠、胃舒平等同服,因为酸碱中和失去治疗作用。

3. 磺胺类药物不宜与乌梅、五味子、山楂等含有机酸的中药及中药糖浆剂长期同服,以免发生尿闭、尿血等副反应。

【禁忌】　凡表邪未解,内有实热,咳嗽初起,麻疹初期,均不宜用。

乌梅

【相互作用】　现代药理研究证实,乌附与乌梅同煎能大大降低其毒性。其主要机制是乌头碱在醋酸作用下能分解为毒性较低、疗效较强的乌头次碱,从而达到分化解毒的效果。

【注意事项】　山楂、乌梅、五味子等均含有大量的有机酸,服后能酸化尿液,若与磺胺药合用,则使磺胺药物溶解度降低,致使在尿中析出结晶,引起结晶尿或尿血,故含有机酸的中药及制剂应避免和磺胺药同用。

【禁忌】　外有表邪或内有实热积滞者均不宜服。

五倍子

【不良反应】

1. 肝毒性。

2. 消化系统不良反应:五倍子过量服用可有明显的刺激作用和腐蚀性,尤其在空腹时可致疼痛、呕吐、腹泻或便秘。引起呃逆、中毒性肝炎。

【禁忌】 肠炎、痢疾以及皮肤或黏膜感染疾患属热毒湿热者均不宜用。由于其所含水解型鞣质可被黏膜和创面吸收,如果吸收过多,可导致肝小叶中心坏死而成中毒性肝炎,故对于大面积皮肤或黏膜病患者不宜用。

罂粟壳

【不良反应】 罂粟壳的不良反应多涉及中枢神经系统和消化系统,急性中毒的主要特征是昏迷、瞳孔缩小、呼吸高度受抑制和脊髓反射增强。慢性中毒主要表现为吗啡成瘾,停药后会出现严重的戒断综合征。

【解救方法】

1. 急性中毒者,先用碘酒 10 ~ 20 滴加入 150 ~ 200ml 温开水中,让病人饮服,然后用 1:2000高锰酸钾溶液或药用炭的混悬液洗胃,在洗胃完毕胃管尚未抽出时,灌入 50% 硫酸钠液 60ml 导泻。

2. 对于已昏睡的病人,应用鼻管吸气法,以防止呼吸突然停止。

3. 静脉输入适量高渗糖及电解质,以保护肾功能,促进解毒、排泄,维持水、电解质平衡。

4. 呼吸抑制时,立即给予含 5% CO_2 的氧气,并肌注呼吸中枢兴奋剂如尼可刹米、苯甲酸钠咖啡因、戊四氮等,也可选用阿托品。中枢兴奋剂可应用至恢复接近正常自主呼吸,在严密观察下逐渐延长给药时间至意识清醒,则立即停止。必要时,应立即行人工呼吸或气管插管术。

5. 应用吗啡对抗剂,烯丙吗啡具有极强的对抗吗啡的呼吸抑制和催醒作用,已成为吗啡中毒的急救药。一般采用皮下或肌肉注射,紧急时亦可静脉注射。其剂量每 15min 5 ~ 10mg,直到呼吸正常为止,总量约 40mg。

6. 为了防止吸入性肺炎,可给予青霉素或其他抗感染药物。

7. 若膀胱充盈不能自然排尿时,则应导尿。

8. 慢性中毒(成瘾)者,应逐渐减量,在 15 ~ 20 天完全去除,静脉滴注葡萄糖液,皮下注射胰岛素,同时应用巴比妥类或安定等镇静药,以及其他对症支持疗法。

9. 中药治疗:解毒可用银花、甘草各 10g,煎服。或甘草、防风各 15g,水煎服。亦可用半边莲 9g,万年青 6g,水煎服。硼砂 4 ~ 5g,冷水调和灌下,令吐。心力衰竭、呼吸抑制时,可用生脉饮,或静注生脉注射液 2 ~ 4ml。

10. 小儿罂粟壳煎剂中毒解救

(1)全部病例均给予 1:5000 高锰酸钾溶液洗胃,洗胃注入 20% 甘露醇导泻,吸氧。

(2)应用阿片受体拮抗剂解毒,以解除呼吸循环抑制。其中用烯丙吗啡 14 例,每次 0.1mg/kg,肌注或皮下注射,依据病毒,可每 10 ~ 15min 重复 1 次,直到呼吸增速为止。

(3)用纳洛酮 18 例,剂量 0.01 ~ 0.05mg/(kg · 次),静注:依据病情每 10 ~ 15min 重复使用,直到呼吸增速为止,静脉输液、利尿以促进排泄。

(4)对于呼吸循环衰竭者,在给予以上治疗的同时,保持呼吸道通畅,补充有效血容量,维持水、电解质及酸碱平衡:强心,交替用山梗茶碱、尼可刹米兴奋呼吸,必要时进行人工呼吸。

(5)保暖。使用抗生素防治肺炎等。

【注意事项】

1. 罂粟壳剂量不宜过大,应按《中华人民共和国药典》规定用量(3 ~ 6g)使用。新生儿、婴幼儿、孕妇禁用:肝肾功能减退者、甲状腺功能低下者慎用;酗酒者禁用。

2. 罂粟碱使中枢神经系统先兴奋后抑制，能兴奋脊髓、平滑肌，大剂量可抑制血管运动中枢并释放组胺，使周围血管扩张致血压降低。

3. 服用本品过久可能成瘾。罂粟壳易成瘾，不宜长服。

4. 罂粟壳用治咳嗽，适用于久咳痰少、气散不收者，有邪实壅滞之征象者，则应慎用。

5. 有肝功能不全、肺心病、支气管哮喘、甲状腺功能低下，以及婴儿、孕妇及哺乳期妇女均忌服。

6. 酗酒者禁用罂粟属药物，当血中有高浓度的酒精时，即使小剂量吗啡，亦可能致死。

【禁忌】 不宜久服。

诃子

【不良反应】

1. 直接损害肝脏，引起中毒性肝炎。诃子有收敛止泻、抗菌作用的水解鞣质是直接的肝脏毒物，长期大量应用可引起肝小叶中央坏死、脂肪肝及肝硬化等。

2. 能诱发肝癌。

3. 使用诃子临床常表现为类似急性病毒性肝炎，有乏力、纳差、恶心、呕吐、尿色加深等症状、肝脏可肿大，压痛，血清转氨酶升高。也有一些患者表现为起病缓慢，可有发热，消化道症状轻，黄疸程度轻，但持续时间长，伴有皮肤瘙痒。

【注意事项】

1. 蒙药诃子对草乌可起到解毒作用，它通过和草乌生物碱特异性的结合，在体内缓慢释放和消除，使毒性缓解。

2. 诃子有抗乌头碱对心肌细胞及细胞膜损伤的作用。

3. 异烟肼不宜与含鞣质的中药如诃子等同用，否则可与鞣质结合形成沉淀，使吸收减少，影响疗效。

4. 含有鞣质成分较多的植物中药如诃子等及其制剂能与生物碱类、蛋白质生成不溶性沉淀，且是西药胰酶、淀粉酶、胃蛋白酶等的灭活剂，也能使多种抗生素、维生素 B 失去活性而影响其吸收和利用。

5. 诃子等中药含有大量的鞣质。鞣质为复杂的多元酚化合物，分子中的酚羟基能与酶类及菌类的肽键或酰胺键形成牢固的氢键缔合物，改变了酶类及菌类的性质。因此，凡含有大量鞣质中药或制剂均不宜与酶类及含活菌类制剂如多酶片、乳酶生、三株口服液等同服。另外，鞣质还可以与维生素 B，永久结合，使其从体内排除，因此，也不宜同服。

【禁忌】

1. 腹胀忌用诃子。

2. 部分抗生素不宜与含鞣质较多的中药联合应用。如四环素族药及氯霉素、红霉素、制菌霉素、羟氨苄青霉素、黄连素等与含鞣质较多的中药诃子等同时服用，可在体内生成鞣酸盐沉淀物而不易被吸收，从而会降低各自的生物利用度和药效。

3. 以诃子等组成的中成药，不能与西药麻黄素、奎宁、洋地黄、硫酸亚铁、维生素 B_1 等同服，前者含大量鞣质，可与上述西药中的生物碱、苷类、亚铁盐及胺酸结合产生沉淀，引起多发性神经炎、消化不良、食欲不振等。

石榴皮

【不良反应】

1. 消化系统：恶心，呕吐，腹痛，腹泻，长期大量使用可导致脂肪肝、肝硬化。

2. 心血管系统：Ⅲ度房室传导阻滞，甚至急性心力衰竭，肺水肿。临床曾报道石榴皮中毒致Ⅲ度房室传导阻滞 1 例。

3. 神经系统：头痛头晕，耳鸣，心慌汗出，小腿痉挛，蚁行感，肌肉震颤，严重者出现阵挛性或强直性惊厥，甚至呼吸麻痹。

4. 眼部症状：视觉模糊，瞳孔散大，复视，黑蒙等。

【解救方法】 中毒救治：1∶4000 高锰酸钾溶液洗胃，服用硫酸镁 20～25g 导泻，然后服用解毒剂；或用碘酊 1ml，加水至 100ml，洗胃，给予泻盐。忌用蓖麻油导泻。呼吸困难者，可用尼可刹米、山梗菜碱等，必要时吸氧，做人工呼吸。有惊厥时，用巴比妥类药物，或口服 10% 水合氯醛 10ml，1 日服 3 次；或用天麻 9g，蜈蚣 2g，钩藤 15g（后下），琥珀 1.5g（冲），水煎 2 次，合并煎液，每 3h 服 1 次，两次服完，连服 2～4 剂。

中草药解毒：当归 9g，大黄、明矾各 30g，甘草 15g，水煎 2 次，合并煎液，每 6h 服 1 次。

【注意事项】

1. 与肾上腺皮质激素、异烟肼、抗菌药、氯虫丁酯、巯嘌呤等合用，可加重对肝脏的损害。

2. 与氨基糖苷类药物、多菌素药物及海洛因、丙氧酚等合用，可加重呼吸衰竭。

3. 与硫酸亚铁、磺胺类、氨茶碱、制酸药、洋地黄类及左旋多巴合用，可致恶心、呕吐和腹泻。

【禁忌】 内热津伤，大便秘结及痢疾初起者勿服。服石榴皮作驱虫用时，忌服油类泻剂及含有油脂的食物。

肉豆蔻

【不良反应】 轻者出现幻觉或恶心、眩晕，重则不安、昏迷、瞳孔放大、呼吸变慢、反射消失，甚至死亡。

【禁忌】 湿热泻痢者忌用。

赤石脂

【相互作用】 赤石脂含较多金属离子，与四环素类及异烟肼等抗生素合用，可降低后者疗效。与四环素、土霉素、强力霉素、米诺环素、多西环素及金霉素等同时服用后，四环素类分子中含有酰胺基与多个酚羟基，可与金属离子形成不易吸收的络合物，使血药浓度下降，抗菌作用降低。异烟肼分子中含肼类功能团，与上述中药合用后，产生螯合效应，生成异烟肼钙、铝、镁、铁、铋螯合物妨碍吸收，并影响酶系统发挥干扰结核杆菌代谢的作用而降低疗效。左旋多巴与上述中药合用后，由于左旋多巴中有游离酚羟基，遇金属离子则产生络合反应，生成络合物，影响吸收，降低其生物效应。

【注意事项】 畏官桂。

【禁忌】 孕妇慎用，湿热积滞泻痢者忌服。

第三节　固精缩尿止带药

山茱萸

【相互作用】 山茱萸中含有有机酸，不宜与磺胺类药合用；不宜与碳酸氢钠、胃舒平、氨茶碱、呋喃妥因、利福平、四环素、红霉素、消炎痛，阿司匹林等碱性西药合用，会产生酸碱中和，减少吸收，降低疗效。

【注意事项】 素有湿热而致小便淋涩者，不宜应用。

笔记

覆盆子

【毒理研究】　急性毒性：覆盆子所含果胶大剂量静注可沉着于肺、肝、肾，故不宜静注，所含水杨酸空腹服用或经皮肤吸收可引起恶心、呕吐、厌食、腹痛，甚者可引起酸中毒，严重者可致死，口服水杨酸 LD_{50} 为1.3g/kg。

【相互作用】《本草经集注》：蓼实为之使。恶桔梗、防风、防己。

【禁忌】　本品温补收敛，故命门火炽，素有湿热及小便小利者不宜使用。

金樱子

【不良反应】

1. 毒性反应：服用大量金樱根所致，表现为腹痛、腹泻、血水样便。
2. 过敏反应：红色丘疹，皮肤蚁行感局部应用可致接触性皮炎。

【中毒机理】　金樱子的毒性反应可能由于新鲜根皮中含大量鞣质，对消化道黏膜的强烈刺激所致。

【相互作用】　金樱子含大量鞣质，不宜与四环素、灰黄霉素、林可霉素、利福平、麻黄素、地高辛、去痛片、亚铁盐及磺胺类药物同服，以防发生中毒性肝炎，因为鞣质能与人体内维生素B，发生牢固结合，长期同时服用，会造成体内维生素 B_1 的缺乏。

【禁忌】　脾胃虚寒者忌用。

第66章　涌吐药

常山

【不良反应】　主要表现为恶心呕吐、腹痛腹泻、便血，严重时胃肠道出血、便血，由于循环中枢受抑制，引起心悸、心律失常、传导阻滞、发绀及血压下降，严重时可死于循环衰竭，动物尸检可见肝、肾呈黄色。

【解救方法】

1. 以碘酊或芦戈液15~30滴加入200ml水中，内服，使毒物沉淀，或用鞣酸或浓茶内服。继以0.025%高锰酸钾或0.5%~1%鞣酸溶液洗胃或兼高位高压灌肠。

2. 洗胃后继服活性炭及蛋清、牛乳等吸附毒物，保护胃黏膜。

3. 输入5%葡萄糖盐水2000~2500ml，加入VitC 1~2g，$VitB_1$ 等药物。

4. 吐泻不止，可肌注氯丙嗪25~50mg，每日2次。腹痛重者，肌注阿托品0.3~0.9mg/次。

5. 便血者给予VitK、仙鹤草素、云南白药等。

6. 血压下降者给予恢压敏、新福林等，必要时静滴去甲肾上腺素2mg/次。心功能失常者，可酌用西地兰、阿拉明等。

【注意事项】

1. 严格掌握用量，不可过量服用。

2. 遵守炮制规范，酒炒后用。

3. 可久煎凉服，或与生姜同用，以减少副作用。

4. 传统以槟榔配伍，但据实验研究，槟榔与常山不仅无协同作用，反而增加其毒性，不宜配伍应用。

5. 最好不作催吐药物使用。

【禁忌】　本品有毒，且能催吐，故用量不宜过大，体虚及孕妇不宜用。

瓜蒂

【不良反应】

1. 消化系统：瓜蒂对胃肠黏膜有刺激作用，服用剂量过大时，多于服用后30min即觉不适，有恶心、频繁呕吐、腹痛、腹泻，严重时可引起应激性溃疡。导致急性胃黏膜病变，出现大量呕血、便血、口唇发绀等上消化道出血症状。对肝脏也有损伤，可见转氨酶升高等表现。

2. 神经系统：中毒后可出现头昏、头痛、咽部有麻木感或灼热感、烦躁不安、额头冷汗，严重时引起抽搐、昏迷。尚有服用甜瓜蒂引起中毒性视神经炎而造成视神经损害的报道。

3. 心血管系统：对心肌有损害作用，中毒后可引起心慌、胸闷心音低弱、窦性心动过速、传导阻滞、血压下降，严重时可因甜瓜蒂毒素直接作用于延髓中枢，引起循环、呼吸中枢麻痹而导致循环衰竭、呼吸衰竭而死亡。

4. 泌尿系统：瓜蒂大剂量服用。对肾脏也有一定的损害，可见有蛋白尿出现，甚至引起肾功能障碍。

【解救方法】

1. 以0.02%高锰酸钾溶液洗胃，继服20%活性炭混悬液，并口服鞣酸、浓茶、蛋清、牛乳等吸附剂、沉淀剂和胃黏膜保护剂，阻止毒素的进一步吸收。

2. 大量补液，纠正水电解质紊乱，防止代谢性酸中毒，并促进毒物的排泄。可用5%葡萄糖盐水2000～2500ml，加入VitC 1～2g静脉点滴。

3. 如吐泻过多，身体虚弱并发休克，在补充血容量的同时，使用细胞色素C及能量合剂。

4. 麝香能兴奋呼吸中枢及血管运动中枢，解除瓜蒂对呼吸循环中枢的麻痹作用。也可用麝香0.06g，温开水冲服。应在呕吐停止后内服。

5. 出现代谢性酸中毒时，立即纠正。轻度者给予平衡盐液或生理盐水静滴，重度者可选用5%硫酸氢钠、11.2%乳酸钠或3.63% THAM作静脉滴注，用量用法可根据血清PCO_2，PO_2来确定。

6. 昏迷抽搐者，可用20%甘露醇，或25%山梨醇250ml，于30min至1h内静脉滴入。

7. 呼吸困难或呼吸麻痹时，可吸氧，必要时人工呼吸，或以可拉明、咖啡因等肌注，必要时静脉点滴呼吸三联针。

8. 循环衰竭者，可补充血液，给予升压药强心剂。

9. 中药治疗：可以黄芩15g，甘草15g，煎汤，兑入生姜汁100ml内服以解毒。出现大汗淋漓、四肢厥冷、面色苍白、脉象迟弱时，可用高丽参10g，干姜20g，炙甘草20g，肉桂6g，水煎服，以回阳救脱。

【注意事项】

1. 作为催吐剂内服，要严格控制剂量。

2. 用药中病即止，不可常服瓜蒂搐鼻，应间断使用。

3. 教育儿童，忌食瓜蒂。

【禁忌】　体虚、吐血、咯血、胃弱、孕妇及上部无实邪者忌服。

胆矾

【不良反应】

1. 消化系统：口中有铜腥味，恶心、呕吐、胃痛、腹痛、腹泻、呕吐物及粪便呈蓝色，口腔、食管、胃肠道糜烂，粪便带血，黄疸，肝功能损伤。

2. 神经系统：视力模糊、抽搐、昏迷、谵妄等。

3. 呼吸循环系统：呼吸困难、血压下降、脉搏增快、心动过速，常于中毒后5～7天因循环及呼吸衰竭而死亡。

4. 其他症状：汗出虚脱、失水、溶血性贫血以及肾功能损伤如尿血等症。

【解救方法】

1. 用1%黄血盐（铁氰化钾）溶液或硫代硫酸钠溶液洗胃，使毒物变成低毒、不溶性的铁氰化铜而沉淀，洗至不见红棕色沉淀为止，之后给牛乳、蛋清、米汤等保护胃黏膜。

2. 服用硫酸镁25～30g导泻。

3. 口服解毒剂50～100ml/次（硫酸镁3.37g，碳酸氢钠12.5g，氢氧化钠1g，硫化钠4g，水1000ml混匀）或硫酸亚铁饱和溶液100ml，碳酸镁88g，活性炭40g，加水800ml，混匀服50～100ml/次。

4. 特效解毒剂，需在早期处理的同时应用。

（1）羟乙基乙烯二胺三乙酸（HEDTA），口服1g/次，每日2～3次，以增加体内铜的排泄。

（2）依地酸二钠钙，1g/日，加入5%葡萄糖液中静滴（小儿15～25mg/kg，每日2次，加入10%葡萄糖液中静脉滴注）。

（3）青霉胺，成人0.3g/次，3～4次/日，口服。也可用1～3g加入10%葡萄糖中静脉滴注，每日 1 次，3～4 日为 1 个疗程。小儿每日 20～25mg/kg，分 3～4 次，口服。

5. 静脉滴注 10% 葡萄糖液，有尿后适量补钾。有溶血者可用氢化可的松、碳酸氢钠，必要时输新鲜血液。腹痛剧烈，可酌用颠茄合剂、硫酸阿托品等。

6. 其他对症治疗。

【注意事项】

1. 一般不宜内服，必须时（如催吐），内服不可过量。

2. 外用与黏膜或伤口接触吸收过量亦可致中毒。故须注意。

【禁忌】 体虚者忌用。

笔记

第 67 章　攻毒杀虫止痒药

雄黄

【不良反应】

1. 神经系统：导致中枢神经系统缺氧功能紊乱，出现头昏、头痛、全身乏力、四肢痛、出冷汗、严重时抽搐、昏迷、惊厥以至死亡。慢性中毒者，可发生周围神经炎，甚至波及脊髓。

2. 消化系统：对胃肠道的刺激作用，可引起恶心、呕吐、腹痛、腹泻。当雄黄与食物一起加热进食后，对消化道黏膜有强烈的腐蚀性，出现口腔黏膜充血、水肿或糜烂出血，剧烈呕吐，吞咽困难，大便呈"米泔水"样。对肝脏可引起脂肪变性，导致中毒性肝炎或急、亚急性黄色肝萎缩。

3. 泌尿系统：对肾小管、肾小球有直接损害作用，严重时可引起急性肾功能衰竭。出现少尿、无尿、颜面浮肿、腹水、血钾高、二氧化碳结合力降低，病人可死于肾功能衰竭。

4. 心血管系统：心血管系统中毒的病人，心脏有脂肪浸润，发病过程中可出现心慌、胸闷、发绀，血压下降，最终可引起心力衰竭。心电图示窦性心动过速、房室传导阻滞、心肌缺血等。

5. 造血系统：砷能影响骨髓系统，改变血液中细胞的成份。大剂量的砷，可使红细胞形态改变，同时还能抑制白细胞的产生。长期服用雄黄，可引起贫血，严重时发生再生障碍性贫血。

急性中毒可引起血紫质样发作，尿卟啉呈强阳性。

6. 皮肤：长期应用雄黄，由于砷剂刺激上皮细胞过度增生，引起皮肤过度角化，称砷角化病。此外，砷剂对皮肤有刺激损害作用，外用常引起皮疹或皮肤炎症。

7. 新陈代谢：中毒量的砷，能使许多脏器组织退变及坏死，氮排出量增多。砷的毒性作用，以肝脏最为严重，能使肝脏退行性变性。

【解救方法】

1. 1:2000 ~ 1:5000 的高锰酸钾溶液或 1% 硫代硫酸钠溶液洗胃，洗完后用等量的 33.3% 硫酸亚铁和 20% 的氯化镁混悬液混合后制成的新沉淀的氢氧化铁 30ml 灌胃，以使其与 As_2O_3 结合成不溶性的砷酸铁，10min 重复 1 次，直到病人呕吐时，再给硫酸镁 30g 导泻，然后再给活性炭 20 ~ 30g，以吸收残留胃内的毒物，必要时可用肥皂水高位灌肠。

2. 中药制剂：明矾 3g，大黄 18g，甘草 15g，水煎服。绿豆 60g，连翘 30g，木通 9g，银花 30g，黄连 9g，滑石 12g，花粉 15g，甘草 9g，水煎服。或立即饮米醋 2 碗引吐，吐尽后服 5 ~ 6 只鸡蛋清或 2 碗豆浆（以护胃解毒）。

【注意事项】　用量：关于雄黄的内服用量问题，各种书籍的标准很不一致：由全国高等中医药教材编审委员会组织编写，上海科学技术出版社 1984 年出版的高等医药院校教材《中药学》中，规定其用量为 0.3 ~ 0.9g，入丸散。由四川医学院主编，人民卫生出版社 1984 年出版的全国高等医药院校试用教材《中草药学》中，又规定其用量为 0.3 ~ 1.1g，入丸散。由贺志光主编，人民卫生出版社 1995 年出版的卫生部规划教材《中医学》中，则规定其用量为 0.2 ~ 0.4g，每日 1 ~ 2 次，不入煎剂。在卫生部药典委员会组织编写的《中华人民共和国药典》一部中，1977 年版规定雄黄的内服用量为 0.3 ~ 1.0g，1990 年版改为 0.13 ~ 0.3g，而 2000 年版又改为 0.05 ~ 0.1g，且不可久服。

在上述《中药学》教材中，雄黄的性味归经项内并未注明雄黄“有毒”，而在砒石中则注着“有大毒”，《神农本草经》根据药性有毒无毒分为上中下三品，雄黄列为中品。

【禁忌】 内服宜慎，不可久服。外用不宜大面积涂擦及长期持续使用。

硫黄

【不良反应】

1. 消化系统：可见恶心、持续性呕吐、不思饮食、腹胀、剧烈腹痛、便血等。

2. 神经系统：可见头晕、头痛、耳鸣、全身无力、体温升高、意识模糊、瞳孔缩小、对光反应迟钝，继则出现惊厥、昏迷，可因中枢麻痹、呼吸抑制而突然死亡。

3. 呼吸系统：常见呼吸困难，后期可合并肺炎、肺水肿等。

4. 心血管系统：有循环障碍而出现发绀、心率徐缓、血压下降等。

【解救方法】

1. 口服不久，宜用饱和硫酸铁溶液100ml加温开水200ml洗胃。如洗胃不成，可皮下注射阿扑吗啡6mg催吐。

2. 内服阿拉伯胶粉或西黄芪胶粉，以保护消化道黏膜，缓和黏膜对毒物的吸收，亦可服用蛋清、牛奶等。

3. 1%的美蓝液10ml，可加入50%葡萄糖液40ml，或加入20%硫代硫酸钠液40ml中静脉注射，以促进血液中血红蛋白的复原。

4. 输氧或进行人工呼吸。有呼吸衰竭表现者，可肌肉或皮下注射25%尼可刹米1～2ml，或用其他中枢兴奋剂。昏迷病人应用细胞色素C15～30mg，加入25%葡萄糖液20ml中缓慢静脉注射。

5. 口服铁剂，以提高血的抗氧化能力。

6. 对症治疗。静滴5%葡萄糖液，给予大量的VitC、VitB、VitK等。病人处于抑制状态时，可肌肉注射甘油磷酸钠1～2ml，每日1次，发生支气管炎或肺炎时，应给予抗生素，因呼吸道肿胀狭窄而发生呼吸困难时，可静滴氨茶碱及氢化可的松。

7. 中药治疗，可用生鸭血1碗乘热服，或服甘草绿豆汤等。

【注意事项】 硫黄为外用药，一般不得内服，如确因病情需要，也应在医生指导下进行。内服应采用经过炮制后的硫黄，剂量为1～3g，入丸散。避免吸入硫黄燃烧的气体。

【禁忌】 阴虚火旺及孕妇忌服。畏细辛、朴硝、铁、醋。

白矾

【不良反应】 白矾用量过大可致中毒，本品刺激胃黏膜，即便是治疗量亦可出现呕吐等中毒症状，消化系统初起见口腔喉头烧灼感，继而恶心呕吐，腹痛腹泻，倦怠乏力。甚者可见口腔、齿龈、喉头糜烂、食管疼痛、肛门痛、排尿困难，或出血性胃肠炎，呼吸循环系统有口唇发绀，指端青紫、面色苍白无力、呼吸困难、脉微欲绝、血压下降。发病急骤者，起病即见口唇发绀、寒战发冷，呼吸循环衰竭而死亡。泌尿系统见蛋白尿、血尿。

【解救方法】

1. 中毒早期出现呕吐者，不可止吐，以利毒物排出，可取米粥2碗，冷服。若呕吐物为咖啡色或混有血液者，不宜催吐，可用蛋清6～8个，牛奶或豆浆2～3碗调服，以保护胃黏膜，中和毒物。

2. 可用硫酸镁25～30g导泻。

3. 可口服10%活性炭混悬液，吸附毒物。

4. 静滴5%葡萄糖生理盐水2000～3000ml，补充体液，防止脱水，并可稀释毒素。

5. 腹痛剧烈者，可皮下注射阿托品0.5～1mg。

笔记

6. 口腔糜烂者，可先以双氧水漱口，继以温开水漱净，涂以紫药水。

7. 其他对症治疗。

【注意事项】 传统的明煅法是取净药材，砸成小块，置无烟的炉火上或置适宜的容器内，煅至酥脆，取出，放凉。这种煅制方法，往往由于温度难以掌握，锅内受热不均匀，以及操作不得法等原因，造成“污底”即锅底面呈灰白色或浅黄色，“夹生”即局部蒸发不完全呈僵硬块，“结顶”即锅内枯矾表面结灰白色的结晶硬皮等现象，难以达到药典炮制的要求以及治疗的需要，并且炮制费工费时，因此，对枯矾炮制工艺的研究报道较多。有报道采用白矾粉碎后再用铁锅煅制，使之受热均匀，易于煅透。

【禁忌】 体虚胃弱及无湿热痰火者忌服。

蛇床子

【不良反应】 头晕，严重者站立不稳，头重脚轻，心悸，出汗，胸闷，口舌发麻，恶心，呕吐或干呕，食欲减退，胃部不适，面部潮红，喉中干涩。

【解救措施】

1. 轻微不良反应可不预处理，停药后可自行消失。

2. 过敏者可服用抗组胺药，如扑尔敏、苯海拉明等。局部出现痒疥者可外用丙酸培氧美松霜剂外擦。

【禁忌】 肾经有火，性功能亢奋者忌服。阴虚火旺或下焦有湿热者不宜服用。

蟾酥

【不良反应】 服用过量蟾酥制剂，尤以服用过量六神丸中毒者更为多见。此外食用蟾酥或用鲜蟾蜍皮外敷，或蟾酥毒液直接接触伤口进入血液均可引起中毒。尤以煮蟾酥者多见。中毒症状多在服食后 30 ~ 60min 出现，严重中毒者可在食中或食后数分钟内出现。

【解救方法】

1. 早期可以催吐，用普通温水或 1∶5000 高锰酸钾液洗胃，然后再用 25 ~ 30g 硫酸钠导泻，并口服牛奶、蛋清、浓茶等。

2. 有类似洋地黄中毒者，可口服钾盐，或用 10% 氯化钾 10ml 加入 5% 葡萄糖液 500ml 中缓慢静滴并补充液体，并大量给 Vit C、$VitB_1$、$VitB_6$ 等。

3. 如有房室传导阻滞者，可应用阿托品 0.5 ~ 1mg 肌注或静注，必要时 2 ~ 3h 重复 1 次，一般 3 ~ 4 次/日；有心源性脑缺血综合征的征象时，可把异丙基肾上腺素 1mg 加入 5% 葡萄糖生理盐水 250ml 中缓慢静滴，并根据心率调整滴数。若有室性心动过速者，可用利多卡因等防止室颤。

4. 其他对症治疗，如惊厥时可用安定、巴比妥类药物等，呼吸、循环衰竭应迅速抢救。

5. 对眼伤的处理：可用紫草汁或 1.3% 硼酸溶液或生理盐水冲洗。酌情滴用抗生素或可的松眼药水等。内服 Vit B_1、$VitB_2$、VitC 等。

6. 中药治疗：鲜芦根 120g 捣汁内服。生大黄 15g，开水泡药饮用。大黄、防风、甘草各 30g，水煎、顿服。

【相互作用】 蟾酥含强心苷，不宜与强心苷类西药如西地兰、地高辛合用，若两者合用，可能引起中毒反应。

【注意事项】

1. 目前对含蟾酥中药成方制剂的使用说明，没有明确最大使用剂量，用药周期，不良反应，注意事项及禁忌证，使缺乏医药常识的人误将它作为保健药长期或过量服用。医患双方常因六神丸、六应丸、喉症丸、蟾酥丸、麝香保心丸等常用含蟾酥中成药的显著疗效而忽略了它潜在的毒性。所以要注意宣传药物的两重性，使人们对其毒性有正确认识，提高患者用药的自我保护意识，加强蟾酥及其成方制剂药物不良反应的监测，尤其小儿用药时更应注意观察。蟾酥作为原料购进时，应对其华蟾酥毒基和酯蟾毒配基的总量严格按药典规定进行测定，严格把好质量关，从而保证人们的用药安全。

2. 应用蟾酥制剂应严格控制剂量，并注意个体差异，需要应用大剂量时，应逐渐加大剂量，并随时观察毒副反应，尤其注意对心脏的毒副反应。不可误食蟾蜍，并教育小孩不要烧食蟾蜍，以免中毒。外用不可盲目。孕妇忌服。外用剂量不可过大，鲜蟾蜍皮外敷应慎用，应用含蟾酥制剂的土单验方等必须在有经验的医师指导下进行。

3. 避免与强心苷类药物、排钾利尿药、钙类以及有消化道刺激作用的药物合用。

【禁忌】 不宜大量或久服，肝肾功能不全、孕妇、儿童禁服或慎服。

樟脑

【不良反应】

1. 神经系统：吸收后，轻者有中枢神经兴奋、烦躁不安，温热感、头痛、头昏、耳鸣、面色潮红、前庭功能紊乱、醉酒样，可产生幻觉，反射亢进、瞳孔散大、共济失调。严重者可发生惊厥、谵妄、意识丧失、癫痫样痉挛、抽搐，最后可由呼吸衰竭而致死亡。

2. 消化系统：内服剂量过大时，引起上腹部烧灼感、口干口渴、恶心、呕吐等胃肠道刺激症状。对肝功能亦有一定影响，可出现肝脾轻度肿大，部分人还可出现溶血性黄疸、血酸碱度失衡。

3. 泌尿系统：可引起尿少、血红蛋白尿。

4. 过敏反应。

【解救方法】

1. 中毒早期，可催吐，并用温开水（可使樟脑沉淀）反复洗胃至无樟脑味，继则用硫酸镁20g导泻。

2. 服蛋清或米汤等，以吸附残毒。

3. 出现惊厥时，可采用乙醚吸入或静脉注射戊巴比妥钠100～300mg，以控制惊厥，勿用阿片类，以免抑制呼吸中枢。

4. 中期可静脉滴注5%葡萄糖盐水1500～2000ml，补充水电解质，以加快毒物的排泄。

5. 呼吸抑制时，吸氧，给予呼吸中枢兴奋剂。如洛贝林，血压下降时给予升压药等。

6. 其他对症处理，忌食油类、乳汁、酒类，以免增加樟脑的溶解吸收。

【注意事项】

1. 严格控制用量，内服每次不超过0.03g。

2. 不可嚼尝或久闻含有樟脑的产品（如樟脑丸）。

【禁忌】 气虚阴亏、有热、孕妇及婴幼儿忌内服。

土荆皮

【不良反应】 一般只作外用，如内服可致中毒，主要表现为呕吐、腹泻、便血、头晕，甚则烦躁不安、大汗淋漓、面色苍白等。尚未见死亡的报道。

【解救方法】

1. 催吐、洗胃。用2%碳酸氢钠溶液反复洗胃，内服活性炭混悬液后，再口服硫酸钠20g导泻。

2. 输入5%葡萄糖生理盐水1500～2000ml，加入Vit C 1～2g，以加快毒物排泄。

3. 中药治疗：大量饮浓茶或绿豆汤。

【禁忌】 只供外用，不可内服。

笔记

蜂房

【不良反应】 露蜂房历代本草记载皆有毒性，动物实验已证实本品有一定的毒性，临床应用有个别患者服复方露蜂房煎剂（含露蜂房 6g）后有恶心不适。大剂量服用 30g 以上或散剂 10g 以上，则发生中毒，可见头痛、腰痛、面目及四肢浮肿、尿少、乏力倦怠，食欲不振、恶心呕吐等。

【中毒机理】 蜂房油在经人体吸收后，经肾脏排泄，代谢产物刺激肾小球毛细血管，引起急性肾炎。

【解救方法】

1. 早期静脉滴注低分子右旋糖酐。
2. 以罂粟碱 20～30mg，肌肉注射，2～4h 1 次，连用 2 天。
3. 可用 20% 甘露醇 120～130ml，于 30min 内快速静脉滴入。
4. 应用抗生素。
5. 中药治疗：轻度中毒，可用姜糖水频服。甘草 30g，水煎服。

第68章 拔毒化腐生肌药

轻粉

【不良反应】 轻粉主要含有氯化亚汞，通常都用人工制备（纯度不得少于99.6%），为无味无色鳞片状结晶（又名甘汞），其毒性较小，使与水共煮，则分解而生成氯化汞及金属汞，二者均有剧毒，在曝光时，甘汞颜色渐渐变深，亦起同样变化而具剧毒。轻粉内服过量或持续服用，均可发生中毒，内服中毒主要以胃肠道和肾脏损害以及心血管病变为主，亦有其他伴随症状。其中毒表现形式有急性中毒和慢性中毒之分。

【解救方法】

急性中毒的处理

(1)早期处理，内服中毒应立即洗胃。

(2)继服（或开始即服）牛奶300～400ml，或生蛋清10余个，以使蛋白与汞结合，延缓吸收，但须反复灌入并洗出。

(3)早期处理同时给以特效药。

【注意事项】

1. 一般只作外用，不宜内服，孕妇尤忌。

2. 内服应遵医嘱，外用量也不宜大，时间不宜久，局部皮肤有破溃时不宜外敷。

3. 应用时应用纯净色白者，保存时应避光、避热。

4. 从事采矿或炼制汞业者，应带厚口罩及穿着防护衣，衣物也须每日清洗处理，以防慢性中毒。

【禁忌】 本品有毒（可致汞中毒），内服宜慎，且服后应漱口。体虚及孕妇忌服。

砒石

【不良反应】 三氧化二砷（信石或砒霜）为砷的化合物，毒性极烈，人经口中毒量为10～50mg，敏感者口服1mg即可中毒，20mg为致死量。急性中毒发病急、症状重、病情发展快、并发症多，可引起心、肝、肾衰竭及呼吸中枢麻痹，后期可并发多发性神经炎、中毒性肝炎、心肌炎等。

急性中毒主要是胃肠症状及神经系统症状。入腹后1～2h（快者15～30min）即可出现症状。初见咽喉有烧灼感，咽干口渴，流涎呕吐，继而出现阵发性或持续性腹痛，泻下黏液血便或米汤样粪便，甚至血水样便，严重者可引起脱水、酸中毒及休克。中枢神经系统症状有头晕、头痛、烦躁不安，惊厥，昏迷，或胸闷气急、腹式呼吸消失等膈神经麻痹症状，或出现循环衰竭，或出现血尿、尿闭、黄疸等，一般于24h死于贫血。其特征是“七窍流血”或肝、肾功能衰竭和呼吸中枢麻痹。

【解救办法】

1. 尽快洗胃，排除毒素。

2. 驱砷治疗。砒霜中毒驱砷治疗要早、要彻底，用药剂量要足又要注意防止毒性反应。

【注意事项】

1. 砒霜经胃肠道口服毒性较大，而采用非胃肠道给药，如静脉滴注、肌注、瘤体注射、动脉介入及腔内给药，则毒副作用明显减轻。我们在应用 As_2O_3 注射液静脉滴注治疗肝癌时发现，该药虽可发生一些毒副反应，如消化道症状（腹胀、口干、口苦及纳差、恶心、呕吐、腹泻等）、皮肤改变（皮肤痛痒、皮疹、脱屑、粗糙及可逆性手足麻木等）、肝肾毒性、骨髓抑制等，但在常用剂量下毒副反应较轻，并且是可逆的或可预防的。

2. 砒霜的用量：必须严格加以控制，以防中毒。砒石：内服一日量0.01～0.03g，一般入丸、散服用，外用可研末撒、调敷，或入膏药贴之。砒霜内服一日量0.003～0.006g，外用同砒石。因其用量甚微，单用时要加赋形剂，制成复方膏、丹后，始能内服或外用。

【禁忌】 本品剧毒，内服宜慎；外用亦应注意，以防局部吸收中毒。孕妇忌服。不可作酒剂服，忌火煅。

铅丹

【不良反应】

1. 急性铅中毒

（1）消化系统：口内有收敛感及金属味，食管有烧灼及刺痛感；口渴、流涎、恶心呕吐，吐出物内带有血丝；腹痛腹泻，粪便呈黑色（含硫化铅），阵发性脐周绞痛（铅中毒典型症状之一），按之疼减；排尿频繁，腹痛时面色苍白，全身冷汗，白细胞增多，查之腹软，无固定压痛点，肠鸣音减弱或消失；肝区触痛，黄疸，肝肿大，转氨酶增高。

（2）循环系统：大量铅进入人体，可引起暂时性高血压，脱水，酸中毒；红细胞减少，网织红细胞和点彩红细胞增加；出血，颜面苍白，指端无华；由于心血管受损，可导致休克，循环衰竭。

（3）神经系统：可见多发性铅中毒性神经炎，指趾麻木，肢体瘫痪，肋间肌瘫痪时可出现呼吸困难或衰竭；中毒性脑病，顽固性头痛，谵妄，幻觉，狂躁，眼睑以及舌、手指震颤，有时可见癫痫样发作，或类似麻痹性痴呆表现。小儿可发生脑水肿及颅内压增高而见前囟饱满，拒食，喷射性呕吐，颈部强直，斜视，昏睡，惊厥等，死亡率高；未死者，恢复缓慢，有的病人永久不能恢复，遗留有精神迟钝，视神经萎缩、失明和脑萎缩等。

（4）贫血：主要表现在红细胞显著下降，点彩红细胞增多，如溶血严重时，则出现血红蛋白尿等。

（5）泌尿系统：由于大量铅进入血液发生毒性作用，并经肾脏排泄，对肾脏损伤较为严重，尿中可有蛋白、脓球、管型等；严重者可出现少尿或无尿，甚至肾功能衰竭。

（6）由于频繁的呕吐和腹泻，可发生脱水及水电解质紊乱。

2. 慢性铅中毒

（1）神经系统：早期出现头晕失眠、乏力、食欲减退，肌肉关节疼痛等神经衰弱症候群。继则引发铅中毒性神经炎，肌肉麻痹，可伴见腕垂、踝垂等典型症状。重度中毒时出现铅中毒性脑病，表现为精神及神经系统功能紊乱，见头痛失眠、感觉迟钝、精神抑郁、幻觉谵妄、震颤惊厥、昏迷瘫痪。顽固性的头痛、手、眼及舌震颤，是发生铅中毒性脑病的先兆。

（2）消化系统：口中有金属味，齿龈出现铅线，腹部时发绞痛，甚或持续绞痛，肝脏肿大，黄疸。

（3）其他可见铅中毒面容，表现为面色土黄色或灰白色。间质性肾炎，尿毒症。妇科可见月经失调，流产或早产等。

【解救方法】

1. 洗胃。
2. 应用钙剂。
3. 对症治疗。
4. 中药治疗：连翘10g，金银花15g，木通6g，车前子9g，茯苓15g，水煎服，每日1剂，分

2次服，1周为1个疗程。单用白蜂蜜或芝麻嚼碎，大量内服。绿豆300g，熬稀汤，频服。

【注意事项】 铅丹熬制膏药时要选用纯品，并注意去“火毒”；本品用之不当可引起铅中毒，应慎用；不可持续使用以防蓄积中毒。

【禁忌】 多作外用，不可内服，体虚者尤忌内服。畏狼毒。本品有毒，用之不当可引起铅中毒，应慎用；不可持续使用，以防蓄积中毒。

硼砂

【不良反应】 硼砂中毒的临床症状主要表现在心脏血管、神经、胃肠。生殖、泌尿、体温调节和皮肤等多个方面。人食用含有硼砂的食品后，轻者会食欲减退、消化不良，严重者会造成呕吐、腹泻、红斑、循环系统障碍、休克及昏迷等硼砂中毒症状。随食品进入体内的硼砂由胃肠道吸收，对人体肾脏等器官有毒性作用。尸体解剖发现肝、肾有炎症反应，大脑水肿，有些病例则出现小肠坏死，内脏充血，脑组织血液循环停滞及肺水肿。通常在口服摄入数天后因肾脏受损、循环衰竭及休克而死亡。

【解救方法】

1. 凡1次大量服入者，应立即催吐，然后以5%碳酸氢钠溶液洗胃、灌肠。并服胃黏膜保护剂如蛋清、牛奶等。

2. 以5%葡萄糖生理盐水静滴，或静滴生理盐水，每天输入5%碳酸氢钠溶液300～400ml，防止酸中毒，中和毒素，纠正脱水，并注意维持水电解质平衡，以及维持酸碱平衡。

3. 腹痛腹泻剧烈者，皮下注射阿托品0.5～1mg，必要时可重复给药。

4. 血尿、血便时，可给予止血剂，如仙鹤草素、VitK、安络血、云南白药等。

5. 烦躁惊厥者，以10%葡萄糖酸钙10～20ml，加入50%葡萄糖溶液20～40ml中，缓慢静脉注射。或选用安定、水合氯醛、苯巴比妥类药物。

6. 进行保肝、保肾治疗，给予低脂肪、高热量饮食，B族维生素，以及甘露醇、山梨醇等利尿剂，防治肝肾损伤。

7. 皮疹、皮炎可用肤轻松软膏外搽，或抗敏治疗。

8. 休克、呼吸循环衰竭时，给予对症和支持疗法。

【注意事项】

1. 古代文献未言其有毒，但现代临床有中毒甚至死亡的报道，可见本品有毒，临床应用要谨慎。

2. 一般不作内服，必须时，要严格控制剂量。

3. 外用时，也不可大量，以防皮肤黏膜吸收，发生中毒。

4. 本品有蓄积作用，不可长期用药，以免发生慢性中毒。

5. 硼酸为硼砂溶液加硫酸制成，也可发生急性中毒和慢性蓄积中毒，应注意。

【相互作用】 硼砂与庆大霉素、卡那霉素、链霉素等氨基糖苷类抗生素同时伍用时，无论与其任何一种均能增强副作用，严重时可危及生命。硼砂与青霉素联合应用时，硼砂可碱化尿液，使青霉素排泄加快，疗效降低。

【禁忌】 本品以外用为主，内服宜慎。

第六篇　方剂学

第69章　解表剂

凡以解表药为主组成，具有发汗，解肌，透疹等作用，可以治疗表证的方剂，统称解表剂。

麻黄汤

【功用】　发汗解表，宣肺平喘。

【主治】　外感风寒表实证。恶寒发热，头疼身痛，无汗而喘，舌苔薄白，脉浮紧。

【方解】　麻黄：发汗解表，宣肺平喘。
桂枝：发汗解肌，温经散寒。
杏仁：降利肺气，止咳平喘。
炙甘草：调和诸药。

桂枝汤

【功用】　解肌发表，调和营卫。

【主治】　外感风寒表虚证。头痛发热，汗出恶风，鼻鸣干呕，苔白不渴，脉浮缓或浮弱者。

【方解】　桂枝：解肌发表。
芍药：益阴敛营。
生姜：辛温解表，暖胃止呕。
大枣：甘平补中，滋脾生津。
炙甘草：调和诸药。

九味羌活汤

【功用】　发汗祛湿，兼清里热。

【主治】　外感风寒湿邪，兼有里热证。恶寒发热，肌表无汗，头痛项强，肢体酸楚疼痛，口苦微渴，舌苔白或微黄，脉浮。

【方解】　羌活：祛风散寒，胜湿止痛。
防风、苍术：祛风除湿，发汗解表。
细辛、川芎、白芷：散风寒，宣湿痹，行气血，止疼痛。
黄芩、生地：清泄里热，佐制温燥。
甘草：调和诸药。

小青龙汤

【功用】　解表散寒，温肺化饮。

【主治】　外寒内饮证。恶寒发热，无汗，胸痞喘咳，痰多而稀，或痰饮喘咳，不得平卧，或身体疼重，头面四肢浮肿，舌苔白滑，脉浮者。

【方解】　麻黄、桂枝：发汗解表，宣肺平喘。
干姜、细辛：温肺化饮，解表散寒。
半夏：燥湿化痰，和胃降逆。

五味子、芍药:敛气养阴。

炙甘草:益气和中,调和诸药。

银翘散

【功用】 辛凉透表,清热解毒。

【主治】 温病初起。发热无汗,或有汗不畅,微恶风寒,头痛口渴,咳嗽咽痛,舌尖红,苔薄白或微黄,脉浮数。

【方解】 银花、连翘:辛凉透表,清热解毒。

薄荷、牛蒡子:辛凉解表,解毒利咽。

芥穗、豆豉:开皮毛、逐表邪。

桔梗、甘草:宣肺利咽,止咳化痰。

竹叶、芦根:甘凉清热,生津止渴。

桑菊饮

【功用】 疏风清热,宣肺止咳。

【主治】 风温初起。但咳,身热不甚,口微渴,脉浮数。

【方解】 桑叶、菊花:透肺络之热,散上焦风热。

薄荷:辛凉解表,疏散风热。

桔梗、杏仁:宣肺止咳。

连翘:清热解毒。

芦根、甘草:甘寒清热,生津止渴。

麻黄杏仁甘草石膏汤

【功用】 辛凉宣肺,清热平喘。

【主治】 表邪未解,肺热咳喘证。身热不解,咳逆气急鼻煽,口渴,有汗或无汗,舌苔薄白或黄,脉浮而数者。

【方解】 麻黄:宣肺解表而平喘。

石膏:清泄肺热,生津止渴。

杏仁:降肺气,止喘咳。

炙甘草:调和诸药。

柴葛解肌汤

【功用】 解肌清热。

【主治】 感冒风寒,郁而化热证。恶寒渐轻,身热增盛,无汗头痛,目疼鼻干,心烦不眠,嗌干耳聋,眼眶痛,舌苔薄黄,脉浮微洪者。

【方解】 葛根、柴胡:解肌清热。

羌活、白芷:解表止痛。

黄芩、石膏:清泄里热。

白芍、甘草:敛阴和营。

桔梗:宣肺利气。

升麻葛根汤

【功用】 解肌透疹。

【主治】 麻疹初起。疹出不透,身热头痛,咳嗽,目赤流泪,口渴,舌红,脉数。

笔记

【方解】　升麻:解肌透疹。

葛根:解肌透疹,清热生津。

芍药:和营泄热。

炙甘草:益气和中。

败毒散

【功用】　散寒祛湿,益气解表。

【主治】　气虚外感证。憎寒壮热,头项强痛,肢体酸痛,无汗,鼻塞声重,咳嗽有痰,胸膈痞满,舌淡苔白,脉浮而按之无力。

【方解】　羌活、独活:辛温解表,散寒除湿。

川芎、柴胡:散寒止痛,解肌清热。

枳壳、桔梗、前胡、茯苓、甘草:利肺气,除痰湿,止咳嗽。

生姜、薄荷:发散风寒。

人参:扶助正气,鼓邪外出。

参苏饮

【功用】　益气解表,理气化痰。

【主治】　虚人外感风寒,内有痰饮证。恶寒发热,无汗,头痛,鼻塞,咳嗽痰白,胸膈满闷,倦怠无力,气短懒言,舌苔白,脉弱。

【方解】　苏叶、葛根:发散风寒,解肌透邪。

前胡、半夏、桔梗:止咳化痰,宣降肺气。

陈皮、枳壳:理气宽胸。

人参:扶正托邪。

茯苓:健脾,渗湿,消痰。

木香:行气,醒脾畅中。

甘草:补气安中,兼和诸药。

加减葳蕤汤

【功用】　滋阴解表。

【主治】　阴虚外感风热证。头痛身热,微恶风寒,无汗或有汗不多,咳嗽,心烦,口渴,咽干,舌红脉数。

【方解】　玉竹:滋阴液,润肺燥。

葱白、豆豉、薄荷、桔梗:解表宣肺,止咳利咽。

白薇:凉血清热。

甘草、大枣:滋脾增液。

第70章 泻下剂

凡以泻下药为主组成,具有通便、泻热、攻积、逐水等作用,治疗里实证的方剂,称为泻下剂。

大承气汤

【功用】 峻下热结。

【主治】 ①阳明腑实证。大便不通,频转矢气,脘腹痞满,腹痛拒按,按之则硬,日晡潮热,神昏谵语,手足濈然汗出,舌苔黄燥起刺或焦黑燥裂,脉沉实。②热结旁流。下利清水,色纯青,其气臭秽,脐腹疼痛,按之坚硬有块,口舌干燥,脉滑数。③里热实证之热厥、痉病或发狂。

【方解】 大黄:泻热通便,荡涤肠胃。
芒硝:咸寒泄热,软坚润燥。
厚朴、枳实:行气散结,消痞除满。

大黄附子汤

【功用】 温里散寒,通便止痛。

【主治】 寒积腹痛。便秘腹痛,胁下偏痛,发热,手足不温,舌苔白腻,脉弦紧。

【方解】 附子:温阳散寒。
细辛:除寒散结。
大黄:荡涤肠胃,泻除积滞。

温脾汤

【功用】 攻下寒积,温补脾阳。

【主治】 寒积腹痛。便秘腹痛,脐下绞结,绕脐不止,手足欠温,苔白不渴,脉沉弦而迟。

【方解】 附子、干姜:温阳祛寒。
人参、甘草:益气补脾。
大黄:荡涤积滞。

五仁丸

【功用】 润肠通便。

【主治】 津枯便秘。大便干燥,艰涩难出,以及年老或产后血虚便秘。

【方解】 杏仁:滋肠燥,降肺气。
桃仁:润燥滑肠。
柏子仁:润肺治燥。
松子仁:润五脏,治虚秘。
郁李仁:润燥滑肠,下气行滞。
陈皮:理气行滞。

笔记

济川煎

【功用】　温肾益精,润肠通便。

【主治】　肾虚便秘。大便秘结,小便清长,腰膝酸软,舌淡苔白,脉沉迟。

【方解】　肉苁蓉:温肾益精,暖腰润肠。

当归:养血润肠。

牛膝:补肾强腰。

枳壳:宽肠下气。

泽泻:利湿泄浊。

升麻:升举清阳。

麻子仁丸

【功用】　润肠泻热,行气通便。

【主治】　脾约证。肠胃燥热,脾津不足,大便秘结,小便频数。

【方解】　火麻仁:润肠通便。

杏仁、白芍:降气润肠,养阴和里。

大黄、枳实、厚朴:泻热通便,下气破结。

黄龙汤

【功用】　攻下热结,益气养血。

【主治】　阳明腑实,气血不足证。自利清水,色纯青,或大便秘结,脘腹胀满,腹痛拒按,身热口渴,神倦少气,谵语甚或循衣撮空,神昏肢厥,舌苔焦黄或焦黑,脉虚。

【方解】　大承气汤:攻下热结,荡涤肠胃实热积滞。

人参、甘草、当归:益气养血,扶正达邪。

桔梗:宣肺通肠腑。

生姜、大枣:养胃和中。

增液承气汤

【功用】　滋阴增液,泄热通便。

【主治】　热结阴亏证。燥屎不行,下之不通,脘腹胀满,口干唇燥,舌红苔黄,脉细数。

【方解】　玄参、生地、麦门冬:滋阴增液,润燥滑肠。

芒硝、大黄:软坚润燥,泄热通便。

十枣汤

【功用】　攻逐水饮。

【主治】　①悬饮。咳唾胸胁引痛,心下痞硬,干呕短气,头痛目眩,或胸背掣痛不得息,舌苔滑,脉沉弦。②水肿。一身悉肿,尤以身半以下为重,腹胀喘满,二便不利。

【方解】　甘遂、大戟、芫花:逐水饮,除积聚,消肿满。

大枣:益气护胃,调和药性。

第71章 和解剂

凡具有和解少阳、调和肝脾、调和寒热、表里双解等作用,治疗伤寒邪在少阳、肝脾不和、寒热错杂,以及表里同病的方剂,统称和解剂。

小柴胡汤

【功用】 和解少阳。

【主治】 ①伤寒少阳证。往来寒热,胸胁苦满,默默不欲饮食,心烦喜呕,口苦,咽干,目眩,舌苔薄白,脉弦者。②妇人热入血室。经水适断,寒热发作有时;以及疟疾、黄疸等病而见少阳证者。

【方解】 柴胡:轻清升散,疏邪透表。

黄芩:苦寒降下,清泄相火。

半夏:和胃降逆,散结消痞。

人参、甘草、生姜、大枣:益胃气,生津液。

四逆散

【功用】 透邪解郁,疏肝理气。

【主治】 ①阳郁厥逆证。手足不温,或身微热,或咳,或悸,或小便不利,或腹痛,或泄利,脉弦。②肝脾不和证。胁肋胀闷,脘腹疼痛,脉弦等。

【方解】 柴胡:疏肝清热。

白芍:益阴缓急。

枳实:下气破结。

炙甘草:调和诸药,益脾和中。

逍遥散

【功用】 疏肝解郁,养血健脾。

【主治】 肝郁血虚脾弱证。两胁作痛,头痛目眩,口燥咽干,神疲食少,或往来寒热,或月经不调,乳房胀痛,脉弦而虚者。

【方解】 柴胡:疏肝解郁。

当归、白芍:养血敛阴,柔肝缓急。

白术、茯苓:健脾助运,化生气血。

生姜、薄荷:疏肝和中。

炙甘草:益气补中,缓肝之急。

痛泻要方

【功用】 补脾柔肝,祛湿止泻。

【主治】 痛泻。肠鸣腹痛,大便泄泻,泻必腹痛,泻后痛减,舌苔薄白,脉两关不调,弦而缓者。

【方解】 白术:燥湿健脾止泻。

白芍:养血柔肝止痛。

陈皮:理气醒脾。

防风:散肝舒脾。

大柴胡汤

【功用】　和解少阳,内泻热结。

【主治】　少阳阳明合病。往来寒热,胸胁苦满,呕不止,郁郁微烦,心下痞硬,或心下满痛,大便不解或下利,舌苔黄,脉弦数有力者。

【方解】　柴胡、黄芩:和解少阳邪热。

大黄、枳实:内泻阳明热结。

芍药:柔肝缓急止痛。

半夏:降逆止呕。

姜、枣:调营卫,和诸药。

防风通圣散

【功用】　疏风解表,清热通便。

【主治】　风热壅盛,表里俱实证。憎寒壮热无汗,头目昏眩,目赤睛痛,口苦舌干,咽喉不利,涕唾黏稠,大便秘结,小便赤涩,舌苔黄腻,脉数有力。并治疮疡肿毒,肠风痔瘘,鼻赤瘾疹等证。

【方解】　防风、荆芥、麻黄、薄荷:疏风解表。

大黄、芒硝:泻热通便。

山栀子、滑石:清热利湿。

石膏、黄芩、连翘、桔梗:清解肺胃。

当归、白芍、川芎:和血养血。

白术、甘草:健脾和中。

葛根黄芩黄连汤

【功用】　解表清里。

【主治】　协热下利。身热下利,胸脘烦热,口中作渴,喘而汗出,舌红苔黄,脉数或促。

【方解】　葛根:解表退热。

黄芩、黄连:清热燥湿止利。

甘草:调和诸药。

第72章 清热剂

凡以清热药为主组成，具有清热、泻火、凉血、解毒等作用，用以治疗里热证的方剂，统称清热剂。

白虎汤

【功用】 清热生津。

【主治】 阳明气分热盛证。壮热面赤，烦渴引饮，汗出恶热，脉洪大有力。

【方解】 石膏：清热除烦，生津止渴。

知母：清热降火，滋阴润燥。

粳米、甘草：益胃护津。

清营汤

【功用】 清营解毒，透热养阴。

【主治】 热入营分证。身热夜甚，神烦少寐，时有谵语，目常喜开或喜闭，口渴或不渴，斑疹隐隐，脉数，舌绛而干。

【方解】 水牛角、生地：清营凉血。

玄参、麦门冬：养阴清热。

银花、连翘、黄连、竹叶：清热解毒，透邪外出。

丹参：活血凉血。

犀角地黄汤

【功用】 清热解毒，凉血散瘀。

【主治】 ①热入血分证。身热谵语，斑色紫黑，舌绛起刺，脉细数，或喜忘如狂，漱水不欲咽，大便色黑易解等。②热伤血络证。吐血、衄血、便血、尿血等，舌红绛，脉数。

【方解】 犀角：清营凉血，清心解毒。

生地：凉血止血，养阴清热。

芍药、丹皮：凉血散瘀。

黄连解毒汤

【功用】 泻火解毒。

【主治】 三焦火毒热盛证。大热烦躁，口燥咽干，错语不眠，或热病吐血、衄血，或热甚发斑，身热下利，湿热黄疸，外科痈疡疔毒，小便黄赤，舌红苔黄，脉数有力。

【方解】 黄连：清泻心经，中焦之火。

黄芩：清泻肺经，上焦之火。

黄柏：清泻下焦之火。

栀子：通泻三焦之火。

普济消毒饮

【功用】 清热解毒，疏风散邪。

笔记

【主治】　大头瘟。恶寒发热，头面红肿焮痛，目不能开，咽喉不利，舌燥口渴，舌红苔白兼黄，脉浮数有力。

【方解】　黄芩、黄连：清泻热毒。
牛蒡子、连翘、薄荷、僵蚕：疏散风热。
玄参、马勃、板蓝根、桔梗、甘草：解毒利咽。
陈皮：理气疏壅。
升麻、柴胡：疏散风热。

凉膈散

【功用】　泻火通便，清上泄下。

【主治】　上中二焦火热证。烦躁口渴，面赤唇焦，胸膈烦热，口舌生疮，或咽痛吐衄，便秘溲赤，或大便不畅，舌红苔黄，脉滑数。

【方解】　连翘：清热解毒。
黄芩、栀子：清热泻火。
薄荷、竹叶：外疏内清。
芒硝、大黄：荡涤邪热，导泻下行。
白蜜、甘草：润肠通便，调和药性。

仙方活命饮

【功用】　清热解毒，消肿溃坚，活血止痛。

【主治】　痈疡肿毒初起。红肿焮痛，或身热凛寒，苔薄白或黄，脉数有力。

【方解】　金银花：清热解毒。
防风、白芷：疏散外邪，透解热毒。
归尾、赤芍、乳香、没药：活血散瘀，消肿止痛。
贝母、天花粉：清热化痰，排脓。
山甲、皂刺：通行经络，透脓溃坚。
陈皮：理气行滞。
甘草：解毒和中。

导赤散

【功用】　清心利水养阴。

【主治】　心经火热证。心胸烦热，口渴面赤，意欲冷饮，以及口舌生疮；或心热移于小肠，症见小溲赤涩刺痛，舌红，脉数。

【方解】　生地：凉血滋阴，清泻心火。
木通：清降心火，利水通淋。
甘草：清热解毒，调和诸药。
竹叶：清心除烦。

龙胆泻肝汤

【功用】　清肝胆实火，泻下焦湿热。

【主治】　①肝胆实火上炎证。症见头痛目赤，胁痛，口苦，耳聋，耳肿等，舌红苔黄，脉弦数有力。②肝胆湿热下注证。症见阴肿，阴痒，阴汗，小便淋浊，或妇女带下黄臭等，舌红苔黄腻，脉弦数有力。

【方解】　龙胆草：泻肝胆实火，清下焦湿热。

黄芩、栀子:清热泻火。
泽泻、木通、车前子:清热利湿。
生地、当归:滋阴养血。
柴胡:疏肝理气,引药入经。
甘草:调和诸药。

左金丸

【功用】 清泻肝火,降逆止呕。
【主治】 肝火犯胃证。症见胁肋疼痛,嘈杂吞酸,呕吐口苦,舌红苔黄,脉弦数。
【方解】 黄连:清泻肝胃之证。
吴茱萸:疏肝解郁,和胃降逆。

泻白散

【功用】 清泻肺热,平喘止咳。
【主治】 肺热喘咳证。气喘咳嗽,皮肤蒸热,日晡尤甚,舌红苔黄,脉细数。
【方解】 桑白皮:清泻肺热,止咳平喘。
地骨皮:泻伏火,退虚热。
粳米、炙甘草:养胃和中,培土生金。

苇茎汤

【功用】 清肺化痰,逐瘀排脓。
【主治】 肺痈。身有微热,咳嗽痰多,甚则咳吐腥臭脓血,胸中隐隐作痛,舌红苔黄腻,脉滑数。
【方解】 苇茎:清肺泄热。
冬瓜仁、薏苡仁:清化痰热,利湿排脓。
桃仁:活血祛痰,以消热结。

玉女煎

【功用】 清胃热,滋肾阴。
【主治】 胃热阴虚证。头痛,牙痛,齿松牙衄,烦热干渴,舌红苔黄而干。亦治消渴,消谷善饥等。
【方解】 石膏:清泻胃火。
熟地:滋补肾阴。
知母:清胃热。
麦门冬:滋胃阴。
牛膝:滋补肾阴,引热下行。

芍药汤

【功用】 清热燥湿,调气和血。
【主治】 湿热痢疾。腹痛,便脓血,赤白相兼,里急后重,肛门灼热,小便短赤,舌苔黄腻,脉弦数。
【方解】 芍药、当归:调和营血。
甘草:缓急止痛。
黄连、黄芩、大黄:清泻湿热之毒。

木香、槟榔：行气导滞。

肉桂：防苦寒药伤阳，助活血药行血。

白头翁汤

【功用】 清热解毒，凉血止痢。

【主治】 热毒痢疾。腹痛，里急后重，肛门灼热，下痢脓血，赤多白少，渴欲饮水，舌红苔黄，脉弦数。

【方解】 白头翁：清热解毒，凉血止痢。

黄连、黄柏：清湿热，厚肠胃。

秦皮：收涩止痢。

六一散

【功用】 清暑利湿。

【主治】 暑湿证。身热烦渴，小便不利，或泄泻。

【方解】 滑石：清热解暑，利水通淋。

甘草：清热和中，生津止渴。

清暑益气汤

【功用】 清暑益气，养阴生津。

【主治】 暑热气津两伤证。身热汗多，口渴心烦，小便短赤，体倦少气，精神不振，脉虚数。

【方解】 西瓜翠衣：清热解暑。

西洋参：益气生津。

荷梗：清透暑热。

石斛、麦门冬：养阴清热。

黄连、知母、竹叶：清热除烦。

粳米、甘草：益气养胃。

青蒿鳖甲汤

【功用】 养阴透热。

【主治】 温病后期，邪伏阴分证。夜热早凉，热退无汗，舌红苔少，脉细数。

【方解】 鳖甲：滋阴退热。

青蒿：清热透络。

生地、知母：益阴清热。

丹皮：凉血透热。

第73章 温里剂

凡以温热药为主组成，具有温里助阳，散寒通脉等作用，用于治疗里寒证的方剂，统称温里剂。

理中丸

【功用】 温中散寒，补气健脾。

【主治】 脾胃虚寒证。脘腹疼痛，喜温喜按，自利不渴，畏寒肢冷，呕吐，不欲饮食，舌淡苔白，脉沉细。或阳虚失血，或小儿慢惊风，或病后喜唾涎沫，或霍乱吐泻，以及胸痹等中焦虚寒所致者。

【方解】 干姜：温中祛寒。
人参：大补元气。
白术：健脾燥湿。
炙甘草：益气和中。

小建中汤

【功用】 温中补虚，和里缓急。

【主治】 虚劳里急证。腹中时痛，喜温欲按，舌淡苔白，脉细弦。或虚劳而心中悸动，虚烦不宁，面色无华，或手足烦热，咽干口燥等。

【方解】 饴糖：温中补虚，和里缓急。
桂枝、芍药：温阳气，益阴血。
炙甘草：助桂枝温中补虚，助芍药益阴缓急。
生姜、大枣：温补脾胃。

吴茱萸汤

【功用】 温中补虚，降逆止呕。

【主治】 虚寒呕吐。食谷欲呕，畏寒喜热，或胃脘痛，吞酸嘈杂，或厥阴头痛，干呕吐涎沫，或少阴吐利，手足逆冷，烦躁欲死。

【方解】 吴茱萸：温胃散寒，下气降浊。
人参：大补元气，益胃之虚。
生姜：温中止呕。
大枣：益气补脾。

四逆汤

【功用】 回阳救逆。

【主治】 少阴病。四肢厥逆，恶寒蜷卧，呕吐不渴，腹痛下利，神衰欲寐，舌苔白滑，脉微。或太阳病误汗亡阳。

【方解】 生附子：温阳逐寒，回阳救逆。
干姜：温中散寒，助阳通脉。
炙甘草：益气温中，调和药性。

笔记

当归四逆汤

【功用】 温经散寒,养血通脉。

【主治】 血虚寒厥证。手足厥寒,口不渴,或腰、股、腿、足疼痛,舌淡苔白,脉沉细或细而欲绝。

【方解】 当归、芍药:补血养血。
桂枝、细辛:温经散寒。
炙甘草、大枣:益气健脾,生血补血。
通草:通行经脉。

黄芪桂枝五物汤

【功用】 益气温经,和血通痹。

【主治】 血痹。肌肤麻木不仁,脉微涩而紧。

【方解】 黄芪:甘温益气,补在表之卫气。
桂枝:散风寒而温经通痹。
芍药:养血和营而通血痹。
生姜:疏散风邪。
大枣:益气养血。

阳和汤

【功用】 温阳补血,散寒通滞。

【主治】 阴疽。漫肿无头,皮色不变,酸痛无热,口中不渴,舌淡苔白,脉沉细或迟细。或贴骨疽、脱疽、流注、痰核、鹤膝风等属于阴寒证者。

【方解】 熟地:滋补阴血,填精益髓。
鹿角胶:填精补髓,强壮筋骨。
炮姜、肉桂:温通经脉,解散寒凝。
麻黄:开腠理以达表。
白芥子:祛皮里膜外之痰。
生甘草:解毒。

第74章 补益剂

凡以补益药为主组成，具有补养人体气、血、阴、阳等作用，主治各种虚证的方剂，统称补益剂。

四君子汤

【功用】 益气健脾。

【主治】 脾胃气虚证。面色㿠白，语音低微，气短乏力，食少便溏，舌淡苔白，脉虚弱。

【方解】 人参：大补元气，健脾养胃。
白术：健脾燥湿。
茯苓：渗湿健脾。
炙甘草：甘温调中。

参苓白术散

【功用】 益气健脾，渗湿止泻。

【主治】 脾虚夹湿证。饮食不化，胸脘痞闷，肠鸣泄泻，四肢乏力，形体消瘦，面色萎黄，舌淡苔白腻，脉虚缓。

【方解】 人参、白术、茯苓、甘草：健脾益气。
扁豆、苡仁、山药、莲肉：健脾益胃，渗湿止泻。
砂仁：芳香醒脾。
桔梗：载药上行。

补中益气汤

【功用】 补中益气，升阳举陷。

【主治】 ①脾胃气虚证。饮食减少，体倦肢软，少气懒言，面色㿠白，大便稀溏，脉大而虚软。②气虚下陷证。脱肛，子宫脱垂，久泻，久痢，崩漏等，气短乏力，舌淡，脉虚者。③气虚发热证。身热，自汗，渴喜热饮，气短乏力，舌淡，脉虚大无力。

【方解】 黄芪：补中益气，升阳固表。
人参、白术、炙甘草：益气健脾。
陈皮：理气和胃。
当归：补血养血。
升麻、柴胡：升阳举陷。

玉屏风散

【功用】 益气固表止汗。

【主治】 表虚自汗。汗出恶风，面色㿠白，舌淡苔薄白，脉浮虚。亦治虚人腠理不固，易感冒。

【方解】 黄芪：益气固表。
白术：健脾益气。
防风：祛风御风。

生脉散

【功用】 益气生津,敛阴止汗。

【主治】 ①温热、暑热,耗气伤阴证。汗多神疲,体倦乏力,气短懒言,咽干口渴,舌干红少苔,脉虚数。②久咳肺虚,气阴两虚证。干咳少痰,短气自汗,口干舌燥,脉虚细。

【方解】 人参:大补元气,生津复脉。
麦门冬:养阴生津,清热除烦。
五味子:敛肺止汗,生津止渴。

四物汤

【功用】 补血和血。

【主治】 营血虚滞证。心悸失眠,头晕目眩,面色无华,妇人月经不调,量少或经闭不行,脐腹作痛,舌淡,脉细弦或细涩。

【方解】 当归:补血和血。
熟地:滋阴养血。
芍药:敛阴养血。
川芎:活血行气。

当归补血汤

【功用】 补气生血。

【主治】 血虚发热证。肌热面红,烦渴欲饮,脉洪大而虚,重按无力。亦治妇人经期、产后血虚发热头痛,或疮疡溃后,久不愈合者。

【方解】 黄芪:大补脾肺之气,以资气血生化之源。
当归:养血和营。

归脾汤

【功用】 益气补血,健脾养心。

【主治】 ①心脾气血两虚证。心悸怔忡,健忘失眠,盗汗虚热,体倦食少,面色萎黄,舌淡,苔薄白,脉细弱。②脾不统血证。便血,皮下紫癜,妇女崩漏,月经超前,量多色淡,或淋漓不止,舌淡,脉细者。

【方解】 人参、黄芪、白术、甘草、生姜、大枣:补脾益气。
当归、龙眼肉:补血养心。
茯神、酸枣仁、远志:宁心安神。
木香:理气醒脾。

八珍汤

【功用】 益气补血。

【主治】 气血两虚证。面色苍白或萎黄,头晕目眩,四肢倦怠,气短懒言,心悸怔忡,饮食减少,舌淡苔薄白,脉细弱或虚大无力。

【方解】 人参、白术、茯苓、炙甘草:补脾益气。
熟地、白芍、当归、川芎:补血和营。
生姜、大枣:调和脾胃。

六味地黄丸

【功用】 滋阴补肾。

【主治】 肾阴虚证。腰膝酸软，头晕目眩，耳鸣耳聋，盗汗，遗精，消渴，骨蒸潮热，手足心热，舌燥咽痛，牙齿动摇，足跟作痛，小便淋漓，以及小儿囟门不合，舌红少苔，脉沉细数。

【方解】 熟地：滋阴补肾，填精益髓。
山茱萸：滋肾补肝，收敛精气。
山药：滋肾补脾，固精止遗。
泽泻：以泻肾浊。
丹皮：以泻肝火。
茯苓：以渗脾湿。

左归丸

【功用】 滋阴补肾，填精益髓。

【主治】 真阴不足证。头目眩晕，腰酸腿软，遗精滑泄，自汗盗汗，口燥舌干，舌红少苔，脉细。

【方解】 熟地：滋肾填阴。
枸杞：益精明目。
山茱萸：涩精敛汗。
龟胶、鹿角胶：补阳滋阴，益精填髓。
菟丝子、牛膝：强腰膝，健筋骨。
山药：滋肾益脾。

大补阴丸

【功用】 滋阴降火。

【主治】 阴虚火旺证。骨蒸潮热，盗汗遗精，咳嗽咯血，心烦易怒，足膝疼热，舌红少苔，尺脉数而有力。

【方解】 熟地、龟板：滋补真阴，潜阳制火。
猪脊髓、蜂蜜：填精补阴。
黄柏：泻相火，坚真阴。
知母：清润肺热，滋润肾阴。

炙甘草汤

【功用】 滋阴养血，益气温阳，复脉止悸。

【主治】 ①阴血不足，阳气虚弱证。脉结代，心动悸，虚羸少气，舌光少苔，或质干而瘦小者。②虚劳肺痿。咳嗽，涎唾多，形瘦短气，虚烦不眠，自汗盗汗，咽干舌燥，大便干结，脉虚数。

【方解】 炙甘草、人参、大枣：益元气，补心脾。
生地、麦门冬、阿胶、麻仁：滋阴养血，养心润肺。
桂枝、生姜、酒：通阳复脉。

一贯煎

【功用】 滋阴疏肝。

【主治】 肝肾阴虚，肝气不舒证。胸脘胁痛，吞酸吐苦，咽干口燥，舌红少津，脉细弱或虚弦。亦治疝气瘕聚。

【方解】 生地：滋阴养血，补益肝肾。

沙参、麦门冬、当归、枸杞:滋阴养血而柔肝。
川楝子:疏泄肝气。

百合固金汤

【功用】 滋肾保肺,止咳化痰。

【主治】 肺肾阴亏,虚火上炎证。咳嗽气喘,痰中带血,咽喉燥痛,头晕目眩,午后潮热,舌红少苔,脉细数。

【方解】 熟地、生地:滋阴养血,清热凉血。
麦门冬、百合、贝母:润肺养阴,止咳化痰。
当归、白芍:养血益阴。
玄参:滋阴壮水,清降虚火。
桔梗、甘草:利气化痰,止咳利咽。

肾气丸

【功用】 补肾助阳。

【主治】 肾阳不足证。腰痛脚软,身半以下常有冷感,少腹拘急,小便不利,或小便反多,入夜尤甚,阳痿早泄,舌淡而胖,脉虚弱,尺部沉细,以及痰饮,水肿,消渴,脚气,转胞等。

【方解】 干地黄:滋阴补肾。
山茱萸、山药:滋补肝脾。
附子、桂枝:温阳化气。
泽泻、茯苓:利水渗湿。
丹皮:清泄肝火。

地黄饮子

【功用】 滋肾阴,补肾阳,开窍化痰。

【主治】 喑痱。舌强不能言,足废不能用,口干不欲饮,足冷面赤,脉沉细弱。

【方解】 熟地黄、山茱萸:补肾填精。
肉苁蓉、巴戟天:温壮肾阳。
附子、肉桂:温养真元,摄纳浮阳。
麦门冬、石斛、五味子:滋阴敛液。
石菖蒲、远志、茯苓:交通心肾,开窍化痰。
姜、枣、薄荷:和其营卫。

第75章 固涩剂

凡以固涩药为主组成，具有收敛固涩作用，以治疗气、血、精、津液耗散滑脱之证的方剂，统称固涩剂。

牡蛎散

【功用】 益气固表，敛阴止汗。

【主治】 自汗，盗汗。常自汗出，夜卧更甚，心悸惊惕，短气烦倦，舌淡红，脉细弱。

【方解】 牡蛎：益阴潜阳，固涩敛汗。
黄芪：益气实卫，固表止汗。
麻黄根：收敛止汗。
小麦：养心气，退虚热。

九仙散

【功用】 敛肺止咳，益气养阴。

【主治】 久咳肺虚证。久咳不已，咳甚则气喘自汗，痰少而黏，脉虚数。

【方解】 罂粟壳：敛肺止咳。
人参、阿胶：补气养阴益肺。
五味子、乌梅：益气养阴，敛肺止咳。
款冬花、贝母、桑白皮、桔梗：止咳化痰，清肺平喘。

真人养脏汤

【功用】 涩肠止泻，温中补虚。

【主治】 久泻久痢。泻痢无度，滑脱不禁，甚至脱肛坠下，脐腹疼痛，不思饮食，舌淡苔白，脉迟细。

【方解】 罂粟壳、诃子：涩肠止泻。
肉桂、肉豆蔻：温肾暖脾，涩肠止泻。
人参、白术：益气健脾。
当归、白芍、木香：调和气血。
甘草：调药和中。

四神丸

【功用】 温肾暖脾，固肠止泻。

【主治】 肾泄。五更泄泻，不思饮食，食不消化，或腹痛肢冷，神疲乏力，舌淡，苔薄白，脉沉迟无力。

【方解】 补骨脂：壮火益土。
肉豆蔻：温脾胃而涩肠止泻。
吴茱萸：暖肝脾肾而散寒除湿。
五味子：敛阴益气，涩精止泻。
生姜、大枣：温补脾胃。

笔记

金锁固精丸

【功用】　补肾涩精。

【主治】　遗精。遗精滑泄，神疲乏力，腰痛耳鸣，舌淡苔白，脉细弱。

【方解】　沙苑蒺藜：补肾固精。

莲子、芡实：补脾气，益肾固精。

莲须、煅牡蛎、煅龙骨：涩精止遗。

固冲汤

【功用】　益气健脾，固冲摄血。

【主治】　脾气虚弱，冲脉不固证。血崩或月经过多，色淡质稀，心悸气短，腰膝酸软，舌淡，脉微弱者。

【方解】　白术、黄芪：补气健脾。

山茱萸、生白芍：补益肝肾，养血敛阴。

煅龙骨、煅牡蛎、棕榈炭、五倍子：收涩止血。

海螵蛸、茜草：化瘀止血。

第76章 安神剂

凡以安神药为主组成，具有安神定志作用，治疗神志不安疾患的方剂，称为安神剂。

朱砂安神丸

【功用】 重镇安神，清心泻火。

【主治】 心火亢盛，阴血不足证。失眠多梦，惊悸怔忡，心烦神乱，舌红，脉细数。

【方解】 朱砂：重镇安神。
黄连：泻火除烦。
当归、生地：养血滋阴。
甘草：调和诸药。

天王补心丹

【功用】 滋阴养血，补心安神。

【主治】 阴虚血少，神志不安证。心悸失眠，虚烦神疲，梦遗健忘，手足心热，口舌生疮，舌红少苔，脉细而数。

【方解】 生地：滋阴降火，养血润燥。
玄参、天冬、麦门冬：滋阴清热。
丹参、当归：补血养血。
人参、茯苓：益气宁心。
酸枣仁、五味子、柏子仁、远志、朱砂：养心安神。
桔梗：载药上行。

酸枣仁汤

【功用】 养血安神，清热除烦。

【主治】 虚烦不眠证。失眠心悸，虚烦不安，头目眩晕，咽干口燥，舌红，脉弦细。

【方解】 酸枣仁：养肝血，安心神。
川芎：调畅气机。
茯苓：宁心安神。
知母：清热滋阴。
甘草：和中缓急。

甘麦大枣汤

【功用】 养心安神，和中缓急。

【主治】 脏躁。精神恍惚，常悲伤欲哭，不能自主，心中烦乱，睡眠不安，甚则言行失常，哈欠频作，舌淡红苔少，脉细微数。

【方解】 甘草：甘缓和中，养心缓急。
小麦：养心安神。
大枣：补脾气，缓肝急。

笔记

第77章　开窍剂

凡用芳香开窍药为主组成，具有开窍醒神作用，治疗神昏窍闭之证的方剂，统称开窍剂。

安宫牛黄丸

【功用】　清热开窍，豁痰解毒。

【主治】　邪热内陷心包证。高热烦躁，神昏谵语，口干舌燥，痰涎壅盛，舌红或绛，脉数。亦治中风昏迷，小儿惊厥，属邪热内闭者。

【方解】　牛黄：清心解毒，豁痰开窍。
麝香、冰片、郁金：芳香开窍。
犀角、黄芩、黄连、栀子：清热，泻火解毒。
朱砂、珍珠、金箔：镇心安神。
雄黄：豁痰解毒。

紫雪

【功用】　清热开窍，息风止痉。

【主治】　热邪内陷心包热盛动风证。高热烦躁，神昏谵语，痉厥，斑疹吐衄，口渴引饮，唇焦齿燥，尿赤便秘，舌红绛苔干黄，脉数有力或弦数，以及小儿热盛惊厥。

【方解】　水牛角：清心热，凉血解毒。
羚羊角：凉肝息风止痉。
麝香：开窍醒神。
生石膏、寒水石、滑石：大寒，清热。
玄参、升麻：清热解毒。
木香、丁香、沉香：行气通窍。
朱砂、磁石：重镇安神。
芒硝、硝石：泄热散结。

至宝丹

【功用】　清热开窍，化浊解毒。

【主治】　痰热内闭心包证。神昏谵语，身热烦躁，痰盛气粗，舌红苔黄垢腻，脉滑数，以及中风、中暑、小儿惊厥属于痰热内闭者。

【方解】　麝香、冰片、安息香：芳香开窍。
犀角、牛黄、玳瑁：清热解毒。
朱砂、琥珀、金箔、银箔：镇心安神。
雄黄：豁痰解毒。

苏合香丸

【功用】　芳香开窍，行气温中。

【主治】　寒闭证。突然昏倒，牙关紧闭，不省人事，苔白，脉迟。心腹卒痛，甚则昏厥。

亦治中风及感受时行瘴疠之气，属于寒闭证者。

【方解】 苏合香、麝香、冰片、安息香：芳香开窍。

木香、檀香、沉香、乳香、丁香、香附：行气解郁，散寒化浊。

荜茇：温中散寒，止痛开郁。

犀角、朱砂：化浊解毒，镇心安神。

白术、诃子：补气收敛，防耗正气。

笔记

第78章　理气剂

凡以理气药物为主组成，具有行气或降气的作用，以治疗气滞或气逆病症的方剂，统称为理气剂。

越鞠丸

【功用】 行气解郁。

【主治】 郁证。胸膈痞闷，脘腹胀痛，嗳腐吞酸，恶心呕吐，饮食不消等。

【方解】 香附：行气解郁。
川芎：活血祛瘀。
栀子：清热泻火。
苍术：燥湿运脾。
神曲：消食导滞。

柴胡疏肝散

【功用】 疏肝解郁，行气止痛。

【主治】 肝气郁滞证。胁肋疼痛，或寒热往来，嗳气太息，脘腹胀满，脉弦。

【方解】 柴胡：疏肝解郁。
香附：理气疏肝。
川芎：行气活血而止痛。
陈皮、枳壳：理气行滞。
芍药、甘草：养血柔肝，缓急止痛。

半夏厚朴汤

【功用】 行气散结，降逆化痰。

【主治】 梅核气。咽中如有物阻，咯吐不出，吞咽不下，胸膈满闷，或咳或呕，舌苔白润或白腻，脉弦缓或弦滑。

【方解】 半夏：化痰散结，降逆和胃。
厚朴：行气开郁。
茯苓：渗湿健脾。
生姜：辛温散结，和胃止呕。
苏叶：芳香行气，宣肺疏肝。

枳实消痞丸

【功用】 行气消痞，健脾和胃。

【主治】 脾虚气滞，寒热互结证。心下痞满，不欲饮食，倦怠乏力，大便失调。

【方解】 枳实、厚朴：行气导滞，消痞除满。
黄连、干姜：辛开苦降，调解寒热。
半夏：和胃散结除痞。
人参、白术、茯苓、甘草：扶正健脾。

笔记

麦芽:消食和胃。

厚朴温中汤

【功用】 行气温中,燥湿除满。

【主治】 寒湿气滞证。脘腹胀满或疼痛,不思饮食,舌苔白腻,脉沉弦。

【方解】 厚朴:行气消胀,燥湿除满。

草豆蔻:温中散寒,燥湿运脾。

陈皮、木香:行气宽中。

干姜、生姜:温中散寒。

茯苓、甘草:渗湿健脾。

金铃子散

【功用】 疏肝泄热,活血止痛。

【主治】 肝郁化火证。心胸胁肋诸痛,时发时止,口苦,舌红苔黄,脉弦数。

【方解】 金铃子:疏肝气,泄肝火。

延胡索:行气血,止疼痛。

暖肝煎

【功用】 温补肝肾,行气止痛。

【主治】 肝肾虚寒证。睾丸冷痛,或小腹疼痛,畏寒喜暖,舌淡苔白,脉沉迟。

【方解】 当归、枸杞子:温补肝肾。

肉桂、小茴香:温肾暖肝散寒。

乌药、沉香:行气散寒止痛。

茯苓:渗湿健脾。

生姜:散寒和胃。

苏子降气汤

【功用】 降气平喘,祛痰止咳。

【主治】 实喘。痰涎壅盛,喘咳短气,胸膈满闷,或腰疼脚软,或肢体浮肿,舌苔白滑或白腻,脉弦滑。

【方解】 苏子:降气平喘,祛痰止咳。

半夏、厚朴、前胡:祛痰止咳平喘。

肉桂:温肾祛寒,纳气平喘。

当归:养血补肝。

生姜、苏叶:散寒宣肺。

大枣、甘草:和中调药。

定喘汤

【功用】 宣肺降气,清热化痰。

【主治】 哮喘。咳嗽痰多气急,痰稠色黄,微恶风寒,舌苔黄腻,脉滑数。

【方解】 麻黄:宣肺散邪以平喘。

白果:敛肺定喘而祛痰。

苏子、杏仁、半夏、款冬花:降气平喘,止咳祛痰。

桑白皮、黄芩:清泄肺热,止咳平喘。

甘草:调和诸药。

丁香柿蒂汤

【功用】 温中益气,降逆止呃。

【主治】 虚寒呃逆。呃逆不已,胸脘痞闷,舌淡苔白,脉沉迟。

【方解】 丁香:温胃散寒,降逆止呃。

柿蒂:降逆止呃。

人参:益气补虚。

生姜:温胃降逆。

笔记

第79章 理血剂

凡以理血药为主组成，具有活血化瘀或止血作用，治疗瘀血或出血证的方剂，统称理血剂。

桃核承气汤

【功用】 破血下瘀。

【主治】 下焦蓄血证。少腹急结，小便自利，甚则谵语烦躁，其人如狂，至夜发热。以及血瘀经闭，痛经，脉沉实而涩等。

【方解】 桃仁：活血破瘀。
大黄：破瘀泻热。
桂枝：通行血脉。
芒硝：泻热软坚。
炙甘草：益气和中。

血府逐瘀汤

【功用】 活血祛瘀，行气止痛。

【主治】 胸中血瘀证。胸痛，头痛日久，痛如针刺而有定处，或呃逆日久不止，或内热烦闷，或心悸失眠，急躁易怒，入暮潮热，唇暗或两目黯黑，舌黯红或有瘀斑，脉涩或弦紧。

【方解】 桃仁、红花、当归、生地、赤芍、川芎：活血化瘀而养血。
柴胡、枳壳、甘草：行气疏肝而解郁。
桔梗：开宣肺气，载药上行。
牛膝：通利血脉，引血下行。

补阳还五汤

【功用】 补气活血通络。

【主治】 中风。半身不遂，口眼㖞斜，语言蹇涩，口角流涎，小便频数或遗尿不禁，舌黯淡，苔白，脉缓。

【方解】 黄芪：大补脾胃之元气。
当归：补血活血。
川芎、赤芍、桃仁、红花：活血祛瘀。
地龙：通经活络。

温经汤

【功用】 温经散寒，祛瘀养血。

【主治】 冲任虚寒，瘀血阻滞证。漏下不止。月经不调，或前或后，或一月再行，或经停不至，而见入暮发热，手心烦热，唇口干燥。亦治妇人久不受孕。

【方解】 吴茱萸、桂枝：温经散寒，通利血脉。
当归、川芎：活血祛瘀，养血调经。
阿胶、芍药、麦门冬：养血益阴。

丹皮:祛瘀通经,清退虚热。

人参、甘草、半夏、生姜:益气和胃,以资化源。

生化汤

【功用】 化瘀生新,温经止痛。

【主治】 产后瘀血腹痛。恶露不行,小腹冷痛。

【方解】 当归:补血活血,化瘀生新。

川芎:活血行气。

桃仁:活血祛瘀。

炮姜:温经散寒止痛。

炙甘草:调和诸药。

黄酒、童便:温通血脉,益阴化瘀。

失笑散

【功用】 活血祛瘀,散结止痛。

【主治】 瘀血停滞。心胸刺痛,脘腹疼痛,或产后恶露不行,或月经不调,少腹急痛等。

【方解】 五灵脂:通利血脉而散瘀血。

蒲黄:活血止血。

十灰散

【功用】 凉血止血。

【主治】 血热妄行。吐血、咯血、嗽血,衄血。

【方解】 大蓟、小蓟、白茅根、荷叶、茜根。

侧柏叶:凉血止血。

栀子、大黄:清热泻火,导热下行。

丹皮:凉血祛瘀。

棕榈皮:收涩止血。

四生丸

【功用】 凉血止血。

【主治】 血热妄行。吐血、衄血,血色鲜红,口干咽燥,舌红或绛,脉弦数。

【方解】 侧柏叶:凉血止血。

生地:滋阴清热,凉血止血。

荷叶、艾叶:止血消瘀。

咳血方

【功用】 清肝宁肺,凉血止血。

【主治】 肝火犯肺之咳血证。咳嗽痰稠带血,咯吐不爽,心烦易怒,胸胁作痛,咽干口苦,颊赤便秘,舌红苔黄,脉弦数。

【方解】 青黛、栀子:清肝泻火凉血。

瓜蒌仁、海浮石:清热降火,润燥化痰。

诃子:清敛降肺,止咳化痰。

黄土汤

【功用】 温阳健脾,养血止血。

【主治】 阳虚便血。大便下血,先便后血,或吐血、衄血,及妇人崩漏,血色暗淡,四肢不温,面色萎黄,舌淡苔白,脉沉细无力者。

【方解】 灶心土:温中,收敛,止血。
白术、附子:温阳健脾。
生地、阿胶:滋阴养血止血。
黄芩:止血。
甘草:和药。

第80章　治风剂

凡以辛散祛风或息风止痉的药物为主组成，具有疏散外风或平息内风的作用，治疗风病的方剂，统称治风剂。

川芎茶调散

【功用】 疏风止痛。

【主治】 风邪头痛。偏正头痛或巅顶作痛，恶寒发热，目眩鼻塞，舌苔薄白，脉浮者。

【方解】 川芎、白芷、羌活：疏风止痛。
细辛：散寒止痛。
薄荷：清利头目，搜风散热。
荆芥、防风：疏散上部风邪。
甘草：调和诸药。
清茶：上清头目，兼制温燥。

独活寄生汤

【功用】 祛风湿，止痹痛，益肝肾，补气血。

【主治】 痹证日久，肝肾两虚，气血不足证。腰膝疼痛，肢节屈伸不利，或麻木不仁，畏寒喜温，心悸气短，舌淡苔白，脉细弱。

【方解】 独活、防风、秦艽、细辛、桂心：祛风湿，止痹痛。
寄生、杜仲、牛膝：补肝肾，壮腰膝。
当归、川芎、熟地、白芍：养血活血。
人参、茯苓、甘草：益气健脾。

大秦艽汤

【功用】 祛风清热，养血活血。

【主治】 风邪初中经络证。口眼㖞斜，舌强不能言语，手足不能运动，风邪散见，不拘一经者。

【方解】 秦艽、羌活、独活、防风、白芷、细辛：祛风散邪通络。
当归、白芍、熟地、川芎：养血柔筋，活血通络。
白术、茯苓、甘草：益气健脾。
黄芩、石膏、生地：凉血清热。

小活络丹

【功用】 祛风除湿，化痰通络，活血止痛。

【主治】 风寒湿痹。肢体筋脉疼痛，麻木拘挛，关节屈伸不利，疼痛游走不定。亦治中风，手足不仁，日久不愈，经络中湿痰瘀血，而见腰腿沉重，或腿臂间作痛。

【方解】 川乌、草乌：祛风除湿，通络止痛。
天南星：燥湿化痰。
乳香、没药：行气活血。

地龙：通经活络。

牵正散

【功用】 祛风化痰止痉。

【主治】 风中经络，口眼㖞斜。

【方解】 白附子：祛风化痰。
僵蚕、全蝎：祛风止痉。

玉真散

【功用】 祛风定搐。

【主治】 破伤风。牙关紧急，口撮唇紧，身体强直，角弓反张，甚则咬牙缩舌。

【方解】 白附子、天南星：祛风化痰，定搐解痉。
羌活、防风、白芷：疏散风邪。
天麻：息风解痉。
热酒、童便：通经络，行气血。

消风散

【功用】 疏风养血，清热除湿。

【主治】 风疹，湿疹：皮肤疹出色红，或遍身云片斑点，瘙痒，抓破后渗出津水，苔白或黄，脉浮数。

【方解】 荆芥、防风、牛蒡子、蝉蜕：疏风透表。
苍术、苦参、木通：清热除湿。
石膏、知母：清热泻火。
当归、生地、胡麻仁：养血活血。
生甘草：清热解毒，调和诸药。

羚角钩藤汤

【功用】 凉肝息风，增液舒筋。

【主治】 肝热生风证。高热不退，烦闷躁扰，手足抽搐，发为痉厥，甚则神昏，舌绛而干，或舌焦起刺，脉弦而数。

【方解】 羚角、钩藤：凉肝息风，清热解痉。
桑叶、菊花：疏散肝风。
白芍、生地：养阴增液，柔肝舒筋。
贝母、竹茹：清热化痰。
茯神：宁心安神。
生甘草：调和诸药。

镇肝熄风汤

【功用】 镇肝息风，滋阴潜阳。

【主治】 类中风。头目眩晕，目胀耳鸣，脑部热痛，心中烦热，面色如醉，或时常噫气，或肢体渐觉不利，口角渐形㖞斜，甚或眩晕颠仆，昏不知人，移时始醒，或醒后不能复原，脉弦长有力者。

【方解】 怀牛膝：引血下行，补益肝肾。
代赭石、生龙牡：降逆潜阳，镇肝息风。

龟板、玄参、天门冬、白芍：滋养阴液，以制亢阳。

茵陈、川楝子、生麦芽：清泄肝阳，条达肝气。

甘草：和胃调中。

大定风珠

【功用】 滋阴息风。

【主治】 阴虚动风证。温病后期，神倦瘛疭，脉气虚弱，舌绛苔少，有时时欲脱之势者。

【方解】 鸡子黄、阿胶：滋阴养液以息内风。

地黄、麦门冬、白芍、麻子仁：滋阴柔肝。

龟板、鳖甲、牡蛎：平肝息风。

五味子、炙甘草：酸甘化阴。

第81章 治燥剂

凡以轻宣辛散或甘凉滋润的药物为主组成，具有轻宣外燥或滋阴润燥等作用，以治疗燥证的方剂，统称治燥剂。

杏苏散

【功用】 轻宣凉燥，理肺化痰。

【主治】 外感凉燥证。头微痛，恶寒无汗，咳嗽痰稀，鼻塞咽干，苔白，脉弦。

【方解】 苏叶、前胡：解表散邪，微发其汗。
杏仁、桔梗：宣肺达邪，利气止咳。
半夏、茯苓：理气化痰。
枳壳、陈皮：理气宽胸。
生姜、大枣、甘草：调营卫，和诸药。

清燥救肺汤

【功用】 清燥润肺。

【主治】 温燥伤肺证。头痛身热，干咳无痰，气逆而喘，咽喉干燥，口渴鼻燥，胸膈满闷，舌干少苔，脉虚大而数。

【方解】 桑叶：清宣肺燥。
石膏、麦门冬：降利肺气，清肺止咳。
阿胶、麻仁：润肺养阴。
人参、甘草：培土生金。
杏仁、枇杷叶：降泄肺气。

麦门冬汤

【功用】 润肺益胃，降逆下气。

【主治】 肺痿。咳唾涎沫，短气喘促，咽喉干燥，舌干红少苔，脉虚数。

【方解】 麦门冬：滋养肺胃，清降虚火。
半夏：降逆化痰。
人参：补气生津。
粳米、大枣、甘草：补益脾胃，生津润肺。

养阴清肺汤

【功用】 养阴清肺，解毒利咽。

【主治】 白喉。喉间起白如腐，不易拭去，咽喉肿痛，初起或发热或不发热，鼻干唇燥，或咳或不咳，呼吸有声，似喘非喘，脉数无力或细数。

【方解】 生地、麦门冬：滋养肺肾之阴。
玄参：养阴生津，泻火解毒。
丹皮：凉血消肿。
贝母：润肺化痰。

笔记

白芍:敛阴养血。
薄荷:散邪利咽。
甘草:和药解毒。

玉液汤

【功用】益气滋阴,固肾止渴。

【主治】消渴。口常干渴,饮水不解,小便数多,困倦气短,脉虚细无力。

【方解】山药:补脾固肾,益气滋阴。
黄芪、葛根:益气升阳,输布津液。
知母、天花粉:滋阴润燥,止渴。
五味子:敛阴固肾生津。
鸡内金:助脾运化,化生津液。

琼玉膏

【功用】滋阴润肺,益气补脾。

【主治】肺痨。干咳少痰,咽燥咯血,肌肉消瘦,气短乏力,舌红少苔,脉细数、

【方解】生地:补肾滋阴。
白蜜:养肺润燥。
人参、茯苓:补脾益气,培土生金。

增液汤

【功用】增液润燥。

【主治】阳明温病,津亏便秘证。大便秘结,口渴,舌干红,脉细数或沉而无力者。

【方解】玄参:养阴生津。
麦门冬:增液润燥。
生地:养阴润燥。

笔记

第82章　祛湿剂

凡以祛湿药物为主组成，具有化湿行水，通淋泄浊作用，治疗水湿为病的一类方剂，统称为祛湿剂。

平胃散

【功用】　燥湿运脾，行气和胃。

【主治】　湿滞脾胃证。脘腹胀满，不思饮食，呕吐恶心，嗳气吞酸，肢体沉重，怠惰嗜卧，常多自利，舌苔白腻而厚，脉缓。

【方解】　苍术：燥湿运脾。
厚朴：行气化湿，消胀除满。
陈皮：理气和中。
甘草：甘缓和中，调和诸药。
生姜、大枣：调和脾胃。

茵陈蒿汤

【功用】　清热利湿退黄。

【主治】　湿热黄疸。一身面目俱黄，黄色鲜明，腹微满，口中渴，小便短赤，舌苔黄腻，脉沉数等。

【方解】　茵陈：清热，利湿，退黄。
栀子：通利三焦，清热降火。
大黄：泻热逐瘀，通利大便。

八正散

【功用】　清热泻火，利水通淋。

【主治】　湿热淋证。尿频尿急，溺时涩痛，淋沥不畅，尿色浑赤，甚则癃闭不通，小腹急满，口燥咽干，舌苔黄腻，脉滑数。

【方解】　木通、滑石、瞿麦、车前子、萹蓄：利水通淋，清利湿热。
栀子仁：清泄三焦湿热。
大黄：泄热降火。
灯心草：导热下行。
甘草：和药缓急。

三仁汤

【功用】　宣畅气机，清利湿热。

【主治】　湿温初起及暑温夹湿。头痛恶寒，身重疼痛，面色淡黄，胸闷不饥，午后身热，苔白不渴，脉弦细而濡。

【方解】　杏仁：宣利上焦肺气，气化则湿化。
白蔻仁：芳香化湿，行气宽中。
薏苡仁：渗利湿热而健脾。
滑石、通草、竹叶：利湿清热。
半夏、厚朴：行气化湿，散结除痞。

笔记

连朴饮

【功用】 清热化湿，理气和中。

【主治】 湿热霍乱。上吐下泻，胸脘痞闷，心烦躁扰，小便短赤，舌苔黄腻，脉滑数等。

【方解】 厚朴：行气化湿。
黄连：清热燥湿。
栀子、豆豉：清宣胸脘之郁热。
石菖蒲：芳香化湿而悦脾。
半夏：燥湿降逆而和胃。
芦根：清热止呕除烦。

二妙散

【功用】 清热燥湿。

【主治】 湿热下注证。筋骨疼痛，或两足痿软，或足膝红肿疼痛，或湿热带下，下部湿疮等，小便短赤，舌苔黄腻者。

【方解】 黄柏、苍术：清热燥湿。

五苓散

【功用】 利水渗湿，温阳化气。

【主治】 ①蓄水证。小便不利，头痛微热，烦渴欲饮，甚则水入即吐，舌苔白，脉浮。②水湿内停。水肿，泄泻，小便不利，以及霍乱等。③痰饮。脐下动悸，吐涎沫而头眩，或短气而咳者。

【方解】 泽泻、茯苓、猪苓：利水渗湿。
白术：健脾益气，运化水湿。
桂枝：发汗解表，温阳化气。

猪苓汤

【功用】 利水清热养阴。

【主治】 水热互结证。小便不利，发热，口渴欲饮，或心烦不寐，或兼有咳嗽，呕恶，下利等，舌红苔白或微黄，脉细数者。

【方解】 猪苓、茯苓、泽泻：渗利小便。
滑石：清热通淋。
阿胶：滋阴润燥。

防己黄芪汤

【功用】 益气祛风，健脾利水。

【主治】 风水或风湿。汗出恶风，身重，小便不利，舌淡苔白，脉浮。

【方解】 防己：祛风行水。
黄芪：益气固表，行水消肿。
白术：补气健脾祛湿。
甘草：培土和中，调和诸药。
姜、枣：调和营卫。

五皮散

【功用】 利水消肿，理气健脾。

【主治】 皮水。一身悉肿，肢体沉重，心腹胀满，上气喘急，小便不利，以及妊娠水肿等，苔白腻，脉缓。

【方解】 茯苓皮：利水渗湿，补脾助运。
生姜皮：和脾降肺，行水消胀。
桑白皮：肃降肺气，通调水道。
大腹皮：下气行水，消胀满。
陈皮：理气和胃，化湿浊。

真武汤

【功用】 温阳利水。

【主治】 ①脾肾阳虚，水气内停证。小便不利，四肢沉重疼痛，腹痛下利，或肢体浮肿，苔白不渴，脉沉。②太阳病发汗太过，阳虚水泛。汗出不解，其人仍发热，心下悸，头眩，身瞤动，振振欲擗地。

【方解】 附子：温肾暖脾，以助阳气。
茯苓：健脾渗湿，以利水邪。
生姜：温阳祛寒，温散水气。
白术：健脾燥湿，以助运化。
白芍：敛阴缓急，兼利小便。

实脾散

【功用】 温阳健脾，行气利水。

【主治】 阳虚水肿。身半以下肿甚，手足不温，口中不渴，胸腹胀满，大便溏薄，舌苔白腻，脉沉弦而迟者。

【方解】 附子、干姜：温养脾肾，扶阳抑阴。
茯苓、白术：健脾燥湿，淡渗利水。
木瓜：芳香醒脾，化湿利水。
厚朴、木香、大腹子、草果：下气导滞，化湿行水。
草、姜、枣：调和诸药，益脾和中。

萆薢分清饮

【功用】 温暖下元，利湿化浊。

【主治】 虚寒白浊。小便频数，白如米泔，凝如膏糊，舌淡苔白，脉沉。

【方解】 川萆薢：利湿化浊。
益智仁：温补肾阳，缩尿止遗。
乌药：温肾寒，暖膀胱。
石菖蒲：化浊除湿。

完带汤

【功用】 补脾疏肝，化湿止带。

【主治】 脾虚肝郁，湿浊带下。带下色白，清稀如涕，肢体倦怠，舌淡苔白，脉缓或濡弱。

【方解】 人参、白术、山药：健脾祛湿。
苍术、陈皮：燥湿运脾。
车前子：淡渗利湿。
白芍、柴胡：舒肝解郁。
芥穗：胜湿止带。
甘草：调药和中。

笔记

第83章 祛痰剂

凡以祛痰药为主组成,具有除痰饮作用,治疗各种痰病的方剂,统称为祛痰剂。

二陈汤

【功用】 燥湿化痰,理气和中。

【主治】 湿痰咳嗽。痰多色白易咯,胸膈痞闷,恶心呕吐,肢体倦怠,或头眩心悸,舌苔白润,脉滑。

【方解】 半夏:燥湿化痰,和胃止呕。
橘红:理气燥湿,气顺痰清。
茯苓:健脾渗湿,痰无由生。
生姜:降逆化痰,制半夏之毒。
乌梅:收敛肺气,使祛痰不伤正。
甘草:调和诸药,润肺和中。

茯苓丸

【功用】 燥湿行气,软坚化痰。

【主治】 痰停中脘证。两臂疼痛,手不得上举,或左右时复转移,或两手疲软,或四肢浮肿,舌苔白腻,脉沉细或弦滑等。

【方解】 半夏:燥湿化痰,消已成之痰。
茯苓:健脾渗湿,绝生痰之源。
枳壳:理气宽中,使气行痰消。
风化朴硝:软坚润下,消结癖停痰。

清气化痰丸

【功用】 清热化痰,理气止咳。

【主治】 痰热咳嗽。痰稠色黄,咯之不爽,胸膈痞闷,甚则气急呕恶,舌质红,苔黄腻,脉滑数。

【方解】 胆南星:清热化痰。
黄芩、瓜蒌仁:降肺火,化热痰。
枳实、杏仁:下气消痞,宣肺利气。
半夏、陈皮、茯苓:健脾理气,燥湿化痰。

小陷胸汤

【功用】 清热化痰,宽胸散结。

【主治】 痰热互结证。胸脘痞闷,按之则痛,或咳痰黄稠,舌苔黄腻,脉滑数。

【方解】 瓜蒌:清热化痰,通胸膈之痹。
黄连:清热降火,散心下之痞。
半夏:降逆化痰,除心下之结。

贝母瓜蒌散

【功用】 润肺清热,理气化痰。

【主治】 燥痰咳嗽。咯痰不爽,涩而难出,咽喉干燥,苔白而干等。

【方解】 贝母:清热润肺,化痰止咳。

瓜蒌:清热润燥,理气涤痰。

天花粉:清热化痰,生津润燥。

茯苓:健脾利湿。

橘红:理气化痰。

桔梗:宣利肺气。

苓甘五味姜辛汤

【功用】 温肺化饮。

【主治】 寒饮咳嗽。咳痰量多,清稀色白,胸膈不快,舌苔白滑,脉弦滑等。

【方解】 干姜:温肺散寒。

细辛:温肺散寒。

茯苓:健脾渗湿。

五味子:敛肺止痰。

甘草:调和诸药。

半夏白术天麻汤

【功用】 燥湿化痰,平肝息风。

【主治】 风痰上扰证。眩晕头痛,胸闷呕恶,舌苔白腻,脉弦滑等。

【方解】 半夏:燥湿化痰,降逆止呕。

天麻:平肝息风而止头眩。

白术:健脾燥湿。

茯苓:健脾渗湿。

橘红:理气化痰。

甘草:调和药性。

第84章 消食剂

以消食药物为主组成，具有消食健脾，除痞化积等作用，以治疗食积停滞的方剂，统称为消食剂。

保和丸

【功用】 消食和胃。

【主治】 食积。脘腹痞满胀痛，嗳腐吞酸，恶食呕吐，或大便泄泻，舌苔厚腻，脉滑等。

【方解】 山楂：消一切饮食积滞。
神曲：消食健脾。
莱菔子：下气消食。
半夏、陈皮：行气化滞，和胃止呕。
茯苓：健脾渗湿，和中止泻。
连翘：清热散结。

枳实导滞丸

【功用】 消食导滞，清热祛湿。

【主治】 湿热食积。脘腹胀痛，下痢泄泻，或大便秘结，小便短赤，舌苔黄腻，脉沉有力。

【方解】 大黄：通导大便，攻积泻热。
枳实：行气导滞，消胀除满。
黄连、黄芩：清热燥湿止痢。
茯苓、泽泻：利水渗湿止泻。
白术：健脾燥湿，使攻积不伤正。
神曲：消食化湿，使食消脾胃和。

健脾丸

【功用】 健脾和胃，消食止泻。

【主治】 脾虚停食证。食少难消，脘腹痞闷，大便溏薄，苔腻微黄，脉象虚弱。

【方解】 四君子汤：补气健脾，渗湿止泻。
山药、肉豆蔻：健脾止泻。
山楂、神曲、麦芽：消食化滞。
木香、砂仁、陈皮：理气和胃。
黄连：清热燥湿。

肥儿丸

【功用】 健脾消食，清热驱虫。

【主治】 小儿疳积。消化不良，面黄体瘦，肚腹胀满，发热口臭，大便溏薄，以及虫积腹痛。

【方解】 神曲、麦芽:健脾胃,消食积。

黄连:泻郁热。

肉豆蔻:健脾胃而止泄泻。

木香:理中气而止腹痛。

槟榔、使君子:驱虫。

猪胆汁:泻肝胃热积。

笔记

第85章　驱虫剂

凡以驱虫药物为主组成,具有驱虫或杀虫等作用,用于治疗人体寄生虫的方剂,统称为驱虫剂。

乌梅丸

【功用】 温脏安蛔。

【主治】 蛔厥证。腹痛时作,心烦呕吐,时发时止,常自吐蛔,手足厥冷。亦治久痢久泻。

【方解】 乌梅:酸能制蛔,以安其动扰。
蜀椒、细辛:辛能伏蛔,温可祛肠寒。
黄连、黄柏:苦能下蛔,寒能清上热。
干姜、桂枝、附子:温脏祛寒。
人参、当归:补养气血。

第86章 涌吐剂

凡以涌吐药物为主组成,具有涌吐痰涎、宿食、毒物等作用,以治疗痰厥、食积、误食毒物的方剂,统称为涌吐剂。

瓜蒂散

【功用】 涌吐痰涎宿食。

【主治】 痰涎宿食,壅滞胸脘证。胸中痞硬,懊憹不安,欲吐不出,气上冲咽喉不得息,寸脉微浮者。

【方解】 瓜蒂:味苦,善吐痰涎宿食。
赤小豆:味酸,能祛湿除烦满。

第七篇 针灸学

笔记

绪 论

一、针灸学的含义、内容及特点

针灸学
- 含义：是以中医理论为指导，研究经络、腧穴及刺灸方法，探讨运用针灸防治疾病规律的一门学科。
- 内容：经络、腧穴、刺灸技术及临床治疗。
- 特点：适应证广，疗效明显，操作方便，经济安全等优点。

二、针灸学发展简史

（一）针灸的起源

针法
- 起源年代：春秋战国的新石器时代。
- 发源地：中国东方，相当于我国山东一带，我国中部的沿海地域。

灸法
- 起源年代：在火的发现和使用之后。
- 发源地：中国北方，与北方的寒冷环境有关。

（二）针灸学理论体系的形成

战国秦汉时期
- 《帛书》（《足臂十一脉灸经》《阴阳十一脉灸经》）反映了针灸学核心理论、经络学说的早期面貌。
- 《内经》（《素问》《灵枢》）奠定了针灸学的理论基础，为针灸发展史上第一次大总结的著作，其中《灵枢》又称《针经》。
- 《难经》：充实了针灸学理论体系，补充了《内经》的不足，是一部与《内经》相媲美的古典医籍。
- 《伤寒杂病论》：不仅在方药方面给人留下许多光辉的典范，而且在针灸学术上也有许多独到的见解和贡献。奠定了中医的辨证施治体系，同时又强调了针药并用。

（三）针灸学理论体系的发展

1. 魏晋、唐时期

魏晋唐时期
- 魏晋：皇甫谧《针灸甲乙经》是一部现存最早的体系比较完善的针灸专著，书中共收集腧穴 349 个，对针灸的发展起到了承前启后的作用，为针灸发展史上第二次大总结的著作。
- 唐代：孙思邈《备急千金要方》广泛地收入了前代各家的针灸临床经验，绘制了明堂三人图，成为历史上最早的彩色经络腧穴图（已佚）。

2. 明、清时期

明清时期
- 明代：杨继洲《针灸大成》对针灸学术发展颇有影响，对前代的针灸文献进行了广泛的收集和整理，对针刺手法的研究更加深入，同时对灸法进行研究，书中又增补了 5 个腧穴，使腧穴数达到了 359 个。并保存了明代以前的 300 多种书籍，堪称一部总结性的针灸巨著，为针灸发展史上第三次大总结的著作。
- 清代：李学川《针灸逢源》在医学界重药轻针的情况下，强调了针灸与方药同等重要。并可左右逢源。并增补了 2 个腧穴，使腧穴数达到了 361 个，并一直沿用至今天。

笔记

3. 宋、金、元时期

宋金元时期

宋代：王惟一《铜人腧穴针灸图经》在北宋政府支持下，由政府刊行，书中在349腧穴基础上增补了5个腧穴，使腧穴数达到了354个，同时又设计制作了两具铜人模型，它外刻经络、腧穴，内置五脏六腑，以供教学和考试之用。铜人的出现，模型设计之精确，铸造之完美，是我国针灸史上的一大创造，对针灸学教学发展有着十分深远的影响。

元代：滑伯仁《十四经发挥》首先提出了“十四经”，首次对奇经八脉做了重新厘定，把任、督二脉和十二经脉相提并论。进一步发展经络腧穴的理论，为针灸学的发展做出了很大的贡献。

4. 近代与现代

承淡安，是一位近代针灸学家，为针灸学术的振兴和发展做出了很大的贡献，被誉为中国针灸事业的复兴者和传播者。

笔记

第87章 经络总论

经络：
- 经：有路径之意，是经络系统的主干，沟通内外，贯通上下。
- 络：有网络之意，是经脉别出的分支，纵横交错，遍布全身。

（经与络）是经脉和络脉之总称，是人体内运行气血的通道。

经络学说：是阐述人体经络系统的循行分布，生理功能，病理变化及其与脏腑相互关联的一门学说。它是中医理论体系的重要组成部分，贯穿于中医学的生理、病理、诊断、治疗等方面。

第一节 经络学说的形成

经络学说的形成：
- 针灸等刺激的感应传导现象的观察。
- 腧穴主治功效的总结。
- 气功的"行气"与经络的发现。
- 体表病理现象的推理。
- 解剖生理知识的启发。

第二节 经络系统的组成

经络系统：
- 经脉
  - 十二经脉
    - 手三阴经
      - 手太阴肺经。
      - 手厥阴心包经。
      - 手少阴心经。
    - 手三阳经
      - 手阳明大肠经。
      - 手少阳三焦经。
      - 手太阳小肠经。
    - 足三阳经
      - 足阳明胃经。
      - 足少阳胆经。
      - 足太阳膀胱经。
    - 足三阴经
      - 足太阴脾经。
      - 足厥阴肝经。
      - 足少阴肾经。
  - 奇经八脉
    - 任脉。
    - 督脉。
    - 冲脉。
    - 带脉。
    - 阴维脉。
    - 阳维脉。
    - 阴跷脉。
    - 阳跷脉。
  - 十二经别、十二经筋、十二皮部：十二经脉的附属部分。
- 络脉
  - 十五络脉。
  - 浮络。
  - 孙络。

一、十二经脉

(一)十二经脉的命名

- 命名
  - 手足
    - 手:分布在上肢内侧的经脉为手三阴经,部位在胸部,即横膈以上的是肺、心包和心。手三阳经则是“以腑随脏”,即大肠、三焦和小肠。
    - 足:分布在下肢内侧的经脉为足三阴经,部位在腹部。即横膈以下的是脾、肝和肾。足三阳经仍是“以腑随脏”,即胃、胆和膀胱。
  - 阴阳
    - 阴:即分布在四肢内侧的经脉。分:太阴、厥阴、少阴。
    - 阳:即分布在四肢外侧的经脉。分:阳明、少阳、太阳。
  - 脏腑
    - 脏:五脏为阴。
    - 腑:六腑为阳。

命名公式为:手足+阴阳+脏腑=十二经脉,即形成手太阴肺经、手阳明大肠经……

(二)十二经脉在体表的分布规律

- 分布规律
  - 四肢
    - 手足三阴
      - 手三阴(手太阴、手厥阴、手少阴)分布在上肢内侧(前缘。中间。后缘。)
      - 足三阴(足太阴、足厥阴、足少阴)分布在下肢内侧(前缘。中间。后缘。)
    - 手足三阳
      - 手三阳(手阳明、手少阳、手太阳)分布在上肢外侧(前缘。中间。后缘。)
      - 足三阳(足阳明、足少阳、足太阳)分布在下肢外侧(前面。外侧面。后面。)
  - 头面
    - 手三阳
      - 手阳明经分布在鼻旁部。
      - 手少阳经分布在侧头部。
      - 手太阳经分布在颊、颧部。
    - 足三阳
      - 足阳明经分布鼻旁、前额部。
      - 足少阳经分布在侧头部。
      - 足太阳经分布在头顶、后头部。
  - 胸腹背腰
    - 手三阴经分布在胸中。
    - 手三阳经分布在肩背部
      - 手阳明经分布在肩前。
      - 手少阳经分布在肩中。
      - 手太阳经分布在肩后。
    - 足三阳经分布在
      - 足阳明经分布在胸腹。
      - 足少阳经分布在侧身部。
      - 足太阳经分布在背腰部。
    - 足三阴经分布在腹部。

（三）十二经脉表里属络关系

- 表里属络
  - 阴（里）属脏络腑
    - 手太阴肺经：属肺络大肠。
    - 手厥阴心包经：属心包络三焦。
    - 手少阴心经：属心络小肠。
    - 足太阴脾经：属脾络胃。
    - 足厥阴肝经：属肝络胆。
    - 足少阴肾经：属肾络膀胱。
  - 阳（表）属腑络脏
    - 手阳明大肠经：属大肠络肺。
    - 手少阳三焦经：属三焦络心包。
    - 手太阳小肠经：属小肠络心。
    - 足阳明胃经：属胃络脾。
    - 足少阳胆经：属胆络肝。
    - 足太阳膀胱经：属膀胱络肾。

（四）十二经脉循行走向与交接规律

- 走向与交接
  - 循行走向
    - 手
      - 手之三阴从胸走手。
      - 手之三阳从手走头。
    - 足
      - 足之三阳从头走足。
      - 足之三阴从足走腹。
  - 交接规律
    - 表里经的阴经与阳经在四肢部相衔接。
    - 同名经的阳经与阳经在头面部相衔接。
    - 手足阴经与阴经在胸腹部相衔接。

交接部位：

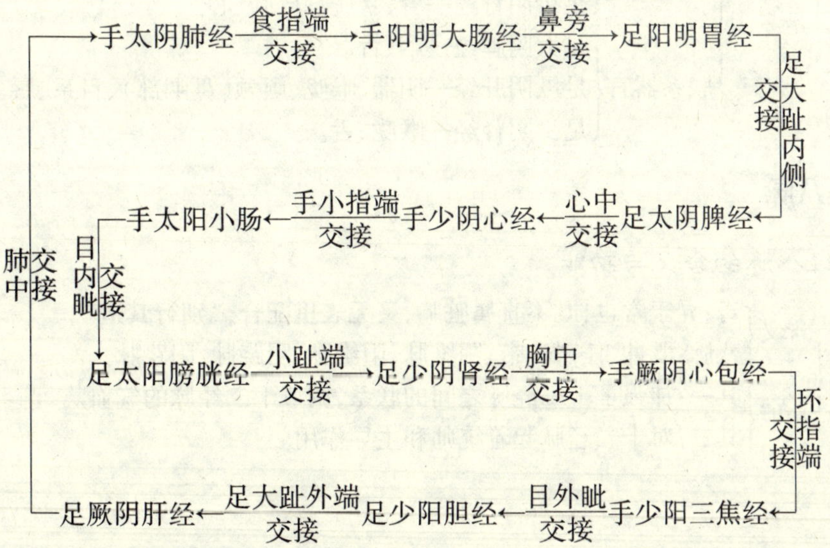

（五）十二经脉气血流注规律

- 流注规律
  - 方式：十二经脉通过手足表里经的联系逐经相传，具有周流不息，流动全身，周而复始，如环无端的流注规律。《灵枢·卫气》："阴阳相随，外内相贯，如环无端"。
  - 顺序：手太阴肺经⟶手阳明大肠经⟶足阳明胃经⟶足太阴脾经⟶手少阴心经⟶手太阳小肠经⟶足太阳膀胱经⟶足少阴肾经⟶手厥阴心包经⟶手少阳三焦经⟶足少阳胆经⟶足厥阴肝经⟶手太阴肺经，逐经相传，如环无端。

笔记

（六）十二经脉与脏腑器官的联系

- 十二经脉
  - 手三阴
    - 联系脏腑
      - 手太阴肺—肺、大肠、胃。
      - 手厥阴心包—心包、三焦。
      - 手少阴心—心、小肠、肺。
    - 联系器官
      - 手太阴肺—肺系（咽喉、气管）。
      - 手厥阴心包。
      - 手少阴心—心系（心与其他相联系的组织），咽，目系（眼与大脑相联系）。
  - 手三阳
    - 联系脏腑
      - 手阳明大肠—大肠、肺。
      - 手少阳三焦—三焦、心包。
      - 手太阳小肠—小肠、心、胃。
    - 联系器官
      - 手阳明大肠—下齿、口、鼻。
      - 手少阳三焦—耳、目锐眦。
      - 手太阳小肠—咽、目锐眦、耳、鼻。
  - 足三阳
    - 联系脏腑
      - 足阳明胃经—胃、脾。
      - 足少阳胆经—胆、肝。
      - 足太阳膀胱经—膀胱、肾。
    - 联系器官
      - 足阳明胃经—鼻、齿、口唇、耳、喉咙。
      - 足少阳胆经—目锐眦、耳。
      - 足太阳膀胱—目内眦、耳、脑。
  - 足三阴
    - 联系脏腑
      - 足太阴脾经—脾、胃、心。
      - 足厥阴肝经—肝、胆、胃、肺。
      - 足少阴肾经—肾、膀胱、肝、肺、心。
    - 联系器官
      - 足太阴脾经—咽、舌。
      - 足厥阴肝经—阴器、喉咙、颃颡（鼻咽部）、目系、唇。
      - 足少阴肾经—喉咙、舌。

二、奇经八脉

（一）奇经八脉的含义与功能

- 奇经八脉
  - 含义
    - 奇：异于常也，既不直属脏腑，又无表里配合，“别行其道”。
    - 八脉：既冲、任、督、带、阴维脉、阳维脉、阴跷脉、阳跷脉。
  - 功能
    - 其一：加强了十二经脉之间的联系，调节十二经脉的气血。
    - 其二：对十二经脉起着统帅和主导作用。

笔记

（二）奇经八脉各自的循行和功能

- 奇经八脉
  - 任脉
    - 循行：起于胞中，出于会阴，沿腹、胸、颏下正中上行。
    - 功能：调节全身诸阴经经气，故为“阴脉之海”。
  - 督脉
    - 循行：起于胞中，出于会阴，沿腰、背、头面正中上行。
    - 功能：调节全身诸阳经经气，故为“阳脉之海”。
  - 冲脉
    - 循行：起于胞中，出于会阴，沿足少阴肾经上行，环绕口唇，且与任、督、足阳明经有联系。
    - 功能：涵蓄十二经之气血，故为“十二经脉之海”。
  - 带脉
    - 循行：起于季胁，环绕一周，状如束带。
    - 功能：约束纵行躯干的诸条经脉。
  - 阴维脉
    - 循行：起于小腿内侧，伴足少阴、足厥阴上行，至咽喉合于任脉。
    - 功能：维系全身之阴经。
  - 阳维脉
    - 循行：起于足跗外侧，伴足少阳经至项后会于督脉。
    - 功能：维系全身之阳经。
  - 阴跷脉
    - 循行：起于足跟内侧，伴足少阴经上行，至目内眦与阳跷脉相合。
    - 功能：调节下肢运动和眼睑的开合。
  - 阳跷脉
    - 循行：起于足跟外侧，伴足太阳经上行至目内眦与阴跷脉相合。
    - 功能：调节下肢运动和眼睑的开合。

三、十五络脉

- 十五络脉
  - 含义：十二经脉和任督二脉各自别出一络，加上脾之大络，共计十五条，合称为“十五络”。
  - 循行：十二经脉的别络在四肢肘膝关节以下的络穴分出后，均走向相表里的经脉；任脉的别络，从胸骨剑突下鸠尾穴分出后，散布于腹部；督脉的别络，从尾骨下长强穴分出后，散布于头部，分布于背部；脾之大络，出于腋下大包穴，散布于胸胁部。
  - 功能
    - ①加强了十二经脉表里两经之间在体表的联系。
    - ②统帅全身的络脉，加强了人体前后侧面的统一联系。
    - ③渗灌气血，濡养全身，维持人体正常的生理功能。
    - ④具有统属全身的浮络、血络和孙络的作用。

四、十二经别

- 十二经别
  - 含义：十二经别是十二正经别行深入体腔的支脉。
  - 循行特点
    - 离：从四肢肘膝关节附近正经别出。
    - 入：经过躯干深入体腔与相关的脏腑联系。
    - 出：浅出体表而上行头面。
    - 合：在头项部，阳经经别合于本经的经脉，阴经经别合于其相表里的阳经经脉。
  - 功能
    - ①加强了十二经脉中相互表里的两条经脉在体内的联系。
    - ②加强了体表与内脏、四肢与躯干的向心性联系。
    - ③加强了十二经脉和头面部的联系。
    - ④扩大了十二经脉的主治范围。

五、十二经筋

十二经筋
- 含义：十二经筋是十二经脉之气结聚散络于筋肉关节的体系，是附属十二经脉的筋肉系统。
- 循行特点
  - 从四肢末端走向头身。
  - 行于体表，不入内脏。
  - 有结、聚、散、络的现象，多在关节及肌肉丰厚处有结聚出现。
- 功能：约束骨骼，有利于关节屈伸活动，以保持人体正常的运动。

六、十二皮部

十二皮部
- 含义：十二皮部是指十二经脉功能活动反映于体表的部位，也是络脉之气在皮肤所散布的部位。
- 循行特点：十二皮部的循行分布区域，是以十二经脉体表的分布范围为依据。
- 功能：是机体的卫外屏障，起着保卫机体、抗御外邪和反应病症的作用。

第三节　经络的标本、根结和气街、四海

一、标本

标本
- 含义
  - 标：原意指树梢，有向上之意，与人体头面胸背的位置相应。
  - 本：原意指树根，有向下之意，与人体四肢下端相应。
- 部位
  - 标：部位在头、面、胸、背。
  - 本：部位在四肢的末端。

二、根结

根结
- 含义
  - 根：指根本，开始。
  - 结：指结聚、归结。
- 部位
  - 根：部位在四肢末端之“井”穴。
  - 结：部位在头、胸、腹部。

三、气街

气街
- 含义：是指经气聚集运行的共同道路。
- 部位：在头、胸、腹、胫。

四、四海

四海
- 含义：即髓海、血海、气海、水谷之海，是人体气血精髓等精微物质汇聚之所。
- 部位：髓海位于头部，气海位于胸部，水谷之海位于上腹部，血海位于胫部。

笔记

第四节 经络的作用和经络学说的临床应用

经络的生理功能

《灵枢·经脉》:"经脉者,所以能决死生,处百病,调虚实,不可不通。"说明经络在生理、病理和疾病的防治等方面具有重要的作用。

生理功能:

- 联系脏腑,沟通内外:《灵枢·海论》:"夫十二经脉者,内属于府藏,外络于支节。"脏腑居于内,肢节居于外,其间是通过经络系统联系的。
- 运行气血,协调阴阳:《灵枢·本输》:"经脉者,所以行血气而营阴阳,濡筋骨,利关节者也。"说明经络具有运行气血,营养周身,协调阴阳的作用。
- 抗御外邪,保卫机体:《灵枢·本藏》:"卫气者,所以温分肉,充皮肤,肥腠理,司开合者也。"说明经络不仅能调节机体的相对平衡,而且具有卫外固表的作用。
- 传导感应,调整虚实:《灵枢·九针十二原》:"节之交,三百六十五会……所言节者,神气之所游行出入也。"说明当经络和内脏功能失调时,通过针刺刺激体表的腧穴,通过经络的传导调节脏腑的功能,从而使阴阳平衡,达到治疗疾病的目的。

第 88 章 腧穴总论

腧穴
- 含义：是指人体脏腑、经络、气血输注于体表的特殊部位。“腧”又作“俞”，通“输”，均有输注、转输之意。“穴”，指孔隙、凹陷处。
- 功能：既是疾病的诊断点（反应点），也是疾病的治疗点（刺激点）。

第一节 腧穴的分类和命名

一、腧穴的分类

分类
- 经穴：凡归属于十二经脉和任督二脉的腧穴，称为“十四经穴”，又简称为经穴，具有具体的穴名，固定的位置，分布在十四经循行路线上。又有明确的针灸主治证。
- 奇穴：凡未归入十四经穴范围，具有具体的名称，也有固定的位置，但尚未列入十四经的经验有效穴。这类腧穴的主治范围比较单一，但多数奇穴只对某种病症有着特殊的治疗效果。
- 阿是穴：是指该穴所在部位既不是经穴，也不是奇穴，只是按压痛点取穴，这类腧穴既无具体名称，又无固定的位置，而是以压痛点或其他反应点作为刺灸的部位，因此又称为“天应穴”“不定穴”“以痛为腧”。

二、腧穴的命名

古人对腧穴的命名，取义十分广泛，可谓上察天文，下观地理，中通人事，远取诸物，近取诸身。再结合腧穴的分布特点、作用、主治等内容赋予一定的名称。

命名
- 大象地理类
  - 以日月星辰来命名，如：日月、上星、太乙、天枢等。
  - 以山谷丘陵来命名，如：承山、合谷、大陵、梁丘等。
  - 以大小水流来命名，如：后溪、支沟、尺泽、太渊等。
  - 以交通要冲来命名，如：气冲、水道、内关、风市等。
- 人事物象类
  - 以动植物名称来命名，如：鱼际、伏兔、攒竹、丝竹空等。
  - 以建筑居处来命名，如：天井、玉堂、地仓、梁门等。
  - 以生活用具来命名，如：地机、阳辅、悬钟、缺盆等。
  - 以人事活动来命名，如：百会、归来、人迎、足三里等。
- 形态功能类
  - 以解剖部位来命名，如：大椎、脊中、完骨、京骨等。
  - 以脏腑功能来命名，如：神堂、魄户、魂门、志室等。
  - 以经络阴阳来命名，如：三阴交、三阳络、阴陵泉、阳陵泉等。
  - 以腧穴作用来命名，如：承泣、听会、光明、劳宫等。

笔记

第二节　腧穴的主治特点和规律

一、腧穴的主治特点

- 主治特点
  - 近治作用：这是一切腧穴（经穴、奇穴、阿是穴）所具有的主治作用的共同特点。这些腧穴都具有治疗该穴所在的部位的病症及邻近组织器官的病症。
  - 远治作用：这是十四经腧穴主治作用的基本规律，尤其四肢肘膝关节以下的特定穴，这些腧穴不仅能主治局部病症，而且还能治疗本经循行所到达的远隔部位的病症，有的还能治疗全身性的疾病。
  - 特殊作用
    - 双向良性调整作用：相反的两种病症在治疗时选用同一个腧穴，均可使疾病达到痊愈。如：泄泻时针刺天枢能止泻，便秘时针刺天枢能通便。
    - 决定双向良性调整作用的三个条件：
      - ①机能状态。
      - ②腧穴配伍。
      - ③针刺补泻。
    - 相对特异性作用：在同类腧穴中，这些腧穴均具有治疗这类疾病的作用；但其中任何穴位都不能和这个腧穴相比拟。如：大椎穴的退热，至阴穴的纠正胎位，百会穴的升提等。

二、腧穴的主治规律

分经主治规律

- 手三阴（手太阴肺经、手厥阴心包经、手少阴心经）三经主治胸部病；手厥阴心包经、手少阴心经二经主治神志病。
- 本经主治：
  - 手太阴肺经——肺、喉病。
  - 手厥阴心包经——心、胃病。
  - 手少阴心经——心病。
- 手三阳（手阳明大肠经、手少阳三焦经、手太阳小肠经）三经主治咽喉病、眼病、热病；手少阳三焦经、手太阳小肠经二经主治耳病。
- 本经主治：
  - 手阳明大肠经——前头、鼻、口、齿病。
  - 手少阳三焦经——侧头部、胁肋部病。
  - 手太阳小肠经——后头、肩胛部、神志病。
- 足三阳（足阳明胃经、足少阳胆经、足太阳膀胱经）三经主治神志病、热病；足少阳胆经、足太阳膀胱经二经主治眼病。
- 本经主治：
  - 足阳明胃经——前头、口、齿、鼻、胃肠病。
  - 足少阳胆经——侧头、耳、项、胁肋、胆病。
  - 足太阳膀胱经——后头、项、背、腰、肛肠病。

足三阴{足太阴脾经、足厥阴肝经、足少阴肾经}三经主治腹部病{足厥阴肝、足少阴肾}二经主治前阴病。

{足太阴脾经、足厥阴肝经、足少阴肾经}本经主治{脾胃病。肝胆病。肾、肺、咽喉病。}

- 足太阴脾经——脾胃病。
- 足厥阴肝经——肝胆病。
- 足少阴肾经——肾、肺、咽喉病。

任督{任脉、督脉}二经主治妇科病、脏腑病、神志病{任脉：回阳、固脱，有强壮作用。督脉：中风、昏迷、热病、头面病。}

第三节　特定穴

特定穴
- 含义：指十四经中具有特殊治疗作用，并有特定称号归类的腧穴。
- 内容：指五输穴、原穴、络穴、郄穴、背俞穴、募穴、下合穴、八会穴、八脉交会穴、交会穴十个内容。
- 分布：分布在四肢肘膝关节以下的有：五输穴、原穴、络穴、郄穴、八脉交会穴、下合穴。分布在躯干部的有：背腰部的背俞穴，胸腹部的募穴及四肢躯干部的八会穴和分布在全身的交会穴。

一、五输穴

五输穴
- 含义：指十二经脉在肘膝关节以下的井、荥、输、经、合五个输穴。
- 命名：古人把经气运行过程用自然界的水流由小到大，由浅入深的变化来形容，把五输穴按照井、荥、输、经、合的顺序排列。
- 分布：从四肢末端向肘膝关节方向依次排列。
- 部位：井穴多位于手足之端，荥穴多位于掌指或跖趾关节之前；输穴多位于掌指或跖趾关节之后，经穴多位于腕踝关节处，合穴多位于肘膝关节附近。

二、原穴

原穴
- 含义：十二经脉在腕踝关节附近各有一个腧穴，是脏腑原气经过或留止的部位。
- 分布：多位于腕踝关节附近，阴经的原穴是“以输代原”，阳经原穴单独存在，排列在五输穴的“输穴”之后。

三、络穴

络穴
- 含义：络脉从经脉别出的部位各有一个腧穴，加上任、督二脉各有一个络穴，再加上脾之大络，合称“十五络穴”。
- 分布：在肘膝关节以下及胸部、背部和侧身部。

四、背俞穴

背俞穴
- 含义：是指脏腑、经络、气血输注于背腰部的腧穴。
- 分布：在足太阳膀胱经第一侧线的腧穴，分布的部位是依据脏腑位置的高低来排列的。

笔记

五、募穴

募穴
- 含义:是指脏腑、经络、气血结聚于胸腹部的腧穴。
- 分布:在胸腹部,其分布部位都接近其相应的脏腑。

六、八会穴

八会穴
- 含义:是指脏、腑、气、血、筋、脉、骨、髓所会聚的八个腧穴。
- 分布:在躯干部和四肢部,其中脏、腑、气、血、骨之会分布于躯干部,筋、脉、髓之会分布于四肢部。

七、郄穴

郄穴
- 含义:是指各经经脉在四肢部经气深聚的部位。十二经脉、阴跷脉、阳跷脉、阴维脉、阳维脉各有一个郄穴,合称为十六郄穴。
- 分布:多分布在四肢肘膝关节以下。

八、下合穴

下合穴
- 含义:是指六腑之气下合于足三阳经的六个腧穴。
- 分布:在下肢部,其中大肠、小肠的下合穴下合在足阳明胃经上,三焦经的下合穴下合在足太阳膀胱经上。

九、八脉交会穴

八脉交会穴
- 含义:是指十二经脉在四肢部与奇经八脉相通的八个腧穴。
- 分布:在四肢肘膝关节以下的腕踝关节处。

十、交会穴

交会穴
- 含义:是指两经或两经以上相交会的腧穴。
- 分布:多数分布在头面部和胸腹部,少数分布在四肢部。

第四节　腧穴定位法

一、体表标志定位法

体表标志
- 含义:是指以人体的各种体表标志为依据来确定腧穴位置的方法。
- 内容
  - 固定标志:是指利用五官、毛发、爪甲、乳头、脐窝和骨节凸起、凹陷及肌肉隆起等固定标志,是指不受活动限制的。如:两乳之间取膻中、两眉头连线中点取印堂等。
  - 活动标志:是指利用关节、肌肉、皮肤随活动而出现的孔隙、凹陷、皱纹等活动标志,是指取穴时必须采用一定的活动姿势才能出现的腧穴。如:张口时取耳门、听会、听宫;闭口时取下关等。

二、骨度分寸定位法

- 骨度分寸
  - 含义：是指古人以骨节为主要标志来测量人体周身各部的大小和长短，并依其尺寸按比例折算的长度作为定穴的标准。
  - 内容
    - 头面部
      - 直寸：前发际至后发际为12寸。
      - 横寸：两乳突（完骨）为9寸。
    - 胸腹部
      - 直寸
        - 天突至歧骨为9寸。
        - 歧骨至脐中为8寸。
        - 脐中至耻骨联合为5寸。
      - 横寸：两乳头为8寸。
    - 侧腹部：直寸
      - 腋以下至季肋为12寸。
      - 季肋至髀枢为9寸。
    - 背腰部
      - 直寸：大椎至尾骶为21椎。
      - 横寸：两肩胛骨内侧缘为6寸。
    - 上肢部：直寸
      - 腋前纹头至肘横纹为9寸。
      - 肘横纹至腕横纹为12寸。
    - 下肢部：直寸
      - 横骨上廉至内辅骨上廉为18寸。
      - 内辅骨下廉至内踝尖为13寸。
      - 髀枢至膝中为19寸。
      - 膝中至外踝尖为16寸。

三、手指同身寸定位法

- 手指同身寸
  - 含义：是指以患者本人的手指为尺寸折量标准来量取腧穴的定位方法。
  - 内容
    - 中指同身寸：是指以患者中指屈曲时，中指中节桡侧两纹头之间的距离为1寸。
    - 拇指同身寸：是指患者拇指指骨间关节之宽度为1寸，是指寸法中较为常用的一种。
    - 横指同身寸：是指当患者第2～5指并拢时，中指近侧指骨间关节横纹水平的四指宽度为3寸，四横指为一夫，故又称“一夫法”。

四、简便取穴定位法

- 简便
  - 含义：是指简便易行的腧穴定位方法。
  - 内容：通常仅用于部分腧穴的取穴定位。

笔记

第89章 经络腧穴各论

第一节 手太阴肺穴

一、经脉

（一）经脉循行

肺手太阴之脉，起于中焦，下络大肠，还循胃口，上膈属肺。从肺系，横出腋下，下循臑内，行少阴，心主之前，下肘中，循臂内上骨下廉，入寸口，上鱼，循鱼际，出大指之端。其支者，从腕后，直出次指内廉，出其端。（《灵枢·经脉》）

译文：手太阴肺经起于中焦，向下联络大肠，回绕过来沿着胃的上口，通过横膈，属肺。从肺系（气管及喉咙）横走浅出侧胸上部（中府），向下沿着上肢内侧前缘，行于手少阴心经和手厥阴心包经之前，经过肘窝、腕后寸口部，沿手掌大鱼际缘，止于拇指桡侧端（少商）。分支从腕后分出，止于食指桡侧端。

（二）经脉病候

是动则病，肺胀满，膨膨而喘咳，缺盆中痛，甚则交两手而瞀，是为臂厥。是主肺所生病者，咳，上气，喘渴，烦心，胸满，臑臂内前廉痛厥，掌中热。气盛有余，则肩背痛，风寒汗出中风，小便数而欠；气虚，则肩背痛、寒，少气不足以息，溺色变。（《灵枢·经脉》）

（三）主治概要

本经腧穴主治咳、喘、咯血、咽喉痛等肺系疾患，及经脉循行部位的其他病症。

二、常用腧穴

中府
- 定位：在胸前臂的外上方，云门下1寸，平第一肋间隙，距前正中线6寸。
- 主治
  - ①咳嗽，气喘。
  - ②胸痛，肩背痛。
- 配伍
  - ①配太渊、肺俞，治肺脏病。
  - ②配太溪，治肺系虚证。
- 刺法：向外斜刺或平刺0.5～0.8寸，不可向内深刺，以免伤及脏器。

孔最
- 定位：在前臂掌面桡侧，当尺泽与太渊连线上，腕横纹上7寸。
- 主治
  - ①咳血，鼻衄，咳嗽，气喘，咽喉肿痛，热病无汗。
  - ②痔血。
  - ③肘臂挛痛。
- 配伍
  - ①配肺俞、风门，治咳嗽，气喘。
  - ②配少商，治咽喉肿痛。
  - ③配合谷、大椎，治热病无汗，头痛。
- 刺法：直刺0.5～1.0寸；可灸。

笔记

- 尺泽
  - 定位:在肘横纹中,肱二头肌腱桡侧凹陷处。
  - 主治
    - ①咳嗽,气喘,咳血。
    - ②咽喉痛。
    - ③肘臂挛痛。
    - ④急性胃肠炎。
  - 配伍
    - ①配鱼际、列缺、肺俞、内关,治胸痛。
    - ②配少商、商阳,治咽喉肿痛。
    - ③配曲池、曲泽、肩髃、外关、合谷,治肘部疼痛。
    - ④三棱针点刺尺泽、委中放血,治急性肠胃炎。
  - 刺法:直刺0.8~1.2寸,或点刺出血。
- 列缺
  - 定位:在前臂桡侧缘,桡骨茎突上方,腕横纹上1.5寸,当肱桡肌与拇长展肌腱之间。
  - 主治
    - ①外感头痛,项强,咳嗽,气喘,咽喉肿痛。
    - ②口㖞,齿痛。
  - 配伍
    - ①配风池、大椎,治外感头痛。
    - ②配照海,治咽喉干痛。
  - 刺法:向肘部斜刺0.3~0.5寸;可灸。
- 太渊
  - 定位:在腕掌侧横纹桡侧,桡动脉搏动处。
  - 主治
    - ①咳嗽,气喘。
    - ②无脉症。
    - ③腕臂痛。
  - 配伍
    - ①配列缺、孔最,主治咳嗽,气喘,胸背痛。
    - ②配人迎、内关,治无脉症。
  - 刺法:直刺0.2~0.3寸;可灸。
- 少商
  - 定位:在手拇指末节桡侧,距指甲角0.1寸。
  - 主治
    - ①高热,神昏。
    - ②咽喉肿痛。
    - ③一氧化碳(CO)中毒。
  - 配伍
    - ①配人中、四关,治神志病。
    - ②配合谷、商阳,治咽喉肿痛。
    - ③配少冲,治一氧化碳(CO)中毒。
  - 刺法:浅刺0.1寸,或三棱针点刺出血;可灸。

三、腧穴一览表

手太阴肺经腧穴一览表

穴　名	定　位	主　治	操　作
中府(LU1) 肺募穴,手足太阴交会穴	在胸前壁外上方,云门下1寸,平第一肋间隙,距前正中线6寸。	①咳嗽,气喘。 ②胸痛,肩背痛。	向外斜刺或平刺0.5~0.8寸,不可向内深刺,以免伤及脏器。
云门(LU2)	在胸前壁外上方,肩胛骨喙突上方,锁骨下窝凹陷处,距前正中线6寸。	①咳嗽,气喘。 ②胸痛,肩痛。	向外斜刺0.5~0.8寸,不可向内深刺,以免伤及脏器。

笔记

（续表）

穴名	定位	主治	操作
天府（LU3）	在臂内侧面，肱二头肌桡侧缘，腋前纹头下3寸处。	①鼻衄，咳嗽，气喘。②肩及上肢内侧疼痛。	直刺0.5～1.0寸。
侠白（LU4）	在臂内侧面，肱二头肌桡侧缘，腋前纹头下4寸处，或肘横纹上5寸处。	①咳嗽，气喘。②上臂内侧痛。	直刺0.5～1.0寸。
尺泽（LU5）合穴	在肘横纹中，肱二头肌桡侧凹陷处。	①咳嗽，气喘，咳血。②咽喉痛。③急性肠胃炎。④肘臂挛痛。	直刺0.8～1.2寸，或点刺出血。
孔最（LU6）郄穴	在前臂掌面桡侧，当尺泽与太渊连线上，腕横纹上7寸处。	①肺系病。②痔血。③肘部挛痛。	直刺0.5～1.0寸。
列缺（LU7）络穴，八脉交会穴，通任脉	在前臂桡侧缘，桡骨茎突上方，腕横纹上1.5寸，当肱桡肌与拇长展肌腱之间。	①外感病，项强。②咽喉干痛。	向上斜刺0.3～0.5寸。
经渠（LU8）经穴	在前臂掌面桡侧，桡骨茎突与桡动脉之间凹陷处，腕横纹上1寸。	①肺系病。②手腕痛。	避开桡动脉，直刺0.3～0.5寸。
太渊（LU9）输穴、原穴、八会穴（脉会）	在腕掌侧横纹桡侧，桡动脉搏动处。	①咳嗽，气喘。②无脉症。③腕臂痛。	避开桡动脉，直刺0.3～0.5寸。
鱼际（LU10）荥穴	在手拇指本节（第一掌指关节）后凹陷处，约当第一掌骨中点桡侧，赤白肉际处。	①咳嗽，哮喘，咳血。②咽喉肿痛，失音，发热。	直刺0.5～0.8寸。
少商（LU11）井穴	在手拇指末节桡侧，距指甲角0.1寸。	①高热，神昏。②咽喉肿痛。③CO中毒。	浅刺0.1～0.2寸，或点刺出血。

四、腧穴歌诀

手太阴肺十一穴，中府云门天府诀，
侠白之下是尺泽，孔最下行接列缺，
更有经渠与太渊，鱼际少商如韭叶。

第二节 手阳明大肠经

一、经脉

（一）经脉循行

大肠手阳明之脉，起于大指次指之端，循指上廉，出合谷两骨之间，上入两筋之中，循臂上廉,入肘外廉,上臑外前廉,上肩,出髃骨之前廉,上出于柱骨之会上,下入缺盆,络肺,下膈,属大肠。其支者,从缺盆上颈,贯颊,入下齿中,还出挟口,交人中——左之右、右之左,上挟鼻孔。(《灵枢·经脉》)。

译文:手阳明大肠经起于食指桡侧端,沿食指桡侧缘向上,通过第1、第2掌骨之间,进入拇长伸肌腱和拇短伸肌腱之间,沿前臂桡侧,进入肘外侧,经上臂外侧前边,上走肩端(肩髃),沿肩峰前缘,向上出于颈椎"手足三阳经聚会处"(大椎,属督脉),再入缺盆,络肺,属大肠。缺盆部的支脉:上走颈部,通过面颊,进入下齿龈,回绕至上唇,交叉于人中,左脉向右,右脉向左,止于对侧鼻旁(迎香)。

(二)经脉病候

是动则病,齿痛,颈肿。是主津所生病者,目黄,口干,鼽衄,喉痹,肩前臑痛,大指次指痛不用。气有余,则当脉所过者热肿;虚,则寒栗不复。(《灵枢·经脉》)。

(三)主治概要

本经腧穴主治头面五官疾患、热病、皮肤病、肠胃病、神志病等及经脉循行部位的其他病症。

二、常用腧穴

商阳
- 定位:在手食指末节桡侧,距指甲角0.1寸。
- 主治
  - ①热病,昏迷。
  - ②咽喉肿痛,齿痛。
- 配伍
  - ①配少商、中冲、关冲,治中风,中暑。
  - ②配少商、合谷,治咽喉肿痛。
- 刺法:向上斜刺0.2~0.3寸,或点刺出血;可灸。

三间
- 定位:微握拳,在手食指末节(第二掌指关节)后,桡侧凹陷处。
- 主治
  - ①目痛,齿痛,咽喉肿痛。
  - ②身热。
  - ③手背肿痛。
- 配伍
  - ①配阳溪,治喉痹,哽咽。
  - ②配前谷,治目急痛。
- 刺法:直刺0.3~0.5寸;可灸。

合谷
- 定位:在手背第一、二掌骨间,靠近第二掌骨桡侧中点处。
- 主治
  - ①头痛,目赤肿痛,齿痛,鼻衄,耳聋,口眼㖞斜。
  - ②热病,无汗或多汗。
  - ③经闭,滞产。
  - ④肘臂挛痛,手指屈伸不利。
- 配伍
  - ①配复溜,合谷(补),治多汗;合谷(泻),治无汗。
  - ②配足三里,治胃肠病。
  - ③配三阴交,治滞产。
  - ④配大椎、后溪、外关,治皮肤瘙痒,疔疮。
  - ⑤配太冲,称为四关穴,治癫狂,头痛,眩晕。
- 刺法:直刺0.5~0.8寸;可灸。孕妇禁针、禁灸。

笔记

阳溪
- 定位：在腕背横纹桡侧，手拇指向上翘起时，当拇短伸肌腱与拇长伸肌腱之间的凹陷中。
- 主治：①头痛，目赤肿痛，齿痛，咽喉肿痛。②手腕痛。
- 配伍：①配阳谷，治目赤肿痛。②配列缺，治腕部腱鞘病。
- 刺法：直刺0.3～0.5寸；可灸。

偏历
- 定位：曲肘，在前臂背面桡侧，当阳溪与曲池连线上，腕横纹上3寸。
- 主治：①目赤，耳聋，鼻衄，喉痛。②水肿。③手臂酸痛。
- 配伍：①配太渊，治感冒，头痛，咽喉痛。②配水分、阴陵泉，治水肿。③配阳溪、商阳、络却、腕骨、前谷，治耳鸣。
- 刺法：斜刺0.3～0.5寸；可灸。

手三里
- 定位：在前臂背面桡侧，当阳溪与曲池连线上，肘横纹下2寸。
- 主治：①肩臂麻痛，上肢不遂。②腹痛，腹泻。③齿痛颊肿。
- 配伍：①配肩髃、合谷，治腹胀，吐泻。②配温溜、曲池、中渚、丰隆，治喉痹不能言。
- 刺法：直刺0.8～1.2寸。

曲池
- 定位：在肘横纹外侧端，屈肘，当尺泽与肱骨外上髁连线的中点。
- 主治：①高血压。②皮肤病：瘾疹，湿疹。③手臂痹痛，上肢不遂。
- 配伍：①配血海、足三里，治皮肤病。②配合谷、血海、三阴交，治药物过敏反应。
- 刺法：直刺0.8～1.2寸；可灸。

臂臑
- 定位：当曲池与肩髃连线上，曲池上7寸。自然垂臂时在臂外侧，三角肌止点处。
- 主治：①肩臂痛，瘰疬。②目疾。
- 配伍：①配强间，治颈项强。②配手三里、大迎，治颈部淋巴结核。
- 刺法：直刺或向上斜刺0.8～1.5寸。

肩髃
- 定位：在肩部，三角肌上，臂外展，或向前平伸时，当肩峰前下方凹陷处。
- 主治：①肩关节周围炎。②瘾疹。
- 配伍：①配肩髎、肩贞、臑俞，治肩关节周围炎。②配阳溪，治风疹。
- 刺法：直刺或向下斜刺0.8～1.5寸。

迎香
- 定位：在鼻翼外缘中点旁，当鼻唇沟中。
- 主治
  - ①鼻塞，鼽衄，口㖞，面痒。
  - ②胆道蛔虫症。
- 配伍
  - ①配印堂、合谷、太阳，治急慢性鼻炎。
  - ②迎香透四白，治胆道蛔虫症。
- 刺法：斜刺或平刺0.3～0.5寸。

三、腧穴一览表

手阳明大肠经腧穴一览表

穴　名	定　位	主　治	操　作
商阳（LI1） 井穴	在手食指末节桡侧，距指甲角0.1寸。	①神志病。 ②咽喉肿痛。	浅刺0.1～0.2寸，或点刺出血。
二间（LI2） 荥穴	微握掌，在食指本节（第二掌指关节）前，桡侧凹陷处。	①咽喉肿痛，牙痛，目痛，鼻衄。 ②热病。	直刺0.2～0.3寸。
三间（LI3） 输穴	微握掌，在食指本节（第二掌指关节）后桡侧凹陷处。	①咽喉肿痛，齿痛，目痛。 ②身热。 ③手背肿痛。	直刺0.5～0.8寸。
合谷（LI4） 原穴	在手背第一、二掌骨间，近第二掌骨桡侧中点处。	①头面五官病。 ②热病，无汗或多汗。 ③胃肠病。	直刺0.5～0.8寸。
阳溪（LI5） 经穴	在腕背横纹桡侧，手拇指向上翘起时，当拇长伸肌腱与拇短伸肌腱之间的凹陷中。	①头目肿痛，齿痛，咽肿。 ②手腕病。	直刺0.5～0.8寸。
偏历（LI6） 络穴	曲肘，在前臂背面桡侧，当阳溪与曲池连线上，腕横纹上3寸。	①头面五官病。 ②水肿。 ③手臂酸痛。	直刺或斜刺0.5～0.8寸。
温溜（LI7） 郄穴	曲肘，在前臂背面桡侧，当阳溪与曲池连线上，腕横纹上5寸。	①头痛，面肿，咽喉肿痛。 ②肠鸣腹痛。 ③肩背酸痛。	直刺0.5～0.8寸。
下廉（LI8）	在前臂背面桡侧，当阳溪与曲池的连线上，肘横纹下4寸。	①头痛，眩晕，目痛。 ②腹胀，腹痛。 ③肘臂病。	直刺0.5～1.0寸。
上廉（LI9）	在前臂背面桡侧，当阳溪与曲池的连线上，肘横纹下3寸。	①肘臂痛。 ②腹痛，肠鸣。	直刺0.5～1.0寸。
手三里（LI10）	在前臂背面桡侧，当阳溪与曲池的连线上，肘横纹下2寸。	①局部病。 ②腹痛，腹泻。 ③齿痛颊肿。	直刺0.8～1.2寸。
曲池（LI11） 合穴	在肘横纹外侧端，屈肘，当尺泽与肱骨外上髁连线中点。	①高血压。 ②瘾疹，湿疹。 ③手臂挛痛，上肢不遂。	直刺1.0～1.5寸。

（续表）

穴 名	定 位	主 治	操 作
肘髎（LI12）	在臂外侧屈肘，曲池上方1寸，当肱骨边缘处。	肘臂酸痛，麻木挛急。	直刺0.5～1.0寸。
手五里（LI13）	在臂外侧，当曲池与肩髃连线上，曲池上3寸。	肘臂挛痛，瘰疬。	避开动脉，直刺0.5～1.0寸。
臂臑（LI14）	当曲池与肩髃连线上，曲池上7寸。自然垂臂在臂外侧，三角肌止点处。	①肩臂痛，瘰疬。②目疾。	直刺或向上斜刺0.8～1.5寸。
肩髃（LI15）手阳明、阳蹻交会穴	在肩部，三角肌上，臂外展或向前平伸时，当肩峰下方凹陷处。	①肩关周围炎。②瘾疹。	直刺或向下斜刺0.8～1.5寸。
巨骨（LI16）手阳明、阳蹻交会穴	在肩上部，当锁骨肩峰端与肩胛之间凹陷处。	①肩臂挛痛不遂。②瘰疬，瘿气。	直刺或微斜向外下方，进针0.5～1.0寸。
天鼎（LI17）	在颈外侧部，胸锁乳突肌后缘当结喉旁，扶突穴与缺盆连线中点。	①咽喉肿痛，暴喑。②瘰疬，瘿气。	直刺0.5～0.8寸。
扶突（LI18）	在颈外侧部，结喉旁，当胸锁乳突肌前后缘之间。	①咽喉肿痛，暴喑。②咳嗽，气喘，瘿气。	直刺0.5～0.8寸。
口禾髎（LI19）	在上唇部，鼻孔外缘直下，平水沟穴。	①鼻塞，鼽衄。②口㖞，口噤。	平刺或斜刺0.3～0.5寸。
迎香（LI20）手、足阳明交会穴	在鼻翼外缘中点旁，当鼻唇沟中。	①不闻香臭。②胆道蛔虫病。③面瘫。	斜刺或平刺0.3～0.5寸。

四、腧穴歌诀

手阳明穴起商阳，二间三间合谷藏，
阳溪偏历复温溜，下廉上廉三里长，
曲池肘髎五里连，臂臑肩髃巨骨当，
天鼎扶突禾髎接，鼻旁五分号迎香。

第三节 足阳明胃经

一、经脉

（一）经脉循行

胃足阳明之脉，起于鼻，交頞中，旁约太阳之脉，下循鼻外，入上齿中，还出挟口，环唇，下交承浆，却循颐后下廉，出大迎，循颊车，上耳前，过客主人，循发际，至额颅。其支者，从大迎前，下人迎，循喉咙入缺盆，下膈，属胃，络脾。其直者，从缺盆下乳内廉，下挟脐，入气街中。其支者，起于胃口，循腹里，下至气街中而合。以下髀关，抵伏兔，下膝膑中，下循胫外廉，下足跗，入中指内间。其支者，下膝三寸而别，下入中指外间。其支者，别跗上，入大指间，出其端。(《灵枢·经脉》)

译文：足阳明胃经起于鼻翼两侧(迎香)，上行到鼻根部，与旁侧足太阳经交会，向下沿着鼻的外侧(承泣)，进入上齿龈内，回出环绕口唇，向下交会于颏唇沟处。再向后沿着口腮后下方，出于下颌大迎处，沿着下颌角(颊车)，上行耳前，沿着发际，到达前额(神庭)。面部的支脉：从大迎前向下经过人迎，沿着喉咙，进入缺盆部，向下通过横膈，属于胃，联络脾脏。缺盆部直行的脉：经乳头，向下夹脐旁，进入少腹两侧气冲。胃下口部的支脉：沿着腹里向下到气冲会合，再由此下行至髀关沿着胫骨外侧前缘，下经足跗，进入第2足趾外侧端(厉兑)。小腿部支脉：从膝下3寸(足三里)处分出，进入足中趾外侧端。足跗部支脉：从跗上(冲阳)分出，进入足大趾内侧端(隐白)，与足太阴脾经相接。

(二)经脉病候

是动则病，洒洒振寒，善呻，数欠，颜黑，病至则恶人与火，闻木声则惕然而惊，心欲动，独闭户塞牖而处；甚则欲上高而歌，弃衣而走；贲响腹胀，是为骭厥。是主血所生病者，狂，疟，温淫，汗出，鼽衄，口㖞，唇胗，颈肿，喉痹，大腹水肿，膝膑肿痛；循膺、乳、气街、股、伏兔、骭外廉、足跗上皆痛，中指不用。气盛，则身前皆热，其有余于胃，则消谷善饥，溺色黄；气不足，则身以前皆寒栗，胃中寒则胀满。(《灵枢·经脉》)

(三)主治概要

本经腧穴主治胃肠病、神志病和头面、目、鼻、口齿痛，以及经脉循行部位的其他病症。

二、常用腧穴

承泣
- 定位：在面部，瞳孔直下，当眼球与眶下缘之间。
- 主治
  - ①目赤肿痛，流泪，夜盲，近视，眼睑瞤动。
  - ②口㖞，面肌痉挛。
- 配伍
  - ①配风池、睛明，耳尖放血，治目赤肿痛。
  - ②配足三里、合谷、攒竹、风池，治口眼㖞斜。
- 刺法：紧靠眶下缘缓慢直刺0.3~0.7寸，不宜提插，以防刺破血管引起血肿，可灸。

四白
- 定位：在面部，目正视瞳孔直下，当眶下孔凹陷处。
- 主治
  - ①目赤肿痛，目翳，眼睑瞤动，近视。
  - ②面瘫，口㖞，面肌痉挛。
  - ③头痛，眩晕。
- 配伍
  - ①配丰隆、太白、太冲，治目翳，眼睑瞤动。
  - ②配涌泉、大杼，治头痛，眩晕。
- 刺法：直刺0.2~0.3寸；可灸。

地仓
- 定位：在面部，口角外侧，上直瞳孔。
- 主治
  - ①口㖞，流涎。
  - ②眼睑瞤动。
- 配伍
  - ①配承浆、阴陵泉，治流涎。
  - ②配颊车、承浆、合谷，治口噤不开。
- 刺法：斜刺或平刺0.5~0.8寸，或向颊车方向透刺1.0~2.0寸。

笔记

颊车
- 定位：在面颊部，下颌角前上方约一横指，当咀嚼时咬肌隆起，按之凹陷处。
- 主治
  - ①面瘫。
  - ②上牙痛。
  - ③牙关紧闭。
- 配伍
  - ①配太阳、翳风、地仓、合谷，治面瘫。
  - ②配内庭、颊车，治胃火牙痛。
  - ③配人中、四关、十二井，治牙关紧闭。
- 刺法：直刺0.3~0.5寸，或向地仓方向透刺1.5~2.0寸。

下关
- 定位：在面部耳前方，当颧弓与下颌切迹所形成的凹陷中。
- 主治
  - ①耳聋，耳鸣，聤耳。
  - ②齿痛，口㖞，面痛。
- 配伍
  - ①配阳溪、关冲、液门、合谷，治耳鸣，耳聋。
  - ②配颊车、合谷、外关，治牙关紧闭。
- 刺法：直刺或斜刺0.5~1.0寸。

头维
- 定位：在头侧部，当额角发际上0.5寸，头正中线旁4.5寸。
- 主治
  - ①头痛，眩晕。
  - ②目痛，迎风流泪，眼睑瞤动。
- 配伍
  - ①配神庭，治前额痛。
  - ②配睛明、瞳子髎、丝竹空，治眼睑瞤动。
- 刺法：向后平刺0.5~0.8寸，或横刺透率谷。

梁门
- 定位：在上腹部，当脐中上4寸，距前正中线2寸。
- 主治：胃痛，呕吐，食欲不振，便溏。
- 配伍
  - ①配中脘、内关、足三里，治胃痛，腹胀，呕吐。
  - ②配胃俞、脾俞、肾俞、上巨虚，治便溏。
- 刺法：直刺0.5~0.8寸；可灸。

天枢
- 定位：在腹中部，脐中旁开2寸。
- 主治
  - ①便秘，泄泻。
  - ②闭经，崩漏。
- 配伍
  - ①配上巨虚、支沟、合谷，治便秘。
  - ②配太溪、肾俞，主治肾虚泄泻。
  - ③配中枢、归来、三阴交，治闭经。
  - ④配隐白，治虚证崩漏；配地机，治实证崩漏。
  - ⑤配肾俞、三焦俞，治泌尿系结石。
- 刺法：直刺1.0~1.5寸；可灸。

归来
- 定位：在下腹部，当脐中下4寸，距前正中线2寸。
- 主治
  - ①月经不调。
  - ②疝气。
- 配伍
  - ①配天枢、中极、血海、三阴交，治月经不调。
  - ②配大敦、隐白、下巨虚、中极，治疝气。
- 刺法：直刺1.0~1.5寸；可灸。

伏兔
- 定位：大腿前面，当髂前上棘与髌底外侧端连线上，髌底上6寸。
- 主治
  - ①下肢痿痹，腰膝冷痛，脚气。
  - ②疝气。
- 配伍：配髀关、犊鼻，治腿膝痛。
- 刺法：直刺1.0~2.0寸。

梁丘
- 定位：屈膝，在大腿前面，当髂前上棘与髌底外侧端连线上，髌底上2寸。
- 主治
  - ①急性胃痛。
  - ②膝肿痛，下肢不遂。
- 配伍
  - ①配中脘、内关、足三里，治急性胃病。
  - ②配血海、犊鼻、内膝眼、阴陵泉、阳陵泉、足三里、委中，治膝关节痛。
- 刺法：直刺1.0~2寸；可灸。

足三里
- 定位：在小腿前外侧，当犊鼻穴下3寸，距胫骨前缘一横指（中指）。
- 主治
  - ①胃痛，呕吐，泄泻，腹胀，肠鸣。
  - ②虚劳羸瘦，咳嗽气喘，心悸气短，头晕。
  - ③失眠，癫狂。
  - ④下肢痿痹。
- 配伍
  - ①配中脘、内关、梁丘，治胃痛。
  - ②配曲池、血海，治皮肤病。
  - ③配天宗、屋翳、足三里，治乳少，乳痈。
- 刺法：直刺1.0~2.0寸；可灸。

上巨虚
- 定位：在小腿前外侧，当犊鼻下6寸，距胫骨前缘一横指（中指）。
- 主治
  - ①肠中绞痛，肠痈，泄泻，便秘。
  - ②下肢痿痹，脚气。
- 配伍
  - ①配合谷、支沟、天枢、阑尾穴，治便秘。
  - ②配中枢，治细菌性痢疾。
- 刺法：直刺1.0~1.5寸；可灸。

下巨虚
- 定位：在小腿前外侧，当犊鼻穴下9寸，距胫骨前缘一横指（中指）。
- 主治
  - ①腹泻，痢疾。
  - ②下肢痿痹。
- 配伍：配大敦、隐白、中极、归来，治小肠疝。
- 刺法：直刺1.0~1.5寸；可灸。

丰隆
- 定位：在小腿前外侧，当外踝尖上8寸，条口外，距胫骨前缘二横指（中指）。
- 主治
  - ①咳嗽，哮喘。
  - ②腹胀，便秘。
  - ③头痛，眩晕，癫狂病。
  - ④下肢痿痹。
- 配伍
  - ①配肺俞、尺泽，治咳嗽，哮喘。
  - ②配足三里、太白、公孙，治脾胃病。
  - ③配四关、人中，治癫狂。
- 刺法：直刺1.0~1.5寸；可灸。

笔记

解溪
- 定位：在足背与小腿交界处的横纹中央凹陷处，当拇长伸肌腱与趾长伸肌腱之间。
- 主治
  - ①眉棱骨痛。
  - ②腹胀，便秘。
  - ③踝关节扭伤。
- 配伍
  - ①配血海、商丘，治腹胀。
  - ②配悬钟、申脉、昆仑，治外踝扭伤。
- 刺法：直刺0.5～1.0寸；可灸。

内庭
- 定位：在足背，当第二、第三趾间，趾蹼缘后方赤白肉际处。
- 主治
  - ①牙痛，鼻衄。
  - ②腹痛，腹胀，泄泻，痢疾。
- 配伍
  - ①配合谷，治牙龈肿痛。
  - ②配上星、太阳、头维，治头痛，目赤肿痛。
- 刺法：直刺或斜刺0.3～0.5寸；可灸。

厉兑
- 定位：在足第二趾末节外侧，距指甲角0.1寸。
- 主治
  - ①齿痛，口㖞，咽喉肿痛，鼻衄。
  - ②热病。
  - ③足背肿痛。
  - ④多梦，癫狂。
- 配伍
  - ①配条口、三阴交，治胫寒不得卧。
  - ②配隐白、大敦、中冲，治中风昏迷。
- 刺法：向上斜刺0.2～0.3寸，或三棱针点刺出血。

三、腧穴一览表

足阳明胃经腧穴一览表

穴　名	定　位	主　治	操　作
承泣(ST1) 足阳明、阳蹻、任脉交会穴	在面部，瞳孔直下，当眼球与眶下缘之间。	①目赤肿痛，流泪，夜盲，近视，眼睑瞤动。 ②口㖞，面肌痉挛。	紧靠眶下缘缓慢直刺0.3～0.7寸，不宜提插，以防刺破血管，引起血肿。
四白(ST2)	在面部，目正视，瞳孔直下，当眶下孔凹陷处。	①目赤肿痛，目翳，眼睑瞤动。 ②面痛，口㖞，面肌痉挛。 ③头痛，眩晕。	直刺0.3～0.5寸；或沿皮透刺睛明；或向外上方斜刺0.5寸入眶下孔。
巨髎(ST3) 足阳明、阳蹻之会	在面部，瞳孔直下，平鼻翼下缘处，当鼻唇沟外侧。	①口㖞，面痛，齿痛。 ②眼睑瞤动。	直刺0.5～0.8寸。
地仓(ST4) 手足阳明、阳蹻交会穴	在面部，口角外侧，上直瞳孔。	①流涎。 ②面瘫。	斜刺或平刺0.5～0.8寸；或向迎香、颊车方向透刺1.0～2.0寸。
大迎(ST5)	在下颌角前方，咬肌附着部的前缘，当面动脉搏动处。	①颊肿，齿痛。 ②口㖞，口噤。	避开动脉直刺0.3～0.5寸，或向地仓方向刺。

（续表）

穴　名	定　位	主　治	操　作
颊车（ST6）	在面颊部，下颌角前上方约一横指，当咀嚼时咬肌隆起，按之凹陷处。	①面瘫。 ②上牙痛。	直刺0.3～0.5寸，或向地仓方向透刺1.5～2.0寸。
下关（ST7） 足阳明、少阳交会穴	在面部耳前方，当颧弓与下颌切迹所形成的凹陷中。	①耳痛病。 ②牙痛。	直刺或斜刺0.5～1.0寸。
头维（ST8） 足阳明、少阳、阳维交会穴	在头侧部，当额角发际上0.5寸，头正中线旁开4.5寸。	①头痛。 ②目痛，流泪。	向后平刺0.5～0.8寸，或横刺透率谷。
人迎（ST9） 足阳明、少阳交会穴	在颈部，结喉旁，当胸锁乳突肌的前缘，颈总动脉搏动处。	①咽喉肿痛，胸满喘息。 ②瘰疬，瘿气。	避开动脉直刺0.3～0.8寸，慎灸。
水突（ST10）	在颈部，胸锁乳突肌前缘，当人迎与气舍连线中点。	①咳嗽，哮喘。 ②咽喉肿痛。	直刺0.3～0.5寸。
气舍（ST11）	在颈部，当锁骨内侧端的上缘，胸锁乳突肌的胸骨头与锁骨头之间。	①咽喉肿痛。 ②瘿瘤，瘰疬。 ③气喘，呃逆。 ④颈项强痛。	直刺0.3～0.5寸。
缺盆（ST12）	在锁骨上窝中央，距前正中线4寸。	①咳嗽气喘。 ②缺盆中痛。	直刺或向后背斜刺0.3～0.5寸；以防气胸。
气户（ST13）	在胸部，当锁骨中点下缘，距前正中线4寸。	①咳喘，呃逆。 ②胸肋胀满。	斜刺或平刺0.5～0.8寸。
库房（ST14）	在胸部，当第一肋间隙，距前正中线4寸。	①咳喘，咳唾脓血。 ②胸肋胀痛。	斜刺或平刺0.5～0.8寸。
屋翳（ST15）	在胸部，当第二肋间隙，距前正中线4寸。	①咳嗽，哮喘。 ②胸肋胀满，乳痈。	斜刺或平刺0.5～0.8寸。
膺窗（ST16）	在胸部，当第三肋间隙，距前正中线4寸。	①咳嗽，哮喘。 ②胸肋胀满，乳痈。	斜刺或平刺0.5～0.8寸。
乳中（ST17）	在胸部，当第四肋间隙，距前正中线4寸。	只作胸腹部腧穴的定位标志。	不针不灸。
乳根（ST18）	在胸部，当乳头直下，乳房根部，第五肋间隙，距前正中线4寸。	①咳嗽，哮喘，胸闷，胸痛。 ②乳癖，乳痈。	斜刺或平刺0.5～0.8寸。
不容（ST19）	在上腹部，当脐中上6寸，距前正中线2寸。	①呕吐，胃痛，腹胀。 ②食欲不振。	直刺0.5～1.0寸。

笔记

（续表）

穴 名	定 位	主 治	操 作
承满(ST20)	在上腹部，当脐中上5寸，距前正中线2寸。	①胃痛，腹满，食欲不振。 ②吐血。	直刺0.5~1.0寸。
梁门(ST21)	在上腹部，当脐中上4寸，距前正中线2寸。	①胃痛，呕吐。 ②食欲不振。	直刺0.5~1.0寸。
关门(ST22)	在上腹部，当脐中上3寸，距前正中线2寸。	①腹痛，腹胀，肠鸣，泄泻。 ②水肿。	直刺0.5~1.0寸。
太乙(ST23)	在上腹部，当脐中上2寸，距前正中线2寸。	①胃痛。 ②癫狂，心烦。	直刺0.8~1.2寸。
滑肉门(ST24)	在上腹部，当脐中上1寸，距前正中线2寸。	①胃痛，呕吐。 ②癫狂，吐舌。	直刺0.8~1.2寸。
天枢(ST25) 大肠募穴	在腹中部，脐中旁开2寸。	①便秘，泄泻。 ②闭经，崩漏。	直刺1.0~1.5寸。
外陵(ST26)	在下腹部，当脐中下1寸，距前正中线2寸。	①腹痛，痛经。 ②疝气。	直刺1.0~1.5寸。
大巨(ST27)	在下腹部，当脐中下2寸，距前正中线2寸。	①小腹胀，小便不利，疝气。 ②遗精，早泄。	直刺1.0~1.5寸。
水道(ST28)	在下腹部，当脐中下3寸，距前正中线2寸。	①水肿，小便不利，小腹胀满。 ②痛经，不孕，疝气。	直刺1.0~1.5寸。
归来(ST29)	在下腹部，当脐中下4寸，距前正中线2寸。	①月经不调。 ②疝气。	直刺1.0~1.5寸。
气冲(ST30)	在腹股沟稍上方，当脐中下5寸，距前正中线2寸。	①腹痛。 ②阳痿，阴肿，疝气。 ③月经不调，不孕。	直刺0.5~1.0寸，不宜灸。
髀关(ST31)	在大腿前面，当髂前上棘与髌底外侧端的连线上，屈股时，平会阴，居缝匠肌外侧凹陷处。	①下肢痿痹，腰膝冷痛。 ②腹痛。	直刺1.0~2.0寸，局部酸胀，或酸胀感向膝部传导。
伏兔(ST32)	在大腿前面，当髂前上棘与髌底外侧端的连线上，髌底上6寸。	①腰膝冷痛，下肢痿痹。 ②脚气，疝气。	直刺1.0~2.0寸。
阴市(ST33)	在大腿前面，当髂前上棘与髌底外侧端的连线上，髌底上3寸。	①腹胀，腹痛。 ②腿膝痿痹，屈伸不利。	直刺1.0~1.5寸。

（续表）

穴名	定位	主治	操作
梁丘（ST34） 郄穴	屈膝，在大腿前面，当髂前上棘与髌底外侧端的连线上，髌底上2寸。	①急性胃痛。 ②膝肿痛，下肢不遂。	直刺1.0～1.5寸。
犊鼻（ST35）	屈膝，在膝部，髌骨下髌韧带外侧凹陷中。	膝肿痛。	屈膝90°，向后内斜刺1.0～1.5寸。
足三里（ST36） 合穴，下合穴	在小腿前外侧，当犊鼻穴下3寸，距胫骨前缘一横指。	①胃痛。 ②虚劳羸瘦。 ③乳少，乳痈。 ④下肢痿痹。	直刺1.0～2.0寸。
上巨虚（ST37） 合穴，下合穴	在小腿前外侧，当犊鼻穴下6寸，距胫骨前缘一横指（中指）。	①肠中绞痛，肠痈，泄泻，便秘。 ②下肢痿痹，脚气。	直刺1.0～1.5寸。
条口（ST38）	在小腿前外侧，当犊鼻穴下8寸，距胫骨前缘一横指（中指）。	①下肢痿痹，转筋。 ②肩臂痛。 ③脘腹疼痛。	直刺1.0～2.0寸，可透承山。
下巨虚（ST39） 小肠下合穴	在小腿前外侧，当犊鼻穴下9寸，距胫骨前缘一横指（中指）。	①痿痹。 ②腹泻，痢疾。	直刺1.0～1.5寸。
丰隆（ST40） 络穴	在小腿前外侧，当外踝尖上8寸，条口外，距胫骨前缘二横指（中指）。	①痰证。 ②腹胀，便秘。 ③神志病。 ④下肢病。	直刺1.0～1.5寸。
解溪（ST41） 经穴	在足背与小腿交界处的横纹中央凹陷处，当䠂长伸肌腱与趾长伸肌腱之间。	①眉棱骨疼。 ②腹胀，便秘。 ③踝关节扭伤。	直刺0.5～1.0寸。
冲阳（ST42） 原穴	在足背最高处，当䠂长伸肌腱与趾长伸肌腱之间，足背动脉搏动处。	①胃痛，腹胀。 ②口㖞，面肿。 ③足背肿痛。	避开动脉，直刺0.3～0.5寸。
陷谷（ST43） 输穴	在足背，当第二、三跖骨结合处，前方凹陷处。	①目赤肿痛，面浮水肿。 ②足背肿痛。	直刺0.3～0.5寸。
内庭（ST44） 荥穴	在足背，当第二、三趾间，趾蹼缘后方赤白肉际处。	①鼻衄，牙痛。 ②腹痛，腹胀，泄泻，痢疾。	直刺或向上斜刺0.5～1.0寸。
厉兑（ST45） 井穴	在足第二趾末节外侧，距趾甲角0.1寸。	①鼻衄，齿痛，咽喉肿痛。 ②热病。 ③足背肿痛。 ④多梦，癫狂。	浅刺0.1～0.2寸，或用三棱针点刺出血。

笔记

四、腧穴歌诀

四十五穴足阳明，承泣四白巨髎经，
地仓大迎颊车对，下关头维和人迎，
水突气舍连缺盆，气户库房屋翳屯，
膺窗乳中延乳根，不容承满及梁门，
关门太乙滑肉门，天枢外陵大巨存，
水道归来气冲穴，髀关伏兔走阴市，
梁丘犊鼻足三里，上巨虚连条口位，
下巨虚穴上丰隆，解溪冲阳陷谷中，
下行内庭厉兑穴，大趾次趾之端终。

第四节 足太阴脾经

一、经脉

（一）经脉循行

脾足太阴之脉，起于大指之端，循指内侧白肉际，过核骨后，上内踝前廉，上腨内，循胫骨后，交出厥阴之前，上膝股内前廉，入腹，属脾，络胃，上膈，挟咽，连舌本，散舌下。其支者，复从胃别，上膈，注心中。（脾之大络，名曰大包，出渊腋下三寸，布胸肋。）（《灵枢·经脉》）

译文：足太阴脾经起于足大趾末端（隐白），沿着大趾内侧赤白肉际，经过大趾本节后的第1跖趾关节后面，上行至内踝前面，再上行至小腿，沿着胫骨后面，交出足厥阴经的前面，经膝股部内侧前缘，进入腹部，属于脾脏，联络胃，通过横膈上行，夹咽部两旁，连系舌根，分散于舌下。胃部支脉：向上通过横膈，流注于心中，与手少阴心经相接。

（二）经脉病候

是动则病，舌本强，食则呕，胃脘痛，腹胀善噫，得后与气，则快然如衰，身体皆重。是主脾所生病者，舌本强，体重不能动摇，食不下，烦心，心下急痛，溏瘕泄，水闭，黄疸，不能卧，强立膝股内肿、厥，足大指不用。脾之大络……实则身尽痛，虚则百节皆纵。（《灵枢·经脉》）

（三）主治概要

本经腧穴主治脾胃病、妇科病、前阴病和经脉循行部位的其他病症。

二、常用腧穴

隐白
- 定位：在足大趾末节内侧，距趾甲角0.1寸。
- 主治
  - ①崩漏。
  - ②癫狂，多梦。
- 配伍
  - ①配三阴交、大敦、天枢，治崩漏虚证。
  - ②配地机、血海，治崩漏实证。
  - ③配大敦，治昏厥，中风昏迷。
- 刺法：浅刺0.1～0.2寸，或用三棱针点刺挤压出血；可灸。

太白
- 定位:在足内侧缘,当足大趾本节(第1跖趾关节)后方赤白肉际凹陷处。
- 主治
  - ①肠鸣,腹胀,腹泻。
  - ②体重节痛。
- 配伍
  - ①配中脘、内关、足三里,治脾胃病。
  - ②配行间、大都、太冲,治关节病。
- 刺法:直刺0.5~1.0寸;可灸。

公孙
- 定位:在足内侧缘,当第1跖骨基底的前下方。
- 主治
  - ①胃痛,腹胀,腹痛,呕吐,泄泻。
  - ②心痛,胸闷。
- 配伍
  - ①配解溪、中脘、足三里,治饮食停滞,胃脘疼痛。
  - ②配内关,治胸闷。
- 刺法:直刺0.5~1.0寸;可灸。

三阴交
- 定位:在小腿内侧,当足内踝尖上3寸,胫骨内侧缘后方。
- 主治
  - ①肠鸣,腹胀,腹泻。
  - ②月经不调,带下,滞产,遗精,阳痿。
  - ③癃闭,遗尿。
  - ④失眠。
- 配伍
  - ①配中枢、血海、三阴交,治妇科病。
  - ②配神门、内关,治失眠。
  - ③配曲池、血海、足三里,治皮肤病。
- 刺法:直刺1.0~1.5寸;可灸。

地机
- 定位:在小腿内侧,当内踝尖与阴陵泉的连线上,阴陵泉下3寸。
- 主治
  - ①腹痛,腹泻。
  - ②痛经,崩漏。
- 配伍:配肾俞、中极、血海、三阴交,治痛经。
- 刺法:直刺1.0~1.5寸;可灸。

阴陵泉
- 定位:在小腿内侧,当胫骨内侧髁后下方凹陷处。
- 主治
  - ①腹泻,水肿,黄疸,小便不利。
  - ②流涎。
  - ③膝关节疼痛。
- 配伍
  - ①配水道、水分、中极,治水肿,暴泻。
  - ②配地仓、承浆,治流涎。
- 刺法:直刺1.0~2.0寸;可灸。

血海
- 定位:屈膝,在大腿内侧,髌底内侧端上2寸,当股四头肌内侧头的隆起处。
- 主治
  - ①月经不调,经闭,崩漏。
  - ②湿疹,瘾疹,丹毒。
  - ③膝关节痛。
- 配伍
  - ①配带脉,治月经不调。
  - ②配合谷、曲池、三阴交,治荨麻疹。
- 刺法:直刺0.8~1.0寸;可灸。

大横
- 定位:仰卧,在腹中部,距脐中4寸。
- 主治:腹泻,便秘,腹痛。
- 配伍:配天枢、中脘、关元、足三里、三阴交,治腹泻,腹痛。
- 刺法:直刺1.0~1.5寸;可灸。

大包
- 定位：在侧胸部，腋中线上，当第6肋间隙。
- 主治：①咳嗽，胸肋胀痛。②全身疼痛，四肢无力。
- 刺法：斜刺或平刺0.5～0.8寸。

三、腧穴一览表

足太阴脾经腧穴一览表

穴　名	定　位	主　治	操　作
隐白(SP1) 井穴	在足大趾末节内侧，距趾甲角0.1寸。	①崩漏(虚)。 ②癫狂，多梦。	直浅刺0.1～0.2寸，或用三棱针点刺挤压出血。
大都(SP2) 荥穴	在足内侧缘，当足大趾本节(第1跖趾关节)前下方赤白肉际凹陷处。	①胃痛，腹胀，泄泻，便秘。 ②热病无汗。	直刺0.5～1.0寸。
太白(SP3) 输穴、原穴	在足内侧缘，当足大趾本节(第1跖趾关节)后下方赤白肉际凹陷处。	①腹胀，肠鸣，腹泻。 ②体重节痛。	直刺0.5～1.0寸。
公孙(SP4) 络穴、八脉交会穴、通冲脉	在足内侧缘，当第1跖骨基底的前下方。	①胃痛，腹胀，腹痛，呕吐，泻泄。 ②心痛，胸闷。	直刺0.5～1.0寸。
商丘(SP5) 经穴	在足内踝前下方凹陷处，当舟骨结节与内踝尖连线的中点处。	①腹胀，腹泻，便秘，痔疾。 ②足踝肿痛，舌本强痛。	直刺0.3～0.5寸。
三阴交(SP6) 足太阴、少阴、厥阴经交会穴	在小腿内侧，当足内踝尖上3寸，胫骨内侧缘后方。	①肠鸣，腹胀，腹泻。 ②月经不调，带下，滞产，遗精，阳痿。 ③癃闭，遗尿。 ④失眠。	直刺1.0～1.5寸。
漏谷(SP7)	在小腿内侧，当内踝尖与阴陵泉的连线上，距内踝尖6寸，胫骨内侧缘后方。	①腹胀，肠鸣。 ②遗精。 ③腰痛，小便不利，下肢痿痹。	直刺1.0～1.5寸。
地机(SP8) 郄穴	在小腿内侧，当内踝尖与阴陵泉的连线上，阴陵泉下3寸。	①痛经，崩漏。 ②腹痛，腹泻。	直刺1.0～1.5寸。
阴陵泉(SP9) 合穴	在小腿内侧，当胫骨内侧髁后下方凹陷处。	①腹泻，水肿，黄疸，小便不利。 ②膝关节疼痛。	直刺1.0～2.0寸。
血海(SP10)	屈膝，在大腿内侧，髌底内侧端上2寸，当股四头肌内侧头的隆起处。	①月经不调，经闭，崩漏。 ②湿疹，瘾疹，丹毒。 ③膝关节痛。	直刺1.0～1.5寸。

（续表）

穴　名	定　位	主　治	操　作
箕门(SP11)	在大腿内侧，当血海与冲门连线上，血海上6寸。	①小便不通，遗尿。 ②腹股沟肿痛。	避开动脉，直刺0.5～1.0寸。
冲门(SP12) 足太阴、厥阴经交会穴	在腹股沟外侧，距耻骨联合上缘中点3.5寸，当髂外动脉搏动处外侧。	①腹痛。 ②崩漏，带下，疝气。	直刺0.5～1.0寸。
府舍(SP13) 足太阴、厥阴、阴维脉交会穴	在下腹部，当脐中下4寸，冲门上方0.7寸，距前正中线4寸。	腹痛，积聚疝气。	直刺1.0～1.5寸。
腹结(SP14)	在下腹部，大横下1.3寸，距前正中线4寸。	①腹痛，便秘，泄泻。 ②疝气。	直刺1.0～1.5寸。
大横(SP15) 足太阴、阴维交会穴	仰卧，在腹中部，距脐中4寸。	腹痛，便秘，泄泻。	直刺1.0～1.5寸。
腹哀(SP16) 足太阴、阴维交会穴	在上腹部，当脐中上3寸，距前正中线4寸。	①消化不良，腹痛。 ②便秘，痢疾。	直刺1.0～1.5寸。
食窦(SP17)	在胸外侧部，当第5肋间隙，距前正中线6寸。	①嗳气，翻胃，腹胀。 ②胸肋胀痛。	斜刺或平刺0.5～0.8寸。
天溪(SP18)	在胸外侧部，当第4肋间隙，距前正中线6寸。	①胸肋疼痛，咳嗽。 ②乳少，乳痈。	斜刺或平刺0.5～0.8寸。
胸乡(SP19)	在胸外侧部，当第3肋间隙，距前正中线6寸。	胸肋胀痛。	斜刺或平刺0.5～0.8寸。
周荣(SP20)	在胸外侧部，当第2肋间隙，距前正中线6寸。	①咳喘，不思饮食。 ②胸肋胀满疼痛。	斜刺或平刺0.5～0.8寸。
大包(SP21) 脾之大络	在侧胸部，腋中线上，当第6肋间隙处。	①咳喘，胸肋胀痛。 ②全身疼痛，四肢无力。	斜刺或平刺0.5～0.8寸。

四、腧穴歌诀

足太阴经脾中州，隐白在足大趾头，
大都太白公孙盛，商丘三阴交可求，
漏谷地机阴陵泉，血海箕门冲门开，
府舍腹结大横排，腹哀食窦连天溪，
胸乡周荣大包尽，二十一穴太阴全。

笔记

第五节　手少阴心经

一、经脉

（一）经脉循行

心手少阴之脉，起于心中，出属心系，下膈，络小肠。其支者，从心系，上挟咽，系目系。其直者，复从心系，却上肺，下出腋下，下循臑内后廉，行太阴、心主之后，下肘内，循臂内后廉，抵掌后锐骨之端，入掌内后廉，循小指之内，出其端。（《灵枢·经脉》）

译文：手少阴心经起于心中，出属"心系"（心与其他脏器相联系的部位），通过横膈，联络小肠。"心系"向上的脉：夹着食管上行，连系于"目系"（眼球连系于脑的部位）。"心系"直行的脉：上行于肺部，再向下出于腋窝部（极泉），沿着上臂骨侧后缘，行于手太阴经和手厥阴经的后面，到达肘窝，沿前臂内侧后缘，至掌后豌豆骨部进入掌内，沿小指内侧至末端（少冲），与手太阳小肠经相接。

（二）经脉病候

是动则病，嗌干，心痛，渴而欲饮，是为臂厥。是主心所生病者，目黄，胁痛，臑臂内后廉痛、厥，掌中热。（《灵枢·经脉》）

（三）主治概要

本经腧穴主治心、胸、神志病及经脉循行部位的其他病症。

二、常用腧穴

少海
- 定位：屈肘，当肘横纹内侧端与肱骨内上髁连线的中点处。
- 主治
  - ①心痛，癔病。
  - ②肘臂挛痛，臂麻手颤。
  - ③头项痛，腋胁痛。
  - ④瘰疬。
- 配伍
  - ①配曲池，治肘臂挛痛。
  - ②配天井，治瘰疬。
  - ③配风池、后溪，治头痛项强。
- 刺法：直刺0.5～1.0寸。

通里
- 定位：腕横纹上1寸，尺侧腕屈肌腱的桡侧缘。
- 主治
  - ①心悸，怔忡。
  - ②暴喑，舌强不语。
  - ③腕臂痛。
- 配伍
  - ①配廉泉、哑门，治不语。
  - ②配内关、心俞，治胸痹，心痛。
  - ③配太阳、风池、百会，治头痛、目眩。
- 刺法：直刺0.3～0.5寸。

阴郄
- 定位：腕横纹上0.5寸，当尺侧腕屈肌腱的桡侧缘。
- 主治
  - ①心痛，惊悸。
  - ②骨蒸盗汗。
  - ③吐血、衄血。
- 配伍
  - ①配心俞、巨阙，治心痛。
  - ②配大椎，治阴虚盗汗。
- 刺法：直刺0.3~0.5寸。

神门
- 定位：腕横纹尺侧端，尺侧腕屈肌腱的桡侧凹陷处。
- 主治
  - ①心病，心烦，惊悸，怔忡，健忘，失眠，痴呆，癫狂痫。
  - ②高血压。
  - ③胸胁痛。
- 配伍
  - ①配内关、心俞，治心痛。
  - ②配内关、三阴交、大陵，治健忘、失眠。
- 刺法：直刺0.3~0.5寸。

少府
- 定位：在手掌面，第4、5掌骨之间，握拳时当小指与环指端之间。
- 主治
  - ①心悸，胸痛。
  - ②阴痒，阴痛。
  - ③痈疡。
  - ④小指挛痛。
- 配伍：配内关，治心悸。
- 刺法：直刺0.3~0.5寸。

少冲
- 定位：在小指末节桡侧指甲根角旁0.1寸。
- 主治
  - ①心悸，心痛，癫狂，昏迷。
  - ②热病。
  - ③胸胁痛。
- 配伍
  - ①配太冲、中冲、大椎，治热病昏迷。
  - ②配合谷、太冲、水沟，治小儿惊风。
  - ③配内关、心俞，治心悸、心痛。
- 刺法：浅刺0.1寸或点刺出血。

三、腧穴一览表

手少阴心经腧穴一览表

穴　名	定　位	主　治	操　作
极泉(HT1)	腋窝中，腋动脉搏动处。	①心痛，心悸。 ②肩臂疼痛，胁肋疼痛，臂丛神经损伤。 ③瘰疬。 ④腋臭。 ⑤上肢针麻用穴。	避开腋动脉，直刺或斜刺0.3~0.5寸。
青灵(HT2)	臂内侧，当极泉与少海的连线上，肘横纹上3寸，肱二头肌的尺侧缘。	①头痛，振寒。 ②胁痛，肩臂疼痛。	直刺0.5~1.0寸。

笔记

（续表）

穴　名	定　位	主　治	操　作
少海（HT3） 合穴	屈肘，当肘横纹内侧端与肱骨内上髁连线的中点处。	①心痛，癔病。 ②肘臂挛痛，臂麻手颤。 ③头项痛，腋胁痛。 ④瘰疬。	直刺0.5～1.0寸。
灵道（HT4） 经穴	腕横纹上1.5寸，尺侧腕屈肌腱的桡侧缘。	①心痛，悲恐善笑。 ②暴喑。 ③肘臂挛痛。	直刺0.3～0.5寸。不宜深刺，留针时，不可作屈腕动作。
通里（HT5） 络穴	腕横纹上1寸，尺侧腕屈肌腱的桡侧缘。	①心悸，怔忡。 ②暴喑，舌强不语。 ③腕臂痛。	直刺0.3～0.5寸。不宜深刺，留针时，不可作屈腕动作。
阴郄（HT6） 郄穴	腕横纹上0.5寸，尺侧腕屈肌腱的桡侧缘。	①心痛，惊悸。 ②骨蒸盗汗。 ③吐血、衄血。	直刺0.3～0.5寸。不宜深刺，留针时，不可作屈腕动作。
神门（HT7） 输穴、原穴	腕掌侧横纹尺侧端，尺侧腕屈肌腱的桡侧凹陷处。	①心痛，心烦，惊悸，怔忡，健忘，失眠，痴呆，癫狂痫。 ②高血压。 ③胸胁痛。	直刺0.3～0.5寸。
少府（HT8） 荥穴	在手掌面，第4、5掌骨之间，握拳时，当小指与环指指端之间。	①心悸，胸痛。 ②阴痒，阴痛。 ③痈疡。 ④小指挛痛。	直刺0.3～0.5寸。
少冲（HT9） 井穴	小指桡侧指甲根角旁0.1寸。	①心悸，心痛，癫狂，昏迷。 ②热病。 ③胸胁痛。	直刺0.1寸，或点刺出血。

四、腧穴歌诀

九穴心经手少阴，极泉青灵少海深，
灵道通里阴郄邃，神门少府少冲寻。

第六节　手太阳小肠经

一、经脉

（一）经脉循行

小肠手太阳之脉，起于小指之端，循手外侧上腕，出踝中，直上循臂骨下廉，出肘内侧两骨之间，上循臑外后廉，出肩解，绕肩胛，交肩上，入缺盆，络心，循咽下膈，抵胃，属小肠，其支者：从缺盆循颈，上颊，至目锐眦，却入耳中。其支者：别颊上䪼，抵鼻，至目内眦，斜络于颧。（《灵枢·经脉》）

译文：手太阳小肠经起于手小指外侧端（少泽），沿着手背外侧至腕部，出于尺骨茎突，直上沿着前臂外侧后缘经尺骨鹰嘴与肱骨内上髁之间，沿上臂外侧后缘，出于肩关节，绕行肩胛部，交会于大椎(督脉)，向下进入缺盆部，联络心脏，沿着食管，通过横膈，到达胃部，属于小肠。缺盆部支脉：沿着颈部，上达面颊，至目外眦，转入耳中(听宫)。颊部支脉：上行目眶下，抵于鼻旁，至目内眦(晴明)，与足太阳膀胱经相接，而又斜行络于颧骨部。

(二)经脉病候

是动则病，嗌痛，颔肿，不可以顾，肩似拔，臑似折。是主"液"所生病者，耳聋，目黄，颊肿，颈，颔，肩，臑，肘臂外后廉痛。(《灵枢·经脉》)

(三)主治概要

本经腧穴主治头面五官病、热病、神志病，以及经脉循行部位的其他病症。

二、常用腧穴

- 少泽
  - 定位：小指尺侧指甲根角旁0.1寸。
  - 主治
    - ①乳痈，乳汁少。
    - ②昏迷，热病。
    - ③头痛，目翳，咽喉肿痛。
  - 配伍
    - ①配膻中、乳根，治乳汁少，乳痈。
    - ②配天容、合谷、尺泽，治咽喉肿痛。
  - 刺法：浅刺0.1寸或点刺出血。孕妇慎用。
- 后溪
  - 定位：微握拳，第5掌指关节后尺侧的远侧掌横纹头赤白肉际。
  - 主治
    - ①头项强痛，腰背痛，手指及肘臂挛痛。
    - ②目赤，耳聋。
    - ③癫狂痫。
    - ④疟疾。
  - 配伍
    - ①配环跳、阳陵泉，治腿痛。
    - ②配列缺、悬钟，治项强痛。
    - ③配人中，治急性腰扭伤。
  - 刺法：直刺0.5~1寸。
- 腕骨
  - 定位：第5掌骨基底与三角骨之间的凹陷中，赤白肉际处。
  - 主治
    - ①指挛腕痛，头项强痛。
    - ②目翳。
    - ③黄疸。
    - ④热病，疟疾。
  - 配伍
    - ①配阳陵泉、肝俞、胆俞，治黄疸。
    - ②配环跳、阳陵泉，治腿痛。
    - ③配天柱、大杼，治颈项强痛。
  - 刺法：直刺0.3~0.5寸。
- 支正
  - 定位：掌心对胸，阳谷与小海的连线上，腕背横纹上5寸。
  - 主治
    - ①头痛，项强，肘臂酸痛。
    - ②热病，癫狂。
  - 配伍
    - ①配合谷，治头痛。
    - ②配内关、神门，治心痛。
    - ③配曲池、肩髃，治肘臂手指麻等。
  - 刺法：直刺或斜刺0.5~0.8寸。

笔记

小海
- 定位：屈肘，当尺骨鹰嘴与肱骨内上髁之间凹陷处。
- 主治：①肘臂疼痛，麻木。②癫痫。
- 配伍：配手三里，治肘臂疼痛。
- 刺法：直刺0.3～0.5寸。

天宗
- 定位：肩胛骨冈下窝中央凹陷处，约当肩胛冈下缘与肩胛下角之间的上1/3折点处取穴。
- 主治：①肩胛疼痛，肩背部损伤。②气喘。
- 配伍：①配肩外俞，治肩胛痛。②配膻中、足三里，治乳痈。
- 刺法：直刺或斜刺0.5～1.0寸。遇阻力不可强行进针。

肩外俞
- 定位：第1胸椎棘突下，旁开3寸。
- 主治：肩背疼痛，颈项强急。
- 配伍：配肩中俞、大椎、列缺，治肩背疼痛。
- 刺法：斜刺0.5～0.8寸，不宜深刺。

颧髎
- 定位：目外眦直下，颧骨下缘凹陷处。
- 主治：口眼㖞斜，眼睑瞤动，齿痛，三叉神经痛。
- 配伍：①配地仓、颊车治口歪。②配合谷、颊车、翳风，治齿痛，三叉神经痛。
- 刺法：直刺0.3～0.5寸，斜刺或平刺0.5～1.0寸。

听宫
- 定位：耳屏前，下颌骨髁状突的后方，张口时呈凹陷处。
- 主治：①耳鸣，耳聋，聤耳。②齿痛。
- 配伍：①配翳风、中渚，治耳鸣，耳聋。②配颊车、合谷、下关，治齿痛。
- 刺法：微张口，直刺1.0～1.5寸。

三、腧穴一览表

手太阳小肠经腧穴一览表

穴名	定位	主治	操作
少泽(SI1) 井穴	小指尺侧指甲根角旁0.1寸。	①乳痈，乳汁少。 ②头痛，目翳，咽喉肿痛。 ③昏迷，热病。	浅刺0.1寸或点刺出血。孕妇慎用。
前谷(SI2) 荥穴	微握拳，第5指掌关节前尺侧，掌指横纹头赤白肉际。	①热病。 ②乳少。 ③头痛，目痛，耳鸣，咽喉肿痛。	直刺0.3～0.5寸。
后溪(SI3) 输穴、八脉交会穴之一，通督脉。	微握拳，第5指掌关节后尺侧的远侧掌横纹头赤白肉际。	①头项强痛，腰背痛，手指及肘臂挛痛。 ②目赤，耳聋。 ③癫狂痫。 ④疟疾。	直刺0.5～1.0寸。治手指挛痛可透刺合谷穴。

（续表）

穴　名	定　位	主　治	操　作
腕骨(SI4) 原穴	第5掌骨基底与三角骨之间的凹陷处，赤白肉际。	①指挛腕痛，头项强痛。 ②目翳。 ③黄疸。 ④热病，疟疾。	直刺0.3~0.5寸。
阳谷(SI5) 经穴	腕背横纹尺侧端，当尺骨茎突与三角骨之间的凹陷处。	①颈颔肿，臂外侧痛，腕痛。 ②头痛，目眩，耳鸣，耳聋。 ③热病。 ④癫狂痫。	直刺0.3~0.5寸。
养老(SI6) 郄穴	手掌面向胸，尺骨茎突桡侧骨缝凹陷中。	①目视不明。 ②肩、背、肘、臂酸痛。	直刺或斜刺0.5~0.8寸。强身保健可用温和灸。
支正(SI7) 络穴	掌心对胸，当阳谷与小海的连线上，腕横纹上5寸。	①头痛，项强，肘臂酸痛。 ②热病。 ③癫狂。	直刺或斜刺0.5~0.8寸。
小海(SI8) 合穴	屈肘，当尺骨鹰嘴与肱骨内上髁之间凹陷处。	①肘臂疼痛，麻木。 ②癫痫。	直刺0.3~0.5寸。
肩贞(SI9)	臂内收时，腋后纹头上1寸。	①肩臂疼痛，上肢不遂。 ②瘰疬。	直刺1~1.5寸。不可向胸侧深刺。
臑俞(SI10)	臂内收，腋后纹头直上，肩胛冈下缘凹陷中。	①肩臂疼痛，肩不举。 ②瘰疬。	直刺或斜刺0.5~1.5寸。不可向胸侧深刺。
天宗(SI11)	肩胛骨冈下窝中央凹陷处，约当肩胛冈下缘与肩胛下角之间的上1/3折点处取穴。	①肩胛疼痛，肩背部损伤。 ②气喘。	直刺或斜刺0.5~1寸。遇到阻力不可强行进针。
秉风(SI12)	肩胛骨冈上窝中央，天宗直上，举臂有凹陷处。	肩胛疼痛，上肢酸麻。	直刺或斜刺0.5~2.0寸。
曲垣(SI13)	肩胛部，冈上窝内侧端，当臑俞与第2胸椎棘突连线的中点处。	肩胛疼痛。	直刺或斜刺0.5~1.0寸，不可向胸侧深刺。
肩外俞(SI14)	第1胸椎棘突下，旁开3寸。	肩背疼痛，颈项强急。	斜刺0.5~0.8寸。不可深刺。
肩中俞(SI15)	第7颈椎棘突下，旁开2寸。	①咳嗽，气喘。 ②肩背疼痛。	斜刺0.5~0.8寸。不可深刺。
天窗(SI16)	扶突穴后，在胸锁乳突肌的后缘，约喉结旁开3.5寸。	①耳鸣，耳聋，咽喉肿痛，暴喑。 ②颈项强痛。	直刺0.5~1.0寸。

笔记

（续表）

穴　名	定　位	主　治	操　作
天容(SI17)	在下颌角的后方，胸锁乳突肌的前缘凹陷中。	①耳鸣，耳聋，咽喉肿痛。②头痛，颈项强痛。	直刺0.5～1.0寸。注意避开血管。
颧髎(SI18)	目外眦直下，颧骨下缘凹陷处。	①口眼㖞斜，眼睑瞤动。②齿痛，三叉神经痛。	直刺0.3～0.5寸，斜刺或平刺0.5～1.0寸。
听宫(SI19)	耳屏前，下颌骨髁状突的后方，张口时呈凹陷处。	①耳鸣，耳聋，聤耳。②齿痛。	张口，直刺1.0～1.5寸。留针时应保持一定的张口姿势。

四、腧穴歌诀

手太阳穴一十九，少泽前谷后溪数，
腕骨阳谷养老绳，支正小海外辅肘，
肩贞臑俞接天宗，髎外秉风曲垣首，
肩外俞连肩中俞，天窗乃与天容偶，
锐骨之端上颧髎，听宫耳前珠上走。

第七节　足太阳膀胱经

一、经脉

（一）经脉循行

膀胱足太阳之脉，起于目内眦，上额，交巅。其支者，从巅至耳上角。其直者：从巅入络脑，还出别下项，循肩髆，挟脊抵腰中，入循膂，络肾，属膀胱。其支者，从腰中，下挟脊，贯臀，入腘中。其支者，从髆内左右别下贯胛，挟脊内，过髀枢，循髀外后廉下合腘中——以下贯踹内，出外踝之后，循京骨至小指外侧。（《灵枢·经脉》）

译文：足太阳膀胱经起于目内眦（睛明），上额，交于巅顶（百会）。巅顶部的支脉：从头顶到颞颥部。巅顶部直行的脉：从头顶入里络脑，沿着肩胛部内侧，夹脊柱，抵达腰部，沿脊旁肌肉进入体内，联络肾脏，属于膀胱。腰部的支脉：向下经过臀部，进入腘窝中。后项部的支脉：沿着肩胛骨内侧缘下行，经臀部，沿着大腿外侧后缘，与腰部支脉在腘窝相合，由此向下，通过腓肠肌，经外踝后，沿着第5跖骨粗隆，至小趾外侧端（至阴），交足少阴肾经。

（二）经脉病候

是动则病，冲头痛，目似脱，项如拔，脊痛，腰似折，髀不可以曲，腘如结，腨如裂，是为踝厥。

是主筋所生病者，痔，疟，狂，癫疾，头囟项痛，目黄，泪出，鼽衄，项，背，腰，尻，腘，腨，脚皆痛，小指不用。（《灵枢·经脉》）

（三）主治概要

本经腧穴主治头面五官病，项、背、腰、下肢病症及神志病；位于背部两条侧线的背俞穴及其他腧穴主治相应的脏腑病症和有关组织器官的病症。

二、常用腧穴

睛明
- 定位:目内眦角稍上方凹陷处。
- 主治
  - ①目赤肿痛,流泪,视物不明,目眩,近视,夜盲,色盲。
  - ②急性腰扭伤,坐骨神经痛。
  - ③心动过速。
- 配伍
  - ①配合谷、四白,治目生翳膜。
  - ②配后溪、目窗、瞳子髎,治目赤。
  - ③配行间,治雀目。
- 刺法:嘱患者闭目,医者一手轻推眼球向外侧固定,另一手缓慢进针,紧靠眶缘直刺 0.5 ~1.0 寸。不捻转,不提插(或只轻微地捻转)。出针后按压针孔片刻,以防出血。

攒竹
- 定位:眉头凹陷中,约在目内眦直上。
- 主治
  - ①头痛,眉棱骨痛。
  - ②眼睑瞤动,眼睑下垂,口眼㖞斜,目视不明,流泪。
  - ③目赤肿痛。
  - ④呃逆。
- 配伍
  - ①配头维,治头目寒痛。
  - ②配列缺、颊车,治面瘫,面肌痉挛等。
- 刺法:可向眉中或向眼眶内平刺或斜刺 0.5 ~0.8 寸。禁灸。

天柱
- 定位:后发际正中直上 0.5 寸(哑门穴),旁开 1.3 寸,当斜方肌外缘凹陷中。
- 主治
  - ①后头痛,项强,肩背腰痛。
  - ②鼻塞。
  - ③癫狂痫。
  - ④热病。
- 配伍
  - ①配列缺、后溪,治头项强痛。
  - ②配少商,治咳嗽。
- 刺法:直刺或斜刺 0.5 ~0.8 寸,不可向内上方深刺,以免伤及延髓。

风门
- 定位:第 2 胸椎棘突下,旁开 1.5 寸。
- 主治
  - ①感冒,咳嗽,发热,头痛。
  - ②项强,胸背痛。
- 配伍
  - ①配肩井、中渚、委中,治肩背酸痛。
  - ②配列缺,治咳喘。
  - ③配风池,治外感风寒。
- 刺法:斜刺 0.5 ~0.8 寸。

肺俞
- 定位:第 3 胸椎棘突下,旁开 1.5 寸。
- 主治
  - ①咳嗽,气喘,咯血。
  - ②骨蒸潮热,盗汗。
- 配伍
  - ①配列缺、合谷、外关,治风寒咳嗽。
  - ②配尺泽、曲池、大椎,治风热咳嗽。
  - ③配太渊、丰隆、合谷,治痰湿咳嗽。
- 刺法:斜刺 0.5 ~0.8 寸。

笔记

心俞
- 定位:第5胸椎棘突下,旁开1.5寸。
- 主治
  - ①心痛,惊悸,失眠,健忘,癫痫。
  - ②咳嗽,吐血。
  - ③盗汗,梦遗。
- 配伍
  - ①配巨阙,治心痛。
  - ②配脾俞、神门、足三里、三阴交,治失眠健忘。
  - ③配大椎,治癫痫。
- 刺法:斜刺0.5~0.8寸。

膈俞
- 定位:第7胸椎棘突下,旁开1.5寸。
- 主治
  - ①呕吐,呃逆,气喘,吐血。
  - ②贫血。
  - ③瘾疹,皮肤瘙痒。
  - ④潮热,盗汗。
- 配伍
  - ①配大椎、足三里,治血虚。
  - ②配中脘、内关,治胃痛,呃逆。
- 刺法:斜刺0.5~0.8寸。

肝俞
- 定位:第9胸椎棘突下,旁开1.5寸。
- 主治
  - ①黄疸,胁痛。
  - ②目赤,目视不明,迎风流泪。
  - ③癫狂痫。
  - ④脊背痛。
- 配伍
  - ①配太冲,治胁肋疼痛。
  - ②配肾俞、太溪,治健忘,失眠。
  - ③配光明,治目昏。
- 刺法:斜刺0.5~0.8寸。

胆俞
- 定位:第10胸椎棘突下,旁开1.5寸。
- 主治
  - ①黄疸,口苦,胁痛。
  - ②肺痨,潮热。
- 配伍
  - ①配日月,治胁肋疼痛。
  - ②配公孙、至阳、委中、小肠俞,治黄疸。
- 刺法:斜刺0.5~0.8寸。

脾俞
- 定位:第11胸椎棘突下,旁开1.5寸。
- 主治
  - ①腹胀,纳呆,呕吐,腹泻,痢疾,便血,水肿。
  - ②背痛。
- 配伍
  - ①配中脘、三阴交、足三里,治呕吐。
  - ②配胃俞、中脘、章门、足三里、关元俞,治泄泻。
  - ③配肾俞、三阴交,治消渴。
- 刺法:斜刺0.5~0.8寸。

胃俞
- 定位:第12胸椎棘突下,旁开1.5寸。
- 主治:胃脘痛,呕吐,腹胀,肠鸣。
- 配伍
  - ①配中脘,治胃痛,呕吐。
  - ②配上巨虚,治泄泻。
- 刺法:斜刺0.5~0.8寸。

肾俞
- 定位：第2腰椎棘突下，旁开1.5寸。
- 主治
  - ①头晕，耳鸣，耳聋，腰酸痛。
  - ②遗尿，遗精，阳痿，早泄，不育。
  - ③月经不调，带下，不孕。
- 配伍
  - ①配气海、三阴交、志室，治滑精。
  - ②配关元、三阴交、太溪、水泉，治月经不调。
  - ③配中脘、天枢、足三里，治五更泄。
- 刺法：直刺0.5~1.0寸。

大肠俞
- 定位：第4腰椎棘突下，旁开1.5寸。
- 主治
  - ①腰腿痛。
  - ②腹胀，泄泻，便秘。
- 配伍
  - ①配肾俞、命门、腰阳关、委中，治腰脊强痛。
  - ②配小肠俞，治二便不利。
- 刺法：直刺0.8~1.2寸。

膀胱俞
- 定位：第2骶椎棘突下，旁开1.5寸，约平第2骶后孔。
- 主治
  - ①小便不利，遗尿。
  - ②腰骶痛。
  - ③腹泻，便秘。
- 配伍
  - ①配中极、阴陵泉、三阴交、行间，治小便不利。
  - ②配阴陵泉、下巨虚、天枢，治腹痛泄泻。
- 刺法：直刺或斜刺0.8~1.2寸。

次髎
- 定位：第2骶后孔中，约当髂后上棘与后正中线之间。
- 主治
  - ①月经不调，痛经，带下。
  - ②小便不利。
  - ③遗精。
  - ④疝气。
  - ⑤腰骶痛，下肢痿痹。
- 配伍
  - ①配三阴交，治月经不调，痛经。
  - ②配委中，治腰骶疼痛。
- 刺法：直刺1.0~1.5寸。

委中
- 定位：在腘横纹中点，当股二头肌腱与半腱肌腱的中间。
- 主治
  - ①腰背痛，下肢痿痹。
  - ②腹痛，急性吐泻。
  - ③小便不利，遗尿。
  - ④丹毒。
- 配伍
  - ①配肾俞、阳陵泉、腰阳关、志室、太溪，治腰痛。
  - ②配长强、次髎、上巨虚、承山，治便血。
- 刺法：直刺1.0~1.5寸，或用三棱针点刺腘静脉出血。

志室
- 定位：第 2 腰椎棘突下，旁开 3 寸。
- 主治
  - ①遗精，阳痿。
  - ②小便不利，水肿。
  - ③腰脊强痛。
- 配伍
  - ①配命门、委中，治腰痛。
  - ②配肾俞、关元，治阳痿。
- 刺法：斜刺 0.5～0.8 寸

秩边
- 定位：平第 4 骶后孔，骶正中嵴旁开 3 寸。
- 主治
  - ①腰骶痛，下肢痿痹。
  - ②小便不利。
  - ③便秘，痔疾。
  - ④阴痛。
- 配伍：配殷门、阳陵泉、委中，治腰腿疼痛。
- 刺法：直刺 1.5～2.0 寸。

承山
- 定位：腓肠肌肌腹之间凹陷的顶端处，约在委中与昆仑之间。
- 主治
  - ①腰腿拘急，疼痛。
  - ②痔疾，便秘。
- 配伍
  - ①配环跳、阳陵泉，治下肢痿痹。
  - ②配长强、百会、二白，治痔疾。
- 刺法：直刺 1.0～2.0 寸。

飞扬
- 定位：昆仑直上 7 寸，承山穴外下方 1 寸处。
- 主治
  - ①头痛，目眩。
  - ②腰腿疼痛。
  - ③痔疾。
- 配伍：配风池、上星、头维、合谷，治头痛目眩。
- 刺法：直刺 1.0～1.5 寸。

昆仑
- 定位：外踝尖与跟腱之间的凹陷处。
- 主治
  - ①后头痛，项强，腰骶疼痛，足踝肿痛。
  - ②癫痫。
  - ③滞产。
- 配伍
  - ①配风池、天柱、肩中俞、后溪，治项强。
  - ②配太溪、丘墟、三阴交，治足跟痛。
- 刺法：直刺 0.5～0.8 寸。

申脉
- 定位：外踝直下方凹陷中。
- 主治
  - ①头痛，眩晕。
  - ②癫狂痫，失眠。
  - ③腰腿酸痛。
- 配伍
  - ①配后溪、前谷，治癫狂。
  - ②配金门、足三里，治头痛目眩。
- 刺法：直刺 0.3～0.5 寸。

至阴
- 定位：足小趾外侧趾甲根角旁0.1寸。
- 主治：
  - ①胎位不正，滞产。
  - ②头痛，目痛。
  - ③鼻塞，鼻衄。
- 配伍：配太冲、百会，治头痛。
- 刺法：浅刺0.1寸。胎位不正用灸法。

三、腧穴一览表

足太阳膀胱经腧穴一览表

穴名	定位	主治	操作
睛明(BL1) 手足太阳、足阳明、阴蹻、阳蹻五脉交会穴	目内眦角稍上方凹陷处。	①目赤肿痛，流泪，视物不明，目眩，近视，夜盲，色盲。 ②急性腰扭伤，坐骨神经痛。 ③心动过速。	嘱患者闭目，医者一手轻推眼球向外侧固定，另一手缓慢进针，紧靠眶缘直刺0.5~1.0寸。不捻转，不提插（或只轻微地捻转）。出针后按压针孔片刻，以防出血。禁灸。
攒竹(BL2)	眉头陷中，约在目内眦直上。	①头痛，眉棱骨痛。 ②眼睑瞤动，眼睑下垂，口眼㖞斜，目视不明，流泪，目赤肿痛。 ③呃逆。	可向眉中或眼眶内平刺或斜刺0.5~0.8寸。禁灸。
眉冲(BL3)	攒竹直上入发际0.5寸。	①头痛，目眩。 ②鼻塞，鼻衄。	平刺0.3~0.5寸。
曲差(BL4)	前发际正中直上0.5寸，旁开1.5寸，即神庭与头维连线的内1/3与中1/3交点。	①头痛，目眩。 ②鼻塞，鼻衄。	平刺0.5~0.8寸。
五处(BL5)	前发际正中直上1寸，旁开1.5寸，即曲差穴上0.5寸。	①头痛，目眩。 ②癫痫。	平刺0.5~0.8寸。
承光(BL6)	前发际正中直上2.5寸，旁开1.5寸，即五处穴后1.5寸。	①头痛，目眩。 ②鼻塞。 ③热病。	平刺0.3~0.5寸。
通天(BL7)	前发际正中直上4寸，旁开1.5寸，即承光穴后1.5寸。	①头痛，眩晕。 ②鼻塞，鼻衄，鼻渊。	平刺0.3~0.5寸。
络却(BL8)	前发际正中直上5.5寸，旁开1.5寸，通天穴后1.5寸。	①头晕。 ②目视不明，耳鸣。	平刺0.3~0.5寸。

笔记

（续表）

穴　名	定　位	主　治	操　作
玉枕(BL9)	后发际正中直上2.5寸,旁开1.3寸,约平枕外隆突上缘的凹陷处。	①头项痛,目痛。 ②鼻塞。	平刺0.3~0.5寸。
天柱(BL10)	后发际正中直上0.5寸(哑门穴),旁开1.3寸,约当斜方肌外缘凹陷中。	①后头痛,项强,肩背痛。 ②腰痛。 ③鼻塞。 ④癫狂痫,热病。	直刺或斜刺0.5~0.8寸,不可向内上方深刺,以免伤及延髓。
大杼(BL11) 八会穴之骨会	第1胸椎棘突下,旁开1.5寸。	①咳嗽。 ②项强,肩背痛。	斜刺0.5~0.8寸。本经背部诸穴,不宜深刺,以免伤及内部重要脏器。
风门(BL12) 足太阳经与督脉交会穴	第2胸椎棘突下,旁开1.5寸。	①感冒,咳嗽,发热,头痛。 ②项强,胸背痛。	斜刺0.5~0.8寸。
肺俞(BL13) 肺之背俞穴	第3胸椎棘突下,旁开1.5寸。	①咳嗽,气喘,咯血。 ②骨蒸,潮热,盗汗。	斜刺0.5~0.8寸。
厥阴俞(BL14) 心包之背俞穴	第4胸椎棘突下,旁开1.5寸。	①心痛,心悸。 ②咳嗽,胸闷。 ③呕吐。	斜刺0.5~0.8寸。
心俞(BL15) 心之背俞穴	第5胸椎棘突下,旁开1.5寸。	①心痛,惊悸,失眠。 ②健忘,癫痫。 ③咳嗽,吐血。 ④盗汗,遗精。	斜刺0.5~0.8寸。
督俞(BL16)	第6胸椎棘突下,旁开1.5寸。	①心痛,胸闷。 ②寒热、气喘。 ③腹胀,腹痛,肠鸣,呃逆。	斜刺0.5~0.8寸。
膈俞(BL17) 八会穴之血会	第7胸椎棘突下,旁开1.5寸。	①呕吐,呃逆,气喘,吐血。 ②贫血。 ③瘾疹,皮肤瘙痒。 ④潮热,盗汗。	斜刺0.5~0.8寸。
肝俞(BL18) 肝之背俞穴	第9胸椎棘突下,旁开1.5寸。	①黄疸,胁痛。 ②目赤,目视不明,夜盲,迎风流泪。 ③癫狂痫 ④脊背痛。	斜刺0.5~0.8寸。
胆俞(BL19) 胆之背俞穴	第10胸椎棘突下,旁开1.5寸。	①黄疸,口苦,胁痛。 ②肺痨,潮热。	斜刺0.5~0.8寸。

（续表）

穴　名	定　位	主　治	操　作
脾俞(BL20) 脾之背俞穴	第11胸椎棘突下，旁开1.5寸。	①腹胀，纳呆，呕吐腹泻，痢疾，便血，水肿。 ②背痛。	斜刺0.5~0.8寸。
胃俞(BL21) 胃之背俞穴	第12胸椎棘突下，旁开1.5寸。	胃脘痛，呕吐，腹胀，肠鸣。	斜刺0.5~0.8寸。
三焦俞(BL22) 三焦之背俞穴	第1腰椎棘突下，旁开1.5寸。	①肠鸣，腹胀，呕吐，泄泻，痢疾。 ②小便不利，水肿。 ③腰背强痛。	直刺0.5~1.0寸。
肾俞(BL23) 肾之背俞穴	第2腰椎棘突下，旁开1.5寸。	①头晕，耳鸣，耳聋，腰酸痛。 ②遗尿，遗精，阳痿，早泄，不育。 ③月经不调，带下，不孕。	直刺0.5~1.0寸。
气海俞(BL24)	第3腰椎棘突下，旁开1.5寸。	①肠鸣腹胀。 ②痛经。 ③腰痛。	直刺0.5~1.0寸。
大肠俞(BL25) 大肠之背俞穴	第4腰椎棘突下，旁开1.5寸。	①腹胀，泄泻，便秘。 ②腰腿痛。	直刺0.8~1.2寸。
关元俞(BL26)	第5腰椎棘突下，旁开1.5寸。	①腹胀，泄泻。 ②小便频数或不利，遗尿。 ③腰骶痛。	直刺0.8~1.2寸。
小肠俞(BL27) 小肠之背俞穴	第1骶椎棘突下，旁开1.5寸，约平第1骶后孔。	①遗精，遗尿，尿血，尿痛，带下。 ②腹泻，痢疾。 ③疝气。 ④腰骶疼。	直刺或斜刺0.8~1.0寸。
膀胱俞(BL28) 膀胱之背俞穴	第2骶椎棘突下，旁开1.5寸，约平第2骶后孔。	①小便不利，遗尿。 ②泄泻，便秘。 ③腰骶痛。	直刺或斜刺0.8~1.0寸。
中膂俞(BL29)	第3骶椎棘突下，旁开1.5寸，约平第3骶后孔。	①腹泻。 ②疝气。 ③腰骶痛。	直刺1.0~1.5寸。
白环俞(BL30)	第4骶椎棘突下，旁开1.5寸，约平第4骶后孔。	①遗尿，遗精。 ②月经不调，带下。 ③疝气。 ④腰骶痛。	直刺1.0~1.5寸。
上髎(BL31)	第1骶后孔中，约当髂后上棘与中线之间。	①大小便不利。 ②月经不调，带下，阴挺。 ③遗精，阳痿。 ④腰骶痛。	直刺1.0~1.5寸。

笔记

（续表）

穴名	定位	主治	操作
次髎(BL32)	第2骶后孔中，约当髂后上棘内下与后正中线之间。	①月经不调，痛经，带下。 ②小便不利。 ③遗精。 ④疝气。 ⑤腰骶痛，下肢痿痹。	直刺1.0~1.5寸。
中髎(BL33)	第3骶后孔中，次髎穴下内方，约当中膂俞与后正中线之间。	①便秘，泄泻。 ②小便不利。 ③月经不调，带下。 ④腰骶痛。	直刺1.0~1.5寸。
下髎(BL34)	第4骶后孔中，中髎穴下内方，约当中膂俞与后正中线之间。	①腹痛，便秘。 ②小便不利。 ③带下。 ④腰骶痛。	直刺1.0~1.5寸。
会阳(BL35)	尾骨端旁开0.5寸。	①痔疾，泄泻。 ②阳痿。 ③带下。	直刺1.0~1.5寸。
承扶(BL36)	臀横纹的中点。	①腰骶臀股部疼痛。 ②痔疾。	直刺1.0~2.0寸。
殷门(BL37)	承扶与委中的连线上，承扶下6寸。	腰痛，下肢痿痹。	直刺1.0~2.0寸。
浮郄(BL38)	在腘横纹外侧端，委阳上1寸，股二头肌腱的内侧。	①便秘。 ②股腘部疼痛，麻木。	直刺1.0~2.0寸。
委阳(BL39) 三焦经下合穴	在腘横纹外侧端，当股二头肌腱的内侧。	①腹满，小便不利。 ②腰脊强痛，腿足挛痛。	直刺1.0~1.5寸。
委中(BL40) 合穴、膀胱下合穴	在腘横纹中点，当股二头肌腱与半腱肌腱的中间。	①腰背痛，下肢痿痹。 ②腹痛，急性吐泻。 ③小便不利，遗尿。 ④丹毒。	直刺1.0~1.5寸，或用三棱针点刺腘静脉出血。
附分(BL41)	第2胸椎棘突下，旁开3寸。	颈项强痛，肩背拘急，肘臂麻木。	斜刺0.5~0.8寸。
魄户(BL42)	第3胸椎棘突下，旁开3寸。	①咳嗽，气喘，肺痨。 ②项强，肩背痛。	斜刺0.5~0.8寸。
膏肓(BL43)	第4胸椎棘突下，旁开3寸。	①咳嗽，气喘，肺痨。 ②健忘，遗精，盗汗。 ③肩胛痛。	斜刺0.5~0.8寸。
神堂(BL44)	第5胸椎棘突下，旁开3寸。	①咳嗽，气喘，胸闷。 ②脊背强病。	斜刺0.5~0.8寸。

（续表）

穴名	定位	主治	操作
譩譆(BL45)	第6胸椎棘突下，旁开3寸。	①咳嗽，气喘。 ②疟疾，热病。 ③肩背痛。	斜刺0.5~0.8寸。
膈关(BL46)	第7胸椎棘突下，旁开3寸。	①胸闷，嗳气，呕吐。 ②脊背强痛。	斜刺0.5~0.8寸。
魂门(BL47)	第9胸椎棘突下，旁开3寸。	①胸胁痛，背痛。 ②呕吐，泄泻。	斜刺0.5~0.8寸。
阳纲(BL48)	第10胸椎棘突下，旁开3寸。	①肠鸣，腹痛，泄泻。 ②黄疸。	斜刺0.5~0.8寸。
意舍(BL49)	第11胸椎棘突下，旁开3寸。	腹胀，肠鸣，呕吐，泄泻。	斜刺0.5~0.8寸。
胃仓(BL50)	第12胸椎棘突下，旁开3寸。	①胃脘痛，腹胀，小儿食积。 ②水肿。 ③背脊痛。	斜刺0.5~0.8寸。
肓门(BL51)	第1腰椎棘突下，旁开3寸。	①腹痛，便秘，痞块。 ②乳疾。	斜刺0.5~0.8寸。
志室(BL52)	第2腰椎棘突下，旁开3寸。	①遗精，阳痿。 ②小便不利，水肿。 ③腰脊强痛。	斜刺0.5~0.8寸。
胞肓(BL53)	平第2骶后孔，骶正中嵴旁开3寸。	①肠鸣，腹胀，便秘。 ②癃闭。 ③腰脊强痛。	直刺1.0~1.5寸。
秩边(BL54)	平第4骶后孔，骶正中嵴旁开3寸。	①腰骶痛，下肢痿痹。 ②小便不利，水肿。 ③便秘，痔疾。 ④阴痛。	直刺1.5~2.0寸。
合阳(BL55)	委中穴直下2寸。	①腰脊强痛，下肢痿痹。 ②疝气。 ③崩漏。	直刺1.0~2.0寸。
承筋(BL56)	合阳与承山的连线中点，腓肠肌肌腹中央。	①痔疾。 ②腰腿拘急，疼痛。	直刺1.0~1.5寸。
承山(BL57)	腓肠肌两肌腹之间凹陷的顶端处，约在委中穴与昆仑穴之间中点。	①痔疾，便秘。 ②腰腿拘急，疼痛。	直刺1.0~2.0寸。

笔记

（续表）

穴　名	定　位	主　治	操　作
飞扬(BL58) 络穴	昆仑直上七寸，承山穴外下方1寸处。	①头痛，目眩。 ②腰腿疼痛。 ③痔疾。	直刺1.0~1.5寸。
跗阳(BL59) 阳蹻脉郄穴	昆仑穴直上3寸。	①头痛。 ②腰骶痛，下肢痿痹。 ③外踝肿痛。	直刺0.8~1.2寸。
昆仑(BL60) 经穴	外踝尖与跟腱之间的凹陷处。	①后头痛，腰骶疼痛，外踝肿痛。 ②癫痫。 ③滞产。	直刺0.5~0.8寸。
仆参(BL61)	昆仑直下，跟骨外侧，赤白肉际处。	①下肢痿痹，足跟痛。 ②癫痫。	直刺0.3~0.5寸。
申脉(BL62) 八脉交会穴，通阳蹻脉	外踝直下方凹陷中。	①头痛，眩晕。 ②癫狂痫，失眠。 ③腰腿酸痛。	直刺0.3~0.5寸。
金门(BL63) 郄穴	申脉穴前下方骰骨外侧凹陷中。	①头痛，腰痛，下肢痿痹，外踝痛。 ②癫痫。 ③小儿惊风。	直刺0.3~0.5寸。
京骨(BL64) 原穴	第5跖骨粗隆下方，赤白肉际处。	①头痛，项强。 ②癫痫。 ③腰腿痛。	直刺0.3~0.5寸。
束骨(BL65) 输穴	第5跖骨小头的后方，赤白肉际处。	①头痛，项强。 ②癫狂。 ③腰腿痛。	直刺0.3~0.5寸。
足通谷(BL66) 荥穴	第5跖趾关节的前方，赤白肉际处。	①头痛，项强。 ②鼻衄。 ③癫狂。	直刺0.2~0.3寸。
至阴(BL67) 井穴	足小趾外侧趾甲根角旁0.1寸。	①头痛，目痛。 ②鼻塞，鼻衄。 ③胎位不正，难产。	浅刺0.1寸。胎位不正用灸法。

四、腧穴歌诀

六十七穴足太阳，睛明目内红肉藏，
攒竹眉冲与曲差，五处寸半上承光，
通天络却玉枕昂，天柱后际大筋旁，
大杼挟脊第一行，直下风门肺俞长，
又厥阴俞与心俞，督俞膈俞俱一行，
肝胆脾胃接三焦，肾俞气海大肠乡，
关元小肠到膀胱，中膂白环仔细量，

上髎次髎中复下，一空二空腰髁当，
会阳阴尾骨外取，附分挟脊第二行，
魄户膏肓神堂走，譩譆膈关魂门当，
阳纲意舍仍胃仓，肓门志室续胞肓，
二十一椎秩边场，承扶臀后纹中央，
殷门浮郄委阳到，委中合阳承筋乡，
承山飞扬踝跗阳，昆仑仆参申脉忙，
金门京骨束骨接，通骨至阴小趾旁。

第八节　足少阴肾经

一、经脉

（一）经脉循行

肾足少阴之脉，起于小指之下，邪走足心，出于然谷之下，循内踝之后，别入跟中，以上踹内，出腘内廉，上股骨内后廉，贯脊属肾，络膀胱。其直者，从肾上贯肝、膈，入肺中，循喉咙，夹舌本。其支者，从肺出，络心，注胸中。（《灵枢·经脉》）

译文：足少阴肾经起于足小趾之下，斜向足心（涌泉穴），出于舟骨粗隆下，沿内踝后，进入足跟，再上行于腓肠肌内侧，出腘窝内侧，向上行股内后缘，通向脊柱，属于肾脏，联络膀胱。肾脏部直行的支脉：从肾向上通过肝和横膈，入肺中，循着喉咙，上挟舌本。肺部的支脉：从肺出来，联络心脏，注入胸中，与手厥阴心包经相交接。

（二）经脉病候

是动则病：饥不欲食，面如漆柴，咳唾则有血，喝喝而喘，坐而欲起，目䀮䀮如无所见，心如悬若饥状，气不足则善恐，心惕惕如人将捕之，是为骨厥。是主肾所生病者：口热、舌干、咽肿、上气，嗌干及痛，烦心，心痛，黄疸，肠澼，脊，股内后廉痛，痿，厥，嗜卧，足下热而痛。（《灵枢·经脉》）

（三）主治概要

本经腧穴主治妇科病、前阴病和肾、肺、咽喉病，以及经脉循行部位的其他病症。

二、常用腧穴

涌泉
- 定位：足趾跖屈时，约当足底（去趾）前1/3凹陷处。
- 主治
  - ①昏厥，中暑，小儿惊风，癫狂痫。
  - ②头痛，头晕，目眩，失眠。
  - ③咯血，咽喉肿痛，喉痹。
  - ④小便不利，大便难。
  - ⑤足心热。
  - ⑥奔豚气。
- 配伍
  - ①配水沟、内关，治昏厥。
  - ②配前顶、印堂、神门，治小儿惊风。
  - ③配太溪、照海、鱼际，治咽喉肿痛。
- 刺法：直刺0.5～0.8寸；可灸。

笔记

- 太溪
  - 定位：内踝高点与跟腱后缘连线的中点凹陷处。
  - 主治
    - ①头痛目眩，失眠，健忘，遗精，阳痿。
    - ②咽喉肿痛，齿痛，耳聋，耳鸣。
    - ③咳嗽，气喘，咯血，胸痛。
    - ④消渴，小便频数，便秘。
    - ⑤月经不调。
    - ⑥腰脊痛，下肢厥冷。
  - 配伍
    - ①配大陵、神门、少冲、志室，治失眠。
    - ②配尺泽、鱼际、孔最，治咯血。
    - ③配气海、三阴交、志室，治滑精。
  - 刺法：直刺 0.5～0.8 寸；可灸。
- 照海
  - 定位：内踝高点正下方凹陷处。
  - 主治
    - ①痫证，失眠。
    - ②咽喉干痛，目赤肿痛。
    - ③月经不调，带下，阴挺。
    - ④小便频数，癃闭。
  - 配伍
    - ①配列缺，治咽喉肿痛。
    - ②配中极、三阴交，治癃闭。
    - ③配肾俞、关元、三阴交，治月经不调。
  - 刺法：直刺 0.5～0.8 寸；可灸。
- 复溜
  - 定位：太溪直上 2 寸，跟腱前方。
  - 主治
    - ①水肿，汗证。
    - ②腹泻，腹胀。
    - ③腰脊强痛，下肢痿痹。
  - 配伍
    - ①配肾俞、关元、天枢、足三里，治泄泻。
    - ②配肾俞、脾俞、太溪，足三里，治水肿。
    - ③配合谷，治汗出不止。
  - 刺法：直刺 0.8～1.0 寸；可灸。

三、腧穴一览表

足少阴肾经腧穴一览表

穴　名	定　位	主　治	操　作
涌泉（KI1） 井穴	足趾跖屈，约当足底前 1/3 凹陷。	①昏厥，中暑，小儿惊风，癫狂痫。 ②头痛，头晕，目眩，失眠。 ③咯血，咽喉肿痛，喉痹。 ④小便不利，大便难。 ⑤足心热。 ⑥奔豚气。	直刺 0.5～0.8 寸；可用灸法或药物贴敷。
然谷（KI2） 荥穴	内踝前下方，足舟骨粗隆下缘凹陷处。	①月经不调，阴挺。 ②阴痒，白浊。 ③遗精，阳痿，小便不利。 ④腹泻。 ⑤咯血，咽喉肿痛。 ⑥小儿脐风，口噤。 ⑦消渴。	直刺 0.5～0.8 寸；可灸。

（续表）

穴　名	定　位	主　治	操　作
太溪（KI3） 输穴、原穴	内踝高点与跟腱后缘连线的中点凹陷处。	①头痛，目眩，失眠，健忘，遗精，阳痿。 ②咽喉肿痛，齿痛，耳聋，耳鸣。 ③咳嗽，气喘，胸痛。 ④消渴，小便频数，便秘。 ⑤月经不调。 ⑥腰脊痛，下肢厥冷。	直刺 0.5～0.8 寸；可灸。
大钟（KI4） 络穴	太溪穴下 0.5 寸稍后，当跟腱内侧处。	①痴呆。 ②癃闭，遗尿，便秘。 ③月经不调。 ④咯血，气喘。 ⑤腰脊强痛，足跟痛。	直刺 0.3～0.5 寸；可灸。
水泉（KI5） 郄穴	太溪穴直下 1 寸，当跟骨内侧处。	①月经不调，痛经，闭经，阴挺。 ②小便不利。	直刺 0.3～0.5 寸；可灸。
照海（KI6） 八脉交会穴，通阴跷脉	内踝高点正下方凹陷处。	①失眠，癫痫。 ②咽喉干痛，目赤肿痛。 ③月经不调，带下，阴挺。 ④小便频数，癃闭。	直刺 0.5～0.8 寸；可灸。
复溜（KI7） 经穴	太溪直上 2 寸，跟腱的前方。	①水肿，汗证。 ②腹泻，腹胀。 ③腰脊强痛，下肢痿痹。	直刺 0.8～1.0 寸；可灸。
交信（KI8） 阴跷脉之郄穴	太溪直上 2 寸，胫骨内侧缘的后方，约当复溜前 0.5 寸。	①月经不调，崩漏，阴挺，阴痒。 ②五淋。 ③疝气。 ④腹泻，便秘，痢疾。	直刺 0.5～0.8 寸；可灸。
筑宾（KI9） 阴维脉之郄穴	太溪与阴谷的连线上，太溪上 5 寸，约当腓肠肌肌腹的内下方。	①癫狂。 ②疝痛。 ③呕吐涎沫，吐舌。 ④小腿内侧痛。	直刺 0.5～0.8 寸；可灸。
阴谷（KI10） 合穴	屈膝，腘窝内侧，当半腱肌腱与半膜肌腱之间。	①癫狂。 ②阳痿，小便不利，月经不调，崩漏。 ③膝股内侧痛。	直刺0.8～1.2 寸。
横骨（KI11）	脐中下 5 寸，耻骨联合上际，前正中线旁开0.5 寸。	①少腹胀痛。 ②小便不利，遗精，阳痿，遗尿。 ③疝气。	直刺 0.8～1.2 寸；可灸。

笔记

（续表）

穴 名	定 位	主 治	操 作
大赫(KI12)	脐中下4寸，前正中线旁开0.5寸。	①遗精，阳痿。 ②阴挺，带下。	直刺0.8～1.2寸。
气穴(KI13)	脐中下3寸，前正中线旁开0.5寸。	①月经不调，带下。 ②小便不通。 ③腹泻。 ④奔豚气。	直刺或斜刺0.8～1.2寸。
四满(KI14)	脐中下2寸，前正中线旁开0.5寸。	①月经不调，崩漏，带下，产后恶露不净。 ②小腹痛，脐下痛，聚、疝、瘕等。 ③遗精，遗尿。 ④便秘，水肿。	直刺0.8～1.2寸；利水多用灸法。
中注(KI15)	脐中下1寸，前正中线旁开0.5寸。	①月经不调。 ②腹痛，便秘，腹泻。	直刺0.8～1.2寸。
肓俞(KI16)	脐中旁开0.5寸。	①腹痛，腹胀，腹泻，便秘。 ②疝气。 ③月经不调。	直刺1.0～1.5寸。
商曲(KI17)	脐中上2寸，前正中线旁开0.5寸。	①腹痛，胃痛，腹胀，腹泻，便秘。 ②腹中积聚。	直刺1.0～1.5寸。
石关(KI18)	脐中上3寸，前正中线旁开0.5寸。	①胃痛，呕吐，腹痛，腹胀，便秘。 ②不孕。	直刺1.0～1.5寸。
阴都(KI19)	脐中上4寸，前正中线旁开0.5寸。	胃痛，腹胀，腹痛，便秘。	直刺1.0～1.5寸。
腹通谷(KI20)	脐中上5寸，前正中线旁开0.5寸	①腹痛，腹胀，胃痛，呕吐。 ②心痛，心悸，胸痛。	直刺1.0～1.5寸。
幽门(KI21)	脐中上6寸，前正中线旁开0.5寸。	腹痛，呕吐，善哕，腹泻。	直刺0.5～1.0寸，不可深刺，以免伤及内脏。
步廊(KI22)	第5肋间隙，前正中线旁开2寸。	①胸痛，咳嗽，气喘。 ②乳痈。	斜刺或平刺0.5～0.8寸，不可深刺，以免伤及内脏。
神封(KI23)	第4肋间隙，前正中线旁开2寸。	①咳嗽，气喘，胸胁支满。 ②呕吐，不嗜食。 ③乳痈。	斜刺或平刺0.5～0.8寸；不可深刺，以免伤及心、肺。

（续表）

穴　名	定　位	主　治	操　作
灵墟（KI24）	第3肋间隙，前正中线旁开2寸。	①咳嗽，气喘，胸肋胀痛。 ②呕吐。 ③乳痈。	斜刺或平刺0.5～0.8寸；不可深刺，以免伤及心、肺。
神藏（KI25）	第2肋间隙，前正中线旁开2寸。	①咳嗽，气喘，胸肋支满。 ②呕吐，不嗜食。	斜刺或平刺0.5～0.8寸；不可深刺，以免伤及心、肺。
彧中（KI26）	第1肋间隙，前正中线旁开2寸。	咳嗽，气喘，痰壅，胸肋胀满。	斜刺或平刺0.5～0.8寸；不可深刺，以免伤及心、肺。
俞府（KI27）	锁骨下缘，前正中线旁开2寸。	咳嗽，气喘，胸痛。	斜刺或平刺0.5～0.8寸：不可深刺，以免伤及心、肺。

四、腧穴歌诀

足少阴穴二十七，涌泉然骨太溪溢，
大钟水泉通照海，复溜交信筑宾接，
阴谷膝内辅骨后，以上从足走至膝，
横骨大赫连气穴，四满中注肓俞集，
商曲石关阴都密，通谷幽门半寸辟，
步廊神封又灵墟，神藏彧中俞府毕。

第九节　手厥阴心包经

一、经脉

（一）经脉循行

心主手厥阴心包络之脉，起于胸中，出属心包，下膈，历络三焦。其支者，循胸出胁，下腋3寸，上抵腋下，循臑内，行太阴、少阴之间，入肘中，下臂，行两筋之间，入掌中，循中指，出其端。其支者，别掌中，循小指次指出其端。（《灵枢·经脉》）

译文：手厥阴心包经起于胸中，出属心包络，向下通过横膈，从胸至腹依次联络上、中、下三焦。胸部的支脉：沿着胸中，出于胁部，至腋下3寸处（天池），上行抵腋窝中，沿上臂内侧，行于手太阴和手少阴之间，进入肘窝中，向下行于前臂两筋之间，进入掌中，沿着中指至指端（中冲）。掌中的支脉：从劳宫分出，沿环指到指端（关冲），与手少阳三焦经相接。

（二）经脉病候

是动则病：手心热，臂、肘挛急，腋肿；甚则胸肋支满，心中憺憺大动，面赤，目黄，喜笑不休。是主脉所生病者：烦心，心痛，掌中热。（《灵枢·经脉》）

笔记

（三）主治概要

本经腧穴主治心、胸、胃、神志病，以及经脉循行部位的其他病症。

二、常用腧穴

天池
- 定位：在胸部，当第四肋间隙，乳头外1寸，前正中线旁开5寸。
- 主治
  - ①咳嗽，气喘。
  - ②乳痈，乳汁少。
  - ③胸闷，胁肋胀痛。
- 配伍
  - ①配乳中，治乳痈。
  - ②配内关，治心绞痛。
  - ③配委阳、极泉，治腋窝淋巴结肿大。
- 刺法：斜刺或平刺0.5～0.8寸。

曲泽
- 定位：在肘横纹中，当肱二头肌腱的尺侧缘。
- 主治
  - ①心痛，心悸。
  - ②胃痛，呕吐，泄泻。
  - ③肘臂疼痛。
- 配伍
  - ①配心俞、内关，治心脏病。
  - ②配委中（点刺），治急性肠胃炎。
  - ③配尺泽、曲池、外关、合谷，治肘关节疼痛。
- 刺法：直刺1.0～1.5寸，或用三棱针点刺出血。

间使
- 定位：在前臂掌侧，当曲泽与大陵的连线上，腕横纹上3寸。掌长肌腱与桡侧腕屈肌腱之间。
- 主治
  - ①心痛，心悸。
  - ②胃痛，呕吐。
  - ③癫狂病，热病，疟疾。
  - ④肘臂痛。
- 配伍
  - ①配心俞，治心悸。
  - ②配大杼、后溪，治疟疾。
  - ③配三阴交，治月经不调，经闭。
- 刺法：直刺0.5～1.0寸。

内关
- 定位：在前臂掌侧，当曲泽与大陵的连线上，腕横纹上2寸。掌长肌腱与桡侧腕屈肌腱之间。
- 主治
  - ①心痛，胸闷，心悸。
  - ②胃痛，呕吐，呃逆。
  - ③癫狂病，失眠。
  - ④肘臂痛。
- 配伍
  - ①配太渊，治无脉症。
  - ②配足三里、中脘，治胃脘痛。
  - ③配三阴交、合谷，治心气不足之心绞痛。
  - ④配神门，治失眠。
  - ⑤配公孙，治呃逆。
- 刺法：直刺0.5～1.0寸。

大陵
- 定位：在腕掌横纹的中点处，当掌长肌腱与桡侧腕屈肌腱之间。
- 主治：①心痛，心悸，癫狂，疮疡。②胃痛，呕吐。③手腕麻痛，胸肋胀痛。
- 配伍：①配心俞、膈俞，治心血瘀阻之心悸。②配丰隆、太冲，治气郁痰结之癫狂。③配神门、列缺，治腕下垂。
- 刺法：直刺0.3~0.5寸。

劳宫
- 定位：在手掌心，当第二、三掌骨之间偏于第三掌骨，握掌屈指时中指尖处。
- 主治：①口疮，口臭，鼻衄。②癫痫狂，中风昏迷，中暑。③心痛，呕吐。
- 配伍：①配曲泽、大陵，治鹅掌风。②配太冲、内庭，治口疮，口臭。③配人中、涌泉，治中暑及中风昏迷。
- 刺法：直刺0.3~0.5寸。

中冲
- 定位：在手中指末节尖端中央。
- 主治：①中风昏迷，中暑，小儿惊风，热病。②心烦，心痛。③舌强肿痛。
- 配伍：①配少商、合谷，治小儿惊风。②配劳宫、大陵，治掌中热。③配人中、廉泉，治舌强肿痛。
- 刺法：浅刺0.1寸，或用三棱针点刺出血。

三、输穴一览表

手厥阴心包经腧穴一览表

穴名	定位	主治	操作
天池(PC1)	在胸部，当第四肋间隙，乳头外1寸，前正中线旁开5寸。	①咳嗽，气喘。 ②乳痈，乳汁少。 ③胸闷，胸肋胀痛，瘰疬。	斜刺或平刺0.5~0.8寸。
天泉(PC2)	在臂内侧，当腋前纹头下2寸，肱二头肌的长、短头之间。	①心痛，咳嗽，胸肋胀痛。 ②臂痛。	直刺0.5~0.8寸。
曲泽(PC3) 合穴	在肘横纹中，当肱二头肌腱的尺侧缘。	①心痛，心悸。 ②热病，中暑。 ③胃痛，呕吐，泄泻。 ④肘臂疼痛。	直刺1.0~1.5寸，或用三棱针点刺出血。
郄门(PC4) 郄穴	在前臂掌侧，当曲泽与大陵的连线上，腕横纹上5寸，掌长肌腱与桡侧腕屈肌腱之间。	①心痛，心悸，疔疮，癫痫。 ②呕血，咯血。	直刺0.5~1.0寸。

笔记

（续表）

穴　名	定　位	主　治	操　作
间使（PC5） 经穴	在前臂掌侧，当曲池与大陵的连线上，腕横纹上3寸，掌长肌腱与桡侧腕屈肌腱之间。	①心痛，心悸。 ②眩晕，癫痫，失眠，偏头痛。 ③胃痛，呕吐，呃逆。 ④肘臂挛痛。	直刺0.5～1.0寸。
内关（PC6） 络穴、八脉交会穴、通阳维脉	在前臂掌侧，当曲池与大陵的连线上，腕横纹上2寸，掌长肌腱与桡侧腕屈肌腱之间。	①心痛，心悸，胸闷。 ②癫狂病，失眠。 ③呕吐，胃痛。 ④肘臂痛。	直刺0.5～1.0寸。
大陵（PC7） 输穴、原穴	在腕掌横纹的中点处，当掌长肌腱与桡侧腕屈肌腱之间。	①心痛，心悸，癫狂，疮痈。 ②胃痛，呕吐。 ③手腕麻痛，胸胁胀痛。	直刺0.3～0.5寸。
劳宫（PC8） 荥穴	在手掌心，当第二、三掌骨之间偏于第三掌骨，握掌屈指时中指尖处。	①口疮，口臭，鼻衄。 ②癫痫狂，中风昏迷，中暑。 ③心痛，呕吐。	直刺0.3～0.5寸。
中冲（PC9） 井穴	在手中指末节尖端中央	①中风昏迷，中暑，小儿惊风，热病。 ②心烦，心痛。 ③舌强肿痛。	浅刺0.1寸，或用三棱针点刺出血。

四、腧穴歌诀

九穴心包手厥阴，天池天泉曲泽深，
郄门间使内关对，大陵劳宫中冲寻。

第十节　手少阳三焦经

一、经脉

（一）经脉循行

三焦手少阳之脉，起于小指次指之端，上出两指之间，循手表腕，出臂外两骨之间，上贯肘，循臑外上肩，而交出足少阳之后，入缺盆，布膻中，散络心包，下膈，遍属三焦。其支者，从膻中，上出缺盆，上项，系耳后，直上出耳上角，以屈下颊至䪼。其支者，从耳后入耳中，出走耳前，过客主人前，交颊，至目锐眦。（《灵枢·经脉》）

译文：手少阳三焦经起于环指末端（关冲），向上行于小指与环指之间，沿着手背，出于前臂外侧桡骨与尺骨之间，向上通过肘尖，沿上臂外侧，上达肩部，交出足少阳经的后面，向前进入缺盆部，分布于胸中，散络于心包，向下通过横膈，从胸至腹，属上、中、下三焦。胸部

笔记

的支脉:从胸向上,出于缺盆部,上走项旁,联系耳后,沿耳后直上,出于耳部上行额角,再屈而下行至面颊部,到达眶下部。耳部的支脉:从耳后进入耳中,出走耳前,与前脉交叉于面颊部,到达目外眦(丝竹空),与足少阳胆经相接。

(二)经络病候

是动则病,耳聋,浑浑焞焞,嗌肿,喉痹。是主气所生病者,汗出,目锐眦痛,颊肿,耳后、肩、臑、肘、臂外皆痛,小指次指不用。(《灵枢·经脉》)

(三)主治概要

本经腧穴主治侧头、耳、胸肋、咽喉病和热病,以及经脉循行部位的其他病症。

二、常用腧穴

关冲
- 定位:在手环指末节尺侧,距指甲角0.1寸。
- 主治
  - ①热病,昏厥,中暑。
  - ②头痛,目赤,耳聋,咽喉肿痛。
- 配伍
  - ①配风池、商阳,治热病无汗。
  - ②配人中、劳宫,治中暑。
  - ③配少商、少泽,治咽喉肿痛。
- 刺法:浅刺0.1寸,或用三棱针点刺出血。

中渚
- 定位:在手背部,当环指本节的后方,第四、五掌骨间凹陷处。
- 主治
  - ①头痛,耳鸣,耳聋,目赤,咽喉肿痛。
  - ②热病,消渴,疟疾。
  - ③手指屈伸不利,肘臂肩背疼痛。
- 配伍
  - ①配听宫、翳风,治耳鸣,耳聋。
  - ②配外关、期门,治肋间神经痛。
  - ③配八邪、外关,治手指不能屈伸。
- 刺法:直刺0.3~0.5寸。

阳池
- 定位:在腕背横纹中,当指伸肌腱的尺侧缘凹陷处。
- 主治
  - ①耳聋,目赤肿痛,咽喉肿痛。
  - ②疟疾,消渴。
  - ③腕痛。
- 配伍
  - ①配少商、廉泉,治咽喉肿痛。
  - ②配肺俞、脾俞、太溪,治消渴。
  - ③配外关、曲池,治前臂肌挛或麻痹。
- 刺法:直刺0.3~0.5寸。

外关
- 定位:在前臂背侧,当阳池与肘尖的连线上,腕背横纹2寸,尺骨与桡骨之间。
- 主治
  - ①耳聋,耳鸣,目赤肿痛。
  - ②胸肋痛。
  - ③外感表证。
  - ④上肢痿痹。
- 配伍
  - ①配听宫、听会,治耳聋,耳鸣。
  - ②配阳陵泉,治胸肋痛。
  - ③配曲池、合谷,治外感表证。
- 刺法:直刺0.5~1.0寸。

笔记

支沟
- 定位:在前臂背侧,当阳池与肘尖的连线上,腕背横纹上3寸,尺骨与桡骨之间。
- 主治
  - ①便秘,热病。
  - ②胸胁痛,落枕。
  - ③耳鸣,耳聋。
- 配伍
  - ①配天枢、上巨虚、合谷,治便秘。
  - ②配外关、内关、阳陵泉,治胁肋痛。
  - ③配听宫、听会,治耳鸣,耳聋。
- 刺法:直刺0.5~1.0寸。

天井
- 定位:在臂外侧,屈肘时,当肘尖直上1寸凹陷处。
- 主治
  - ①耳聋,偏头痛,癫痫。
  - ②瘰疬,肘臂痛。
- 配伍
  - ①配翳风、耳门,治耳聋。
  - ②配天突、水突,治瘿气。
  - ③配曲池、少海,治肘痛。
- 刺法:直刺0.5~1.0寸。

肩髎
- 定位:在肩部,肩髃后方,当臂外展时,于肩峰后下方呈现凹陷处。
- 主治:肩臂挛痛不遂。
- 配伍
  - ①配肩井、天宗,治肩重不能举。
  - ②配风池、曲池,治风疹。
  - ③配外关、章门,治肋间神经痛。
- 刺法:直刺0.8~1.2寸。

翳风
- 定位:在耳垂后方,当乳突与下颌角之间的凹陷处。
- 主治
  - ①耳鸣,耳聋,聤耳。
  - ②口㖞,牙关紧闭,齿痛,呃逆,瘰疬,颊肿。
- 配伍
  - ①配听宫、听会,治耳聋,耳鸣。
  - ②配地仓、颊车、阳白、承泣,治面神经痛。
  - ③配下关、颊车、合谷,治颊肿。
- 刺法:直刺0.8~1.2寸。

耳门
- 定位:在面部,当耳屏上切迹的前方,下颌骨髁状突后缘,张口有凹陷处。
- 主治
  - ①耳鸣,耳聋,聤耳。
  - ②齿痛。
- 配伍
  - ①配听宫、听会、翳风,治耳鸣,耳聋,聤耳。
  - ②配颊车、下关、合谷,治齿痛。
- 刺法:微张口,直刺0.5~1.0寸。

丝竹空
- 定位:在面部,当眉梢凹陷处。
- 主治
  - ①目赤肿痛,眼睑瞤动,目眩。
  - ②头痛,癫狂痫。
- 配伍
  - ①配瞳子髎、睛明、攒竹,治目赤肿痛。
  - ②配太冲、外关,治偏头痛。
  - ③配足通谷、太冲,治癫痫。
- 刺法:平刺0.5~1.0寸。

三、腧穴一览表

手少阳三焦经腧穴一览表

穴　名	定　位	主　治	操　作
关冲(SJ1) 井穴	在手环指末节尺侧，距指甲角0.1寸。	①热病，昏厥，中暑。 ②头痛，目赤，耳聋，咽喉肿痛。	浅刺0.1寸，或用三棱针点刺出血。
液门(SJ2) 荥穴	在手背部，当第四、五指蹼缘后方赤白肉际处。	①头痛，目赤，耳聋，咽喉肿痛。 ②疟疾。	直刺0.3～0.5寸。
中渚(SJ3) 输穴	在手背部，当环指本节的后方，第四、五掌骨间凹陷处。	①头痛，耳鸣，耳聋，目赤，咽喉肿痛。 ②热病，消渴，疟疾。 ③手指屈伸不利，肘臂肩背疼痛。	直刺0.3～0.5寸。
阳池(SJ4) 原穴	在腕背横纹中，当指伸肌腱的尺侧缘凹陷处。	①耳聋，目赤肿痛，咽喉肿痛。 ②疟疾，消渴。 ③腕痛。	直刺0.3～0.5寸。
外关(SJ5) 络穴、八脉交会穴之一，通阳维脉	在前臂背侧，当阳池与肘尖的连线上，腕背横纹上2寸，尺骨与桡骨之间。	①热病，头痛，目赤肿痛，耳鸣，耳聋。 ②胸胁痛。 ③上肢痿痹。	直刺0.5～1.0寸。
支沟(SJ6) 经穴	在前臂背侧，当阳池与肘尖的连线上，腕背横纹上3寸，尺骨与桡骨之间。	①便秘，热病。 ②胁肋痛，落枕。 ③耳鸣，耳聋。	直刺0.5～1.0寸。
会宗(SJ7) 郄穴	在前臂背侧，当腕背横纹上3寸，支沟尺侧，尺骨的桡侧缘。	①耳鸣，耳聋。 ②癫病。 ③上肢痹痛。	直刺0.5～1.0寸。
三阳络(SJ8)	在前臂背侧，腕背横纹上4寸，尺骨与桡骨之间。	①耳聋，暴喑，齿痛。 ②上肢痹痛。	直刺0.5～1.0寸。
四渎(SJ9)	在前臂背侧，当阳池与肘尖的连线上，肘尖下5寸，尺骨与桡骨之间。	①耳聋，暴喑，齿痛，咽喉肿痛，偏头痛。 ②上肢痹病。	直刺0.5～1.0寸。
天井(SJ10) 合穴	在臂外侧，屈肘时，当肘尖直上1寸凹陷处。	①耳聋，偏头痛，癫痫。 ②瘰疬，肘臂痛。	直刺0.5～1.0寸。
清冷渊(SJ11)	在臂外侧，屈肘，当肘尖直上2寸，即天井上1寸。	①头痛，目痛，胁痛。 ②肩臂痛。	直刺0.5～1.0寸。
消泺(SJ12)	在臂外侧，当清冷渊与臑会连线的中点处。	①头痛，项强，齿痛。 ②肩臂痛。	直刺0.8～1.2寸。

笔记

（续表）

穴　名	定　位	主　治	操　作
臑会（SJ13）	在臂外侧，当肘尖与肩髎的连线上，肩髎下3寸，三角肌的后下缘。	①瘿气，瘰疬。 ②上肢痿痹。	直刺0.8～1.2寸。
肩髎（SJ14）	在肩部，肩髃后方，当臂外展时，肩峰后下方呈现凹陷处。	肩臂挛痛不遂。	直刺0.8～1.2寸。
天髎（SJ15）	在肩胛部，肩井与曲垣的中间，当肩胛骨上角处。	肩臂痛，颈项强痛。	直刺0.5～0.8寸。
天牖（SJ16）	在颈侧部，当乳突的后方直下，平下颌角，胸锁乳突肌的后缘。	①头痛，项强。 ②目痛，耳聋，瘰疬，面肿。	直刺0.5～1.0寸。
翳风（SJ17）	在耳垂后方，当乳突与下颌角之间的凹陷处。	①耳鸣，耳聋，聤耳。 ②口㖞，牙关紧闭，齿痛，呃逆，瘰疬，颊肿。	直刺0.8～1.2寸。
瘛脉（SJ18）	在头部，耳后乳突中央，当角孙至翳风之间，沿耳轮连线的中下1/3的交点处。	①耳鸣，耳聋。 ②小儿惊风，牙痛。	平刺0.3～0.5寸，或点刺出血。
颅息（SJ19）	在头部，当角孙至翳风之间，沿耳轮连线的上、中1/3的交点处。	①小儿惊风，头痛。 ②耳鸣，耳聋。	平刺0.3～0.5寸。
角孙（SJ20）	在头部，折耳郭向前，当耳尖直上入发际处。	①目翳，齿痛，痄腮。 ②偏头痛，项强。	平刺0.3～0.5寸，小儿腮腺炎宜用灯火灸。
耳门（SJ21）	在面部，当耳屏上切迹的前方下颌骨髁状突后缘，张口有凹陷处。	①耳鸣，耳聋，聤耳。 ②齿痛。	微张口，直刺0.5～1.0寸。
耳和髎（SJ22）	在头侧部，当鬓发后缘，平耳郭根之前方，颞浅动脉的后缘。	①头痛，耳鸣。 ②牙关紧闭，口㖞。	避开动脉，斜刺或平刺0.3～0.5寸。
丝竹空（SJ23）	在面部，当眉梢凹陷处。	①目赤肿痛，眼睑瞤动，目眩。 ②头痛，癫狂痫。	平刺0.5～1.0寸；不灸。

四、腧穴歌诀

二十三穴手少阳，关冲液门中渚旁，
阳池外关支沟正，会宗三阳四渎长，
天井清冷渊消泺，臑会肩髎天髎堂，
天牖翳风瘛脉青，颅息角孙耳门乡，
和髎耳前锐发处，丝竹眉梢不须量。

笔记

第十一节　足少阳胆经

一、经脉

(一)经脉循行

胆足少阳之脉,起于目锐眦,上抵头角,下耳后,循颈,行手少阳之前,至肩上,却交出手少阳之后,入缺盆。其支者,从耳后入耳中,出走耳前,至目锐眦后。其支者,别锐眦,下大迎,合于手少阳,抵于䪼,下加颊车,下颈,合缺盆。以下胸中,贯膈,络肝,属胆,循胁里,出气街,绕毛际,横入髀厌中。其支者,从缺盆下腋,循胸,过季胁,下合髀厌中。以下循髀阳,出膝外廉,下外辅骨之前,直下抵绝骨之端,下出外踝之前,循足跗上,入小指次指之间。其支者,别跗上,入大指之间,循大指歧骨内,出其端;还贯爪甲,出三毛。(《灵枢·经脉》)

译文:足少阳胆经起于目外眦(瞳子髎),上行额角部(颔厌),下行至耳后(风池),沿颈部行于手少阳经的前面到肩上,又交叉到手少阳经的后面,下入缺盆。耳部的分支:从耳后入耳中,经耳前到目外眦后方。外眦部的分支:从目外眦下走大迎,会合于手少阳经,再向上到达目眶下,下行经颊车,行颈部,会合前脉于缺盆,内行进入胸中,通过横膈,联系肝脏,属胆,沿胁肋内下达腹股沟动脉部,经过外阴部毛际,横入髋关节部(环跳)。缺盆部直行的脉:下行经腋部、侧胸、胁肋部,下合前脉于髋关节部,再向下沿着大腿外侧、膝外缘,行腓骨之前,达外踝前,沿足背部,止于第4趾外侧端(足窍阴)。足背部的分支:从足背上分出,沿第1、第2跖骨间,出于大趾端,穿过趾甲,回过来至趾甲后的毫毛部(大敦,属肝经),接足厥阴肝经。

(二)经脉病候

是动则病,口苦,善太息,心胁痛,不能转侧,甚则面微有尘,体无膏泽,足外反热,是为阳厥。是主骨所生病者,头痛,颔痛,目锐眦痛,缺盆中肿痛,腋下肿,马刀侠瘿,汗出振寒,疟,胸胁、肋、髀、膝外至胫、绝骨、外踝前及诸节皆痛,小指次指不用。(《灵枢·经脉》)

(三)主治概要

本经腧穴主治侧头、目、耳、咽喉病,神志病,热病及经脉循行部位的其他病症。

二、常用腧穴

瞳子髎
- 定位:在面部,目外眦旁,当眶外侧缘处。
- 主治
  - ①目赤肿痛,目翳,青盲,口㖞。
  - ②头痛。
- 配伍
  - ①配睛明、丝竹空、攒竹,治目痛,目赤,目翳。
  - ②配头维、印堂、太冲,治头痛。
- 刺法:直刺或平刺0.3~0.5寸,或用三棱针点刺出血。

听会
- 定位:在面部,当耳屏间切际的前方,下颌骨髁状突的后缘,张口有凹陷处。
- 主治
  - ①耳鸣,耳聋,聤耳。
  - ②齿痛,口㖞,面痛。
- 配伍
  - ①听宫、翳风,治耳鸣,耳聋。
  - ②配地仓、颊车、阳白,治面神经麻痹。
- 刺法:张口,直刺0.5~1.0寸;可灸。

笔记

曲鬓
- 定位：在头部，当耳前鬓角发际后缘的垂线与耳尖水平线交点处。
- 主治：①偏头痛，额颊肿。②目赤肿痛，暴喑，牙关紧闭。
- 配伍：①配太阳、头维，治偏头痛。②配廉泉、合谷，治暴喑。
- 刺法：平刺0.5～0.8寸；可灸。

率谷
- 定位：在头部，当耳尖直上入发际1.5寸，角孙直上方。
- 主治：①偏正头痛，眩晕，耳鸣，耳聋。②小儿急、慢惊风。
- 配伍：①配风池、太阳，治偏头痛。②配人中、曲池、太冲，治小儿惊风。
- 刺法：平刺0.5～0.8寸；可灸。

完骨
- 定位：在头部，当耳后乳突的后下方凹陷处。
- 主治：①头痛，颈项强痛，失眠。②齿痛，口㖞，口噤不开，颊肿。③癫痫，疟疾。
- 配伍：①配风池、率谷，治偏头痛。②配风池、大椎、内关，治癫痫。
- 刺法：直刺0.5～0.8寸；可灸。

本神
- 定位：在头部，当前发际0.5寸处，神庭旁开3寸，神庭与头维连线的内2/3与外1/3的交点处。
- 主治：①头痛，眩晕，目赤肿痛。②癫痫，小儿惊风，中风昏迷。
- 配伍：①配神庭、印堂，治前额头痛。②配前顶、囟会、天柱，治小儿惊风。
- 刺法：平刺0.3～0.5寸；可灸。

阳白
- 定位：在前额部，当瞳孔直上，眉上1寸。
- 主治：①头痛，眩晕。②视物模糊，目痛，眼睑下垂，面瘫。
- 配伍：①配太阳、风池、外关，治偏头痛。②配合谷、太冲、太阳、颊车、翳风，治面瘫。
- 刺法：平刺0.3～0.5寸；可灸。

头临泣
- 定位：在头部，当瞳孔直上入前发际0.5寸处，神庭与头维连线的中点处。
- 主治：①头痛，目眩，流泪，鼻塞，鼻渊。②小儿惊风，癫痫。
- 配伍：①配百会、印堂、头维，治头痛。②配百会、人中、内关，治小儿惊风。
- 刺法：平刺0.3～0.5寸；可灸。

风池
- 定位:在颈部,当枕骨之下,与风府相平,胸锁乳突肌与斜方肌上端之间的凹陷处。
- 主治
  - ①头痛,眩晕,失眠,癫痫,中风。
  - ②目赤肿痛,视物不明,鼻塞,鼻衄,鼻渊,耳鸣,咽喉肿痛。
  - ③感冒,热病,颈项强痛。
- 配伍
  - ①配大椎、后溪,治颈项强痛。
  - ②配睛明、太冲、太阳,治目赤肿痛。
- 刺法:向鼻尖方向斜刺0.8~1.2寸;可灸。

肩井
- 定位:在肩上,前直乳中,当大椎与肩峰连线的中点上。
- 主治
  - ①头痛,眩晕,颈项强痛,肩背疼痛,上肢不遂,瘰疬。
  - ②乳痈,乳汁少,难产,胞衣不下。
- 配伍
  - ①配肩髃、天宗,治肩背痹痛。
  - ②配乳根、少泽,治乳汁不足,乳痈。
  - ③配合谷、三阴交,治难产。
- 刺法:直刺0.3~0.5寸,切忌深刺,捣刺。孕妇禁用。可灸。

日月
- 定位:在上腹中,当乳头直下,第七肋间隙,前正中线旁开4寸。
- 主治
  - ①急性传染性黄疸,呕吐,吞酸,呃逆,胃脘痛。
  - ②胁肋胀痛。
- 配伍
  - ①配期门、章门、京门、胆俞、肝俞、至阳、阳陵泉、太冲,治急性传染性黄疸。
  - ②配丘墟、阳陵泉、支沟,治胁肋疼痛。
  - ③配内关、中脘,治呕吐。
- 刺法:斜刺或平刺0.5~0.8寸。

京门
- 定位:在侧腰部,章门后1.8寸,当第十二肋骨游离端的下方。
- 主治
  - ①小便不利,水肿。
  - ②腹胀,泄泻,肠鸣,呕吐。
  - ③腰痛,胁痛。
- 配伍
  - ①配肾俞、三阴交,治肾虚腰痛。
  - ②配天枢、中脘、支沟,治腹胀。
- 刺法:直刺0.5~1.0寸;可灸。

带脉
- 定位:在侧腹部,章门下1.8寸,当第十一肋骨游离端下方垂线与脐水平线的交点上。
- 主治
  - ①带下,月经不调,阴挺,经闭,疝气,小腹痛。
  - ②胁痛,腰痛。
- 配伍
  - ①配白环俞、阴陵泉、三阴交,治带下病。
  - ②配中极、地机、三阴交,治痛经,闭经。
  - ③配血海、膈俞,治月经不调。
- 刺法:平刺0.8~1.0寸;可灸。

笔记

环跳
- 定位：在股外侧部，侧卧屈股，当股骨大转子最凸点与骶管裂孔连线的外1/3与中1/3交点处。
- 主治：①下肢痿痹。②腰腿痛。
- 配伍：①配殷门、阳陵泉、委中、昆仑，治坐骨神经痛。②配委中、腰阳关，治腰痛。
- 刺法：直刺2.0~3.0寸；可灸。

风市
- 定位：在大腿外侧部的中线上，当腘横纹上7寸，或直立垂手时，中指尖处。
- 主治：①下肢痿痹。②遍身瘙痒，脚气。
- 配伍：①配阳陵泉、悬钟，治下肢痿痹。②配风池、曲池、血海，治荨麻疹。
- 刺法：直刺1.0~2.0寸；可灸。

阳陵泉
- 定位：在小腿外侧，当腓骨头前下方凹陷处。
- 主治：①黄疸，口苦，呕吐，胁肋疼痛。②下肢痿痹，膝膑肿痛，脚气，肩疼。③小儿惊风。
- 配伍：①配环跳、风市、委中、悬钟，治半身不遂，下肢痿痹。②配人中、中冲、太冲，治小儿惊风。
- 刺法：直刺1.0~1.5寸；可灸。

光明
- 定位：在小腿外侧，当外踝尖上5寸，腓骨前缘。
- 主治：①目痛，夜盲，目视不明。②乳房胀痛，乳汁少。
- 配伍：配睛明、承泣、瞳子髎，治目痛。
- 刺法：平刺1~1.5寸；可灸。

悬钟
- 定位：在小腿外侧，当外踝尖上3寸，腓骨前缘。
- 主治：①颈项强痛，偏头痛，咽喉肿痛。②胸胁胀痛。③痔疾，便秘。④下肢痿痹，脚气。
- 配伍：①配风池、后溪、列缺、大椎，治颈项疼痛。②配环跳、风市、阳陵泉，治坐骨神经痛。
- 刺法：平刺0.5~0.8寸；可灸。

丘墟
- 定位：在足外踝的前下方，当趾长伸肌腱的外侧凹陷处。
- 主治：①胸胁胀痛。②下肢痿痹，外踝肿痛，脚气。③疟疾。
- 配伍：①配昆仑、申脉，治外踝肿痛。②配阳陵泉、期门，治胆囊炎。
- 刺法：直刺0.5~0.8寸；可灸。

足临泣
- 定位：在足背外侧，当足四趾本节，第四跖趾关节的后方，小趾伸肌腱的外侧凹陷处。
- 主治
  - ①偏头痛，目赤肿痛，目眩，目涩。
  - ②乳痛，乳胀，月经不调。
  - ③胁肋疼痛，足跗肿痛。
  - ④瘰疬，疟疾。
- 配伍
  - ①配丘墟、解溪、昆仑，治足跗肿痛。
  - ②配风池、太阳、外关，治偏头痛。
  - ③配乳根、肩井，治乳痈。
- 刺法：直刺0.3～0.5寸；可灸。

足窍阴
- 定位：在足第四趾末节外侧，距趾甲角0.1寸。
- 主治
  - ①目赤肿痛，耳鸣，耳聋，咽喉肿痛。
  - ②头痛，失眠，多梦。
  - ③胁痛，足跗肿痛。
  - ④热病。
- 配伍
  - ①配头维、太阳，治偏头痛。
  - ②配翳风、听会、外关，治耳鸣，耳聋。
  - ③配少商、商阳，治喉痹。
- 刺法：浅刺0.1～0.2寸，或点刺出血。

三、腧穴一览表

足少阳胆经腧穴一览表

穴 名	定 位	主 治	操 作
瞳子髎(GB1) 手太阳、手足少阳经交会穴	在面部，目外眦旁，当眶外侧缘处。	①目赤肿痛，目翳，青盲，口㖞。 ②头痛。	直刺或平刺0.3～0.5寸。
听会(GB2)	在面部，当耳屏间切迹的前方，下颌骨髁状突的后缘，张口有凹陷处。	①耳鸣，耳聋，聤耳。 ②齿痛，口㖞，面痛。	张口，直刺0.5～1.0寸。
上关(GB3) 手足少阳、足阳明经交会穴	在耳前，下关直上，当颧弓的上缘凹陷处。	①耳鸣，耳聋，聤耳。 ②偏头痛，口㖞，口噤，齿痛，面痛，癫狂痫。	直刺0.3～0.5寸。
颔厌(GB4) 手足少阳、足阳明经交会穴	在头部鬓发上，当头维与曲鬓弧形连线的上1/4与下3/4交点处。	①偏头痛，眩晕，癫痫。 ②齿痛，耳鸣，口㖞。	平刺0.5～0.8寸。
悬颅(GB5)	在头部鬓发上，当头维与曲鬓弧形连线的中点处。	①偏头痛。 ②目赤肿痛，齿痛，面肿，鼽衄。	平刺0.5～0.8寸。
悬厘(GB6) 手、足少阳，足阳明经交会穴	在头部鬓发上，当头维与曲鬓弧形连线的上3/4与下1/4交点处。	①偏头痛。 ②目赤肿痛，耳鸣，齿痛，面痛。	平刺0.5～0.8寸。

笔记

（续表）

穴　名	定　位	主　治	操　作
曲鬓(GB7) 足少阳、足太阳经交会穴	在头部，当耳前鬓角发际后缘的垂线与耳尖水平线交点处。	①偏头痛，颔颊肿。 ②目赤肿痛，暴喑，牙关紧闭。	平刺0.5～0.8寸。
率谷(GB8) 足少阳、足太阳经交会穴	在头部，当耳尖直上入发际1.5寸，角孙直上方。	①偏正头痛，眩晕，耳鸣，耳聋。 ②小儿急、慢惊风。	平刺0.5～0.8寸。
天冲(GB9) 足少阳、足太阳经交会穴	在头部，当耳根后缘直上入发际2寸，率谷后0.5寸。	①头痛，耳鸣，耳聋，齿龈肿痛。 ②癫痫。	平刺0.5～0.8寸。
浮白(GB10) 足少阳、足太阳经交会穴	在头部，当耳后乳突的后上方，天冲与完骨的弧形连线的中1/3与上1/3交点处。	①头痛，耳鸣，耳聋，目痛。 ②瘿气。	直刺0.5～0.8寸。
头窍阴(GB11) 足少阳、足太阳经交会穴	在头部，当耳后乳突的后上方，天冲与完骨的中1/3与下1/3交点处。	①耳鸣，耳聋。 ②头痛，眩晕，颈项强痛。	平刺0.5～0.8寸。
完骨(GB12) 足少阳、足太阳经交会穴	在头部，当耳后乳突的后下方凹陷处。	①头痛，颈项强痛，失眠。 ②齿痛，口㖞，口噤不开，颊肿。 ③癫痫，疟疾。	直刺0.5～0.8寸。
本神(GB13) 足少阳、阳维脉交会穴	在头部，当发际上0.5寸，神庭旁开3寸，神庭与头维连线的内2/3与外1/3的交点处。	①头痛，眩晕，目赤肿痛。 ②癫痫，小儿惊风，中风昏迷。	平刺0.3～0.5寸。
阳白(GB14) 足少阳、阳维脉交会穴	在前额部，当瞳孔直上，眉上1寸。	①头痛，眩晕。 ②视物模糊，目痛，眼睑下垂，面瘫。	平刺0.3～0.5寸。
头临泣(GB15) 足少阳、太阳与阳维脉交会穴	在头部，当瞳孔直上入发际0.5寸，神庭与头维连线的中点处。	①头痛，目眩，流泪，鼻塞，鼻渊。 ②小儿惊风，癫痫。	平刺0.3～0.5寸。
目窗(GB16) 足少阳、阳维脉交会穴	在头部，当前发际上1.5寸，头正中线旁开2.25寸。	①目赤肿痛，青盲，视物模糊，鼻塞。 ②头痛，眩晕，小儿惊痫。	平刺0.3～0.5寸。
正营(GB17) 足少阳、阳维脉交会穴	在头部，当前发际上2.5寸，头正中线旁开2.25寸。	①头痛，眩晕，项强。 ②齿痛，唇吻急强。	平刺0.3～0.5寸。
承灵(GB18) 足少阳、阳维脉交会穴	在头部，当前发际上4寸，头正中线旁开2.25寸。	①头痛，眩晕。 ②目痛，鼻塞，鼻衄。	平刺0.3～0.5寸。

笔记

（续表）

穴名	定位	主治	操作
脑空(GB19) 足少阳，阳维脉交会穴	在头部，当枕外凸隆的上缘外侧，头正中线旁开2.25寸，平脑户。	①头痛，目眩，颈项强痛。 ②癫狂痫，惊悸。	平刺0.3～0.5寸。
风池(GB20) 足少阳、阳维脉交会穴	在项部，当枕骨之下，与风府相平，胸锁乳突肌与斜方肌上端之间的凹陷处。	①头痛，眩晕，失眠，癫痫，中风。 ②目赤肿痛，视物不明，鼻塞，鼻衄，鼻渊，耳鸣，咽喉肿痛。 ③感冒，热病，颈项强痛。	向鼻尖方向斜刺0.8～1.2寸。
肩井(GB21) 手足少阳、足阳明与阳维脉交会穴	在肩上，前直乳中，当大椎与肩峰端连线的中点上。	①头痛，眩晕，颈项强痛，肩背疼痛，上肢不遂，瘰疬。 ②乳痛，乳汁少，难产，胞衣不下。	直刺0.3～0.5寸，切忌深刺，捣刺。孕妇禁用。
渊腋(GB22)	在侧胸部，举臂，当腋中线上，腋下3寸，第四肋间隙中。	①胸满，胁痛。 ②上肢痹痛。	平刺0.5～0.8寸。
辄筋(GB23)	在侧胸部，渊腋前1寸，平乳头，第四肋间隙中。	①胸满，胁痛，腋肿。 ②呕吐，吞酸。 ③气喘。	平刺0.3～0.5寸。
日月(GB24) 胆募穴，足少阳、足太阴经交会穴	在上腹部，当乳头直下，第七肋间隙中。	①黄疸，呕吐，吞酸，呃逆，胃脘痛。 ②胁肋胀痛。	斜刺或平刺0.5～0.8寸。
京门(GB25) 肾募穴	在侧腰部，章门后1.8寸，当第十二肋骨游离端的下方。	①小便不利，水肿。 ②腹胀，泄泻，肠鸣，呕吐。 ③腰痛，胁痛。	直刺0.5～1.0寸。
带脉(GB26) 足少阳，带脉交会穴	在侧腹部，章门下1.8寸，当第十一肋骨游离端下方垂线与脐水平线的交点上。	①带下，月经不调，阴挺，经闭，疝气，小腹痛。 ②胁痛，腰痛。	直刺0.8～1.0寸。
五枢(GB27) 足少阳、带脉交会穴	在侧腹部，当髂前上棘的前方，约平脐下3寸处。	①腹痛，便秘。 ②带下，月经不调，阴挺，疝气。	直刺1.0～1.5寸。
维道(GB28) 足少阳、带脉交会穴	在侧腹部，当髂前上棘的前下方，五枢前下0.5寸处。	①少腹痛，便秘，肠痈。 ②阴挺，带下，疝气，月经不调。	直刺1.0～1.5寸。
居髎(GB29) 足少阳、阳蹻脉交会穴	在髋部，当髂前上棘与股骨大转子最凸点连线的中点处。	①腰痛，下肢痿痹。 ②疝气。	直刺1.0～1.5寸；可灸。

笔记

（续表）

穴　名	定　位	主　治	操　作
环跳(GB30) 足少阳、太阳经交会穴	在股外侧部，侧卧屈股，当股骨大转子最凸点与骶管裂孔连线的上 1/3 与中 1/3 交点处。	下肢痿痹，半身不遂，腰腿痛。	直刺 2.0～3.0 寸。
风市(GB31)	在大腿外侧部的中线上，当腘横纹上 7 寸，或直立垂手时中指尖处。	①下肢痿痹。 ②遍身瘙痒，脚气。	直刺 1.0～2.0 寸。
中渎(GB32)	在大腿外侧，当风市下 2 寸，或腘横纹上 5 寸，股外侧肌与股二头肌之间。	①下肢痿痹，半身不遂。 ②脚气。	直刺 1.0～2.0 寸。
膝阳关(GB33)	在膝外侧，当阳陵泉上 3 寸，股骨外上髁上方的凹陷处。	①半身不遂，膝膑肿痛挛急，小腿麻木。 ②脚气。	直刺 1.0～1.5 寸。
阳陵泉(GB34) 合穴、筋会	在小腿外侧，当腓骨头前下方凹陷处。	①黄疸，口苦，呕吐，胁肋疼痛。 ②下肢痿痹，膝膑肿痛，脚气，肩疼。 ③小儿惊风。	直刺 1.0～1.5 寸。
阳交(GB35) 阳维脉郄穴	在小腿外侧，当外踝尖上 7 寸，腓骨后缘。	①胸肋胀满。 ②下肢痿痹。 ③癫狂。	直刺 1.0～1.5 寸。
外丘(GB36) 郄穴	在小腿外侧，当外踝尖上 7 寸，腓骨前缘，平阳交。	①胸肋胀满。 ②颈项强痛，下肢痿痹。 ③癫狂。 ④狂犬伤毒不出。	直刺 1.0～1.5 寸。
光明(GB37) 络穴	在小腿外侧，当外踝尖上 5 寸，腓骨前缘。	①目痛，夜盲，目视不明。 ②乳房胀痛，乳汁少。	直刺 1.0～1.5 寸。
阳辅(GB38) 经穴	在小腿外侧，当外踝尖上 4 寸，腓骨前缘稍前方。	①偏头痛，目外眦痛，咽喉肿痛。 ②腋下肿痛，胸胁肿痛，瘰疬。 ③下肢痿痹，脚气，恶寒发热。	直刺 0.8～1.2 寸。
悬钟(GB39) 髓会	在小腿外侧，当外踝尖上 3 寸，腓骨前缘。	①颈项强痛，偏头痛，咽喉肿痛。 ②胸肋胀痛。 ③痔疾，便秘。 ④下肢痿痹，脚气。	直刺 0.5～0.8 寸。

（续表）

穴名	定位	主治	操作
丘墟（GB40） 原穴	在足外踝的前下方，当趾长伸肌腱的外侧凹陷处。	①胸胁胀痛。 ②下肢痿痹，外踝肿痛，脚气。 ③疟疾。	直刺0.5～0.8寸。
足临泣（GB41） 输穴、八脉交会穴通带脉	在足背外侧，当足四趾本节的后方，小趾伸肌腱的外侧凹陷处。	①偏头痛，目赤肿痛，目眩，目涩。 ②乳痈，乳胀，月经不调。 ③胁肋疼痛，足跗肿痛。 ④瘰疬，疟疾。	直刺0.3～0.5寸。
地五会（GB42）	在足背外侧，当足四趾本节的后方，第四、五趾骨之间，小趾伸肌腱的内侧缘。	①头痛，目赤，耳鸣。 ②乳痈，乳胀。 ③胸胁胀痛，足跗肿痛。	直刺0.3～0.5寸。
侠溪（GB43） 荥穴	在足背外侧，当第四、五趾间，趾蹼缘后下方赤白肉际处。	①头痛，眩晕，目赤肿痛，耳鸣，耳聋。 ②胸胁疼痛，乳痈。 ③热病。	直刺0.3～0.5寸。
足窍阴（GB44） 井穴	在足第四趾末节外侧，距趾甲角0.1寸。	①目赤肿痛，耳鸣，耳聋，咽喉肿痛。 ②头痛，失眠，多梦。 ③胁痛，足跗肿痛。 ④热病。	浅刺0.1～0.2寸或点刺出血。

四、腧穴歌诀

足少阳经瞳子髎，四十四穴行迢迢。
听会上关颔厌集，悬颅悬厘曲鬓翘。
率谷天冲浮白次，窍阴完骨本神邀。
阳白临泣目窗闭，正营承灵脑空摇。
风池肩井渊腋部，辄筋日月京门标。
带脉五枢维道续，居髎环跳风市招。
中渎阳关阳陵泉，阳交外丘光明宵。
阳辅悬钟丘墟外，足临泣与地五会。
侠溪窍阴四趾端。

第十二节　足厥阴肝经

一、经脉

（一）经脉循行

肝足厥阴之脉，起于大指丛毛之际，上循足跗上廉，去内踝一寸，上踝八寸，交出太阴之后，上腘内廉，循股阴，入毛中，环阴器，抵小腹，挟胃，属肝，络胆，上贯膈，布胁肋，循喉咙之后,上入颃颡,连目系,上出额,与督脉会于巅。其支者,从目系,下颊里,环唇内。其支者,复从肝别,贯膈,上注肺。(《灵枢·经脉》)

译文:足厥阴肝经起于足大趾背上丛毛部(大敦),上沿足跗到内踝前1寸处(中封),至内踝上8寸处交到足太阴经之后,上经膝、股内侧,入阴毛中,环绕阴器,达小腹,夹着胃旁,属于肝脏,联络胆腑,上过横膈,分布于胁肋(期门),经喉咙的后面,上入鼻咽部,连目系(眼球连系于脑的部位),上出额部,与督脉会于巅顶。目系的分支:从目系下循颊里,环绕唇内。肝部的分支:从肝分出,通过横膈,流注于肺,与手太阴肺经相接。

(二)经脉病候

是动则病,腰痛不可以俯仰,丈夫㿗疝,妇人少腹肿,甚则嗌干,面尘脱色。是主肝所生病者,胸满,呕逆,飧泄,狐疝,遗尿,闭癃。(《灵枢·经脉》)

(三)主治概要

本经腧穴主治肝胆、妇科、前阴病及经脉循行部位的其他病症。

二、常用腧穴

大敦
- 定位:在足大趾末节外侧,距趾甲角0.1寸。
- 主治
  - ①疝气,遗尿,癃闭,经闭,崩漏,月经不调。
  - ②癫痫。
- 配伍
  - ①配太冲、气海、地机,治疝气。
  - ②配百会、三阴交、照海,治子宫脱垂。
- 刺法:斜刺0.1~0.2寸,或用三棱针点刺出血;可灸。

行间
- 定位:在足背侧,当第1、2趾间,趾蹼缘的后方赤白肉际处。
- 主治
  - ①头痛,目眩,目赤肿痛,青盲,口㖞。
  - ②月经过多,崩漏,痛经,经闭,带下,疝气,小便不利,尿痛。
  - ③中风,癫痫。
  - ④胁肋疼痛,急躁易怒,黄疸。
- 配伍
  - ①配睛明、太阳,治目赤肿痛。
  - ②配气海、地机、三阴交,治痛经。
- 刺法:直刺0.5~0.8寸;可灸。

太冲
- 定位:在足背侧,当1、2跖骨结合部之前凹陷处。
- 主治
  - ①头痛,眩晕,目赤肿痛。
  - ②郁证,急躁易怒。
  - ③胸胁疼痛。
  - ④月经不调,崩漏,疝气,遗尿。
- 配伍
  - ①配行间,治郁证。
  - ②配合谷,称为四关穴,治头痛,眩晕,小儿惊风。
- 刺法:直刺0.5~0.8寸;可灸。

中封
- 定位:足内踝前,商丘与解溪连线之间,胫骨前肌腱的内侧凹陷处。
- 主治
  - ①疝气,腹痛,小便不利,遗精。
  - ②下肢痿痹,足踝肿痛。
- 配伍
  - ①配解溪、昆仑,治内踝肿痛。
  - ②配大赫、志室,治遗精。
- 刺法:平刺0.5~0.8寸;可灸。

蠡沟
- 定位：在小腿内侧，当内踝尖上5寸，胫骨内侧面中央。
- 主治
  - ①足胫疼痛。
  - ②睾丸肿痛，子宫脱垂。
- 配伍
  - ①配阴陵泉、三阴交，治胫部酸痛。
  - ②配太冲、气海，治疝气及睾丸肿痛。
- 刺法：平刺0.5~0.8寸；可灸。

曲泉
- 定位：在膝内侧，屈膝，当膝关节内侧横纹内侧端，股骨内侧髁的后缘，半腱肌及半膜肌止端的前缘凹陷处。
- 主治
  - ①小腹肿，小便不利，淋证，癃闭。
  - ②妇科病。
  - ③膝股疼痛。
- 配伍
  - ①配膝眼、梁丘、血海，治膝膑肿痛。
  - ②配百会、气海，治阴挺。
- 刺法：直刺0.8~1.0寸；可灸。

章门
- 定位：在侧腹部，当第十一肋游离端下方。
- 主治
  - ①腹胀，泄泻，痞块。
  - ②胁痛，黄疸。
- 配伍
  - ①配内关、阳陵泉，治腹胀。
  - ②配足三里、太白，治呕吐。
- 刺法：向外平刺0.2~0.3寸；可灸。

期门
- 定位：仰卧，在胸部，乳头直下，第六肋间隙，前正中线旁开4寸。
- 主治
  - ①胸肋胀痛。
  - ②腹胀，呃逆，吐酸。
  - ③乳痈。
- 配伍
  - ①配肝俞、膈俞，治胸肋胀痛。
  - ②配内关、足三里，治呃逆。
  - ③配阳陵泉、中封，治黄疸。
- 刺法：斜刺0.5~0.8寸；可灸。

三、腧穴一览表

足厥阴肝经腧穴一览表

穴　名	定　位	主　治	操　作
大敦(LR1) 井穴	在足大趾末节外侧，距趾甲角0.1寸。	①疝气，遗尿，癃闭，经闭，崩漏，月经不调，阴挺。 ②癫痫。	浅刺0.1~0.2寸，或点刺出血。
行间(LR2) 荥穴	在足背侧，当第1、2趾间，趾蹼缘的后方赤白肉际处。	①头痛，目眩，目赤肿痛，青盲，口㖞。 ②月经过多，崩漏，痛经，经闭，带下，疝气，小便不利，尿痛。 ③中风，癫痫。 ④胁肋疼痛，急躁易怒，黄疸。	直刺0.5~0.8寸。

笔记

（续表）

穴 名	定 位	主 治	操 作
太冲(LR3) 输穴、原穴	在足背侧，当第1跖骨间隙的后方凹陷处。	①头痛，眩晕，目赤肿痛。 ②月经不调，崩漏，疝气，遗尿。 ③郁证，急躁易怒。	直刺0.5~1.0寸。
中封(LR4) 经穴	在足背侧，当足内踝前，商丘与解溪连线之间，胫骨前肌腱的内侧凹陷处。	①疝气，腹痛，小便不利，遗精。 ②下肢痿痹，足踝肿痛。	直刺0.5~0.8寸。
蠡沟(LR5) 络穴	在小腿内侧，当足内踝尖上5寸，胫骨内侧面的中央。	①睾丸肿痛，阳强，外阴瘙痒，小便不利，遗尿，月经不调，带下。 ②足胫疼痛。	平刺0.5~0.8寸。
中都(LR6) 郄穴	在小腿内侧，当足内踝尖上7寸，胫骨内侧面的中央。	①疝气，崩漏。 ②腹痛，泄泻。 ③胁痛，下肢疼痛。	平刺0.5~0.8寸。
膝关(LR7)	在小腿内侧，当胫骨内上髁的后下方，阴陵泉后1寸，腓肠肌内侧头的上部。	①膝痛。 ②下肢痿痹。	直刺1.0~1.5寸。
曲泉(LR8) 合穴	在膝内侧，屈膝，当膝关节横纹内侧端，股骨内侧髁的后缘，半腱肌、半膜肌止端的前缘凹陷处。	①小腹痛，小便不利，淋证，癃闭。 ②月经不调，痛经，带下，阴挺，阴痒，遗精，阳痿。 ③膝股疼痛。	直刺0.8~1.0寸。
阴包(LR9)	在大腿内侧，当股骨内上髁上4寸，股内肌与缝匠肌之间。	①月经不调，遗尿，小便不利。 ②腰骶痛引小腹。	直刺1.0~2.0寸。
足五里(LR10)	在大腿内侧，当气冲直下3寸，大腿根部，耻骨结节的下方，长收肌的外缘。	小便不利，小腹胀痛，遗尿，带下，阴囊湿痒，阴挺，睾丸肿痛。	直刺1.0~1.5寸。
阴廉(LR11)	在大腿内侧，当气冲直下2寸，大腿根部，耻骨结节的下方，长收肌的外缘。	月经不调，带下，小腹胀痛。	直刺1.0~2.0寸。
急脉(LR12)	在耻骨结节的外侧，当气冲外下方腹股沟股动脉搏动处，前正中线旁开2.5寸。	①疝气，少腹痛。 ②阴挺，阴茎痛，外阴肿痛。	避开动脉，直刺0.5~0.8寸。
章门(LR13) 脏会、脾募穴、足厥阴、足少阳经交会穴	在侧腹部，当第十一肋游离端的下方。	①腹胀，泄泻，痞满。 ②胁痛，黄疸。	直刺0.8~1.0寸。

（续表）

穴名	定位	主治	操作
期门(LR14) 肝募穴、足厥阴、太阴与阴维脉交会穴	在胸部，当乳头直下，第六肋间隙，前正中线旁开4寸。	①胸肋胀痛。 ②腹胀，呃逆，吐酸。 ③乳痈。	斜刺0.5～0.8寸。

四、腧穴歌诀

一十四穴足厥阴，大敦行间太冲侵，
五里阴廉急脉穴，章门常对期门深。

第十三节　奇经八脉及其腧穴

一、督脉及其腧穴

（一）经脉循行

督脉者，起于下极之俞，并于脊里，上至风府，入属于脑。（《难经·二十八难》）

译文：起于小腹内，下出会阴沿脊柱内侧而行，上达项后风府，进入脑内，上行巅顶，沿前额下行鼻柱。

（二）经脉病候

督脉为病，脊强反折。（《素问·骨空论》）

（三）主治概要

本经腧穴主治神志病、热病、腰骶、背、头项等局部病症及相应的内脏病症。

（四）常用腧穴

长强
- 定位：在尾骨端下，当尾骨端与肛门连线的中点处。
- 主治：
  - ①痔疮，脱肛，泄泻，便秘。
  - ②肩背痛，癫狂痫。
  - ③腰骶疼痛。
- 操作：斜刺，针尖向上与骶骨平行刺入0.5～1.0寸，不得刺穿直肠。

命门
- 定位：在腰部，第2腰椎棘突下凹陷中。
- 主治：
  - ①腰痛，下肢痿痹。
  - ②遗精，阳痿。
  - ③月经不调，赤白带下。
  - ④遗尿，尿频。
  - ⑤泄泻。
- 操作：直刺0.5～1.0寸。

脊中
- 定位：在背部，当后正中线上，第11胸椎棘突下凹陷中。
- 主治：
  - ①泄泻，痔疾。
  - ②腰脊强痛。
  - ③癫痫。
- 操作：斜刺0.5～1.0寸。

笔记

中枢
- 定位:在背部,当后正中线上,第10胸椎棘突下凹陷中。
- 主治:①胃病,呕吐。②腰背疼痛。
- 操作:斜刺0.5~1.0寸。

至阳
- 定位:在背部,当后正中线上,第7胸椎棘突下凹陷中。
- 主治:①黄疸,胸肋疼痛,身热。②咳嗽,气喘。③胃痛。④脊背强痛。
- 操作:斜刺0.5~1.0寸。

身柱
- 定位:在背部,当后正中线上,第3胸椎棘突下凹陷中。
- 主治:①咳喘。②身热。③癫痫。
- 操作:斜刺0.5~1.0寸。

陶道
- 定位:在背部,当后正中线上,第1胸椎棘突下凹陷中。
- 主治:①热病,疟疾。②癫狂痫。
- 操作:斜刺0.5~1.0寸。

大椎
- 定位:在背部,当后正中线上,第7颈椎棘突下凹陷中。
- 主治:①热病,疟疾。②感冒,咳嗽,气喘。③癫痫,小儿惊风。④头项强痛。⑤风疹,痤疮。
- 操作:斜刺0.5~1.0寸。

哑门
- 定位:在项部,后发际正中直上0.5寸,第1颈椎下。
- 主治:①暴喑,舌强不语。②癫狂,痫症。③头痛,项强。
- 操作:伏案正坐位,头微前倾,项肌放松,向下颌方向斜刺0.5~1.0寸,缓慢进针。

风府
- 定位:在项部,当后发际正中直上1寸,枕外粗隆直下,两侧斜方肌之间凹陷处。
- 主治:①头痛,眩晕,项强。②中风不语,半身不遂。③癫狂痫。
- 操作:伏案正坐位,头微前倾,项肌放松,向下颌方向缓慢刺入0.5~1.0寸,针尖不可向上,以免刺入枕骨大孔,误伤延髓。

脑户
- 定位:在头部,后发际正中直上2.5寸,风府上1.5寸,枕外隆凸上缘凹陷处。
- 主治:①头痛,眩晕。②癫痫。
- 操作:平刺0.5~0.8寸。

百会
- 定位：在头部，当前发际正中直上5寸，或两耳尖连线的中点处。
- 主治：
  - ①头痛，眩晕。
  - ②中风失语，癫狂痫。
  - ③失眠，健忘。
  - ④脱肛，阴挺，久泻。
- 操作：平刺0.5～0.8寸。

上星
- 定位：在头部，当前发际正中直上1寸。
- 主治：
  - ①鼻衄，鼻渊，目痛。
  - ②头痛，眩晕，癫痫。
  - ③热病，疟疾。
- 操作：平刺0.5～0.8寸。

神庭
- 定位：在头部，当前发际正中直上0.5寸。
- 主治：
  - ①头痛，眩晕，失眠。
  - ②鼻渊，流泪，目痛。
- 操作：平刺0.5～0.8寸。

素髎
- 定位：在面部，鼻尖正中央。
- 主治：
  - ①鼻塞，鼻渊，鼻衄，酒渣鼻。
  - ②惊厥，昏迷，窒息。
- 操作：向上斜刺0.3～0.5寸，或用三棱针点刺出血。

水沟
- 定位：在面部，当人中沟的上1/3与中1/3的交界点处。
- 主治：
  - ①昏迷，晕厥，中风，癫狂痫。
  - ②口㖞，牙关紧闭。
  - ③闪挫腰痛，脊膂强痛。
  - ④消渴，黄疸，遍身水肿。
- 操作：向上斜刺0.3～0.5寸，或用指甲按掐。

龈交
- 定位：在上唇内，上唇系带与上齿龈的相接处。
- 主治：
  - ①齿龈肿痛。
  - ②腰痛。
  - ③痔疾。
- 操作：向上斜刺0.2～0.3寸。

（五）腧穴一览表

督脉腧穴一览表

穴　名	定　位	主　治	操　作
长强(GV1)	在尾骨端下，当尾骨端与肛门连线的中点处。	①痔疮，脱肛，泄泻，便秘。 ②肩背痛，癫狂痫。 ③腰骶疼痛。	斜刺，针尖向上与骶骨平行刺入0.5～1.0寸，不得刺穿直肠。
腰俞(GV2)	在骶部，当后正中线上，适对骶管裂孔。	①腰脊强痛。 ②癫痫。 ③月经不调。	向上斜刺0.5～1.0寸。
腰阳关(GV3)	在腰部，当后正中线上，第四腰椎棘突下凹陷中。	①腰骶疼痛，下肢痿痹。 ②月经不调，带下。 ③遗精，阳痿。	斜刺0.5～1.0寸。

（续表）

穴　名	定　位	主　治	操　作
命门（GV4）	在腰部，第2腰椎棘突下凹陷中。	①腰痛，下肢痿痹。 ②遗精，阳痿，早泄。 ③月经不调，赤白带下。 ④遗尿，尿频。 ⑤泄泻。	斜刺0.5~1.0寸。
悬枢（GV5）	在腰部，当后正中线，第1腰椎棘突下凹陷中。	①腹痛，泄泻。 ②腰脊强痛。	斜刺0.5~1.0寸。
脊中（GV6）	在背部，当后正中线上，第11胸椎棘突下凹陷中。	①泄泻，痔疾。 ②腰脊强痛。 ③癫痫。	斜刺0.5~1.0寸。
中枢（GV7）	在背部，当后正中线上，第10胸椎棘突下凹陷中。	①胃病，呕吐。 ②腰背疼痛。	斜刺0.5~1.0寸。
筋缩（GV8）	在背部，当后正中线上，第9胸椎棘突下凹陷中。	①脊强。 ②癫痫。 ③胃痛。	斜刺0.5~1.0寸。
至阳（GV9）	在背部，当后正中线上，第7胸椎棘突下凹陷中。	①黄疸，胸胁疼痛，身热。 ②咳嗽，气喘。 ③胃痛。 ④脊背强痛。	斜刺0.5~1.0寸。
灵台（GV10）	在背部，当后正中线上，第6胸椎棘突下凹陷中。	①疔疮。 ②咳喘。 ③胃痛。	斜刺0.5~1.0寸。
神道（GV11）	在背部，当后正中线上，第5胸椎棘突下凹陷中。	①心悸，健忘。 ②小儿惊痫。	斜刺0.5~1.0寸。
身柱（GV12）	在背部，当后正中线上，第3胸椎棘突下凹陷中。	①咳喘。 ②身热。 ③癫痫。	斜刺0.5~1.0寸。
陶道（GV13）	在背部，当后正中线上，第1胸椎棘突下凹陷中。	①热病，疟疾。 ②癫狂痫。	斜刺0.5~1.0寸。
大椎（GV14）	在背部，当后正中线上，第7颈椎棘突下凹陷中。	①热病，疟疾。 ②感冒，咳嗽，气喘。 ③癫痫，小儿惊风。 ④头项强痛。 ⑤风疹，痤疮。	斜刺0.5~1.0寸。
哑门（GV15）	在项部，后发际正中直上0.5寸，第1颈椎下。	①暴喑，舌强不语。 ②癫狂，痫症。 ③头痛，项强。	伏案正坐位，头微前倾，项肌放松，向下颌方向斜刺0.5~1.0寸，要缓慢进针。

（续表）

穴　名	定　　位	主　　治	操　　作
风府(GV16)	在项部，当后发际正中直上1寸，枕外隆凸直下，两侧斜方肌之间凹陷处。	①头痛，眩晕，项强。 ②中风不语，半身不遂。 ③癫狂痫。	伏案正坐位，头微前倾，项肌放松，向下颌方向缓慢刺入0.5～1.0寸，针尖不可向上，以免刺入枕骨大孔，误伤延髓。
脑户(GV17)	在头部，后发际正中直上2.5寸，风府上1.5寸，枕外隆凸上缘凹陷处。	①头痛，眩晕。 ②癫痫。	平刺0.5～0.8寸。
强间(GV18)	在头部，后发际正中直上4寸(脑户上1.5寸)。	①头痛，目眩。 ②癫狂，失眠。	平刺0.5～0.8寸。
后顶(GV19)	在头部，后发际正中直上5.5寸(脑户上3寸)。	①头痛，眩晕。 ②癫狂痫。	平刺0.5～0.8寸。
百会(GV20)	在头部，当前发际正中直上方5寸，或两耳尖连线的中点处。	①头痛，眩晕。 ②中风失语，癫狂痫。 ③失眠，健忘。 ④脱肛，阴挺，久泻。	平刺0.5～0.8寸。
前顶(GV21)	在头部，当前发际正中直上3.5寸(百会前1.5寸)。	①头痛，眩晕，癫狂痫。 ②中风偏瘫。	平刺0.5～0.8寸。
囟会(GV22)	在头部，当前发际正中直上2寸(百会前3寸)。	①头痛，眩晕。 ②癫痫。	平刺0.5～0.8寸，小儿禁刺。
上星(GV23)	在头部，当前发际正中直上1寸。	①鼻衄，鼻渊，目痛。 ②头痛，眩晕，癫痫。 ③热病，疟疾。	平刺0.5～0.8寸。
神庭(GV24)	在头部，当前发际正中直上0.5寸。	①头痛，眩晕，失眠。 ②鼻渊，流泪，目痛。	平刺0.5～0.8寸。
素髎(GV25)	在面部，鼻尖正中央。	①鼻塞，鼻渊，鼻衄，酒渣鼻。 ②惊厥，昏迷，窒息。	向上斜刺0.3～0.5寸，或用三棱针点刺出血。
水沟(GV26)	在面部，当人中沟的上1/3与中1/3的交界点处。	①昏迷，晕厥，中风，癫狂痫。 ②口㖞，牙关紧闭。 ③闪挫腰痛，脊膂强痛。 ④消渴，黄疸，遍身水肿。	向上斜刺0.3～0.5寸，或用指甲按掐。
兑端(GV27)	在面部，当上唇的尖端，人中沟下端的皮肤与唇的移行部。	①口㖞，齿龈肿痛。 ②癫疾，昏厥。 ③腰脊强痛。	斜刺0.2～0.3寸。
龈交(GV28)	在上唇内，上唇系带与上齿龈的相接处。	①齿龈肿痛。 ②腰痛。 ③痔疾。	向上斜刺0.2～0.3寸。

（六）腧穴歌诀

督脉中行二十八，长强腰俞腰阳关，
命门悬枢接脊中，中枢筋缩至阳逸，
灵台神道身柱长，陶道大椎颈椎七，
哑门风府脑户深，强间后项百会率，
前顶囟会上星圆，神庭素髎人中居，
兑端开口唇中央，龈交唇内督脉毕。

二、任脉及其腧穴

（一）经脉循行

任脉者，起于中极之下，以上毛际，循腹里，上关元，至咽喉，上颐，循面入目。（《素问·骨空论》）

译文：起于小腹内，下出会阴，向前上行于阴毛中，在腹内沿着前正中线直上行，经关元穴到达咽喉部，再向上行环绕口唇，经过面部，进入目眶下，联系于目。

（二）经脉病候

任脉为病，男子内结七疝，女子带下瘕聚。（《素问·骨空论》）

（三）主治概要

本经腧穴主治：腹、胸、颈、头面的局部病以及相对应的内脏疾病及联系的组织器官病，部分腧穴具有保健强身的治疗作用，少数腧穴具有治疗神志病的作用。

（四）常用腧穴

中极
- 定位：在下腹部，前正中线上，当脐中下4寸。
- 主治
  - ①癃闭，遗尿，尿频。
  - ②月经不调，带下，痛经，阴挺。
  - ③遗精，阳痿。
- 操作：直刺1～1.5寸，需在排尿后进行针刺。孕妇禁针。

关元
- 定位：在下腹部，前正中线上，当脐中下3寸。
- 主治
  - ①阳痿，遗精，早泄。
  - ②月经不调，痛经，闭经，崩漏，带下，不孕。
  - ③遗尿，癃闭，尿频。
  - ④腹痛，泄泻，痢疾。
  - ⑤虚劳羸瘦，中风脱证。
- 操作：直刺1～2.0寸，需排尿后进行针刺。孕妇禁针。

气海
- 定位：在下腹部，前正中线上，当脐中下1.5寸。
- 主治
  - ①腹痛，泄泻，便秘。
  - ②虚劳羸瘦，中风脱证。
  - ③闭经，痛经，崩漏，带下。
  - ④遗尿，遗精，阳痿。
- 操作：直刺1～2.0寸。

神阙
- 定位：在腹中线上，脐中央凹陷处。
- 主治
  - ①腹痛，久泻，痢疾，脱肛。
  - ②虚脱。
  - ③水肿，小便不利。
- 操作：禁针，宜灸。

下脘
- 定位：在上腹部，前正中线，脐中上2寸。
- 主治：①腹痛，腹胀，食谷不化，呕吐，泄泻。②虚肿，消瘦。
- 操作：直刺1~2.0寸。

中脘
- 定位：在上腹部，前正中线上，当脐中上4寸。
- 主治：①胃痛，呕吐，吞酸，腹胀，泄泻，黄疸。②癫痫，失眠。③痰多，咳嗽。
- 操作：直刺1~1.5寸。

鸠尾
- 定位：在上腹部，前正中线上，当胸剑结合部下1寸。
- 主治：①胸闷，心痛。②噎膈。③癫狂痫。
- 操作：向下斜刺0.3~0.5寸。

膻中
- 定位：在胸部，当前正中线上，两乳头连线的中点，平第4肋间隙。
- 主治：①胸闷，胸痛，气喘。②乳汁少，乳痛。③呃逆，呕吐。
- 操作：直刺0.3~0.5寸，或平刺。

天突
- 定位：仰靠正坐，在颈部，前正中线上，胸骨上窝正中央。
- 主治：①咳嗽，哮喘，胸痛。②咽喉肿痛，暴喑，瘿气，梅核气。③噎膈。
- 操作：先直刺0.2~0.3寸，当针超过胸骨柄内缘后，再将针向下沿胸骨柄后缘，气管前缘之间缓慢向下直刺0.5~1.0寸。

廉泉
- 定位：仰靠坐位，在颈部，前正中线上，喉结上方，舌骨体上缘凹陷处。
- 主治：①舌强不语，舌下肿痛，舌纵涎出，口舌生疮，暴喑，吞咽困难。②咽喉肿痛。
- 操作：针尖向舌根刺入0.5~0.8寸。

承浆
- 定位：仰靠坐位，在面部，当颏唇沟的正中凹陷处。
- 主治：①口㖞，唇紧，齿龈肿痛，流涎，口舌生疮，面痛。②消渴，癫痫。
- 操作：斜刺0.3~0.5寸。

（五）腧穴一览表

任脉腧穴一览表

穴　名	定　位	主　治	操　作
会阴(CV1)	在会阴部，男性当阴囊根部与肛门连线的中点；女性当大阴唇后联合与肛门连线的中点。	①小便不利，遗尿，遗精，阳痿，月经不调。 ②溺水窒息，产后昏迷，癫狂。	直刺0.5~1.0寸，孕妇慎用。

笔记

（续表）

穴　名	定　位	主　治	操　作
曲骨(CV2)	在前正中线上，耻骨联合上缘的中点处。	①月经不调，痛经带下。 ②小便不利，遗尿，遗精，阳痿。	直刺0.5~1寸，本穴深部为膀胱，故应在排尿后进行针刺。孕妇禁针。
中极(CV3) 膀胱之募穴	在下腹部，前正中线上，当脐中下4寸。	①癃闭，遗尿，尿频。 ②月经不调，带下，痛经，阴挺。 ③遗精，阳痿。	直刺1~1.5寸，需在排尿后进行针刺。孕妇禁针。
关元(CV4) 小肠之募穴	在下腹部，前正中线上，当脐中下3寸。	①阳痿，遗精，早泄。 ②月经不调，痛经，闭经，崩漏，带下，不孕。 ③遗尿，癃闭，尿频。 ④腹痛，泄泻，痢疾。 ⑤虚劳羸瘦，中风脱证。	直刺1.0~2.0寸，需排尿后进行针刺。孕妇禁针。
石门(CV5) 三焦之募穴	在下腹部，前正中线上，当脐中下2寸。	①小便不利，遗精，阳痿，产后恶露不尽。 ②腹痛，腹胀，水肿。	直刺1.0~2.0寸。孕妇慎用。
气海(CV6)	在下腹部，前正中线上，当脐中下1.5寸。	①腹痛，泄泻，便秘。 ②虚劳羸瘦，中风脱证。 ③闭经，痛经，崩漏，带下。 ④遗尿，遗精，阳痿。	直刺1.0~2.0寸。
阴交(CV7)	在下腹部，前正中线上，当脐中下1寸。	①腹痛，水肿。 ②月经不调。	直刺1.0~2.0寸。
神阙(CV8)	在腹中线上，脐中央凹陷处。	①腹痛，久泻，痢疾，脱肛。 ②虚脱。 ③水肿，小便不利。	禁针，宜灸。
水分(CV9)	在上腹部，前正中线上，当脐中上1寸。	①腹痛，泄泻，反胃。 ②水肿，腹胀。	直刺1.0~2.0寸。
下脘(CV10)	在上腹部，前正中线，脐中上2寸。	①腹痛，腹胀，食谷不化，呕吐，泄泻。 ②虚肿，消瘦。	直刺1.0~2.0寸。
建里(CV11)	在上腹部，前正中线上，当脐中上3寸。	①胃痛，腹胀。 ②水肿。	直刺1.0~1.5寸。
中脘(CV12) 胃之募穴，八会穴之腑会	在上腹部，前正中线上，当脐中上4寸。	①胃痛，呕吐，吞酸，腹胀，泄泻，黄疸。 ②癫痫，失眠。 ③痰多，咳嗽。	直刺1.0~1.5寸。
上脘(CV13)	在上腹部，前正中线上，当脐中上5寸。	①胃痛，呕吐，吞酸。 ②癫狂痫。	直刺1.0~1.5寸。

（续表）

穴　名	定　位	主　治	操　作
巨阙（CV14） 心之募穴	在上腹部，前正中线上，当脐中上6寸。	①胃痛，吞酸，呕吐。 ②胸痛。	向下斜刺0.5～1.0寸。
鸠尾（CV15） 络穴，膏之原穴	在上腹部，前正中线上，当胸剑结合部下1寸。	①胸闷，心痛。 ②噎膈。 ③癫狂痫。	向下斜刺0.3～0.6寸。
中庭（CV16）	在胸部，前正中线上，平第5肋间，即剑胸结合部。	①心痛。 ②呕吐，小儿吐乳。	直刺0.3～0.5寸。
膻中（CV17） 心包之募穴，八会穴之气会	在胸部，当前正中线上，两乳头连线的中点，平第4肋间隙。	①胸闷，胸痛，气喘。 ②乳汁少，乳痛。 ③呃逆，呕吐。	直刺0.3～0.5寸，或平刺。
玉堂（CV18）	在胸部，当前正中线上，平第3肋间。	①胸痛，胸闷。 ②咳喘。	直刺0.3～0.5寸。
紫宫（CV19）	在胸部，当前正中线上，平第2肋间。	①咳喘。 ②胸痛，胸闷。	直刺0.3～0.5寸。
华盖（CV20）	在胸部，当前正中线上，平第1肋间。	①咳喘。 ②胸痛。	直刺0.3～0.5寸。
璇玑（CV21）	在胸部，当前正中线上，胸骨柄中央处。	①咳喘。 ②胸痛。 ③胃中积滞。	直刺0.3～0.5寸。
天突（CV22）	仰靠正坐，在颈部，前正中线上，胸骨上窝正中央。	①咳嗽，哮喘，胸痛。 ②咽喉肿痛，暴喑，瘿气，梅核气。 ③噎膈。	先直刺0.2～0.3寸，当针尖超过胸骨柄内缘后，即向下沿胸骨柄后缘，气管前缘缓慢向下刺入0.5～1.0寸。
廉泉（CV23）	仰靠坐位，在颈部，前正中线上，喉结上方，舌骨体上缘凹陷处。	①舌强不语，舌下肿痛，舌纵涎出，口舌生疮，暴喑，吞咽困难。 ②咽喉肿痛。	针尖向咽喉部刺入0.5～0.8寸。
承浆（CV24）	仰靠坐位，在面部，当颏唇沟的正中凹陷处。	①口㖞，唇紧，齿龈肿痛，流涎，口舌生疮，面痛。 ②消渴，癫痫。	斜刺0.3～0.5寸。

（六）腧穴歌诀

任脉廿四起会阴，曲骨中极关元臻，
石门气海阴交仍，神阙水分下脘配，
建里中上脘相连，巨阙鸠尾蔽骨下，
中庭膻中募玉堂，紫宫华盖璇玑行，
天突结喉是廉泉，唇下宛宛承浆舍。

笔记

第十四节　常用奇穴

一、头颈项部奇穴

四神聪
- 定位：在百会穴前、后、左、右各1寸，共4穴。
- 主治：头痛，眩晕，失眠，健忘，癫痫。
- 操作：平刺0.5～0.8寸。

印堂
- 定位：在前额部，当两眉头之中间。
- 主治：①头痛，眩晕，鼻渊，鼻衄，目赤肿痛。②小儿惊风，失眠。
- 操作：提捏局部肌肉，将针向下平刺0.3～0.5寸，或用三棱针点刺出血。

鱼腰
- 定位：瞳孔直上，眉毛中点。
- 主治：眉棱骨痛，目赤肿痛，目翳，眼睑瞤动，眼睑下垂。
- 操作：平刺0.3～0.5寸。

太阳
- 定位：眉梢与目外眦之间，向后约一横指的凹陷中。
- 主治：①头痛，目赤肿痛，目翳，暴发火眼。②口眼㖞斜。
- 操作：直刺0.3～0.5寸，或用三棱针点刺出血。

耳尖
- 定位：在耳郭的上方，当折耳向前，耳郭上方的尖端处。
- 主治：①目赤肿痛，暴发火眼，目翳。②咽喉肿痛。
- 操作：直刺0.1～0.2寸，或用三棱针点刺出血。

球后
- 定位：在面部，眶下缘外1/4与内3/4交界点处。
- 主治：目赤肿痛，目翳，视物不清，青盲，雀盲。
- 操作：轻推眼球向上，向眶下缘缓慢直刺0.5～1.5寸，不提插。

金津、玉液
- 定位：在舌下，舌系带两旁的静脉上取穴，左侧称金津，右侧称玉液。
- 主治：①舌强，舌肿，喉痹。②消渴，呕吐，腹泻。③失语。
- 操作：点刺出血。

牵正
- 定位：在面颊部，耳垂前0.5～1.0寸处。
- 主治：口㖞，口疮。
- 操作：向前斜刺0.5～1.0寸。

翳明
- 定位：在项部，翳风穴后1寸处。
- 主治：①目赤肿痛，目翳，视物不清，青盲，雀盲。②耳聋，耳鸣。
- 操作：直刺0.5～1.0寸。

安眠
- 定位：在项部，翳风穴与风池穴连线的中点。
- 主治：失眠，头痛，眩晕，心悸，癫狂。
- 操作：直刺0.5～1.0寸。

颈百劳
- 定位：大椎穴直上2寸，后正中线旁开1寸。
- 主治：
  - ①咳嗽，哮喘，骨蒸潮热，盗汗。
  - ②瘰疬。
  - ③颈项强痛。
- 操作：直刺0.5～1.0寸。

二、胸腹部奇穴

子宫
- 定位：脐下4寸，旁开3寸。
- 主治：阴挺，痛经，崩漏，不孕，月经不调。
- 操作：直刺0.8～1.2寸。

三角灸
- 定位：将顶点置于患者脐心，以患者两口角的长度为一边长，做一等边三角形，于两底角处取穴。
- 主治：
  - ①疝气，奔豚气。
  - ②绕脐疼痛。
  - ③不孕。
- 操作：艾炷灸。

三、背腰部奇穴

定喘
- 定位：在第七颈椎棘突下旁开0.5寸处。
- 主治：
  - ①哮喘，咳嗽。
  - ②落枕，肩背痛。
- 操作：直刺0.5～1.0寸。

夹脊
- 定位：第1胸椎至第5腰椎棘突下旁开0.5寸，一侧17个，两侧共34个穴。
- 主治：上胸部的穴位治疗心、肺部及上肢部病症，下胸部的穴位治疗胃肠病证；腰部的穴位治疗腰腹部及下肢部病症。
- 操作：直刺0.5～0.8寸。或用梅花针叩刺。

腰眼
- 定位：第4腰椎棘突下，旁开3.5寸凹陷处。
- 主治：
  - ①腰痛。
  - ②月经不调，带下。
- 操作：直刺0.5～1.0寸。

腰奇
- 定位：在尾骨端直上2寸，骶角之间凹陷中。
- 主治：
  - ①癫痫。
  - ②头痛，失眠。
  - ③便秘。
- 操作：向上平刺1.0～1.5寸。

四、上肢部奇穴

肘尖
- 定位：屈肘，当尺骨鹰嘴的尖端。
- 主治：
  - ①瘰疬。
  - ②痈疽。
  - ③肠痈。
- 操作：艾炷灸7～15壮。

笔记

二白
- 定位:腕横纹上4寸,桡侧腕屈肌腱的两侧,一侧各1个穴位,一臂2穴。
- 主治:①痔疮,脱肛。②前臂痛,胸肋痛。
- 操作:直刺0.5~0.8寸。

腰痛点
- 定位:在手背,第2、3及第4、5掌骨之间,当掌骨的中点处,一手2穴,两手共4个穴位。
- 主治:急性腰扭伤。
- 操作:直刺0.3~0.5寸。

外劳宫
- 定位:在手背,第2、3掌骨之间,掌指关节后0.5寸处,又称“落枕点”。
- 主治:①落枕。②手背红肿,手指麻木。
- 操作:直刺0.5~0.8寸。

八邪
- 定位:在手背,微握拳,第1~5指间指蹼缘后方赤白肉际处取穴,一手4个穴位,两手8个穴位。
- 主治:①毒蛇咬伤,手臂肿痛,手指麻木。②目痛,烦热。
- 操作:斜刺0.5~0.8寸,或用三棱针点刺出血。

四缝
- 定位:在第2~5指掌侧,近端指关节的中央,一手4穴,左右共8个穴位。
- 主治:①小儿疳积。②百日咳。
- 操作:直刺0.3~0.5寸,挤出少量黄、白色透明样黏液少许或出血。

十宣
- 定位:在手十指尖尖端,距指甲游离缘0.1寸,左右共10个穴位。
- 主治:①昏迷晕厥,中暑,热病,癫痫。②小儿惊风,失眠。
- 操作:直刺0.1~0.2寸,或用三棱针点刺出血。

五、下肢部奇穴

鹤顶
- 定位:在膝上部,髌底的中点上方凹陷处。
- 主治:膝痛,腿足无力,鹤膝风,脚气。
- 操作:直刺1.0~1.5寸。

百虫窝
- 定位:屈膝,在大腿内侧髌底内侧端上3寸,即血海穴上1寸处。
- 主治:①虫积。②风湿痒疹,下部生疮。
- 操作:直刺1.5~2.0寸。

膝眼
- 定位:在髌韧带两侧凹陷处,内侧称内膝眼,外侧称外膝眼。
- 主治:膝关节痛,鹤膝风,脚气。
- 操作:向膝中斜刺0.5~1.0寸,或透刺对侧膝眼。

胆囊
- 定位:腓骨小头前下方凹陷处直下2寸处。
- 主治:①胆囊炎,胆结石,胆道蛔虫症,胆绞痛。②下肢痿痹,胁痛。
- 操作:直刺1.0~1.5寸。

阑尾
- 定位:足三里穴下2寸处。(犊鼻穴下5寸处)
- 主治:①阑尾炎、消化不良。②下肢痿痹。
- 操作:直刺1.0~1.5寸。

八风
- 定位：在足背1～5趾间、趾蹼缘后方赤白肉际处。
- 主治
  - ①毒蛇咬伤。
  - ②足跗肿痛，脚弱无力，脚气。
- 操作：斜刺0.5～0.8寸，或用三棱针点刺出血。

六、常用奇穴一览表

常用奇穴一览表

穴　名	定　位	主　治	操　作
四神聪（EX－HN1）	在百会穴前、后、左、右各1寸，共4穴。	头痛，眩晕，失眠，健忘，癫痫。	平刺0.5～0.8寸。
当阳（EX－HN2）	瞳孔直上，前发际上1寸。	头痛，眩晕，目赤肿痛，鼻塞。	平刺0.5～0.8寸。
印堂（EX－HN3）	在前额部，当两眉头之中间。	①头痛，眩晕，鼻渊，鼻衄，目赤肿痛。 ②小儿惊风，失眠。	提捏局部肌肉，将针向下平刺0.3～0.5寸，或用三棱针点刺出血。
鱼腰（EX－HN4）	瞳孔直上，眉毛中。	眉棱骨痛，目赤肿痛，目翳，眼睑瞤动，眼睑下垂。	平刺0.3～0.5寸。
上明	在额部，眉弓中点，眶上缘下。	目疾。	轻压眼球向下，向眶缘缓慢直刺0.5～1.5寸。不提插。
太阳（EX－HN5）	眉梢与目外眦之间，向后约一横指的凹陷中。	①头痛，目赤肿痛，目翳，暴发火眼。 ②口眼㖞斜。	直刺0.3～0.5寸，或用三棱针点刺出血。
耳尖（EX－HN6）	在耳郭的上方，当折耳向前，耳郭上方的尖端处。	①目赤肿痛，暴发火眼，目翳。 ②咽喉肿痛。	直刺0.1～0.2寸，或用三棱针点刺出血。
球后（EX－HN7）	在面部，眶下缘外1/4与内3/4交界点处。	目赤肿痛，目翳，视物不清，青盲，雀盲。	轻推眼球向上，向眶下缘缓慢直刺0.5～1.5寸，不提插。
上迎香（EX－HN8）	在面部，在鼻翼软骨与鼻甲的交界处，近鼻唇沟上端处。	①鼻塞，鼻炎，鼻息肉。 ②暴发火眼，迎风流泪。	向内上方斜刺0.3～0.5寸。
夹承浆	在面部，承浆穴旁开1寸处。	齿龈肿痛，口㖞。	斜刺或平刺0.3～0.5寸。
内迎香（EX－HN9）	在鼻孔内，当鼻翼软骨与鼻甲交界的黏膜处。	①目赤肿痛，鼻塞，鼻渊，喉痹。 ②热病，中暑。	三棱针点刺出血，有出血倾向者忌用。

笔记

（续表）

穴 名	定 位	主 治	操 作
聚泉（EX－HN10）	在口腔内，当舌背正中缝的中点处。	①舌强，舌缓，食不知味。②消渴。③哮喘，咳嗽。	直刺0.1～0.2寸，或三棱针点刺出血。
海泉（EX－HN11）	在口腔内，当舌下系带中点处。	①重舌肿胀，舌缓不收，喉痹。②呕吐，呃逆，腹泻，消渴。	用圆利针或三棱针点刺出血。
金津、玉液（EX－HN12、EX－HN13）	在舌下，舌系带两旁的静脉上取穴，左侧称金津，右侧称玉液。	①舌强，舌肿，喉痹。②消渴，呕吐，腹泻。③失语。	点刺出血。
牵正	在面颊部，耳垂前0.5～1寸处。	口祸，口疮。	向前斜刺0.5～1.0寸。
翳明（EX－HN14）	在项部，翳风穴后1寸处。	①目赤肿痛，目翳，视物不清，青盲，雀盲。②耳聋，耳鸣。	直刺0.5～1.0寸。
安眠	在项部，翳风穴与风池穴连线的中点。	失眠，头痛，眩晕，心悸，癫狂。	直刺0.5～1.0寸。
颈百劳（EX－HN15）	大椎穴直上2寸，后正中线旁开1寸。	①咳嗽，哮喘，骨蒸潮热，盗汗。②瘰疬。③颈项强痛。	直刺0.5～1.0寸。
提托	关元穴旁开4寸，脐下3寸，旁开4寸。	阴挺，疝气，腹痛。	直刺0.8～1.2寸。
子宫（EX－CA1）	脐下4寸，旁开3寸。	阴挺，痛经，崩漏，不孕，月经不调。	直刺0.8～1.2寸。
三角灸（EX－CA2）	将顶点置于患者脐心，以患者两口角的长度为一边长，做一等边三角形，于两底角处取穴。	①疝气，奔豚气。②绕脐疼痛。③不孕。	艾炷灸。
定喘（EX－B1）	在第七颈椎棘突下旁开0.5寸处。	①哮喘，咳嗽。②落枕，肩背痛。	直刺0.5～1.0寸。
夹脊（EX－B2）	第1胸椎至第5腰椎棘突下旁开0.5寸，一侧17个，两侧共34个穴。	上胸部的穴位治疗心、肺部及上肢部病症；下胸部的穴位治疗胃肠病症；腰部的穴位治疗腰腹部及下肢部病症。	直刺0.5～0.8寸。或用梅花针叩刺。
胃脘下俞（EX－B3）	第8胸椎棘突下，旁开1.5寸。	①胃痛，腹痛，胸胁痛。②消渴，咽干。	斜刺0.3～0.5寸。

痞根（EX－B4）	第1腰椎棘突下，旁开3.5寸。	①痞块。 ②腰痛。	直刺0.5～1.0寸。

（续表）

穴名	定位	主治	操作
下极俞（EX－B5）	第3腰椎棘突下。	①腰痛，下肢痛。 ②腹痛，腹泻。 ③小便不利，遗尿。	直刺0.5～1.0寸。
腰眼（EX－B7）	第4腰椎棘突下，旁开3.5寸处凹陷处。	①腰痛。 ②月经不调，带下。	直刺0.5～1.0寸。
十七椎（EX－B8）	第5腰椎棘突下。	①腰腿痛，下肢瘫痪。 ②痛经，崩漏，遗尿。	直刺0.5～1.0寸。
腰奇（EX－B9）	在尾骨端直上2寸，骶角之间凹陷中。	①癫痫。 ②头痛，失眠。 ③便秘。	向上平刺1.0～1.5寸。
肩前	正坐垂肩，腋前皱襞顶端与肩髃连线之中点处。	肩臂痛，臂不能举。	直刺1.0～1.5寸。
肘尖（EX－UE1）	屈肘，当尺骨鹰嘴的尖端。	①瘰疬。 ②痈疽。 ③肠痈。	艾炷灸7～15寸。
臂中	腕横纹至肘横纹的中点，尺骨与桡骨之间。	上肢瘫痪，痉挛，前臂神经痛，癔病。	直刺1.0～1.5寸。
二白（EX－UE2）	腕横纹上4寸，桡侧腕屈肌腱的两侧，一侧各1个穴位，一臂2穴。	①痔疮，脱肛。 ②前臂痛，胸胁痛。	直刺0.5～0.8寸。
中泉（EX－UE3）	在腕背侧横纹中，当指总伸肌腱桡侧的凹陷处。	①胸闷，心痛，咳嗽，气喘。 ②胃痛。 ③掌中热。	直刺0.3～0.5寸。
中魁（EX－UE4）	在中指背侧近侧指间关节的中点处，握掌取穴。	①牙痛，鼻出血。 ②噎膈，反胃，呕吐。	灸。
大骨空（EX－UE5）	握掌，掌心向下。在拇指背侧指间关节的中点处。	①目痛，目翳，内障。 ②吐泻，衄血。	灸。
小骨空（EX－UE6）	握掌，掌心向下。在小指背侧指间关节的中点处。	目赤肿痛，目翳，喉痛。	灸。
腰痛点（EX－UE7）	在手背，第2、3及第4、5掌骨之间，当掌骨的中点处，一手2穴，两手共4个穴位。	急性腰扭伤。	直刺0.3～0.5寸。

笔记

外劳宫 (EX－UE8)	在手背，第2、3掌骨之间，掌指关节后0.5寸处，又称"落枕点"。	①落枕。 ②手背红肿，手指麻木。	直刺0.5～0.8寸。

（续表）

穴　名	定　位	主　治	操　作
八邪 (EX－UE9)	在手背，微握拳，第1～5指间指蹼缘后方赤白肉际处取穴，一手4个穴位，两手8个穴位。	①毒蛇咬伤，手臂肿痛，手指麻木。 ②目痛，烦热。	斜刺0.5～0.8寸，或用三棱针点刺出血。
四缝 (EX－UE10)	在第2～5指掌侧，近端指关节的中央，一手4穴，左右共8个穴位。	①小儿疳积。 ②百日咳。	直刺0.3～0.5寸，挤出少量黄、白色透明样黏液少许或出血。
十宣 (EX－UE11)	在手十指尖尖端，距指甲游离缘0.1寸，左右共10个穴位。	①昏迷晕厥，中暑，热病，癫痫。 ②小儿惊风，失眠。	直刺0.1～0.2寸，或用三棱针点刺出血。
环中	在臀部，环跳穴与腰俞穴连线的中点。另一取法：俯卧时，在股骨大转子最凸点与骶管裂孔连线的中点。	腰骶痛，腿痛。	直刺2.0～3.0寸。
髋骨 (EX－LE1)	在梁丘两旁各1.5寸，一腿2穴，左右共4个穴位。	下肢痿痹。	直刺0.5～1.0寸。
鹤顶 (EX－LE2)	在膝上部，髌底的中点上方凹陷处。	膝痛，腿足无力，鹤膝风，脚气。	直刺1.0～1.5寸。
百虫窝 (EX－LE3)	屈膝，在大腿内侧髌底内侧端上3寸，即血海穴上1寸处。	①虫积。 ②风湿痒疹，下部生疮。	直刺1.5～2.0寸。
膝眼 (EX－LE5)	在髌韧带两侧凹陷处，内侧称内膝眼，外侧称外膝眼。	膝关节痛，鹤膝风，脚气。	向膝中斜刺0.5～1.0寸，或透刺对侧膝眼。
胆囊 (EX－LE6)	腓骨小头前下方凹陷处直下2寸处。	①胆囊炎，胆结石，胆道蛔虫症，胆绞痛。 ②下肢痿痹，胁痛。	直刺1.0～1.5寸。
阑尾 (EX－LE7)	足三里穴下2寸处。（犊鼻穴下5寸处）	①阑尾炎、消化不良。 ②下肢痿痹。	直刺1.0～1.5寸。
内踝尖 (EX－LE8)	内踝的突起处。	①乳蛾，牙痛。 ②小儿不语。 ③霍乱转筋。	禁刺，可灸。

外踝尖（EX－LE9）	外踝的突起处。	①脚趾拘急，腿外廉转筋，脚气。②牙痛，小儿重舌。	禁刺，可灸。
八风（EX－LE10）	在足背1～5趾间、趾蹼缘后方赤白肉际处。	①毒蛇咬伤。②足跗肿痛，脚弱无力，脚气。	斜刺0.5～0.8寸，或用三棱针点刺出血。

（续表）

穴名	定位	主治	操作
独阴（EX－LE11）	在足底，足第2趾远侧趾骨间关节横纹的中点。	①胸肋痛，卒心痛。②月经不调。③疝气。	直刺0.1～0.2寸。
气端（EX－LE12）	在足趾尖端，距趾甲游离缘0.1寸，左右共10个穴位。	①足趾麻木，足背红肿疼痛。②卒中。	直刺0.1～0.2寸。

笔记

第90章　刺灸法总论

第一节　刺灸的起源与发展

一、刺法的起源与发展

春秋战国时期：《内经》
- 刺法方面：提到九刺、十二刺和五刺。
- 补泻手法：徐疾补泻、呼吸补泻、捻转补泻、迎随补泻、提插补泻、开阖补泻。

战国两汉时期：《难经》强调针刺时双手协作的重要性。

晋唐宋时期：针刺手法继承《内经》、《难经》。

金元时期
- 提出子午流注按时取穴的择时针刺学说。
- 窦汉卿《针经指南》："针刺十四法"。

明清时期
- 陈会《神应经》："催气手法"。
- 徐凤《金针赋》：指出复式补泻手法，如"烧山火"和"透天凉"。
- 杨继洲《针灸大成》："刺有大小""下针十二法""针刺八法"。
- 清代：针灸医学渐趋衰落。
- 建国后：针刺方法与现代科技结合促进了刺法发展。

二、灸法的起源与发展

- 灸法的产生：《素问·异法方宜论篇》的记载，说明灸法的产生与我国北方人民的生活习惯、条件和发病特点有着密切关系。
- 灸法的最早记载：马王堆三号汉墓出土医学帛书——《足臂十一脉灸经》。
- 灸法的学术思想
  - 针灸并用：晋·皇甫谧《针灸甲乙经》，唐·孙思邈《备急千金要方》。
  - 弃针言灸：唐·王焘《外台秘要》。
  - 注重灸法：宋·王执中《针灸滋生经》，明·高武《针灸聚英》，杨继洲《针灸大成》，清·廖润鸿《针灸集成》。
- 灸法专著：公元3世纪《曹氏灸方》；唐《骨蒸病灸方》；宋《黄帝明堂灸经》《灸膏肓俞穴法》《备急灸法》；元《痈疽神秘灸经》；清《太乙神针》《神灸经纶》。
- 灸法的种类
  - 直接灸：艾条灸、药条灸（太乙神针、雷火神针）、温灸器灸、温针灸天灸、灯火灸。
  - 间接灸：隔姜（蒜、食盐、豉饼、附子饼）灸。

笔记

第二节　刺灸法操作的量学要素

一、刺法的量学要素

刺法的量学要素：指与刺法刺激量及效应密切相关的因素。

- 刺激的强度
  - 刺激量
    - 轻：针下感应柔和。
    - 中：针下感应明显。
    - 重：针下感应强烈。
  - 刺激强度
    - ①捻转角度 <90°，频率 <60 次/分，刺激量为轻度。
    - ②捻转角度在 90°～180°之间，频率在 60～90 次/分，刺激量为中度。
    - ③捻转角度 >180°，频率 >90 次/分，刺激量为重度。
- 刺激的时间：根据患者的具体情况，确定作用力持续的最佳时间参数是提高临床疗效的关键之一。

二、灸法的量学要素

灸法的量学要素：指与灸法刺激量及效应密切相关的因素，包括艾炷大小和壮数，艾条施灸距离、施灸时间的长短等。急性病疗程较短，慢性病疗程较长。

第三节　刺灸法的宜忌

一、施术部位的宜忌

（一）针刺部位与腧穴的宜忌

- 浅刺：后项部、胸部和腰背部。
- 慎刺：大血管附近（委中、气冲、曲泽、经渠、冲阳、箕门等）。
- 禁刺：乳中、脐中、小儿囟门部位。

（二）施灸部位与腧穴的禁忌

- 妊娠期女性的腰骶部、下腹部；睾丸、乳头、阴部。
- 禁瘢痕灸
  - 颜面部。
  - 皮薄肌少筋肉结聚处、关节处。

二、患者体质的宜忌

（一）针刺

- 强壮者：用较强的刺法，可多针、留针时间较长。
- 瘦弱者：用较轻的刺法，少针、留针时间较短。
- 孕妇：慎刺（习惯性流产者尤甚）。

（二）灸

- 久病、体弱及妇女、儿童：艾炷宜小，壮数宜少。
- 初病、体强：艾炷宜大，壮数宜多。

笔记

三、病情性质的宜忌

表证：浅刺｛表寒——温针。表热——疾出针。｝
里证：深刺｛里寒——补法。里热——泻法。｝

虚证：补法｛虚寒——少针。虚热——多针。｝
实证：泻法｛表实——浅刺。里实——深刺。｝

寒证：深刺，久留针。
热证：浅刺，疾出，可刺出血。

四、刺灸时间的宜忌

（一）留针久暂

表热证——疾出针。
里证、虚寒证——留针。
热证——留针时间短。
寒证——留针时间长。

（二）施针时间

子午流注针法。

五、特殊情况的宜忌

大醉、大怒、大劳等患者，不宜立即针刺，须待其恢复后再行针刺。

第91章　刺灸法各论

第一节　毫针法

一、毫针的构造、规格、检查

（一）毫针的构造

针尖：针的尖端锋锐部分，亦称针芒。其状如松针，是接触皮肤刺入肌体的部分。

针身：针尖至针柄间的主体部分，亦称针体。是毫针的主体部分。

针根：针身至针柄连接的部分。

针柄：针根至针尾的部分，是医者持针的部分，也是温针灸放置艾绒的地方。

针尾：针柄的末梢部分称为针尾。

（二）毫针的规格

长度（寸/毫米）：0.3/15、1.0/25、1.5/40、2.0/50、2.5/65、3.0/75、4.0/100、4.5/115。

规格（号数/直径毫米）：26/0.45、27/0.42、28/0.38、29/0.34、30/0.32、31/0.30、32/0.28、33/0.26、34/0.24、35/0.22。

（三）毫针的检查

检查针尖：主要检查针尖有无卷毛或钩曲现象。如果发现有损坏等不合格者，应予剔除。

检查针身：主要检查针身有无弯曲或斑剥现象。若属急弯或针身有锈蚀，一般应弃之不用，以免折针。

二、针刺法的练习

练针法：
- 指力练习：持笔状地持针，反复练习。纸垫练习主要是锻炼指力或捻转等基本手法的练习。
- 手法练习：主要在棉团上进行提插、捻转等多种基本手法的练习。
- 实体练习：体会指力的强弱、得气的感觉、行针的手法等。

三、针刺前的准备

（一）针具选择（不锈钢针）

- 性别
- 年龄
- 肥瘦
- 体质
- 病情
- 腧穴的部位
- 病变部位的表里浅深

以上→选择大小、长短适宜的毫针。

笔记

（二）体位选择

仰卧位：适宜于取头、面、胸、腹部腧穴和上、下肢部分腧穴。

侧卧位：适宜于取身体侧面少阳经腧穴和上、下肢的部分腧穴。

俯卧位：适宜于取头、项、脊背、腰尻部腧穴，和下肢背侧及上肢部分腧穴。

仰靠坐位：适宜于取前头、颜面和颈前等部位的腧穴。

俯伏坐位：适宜于取后头和项、背部的腧穴。

侧伏坐位：适宜于取头部的一侧、面颊及耳前后部位的腧穴。

（三）消毒

针具器械消毒
- 高压蒸气灭菌法：一般在1.0～1.4kg/cm^2的压力、115～123℃的高温下，针具器械消毒保持30分钟以上，才可达到灭菌要求。
- 药液浸泡消毒法：将针具放在75%酒精内浸泡30～60分钟，取出擦干后使用。

医生手指消毒：施术前要用肥皂水洗刷干净，再用75%酒精棉球涂擦，才能持针操作。

施针部位消毒：在患者需要针刺的穴位皮肤上用75%酒精的棉球擦拭，应从中心点向外绕圈擦拭。或先用2%碘酒擦拭，再用75%酒精脱碘。

治疗室内消毒：治疗台上的床垫、枕巾、毛毯、垫席等物品，要按时换洗晾晒。治疗室也应定期消毒净化，保持空气流通，环境卫生洁净。

四、进针法

（一）刺手与押手

刺手的作用：刺手的作用主要是掌握针具，施行手法操作，一般指的是右手。

押手的作用：主要作用是固定腧穴的位置，夹持针身协助刺手进针，使针身有所依附，保持针体垂直，一般指的是左手。

（二）进针法

单手进针法：多用于较短的毫针。右手拇、食指持针，中指端紧靠穴位，指腹抵住针体中部，当拇、食指向下用力时，中指也随之屈曲，将针刺入，直至所需的深度。

双手进针法
- 指切进针法：此法适用于短针的进针。
- 夹持进针法：此法适用于长针的进针。
- 舒张进针法：此法主要用于皮肤松弛部位的腧穴。
- 提捏进针法：此法主要用于皮肉浅薄部位的腧穴。

针管进针法：即备好塑料、玻璃或金属制成的针管，用右手食指叩打针尾或用中指弹击针尾，即可使针刺入，然后退出针管，再运用行针手法。

五、针刺的方向、角度和深度

（一）针刺的方向

依循行定方向：当行补法时，针尖与经脉循行的方向一致；行泻法时，针尖与经脉循行的方向相反。

依腧穴定方向：为保证针刺安全，根据腧穴所在部位的特点，某些部位必须朝向某一特定方向或部位。

依病情定方向：为使针刺的感应到达病变所在的部位，针刺时针尖应朝向病所，以使“气至病所”。

（二）针刺的角度

直刺：针身与皮肤表面呈90°左右垂直刺入。此法适用于人体大部分腧穴。

斜刺：针身与皮肤表面呈45°左右倾斜刺入。此法适用于肌肉浅薄处或内有重要脏器，或不宜直刺、深刺的腧穴。

平刺：针身与皮肤表面呈15°左右沿皮刺入，又称横刺、沿皮刺。此法适用于皮薄肉少部位的腧穴，如头部腧穴等。

（三）针刺的深度

年龄：年老体弱，气血衰退，小儿娇嫩，稚阴稚阳，均不宜深刺。中青年身强体壮者，可适当深刺。

体质：形瘦体弱者宜浅刺；形盛体强者宜深刺。病情：阳证、新病宜浅刺；阴证、久病宜深刺。

部位：头面、胸腹及皮薄肉少处的腧穴宜浅刺；四肢、臀、腹及肌肉丰满处的腧穴宜深刺。

六、行针与得气

（一）行针

- 基本手法
  - 提插法：将针刺入腧穴一定深度后，施以上提下插的操作手法。应根据患者的体质、病情、腧穴部位和针刺目的等不同灵活掌握提插幅度的大小、层次的变化、频率的快慢和操作时间的长短。
  - 捻转法：将针刺入腧穴一定深度后，施以向前向后捻转动作的操作手法。尤其注意不能单向捻针，否则易被肌纤维等缠绕，引起局部疼痛和导致滞针。
- 辅助手法
  - 循法：医者沿着经脉的循行径路，在腧穴的上下部轻柔地按揉或叩打以推动气血，激发经气。
  - 弹法：在留针过程中，以手指轻弹针尾或针柄，使针体微微振动，以加强针感，助气运行。
  - 刮法：是指毫针刺入一定深度后，以拇指、食指的指腹抵住针尾，用拇指、食指或中指指甲，由下而上或由上而下频频刮动针柄，促使得气的方法。
  - 摇法：是指毫针刺入一定深度后，手持针柄，将针轻轻摇动，以行气的方法。
  - 飞法：用右手拇、食指捏持针柄，细细捻搓数次，然后张开两指，一搓一放，反复数次，状如飞鸟展翅，以催气、行气，并使针刺感应增强。
  - 震颤法：是指针刺入一定深度后，右手持针柄，用小幅度、快频率的提插手法，使针身轻微震颤的方法。本法可促使针下得气，增强针刺感应。

（二）得气

- 气至
  - 患者的感觉：酸胀、麻重等反应，有时出现热、凉、痒、痛、抽搐、虫行等感觉。或呈现沿着一定的方向和部位传导、扩散现象。
  - 医者的感觉：刺手针下有沉紧、涩滞或针体颤动等反应。
- 得气与疗效的关系
  - 得气迅速时疗效较好，患者的预后也较好。
  - 得气较慢时效果较差，患者的预后也较差。
  - 不得气时就可能无治疗效果。
  - 初诊时针刺得气较迟或不得气者，经过治疗后，逐渐出现得气较速或有气至现象，说明机体正气渐复，疾病向愈。

七、针刺补泻

（一）单式补泻手法

捻转补泻：针下得气后，捻转角度小，用力轻，频率慢，操作时间短者为补法；捻转角度大，用力重，频率快，操作时间长者为泻法。

提插补泻：针下得气后，先浅后深，重插轻提，提插幅度小，频率慢，操作时间短者为补法；反之为泻法。

疾徐补泻：进针时徐徐刺入，少捻转，疾速出针者为补法；进针时疾速刺入，多捻转，徐徐出针者为泻法。

迎随补泻：进针时针尖随着经脉循行去的方向刺入为补法；针尖迎着经脉循行来的方向刺入为泻法。

呼吸补泻：呼气时进针，吸气时出针为补法；吸气时进针，呼气时出针为泻法。

开阖补泻：出针后迅速揉按针孔为补法；出针时摇大针孔而不揉按为泻法。

平补平泻：进针得气后，施以均匀的提插、捻转手法，适用于虚实不明显或虚实夹杂的病症。

（二）复式补泻手法

烧山火：将针刺入腧穴应刺深度的上1/3（天部），得气后行捻转补法或紧按慢提九数；再将针刺入中1/3（人部），如上施术；然后将针刺入下1/3（地部）继之退至浅层。多用于治疗冷痹顽麻、虚寒性疾病等。

透天凉：先将针刺入腧穴应刺深度的下1/3（地部），得气后行捻转泻法或紧提慢按六数；再将针紧提至中1/3（人部），如上施术；然后将针紧提至上1/3（天部），如上施术，称为一度。多用于治疗热痹、急性痈肿等实热性疾病。

（三）影响针刺补泻效应的因素

机体所处的功能状态：
- 当机体处于虚惫状态而呈虚证时，针刺可以起到扶正补虚的作用。
- 当机体处于邪盛状态而呈实热、邪闭的实证时，针刺可以起到清热启闭、祛邪泻实的作用。

腧穴作用的相对特异性：
- 强壮作用：关元、气海、命门等穴。
- 祛邪作用：水沟、委中、十二井、十宣等穴。

针具及手法轻重因素：与使用的针具粗细、长短，刺入的角度、深度，行针时的幅度、角度、频率等有直接关系。

八、留针与出针

（一）留针法

静留针法：留针过程中不再行针。只要针下得气而施以适当的补泻手法后，即可出针或留针10~20分钟。

动留针法：在留针过程中作间歇性行针。如急性腹痛，破伤风、角弓反张，寒性、顽固性疼痛或痉挛性病症，需适当延长留针时间。

（二）出针法

出针时：以左手拇、食二指持消毒干棉球轻轻按压于针刺部位，右手持针做轻微地小幅度捻转，并将针缓慢提至皮下，静留片刻，然后出针。

出针后：除特殊需要外，都要用消毒棉球轻压针孔片刻，以防出血或针孔疼痛。检查核对针数有否遗漏，还应注意有无晕针延迟现象。

九、针刺异常情况的处理和预防

（一）晕针

原因：患者体质虚弱，精神紧张，或疲劳、饥饿；大汗、大渴、大吐、大泻、大出血之后，或体位不当，或医者在针刺时手法过重。

现象：精神疲倦，头晕目眩，面色苍白，恶心欲吐，多汗，心慌，四肢发冷，血压下降，脉象沉细；或神志昏迷，仆倒在地，唇甲青紫，二便失禁，脉微细欲绝。

处理：立即停止针刺，将针全部起出，使患者平卧，注意保暖。轻者仰卧片刻，给饮温开水或糖水。重者在上述处理的基础上，可刺水沟、素髎，灸百会、关元等穴。若仍不省人事，呼吸细微，脉细弱者，可考虑配合其他急救措施。

预防：如初次接受针刺治疗或精神过度紧张者，应先做好解释工作，选穴宜少，手法要轻。若饥饿、疲劳、大渴时，应嘱其进食、休息、饮水后再予针刺。一旦有晕针先兆，应及早采取处理措施。

（二）滞针

原因：患者精神紧张，当针刺入腧穴后，局部肌肉强烈收缩；或行针手法不当，向单一方向捻针太过，以致肌肉组织缠绕针体而致。若留针时间过长，患者体位移动，有时也可出现滞针。

现象：针在体内捻转、提插、出针均感困难，若勉强捻转、提插时，则患者痛不可忍。

处理：若患者精神紧张，局部肌肉过度收缩时，可稍延长留针时间，嘱咐患者不要紧张；或于滞针腧穴附近进行循按，或叩弹针柄，或在附近再刺一针，以宣散气血，缓解肌肉紧张。若行针不当，或单向捻针而致者，可向相反方向将针捻回，即可消除滞针。

预防：对于精神紧张者，应先做好解释工作。注意行针的操作手法和避免单向捻转，防止滞针的发生。

（三）弯针

原因：医者进针手法不熟练，用力过猛、过速，以致针尖碰到坚硬组织；患者在针刺或留针时移动体位；针柄受到某种外力压迫、碰击等。

现象：针柄改变了进针或留针时的方向和角度，提插、捻转及出针均感困难，患者感到疼痛。

处理：出现弯针后，不得再行提插、捻转等手法。如针是轻微弯曲，应慢慢将针起出。若弯曲角度过大时，应顺着弯曲方向将针起出。若由患者移动体位所致，应使患者慢慢恢复原来体位，局部肌肉放松后，再将针缓缓起出，切忌强行拔针，以免针断入体内。

预防：医者进针手法要熟练，指力要均匀，并避免进针过速、过猛。选择适当体位，在留针过程中，嘱患者不要随意变动体位，注意保护针刺部位、针柄不受外物碰撞和压迫。

（四）断针

原因：针具质量欠佳，针身或针根有损伤剥蚀，进针前失于检查，针刺时将针身全部刺入腧穴；行针时强力提插、捻转，肌肉猛烈收缩；留针时患者随意变更体位，或弯针、滞针未能进行及时地正确处理等，均可造成断针。

现象：行针时或出针后发现针身折断，其断端部分针身尚露于皮肤外，或断端全部没入皮肤之下。

处理：嘱患者切勿变动原有体位，以防断针向肌肉深部陷入。若残端部分针身显露于体外时，可用手指或镊子将针起出。若断端与皮肤相平或稍凹陷于体内者，可用左手拇、食二指垂直向下挤压针孔两旁，使断针暴露体外，右手持镊子将针取出。若断针完全深入皮下或肌肉深层时，应在X线下定位，手术取出。

预防：应认真仔细地检查针具，避免过猛、过强的行针。嘱患者不要随意更换体位。针刺时不宜将针身全部刺入腧穴，应留部分针身在体外，以便于针根断折时取针。在进针、行针过程中，如发现弯针时，应立即出针，切不可强行刺入或行针。对于滞针等也应及时正确地处理，不可强行硬拔。

（五）血肿

原因：针尖弯曲带钩，刺伤血管所致。

现象：出针后，针刺部位肿胀疼痛，继则皮肤呈现青紫色。

处理：若微量的皮下出血而致局部小块青紫时，一般不必处理，可以自行消退。若局部肿胀疼痛较剧，青紫面积大且影响到活动功能时，可先做冷敷止血后，再做热敷或在局部轻轻揉按，以促使局部瘀血消散吸收。

预防：仔细检查针具，熟悉人体解剖部位，避开血管针刺，出针时立即用消毒干棉球揉按压迫针孔。

（六）气胸

原因：由于针刺胸背、腋、胁、缺盆等部位的腧穴时，直刺过深，伤及肺脏，引起创伤性气胸。

现象：轻者出现胸痛、胸闷、心慌、呼吸不畅，严重者可见呼吸困难、唇甲发绀、出汗、血压下降等症。体检时，可见患侧胸部肋间隙变宽，胸部叩诊呈过清音，气管向健侧移位，听诊时呼吸音明显减弱或消失。

处理：立即起针，患者采取半卧位休息，要求患者心情平静，切勿恐惧而翻转体位。一般漏气量少者，可自行吸收。随时对症处理，如给予镇咳、消炎类药物。对严重病例需及时组织抢救，如胸腔排气、少量慢速输氧等。

预防：医者在进行针刺过程中精神必须高度集中，令患者选择适当的体位，严格掌握进针的深度、角度。

（七）刺伤内脏

原因：主要是医者缺乏解剖学知识，对腧穴和脏器的部位不熟悉，加之针刺过深，或提插幅度过大，造成相应的脏器损伤。

现象：刺伤肝、脾，可引起内出血，肝区或脾区疼痛。如出血不止，会出现腹痛、腹肌紧张，并有压痛及反跳痛等急腹症症状。刺伤心脏时，轻者可出现刺痛，重者有剧烈撕裂痛，引起心外射血，导致休克等危重情况。刺伤肾脏，可出现腰痛、肾区叩击痛、血尿，严重时血压下降、休克。刺伤胆囊、膀胱、胃、肠等空腔脏器时，可引起疼痛、腹膜刺激征或急腹症等症状。

处理：损伤轻者，卧床休息一段时间后，一般即可自愈。如损伤较重，或继续有出血倾向者，应加用止血药，或局部作冷敷止血处理，并加强观察；注意病情及血压变化。若损伤严重，出现休克时，则必须迅速采取输血等急救措施。

预防：医者要学好解剖学、腧穴学知识；掌握腧穴结构，明确腧穴下的脏器组织。针刺胸腹、腰背部的腧穴时，应控制针刺深度，行针幅度不宜过大。

（八）刺伤脑或脊髓

原因：针刺如风府、哑门、大椎、风池以及背部第1腰椎以上督脉穴和华佗夹脊穴时，若针刺过深，或针刺方向、角度不当，均可伤及脑或脊髓。

现象：如误伤延髓时，可出现头痛、恶心、呕吐，甚至呼吸困难、休克和神志昏迷等。如刺伤脊髓，可出现触电样感觉向肢端放射，甚至引起暂时性肢体瘫痪，有时可危及生命。

处理：当出现上述症状时，应及时出针。轻者安静休息，经过一段时间后，可自行恢复。重者则应及时邀请神经外科等有关科室会诊、抢救。

预防:医者在进行针刺过程中精神必须高度集中,令患者选择适当的体位,严格掌握进针的深度、角度。

十、针刺注意事项

(1)患者在过于饥饿、疲劳和精神过度紧张时,不宜立即进行针刺,手法不宜过强,并应尽量选用卧位。

(2)妇女怀孕3个月者,不宜针刺小腹部的腧穴。若怀孕3个月以上者,腹部、腰骶部腧穴也不宜针刺。三阴交、合谷、昆仑、至阴等一些通经活血的腧穴,在孕期应慎刺。

(3)小儿囟门未合时,头顶部的腧穴不宜针刺。

(4)常有自发性出血或损伤后出血不止的患者,不宜针刺。

(5)皮肤有感染、溃疡、瘢痕或肿瘤的部位,不宜针刺。

(6)对胸、胁、腰、背脏腑所居之处的腧穴,不宜直刺、深刺,对于肝脾肿大、肺气肿患者更应注意。

(7)针刺眼区和项部的风府、哑门等穴以及脊柱部的腧穴,要注意掌握一定的角度,不宜大幅度的提插、捻转和长时间的留针,以免伤及重要组织器官,产生严重的不良后果。

(8)对尿潴留等患者在针刺小腹部的腧穴时,也应掌握适当的针刺方向、角度、深度等,以免误伤膀胱等器官,出现意外事故。

第二节 灸 法

一、灸法的材料

- 艾
  - (1)艾炷:小者如麦粒,中者如半截枣核,大者如半截橄榄。
  - (2)艾条
    - 纯艾条、药艾条:长20cm,直径1.5cm,使用简便,不起泡,不发疮,无痛苦。
- 其他灸材
  - (1)火热类灸材:灯心草、黄蜡、桑枝、硫黄、桃枝、药锭、药捻。
  - (2)非火热类(药物贴敷法):毛茛、斑蝥、旱莲草、白芥子、甘遂、天南星、细辛。

二、灸法的作用

防病保健:激发人体正气,增强抗病能力。

温经散寒:温通经络,驱散寒邪;治疗风寒湿痹和寒邪引起的胃脘痛、腹痛、泄泻、痢疾等。

扶阳固脱:扶助阳气,举陷固脱;治疗虚寒证、寒厥证、虚脱证和中气不足、阳气下陷引起的遗尿、脱肛、阴挺、崩漏、带下等。

消瘀散结:行气活血,消瘀散结;治疗气血凝滞的疾患,如乳痈初起、瘰疬、瘿瘤等。

引热外行:开放皮肤腠理,通畅毛窍,使热有去路,引热外行;治疗热性病,如疖肿、带状疱疹、丹毒、甲沟炎等,还可治疗阴虚发热,如骨蒸潮热、虚劳咳嗽等。

笔记

三、灸法的种类及其运用

- 常用灸法
  - 艾灸
    - 艾炷灸
      - 直接灸
        - 无瘢痕灸:又称非化脓灸,适于慢性虚寒性疾病,如哮喘、慢性腹泻、风寒湿痹等。
        - 瘢痕灸:又称化脓灸,适于哮喘、慢性胃肠病、风湿顽痹、瘰疬等,不适于体弱,或糖尿病、皮肤病患者。
      - 间接灸
        - 隔姜灸:用于因寒而致之呕吐、腹痛、泄泻、风寒湿痹、外感表证。
        - 隔蒜灸:用于瘰疬、肺结核、腹中积块、未溃疮疡、虚劳、顽痹等。
        - 隔盐灸:又称神阙灸,治疗急性寒性腹痛、吐泻、痢疾、小便不利、中风脱证等。
        - 隔药饼灸:治疗命门火衰所致阳痿、早泄、遗精、宫寒不孕、疮疡久溃不敛等。
    - 艾卷灸
      - 悬灸
        - 温和灸:将点燃一端的艾卷对准腧穴或患处,距皮肤2~3cm处熏烤,使局部有温热感而无灼痛为宜。
        - 雀啄灸:艾卷点燃的一端与施灸部位皮肤不固定在一定的距离,像鸟啄食一样,一上一下施灸,给局部一个变量的刺激,每穴灸5~10cm,至皮肤红晕为度。
        - 回旋灸:艾卷点燃的一端与所灸部位皮肤虽保持一定的距离,但不固定,而是反复旋转或向左右方向移动。
      - 实按灸:太乙神针、雷火神针:将药物艾卷的一端点燃按在垫了布或纸的施术部位,使热力透达深部,如此反复操作。
    - 温针灸:针灸结合,应注意防止艾火脱落烧伤皮肤、衣物。
    - 温灸器灸:温灸盒、灸架、温灸筒。
  - 其他灸法(非艾灸法)
    - 灯火灸:又称灯草灸、灯草焠、打灯火、油捻灸。治疗小儿痄腮、喉蛾、吐泻、麻疹、惊风。
    - 天灸(药物灸、发泡灸)
      - 白芥子灸:治疗哮喘、关节痹痛、口眼㖞斜。
      - 细辛灸:敷涌泉或神阙治小儿口腔炎。
      - 天南星灸:敷颊车、颧髎治面神经麻痹。
      - 蒜泥灸
        - 敷涌泉,治咯血、衄血。
        - 敷合谷,治扁桃体炎。
        - 敷鱼际,治喉痹。

四、灸感及灸法补泻

(一)灸感

(1)瘢痕。

(2)以患者自觉施术处皮肤或皮下有温热或灼热为主,温热刺激可直达深部,经久不消,或出现循经感传现象。

(二)灸法补泻

补法:不吹灭艾火,任其自然燃尽,以补其虚。

泻法:快速吹艾火至燃尽,使热力迅速透达穴位深层,以泻邪气。

五、施灸的注意事项

（一）施灸的先后顺序

部位：先阳经，后阴经；先上部，后下部。

壮数：先灸少，后灸多。

艾炷大小：先灸小炷，后灸大炷。

（二）施灸禁忌

(1)面部、乳头、大血管处禁直接灸，关节处禁化脓灸。

(2)空腹、过饱、过劳、恐灸者慎灸。

(3)孕妇的腹部、腰骶部禁灸。

(4)防燃烧的艾绒脱落烧伤皮肤和衣物。

（三）灸后处理

(1)出现水泡，可自然吸收，或刺破水泡，涂以龙胆紫。

(2)瘢痕灸，灸疮化脓期间，勿用手挠，保持清洁，防止感染。

第三节　拔罐法

一、罐的种类

- 玻璃罐：易观察罐内皮肤变化，掌握治疗的程度，易碎。
- 竹罐：取材易，制作简，轻巧价廉，宜药煮，易燥裂、漏气，吸附力小。
- 陶罐：吸力大，质地重，难携带，易碎。
- 抽气罐：可避免烫伤，但没有温热刺激
  - 连体式：吸附力可任意调节，不易破损。
  - 分体式
    - 带活塞嘴的透明塑料罐。
    - 橡皮排气抽气罐。
    - 电动抽气罐。
- 多功能罐
- 代用罐：杯子、小口碗、玻璃罐头瓶。

二、吸罐的方法

- 火罐法
  - 闪火法：将点燃的95%乙醇棉球在火罐内中段绕1～2圈迅速退出，将罐扣在施术部位。
  - 投火法：将点燃的棉花或纸片投入罐内，迅速将罐扣在施术部位。
  - 贴棉法：将直径2cm浸少量95%乙醇的棉花片，贴在罐内壁点燃，扣在施术部位。
- 水罐法：水中煮竹罐，去罐内沸水，湿毛巾紧扪罐口，迅速扣在施术部位。
- 抽气法：抽气罐紧扣于施术部位，抽气筒抽出罐内空气。

三、拔罐法的应用

留罐法：留罐5～15分钟，可根据病变范围分别采用单罐法或多罐法。

闪罐法：反复吸拔至皮肤充血或瘀血，应用于皮肤松弛处。

推罐法：又称走罐法、飞罐法，用于面积大，肌肉丰厚的部位。

刺血(络)拔罐法:用于急慢性组织损伤、神经性皮炎、痤疮、皮肤瘙痒、丹毒、哮喘、坐骨神经痛。

留针拔罐法:针刺、拔罐结合,留置5~10分钟。

药罐法:用于风湿痹痛等病。

四、起罐法

又称脱罐。一手拿住罐体,另一手轻按罐口边缘皮肤,或拉起进气阀即可。

五、拔罐的作用和适用范围

(一)拔罐的作用

温经通络、行气活血、消肿止痛、祛风散寒、吸毒拔脓。

(二)拔罐的适用范围

风湿痹痛、肩背腰腿痛;感冒、发热、咳嗽、哮喘;胃痛、腹痛、腹泻;痛经、闭经;痤疮、荨麻疹;中风偏瘫、面瘫;肥胖症。

六、注意事项

(1)选择适当体位的肌肉丰厚部位。

(2)根据所拔部位面积大小,选择大小适当的罐。

(3)用火罐时勿灼伤或烫伤皮肤,小水泡无须处理,仅敷消毒纱布即可;大泡刺破放水,涂以龙胆紫,或用消毒纱布包敷,以防感染。

(4)禁拔罐:
- ①皮肤过敏、溃疡、水肿、大血管分布处。
- ②高热抽搐者。
- ③孕妇的腹部、腰骶部。

第四节　三棱针法、皮肤针法、皮内针法

一、三棱针法

(一)操作方法

点刺法:是点刺腧穴放出少量血液或挤出少量液体的方法。此法多用于四肢末端及肌肉浅薄处。

散刺法:又称豹纹刺,是在病变局部及其周围进行连续点刺以治疗疾病的方法。多用于局部瘀血、血肿或水肿、顽癣等。

刺络法:是刺入浅表血络或静脉放出适量血液的方法。此法多用于曲泽、委中等肘膝关节附近等有较明显浅表血络或静脉的部位。治疗急性吐泻、中暑、发热等。

挑刺法:是用三棱针挑断穴位皮下纤维样组织以治疗疾病的方法。此法常用于比较平坦的利于挑提牵拉的部位,如背俞穴。该法多用于治疗肩周炎、胃痛等。

出血量及疗程:每日或隔日治疗1次,1~3次为1个疗程,出血量多者,每星期1~2次。一般每次出血量以数滴至3~5ml为宜。

(二)适用范围

用于实证、热证、瘀血、疼痛等,如高热、中暑、中风闭证、咽喉肿痛、目赤肿痛、丹毒、指(趾)麻木等。

（三）注意事项

(1)严格消毒，防止感染。

(2)点刺时手法宜轻、稳、准、快，不可用力过猛，防止刺入过深，一般出血不宜过多，切勿伤及动脉。

(3)三棱针刺激较强，治疗过程中需注意患者体位要舒适，防止晕针。

(4)体质虚弱者、孕妇、产后及有自发性出血倾向者，不宜使用本法。

二、皮肤针法

（一）操作方法

1. 持针方法

硬柄皮肤针：以右手拇指、中指夹持针柄两侧，食指伸直按住针柄中段，环指和小指将针柄末端固定于大、小鱼际之间。

软柄皮肤针：将针柄末端置于掌心，拇指在上，食指在下，余指呈握拳状固定针柄末端。

2. 叩刺法

将针具和叩刺部位常规消毒，以右手持针，运用腕力弹刺，使针头叩刺皮肤后，立即弹起，如此反复进行叩击。

注意：叩击时针尖与皮肤必须垂直，弹刺要准确，强度要均匀，可根据病情选择不同的刺激部位或刺激强度。

3. 叩刺部位

循经叩刺：是指沿着经脉循行路线进行叩刺的一种方法，常用于项背腰骶部的督脉和足太阳膀胱经。

穴位叩刺：是指在穴位上进行叩刺的一种方法，主要是根据穴位的主治作用，选择适当的穴位或阳性反应点予以叩刺治疗。

局部叩刺：是指在患部进行叩刺的一种方法，如扭伤后局部的瘀肿疼痛、顽癣等，可在局部进行围刺或散刺。

4. 刺激强度

轻刺：用力稍小，针尖与皮肤接触时间短暂，皮肤仅现潮红、充血，无明显疼痛感。适用于头面部疾病和老弱、妇幼患者，以及病属虚证、久病者。

中刺：介于轻刺与重刺之间，以局部有较明显潮红，但不出血为度。适用于多数患者。

重刺：用力较大，针尖与皮肤接触时间略长，以皮肤有明显潮红、微出血，患者可感较强疼痛为度。适用于压痛点明显和背部、臀部疾病及年轻体壮患者，以及病属实证、新病者。

（二）适用范围

适用范围很广，临床各种病症均可应用，以功能性失调疗效更佳，对器质性病变也有一定疗效，如近视，视神经萎缩，急性扁桃体炎；感冒，咳嗽，慢性肠胃病，便秘，头痛，腰痛，失眠；痛经，斑秃等症。

（三）注意事项

(1)针具要经常检查，注意针尖有无毛钩，针面是否平齐。针具可用75%的乙醇浸泡或擦拭消毒，最好专人专用。

(2)叩刺时动作要轻捷，正直无偏斜，以免造成患者疼痛。

(3)局部如有溃疡或创伤者不宜使用本法；急性传染性疾病和急腹症也不宜使用。

(4)叩刺局部和穴位，若手法重而出血者，应及时清洁和消毒，注意防止感染。

笔记

三、皮内针法

（一）操作方法

颗粒式皮内针：用镊子挟住针柄，对准腧穴，沿皮下横向刺入，针身可刺入0.5～0.8cm，针柄留于皮外，然后用胶布顺着针身进入的方向粘贴固定。

揿钉式皮内针：用镊子挟住针圈，对准腧穴，直刺揿入，然后用胶布固定。也可将针圈贴在小块胶布上，手执胶布直压揿入所刺穴位。

（二）适用范围

多用于某些需要久留针的疼痛性、反复发作性或久治不愈的慢性病症，如神经性头痛，面神经麻痹，腰痛，痹证，神经衰弱，高血压病，哮喘，小儿遗尿，痛经，产后宫缩疼痛等。

（三）注意事项

（1）皮内针留针部位以不妨碍正常活动处腧穴为主，多选背俞穴、四肢穴和耳穴等。关节附近因活动时会疼痛，不可埋针。胸腹部因呼吸时会活动，亦不宜埋针。

（2）埋针后，如患者感觉疼痛或妨碍肢体活动时，应将针取出，改选其他穴位重埋。

（3）埋针期间，埋针处不可着水，热天出汗较多，埋针时间勿过长，避免感染。

（4）埋针针具，可用75%乙醇浸泡消毒，应专人专用。

第五节　电针法

一、操作方法

（一）操作程序

（1）先按毫针操作程序，将毫针刺入穴位，并寻到得气感应。

（2）将电针仪（输出电位器已经调至“0”位）输出导线的一对电极分别接在一对毫针针柄上。

（3）打开电源，选好波形，逐渐加大电流强度，以免给患者造成突然的刺激。

（4）通电时间一般20分钟左右。

（5）结束电针治疗时，应先电针仪输出电位器退回“0”位，然后关闭电源开关，取下导线，最后按一般毫针起针方法将针取出。

注意：一般将同一对输出电极连接在身体的同侧，在胸、背部的穴位上使用电针时，不可将2个电极跨接在身体两侧，避免电流回路经过心脏。如遇只需单穴电针时，可将一个电极接在该穴的毫针上，另一个电极接在用水浸湿的纱布上，作无关电极。电流的刺激强度，通常以患者能够承受为宜，一般7～10次1个疗程，每日或隔日1次。急症患者每日可治疗1～2次。疗程间隔3～5日。

（二）电针刺激参数

连续波
- 密波：频率为每秒50～100次的连续波为密波。具有降低神经应激功能，止痛，镇静，缓解肌肉和血管痉挛，针刺麻醉等作用。常用于治疗各种痛证、肌肉痉挛、癫狂、失眠等。
- 疏波：频率为每秒2～5次的连续波为疏波。其刺激作用较强，具有提高肌肉韧带的张力，促进肌肉充分收缩的作用。常用于治疗痿证和各种肌肉、关节、韧带、肌腱的损伤等。

疏密波:疏波、密波自动交替出现的一种波形。常用于治疗扭挫伤、关节周围炎、坐骨神经痛、面瘫、肌无力、局部冻伤等。

断续波:有节律时断、时续的一种波形。该波形不易使机体产生适应,动力作用颇强,具有提高肌肉组织的兴奋性,促进横纹肌收缩的作用。常用于治疗痿证、瘫痪等。

(三)适用范围

各种痛证、痹狂、癫狂;神经、肌肉、韧带、关节的损伤性疾病;内脏功能失调等。

(四)注意事项

(1)电针仪使用前必须检查其性能是否良好,输出值是否正常。

(2)调节电针电流时,应逐渐从小到大,不可突然增强,以防止引起肌肉强烈收缩,造成弯针、折针或晕针等,年老体弱、精神紧张者尤应注意。

(3)电针仪器最大输出电压在40V以上者,最大输出电流应限制在1mA以内,防止发生触电事故。

(4)不宜将经过温针之后的毫针用作电针,因表面氧化、质地变脆、导电性下降,容易引发事故。

(5)应避免电针电流回路经过心脏,安装心脏起搏器者应禁用电针。

(6)孕妇慎用电针。

第六节 穴位注射法、穴位埋线法

一、穴位注射法

(一)操作方法

操作程序:选择适宜的消毒注射器和针头,抽取适量的药液,在穴位局部消毒后,右手持注射器对准穴位或阳性反应点,快速刺入皮下,然后将针缓慢推进,到达一定深度后,进行和缓的提插,当获得经气感应时,回抽无血后,再将药液注入。

注射剂量:穴位注射用药的剂量取决于注射部位和药物性质及浓度。一般耳穴每穴注射0.1ml,面部每穴注射0.3~0.5ml,四肢部每穴注射1~2ml,胸背部每穴注射0.5~1ml。

选穴与疗程:选穴宜少而精,以1~3个腧穴为宜。为获得更佳疗效,尽量选取阳性反应点进行注射。每日或隔日注射1次,治疗后反应强烈者可间隔2~3日注射1次,所选腧穴可交替使用。6~10次为1个疗程,疗程间休息3~5日。

(二)常用药物

中草药制剂:如丹参注射液、川芎嗪注射液、银黄注射液、柴胡注射液等。

维生素类制剂:如维生素B_1注射液、维生素B_6注射液、维生素B_{12}注射液、维生素C注射液。

其他常用药物制剂:5%~10%葡萄糖注射液、生理盐水、三磷腺苷、神经生长因子、胎盘组织液、硫酸阿托品等。

(三)适用范围

穴位注射法的适用范围广泛,凡是针灸的适应证大部分可用本法治疗。

(四)注意事项

(1)严格无菌操作,防止感染。

(2)穴位注射后局部通常有较明显的酸胀感,随后局部或更大范围有轻度不适感,一般

笔记

1日后消失。

(3)注意注射用药的有效期、有无沉淀变质等情况,凡能引起过敏反应的药物,如青霉素、链霉素等,必须先做皮试。

(4)一般注射药液不宜注入关节腔、脊髓腔和血管内。还应注意避开神经干,以免损伤神经。

(5)孕妇的下腹部、腰骶部和三阴交、合谷穴等不宜用穴位注射法,以免引起流产。

(6)小儿、老人、体弱敏感者,药液剂量应酌减。

二、穴位埋线法

(一)操作方法

穿刺针埋线法:常规消毒局部皮肤,镊取一段长1~2cm已消毒的羊肠线,放置在穿刺针针管的前端,后接针芯,左手拇、食指绷紧或捏起进针部位皮肤,右手持针,刺入到所需深度后,进行和缓的提插,当获得针刺感应时,边推针芯,边退针管,将羊肠线埋植在穴位皮下组织或表浅的肌层内,针孔处覆盖纱布。

三角针埋线法:在距离穴位1~2cm处的两侧做进出针点的标记,局部皮肤常规消毒后,在标记处用利多卡因做皮内麻醉,用持针器夹住穿好羊肠线的皮内缝合针,从一侧局麻点刺入,穿过穴位下方的皮下组织或肌层从对侧局麻点穿出,捏起两针孔之间的皮肤,紧贴皮肤剪断两端线头,再放松皮肤,轻松揉按局部,使羊肠线完全被埋入皮下,针孔处覆盖消毒纱布。

切开埋线法:在选定的穴位上用利多卡因作浸润麻醉,用外科手术用刀片划开皮肤0.5~1cm,先将血管钳探到穴位深处,经过浅筋膜达肌层探找敏感点并按摩数秒钟,休息1~2分钟;然后将0.5~1cm长的羊肠线4~5根埋于肌层内,切口处缝合后覆盖消毒纱布,5~7日后拆线。

选穴与疗程:取穴少而精,每次以1~3穴为宜,多选肌肉比较丰厚部位的穴位。每2~4个星期埋线1次,3~5次为1个疗程。

术后反应及处理:

- 正常反应:由于埋线过程的损伤刺激和羊肠线(异性蛋白)刺激,1~5日内埋线局部可出现红、肿、热、痛等无菌性炎症反应,一般不需处理。
- 异常反应:少数患者因治疗中无菌操作不严或伤口保护不好,造成感染。一般在治疗后3~4日出现埋线局部红肿、疼痛加剧,并可伴有发热,应予局部热敷或抗感染处理。

(二)适用范围

主要用于慢性病症,如哮喘,胃痛,腹泻,遗尿,面神经麻痹,腰腿痛,痿证,癫痫,脊髓灰质炎后遗症,神经症。

(三)注意事项

(1)严格无菌操作,防止感染。

(2)埋线宜在皮下组织与肌肉之间,肌肉丰满的部位可埋入肌层,羊肠线头不可暴露在皮肤外面。

(3)根据不同部位,掌握埋线的深度,不要伤及内脏、大血管和神经干。

(4)皮肤局部有感染或溃疡时不宜埋线,肺结核活动期、骨结核、严重心脏病或妊娠期等均不宜使用本法。

(5)羊肠线用剩后,可浸泡在75%乙醇中,或用苯扎溴铵处理,临用时再用生理盐水浸泡。

(6)注意术后反应,有异常现象时应及时处理。

第七节　头　针

一、标准头针线的定位和主治

(一)额区

- 额中线
  - 在头前部,从督脉神庭穴向前引一直线,长1寸(3cm)。
  - 主治癫痫、精神失常、鼻病。
- 额旁1线
  - 在头前部,从膀胱经眉冲穴向前引一直线,长1寸(3cm)。
  - 主治冠心病、心绞痛、支气管哮喘、失眠。
- 额旁2线
  - 在头前部,从胆经临泣穴向前引一直线,长1寸(3cm)。
  - 主治急慢性胃炎、胃和十二指肠溃疡、肝胆疾病。
- 额旁3线
  - 在头前部,从胃经头维穴内侧0.75寸起向下引一直线,长1寸(3cm)。
  - 主治功能性子宫出血、子宫脱垂、阳痿、遗精、尿频、尿急。

(二)项区

- 顶中线
  - 在头顶部,即从督脉百会穴至前顶穴连线。
  - 主治腰、腿、足等病症,如瘫痪、麻木、疼痛及皮质性多尿、脱肛、小儿夜尿、高血压痛、头顶痛。
- 顶旁1线
  - 在头顶部,督脉旁1.5寸,从膀胱经通天穴向后引一直线,长1.5寸。
  - 主治腰、腿、足等病症,如瘫痪、麻木、疼痛。
- 顶旁2线
  - 在头顶部,督脉旁开2.25寸,从胆经正营穴向后引一直线,长1.5寸到承灵穴。
  - 主治头痛、偏头痛、肩臂手等病症,如瘫痪、麻木、疼痛。

(三)颞区(包括顶颞区)

- 顶颞前斜线
  - 在头顶部、头侧部,头部经外奇穴前神聪(百会前1寸)与颞部胆经悬厘穴线一斜线。
  - 主治将该线分为5等分,上1/5治疗对侧下肢和躯干瘫痪,中2/5治疗上肢瘫痪,下2/5治疗中枢性面瘫,运动性失语、流涎、脑动脉粥样硬化。
- 顶颞后斜线
  - 在头顶部、头侧部,顶颞前斜线之后1寸,与其平行的线。即从督脉百会穴至颞部胆经曲鬓穴引一直线。
  - 主治将此线分为5等分,上1/5治疗对侧下肢和躯干感觉异常,中2/5治疗上肢感觉异常,下2/5治疗头面部感觉异常。
- 颞前线
  - 在头的颞部,从胆经颌厌穴至悬厘穴连一直线。
  - 主治偏头痛、运动性失语、周围性面瘫和口腔疾病。
- 颞后线
  - 在头的颞部,从胆经率谷穴向下至曲鬓穴连一直线。
  - 主治偏头痛、耳鸣、耳聋、眩晕。

笔记

（四）枕区

枕上正中线：在后头部，即从督脉强间穴至脑户穴的连线。主治眼病，颈项强痛、癫狂、痫证。

枕上旁线：在后头部，由枕外粗隆督脉脑户穴旁开0.5寸（1.5cm）起，向上引一直线，长1.5寸（4.5cm）。主治皮质性视力障碍、白内障、近视等。

枕下旁线：在后头部，从膀胱经玉枕穴向下引一直线，长2寸。主治小脑疾病引起的平衡障碍，后头痛。

二、适用范围

（一）脑源性疾病

脑血管意外后遗症、皮质性视力障碍、小脑性平衡障碍、皮质性多尿、遗尿、震颤麻痹、舞蹈病。

（二）非脑源性疾病

腰腿痛、神经痛、哮喘、呃逆、耳源性眩晕、耳鸣、听力障碍、胃脘痛、子宫脱垂。

（三）其他

外科手术的针刺麻醉。

三、操作方法

（一）穴位选择

一般根据具体的病情选用相应的头针线：

(1)单侧肢体疾病，选取对侧头针线。

(2)双侧肢体疾病，选取双侧头针线。

(3)内脏全身疾病或不易区别左右的疾病，可双侧取穴。

（二）进针方法

(1)患者坐位或卧位，局部常规消毒。

(2)选用28～30号长1.5～3寸毫针，针尖与头皮30°左右夹角，快速刺入头皮下。

(3)针尖达帽状腱膜下层时，指下阻力减小，使针与头皮平行，继续捻转进针，刺入相应深度（线段的长度）。

(4)若进针角度不当，患者痛甚且医者手下有抵抗感，应调整进针角度。

（三）针刺手法

(1)运针多捻针不提插。

(2)以拇指掌面和食指桡侧面夹持针柄，以食指的掌指关节快速连续屈伸，使针身左右旋转，捻转速度为200次/分。

(3)进针后持续捻转2～3分钟，留针20～30分钟，留针期间行针2～3次。

(4)根据病情可适当延长留针时间，偏瘫患者留针期间嘱其活动肢体（重症患者可做被动活动），有助于提高疗效。

(5)可用电针仪在主要穴线通电，代替手法捻针，频率为200～300次/分。

（四）起针

押手固定穴区周围头皮，刺手拇、食指轻轻捻动针身，如针下无紧涩感，即快速出针，出针后消毒干棉球按压针孔片刻，防出血。

（五）疗程

每日或隔日针1次，10次为1疗程，休息5～7日后再进行第2个疗程。

四、注意事项

（1）因为头部有毛发，须严格消毒，以防感染。

（2）头针刺激感较强，刺激时间较长，医者须注意观察患者表情，防止晕针。

（3）婴儿由于颅骨缝骨化不完全，不宜采用头针治疗。

（4）脑溢血急性期，血压过度或不稳定时，不宜头针治疗；脑血栓引起的偏瘫患者，应及早采用头针治疗；高热、急性炎症和心力衰竭时，慎用头针治疗。

（5）头皮血管丰富，易出血，出针时须用干棉球按压针孔1～2分钟，如有出血或皮下血肿出现，可轻轻揉按，促使其消散。

第八节　耳　针

一、耳与经络脏腑的联系

（1）十二经脉均直接或间接上达于耳；阴跷、阳跷并入耳后，阳维脉循头入耳。

（2）耳与脏腑之间有密切的联系，在生理、病理上是息息相关的。

二、耳郭表面解剖

耳轮——耳郭卷曲的游离部分。

耳轮结节——耳轮后上部的膨大部分。

耳轮尾——耳轮向下移行于耳垂的部分。

轮垂切迹——耳轮和耳垂后缘之间的凹陷处。

耳轮脚——耳轮深入耳甲的部分。

耳轮脚棘——耳轮脚和耳轮之间的软骨隆起。

耳轮脚切迹——耳轮脚棘前方的凹陷处。

对耳轮——与耳轮相对呈“丫”字型的隆起部，包括对耳轮体、对耳轮上脚和对耳轮下脚。

对耳轮体——对耳轮下部呈上下走向的主体部分。

对耳轮上脚——对耳轮向前上分支的部分。

对耳轮下脚——对耳轮向前下分支的部分。

三角窝——对耳轮上、下脚与相应耳轮之间的三角形凹窝。

耳舟——耳轮与对耳轮之间的凹沟。

耳屏——耳郭前方呈瓣状的隆起。

屏上切迹——耳屏与耳轮之间的凹陷处。

对耳屏——耳垂上方、与耳屏相对的瓣状隆起。

屏间切迹——耳屏与对耳屏之间的凹陷处。

轮屏切迹——对耳轮与对耳屏之间的凹陷处。

耳垂——耳郭下部无软骨的部分。

耳甲——耳轮和对耳轮、对耳屏、耳屏及外耳门之间的凹窝；包括耳甲艇、耳甲腔。

耳甲腔——耳轮脚以下的耳甲部。

耳甲艇——耳轮脚以上的耳甲部。

对耳门——耳甲腔前方的孔窍。

三、耳穴的分布特点

与头面相应的耳穴：在耳垂和对耳屏。

与上肢相应的耳穴：在耳舟。

与躯干和下肢相应的耳穴：在对耳轮体部和对耳轮上、下脚。

与内脏相应的耳穴集中在耳甲
- 与腹腔脏器对应耳穴：在耳甲艇。
- 与胸腔脏器对应耳穴：在耳甲腔。
- 与消化道相应耳穴：在耳轮脚周围。

四、耳穴的定位和主治

（一）耳轮穴位

耳中
- 在耳轮脚处，即耳轮 1 区。
- 主治呃逆、荨麻疹、皮肤瘙痒症、小儿遗尿、咯血、出血性疾病。

直肠
- 在耳轮脚棘前上方的耳轮处，即耳轮 2 区。
- 主治便秘、腹泻、脱肛、痔疮。

尿道
- 在直肠上方的耳轮处，即耳轮 3 区。
- 主治尿频、尿急、尿痛、尿潴留。

外生殖器
- 在对耳轮下脚前方的耳轮处，即耳轮 4 区。
- 主治睾丸炎、附睾炎、阴道炎、外阴瘙痒症。

肛门
- 在三角窝前方的耳轮处，即耳轮 5 区。
- 主治痔疮、肛裂。

耳尖
- 在耳郭向前对折的上部尖端处，即耳轮 6 区、7 区交界处。
- 主治发热、高血压、急性结膜炎、麦粒肿、牙痛、失眠。

结节
- 在耳轮结节处，即耳轮 8 区。
- 主治头晕、头痛、高血压。

轮 1
- 在耳轮结节下方的耳轮处，即耳轮 9 区。
- 主治发热、扁桃体炎、上呼吸道感染。

轮 2
- 在轮 1 下方的耳轮处，即耳轮 10 区。
- 主治发热、扁桃体炎、上呼吸道感染。

轮 3
- 在轮 2 下方的耳轮处，即耳轮 11 区。
- 主治发热、扁桃体炎、上呼吸道感染。

轮 4
- 在轮 3 下方的耳轮处，即耳轮 12 区。
- 主治发热、扁桃体炎、上呼吸道感染。

（二）耳舟穴位

指
- 在耳舟上方处，即耳舟 1 区。
- 主治甲沟炎、手指麻木和疼痛。

腕
- 在指区的下方处，即耳舟 2 区。
- 主治腕部疼痛。

风溪
- 在耳轮结节前方，指区与腕区之间，即耳舟 1 区、2 区交界处。
- 主治荨麻疹、皮肤瘙痒症、过敏性鼻炎。

肘
- 在腕区的下方处，即耳舟 3 区。
- 主治肱骨外上髁炎、肘部疼痛。

肩{在肘区的下方处，即耳舟4区、5区。
主治肩关节周围炎、肩部疼痛。

锁骨{在肩区的下方处，即耳舟6区。
主治肩关节周围炎。

(三)对耳轮穴位

跟{在对耳轮上脚前上部，即对耳轮1区。
主治足跟痛。

趾{在耳尖下方的对耳轮上脚后上部，即对耳轮2区。
主治甲沟炎、趾部疼痛。

踝{在趾、跟区下方处，即对耳轮3区。
主治踝关节扭伤。

膝{在对耳轮上脚的中1/3处，即对耳轮4区。
主治膝关节疼痛、坐骨神经痛。

髋{在对耳轮上脚的下1/3处，即对耳轮5区。
主治髋关节疼痛、坐骨神经痛、腰骶部疼痛。

坐骨神经{在对耳轮下脚的前2/3处，即对耳轮6区。
主治坐骨神经痛、下肢瘫痪。

交感{在对耳轮下脚末端与耳轮内缘相交处，即对耳轮6区前端。
主治胃肠痉挛、心绞痛、胆绞痛、输尿管结石、自主神经功能紊乱。

臀{在对耳轮下脚的后1/3处，即对耳轮7区。
主治坐骨神经痛、臀筋膜炎。

腹{在对耳轮体前部上2/5处，即对耳轮8区。
主治腹痛、腹胀、腹泻、急性腰扭伤、痛经、产后宫缩痛。

腰骶椎{在腹区后方，即对耳轮9区。
主治腰骶部疼痛。

胸{在对耳轮体前部中2/5处，即对耳轮10区。
主治胸胁疼痛、肋间神经痛、胸闷、乳腺炎。

胸椎{在胸区后方，即对耳轮11区。
主治胸痛、经前乳房胀痛、乳腺炎、产后泌乳不足。

颈{在对耳轮体前部下1/5处，即对耳轮12区。
主治落枕、颈项疼痛。

颈椎{在颈区后方，即对耳轮13区。
主治落枕、颈椎综合征。

(四)三角窝穴位

角窝前{在三角窝前1/3的上部，即三角窝1区。
主治高血压病。

内生殖器{在三角窝前1/3的下部，即三角窝2区。
主治痛经、月经不调、白带过多、功能性子宫出血、阳痿、遗精、早泄。

角窝中{在三角窝中1/3处，即三角窝3区。
主治哮喘。

神门{在三角窝后1/3的上部，即三角窝4区。
主治失眠、多梦、戒断综合征、癫痫、高血压病、神经衰弱、痛证。

盆腔{在三角窝后1/3的下部，即三角窝5区。
主治盆腔炎、附件炎。

笔记

(五)耳屏穴位

上屏{在耳屏外侧面上1/2处,即耳屏1区。
主治咽炎、鼻炎。

下屏{在耳屏外侧面下1/2处,即耳屏2区。
主治鼻炎、鼻塞。

外耳{在屏上切迹前方近耳轮部,即耳屏1区上缘处。
主治外耳道炎、中耳炎、耳鸣。

屏尖{在耳屏游离缘上部尖端,即耳屏1区后缘处。
主治发热、牙痛、斜视。

外鼻{在耳屏外侧面中部,即耳屏1、2区之间。
主治鼻前庭炎、鼻炎。

肾上腺{在耳屏游离缘下部尖端,即耳屏2区后缘处。
主治低血压、风湿性关节炎、腮腺炎、链霉素中毒、眩晕、哮喘、休克。

咽喉{在耳屏内侧面上1/2处,即耳屏3区。
主治声音嘶哑、咽炎、扁桃体炎、失语、哮喘。

内鼻{在耳屏内侧面1/2处,即耳屏4区。
主治鼻炎、上颌窦炎、鼻衄。

屏间前{在屏间切迹前方耳屏最下部,即耳屏2区下缘处。
主治咽炎、口腔炎。

(六)对耳屏穴位

额{在对耳屏外侧面的前部,即对耳屏1区。
主治偏头痛、头晕。

屏间后{屏间切迹后方对耳屏前下部,即对耳屏1区下缘处。
主治额窦炎。

颞{在对耳屏外侧面的中部,即对耳屏2区。
主治偏头痛、头晕。

枕{在对耳屏外侧面的后部,即对耳屏3区。
主治头晕、头痛、癫痫、哮喘、神经衰弱。

皮质下{在对耳屏内侧面,即对耳屏4区。
主治痛症、间日疟、神经衰弱、假性近视、失眠。

对屏尖{在对耳屏游离缘的尖端,即对耳屏1、2、4区交点处。
主治哮喘、腮腺炎、睾丸炎、附睾炎、神经性皮炎。

缘中{在对耳屏游离缘上,对屏尖与轮屏切迹的中点处,即对耳屏2、3、4区交点处。
主治遗尿、内耳性眩晕、尿崩症、功能性子宫出血。

脑干{在轮屏切迹处,即对耳屏3、4区之间。
主治眩晕、后头痛、假性近视。

(七)耳甲穴位

口{在耳轮脚下方前1/3处,即耳甲1区。
主治面瘫、口腔炎、胆囊炎、胆石症、戒断综合征、牙周炎、舌炎。

食管{在耳轮脚下方中1/3处,即耳甲2区。
主治食管炎、食管痉挛。

贲门{在耳轮脚下方后1/3处,即耳甲3区。
主治贲门痉挛、神经性呕吐。

胃{在耳轮脚消失处,即耳甲4区。
主治胃痉挛、胃炎、胃溃疡、消化不良、恶心呕吐、前额痛、牙痛、失眠。

十二指肠{在耳轮脚及耳轮与AB线之间的后1/3处,即耳甲5区。
主治十二指肠溃疡、胆囊炎、胆石症、幽门痉挛。

小肠{在耳轮脚及部分耳轮与AB线之间的中1/3处,即耳甲6区。
主治消化不良、腹痛、腹胀、心动过速、心律不齐。

大肠{在耳轮脚及部分耳轮与AB线之间的前1/3处,即耳甲7区。
主治腹泻、便秘、咳嗽、牙痛、痤疮。

阑尾{在小肠区与大肠区之间,即耳甲6、7区交界处。
主治单纯性阑尾炎、腹泻。

艇角{在对耳轮下脚下方前部,即耳甲8区。
主治前列腺炎、尿道炎。

膀胱{在对耳轮下脚下方中部,即耳甲9区。
主治膀胱炎、遗尿、尿潴留、腰痛、坐骨神经痛。

肾{在对耳轮下脚下方后部,即耳甲10区。
主治腰痛、耳鸣、神经衰弱、肾盂肾炎、遗尿、遗精、阳痿、早泄、哮喘、月经不调。

输尿管{在肾区与膀胱区之间,即耳甲9、10区交界处。
主治输尿管结石绞痛。

胰胆{在耳甲艇的后上部,即耳甲11区。
主治胆囊炎、胆石症、胆道蛔虫症、偏头痛、带状疱疹、中耳炎、耳鸣、急性胰腺炎。

肝{在耳甲艇的后下部,即耳甲12区。
主治胁痛、眩晕、经前期紧张症、月经不调、更年期综合征、高血压、假性近视、单纯性青光眼。

艇中{在小肠区与肾区之间,即耳甲6、10区交界处。
主治腹痛、腹胀、胆道蛔虫症。

脾{在BD线下方,耳甲腔的后上部,即耳甲13区。
主治腹胀、腹泻、便秘、食欲不振、功能性子宫出血、白带过多、内耳眩晕症。

心{在耳甲腔正中间凹陷处,即耳甲15区。
主治心动过速、心律不齐、心绞痛、无脉症、神经衰弱、癔病、口舌生疮。

气管{在心区与外耳门之间,即耳甲16区。
主治哮喘、支气管炎。

肺{在心、气管区周围,即耳甲14区。
主治咳嗽、胸闷、声音嘶哑、皮肤瘙痒症、荨麻疹、便秘、戒断综合征。

三焦{在外耳门后下,肺与内分泌区之间,即耳甲17区。
主治便秘、腹胀、上肢外侧疼痛、水肿、耳鸣。

内分泌{在屏间切迹内,耳甲腔的前下部,即耳甲18区。
主治痛经、月经不调、更年斯综合征、痤疮、间日疟、甲状腺功能减退或亢进症。

(八)耳垂穴位

牙{在耳垂正面前上部,即耳垂1区。
主治牙痛、牙周炎、低血压。

舌{在耳垂正面中上部，即耳垂2区。
主治舌炎、口腔炎。

颌{在耳垂正面后上部，即耳垂3区。
主治牙痛、颞下颌关节炎。

垂前{在耳垂正面前中部，即耳垂4区。
主治神经衰弱、牙痛。

眼{在耳垂正面中央部，即耳垂5区。
主治急性结膜炎、电光性眼炎、麦粒肿、假性近视。

内耳{在耳垂正面后中部，即耳垂6区。
主治内耳性眩晕症、耳鸣、听力减退、中耳炎。

面颊{在耳垂正面，眼区与内耳区之间，即耳垂5、6区交界处。
主治周围性面瘫、三叉神经痛、痤疮、扁平疣、面肌痉挛、腮腺炎。

扁桃体{在耳垂正面下部，即耳垂7、8、9区。
主治扁桃体炎、咽炎。

（九）耳背穴位

耳背心{在耳背上部，即耳背1区。
主治心悸、失眠、多梦。

耳背肺{在耳背中内部，即耳背2区。
主治哮喘、皮肤瘙痒症。

耳背脾{在耳背中央部，即耳背3区。
主治胃痛、消化不良、食欲不振。

耳背肝{在耳背中外部，即耳背4区。
主治胆囊炎、胆石症、胁痛。

耳背肾{在耳背下部，即耳背5区。
主治头痛、头晕、神经衰弱。

耳背沟{在对耳轮沟和对耳轮上、下脚沟处。
主治高血压、皮肤瘙痒症。

（十）耳根穴位

上耳根{在耳根最上处。
主治鼻衄。

耳迷根{在耳轮脚后沟的耳根处。
主治胆囊炎、胆石症、胆道蛔虫症、腹痛、腹泻、鼻塞、心动过速。

下耳根{在耳根最下处。
主治低血压、下肢瘫痪、小儿麻痹后遗症。

五、临床应用

（一）适应范围

（1）疼痛性疾病：各种扭挫伤、头痛和神经性疼痛。

（2）炎性疾病及传染病：急慢性牙周炎、咽喉炎、胆囊炎、肠炎、流感、百日咳、菌痢、腮腺炎。

（3）功能紊乱及内分泌代谢紊乱性疾病：胃肠神经症、心脏神经症、心律不齐、高血压、眩晕、多汗、月经不调、遗尿、神经衰弱、癔病、甲状腺功能亢进或低下症、糖尿病、肥胖、围绝经期综合征。

(4)过敏及变态反应性疾病:荨麻疹、哮喘、过敏性鼻炎、过敏性结肠炎、过敏性紫癜。

(5)其他:催乳、催产,防治输血、输液反应,美容、戒烟、戒毒、延缓衰老、防病保健。

(二)选穴原则

(1)按相应部位选穴:患病时,耳郭相应部位的敏感点即为本病的首选穴。

(2)按中医辨证选穴{按各脏腑的生理功能和病理反应辨证取穴。
按十二经脉循行和其病候选穴。

(3)按西医学理论选穴:根据西医理论命名的穴位,根据穴位的功能,按西医理论选穴。

(4)按临床经验选穴:"神门"止痛镇静,"耳尖"退热降压,"外生殖器"治疗腰腿疼。

(三)耳穴探查方法

(1)直接观察法:耳郭上有无变形、变色,如脱屑、水泡、丘疹、充血、硬结、疣赘、软骨增生、色素沉着、血管的形态和颜色的变异。

(2)压痛点探查法:用圆钝探棒在与疾病相应耳部从周围向中心探压;或自上而下,自外而内进行普查,寻找压痛点。

(3)电测定法:用电棒在耳部寻找电阻低的敏感点即良导点。

(四)耳穴的刺激方法

(1)压丸法:将王不留行籽粘在0.6cm×0.6cm的胶布中央,贴在耳穴上。每日按3~5次,每次每穴按压30~60秒,以局部微痛发热为度,3~7日更换一次,双耳交替。

(2)毫针法:常规耳部消毒,用0.3~0.5寸毫针快速刺入所选耳穴,留针15~30分钟,电针法通电10~20分钟。

(3)埋针法:常规消毒,将皮内针刺入所选耳穴,用胶布封盖固定。一般埋患侧耳穴,也可埋双耳。每日按压3次,每次留针3~5日,5次为1个疗程。

(五)注意事项

1. 严格消毒,防止感染。
2. 防止发生晕针,及时处理晕针现象。
3. 扭伤、运动障碍患者,进针后配合活动患部,有助于提高疗效。
4. 习惯性流产孕妇禁针。
5. 严重器质性病变和伴有严重贫血者慎针,严重心脏病、高血压病患者,慎用强刺激法。

第八篇 推拿学

笔记

第92章　推拿基础知识

第一节　推拿基本作用

推拿治疗的主要手段是手法,手法在推拿治疗中起着关键的作用。规范、熟练、适当的手法,并将其操作的方向、频率的快慢、用力的轻重、手法刺激的性质与治疗的部位、穴位以及具体病情、患者体质强弱等相结合,就能发挥其调整脏腑,疏通经络、调和气血,理筋整复等作用。

一、调整脏腑

脏腑是化生气血、通调经络,主持人体生命活动的主要器官。推拿具有调整脏腑功能的作用。脏腑功能失调后,所产生的病变,通过经络传导反应在外,如精神不振,情志异常,食欲改变,二便失调,汗出异常,寒热,疼痛以及肌强直等各种不同的症状,即所谓"有诸内,必形诸外"。推拿是通过手法刺激相应的体表穴位、痛点(或疼痛部位),并通过经络的连属与传导作用,对内脏功能进行调节,达到治疗疾病的目的。如:按揉脾俞、胃俞穴可调理脾胃,缓解胃肠痉挛,止腹痛;一指禅推法在肺俞、肩中俞穴上操作能调理肺气,止哮喘。临床实践表明,不论是阴虚、阳虚,还是阴盛、阳亢,也不论是虚证或实证、寒证或热证,只要在相宜的穴位、部位上选用相宜的推拿手法进行治疗,均可得到不同程度的调整,如:肾阳不足可用擦命门穴达到温补肾阳的作用;肝阳上亢者可用强刺激点按太冲穴,达到平肝潜阳的作用;说明推拿不仅可以调整阴阳,补虚泻实,而且对脏腑功能有良好的调节作用,这种作用一是直接作用,即通过手法刺激体表直接影响脏腑功能;二是间接作用,即通过经络与脏腑间的联系来实现。

二、疏通经络

经络是人体内经脉和络脉的总称,是人体气血运行的通络,它内属脏腑,外连肢节,通达表里,贯穿上下,像网络一样分布全身,将人体的脏腑组织器官各部分联系成一个统一协调而稳定的有机整体。具有"行血气而营阴阳,濡筋骨,利关节"之功能。人体就是依赖它来运行气血,发挥营内卫外的作用,使脏腑之间及其与四肢百骸保持动态平衡,使机体与外界环境协调一致。当经络的正常生理功能发生障碍时,外则皮、肉、筋、脉、骨失养不用,内则五脏不荣,六腑不运,气血失调,不能正常地发挥营内卫外的生理作用,则百病由此而生。经气是脏腑生理功能的动力,经气的盛衰,直接反映了脏腑功能的强弱,推拿手法作用于体表的经络穴位上,可引起局部经络反应,起到激发和调整经气的作用,并通过经络影响到所连属的脏腑、组织、肢节的功能活动,以调节机体的生理、病理状况,达到百脉疏通,五脏安和,使人体恢复正常生理功能的目的。经络包含经脉、络脉、经筋和皮部,因此,推拿具有疏通经络的作用意义非常广泛,在临床各科疾病的治疗作用中均有体现。所谓"经脉所至,主治所及"就是这个道理。如推桥弓可平肝潜阳;搓摩胁肋可疏肝理气而使胁肋胀痛缓解;掐按合谷穴可止牙痛;按揉角孙穴可治偏头痛。其调整、疏通作用大小,与推拿时手法操作的经络、穴位(或部位)的准确与否、手法作用时间的长短、刺激量大小等,有明显的关系。又如风、寒、湿邪侵入人体,客阻经络,则产生肌肉酸痛,此属经络"不通则痛";通过推拿手法治疗使风寒湿邪外达，经络疏通而痛消，此属“通则不痛”故《素问·举痛论》说：“寒气客于背俞之脉则脉泣，脉泣则血虚，血虚则痛，其俞注于心。故相引而痛。按之则热气至，热气至则痛止矣。”《医宗金鉴·正骨心法要旨》说：“……按其经络，以通郁闭之气……”均说明了推拿的疏通经络作用。

三、调和气血

气血是构成人体和维持人体生命活动的基本物质，是脏腑、经络、组织器官进行生理活动的基础。“血”具有营养和滋润作用，气血周流全身运行不息，促进人体的生长发育和新陈代谢。人体一切疾病的发生、发展无不与气血相关，气血调和能使阳气温煦，阴精滋养；气血失和则皮肉筋骨、五脏六腑均失去濡养，以致脏腑组织等人体正常的功能活动发生异常，而产生一系列的病理变化。《素问·调经论》说：“血气不和，百病乃变化而生。”推拿具有调和气血，促进气血运行的作用。其途径有三：一是推拿对气血的生成有促进作用。推拿通过手法的刺激可调节与加强脾胃的功能，即健运脾胃。脾胃有主管饮食消化和运输水谷精微的功能，而饮食水谷是生成气血的重要物质基础，故有脾胃是“后天之本”和“气血生化之源”之说，推拿可引起胃运动的增强，促进脾的运化功能，进而增强脾胃升降，有利于气血的化生。二是通过疏通经络和加强肝的疏泄功能，促进气机的调畅。气血的运行有赖于经络的传注，经络畅通则气血得以通达全身，发挥其营养组织器官，抵御外邪，保卫机体的作用；肝的疏泄功能，关系着人体气机的调畅，气机条达舒畅，则气血调和而不致发生瘀滞。三是通过手法的直接作用，促进气血运行，活血化瘀。推拿对气血运行的促进作用，是通过手法在体表经穴、部位的直接刺激，而使局部经脉通畅，瘀血消散等来实现的。

四、理筋整复

筋骨、关节是人体的运动器官。气血调和、阴阳平衡，才能确保机体筋骨强健、关节滑利，从而维持正常的生活起居和活动功能。正如《灵枢·本藏》中所说：“是故血和则经脉流利，营复阴阳，筋骨劲强，关节清利也。”

筋骨关节受损，必累及气血，致脉络损伤，气血互阻，气机不利，血肿形成，使气血的运行流通发生障碍，“气伤痛，形伤肿”。在《医宗金鉴·正骨心法要旨·手法释义》中指出：“或因跌扑闪失，以致骨缝开错，气血郁滞，为肿为痛，宜用按摩法，按其经络，以通郁闭之气，摩其壅聚，以散瘀闭之肿，其患可愈。”说明推拿具有理筋整复、滑利关节的作用，这表现在三个方面：一是手法作用于损伤局部，可以促进气血运行，消肿祛瘀，理气止痛；二是推拿的整复手法可以通过力学的直接作用来纠正筋出槽、骨错缝，达到理筋整复的目的；三是适当的被动运动手法可以起到松解粘连、滑利关节的作用。

第二节　推拿治疗原则

治疗原则，是治疗疾病必须遵循的基本原则。推拿的治疗原则，是根据疾病的病因与病理，症状的表现与体征，在中医的整体观念和辨证施治的精神指导下，正确反映治疗疾病的客观规律的法则，对临床的治疗提供可靠的依据。

一、治未病

治未病，是采取一定的措施防止疾病的发生，若已发生疾病，采取相应的治疗方法防止其发展。《内经》：称之为：“治未病”，并同时指出“圣人不治已病治未病，不治已乱治未乱。……夫病已成而后药之，乱已成而后治之，譬犹渴而穿井，斗而铸锥，不亦晚乎”。推拿治疗疾病根据中医的基本理论，强调未病先防，既病防变和愈后锻炼三个方面：

（一）未病先防

未病先防，是指在疾病未发生之前，采取与其相适宜的方法，做好预防工作，防止疾病的发生。骨伤科疾病则体现在锻炼身体，体位协调，劳逸结合三个方面。

1. 锻炼身体　“生命在于运动”。坚持经常性的体育锻炼，可使人体气血调畅，血脉流通，关节活利，筋骨肌肉壮实，体魄强健。其方法有以下几种，仅供参考。

（1）五禽戏：五禽戏是一种模仿禽兽动作，用以防病治病，延年益寿的功法。五禽戏既有形体动作，又要求排除杂念，意守丹田及呼吸配合，能调理阴阳，流通气血，扶正祛邪，故有较好的康复医疗作用。临床常用于治疗偏瘫、截瘫、痹证、痿证、骨质疏松症、震颤麻痹综合征等疾病。

（2）洗髓易筋经：洗髓易筋经是我国古代流传下来的一种动功。“洗髓”，为内养，内练气功之意；“易筋”，为外壮，外练筋骨，是将瘦弱之筋骨变换成强壮之筋骨的意思。它共有十二式，如韦驮献杵第一式等。洗髓易筋经具有强筋壮骨，协调脏腑等功能，此功有促进气血流通，增强机体营养物质的吸收与排泄，提高肌肉与肌筋组织的弹性与韧性，对防止肌肉萎缩和损伤性疾病的发生，有着良好的效果。

（3）八段锦：八段锦也是我国流传下来的一种动功功法。“八段”，谓其节数；“锦”，谓其珍贵。八段锦，最早见于宋朝洪迈的《夷志坚》。历经数代，广为流传，现有七言诀：“两手托天理三焦，左右开弓似射雕，调理脾胃须单举，五劳七伤往后瞧，摇头摆尾去心火，两手攀足固肾腰，攒拳怒目增气力，背后七颠百病消”，八段锦具有柔筋健骨，养气壮力，行气活血，协调脏腑之功能。

（4）太极拳：太极拳是一种顺应自然的体育医疗方法。它要求呼吸、意识、动作三者紧密结合，达到内外合一，浑然无间的境地。其动作由简到繁，从易到难，循序渐进，便于普及或掌握。坚持打太极拳，能协调脏腑，调畅气机，调理阴阳，强壮身体。还有其他的体育锻炼，诸如器械等也是主要的方法之一。均有助于提高人体的体质，防止疾病的发生。尤其对骨伤科疾病最为有益。

2. 体位协调　体位协调，是指我们在日常生活中所做的各项活动，必须要有协调的体位，协调的动作，使全身的各个关节、肌肉、肌腱、韧带等组织保持在协调的环境之中，使之不发生伤害。

（1）协调体位：主要表现在坐、卧、立、行等动作。《素问·宣明五气论》载有：“久视伤血，久卧伤气，久坐伤肉，久立伤骨，久行伤筋，是谓五劳所伤”。“久”，有长时间或长期（经常）的概念。长时间或长期的单一体位的工作、学习或休息等，气、血、筋、骨、肉受到不同程度的损伤，而导致疾病的发生。如坐位，时间过久背部（颈、胸、腰、骶等）的肌筋组织就会受到牵拉，而造成紧张或痉挛，表现为疼痛（多数为酸痛），稍事活动（前屈、背伸、侧屈、旋转），以上不适则会缓解而消失。立位，长时间的站立，自觉全身疲乏无力（肌筋组织），活动一下或休息一段时间，以上症状可以缓解，甚至于消失。随着年龄的不断增长，其缓解的时间会更长。诸如此例不胜枚举。

（2）协调动作：主要表现在工作与生活中的动作方式。如弯腰工作时，应注意物体的形状、高度和重量。采取何种姿势，弯腰的角度等，相关部位的肌筋组织则发挥作用。否则突然弯腰或用力时，腰部或相关部位的肌筋组织因受到其牵拉而形成撕裂，严重者则会断裂，症状表现为疼痛（部分部位肿胀）、功能障碍。量体裁衣，则是协调动作的具体体现。

3. 劳逸结合　用辩证唯物主义的观点分析和认识，劳逸结合是治未病思想的辩证与统一。“劳者，动也”。有工作、活动、锻炼之意。“逸者，安也”。有安乐、安闲、休息之意。只有正常的休息和娱乐，才能更好地工作。人体需要一定的体力劳动或经常性的体育锻炼，可使气血流畅，促进身体健康。劳逸失度，则有损健康，过劳则耗伤气血，过逸则又可致气血阻滞，均可引起疾病的发生。

（二）既病防变

既病防变，是指在疾病发生以后，力求做到早期诊断，早期治疗，防止疾病的发展与传变。

（三）愈后锻炼

愈后锻炼，是指损伤治疗后，症状部分缓解或治愈。但治疗并未完全结束，多数依靠自我功能锻炼的方式，加强和巩固治疗效果。这是筋伤科疾病治疗过程中经常使用的方法之一。

二、治病求本

治病求本，是中医治疗疾病的根本方法和观点。求，有探求、追究及针对之意；本，本质、本原及根本之意。治病求本，是指在治疗疾病的过程中，必须查找出疾病的根本原因，抓住疾病的本质，针对疾病本质进行有效的治疗。治病求本的“本”，在筋伤学中的实质就是病因病理。

任何疾病在其发生与发展的过程中，表现出多种多样的症状、体征，这是疾病中的现象，病理本质的外在表现。探求疾病中的“本”，就是要应用四诊合参，将疾病的症状、体征，以及发病的时间，损伤的方式，有无治疗或处置的情况和患者的体质等与疾病相关的各种内外因素加以综合分析，才能透过现象找出疾病的本质。因此，在治疗疾病前或过程中只有仔细地观察，明确诊断，准确辨证，抓住病变的根本机制，才能做到治病求本。

任何疾病都有其“本”，但“本”其所在却各不相同，探求其本就显得极为重要。治病求本原则的核心就是要求人们在复杂的疾病的病理变化中，善于透过现象看到本质，抓住疾病的主要矛盾，进行有效的治疗，解决疾病的主要矛盾，而其他矛盾就会随之而解。治病求本的具体内容在中医筋伤科中主要体现在治标与治本两个方面。

标与本是一个相对的概念，常用来概括说明事物的本质与现象，因果关系以及病变过程中矛盾的主次关系等。在临床上应用标本关系分析病症的主次先后和轻重缓急，对于从复杂病症的矛盾中找出和处理其主要矛盾和矛盾的主要方面，起到提纲挈领的作用。针对临床病症中标本主次的不同，采取“急则治其标，缓则治其本”的法则，以达到治病求本的目的。标本先后的基本治则，对临床具有重要的指导意义。

（一）急则治其标

急者治其标，一般适用于病情比较急，症状表现比较重或疾病过程中出现某些危重症状，或症状不除，无法进行治疗时，则首先治其标。一是病情比较严重。二是疾病过程中出现某些危重症状。三是在发病过程中出现危重症状，或症状不除，影响治疗时。四是某些患有慢性疾病的患者，又复感外邪（外伤），当旧疾缓和，新病较急，以先治新病以治标，待新病治愈后，再治其宿疾以治本。总之，治病求本是治疗的根本原则，急则治其标只是一时权宜之计，是为了更好的治本。一旦标病缓解后，仍当治疗其本，以获恒久之疗效。

（二）缓则治其本

缓则治其本，一般适用于慢性疾病，病势迁延日久，又无急重症状，疾病向痊愈的趋势转化，正气已虚，邪尚未尽之际。如内伤病其来也渐，且脏腑之气血已衰，必待脏腑精气充足，人体正气才能逐渐恢复。因此，治宜缓图，不可速胜。骨伤科和筋伤科治疗尤为重要。

（三）标本同治

标本同治，就是标本兼顾。适用于标病与本病俱急的病症。如骨折在临床中有开放性骨折和闭合性骨折两种。而开放性骨折除了骨折外，又伴有皮肉破损而致的肿胀、出血，治疗时除了骨折复位外，还有止血缝合，这就是标本同治的具体体现。根据病情的需要，标本同治不但并行不悖，更可相得益彰。

总之，一般来说，凡病势发展缓慢的，当从本治；发病急剧的，首先治标；标本俱急的，又当标本同治。临床应用过程中还必须以灵活机动的观点来处理疾病，善于抓主要矛盾，借以确定治疗的先后缓急。《素问·标本病传论》载有："谨察间甚，以意调之。间者并行，甚则独行"。由此可以看出，标本先后的治疗法则，是高度原则性和灵活性的统一，其具体应用，可视病情变化适当掌握，但最终目的仍在于抓住疾病的主要矛盾，做到治病求本。

三、扶正祛邪

正与邪是相互矛盾的，是一切疾病过程中自始至终存在着的一对基本矛盾。疾病的发生、发展及其表现形式，都是由邪正斗争的消长盛衰所决定的。故扶助正气祛除邪气是解决正邪矛盾，指导临床治疗的重要法则。

1. 扶正　是指扶持助长正气的原则，即使用扶助正气的药物，或其他疗法，并配合适当的营养、调摄精神和功能锻炼等辅助方法以增强体质，提高机体的抗病能力，达到战胜疾病，恢复健康之目的。如骨伤科疾病除了整复、理筋外，还应配合功能锻炼，以尽快地恢复功能活动。

2. 祛邪　祛邪是消除病邪，提高治愈率的治疗原则，就是利用驱除邪气等药物或其他疗法，以祛除病邪，达到邪去正复，恢复健康的目的。

四、调整阴阳

1. 概念　所谓调整阴阳，是针对机体阴阳偏盛偏衰的变化，采取损其有余，补其不足的原则，使阴阳恢复于相对的平衡状态。从根本上讲，人体患病是阴阳间协调平衡遭到破坏，出现了偏盛偏衰的结果。故调整阴阳，"以平为期"是中医治疗疾病的根本法则。

2. 应用

(1)损其有余：损其有余，又称损其偏盛，是指阴或阳的一方偏盛有余的病症，应当用"实则泻之"的方法来治疗。

1)抑其阳盛：对"阳盛则热"所致的实热证，应用清泻实热，"治热以寒"的法则治疗。

2)损其阴盛：对"阴盛则寒"所致的实寒证，应当温散阴寒，"治寒以热"用"寒者热之"的法则治疗。由于阴阳是互根的，"阴盛则阳病"，"阳盛则阴病"。在阴阳偏盛的病变中，如其相对一方有偏衰时，则当兼顾其不足，配以扶阳或滋阴之法。

(2)补其不足：补其不足，是指对于阴阳偏衰的病症，采用"虚则补之"的方法予以治疗的原则。病有阴虚、阳虚、阴阳两虚之分，其治则有滋阴、补阳、阴阳双补之别。

1)阳病治阴，阴病治阳：阳病治阴适用于阴虚之证，阴病治阳适用于阳虚之证候。"阴虚则热"所出现的虚热证，采用"阳病治阴"的原则，滋阴以制阳亢。"阴虚则寒"所出现的虚寒证，采用"阴病治阳"的原则，阴虚者补阴，阳虚者补阳，以平为期。

2)阳中求阴，阴中求阳：根据阴阳互根的理论，临床上治疗阴虚证时，在滋阴剂中适当佐以补阳药，即所谓"阳中求阴"。治疗阳虚证时，在助阳剂中，适当佐以滋阴药，即所谓"阴中求阳"。因阳得阴助而生化无穷，阴得阳升而泉源不竭。在临床上治疗血虚证时，在补血剂中常佐以补气药；治疗气虚证时，在补气剂中也常佐以补血药。

3)阴阳双补：由于阴阳是互根的，所以阴虚可累及阳，阳虚可累及阴，从而出现阴阳两虚的病症，治疗时当阴阳双补。由于阴阳是辨证的总纲，疾病的各种病理变化都可用阴阳失调加以概括。因此从广义来讲，解表攻里、升清降浊、补虚泻实、调理气血等治疗方法，都属于调整阴阳的范围。

五、三因制宜

人是自然界的产物，禀天地之气生，佐四时之法成。自然界天地阴阳之气的运动变化与人体在生理和病理上息息相通，密切相关。人的体质等个体差异对疾病的发生发展和变化，也有明显的影响。故中医学认为，从某种程度上讲，疾病的发生、发展，就是天、地、人等诸多因素共同作用的结果。因此,要做到治病求本,不仅要探求疾病的本质,还要审察天地之阴阳,环境之变化,人的个体差异,而且在确定治法时必须考虑以上因素。根据具体的情况具体分析,区别对待,以采取适宜的治疗方法。

(一)因时制宜

1. 概念　四时气候的变化,对人体的生理功能、病理变化均产生一定的影响。根据不同季节气候的特点,来制定适宜的治法、方药和其他治疗方法的原则,就是因时制宜。

2. 应用　一年四季,有寒热温凉的变迁,所以治病时,要考虑当时的气候条件。例如:春夏季节,气候由温渐热,阳气升发,人体腠理疏松开泄,即使外感风寒,也应注意慎用麻黄、桂枝等发汗力强的辛温发散之品,以免开泄太过,耗伤气阴;推拿手法治疗力度要稍轻,夏季可用爽身粉以防汗,推拿介质可用薄荷水等。而秋冬季节,气候由凉渐寒,阴盛阳衰,人体腠理致密,阳气潜藏于内,此时若病热之证,也当慎用石膏、薄荷等寒冷之品,以防苦寒伤阳;推拿治疗时手法力度应稍强,推拿介质多用葱姜水、麻油。

(二)因地制宜

1. 概念　根据不同地理环境特点,来制定适宜的治法、方药和其他治疗方法的原则,就叫因地制宜。

2. 应用　不同的地理环境,由于气候条件及生活习惯不同,人的生理活动的病变特点也有区别,所以治疗用药亦应有所差异。如我国西北地区,地势高而寒冷,其病多寒,治宜辛温;东南地区,地势低而温热,其病多热,治宜苦寒。说明地区不同,患病亦异,而治法亦当有别。即使相同的病症,治疗用药亦当考虑不同地区的特点,例如,用麻黄、桂枝治疗外感风寒证,在西北严寒地区,药量可以稍重,而在东南温热地区,药量就应稍轻。又如地域不同,北方寒冷,南方潮湿,居住环境等不同,对疾病的影响也不同,治疗时也要区别对待。另外治疗环境也要注意,推拿手法治疗中或手法治疗后患者不可受风,环境要安静而不可嘈杂等。此外,某些地区还有地方病,治疗时也应加以注意。

(三)因人制宜

1. 概念　根据患者年龄、性别、体质、生活习惯等不同特点,来制定适宜的治法、方药和其他治疗方法的原则,叫作因人制宜。

2. 应用　在治疗时不能孤立地看待疾病,而要看到患者的整体情况,如:

(1)年龄:年龄不同,生理机能及病变特点亦不同,老年人气血衰少,生机减退,患病多虚证或正虚邪实,治疗时,虚证宜补,而邪实须攻者亦应注意配方用药,以免损伤正气。小儿生机旺盛,但气血未充,脏腑娇嫩,且婴幼儿生活不能自理,多病饥饱不匀,寒温失调。故治疗小儿,当慎用峻剂和补剂,一般用药剂量,亦必须根据年龄加以区别。

推拿手法治疗则根据不同的年龄,不同的疾病,不同的部位,治疗的力度也有所不同。小儿的生理特点和病理特点有其特异性,推拿治疗的手法应以轻、巧、快,取穴少,治疗时间短为特点。而成人推拿手法治则与其相反。根据损伤的时间、部位、程度等,选取适宜的推拿手法,以其轻重交替的治疗,达到治愈疾病之目的。

(2)性别:男女性别不同,各有其生理特点,特别是对妇女有经期、怀孕、产后等情况,治疗用药尤须加以考虑。如妊娠期,禁用或慎用峻下、破血、滑利、走窜伤胎或有毒药物,产后又应考虑气血亏虚及恶露情况等。

推拿手法治疗疾病根据性别的不同,生理上的差异,治疗上也应考虑。尤其女性的月经期、妊娠期,不论是急性或慢性筋伤,症状表现如何,一般来说应禁止使用任何推拿手法进行治疗。待以上情况消除后治疗或使用其他治疗方法。

(3)体质:在体质方面,由于每个人的先天禀赋和后天调养不同,个体素质不仅有强弱之分而且还有偏寒偏热以及素有某种慢性疾病等不同情况,所以虽患同一疾病,治疗用药亦当有所区别。例如,阳盛之躯慎用温热,阴盛之体慎用寒凉。推拿手法的力度对体质强者手法可稍重，体质弱者手法可稍轻；肌肉丰厚部可稍重，头面胸腹的肌肉薄弱部手法可稍轻；病变部位浅者手法稍轻，病变部位较深者手法可稍重。其他如患者的职业、工作条件等也与某些疾病的发生有关，在诊治时也应该注意。

总之，因时、因地、因人制宜的治疗原则，是中医治疗的一大特色，充分体现了中医治疗疾病的整体观念和辨证论治在实际应用上的原则性和灵活性。说明治病必须全面地看待问题，具体情况具体分析，具体对待。

第三节　推拿基本治法

推拿是祖国医学外治法之一，虽不同于药物、针灸，但其基本治法亦以中医基本理论为依据，不外乎补虚泻实、扶正祛邪、调和阴阳，使气血复归于平衡，达到治病的目的。《内经》云："寒者热之，热者寒之，坚者削之，客者除之，劳者温之，结者散之，散者收之，损者益之。"又提出了："治病必求于本"的治疗原则。推拿在几千年的实践中积累了丰富的经验，在临床上始终贯串着辨证施治的思想，所以对许多疾病有显著的疗效。

推拿是用手法作用于患者体表的特定部位或穴位来治病的一种疗法。因此手法的治疗作用取决于：一是手法作用的性质和量；二是被刺激部位或穴位的特异性。换言之，对某一疾病用一定性质和量的手法，作用于某一部位或穴位，就起到某一特定的治疗作用。如果以同一性质和量的手法，刺激不同的部位或穴位，所起的作用则不同；不同性质和量的手法，刺激相同的部位或穴位，所起的作用也不一样，因此，不能单纯地用手法的性质和量来区分推拿的治疗作用；同样，也不能单纯地用被刺激部位或穴位的特异性来区分推拿的治疗作用。对推拿治疗作用的研究必须把手法和部位（或穴位）两者结合起来。

根据手法的性质和作用量，结合治疗和部位，推拿治疗有温、补、通、泻、汗、和、散、清八法，现将八法分述如下。

一、温法

1. 概念　温法，具有温通经络，舒筋活血的作用。

2. 手法　作用面积小，渗透力相对较强的摆动类和挤压类手法。其中以擦法、点法、按法、捏法、拿法、拨法等最为常用。

3. 应用　适用于慢性筋伤、寒症等疾病。

二、通法

1. 概念　具有活血止痛，松解粘连的作用。

2. 手法　作用面积相对较大，应用轻重交替的挤压类手法和摩擦类手法。其中以推法、擦法、按法（双掌重叠按法）、点法、捏法、拿法、拨法等最为常用。

3. 应用　适用于陈旧性，经久难愈的慢性损伤。

三、补法

1. 概念　具有补益气血，强筋壮骨的作用，则称之为补法。

2. 手法　作用面积广泛，压力轻柔的摩擦类手法、振动类手法和叩击类手法。其中以摩法、擦法、搓法、振法、拍法等最为常用。

3. 应用　适用于经久难愈的慢性积累性损伤。

四、泻法

1. 概念　具有泻下、疏通的作用，则称之为泻法。

2. 手法　作用面积相对广泛,压力轻重交替的摩擦类手法和挤压类手法为主。其中按法、点法、捏法、拿法、摩法、推法等最为常用。

3. 应用　临床中适用于内科疾病的腹胀、腹痛、便秘和妇科疾病的痛经等病症。

五、汗法

1. 概念　具有发汗解表的作用,则称为汗法。

2. 手法　作用面积小,压力重,刺激性较强的摆动类手法、挤压类手法和叩击类手法。如一指禅推法、点法、按法、捏法、拿法、拨法、拍法等。

3. 应用　汗法是发汗、发散的意思,使病邪从表或由里至外而解。汗法大致适用于风寒外感和风热外感两类病症。在施行推拿手法时,对风寒外感,用先轻后重的拿法加强刺激,步步深入,因重则解表,使全身汗透,达到祛风散寒的目的。风热外感,则用轻拿法,宜柔和轻快,使腠理疏松。施术时,患者感觉汗毛竖起,周身舒适,肌表微汗潮润,贼邪自散,病体则霍然而愈。汗法多注重于挤压类和摆动类手法中的拿法、按法、一指禅推法等,如一指禅推、拿颈项部之风池、风府能疏散风邪;按、拿手部之合谷、外关,可驱一切表邪;大椎为诸阳之会,用一指禅推、按、揉等法治之,有发散热邪、通三阳经气之作用;一指禅推、按、揉风门、肺俞皆可祛风邪,宣肺气。拿、按肩井穴,则可开通气血。古有:"肩井穴是大关节,推之开通气血,各处推完将此掐,不愁气血不通行。"气血通行无阻,病邪则无所藏匿。所以,凡外感风寒、风热之邪,用拿法、按法、一指禅推法,对祛风散寒,解肌发表均有卓著之效。

六、和法

1. 概念　具有调和气血,平调阴阳之意。

2. 手法　作用面积广泛,动作幅度相对较大,压力由轻至重,再由重至轻的摆动类手法、摩擦类手法和挤压类手法。如揉法、摩法、推法、抹法、捏法、拿法等。

3. 应用　凡病在半表半里,在不宜汗、不宜吐、不宜下的情况下,可应用和解之法。推拿运用此法,手法应平稳而柔和,频率稍缓,可调脉气,和经血,运用于气血不和,经络不通,所引起的肝胃气痛,月经不调,脾胃不和,周身胀痛等症。通过手法和经络穴位等的作用,达到气血调和,表里疏通,阴阳平衡的目的,恢复人体正常的生理状态。

七、散法

1. 概念　具有行气散瘀,活血祛瘀等作用。

2. 手法　作用面积小,压力相对较重的摩擦类手法和挤压类手法。如指摩法、指推法、肘推法、指按法、肘按法、拨法、点法、捏法、拿法等。

3. 应用　散者即消散、疏散之意。推拿的散法有其独到之处,其主要作用是"摩而散之,消而化之",能使结聚疏通,治疗有形或无形之积聚。跌打损伤,必使血脉受伤,恶血留滞,壅塞于经道,瘀血不去则新血不生。

八、清法

1. 概念　清热解毒,凉血止血等作用。

2. 手法　作用面积广泛,压力稍重的摩擦类手法和挤压类手法。如按法、点法、捏法、拿法、推法、抹法、擦法等。

3. 应用　本法包括清热解毒与凉血止血法。

笔记

第93章　推拿手法

第一节　手法概述

推拿手法是以手或其他部位，按各种特定的技巧动作，在体表进行操作，用以诊断和防治疾病的方法。其形式有很多种，包括用手指、手掌和腕、肘部的连续活动，以及肢体的其他部位如头顶、脚踩等直接接触患者体表，通过功力而产生治疗作用。推拿手法是一项专门的技能，是推拿防治疾病的主要手段。手法操作的质量及熟练程度直接影响着疾病的治疗效果。“

一、手法基本要求

推拿手法虽流派众多，风格迥异，但对手法的基本要求是一致的，必须具备持久、有力、均匀、柔和达到深透的目的。手法必须根据要求去练习，才能事半功倍。

持久是指手法在操作过程中，能够严格地按照规定的技术要求和操作规范持续地运用，在足够的时间内不走样，保持动作的形态和力量的连贯性，以保证手法对人体的刺激足够积累到临界点，以起到调整内脏的功能，改变病理状态的作用。有力是指手法在操作过程中必须具备一定的力度和功力，使手法具有一定的刺激量。因此，有力的含义：一是指手法直接作用于体表的力；二是指维持手法持续操作并保持一定的刺激量所需要之力；均匀是指手法操作时，其动作幅度、速度的快慢，手法压力的轻重，都必须保持相对的一致，幅度不可时大时小，速度不可忽快忽慢，用力不可时轻时重，应使手法操作既平稳而又有节奏性；柔和是指手法操作时，动作稳柔灵活，手法变换自然、协调。使手法轻而不浮、重而不滞。正如《医宗金鉴》中指出“法之所施，使患者不知其苦，方称为手法也”。深透是指患者对手法刺激的感应和手法对疾病的治疗效应。要求手法的刺激，不仅作用于体表，而且能使效应转之于内，达到深处的筋脉骨肉，甚至脏腑。

二、施术原则

手法在临床应用中，必须贯彻辨证论治的精神。不同病症，要施行不同的手法。人有老少，体有强弱，证有虚实，治疗部位有大有小，肌肉有厚有薄，施术时间有长有短，因此，手法的选择和力量的运用都必须与之相适应，过之和不及，都会影响治疗的效果。如果盲目施术，手法生硬，使患者不易接受，必然会直接影响治疗效果，甚至还可产生其他的副作用。因此，手法熟练掌握以及如何运用于临床尤其重要。

推拿治疗选用手法，犹如处方用药一样。要注意辨证辨病选择手法，对于关节功能障碍者则需要摇法、扳法和拔伸法等，软组织急性损伤者宜使用压力轻、手法柔和的大鱼际揉法、摩法等，软组织慢性损伤者可使用刺激较强的弹拨法、肘压法等。其次需根据病变部位，手法接触面的大小，刺激的强弱选择手法。每种手法操作都有一个压力大小的问题，这主要由操作者在使用时根据具体情况而定。所以，压力的大或小，没有　个“量”的概念。在临床应用时，要根据治疗对象，病症虚实以及治疗部位的不同而适当地运用手法的压力和刺激的强弱，以达到因人而治，因病而治，因部位而治的作用。在临床应用时，操作时间掌握得恰当与否,对治疗效果有一定影响,太过和不及都会影响疗效。时间的长短没有明确的限定,应根据临床治疗情况来考虑,一是根据所治疾病是在经脉关节,还是在脏腑气血,前者操作时间较短,一般在10~20min之间,后者则操作时间较长,一般在30min左右,甚至更长时间。所以在临床应用时,要根据治疗部位的大小和多少而灵活地掌握操作时间。

三、手法注意事项

手法在临床上运用,虽然对很多疾病都有良好的医疗效果,但也可能由于施术不当等原因而出现一些不良反应。首先要做到诊断明确,精力集中,体位适当,力量适宜,操作有序,时间灵活掌握,操作卫生几个方面。

四、体位与介质

体位:在推拿临床治疗过程中,无论医生与患者,都应选择一个双方适宜的体位,以利于手法的操作,防止异常情况的发生。对患者来说,所采取的体位一般为卧位与坐位,立位则较少采用。

医者的体位要根据患者被操作的部位与体位,术者一般在头颈部和胸腹部肩部的操作多采用坐位,其他如颈项部、腰背部以及下肢大多采用卧位操作。术者在操作过程中,要全神贯注,思想集中;要含胸舒背,收腹吸臀,做到意到手到,气到力到。身体根据手法操作的需要,随时相应变换,转侧灵活,保持施术过程中全身各部位的动作协调一致,这也是推拿医师的一项重要基本功。

递质:所谓递质就是在手法操作前,先涂搽在治疗局部的一种药物制剂,又称为介质。

手法操作时应用递质,除了利用与发挥药物的作用,提高治疗效果外,尚可有利于手法的操作,增强手法的作用,同时还能增强润滑作用,以保护患者皮肤,防止造成皮肤的破损。手法临床治疗中,在运用某些手法的同时,常应用各种递质,有单方,复方,又有药炭、药膏、药散、药丸、药酒、药油、药汁等多种剂型。

药膏:用药物加适量赋形剂(如凡士林等),调制而成的膏剂。

药丸:把药物曝干,捣碎为末,炼蜜为丸,如小豆或半枣大。其作用根据药物组成的功效而定,有摩腹丸、摩项丸等。如摩腹丸,治五种腹痛,肾脏久冷。丁香末、麝香半两,芸苔子末一两,硫黄、牛黄,细研,龙脑二钱,细研,腽肭脐末二两,又熬野驼脂和丸如鸡头实大。每周二丸,热炙于腹间摩,令热彻为度,偏壮益肾气。若摩两肋,渐觉轻健。

药酒:将药物置于75%酒精或白酒中浸泡而成,根据浸泡的药物功效,产生不同的治疗效果。有葱姜水、薄荷水、伤筋药水、舒筋活络药水、正骨药水等等。其用法如葱姜水把新鲜葱白,或生姜,或薄荷洗净切片,置于75%酒精中浸泡而成。治疗时用手蘸药水涂于体表而后作手法治疗,具有发汗解表、温通发散的作用。一般冬秋季节多用葱姜水,春夏季节用薄荷水。

药油:把药物提炼成油剂,同样根据药物的功效产生不同的临床效果,有传导油、蛤蜊油、香脂、松节油、麻油等。其用法,如运用擦法时常涂上少许麻油,可增强手法透热效果。

药汁:即把药物洗净,捣碎取汁。如冬秋季用葱姜汁,春夏季用薄荷汁,具有发汗解表、温通发散的功效。

滑石粉:一般在夏季或小儿推拿中应用。夏季易出汗,在出汗部位运用手法操作,容易造成皮肤破损,局部敷以滑石粉,可保护患者或医者皮肤。

水:即清水,有增强清凉、退热和防止手法操作时皮肤破损的作用。如小儿作推法时常用手蘸水后操作。

笔记

五、推拿流派

中国推拿在其漫长而曲折的发展过程中，由于渊源、师承关系、主治对象以及社会、地域、人情等复杂原因，逐渐形成了许多各具特色的学术流派。综观各推拿流派，大多具有以下三个特点：第一，有较长的发展史，并在一定地域内流传、盛行；第二，有一定的学术理论指导和丰富的实践经验，并有其擅长的主治范围和独特的练功及专业训练方法；第三，每一推拿流派各有一特长手法，称之为“主治手法”或“流派手法”，并有几种或几十种辅助手法。此外，在手法的术式与治疗风格上，往往带有明显的地域、人情色彩。如中国北方各推拿流派，其手法多明快刚健；而南方各推拿流派，其手法多细腻柔和。当今中国推拿的主要流派有㨰法推拿、内功推拿、一指禅推拿、点穴推拿、整骨推拿、脏腑经络推拿、保健推拿、胃病推拿、捏脊疗法、捏脊拍打法、膏摩推拿、运动推拿、美容推拿等。

第二节　摆动类手法

一、一指禅推法

一指禅推法是一指禅推拿的主要手法。术者手握空拳，腕掌悬屈，拇指伸直，盖住拳眼，用拇指末节罗纹面着力于体表上，运用腕部的横向来回摆动带动拇指关节的屈伸活动，使功力轻重交替、持续不断地作用于经络穴位上，称为一指禅推法。

【动作要领】　沉肩，垂肘，悬腕，指实掌虚，紧推慢移。沉肩，就是肩关节放松，肩胛骨自然下沉，不要耸肩用力；垂肘，即肘关节自然下垂，略低于腕部。肘部不要向外支起，亦不宜过度夹紧内收，以腋下空松能容一拳为宜；悬腕，是使手掌自然垂屈，在保持腕关节放松的基础上，尽可能屈腕至90°；指实掌虚，即拇指端自然着实吸定于一点，切忌拙力下压，其余四指及掌要放松，握虚拳，做到蓄力于掌，发力于指；紧推慢移，是指一指禅推法前臂摆动的频率较快，维持在120～160次/分，但拇指罗纹面在体表移动时的速度要慢，不可滑动或摩擦。

【作用及适应证】　一指禅推法刺激量小，接触面积较小，深透性好。具有舒筋通络，调和营卫，行气活血，健脾和胃等作用，可适用于全身各部。临床上常用于治疗头痛、失眠、面瘫、消化道等内妇科疾病，以及关节酸痛等症。

【衍变】　一指禅推法在临床操作时，可根据不同病情和不同部位的需要，灵活变化应用。

1. 缠法　将一指禅推法的拇指末节罗纹面接触改为拇指指端接触，缩小摆动幅度和拇指屈伸幅度，摆动速度每分钟加快到200次以上，称为“缠法”（缠绵不休之意），常用于颈项及胸胁部，治疗咽喉痛、胸胁痛等。

2. 一指禅偏峰推法　如用拇指桡侧偏峰着力（相当少商穴处），手腕自然平伸，称为“一指禅偏峰推法”，又称“少商劲”，本法轻快柔和，多用于颜面部，治疗头痛、面瘫等症。

3. 屈指推法　如拇指屈曲，以拇指指间关节着力，作一指禅推法，称为“屈指推法”。又称“跪推法”，着力较稳，刚劲有力，手法强度大于一指禅推法，常用于项枕部、关节骨缝处。治疗颈项强痛及四肢关节酸痛等症。

4. 推摩法　如操作一指禅推法时，将其余四指伸直并拢以指面作摩法，称为“推摩法”。常用于胸腹及背部，治疗胸胁痛及泄泻等症。

二、㨰法

用第五掌指关节背侧吸附于治疗部位上，以腕关节的屈伸动作与前臂的旋转运动相结合,使小鱼际与手背在治疗部位上作持续不断地来回滚动的手法称为㨰法。

【动作要领】 术者手指自然弯曲,用手背第五掌指关节背侧吸定于治疗部位或穴位,肩关节放松,以肘关节为支点,前臂作主动摆动,带动腕关节的屈伸以及前臂的旋转运动,以三、四、五掌指关节为轴,以手掌小鱼际侧为轴,两轴相交形成的手掌背三角区,使之在治疗部位上作持续不断的来回滚动,产生功力。术者肩关节放松,并前屈、外展,使上臂肘部与胸壁相隔15cm左右,过近、过远都不利于手法操作与用力。肘关节屈曲,呈120°~150°左右。角度过大不利于前臂的旋转运动;角度过小则不利于腕关节的屈伸运动,同时不能使㨰法的力量有效地发挥。腕关节放松,伸屈幅度要大,手背滚动幅度控制在120°左右,腕关节屈80°~90°,伸30°~40°。第五掌指关节背侧要吸定,小鱼际及手掌背侧要吸附于治疗部位,不可拖动、跳动与滑动。㨰法的压力,摆动的幅度、速度均要相对一致,不可忽快忽慢,时轻时重,动作要协调而有节律性。手指要自然弯曲,指掌部均应放松,指掌不宜过于伸直、紧张,使掌背成平面而影响手法的滚动,也不宜手指用力过度弯曲,而导致腕关节紧张,因此限制了滚动的幅度。频率120~160次/分。

【作用及适应证】 㨰法操作时,由于具有接触面积广,压力大的特点,因而具有舒筋活血、解痉止痛、滑利关节的作用。临床上运用于颈项部、肩背部、腰臀部以及四肢等肌肉较丰满的部位。常用于治疗神经系统和运动系统病症,如急性腰扭伤、慢性腰痛、肢体瘫痪、运动功能障碍等疾患。

【衍变】 㨰法在临床操作时,可根据不同病情和不同部位的需要,灵活变化应用。

1. *指间关节㨰法* 术者手握空拳,用食指、中指、环指、小指的第一指间关节背侧着力于体表的治疗部位或穴位。腕关节放松,以肘关节支点,前臂作主动摆动,带动腕关节的伸屈运动,以及前臂轻微的旋转运动,使拳面在治疗部位上作连续的,均匀地来回滚动。本法常操作于颈项部和头部。

2. *掌指关节㨰法* 腰部以及下肢部施以㨰法,常配合后伸扳法和左右斜扳法等。在腰臀部以及下肢后侧等肌肉特别丰厚坚实的部位,或者为了刺激经络穴位时常采用掌指关节㨰法。术者手握空拳,用小指、环指、中指的掌指关节突起处附着于治疗部位或穴位上。腕关节放松,沉肩,以肘关节为支点,前臂作主动摆动,带动腕关节的屈伸与前臂的旋转运动。

3. *前臂㨰法* 对于较肥胖的患者或施治部位范围较广的腰背以及下肢部位,也可以采用前臂㨰法。术者用前臂尺侧吸定于治疗部位,沉肩,屈肘关节,以肩关节为支点,上臂作主动摆动,带动前臂的旋转运动,使前臂在治疗操作部位上作来回往返的滚动。此法接触面积大,刺激柔和舒适。

三、揉法

用手指罗纹面,掌根和手掌大鱼际着力吸定于一定治疗部位或某一穴位上,做轻柔缓和的环旋运动,并带动该处的皮下组织一起运动的方法,称为揉法。用手指罗纹面着力的,称为指揉法;用掌根着力的称为掌根揉法;用大鱼际着力的称为大鱼际揉法。

【动作要领】 操作时腕关节放松,动作要灵活,吸定,既不能有体表的摩擦运动,也不可用力向下按压。整个动作要协调而有节律性。频率120~160次/分。但做拇指揉法时频率要缓慢。大鱼际揉法操作时以前臂做主动摆动,腕关节不可做主动外展摆动。指揉法揉动幅度要小。

【作用及适应证】 本法具有活血化瘀、消肿止痛的功效。

1. 大鱼际揉法着力面积大,而且柔软舒适,刺激更为柔和,老幼皆宜,临床常用于头面部、胸腹部、胁肋部和四肢关节。

2. 指揉法临床上多用于小儿推拿,施术面积小,功力较集中,动作柔和而深沉,适用于全身各部位或穴位。三指揉法临床上常用于颈部,以治疗小儿先天性斜颈,还可用于脐和双侧天枢穴。

3. 掌揉法着力面积较大，刺激柔和舒适，适用于面积大又较为平坦的部位，如腰背部、腹部以及四肢。掌揉腹部，有温中散寒的功效。掌揉腰背部及四肢肌肉，有较好的放松肌肉，松解痉挛的功效，常用于肌肉酸痛和强刺激手法作用后引起的反应，能起到缓解作用。

【衍变】　根据操作部位的方法不同，可有以下变化：

1. 大鱼际揉法　术者沉肩、垂肘、腕关节放松，呈微屈或水平状，大拇指内收，四指自然伸直，用大鱼际附着于治疗部位，稍用力下压，以肘关节为支点，前臂作主动摆动，带动腕部，使大鱼际在治疗部位上做轻柔缓和的环旋转动，并带动该处皮下组织一起运动。

2. 指揉法　用指腹着力于治疗部位，做轻柔缓和的环旋转动，并带动皮下组织一起运动的方法。用中指着力的称中指揉法；食、中指着力的称双指揉法；食、中、环指三指着力的称为三指揉法；用大拇指着力的称拇指指揉法。中指、双指和三指揉法要求术者腕关节微屈，将指腹着力于治疗部位，以肘关节为支点，前臂做主动摆动，带动腕关节摆动，使指腹在治疗部位上做轻柔的小幅度的环绕。拇指揉法要求腕关节放松，而后做大拇指的掌指关节环旋运动，使指面在治疗部位上做轻柔缓和的小幅度环旋运动，并带动该处皮下组织一起揉动。

3. 掌揉法　用手掌或掌根着力于治疗部位上，做轻柔缓和的环旋转动，并带动该处皮下组织一起运动的手法。要求术者手掌掌根稍用力下压，腕关节放松，以肘关节为支点，前臂做主动摆动，带动腕及手掌连同前臂做小幅度的回旋运动，并带动该处肌肤一起运动。

第三节　摩擦类手法

一、摩法

用手掌掌面或食、中、环三指相并指面附着于穴位或部位上，腕关节作主动环形有节律的抚摩运动，称为摩法。手指面着力的手法为指摩法，手掌面着力的手法为掌摩法。

【动作要领】　肩、肘关节及手臂放松，肘关节微屈在120°～150°之间。腕关节放松，指掌关节自然伸直、并拢。操作时指面或掌面要紧贴体表治疗部位，可作顺时针或逆时针方向转动。摩动时压力要均匀，动作要轻柔，一般指摩法操作时宜轻快，频率120次/分左右，掌摩法操作宜稍重缓，频率100次/分左右。

【作用及适应证】　摩法刺激柔和舒适，适用于全身各部位，以胸腹以及胁肋部为常用。①在腹部应用，具有和中理气、消食导滞、调节胃肠蠕动等功能。临床上常与推摩法、振法以及大鱼际揉法配合应用，治疗脘腹部胀痛、泄泻、便秘、消化不良等胃肠道疾病。②胸肋部应用，具有宽胸理气、宣肺止咳的功效。常与指摩法、擦法等方法配合应用，用以治疗胸肋胀满、咳嗽、气喘以及胸肋创伤等症。③在腰背、四肢部位应用，具有行气活血、散瘀消肿之功效，常与擦法配合应用，治疗四肢关节外伤肿痛以及风湿痹痛等症。

【衍变】　根据操作部位不同或使用方法不同，摩法在临床上可有以下不同使用：

1. 指摩法　术者指掌部自然伸直、并拢，腕关节微屈，将食指、中指或环指的末节指面附着于治疗部位，沉肩、垂肘，以肘关节为支点，前臂做主动摆动，带动腕、指在体表做环旋摩动（顺时针或逆时针方向）。

2. 掌摩法　术者手掌自然伸直，腕关节微背伸，而后将手掌平放于体表治疗部位或穴位，以掌心或掌根部作为着力点，腕关节放松，连同前臂一起作环旋摩动。

3. 膏摩　古人常根据病情，把中药磨成粉，按照各种药物的药性，配制成各种药膏、药汁、药酒、药粉等涂于施术部位，而后进行推拿按摩，以加强手法的治疗效果，称为膏摩。膏摩适用范围很广,曾被应用于内科、外科、妇科、儿科、伤科及五官等诸科,用以治疗伤寒、中风、口眼㖞斜、痹痛、惊风、伤筋、脱臼、骨损肿痛等病症。

二、擦法

用指、掌贴附于体表一定治疗部位,做直线来回摩擦运动的手法,称为擦法。术者腕关节伸直,使前臂与手掌近似相平。用手掌的小鱼际部、大鱼际部或全掌,贴附于体表的治疗部位,稍用力向下按压,肩关节放松,以肩关节为支点,上臂做主动摆动,带动前臂以及手掌在体表做均匀的上下或左右往返摩擦移动,使治疗部位产生一定的热量。

【动作要领】 上肢放松,腕关节平伸,使前臂和手掌处于直线上。着力部位要紧贴治疗部位,动作要稳。以肩肘关节屈伸,无论是上下摩擦还是左右摩擦,都必须是直线往返。动作均匀连续,来回往返距离要拉长。动作要有节奏,频率一般100次/分左右。压力要均匀适中,用劲向前向后推动,一般以摩擦不使局部皮肤折叠为宜。压力过大,表皮过热,既容易擦破皮肤,又使热量不能深透;压力过轻,则又不易影响到组织深层。擦法操作时直接接触体表,故操作时必须在施术部位涂少许润滑剂(麻油、冬青膏)或介质,既可保护皮肤,又可使热量深透,提高治疗的效应。但若介质过多,影响手法操作不易产生热量,若介质过少,起不到润滑作用,同样影响操作,故必须适量。操作时,术者要保持呼吸自然,切忌屏气。

【作用及适应证】 擦法是一种柔和温热的刺激,临床上应用相当广泛,适用于全身各部位。具有行气活血,温通经络,祛风散寒,祛瘀止痛,宽中理气和健脾和胃的作用。临床上擦后常可配合湿热敷法,可提高疗效。本法属于内功推拿流派的主要手法,掌擦胸腹及腰背部,是组成常规手法的一部分,但擦前胸时,男女有别,女子须用食中指指端由天突穴向下擦至膻中穴,往返摩擦移动,同时配合按揉膻中穴。

【衍变】 根据施术部位的不同,擦法可变化为以下三种:

1. 掌擦法温热量较低,接触面积大　手掌伸直,用掌面及手指吸附在对方体表皮肤,做上下往返或左右摩擦,使操作部位有微热感为度。适用于胸腹,肩背部等面积较大,而又较平坦的部位。

2. 大鱼际擦法温热量中等　掌指并拢微屈成虚掌、用大鱼际及掌根部吸附于对方的上肢或下肢,做直线往返摩擦,以被操作的部位有温热感为度。常用于四肢部,适用四肢关节扭挫伤、劳损等,尤以上肢部为多。

3. 小鱼际擦法温热量较高　手掌挺直,用小鱼际部紧贴对方背部脊柱两旁,上下往返摩擦,以背部有灼热感为度。常用于腰背和臀部,适用于急慢性损伤、风湿痹痛、麻木不仁等症。

三、推法

用拇指、手掌、拳面以及肘尖紧贴治疗部位,运用适当的压力,进行单方向的直线移动的手法称为推法。

【动作要领】 肩及上肢放松,着力部位要紧贴体表的治疗部位。操作向下的压力要适中、均匀。压力过重,易引起皮肤折叠而破损。用力深沉平稳,呈直线移动,不可歪斜。推进的速度宜缓慢均匀,每分钟50次左右。临床应用时,常在施术部位涂抹少许介质,使皮肤有一定的润滑度,利于手法操作,防止破损。

【作用及适应证】 推法具有行气止痛,温经活络,调和气血的功效,全身各部均可适用。一般拇指平推法适用于肩背部、胸腹部、腰臀部及四肢部。掌推法适用于面积较大的部位,如腰背部、胸腹部及大腿部等。拳推法刺激较强,适用于腰背部及四肢部的劳损,宿伤及风湿痹痛而感觉较为迟钝的患者。肘推法刺激最强,适用于腰背脊柱两侧华佗夹脊及两下肢大腿后侧，常用于体型壮实，肌肉丰厚，以及脊柱强直或感觉迟钝的患者。推法操作方式与擦法有相似之处，都为直线运动，但平推法是单方向移动，对体表压力较大，推进速度也缓慢，不要求局部发热，其意在于推动气血运行。

【衍变】 根据操作部位不同，可将推法衍变为下列手法：

1. 拇指平推法　术者用拇指指面着力于一定的治疗部位或穴位上，其余四指分开助力，做大拇指内收运动，使指面在治疗部位或穴位上做直线推动（按经络循行或与肌纤维平行方向推进）。

2. 掌推法　术者用手掌或掌根着力于一定的治疗部位或穴位上，以掌根为重点，运用前臂力量向一定的方向推进。需要增大压力时，可用另一手掌叠于掌背推进。

3. 拳推法　术者手握拳，以食、中、环、小指四指的指间关节背部突起处着力，向一定方向推进。

4. 肘推法　术者屈肘关节，用尺骨鹰嘴突起处（肘尖）着力于一定的治疗部位，向一定的方向推进。

四、搓法

用双手的掌面夹住一定部位，相对用力作快速搓揉的同时做上下往返移动，称为搓法。

【动作要领】 肩及上臂部放松，肘微屈，两手掌夹住治疗部位做上下搓动，肘关节内角屈成150°～160°。腕关节放松，动作要灵活，两掌协调用力，搓动要快速均匀，移动要缓慢。施力深沉，紧贴治疗部位，动作连续。双手用力要对称，动作不能滞涩，治疗部位不宜夹得太紧。操作中动作不宜中断，移动不宜太快。

【作用及适应证】 搓法刺激量中等，属于一指禅推法流派的辅助手法，常用于两胁、肩关节及四肢，具有行气活血、疏经通络、解痉止痛、疏肝理气的作用。肩及上肢部搓法用于治疗肩及上肢酸痛，活动不利，如漏肩风、肱骨外上髁炎等。本法常与抖法配合应用，作为上肢部治疗的结束手法。胁肋部搓法用于治疗胸肋创伤、胸闷、气喘、腹胀以及因肝气郁结引起的头痛、头晕、失眠等症。膝关节搓法用于治疗膝关节酸痛、活动不利，如增生性膝关节炎、膝关节软组织扭伤等。常与一指禅推法、擦膝关节等配合应用，下肢部搓法用于治疗腰腿痛、下肢肌肉痉挛，如腰椎间盘突出症、股内收肌综合征、小腿转筋等症。常与㨰法、拿法等配合应用。在四肢关节部使用，常与抖法配合使用，作为治疗的结束手法，以缓解因刺激手法可能引起的不良反应。

【衍变】 其操作方法随不同部位而变化：

1. 在肩部　术者可用双掌对称用力，搓揉肩部，称搓揉法。

2. 在四肢部　手掌夹持肢体对称用力做前后搓动，并使肢体随之转动，称为搓转法。

3. 在胁肋部　手掌夹持胁肋部对称用力作前后搓动，并上下移动，称为搓胁肋。

五、抹法

用单手或双手罗纹面或掌面紧贴皮肤，用力做上下、左右、弧形、曲线或任意往返推动的手法，称为抹法。

【动作要领】 术者用拇指罗纹面或手掌面或大鱼际紧贴于体表，略用力，做上下、左右往返移动或单方向移动。操作时用力要均匀，动作要缓和，连续轻快，不可用死力，做到轻而不浮、重而不滞。指面及掌面紧贴皮肤做缓慢的直线或曲线往返移动，其余四指要协同助力。着力部位要紧贴皮肤。

【作用及适应证】 抹法轻柔舒适，运用于头面部、颈项部和胸腹部。以头面部为常用。其功效为开窍镇静，安神明目，疏经通络，行气活血，宽胸理气。主治头痛、头晕、失眠、近视、感冒、胸闷脘胀、呕吐、呃逆、指掌麻木、酸痛等病症。

【衍变】 根据手法着力部位不同可变化为:

1. 指节抹法　可屈食指,用食指中节的桡侧缘做抹法。

2. 指抹法　用拇指做抹法。

3. 大鱼际抹法　用大鱼际做抹法。

4. 掌抹法　用手掌做抹法。

六、刮法

用手或器具在皮肤上做单向直线推动,称为刮法。在民间此法常用于治疗痧症,故又称刮痧法。

【动作要领】 术者用拇指桡侧面或食、中两指指面蘸水后紧贴治疗部位皮肤,做由上往下或向两旁的快速用力推动。

【作用及适应证】 本法可用于颈项部、肩部、背部脊柱两侧和胸部肋间处。其功效为发散解表,辟秽化浊,疏经通络。主治:中暑,症见胸闷、头晕、发热;暑天感受秽浊痧邪,症见身体寒热、恶心、呕吐、胸闷、腹胀、感冒和背脊疼痛等。

【衍变】 刮法也可用边缘光滑的嫩竹片、硬币或汤匙、瓷碗等器具,蘸香油操作,以代替手指在体表做推动刮治。

第四节　振动类手法

一、抖法

用单手或双手握住患肢远端,微微用力作连续的、小幅度的,频率较快的上下颤动的手法称为抖法。

【动作要领】 肩关节放松,肘关节微屈;以前臂的轻微屈伸带动腕关节运动;术者需将患者肢体略微牵拉,使其伸直;抖动幅度要小,频率要快,动作要有连续性和节奏感,每分钟160~180次。

【作用及适应证】 本法是一种和缓、放松、疏导手法,具有疏通经脉,滑利关节,行气活血,松解粘连的功效,适用于四肢,尤以上肢为常用。上肢的应用,常配合搓法,作为上肢或肩部治疗的结束手法,治疗肩周炎等肩部伤筋以及肘腕部活动不利。下肢的应用常配合搓法,叩法以及牵引等,治疗腰腿痛。

【衍变】

1. 牵抖法　患者取俯卧位,下肢放松伸直。助手站于患者头部,固定其胸部。术者站于其脚后方,用单手或双手分别握住患者的两踝部,并提起离开床面,并行腰部牵引,然后在牵引状态下做连续的上下抖动。主要治疗腰部疾患,如急性腰扭伤、腰椎间盘突出症等。

2. 撒抖法　用手背贴腹部来回撒抖。

3. 拉抖法　以两手抓住患者肢端,然后呈波浪形抖动,由慢到快,由轻到重。操作时不使患者躯体移动,用于四肢远端,能通经络,活气血,松腠理,利关节。

4. 合抖法　两手平放,夹住两季胁部,由两侧向中间进行抖动。

5. 提抖法　医者以双手抱住患者的腹部或置于两腋下,向里向上进行提抖,用于腹部及腋部,有疏通气机之功。

6. 背抖法　医者用上肢挽住患者上肢,医者的脊背靠紧患者脊背,使患者处于悬空地位,然后以医者自身的抖动,带动患者而抖动。用于胸腰椎病变,对轻度脱位可复位,有松弛椎体的作用。

笔记

二、振法

以指或掌吸附于治疗部位，做频率密集的快速振颤动作的手法，称为振法。

【动作要领】 肩及上臂放松，肘关节微屈。前臂及手掌部肌肉要强力地静止性用力，使力量集中于手掌或手指上，使被推拿的部位发生振动。施术时意念集中在指端和掌心，呼吸要自然放松。动作要连贯、持续，一般要求 3min 以上，频率要快，每分钟要求 300 ~ 400 次。

【作用及适应证】 振法刺激柔和舒适，适用于全身各部位和穴位，是一种频率较快的刺激。掌振法常用于胸腹部和肩背部，具有温中理气，健脾和胃，行气止痛，疏经通络之功效。指振法常用于胸腹及头面部，具有疏经通络，镇静安神的功效。

【衍变】 根据手法的使用部位不同，可分为：

1. *指振法*　以手指端着力振颤者。

2. *掌振法*　以手掌面着力振颤者。可单手操作，也可以双手同时操作，以增强振动的功力，即双手重叠交叉附着于治疗部位，两上肢同时静止性用力，产生振颤传入机体内。

三、颤法

以手掌或掌指自然伸直着力于施治部位，用腕部作急骤而细微的摆动，称为颤法。

【动作要领】 患者取坐位或卧位。医者以单手或双手的手掌及掌指自然伸直平放于施治部位，稍施压力与施治部位贴实，将力贯注于施力的手及臂部，用腕部连同臂部做左右急骤而细微的摆动（摆动的速度要快，幅度要低），摆而滞为颤。在施颤中以腕的自然而有节奏的颤摆使手在施治部位产生温热、颤动、舒适、松弛的感觉。

【作用及适应证】 本法可理气活血，消除郁闷，除积导滞，解除粘连，松弛肌筋，开导放松。主治脘腹胀满、气滞血瘀，腹部术后肠粘连、腹痛胀、消化不良、肠梗阻、肠扭转、肠套叠等。

【衍变】 用此法常与振法合用，根据着力的大小分为：

1. *平掌贴实颤法*　刺激量中等。

2. *虚掌颤法*　以虚掌稍施压力与施治部位贴实，将力贯注于施力的手及臂部，用腕部连同臂部做左右急骤而细微的摆动（摆动的速度要快，幅度要低）。刺激量较轻。

3. *叠掌颤法*　以双掌相叠施压力与施治部位贴实，将力贯注于施力的手及臂部，用腕部连同臂部做左右急骤而细微的摆动（摆动的速度要快，幅度要低）。刺激量较重。

颤法是推拿手法中的振动类最轻浮的手法之一，但作用较深透，常与振法、推法、按法、压法相互联系。根据推拿的流派不同分为：内功推拿流派常用于治疗气滞血瘀之病，以调节神经、气血；伤科推拿流派用于治疗外伤、内伤所致血肿、血瘀；脏腑经络推拿流派常用于消食导滞等等。

第五节　挤压类手法

一、按法

用拇指指面或掌面按压一定的部位或穴位，逐渐用力深压，按而留之，称为按法。指面着力的称指按法，用掌着力的称掌按法。

【动作要领】 按压方向要垂直，用力由轻至重。按而持续，或下按要有节奏。前臂用力，指按法操作时，手腕微屈。着力部位要紧贴体表，不能移动。操作中要按而留之，不宜突然松手。忌粗暴施术以及迅猛使力，从而造成组织损伤，给患者造成不必要的痛苦，使局部组织产生保护性肌紧张，手法力量不易透达到组织深部。掌按腰背部时，按压的力要贯足。在腹部按压时，力不宜过强，手掌要随患者呼吸而起伏。

【作用及适应证】 按法刺激适中偏强，临床上常和揉法结合使用，组成按揉复合手法，即在按压力量达到一定深度时再做小幅度的缓缓揉动，使手法既有力而又柔和。指按法适用于全身各部，尤以经穴及阿是穴为常用。具有较好的行气活血、开通闭塞、缓急止痛的功效。一般指按穴位时，不移动，但在经络途径上按压时，则要循经络路线进行缓慢的螺旋形的移动。掌按法有接触面积大，压力重而刺激缓和的特点。适用于面积大而又较平坦的腰背部、腹部、下肢等部位，具有疏经通络、温中散寒、行气止痛的功效。

【衍变】 根据操作方法不同：

1. *指按法* 拇指伸直，拇指面着力，逐渐用力下压，使患者产生酸、麻、重、胀和走窜等感觉，持续数秒后，渐渐放松。其余四指握拳或张开，起支持作用及协同助力。

2. *掌按法* 肘关节伸直，上肢自然下垂，由掌根、鱼际，或全掌着力，单掌或双掌交叉重叠按压体表，按而留之，然后逐渐减轻按压力量，再重复。

二、点法

以指端或肘尖或屈指骨突部，着力于施治部位或穴位上，按而压之，戳而点之，称为点法。

【动作要领】 方向要垂直，用力由轻至重。按而持续，或下按要有节奏。操作中切忌暴力，而应按压深沉，逐渐施力，再逐渐减力的反复施力，必要时可略加颤动，以增加其疗效。

【作用及适应证】 本法可以通经活络，消积破结，调和阴阳，点穴开筋，消肿止痛。根据点法选择的部(穴)位，决定治疗的不同疾病。如点肾俞则补肾气，利筋骨，治腰腿疼痛；点合谷可治头痛、牙痛等等。

【衍变】 临床根据施治的部位、患者身体的胖瘦而选择施点的方法、施力的大小，可变化手法如下：

1. *指点法* 以拇指伸直，将力贯注于指端，着力于施治部位及穴位上，按而压之。此法是点法中的常用手法之一，用于一般较明显的穴位及小儿全身诸穴。

2. *屈指点法* 以食指或中指屈曲，将拇指端抵于屈曲之指第二节屈侧，以屈曲的骨突部位着力于施治部位。此法多用于穴位较深，面积稍大的部位，为强力点法。

3. *肘尖点法* 是医者屈肘，以肘尖着力于施治部位，压而点之或点而循之的方法。此法主要用于肌肉丰厚的穴位或体形肥胖的患者，是循经治疗的方法之一。

指点者多用于穴位，肘点者多施于经筋或深部组织。

三、捏法

用拇指和食指或其他指对称，夹住肢体相对用力挤捏并逐渐移动，称为捏法。

【动作要领】 手指微屈，用拇指和食指的指腹捏挤肌肤。捏挤的动作要灵活，均匀而有规律性。移动应顺着肌肉的外形轮廓循序而上或而下，不可以有跳动，要有连贯性和节律性。对外伤肿胀要注意慎用本法。

【作用及适应证】 本法刺激较重，适用于浅表的肌肤，常用于背脊，四肢以及颈项部，有舒筋通络，行气活血的功用。尤其常用于小儿脊柱两旁，往往双手操作又称捏脊疗法。可治疗肌肉酸痛、消化不良、腹泻、食欲不振、失眠和小儿疳积等病症。

【衍变】 根据操作方法不同，可分为：

1. *三指捏法* 用大拇指与食、中两指对称用力的。

2. *五指捏法*　用大拇指与其余四指对称用力的。

3. *两指捏法*　用大拇指与食指中节桡侧面用力的。

四、拿法

用大拇指和食、中两指对称，或用大拇指和其他四指对称地用力，提拿一定的部位，进行一紧一松的拿捏，称为拿法。

【动作要领】　操作时，肩、肘、腕关节放松，动作灵活而柔和。手掌空虚，指腹贴紧患部。蓄劲于内，贯注于指，做连续性的一松一紧活动。不可用指端、爪甲内扣。用劲要由轻到重，不可突然用力或使用暴力。拿法刺激较强，临床上常拿后继以搓揉运动，以缓和刺激。

【作用及适应证】　拿法临床运用相当广泛，常用于头部、颈项部、肩背部和四肢等部位。拿合谷能疏风解表，通络止痛；拿肩井可以祛风散寒，发汗解表，舒筋活血，疏经通络，松解痉挛的功效。拿肩井还作为推拿手法治疗总结束之势，拿后能通调周身之血，使人精神为之一振。主治头痛、感冒、肌肉酸痛和麻木。

【衍变】　由于施术部位的不同，用拇指与食、中指相对用力夹住治疗部位进行捏揉动作的，称为三指拿法；用拇指与食、中、环指四指相对用力夹住治疗部位，进行捏揉动作的，称为四指拿法；用拇指与食、中、环、小指相对用力夹住治疗部位，进行捏揉动作的，称为五指拿法；用拇指与食指相对用力夹住治疗部位，进行捏揉动作的，称为两指拿法。

五、捻法

用拇指罗纹面与食指罗纹面（或食指桡侧面）相对捏住治疗部位，稍用力，做对称的快速捻搓动作，称为捻法。

【动作要领】　操作时，腕关节放松，动作要灵活而连贯。用力轻快柔和，做到捻而不滞，转而不浮。捻搓动作要快，移动要慢，做到紧捻慢，局部撕脱、骨折、血肿初期，禁用本法。

【作用及适应证】　本法具有疏通关节、理筋通络之功效，适用于指、趾小关节及浅表肌肤。常用于治疗指、趾小关节疼痛、肿胀、屈伸不利等症，如类风湿性关节炎、指间关节损伤、指深浅屈肌腱腱鞘炎等病症。

【衍变】　本法也常用在咽喉部，用拇指与食指指面夹住患者喉结两旁，两指相对用力，做快速、柔和的捻搓动作，常与缠法、抖法配合治疗声门闭合功能不全引起的声音嘶哑、失音等症。

六、拨法

用拇指端、肘尖或食、中、环指三指指端深按于治疗部位，并着力按而拨动之的手法，称为拨法，又称为拨络法，或弹拨法。

【动作要领】　术者用拇指端、拇指罗纹面、肘尖或食、中、环指三指指端按于治疗部位（肌筋施治部位），适当用力下压至一定的深度，待有酸胀感时，再做与肌纤维（或肌腱、韧带）或经络方向成垂直方向地来回拨动。施力的大小，应根据部位及辨证而定。拨动的方向、角度、幅度，应根据局部肌肉的走行方向决定。施术时，向下的压力不宜过重，以患者能忍受为度。拨动时，指下应有弹动感，而不能在皮肤表面有摩擦移动。

【作用及适应证】　本法是较强刺激手法之一，临床应用常以"以痛为腧"，或在指下有"筋结"感的部位应用。具有解痉止痛、分解粘连、疏理肌筋等功效。常用于治疗落枕、漏肩风、腰腿痛等软组织损伤引起的肌肉痉挛、疼痛，均有明显的效果。

【衍变】　拨法在不同部位操作，有不同的变化。

1. 按拨法　用拇指指端之外侧缘(桡侧缘)按在筋腱上。进行拨动,使之移动、分开。

2. 扣拨法　用中指指端扣动筋腱。本法常用于极泉、小海、委中、承山等穴。

3. 治疗第三腰椎横突综合征,可用双大拇指重叠着力于阿是穴处,而后进行轻重交替的弹拨、拨动。

七、扪法

扪法是掌按法的一种,也就是热掌按法。

【动作要领】　术者在操作时,首先将两手掌相互摩擦,待手掌发热、发烫时,迅速将手掌按放在治疗部位,使热气透于皮下组织,如此反复操作,直至施术部位感到温热为止。

【作用及适应证】　扪法温热,具有温通气血、缓急止痛的功效。仅适用于脘腹部,常与振法等一起应用,治疗脘腹部疼痛、肠鸣腹泻等胃肠功能紊乱以及痛经等病症。

八、提法

双手相对挤按而向上提,或垂手拿起患肢,或用拇、食指捏住肌肤后,用力往上牵拉的手法,称为提法。

【动作要领】　术者用拇、食指捏住治疗部位的肌肤,或双手对按或单手拿起肢体,然后稍用力向上提拉。

【作用及适应证】　本法有舒筋通络,行气活血、理筋整复的功用。为伤科整复手法之一。

另外,用拇、食指捏住肌肤后,用力往上牵拉的手法是运用拿法或捏法操作过程中的一种加强刺激量的动作,为理筋的辅助手法,同拿法和捏法。

【衍变】　提法一般不作为一种单独的推拿手法使用,常和拿法、捏法、牵引、拔伸和按法等手法等方法结合运用,组成提拿、提捏、顿提法、端提法和空提法等复合手法。

1. 顿提法　患者正坐,医者立于患侧,使患肢抬举过头并伸直(手心向内),于左手握食指、拇指,右手握环指、中指、小指,先缓慢导引放松局部,再以寸劲上提 3 次,每提 1 次关节可发出 1 次弹响。操作时避免使用暴力。可解除粘连,顺理肌筋,行气活血。主治肩关节周围炎、局部粘连、扭挫闪岔等。

2. 端提法　患者正坐,医者立于患者背后,双手虎口置患者同侧耳垂下,拇指于耳后高骨处,食指于下颌角缘,置准贴实后,双手同时用力向内合之并向上提,施用持续之缓力,称为端提法。双手虎口对准患者同侧耳垂下后侧,并将患者头部卡于两手之中,同时应严密观察患者,切勿压及颈总动脉。其功效为升提阳气,通经活络,顺理肌筋。主治颈项劳损、头痛乏力、颈椎增生症和颈项扭伤等。

3. 空提法　患者仰卧或侧卧,医者双手重叠交叉,先着力于施治部位揉按或推拿,再以重叠交叉之双手逐渐深沉下按,并随呼吸(在吸气时)突然施以寸劲向上提之,有将病邪提出之势称为空提法。施法时应根据呼吸的节律而决定施用提法的时机。其功效为调和气机、顺理肌筋、调和阴阳、祛邪消滞。主治腰背痛、脘腹胀满、脾胃不和、闪腰岔气和肝郁气滞。

九、弹筋法

用拇、食指或拇、食、中指弹拉治疗部位的肌肉筋膜的手法,称为弹筋法。犹如拉放弓弦之状。

【动作要领】　术者用拇、食两指或拇、食、中三指沿肌肉、肌腱方向紧捏住,并垂直提拿起,向体外尽量拉扯到一定距离,突然放开,使该处的肌肉、肌腱滑脱弹动。

【作用及适应证】　本手法具有舒筋活络、畅通气血的功效,适用于颈项部、肩背部以及四肢肌筋隆起处。常与擦法、擦法等配合应用，治疗软组织扭挫伤、劳损以及风湿痹痛、筋脉拘急等病症。

十、踩跷法

用单足或双足踩踏一定部位以防治疾病的方法为踩跷法。

【动作要领】 患者俯卧位，胸前以及大腿前各垫3～4只软枕，使腰部腾空(一般离床10～20cm)。术者双手攀住预设的横木或铁环，以调节承受术者的身体重量和控制踩踏的力量，然后用双足踩踏患者的腰部(足尖向前)，并做适当的弹跳动作。踩踏时，以足前部着力于治疗部位，足跟提起，运用膝关节的伸屈运动，使身体一起一落，对腰部进行一压一弹的连续性刺激，一般可连续弹压10次左右。脚尖不可离开患者腰部。术者弹压起落动作须与患者呼吸相配合，即弹起时患者吸气，压下时患者呼气。踩踏的力量和速度，要均匀而有节奏。踏踩的力量和次数，根据患者的体质和病情适可而止，不可勉强从事，在施术过程中，患者难以忍受或不配合，应立即停止使用本法，以防意外。

【作用及适应证】 踩跷法属于重手法，临床适用于体质较强的患者，常用于腰椎间盘突出症，有理筋整复之功效。临床上仅用于腰部。踩20次，略微休息一会再继续进行，如是2～3回，本法刺激强度大，使用时需谨慎。要排除患者的心、肝、肾疾病和肺结核、胃肠道溃疡病，否则容易产生医疗事故。对体弱和强直性脊柱炎及骨结核患者不宜使用。

【衍变】 踩跷法还可以有以下操作方法：

1. *足压法*　医者以足跟、足掌、足趾在施术部位踩压，可定点踩压，亦可交替走动踩压，持续用力踩压，使力量深透达肌肉深层。力度以患者能耐受为度，切忌用力过猛、过急，以免造成肌肉组织或骨骼的损伤。多用于肩、背、腰、大腿后侧。

2. *足揉法*　医者以足掌或足跟在施术部位上做顺时针或逆时针旋转揉动，勿在皮肤上移动。力深达肌肉，穴位深处，患者有酸、麻、胀、热感。可双足同时揉动，亦可一足踩床，一足揉动。用于肩、背、腰骶、下肢。

3. *足搓法*　医者以足掌或全足底在施术部位上进行有节奏往返搓动、滚动；足底与皮肤之间勿滑动，力量深透皮下组织，患者有酸、胀、热感。用于四肢。

4. *足拨法*　医者以足跟或足大趾沿筋垂直方向左右拨动，力量深透，足勿在皮肤上移动，拨动频度不宜过大。用于腰背、臀部、下肢。

5. *足叩击法*　医者以足大趾或足跟，在施术部位或腧穴上进行叩击，产生酸、麻、胀感。力量先轻后重，以可忍受为度。用于腰、臀部。

6. *足颤法*　医者双足或单足置于施术部位，足由上至下行有节律地颤动，小腿肌肉静止收缩，收缩颤动均匀柔和，由轻到重，由慢到快。用于四肢、腰背。

7. *足加压法*　医者将双足跟置于施术部位，逐渐下压。然后抬起足跟，双足趾下压并颤抖，力量持续，协调连贯。用于腰、背、大腿后侧。

8. *足跟蹬法*　医者以足跟在患者被施术部位上用力做与水平方向成一定角度的斜向深压，使作用力达深层，有酸、麻、胀感。用于肩、腰、下肢。

9. *全足直推法*　医者以全足置于施术部位，向下深压，向前推移，用力均匀、缓和、深透。用于四肢、腰背。根据施术部位，亦可采用足掌部或足跟部直推。

10. *足滑推法*　医者以双足自项部，沿背部，下肢膀胱经路线缓缓推至踝部。或自项—背—肩—上臂滑动。或于腰两侧肌肉滑推，双足落于床上，或于双臀部滑推至床上。用于肩、背、腰、臀部。

11. *全身保健踩跷术*

(1)俯卧，以全足直推双下肢后侧肌肉，一足踏床，另一足直推下肢，两侧交替进行。搓双下肢肌肉，以小腿为主。以足跟压、揉、推足掌部，大趾点涌泉穴、承山穴、委中穴。

（2）双足同时踩压大腿后侧肌肉，双足至臀横纹处停留片刻，双足跟踩压大腿后侧正中一条线，点承扶、殷门。双足踩压臀部肌肉，足跟揉、压环跳，双足滑推臀部肌肉。

（3）双足横踩压脊柱正中，从骶骨至大椎数遍，沿脊柱两侧肌肉，双足顺肌肉踩压，滑推腰背肌肉及肩背肌肉，沿脊柱两侧肌肉，行双足加压踩压法，大趾压华佗夹脊穴，双足跟揉、按、滑推腰两侧肌肉，搓八髎穴。一足踏床，另一足推、搓双上肢，结束。

第六节　叩击类手法

一、拍法

用虚掌平稳而有节奏地拍打治疗部位的手法，称为拍法。

【动作要领】　术者手指自然并拢，掌指关节微屈，腕关节放松，运用前臂力量或腕力，使整个虚掌平衡而节奏地拍打体表的治疗部位。动作要求平稳而有节奏，整个手掌同时接触治疗部位。腕关节放松，用力均匀。忌施暴力，特别是老人及小儿。拍打背部应在脊柱两侧，不应在肋骨两侧，呼气时拍打。拍打应顺肌纤维方向。对外伤性肿胀一般不做拍打。

【作用及适应证】　拍法适用于肩背部、腰骶部以及下肢部。常和擦法、拿法等配合运用，治疗急性扭伤、肌肉痉挛、慢性劳损、风湿痹痛、局部感觉迟钝、麻木不仁等病症。

【衍变】　本法可单手操作，也可双手同时操作，动作协调，使两手一上一下有节奏地交替进行。

二、击法

用拳、掌、指以及桑枝棒击打体表的方法，称为击法。用拳击打的方法，称为拳击法；用手掌击打的，称为掌击法；用指击打的，称为指击法；用桑枝棒击打的，称为棒击法。

【动作要领】　腕关节要挺直，不能有屈伸动作。运用肘关节伸屈力量进行击打，动作宜轻快而有节奏，上下幅度要小，频率要快。指尖击法运用腕力进行叩击，腕关节放松。棒击法力量由轻到重，一个部位连续击打3～5下即可。不可用棒尖点击体表，使棒体大部分平衡地击打治疗部位。施拳背击法时，注意整个拳背皆平衡地接触治疗部位，切忌于关节突起处着落，否则易引起局部疼痛及损伤。拳心击法操作时，整个拳心须紧贴治疗部位。拳眼击法操作时，用力应均匀，不宜过猛，要打而击之。掌击法叩击时，切忌击打骨骼突起部位，以免引起不必要的疼痛。侧击法操作时，着力宜虚不宜实，实证施重击法，虚证施轻击法。指尖击法操作时，腕关节伸屈幅度要小，频率略快。棒击法叩击时，用力要快速短暂，垂直叩击体表，不使冷棒，后脑、肾区部位，禁使棒击法。

【作用及适应证】　击法是辅助手法，本法适用于头顶、肩背、腰臀及四肢部，如头顶部囟门穴、大椎、八髎，配合治疗头痛、风湿痹痛和肌肉麻木不仁等症。

【衍变】　按操作部位的不同，可变化为以下手法：

1. 拳击法　术者手握空拳，腕关节伸直，而后作屈伸肘关节运动，用拳背或拳心或拳眼击打治疗部位。

2. 掌击法　术者手指自然松开，微屈，腕关节伸直或略背伸，以掌根或掌心或侧掌为着力点，运用前臂的力量有节奏地击打治疗部位。因此可以以此分为掌根击法、掌心击法和侧掌法。

3. 指尖击法　术者手指自然弯曲，四指分开成爪形，而后做腕关节的伸屈运动，使小指、环指、中指、食指如雨点下落状轻击治疗部位。

4. 棒击法　用特别的桑枝棒击打体表的方法，术者手握棒的一端，用棒体平击治疗部位。

三、啄法

五指聚拢成梅花状，运用腕力，啄击治疗部位的手法，如鸡啄米状，故称为啄法，又称为餐法。

【动作要领】 术者五指屈曲，拇指与其余四指的指端聚拢，成梅花状，以诸指端为着力点，做伸屈腕关节运动，使指端垂直啄击治疗部位。本法可单手操作，也可双手操作。腕关节放松，动作轻巧、灵活，用力轻快，着力均匀。在头部操作，幅度小，频率快；在背部操作，则幅度大，频率慢。

【作用及适应证】 本法具有活血止痛、通经活络、开胸顺气、安神醒脑的功效，适用于头部及胸背部。常用于治疗头痛、头晕、失眠、神经衰弱、脑震荡后遗症以及脑栓塞后遗症、颈背部肌肉酸痛和胸肋胀痛。

【衍变】 啄法在临床上无特殊变化。

四、叩法

医者双手五指屈曲握成空心拳，不要握紧，尤其第 4 ~ 5 手指，依次屈曲减少将空拳叩在患者体表，叩出空响而不痛，称为叩法。

【动作要领】 上肢放松，双手或单手握空拳。叩时上肢自高处落下，以肘带腕，以腕带拳，轻轻叩下。力量要均匀，可以较大，但以患者无痛为标准。（医者空拳接触患者面积越大，疼痛反应则越小。）一般叩力至肌层即可。上下左右进行交替地有节奏地叩在患部，与皮肤无摩擦。

【作用及适应证】 本法具有疏经通络、消除疲劳、振奋精神的功效，适用于肩背腰臀以及四肢等部位。临床上常配合㨰法、拿法等方法，治疗腰背部以及四肢肌肉酸痛、麻木、知觉减退等病症。

【衍变】 叩击时，操作部位不同，可分为以下两种：

1. 正叩法　叩下时用拳眼向下小鱼际及小指侧接触患者时，发生清脆之响声，称谓正叩法。

2. 卧叩法　叩下时是以拳眼向侧方，而用空拳之掌及指背侧大小鱼际及手指之中节背侧接触患者时，发出较低之响声，称卧叩法。

五、弹法

用手指弹打治疗部位或穴位的手法，称为弹法。

【动作要领】 弹击力要均匀而连续。弹击强度，以不引起疼痛为度。动作要轻巧而灵活，悬弹而击之。连续弹击频率 160 次/分左右。头面部操作时，弹击力量宜轻巧，在四肢关节处则可略重弹击时，不可用拙力。动作不可时断时续。

【作用及适应证】 本法可适用于全身各部，尤以头面、颈项部最为常用。有舒筋通络、行气活血的功效，对项强、头痛等症，常用本法配合治疗，或用于精神诱导。

【衍变】 根据操作方法不同，可有下列操作方法：

1. 食指弹法　术者用拇指指腹紧压住食指指甲，而后做伸指运动，将食指迅速弹出，连续弹击治疗部位。

2. 中指弹法　术者用拇指指腹紧压住中指指甲，而后做伸指运动，将中指迅速弹出，连续弹击治疗部位。

3. 中食指弹法　术者用食指抵于中指指腹，或中指甲抵于食指，用力将中食二指做突然的反向运动动作。

六、敲法

指端垂直方向着力于施治部位，如敲打戳击，并略有弹响的手法为敲法。

【动作要领】 患者坐位或卧位，医者手指自然弯曲，将力集中于着力指端，以腕部一起一落的自然屈伸摆动带动指端垂直着力于施治部位，在施治部位垂直着力，均匀持续、反复敲打，使敲之有声，声有节奏，轻松自如，此法与啄法不同，啄法快而无响，敲法快而有声。操作时有声为敲，多用于体表的表浅部位，与打法、叩法不可相混，因打法及叩法用于肌肉丰厚的部位。

【作用及适应证】 其功效为活血散瘀、调和气血、引血归经、营养脉络、宣通气血、祛风散寒。主治失眠、神经衰弱和麻木不仁。

【衍变】 除指端敲击外，还可以有下列操作：

1. 以两指相互重叠相搏，以搏力弹动敲击于施治部位。类似于弹法。
2. 用五指并拢伸直以纵掌尺侧敲打。

第七节　运动关节类手法

一、摇法

以患肢关节为轴心，使肢体做被动环转活动的手法，称为摇法。

【动作要领】 术者用一手握住或夹住被摇关节的近端，以固定肢体，另一手握住关节的远端的肢体，然后做缓和的环转运动，使被摇的关节做顺时针或逆时针方向的摇动。此法用于颈项部、腰部以及四肢关节。

摇转的幅度要由小到大，逐渐增大。摇转的幅度大小，要根据病情恰如其分地掌握，做到因势利导，适可而止。注意摇转的幅度必须限制在正常关节生理许可范围之内，或者患者可以忍受范围内进行。操作时动作要缓和，用力要平稳，摇动速度宜缓慢，不宜急速。

【作用及适应证】 摇法具有舒筋活血、滑利关节、松解粘连和增强关节活动功能等作用，适用于颈项部、腰部以及四肢关节。常用于治疗颈项部、腰部以及四肢关节酸痛和运动功能障碍等病症。

【衍变】 摇法可用于颈项部、腰部以及四肢关节，操作方法随着部位不同而有不同：

1. *颈部摇法* 患者取坐位，颈项部放松，术者站于其背后或侧方，用一手扶住其头顶稍后部，另一手托住其下颏部，双手做相反方向用力，使头部向左或向右缓缓转动。

2. *肩部摇法*

（1）托肘摇肩法：患者取坐位，肩部放松，患肢自然屈肘，术者站于其患侧，上身略前倾，一手扶住患者肩关节上部，同时另一手托起患者肘部（使患者前臂搭于术者的前臂部），然后作缓慢的顺时针或逆时针方向的转动。

（2）握手摇肩法：患者取坐位，患肢自然放松、下垂，术者站于患者侧方，一手扶住其患者的肩关节上部，另一手握住患者的手腕部，而后做顺时针或逆时针方向的环转运动。

（3）大幅度摇肩法：患者取坐位，患肢放松，自然下垂。术者成丁字步，站于患者侧方，两手掌相对，夹住患者的腕部，而后，慢慢地将患肢向上向前托起，同时位于下方的手逐渐翻掌，当患肢前上举到160°时，呈虎口向下，并握住其腕部，另一手则由腕部沿上肢内侧下滑移至肩关节上部，此时可略停顿一下，两手协调用力，（即按于肩部的手将肩关节略向下、向前按压，握腕之手则略上提，使肩关节伸展），随后使肩关节向后做大幅度的环转运动。如此周而复始，两手上下交替，协同动作，连续不断。

3. 肘关节摇法　患者取坐位或卧位，术者一手扶住患者肘部，另一手拉住患者腕部，而后做肘关节的环转运动。

4. 腕关节摇法　术者一手握住患肢腕关节的上端，另一手握住其手掌部，先做腕关节的拔伸，而后将腕关节作顺时针或逆时针方向的环转摇动。

5. 掌指关节或指间关节摇法　术者一手握住患掌或患指的近端，另一手捏住患者手指，先做掌指关节拔伸或指间关节拔伸，而后做掌指关节或指间关节的顺时针方向或逆时针方向的环转摇动。

6. 腰部摇法　患者取坐位，腰部放松伸直，术者坐于其后或站于其后，用一手按住其腰部，另一手扶住患者对侧肩部，前臂按于颈项部，两手协同用力，将其腰部做缓慢的环转摇动。

7. 髋关节摇法　患者取仰卧位，患肢屈膝屈髋，术者站于患侧，一手扶住膝部，另一手握住其足跟部（踝部），两手协同动作，使其髋关节屈曲至90°左右，然后做顺时针方向或逆时针方向的环转运动。

8. 膝关节摇法　患者取仰卧位，患肢屈膝屈髋，术者站于其侧方，一手扶住膝关节上方，另一手握住其小腿下端，两手协同用力，使膝关节屈曲至90°左右，然后做膝关节顺时针或逆时针方向的缓缓环转运动。

9. 踝关节摇法　患者取仰卧位，或取坐位，下肢伸直，术者站于其足后，一手托住其足跟，另一手握住其足趾部，稍用力做牵引拔伸踝关节，并在此基础上做踝关节的环转运动。

二、背法

将患者背起后对腰椎进行牵引和振动的方法，称为背法。

【动作要领】　术者和患者背靠背站立，双足分开与肩部等宽，用两肘部套住患者的肘弯部，然后弯腰屈膝，将患者反背起，使其双肢离地，臀部抵住腰部，利用患者自身重力，牵伸腰部片刻，做左右摆动，使患者腰部及下肢也随之做左右摆动（使错位的小关节和痉挛的肌肉得以松动）。然后屈膝挺臀，使膝抖动臀部，使患者腰部达到牵伸抖动的作用。臀部顶住患者腰部，左右摆动和屈膝挺臀动作要相互协调，顺序操作，一气呵成。让患者头颈部靠住术者背部，呼吸自然。患者肌肉要放松，不可紧张、屏气。若患者身材高大，术者可站在踏板上操作，使患者两脚离地，以保证操作顺利进行。

【作用及适应证】　背法适宜于胸腰部的损伤，有缓解痉挛、理筋整复的功效。本法可使胸肋关节和腰椎关节起到牵伸作用，同时上下振动、左右摇动等，使两侧肌肉过伸，解除肌肉痉挛，促使扭错的腰椎小关节复位。临床上对胸部迸伤、岔气、急性腰扭伤、腰椎小关节紊乱和腰椎间盘突出症等均有一定的效果。

【衍变】　如患者腰部损伤后，因疼痛只能略屈，不能伸直腰部，腰椎活动明显受限。此时应选用正背法，即医者位于患之前方，患者面向医者之背后，医者背向患者，医者两手握紧两手腕，以双肩抵住患者的双腋下，使患者两上肢呈前举90°位，然后医者用力，缓慢地将患者背起，使其双足离地，再慢慢放下，重复三次，在操作第三次时，需抬起脚跟，突然下降，落地后，再做闭气下蹲等动作。如患者腰痛，只能挺直，而不能略屈者，则可采用反背法，即患者的背靠医者背，医者用双肘挽住患者双臂，慢慢弯腰，令患者将头躺于医者的颈背部，使患者双足离地后，再慢慢落下，双足踏地，反复三次，在三次时，医者用骶椎顶住腰痛部位，在足离地后，左右摇摆，使患者腰部尽量放松，然后提起脚跟，快速下降，使腰椎产生弹响，再做闭气下蹲等动作。

三、扳法

用双手向同一方向或相反方向用力，使关节伸展、屈曲或旋转的手法，称为扳法。

【动作要领】 术者要一手固定住患者关节的近端，另一手做用于关节的远端，然后双手做相反方向或同一方向相互用力，使关节慢慢被动活动至有阻力时，再做一短促的、稍增大幅度的、有控制的、突发性的扳动。

扳动时要顺应关节的生理功能，不能超出或违反关节的生理功能范围，忌强拉硬扳，急躁从事。扳法是一个有控制有限度的被动运动，要分阶段进行，即先使要扳动的关节极度伸展或旋转，在此基础上，再做一个突发性的、稍增大幅度的、有控制的扳动。操作时，突发性扳动的动作要干脆利落，用力要短暂，迅速，发力要快，时机要准，力度适当，收力及时。不能强求关节的弹响声。在颈椎和腰椎应用扳法时，可闻及响声。但由于疾病性质不同，在实际操作中若不能获得这种响声，不要勉强从事，以免使用暴力蛮力，造成不必要的扭伤，带来不良后果。

【作用及适应证】 扳法具有舒筋活络、滑利关节、松解粘连、整复错缝等功效。适用于脊柱以及四肢关节等处。常用以治疗四肢关节、运动功能障碍以及脊椎小关节错位等病症。

【衍变】 扳法适用于脊柱以及四肢关节等处，但操作方法各异。

1. 颈椎扳法

(1)寰枢关节扳法：患者坐于低凳上，头稍后仰，术者站于患者侧方，一手拇指顶按住第二颈椎的棘突，另一手肘部托起患者的下颌部，手掌绕过对侧耳后，夹住其枕骨部，然后逐渐用力将颈椎向上拔伸。在拔伸的基础上，同时使颈椎旋转至有阻力的位置，随即做一个有控制的、稍增大幅度的快速扳动，顶按棘突的拇指同时协调用力下按。此时常可听到“喀嗒”一声，并且术者拇指下有棘突的跳动感，表示手法成功。此法主要用于治疗寰枢关节半脱位。

(2)颈椎斜扳法：患者取坐位，头略前俯，颈部放松，术者站于其侧后方，用一手扶住其后脑部，另一手托起下颏部，两手协同动作，使头向患侧慢慢旋转，(即左侧病变向左侧旋转，右侧病变向右侧旋转)。当旋转至一定幅度时(即有阻力时)稍微停顿片刻，随即用劲再做一个有控制的、稍增大幅度(5°~10°)的快速扳动，此时也常可听到“喀嗒”的响声，一达到目的，随即松手。

(3)颈椎前屈扳法：患者取仰卧位，术者坐于其头前，两前臂十字交叉，托起患者头部，两手分别抓住患者对侧肩部，然后缓慢抬起前臂，使患者颈椎做缓缓前屈运动，至极限位后放下，再前屈，如此反复3~5次。

(4)颈椎坐位侧屈扳法：患者取坐位，术者站于其侧后，用一手抱住患者头部，并靠近胸部，另一手按住患者对侧肩部，然后，两手协调用力，缓缓将患者颈椎侧屈至极限位置(有阻力时)再复原，反复操作5次左右。

或术者站于其侧后方，用一手扶住患者头部侧面，另一手按住患者同侧的肩部，两手协同用力，使颈椎缓缓做向健侧侧弯运动，弯至有阻力时，再做一个稍增大幅度的，有控制的突发性的扳动，此时可听到“喀嗒”响声。

2. 胸椎扳法

(1)扩胸扳法：患者取坐位，令其双手十指交叉扣住，并抱住颈项部，术者站于其后，用一侧膝部顶住其背部，用双手掌托住患者两肘部，使患者身体缓缓地做前俯后仰被动动作数次后，在做后伸运动同时，再做扩胸扳动(数次后作挺胸后伸扳动)。

(2)胸椎对抗复位法：患者取坐位，双手交叉扣置于脑后项部，身体略前倾，术者站于其后，用一侧膝部顶住患部，用双手从患者腰部伸入其上臂之前，前臂之后，并握住前臂下段，而后嘱患者作前俯后仰运动，数次之后，在做后伸运动时，医生两手同时向上、向后牵拉，膝部同时将患椎向前、向下方顶按，上下协调动作，对抗用力，使其胸椎运动。

3. 俯卧板法

(1)俯卧抬肩扳胸法:患者俯卧位,上身放松,术者站于患侧(胸椎棘突偏斜方),以一手掌根抵住偏歪之棘突,另一手从对侧肩腋下穿入扶住其肩的前部,并向上抬起,使胸椎旋转到有阻力时,两手协调用力,做相反方向运动,做一个有控制的、稍增大幅度的(5°左右),突发性扳动,使之复位。此法适用于第八胸椎以上节段的椎骨错缝的整复。

(2)俯卧提骨盆扳胸法:患者取俯卧位,全身放松,术者站于患者患侧(棘突偏斜的侧方),一手掌根抵住偏歪的棘突,另一手抓住对侧髂前上棘部位,逐渐上提,使脊柱扭转至最大限度时(有阻力时),然后两手协同用力,做相反方向运动,做一个有控制的、稍增大幅度的突发性扳动。此法适用于第八胸椎以下节段的椎骨。

4. 腰椎扳法

(1)直腰旋转扳法:患者取坐位,腰椎伸直,术者与其相对而立,用双腿夹住患者一侧下肢,一手抵住患者近术者侧的肩后部,另一手从患者另一侧腋下伸入,并抓住其肩前部,两手同时用力做相反方向扳动,使腰椎旋转到最大限度时,再做一个稍增大幅度、有控制的突发性扳动。

(2)腰椎旋转定位扳法:患者取坐位,骑跨于治疗床上,或助手用双膝部夹住患者健侧的下肢,使骨盆相对固定,两手自然下垂或双手交叉相扣抱置于脑后颈项部。术者站于其侧后方,一手拇指按于需要扳动(偏歪)之棘突,另一手从患侧腋下穿出并按住其颈项部(或抓住对侧肩部),然后嘱患者主动慢慢弯腰,当前屈至术者拇指指上感到棘突活动时,即稳住此体位,然后向患侧侧弯至一定幅度,使病变节段被限制在这个脊柱曲线的顶点上,接着再做脊柱的旋转运动,将患者腰部向患侧旋转至最大限度,此时,术者按于颈项部的手用力下压,肩肘部上抬,做一个稍增大幅度的、有控制的突发性扳动,同时拇指用力顶推棘突,常可听到"喀嗒"的响声,并且拇指下有棘突的跳动感,表示手法复位成功。

(3)腰椎斜扳法:患者取侧卧位,位于下面的下肢自然伸直,上面的下肢屈髋屈膝。术者面对患者而立,一手掌按住其肩前部,另一手用肘部或手掌抵住其臀部,而后双手协同用力,作相反方向上的缓缓推动,即手掌用力将肩部向前推动,肘部用力将臀部向后按压,使其腰椎被动扭转,当旋转至最大限度时(有阻力时),再做一个稍增大幅度的、有控制的突发性扳动,此时可听到"喀嗒"的响声,显示手法成功。

(4)腰椎后伸扳法:患者俯卧于床上,屈肘,两手放于颏下或头部两侧。术者一手紧压患者腰部,另一手托住患者单侧或双侧下肢的膝部,缓缓提起,当腰椎后伸至最大限度时,两手协同用力,做相反方向扳动腰椎。或让助手甲用双手托起患者双腋下,固定上身,助手乙用双手握住健侧下肢的踝部,甲乙两者同时用力缓缓牵拉腰椎。然后,医生一手紧压住腰部患处,另一手托住患肢的膝部,缓缓提起,当腰椎后伸到最大限度时,双手协同,同时用力扳动腰椎。

5. 骶髂关节扳法

(1)前屈复位扳法:患者仰卧,两下肢自然伸直。术者站于患者患侧,用一手臂托住患者小腿后侧,另一手扶住患侧下肢的臀部外上侧,以固定髋关节。而后逐渐屈曲髋关节和膝关节至最大限度,再将该下肢外展外旋,此时术者一手下按髂嵴,另一手抬肘,两手协同同时用力做屈髋伸膝动作,并嘱患者踝关节做自行蹬空动作。此法用于骶髂关节前脱位。

(2)后伸复位扳法:患者侧卧位,患侧在上,健侧在下。术者站于其后侧,一手托住患者大腿下端的前侧,另一手放于髂骨翼的背侧,向后牵拉大腿,使髋关节后伸,达最大阻力时,两手协同用力,一手向前推动髂骨翼,另一手向后牵拉,扳动髂骨,使其向前旋转复位。此法治疗骶髂关节后脱位。

(3)骶髂关节后脱位扳法:患者侧卧,患侧在上,双手交叉抱于胸前,健侧下肢略屈髋,使腰椎处于中立位，患侧下肢屈膝屈髋，足跟搁置于健侧下肢的腘窝部，使骨盆与床面成垂直状。术者一手按于患者肩部，另一手用掌根抵住患侧髂后上棘，在患者全身放松情况下，做脊柱扭转运动至最大限度时，两手协同用力，按肩之手稳定身体，同时按于髂后上棘之手做一个有控制的、突发性的、向前（患肢股骨纵轴方向）推压扳动运动，即可复位。

6. 四肢关节扳法

(1)肩关节外展扳法：患者取坐位，肩关节放松。术者站于患肩前面或者后侧，一手掌按住其肩部为支点，另一手握住其肘部（或者用前臂托住患肢的肘部），做患肩外展运动，至90°时，两手协同用力，一按一提，做肩关节外展扳法。

(2)肩关节内收扳法：患者取坐位，屈肘关节，将患肢放于胸前。术者站于其后侧，紧靠其背部，稳住其身体，用自己与患者患肩同侧的手扶住患肩，另一手托住患肢的肘部做肩关节内收至有阻力时，两手同时运动做肩关节内收扳动。

(3)肩关节上举扳法：患者取坐位，术者站于患者侧前方或侧后方。用上臂托起患者上肢，同时用手掌按住患者肩部，另一手掌按于手掌背上，做肩关节外展，使肩关节外展上举到一定限度时，手掌下按，前臂外展，同时用力扳动肩部。或术者半蹲位站于患者侧方，患者上肢伸直，前臂搁于术者肩上，术者双手按住其患侧肩部，以患肩为支点，慢慢用肩将患肢抬起，做前屈上举被动运动。

(4)肩关节后伸扳法：患者取坐位，患肢自然下垂放松，术者站于其侧方，用自己与患肩同侧的手扶住患肩，另一手握住其腕部，使患肢后伸、屈肘，手背贴于背部缓缓上提至最大限度时，而后沿脊柱向上扳动。

(5)肘关节扳法：患者取坐位，上肢放松。术者站于其侧后方，用一手扶住肘关节后上方，另一手握住其腕部，反复伸屈肘关节运动，至肘关节伸直至最大限度时，两手同时均匀用力，做相反方向运动，扳动肘部。

(6)腕关节扳法：患者取坐位，术者站于其前方，一手握住患者前臂的下端，另一手握住其手掌部，先将腕关节拔伸，在拔伸的基础上再做腕关节的屈伸扳法，或左右侧屈扳法。

(7)踝关节扳法：患者取仰卧位。术者站于患者足跟后方，一手托住其足跟部，另一手握住其跖趾部，先做拔伸，在此基础上，再做踝关节的屈伸扳法以及内、外翻扳法。

四、拔伸法

本法为关节牵引手法，一手固定关节一端，另一手做对抗性用力，或以自身体重固定一点，两手握住关节远端，徐徐用力，使关节伸展、扭转，达到整复错缝的作用，称为拔伸法。

【动作要领】 术者手握患者关节的远端，沿患肢纵轴方向牵拉、拔伸，或者术者用手分别握住患肢关节的两端，向相反方向用力拔伸、牵引。操作时，动作要平稳而柔和，用力要均匀而持续，力量由小到大，逐渐增加。拔伸的力量和方向以患者的关节生理的活动范围或耐受程度而定。不可用突发性的猛力牵拉。要根据不同的部位和病情，适当控制拔伸力量和方向，防止造成不良后果。

【作用及适应证】 本法具有整复关节、肌腱错位，解除关节间隙软组织的嵌顿，松解软组织粘连、挛缩等功能，运用于颈椎、腰椎以及四肢关节。多用于治疗四肢关节伤筋、错位、脱臼以及颈、腰椎关节、椎间盘的病变。

【衍变】 拔伸法适用于脊柱以及四肢关节等处，但操作方法各异。

1. 颈椎拔伸法

(1)坐位：患者取坐位，头呈中立位或稍前倾位，术者站于患者后方或侧方，一手拇指食指托住患者枕部，一手肘弯部托住患者下颏，两手同时逐渐用力向上拔伸。

(2)仰卧位：患者取仰卧位，颈部放松，术者站于其头顶部，一手托其枕部，另一手托住其下颏部，然后两手同时运动，向后牵拉颈部。

2. 肩关节拔伸法

(1)肩上举拔伸法：患者坐于低凳上，患肢放松。术者站于其侧方，双手握住其腕部，慢慢向上做上举运动，至最大限度时，做持续性向上牵拉肩部运动。

(2)肩关节外展对抗拔伸法：患者取坐位，患肢放松，逐渐用力牵拉，同时，令患者身体向另一侧倾斜(或助手帮助，固定患者身体)，与拔伸(牵引)力对抗。

3. 腕关节拔伸法　患者取坐位，术者与患者对面而坐(或站)，用双手握住患肢掌部，逐渐用力拔伸，并嘱患者身体向另一侧倾斜，形成对抗用力。或术者一手握住患者前臂下端，另一手握住其手掌部，两手同时向相反方向用劲，逐渐牵拉，拔伸腕部。

4. 指间关节拔伸法和掌指关节拔伸法　术者一手握住患者腕部或手掌部，另一手捏住患者手指，两手同时用力作相反方向拔伸运动(掌指关节拔伸)。或术者一手捏住手指近侧指骨，另一手捏住患者同一手指的远侧的指骨，两手同时用力，向相反方向拔伸指间关节。

5. 肘关节拔伸法　患者取坐位，上肢放松。术者用一手固定肘关节的近端，另一手握前臂远端，先做前臂的外旋，而后逐渐加力拔伸肘部，同时嘱患者身体向对侧倾斜对抗，或助手用双手固定上臂对抗。

6. 腰椎拔伸法　患者取俯卧位，双手用力抓住床头，或者患者取仰卧位，助手用双手抓其腋下，以固定患者的身体。术者站于其足后，用双手分别握住两踝关节上部，逐渐用力向后牵拉，如此持续牵拉1～2min，此为双下肢牵拉法。或者术者改为双手握住一侧(患侧)下肢的踝关节上部作牵拉，此为单下肢牵拉法。

7. 髋关节拔伸法　患者仰卧位，双手抓住床边，或由助手固定骨盆。术者双手握住患肢的踝部或用腋下夹住踝关节平面以上部位，并屈肘用前臂托住小腿后侧，握住对侧手臂下1/3处，另一手扶住患肢膝上，逐渐用力向下拔伸髋关节。

8. 膝关节拔伸法　患者俯卧位，患肢屈曲90°。术者站于患侧，用一侧膝部按住大腿后侧下端，用双手握其踝部，向上拔伸膝关节。或患者下肢自然伸直，助手双手(或用肘部)抱住患侧大腿远端，术者双手握住小腿，两手协调用力，向相反方向持续拔伸。

五、伸屈法

伸是使关节伸展，屈是使关节屈曲。伸屈法是针对活动功能障碍的关节，助其伸展或屈曲的一种被动运动手法。

【动作要领】　患者坐位或卧位，医者一手握于患者僵直之关节远端，另手扶于僵直关节之屈侧或背侧后，医者双手协同持续、缓慢持续着力做牵、托(挺)伸、拉、或推、按、屈、压的反复被动引伸导引运动手法，使僵直之关节逐渐能够自然屈伸运动，以患者无明显疼痛刺激感并恢复自主运动为宜。此法用于肩、肘、腕、膝等关节。

应用伸屈手法前，应首先了解各关节的正常活动度，要在各关节正常活动范围内运用伸屈法。对功能受限的关节，要充分估计其增大的幅度，然后运用缓慢、均衡、持续的力量，徐徐加大其可能增大的幅度。增大的幅度，要在患者能够忍受的情况下进行，决不可使用暴力，或蛮劲做伸屈法，以避免加重关节周围软组织的损伤，甚至骨折、脱位等医疗事故。做伸屈法之前，明确诊断，排除伸屈法的禁忌证，如骨折、肿瘤、结核等骨质病症。

【作用及适应证】　其功效为滑利关节、解除粘连、舒筋活络。主治关节粘连、关节错位、关节半脱位、筋腱闪挫和关节骨性增生症。

【衍变】　伸屈法用于肩、肘、腕、膝等关节。操作方法各异，变化如下

1. 伸肩法　术者半蹲做骑马势，站于患者侧方，将患肢放于术者颈后，使其肘部恰好搭于术者肩上。术者两手围抱患者肩部，缓缓地站起，根据患者肩关节可能外展和前屈的

程度，保持在一定的高度，持续 2～3min，再放松，然后逐渐增大幅度，反复进行，3～5 次即可。

2. 伸肘法　患者与术者相对而坐。术者用一手托住患肢肘部，并将患肢的手夹于术者腋下，另一手按住患者的肩部，然后做推肩、抬肘动作，使患肢肘关节伸直。

3. 伸膝法　患者取仰卧位，两下肢伸直放松。术者站于患侧，以一手托住患肢小腿，使其小腿搁在术者前臂上，另一手夹住其膝关节上方，使患肢做屈膝屈髋运动，然后术者两手协同用力抬肘做伸膝运动，即托扶小腿之手，做抬肘动作，置于膝关节之手做向后推膝动作，使其膝关节伸直，并同时使患肢上举。患肢上举的幅度，根据病情以及患者能忍受的程度为度。

4. 伸髋法　患者侧卧位，患侧在上，术者站于其身后。一手握住患侧之踝部，另一手按于其腰部，然后两手协同用力，将患肢向后牵拉，置于腰部之手同时向前推按，似拉弓状，如此一拉一放，可重复操作数次。

5. 单屈髋法　患者仰卧位，术者站于患肢侧方，用一手握住患肢的下端（踝关节的上方），另一手捏住其足跟部，使患肢屈膝屈髋，然后术者两手同时用力，使其髋、膝、踝关节同时屈曲，并尽量使患肢大腿贴近其腹部。

6. 双屈髋法　患者仰卧位，术者一手托住其两足跟部，另一手扶住其膝关节前方，使两侧膝、髋关节做屈伸动作，达到一定限度后，术者可弹动性地推动膝部，逐渐加大屈髋的角度，使其大腿尽量贴近腹壁。另外，此法也可把托住足跟部之手改为托其臀部，使其躯体作前屈动作。此法也称为屈腰法。

7. 屈膝法（又称为屈小腿法）　患者取俯卧位，术者站于患肢侧面，用一手握住其小腿的下端，另一手抓住其跖趾部，然后使膝关节逐渐屈曲，增大弯曲的角度。

8. 垫膝屈膝法　患者取仰卧位，屈膝屈髋。术者站于患肢侧方，用一手前臂垫置于膝关节后侧（腘窝部），另一手握住患肢踝关节上部，然后做屈膝屈髋运动，达最大限度时，垫置膝后之手向前推压膝关节，另一手用力下压小腿，做膝关节屈曲动作。此时常可听到“喀嗒”的响声，表示手法成功。

六、端法

用两手或一手擒定应端之处，酌其轻重，或从下往上或从外向内托提的手法，称为端法。是伤科正骨八法之一。

【动作要领】　患者取坐位或卧位，术者用单手或双手拿定施治部位的近端或远端，根据不同的情况，采取或从下往上端，或从外向内托，或者直端，或者斜端等手法。

端法一般在拔伸的情况下进行，即先将患者拔伸到一定程度，然后再根据骨折或脱位方向，做由上向下或从外向内的端送，使其复位。操作时，须提托应手，轻重适宜，切忌暴力。

【作用及适应证】　本法具有理筋整复、纳正扭错、整骨复位之功效，常用于治疗骨折与脱位。如治疗骨折错位及关节脱位的复位，在拔伸的基础上，然后根据骨折或脱位的方向，做由下向上或从外向内的端送，使其复位；如四肢部位骨折时，端托起远端去凑近端；肩关节脱位时，端送肱骨头，使其复位。此外，也可用于伤筋的治疗。如腰部伤筋时，端托起患者躯体，拔直其筋；对于腕、踝关节的扭错、伤筋，也可在拔伸之后，加以端正揉捏。

七、顶法

固定躯体的一侧，作用于另一侧，利用两个方向相反、作用相同而不在一条线上的剪切力，来使脊柱复位的手法，称为顶法。

【动作要领】　患者双手交叉置于胸前，并抱住两侧肩部。术者用一软性垫置于患者

笔记

错位椎骨(或肋骨)下缘,以两手或一手推压患者胸前的手臂或肘部,使胸椎后伸至极限位,适时做一个有控制的、突发性动作,向患者上方推压,使之复位。

【作用及适应证】 本法具有理筋整复、整骨复位的功效,用于胸椎错缝及肋椎关节错位的整复。

【衍变】 顶法操作方法有三种,分别为:仰卧顶胸法、坐位顶胸法、立位顶胸法。

1. 仰卧顶胸法 患者仰卧,胸背部垫一楔性弹性垫。术者站于患者侧方,一手握拳垫于错缝关节的下缘,另一手将患者手臂向其后上方推压,使之复位。本法使患者放松,最为安全,适用于孕妇、年老、体弱多病者的中段胸椎错缝及肋椎关节错位的整复。

2. 坐位顶胸法 患者取坐位,上身稍后仰,术者坐于其后,将一软性垫置于胸前以及患者病变胸椎之间,然后两手抱住其肘部,做一突发性的向后上方用力扳拉运动,胸部前顶,使之复位。常用于治疗中上段胸椎错缝和肋椎关节错缝等症。

3. 立位顶胸法 患者取站立位,全身放松,上身稍后仰。术者站于其后,用一软性垫置于患者错位椎骨下缘与术者胸前之间,然后做一突发性动作,两手抱住其肘部向后上方用力扳动,胸部前顶,使之复位。常用于治疗中上段胸椎错缝和肋椎关节错缝等症。

八、晃法

【动作要领】 双手摇动或摆动患者施治部位的方法,称为晃法。患者取卧位、坐位、俯卧位,放松身体,术者用单手或双手扶住患者躯干,并用手臂的支撑颤动力摇晃患者的整个躯体,使整个躯体摇动、摆动,达到全身的放松。施力均匀,动作准确。频率、幅度应适宜,不宜推、拍、按、打。

【作用及适应证】 本法轻晃宜小幅度,高频率,以放松肢体;重晃宜大幅度,低频率,以镇静安神。故具有通窍镇静、调和气血、解除疲劳、缓解痉挛、放松肌筋之功效。多用于治疗神经衰弱、失眠健忘、四肢乏力、腰膝酸痛等症。

第八节 复合类手法

一、按揉法

按法与揉法相互结合应用的手法,称为按揉法。

【操作】 在按法的基础上增加环转揉动;或在揉法的基础上,增加向下按压的力量。

【动作要领】

1. 术者以拇指或中指罗纹面为着力部,在垂直按压的同时,以腕关节连同前臂一起,带动吸定部位的组织一起做回旋动作,并使局部穴位有"得气感"。

2. 以全掌或鱼际为着力部,逐渐用力按压的同时,带动吸定部位组织一起作回旋动作。

3. 前臂发力,以指面为着力部,在带动吸定部位组织一起做环旋运动的同时,逐渐向下用力按压,直至局部穴位有"得气感"为宜。

4. 用全掌或鱼际为着力部,带动吸定部位组织一起做缓慢回旋运动的同时,逐渐用力向下按压。

【注意事项】 用力不可下压,亦不可漂浮,揉动的幅度可大可小;部位吸定,不可滑动或摩擦,移动要缓慢。本手法增加了对穴位或部位的刺激性,操作时以不增加患者的疼痛为宜。

【适用部位】 按揉法为临床最常用手法之一,适用于全身各部位和穴位。

【作用】 本法是临床常用手法之一，既有按法的作用，又有揉法的功效，适用于按法和揉法主治的病症。指部按揉法的治疗作用，取决于所选穴位的特异性。掌或鱼际按揉法着力面积较大，适用于面积大而又平坦的腰背部、胸腹部。如治疗胃脘痛，可按揉足三里、脾俞、肝俞、胆俞、阿是穴等，起到温中散寒的功效。若治疗肾虚腰痛、腰3横突综合征，可用掌根按揉肾俞、命门、腰阳关等，同时配合按法及擦法等，起到温肾壮阳、解痉止痛的作用。

二、扫散法

用大拇指和其他四指指端自太阳穴经头维、耳后高骨向后推至风池穴，称扫散法。

【操作】 用拇指桡侧面及其他四指指端，自太阳穴沿头颞部向脑后（胆经循行部位）做弧形单向推动。令拇指在额角发际至耳上范围内移动，其余四指在枕骨两侧的上下范围内移动，左右交替进行，每侧50～200次。左右各3～5遍。

【动作要领】

1. 医者以一手扶住患者头部，勿令其来回摇动；另一手进行操作，以免引起患者眩晕等不适。

2. 一手拇指伸直，其余四指并拢、微屈，将拇指桡侧面及其余四指指端置于头颞部，沿太阳→头维→耳后高骨→风池（胆经循行部位）单向推动。

3. 手法压力适中，术者腕关节放松，以前臂屈伸运动带动腕关节作来回摆动。

4. 紧贴皮肤的手指应顺发而动，头发较多者可将手指伸入发间进行操作，避免牵拉发根而致疼痛。

【注意事项】 操作时应注意勿使患者头部摇动，发根疼痛。动作连贯，快慢适度，轻重有致，一气呵成。

【适用部位】 扫散法是头部常用手法。

【作用】 扫散法具有祛风散寒，平肝潜阳，通经止痛之功用。用于治疗头痛、眩晕、高血压、不寐等症。外感头痛常与一指禅偏峰推前额、拿风池、拿肩井等头颞、头项部手法配合运用。若肝阳上亢、肝风内动之头痛、眩晕、高血压，可与头面部一指禅推法、按揉法、拿五经、推桥弓、按揉睛明和太阳、拿风池和肩井等方法合用。若失眠少寐、倦怠神疲，常与头面部一指禅推法、抹前额和面颊、揉太阳和神门等方法合用。手法操作应注意夜轻昼重。

三、弹拨法

以拇指深按于肌腱部，着力按而拨动之的手法，称为弹拨法。

【操作】 以拇指端按在治疗部位上，做与肌纤维垂直方向的短距离拨动。

【动作要领】

1. 以拇指端着力于治疗部位，在一定压力下，待局部有酸胀感时，做与肌纤维垂直方向的短距离拨动。

2. 施术时，向下的压力不宜过重，以患者能忍受为度。

3. 拨动时，指下应有弹动感。

【注意事项】 操作时注意指下垂直按压力量大而直线移动幅度小，使深层组织之间产生互相错移摩动，切忌在皮肤表面出现摩擦感。

【适用部位】 常用于压痛点或指下有“筋结”的部位。

【作用】 弹拨法是较强刺激手法之一，本手法具有舒筋活络，分解粘连，解痉止痛之作用。用于治疗肌肉痉挛、肌肉萎缩、肢体麻痹等软组织损伤的病症。如治疗肩周炎可用拇指端着力于肩髃穴或阿是穴处弹拨，以分解粘连；治疗第3腰椎横突综合征，可用拇指端着力于阿是穴处，做垂直于肌腱方向的弹拨法，以舒筋活络，缓解痉挛。

四、揉捏法

在捏法的基础上，配合手指的揉捻动作，称为揉捏法。

【操作】 拇指与掌根做揉法，其余四指相对拇指做捏法。

【动作要领】

1. 术者以拇指或掌根为着力点，拇指外展，其余四指并拢，吸定于皮肤上，不可有来回往返的摩擦与移动。

2. 拇指或掌根揉动幅度要小，余指相对拇指做捏法，边揉捏边螺旋形向前推进。

3. 用力持续、均匀、协调而有节奏性。

4. 手法力度及频率以患者可以耐受为度。

【注意事项】 操作时，术者注意肩肘关节要放松，着力部要吸定，切忌出现摩擦运动，亦勿出现屈指掐揉。

【适用部位】 揉捏法适用于全身各部，尤以颈项、四肢和局部疼痛病症最为多用。

【作用】 揉捏法具有舒筋通络，活血散瘀，消肿止痛，缓解痉挛之功用。用于治疗颈项强痛，肩背酸痛，肌肉萎缩，关节活动不利，寒痹疼痛。如治疗落枕，可揉捏颈部呈条索状的肌肉，配合弹拨法、点法、摇法等，缓解肌肉的痉挛；如治疗肱骨外上髁炎，放松整个前臂后，揉捏桡侧伸腕长、短肌，同时做局部的推法、弹拨法，以舒筋通络，消肿止痛。

五、推摩法

由一指禅偏峰推法和指摩法相结合而成的一种复式手法，称为推摩法。

【操作】 以拇指端的桡侧做一指禅偏峰推法，同时结合其余手指的指腹部做指摩法。

【动作要领】

1. 医者用拇指端的桡侧面着力于治疗部位，其余四指并拢，指面着力于相应的治疗部位，前臂作主动摆动，带动腕关节环旋与拇指掌指关节、指间关节屈伸运动，并使其余四指指面在治疗部位作环形的摩擦运动。

2. 拇指桡侧面着力吸定，不可移动。

3. 腕关节放松，不可僵硬。

4. 偏峰推法与四指摩法两者配合协调。

【注意事项】 推摩法操作时，注意拇指要吸定，不可因指摩法的操作而出现移动或漂浮。

【适用部位】 常用于胸腹部。

【作用】 推摩法具有宣肺平喘，和中理气，解郁通络，活血调经，通利小便的功效。用于治疗胸闷、咳嗽、气喘、食欲不振、消化不良、胸肋创伤、胁肋部疼痛、痛经、月经不调、小便不利等症。若胸闷、咳嗽，可用拇指偏峰着力吸定于胸部正中线，以膻中、乳旁、乳根等穴为重点，沿任脉及肋间隙，循序做上下、左右的缓慢往返移动，其余四指则在胸廓部做相应的环形摩动，以宽胸理气、宣肺平喘；治疗胃脘痛时，可用拇指偏峰着力于腹部正中线，以中脘为重点，由剑突下（鸠尾穴）起，向下沿腹部正中线至脐，其余四指在腹部做相应的环形摩动，如此往返移动治疗，并配合腹部振法、掌摩法以及按法等手法治之，以和中理气、舒调脾胃；对于胁肋部疼痛，可用拇指偏峰着力吸定于章门、期门以及阿是穴处，其余四指在周围做相应的环形摩动，并与揉法、擦法以及湿热敷药等方法配合使用，以解郁通络、疏肝理气；治疗痛经及月经不调，可用拇指偏峰着力于腹部正中线，由阴交穴起，沿任脉至中极做缓慢的往返移动，并在气海、关元、中极等穴上做重点治疗，其余四指在腹部做相应的环形摩动，以活血调经。

第九节　小儿推拿手法

一、推法

推法为小儿推拿中常用的手法之一。用拇指或食、中二指指面附着于施术部位或穴位上进行直线或环旋移动或弧形移动，称推法。根据施术方向的不同可分为直推法、旋推法、分推法、合推法四种。

（一）直推法

用拇指桡侧缘或螺纹面，或示中指螺纹面在穴位上做单方向的直线推动，称推法。

【操作】　用拇指桡侧指面或食、中二指指面在穴位上做直线推动。

【动作要领】

1. 术者肩、肘、腕关节放松，直推时手握拳，伸直拇指或示中二指。
2. 用拇指桡侧缘做直推法时主要依靠拇指做主动的内收或外展活动，用食、中指指面做直推法主要依靠肘关节的屈伸活动。
3. 动作要求轻快连续，一拂而过，以推后皮肤不发红为佳，频率250～300次/分。
4. 推时可根据需要用双手或单手，可向上、向下推动，操作时必须直线进行，不可歪斜。

【注意事项】　直推法操作时，注意掌握手法的轻重，快慢、平稳协调，以期获得补、泻的不同。为防止推伤小儿皮肤和增加疗效，应选用葱汁、姜汁或麻油等为介质。蘸取介质时要干湿得宜。

【适用部位】　常用于小儿特定穴中的“线状穴位”和“五经穴”。多用于头面部、四肢部、脊柱部。

【作用】　直推法具有清热解表，通便止泻，安神镇静之功用。用于治疗外感风寒、风热、便秘、泄泻等证。若风热证，便秘者推七节骨、推六腑、推大肠、推三关、推脾胃，以健脾和胃、导滞通便，泄泻者可推脾经、推大肠、推上七节、推板门以健脾止泻。

（二）旋推法

旋推法为小儿常用手法之一。用右手拇指螺纹面在穴位上做顺时针方向的旋转推摩，称旋推法。

【操作】　以拇指指面在穴位上做顺时针方向的旋转推动。

【动作要领】

1. 术者肩、肘、腕关节放松，依靠拇指做小幅度的旋转推动。
2. 旋推时犹如用单指做摩法，仅在皮肤表面摩擦，不得带动皮下组织。
3. 旋推法速度较直推法缓慢，用力均匀柔和，动作协调，频率160～200次/分。

【注意事项】　旋推时拇指接触面要均匀、平稳，应配合介质如葱汁、药汁等进行操作。旋推法常作为补法应用，可根据小儿病情灵活掌握。

【适用部位】　常用于“五经穴”面状穴位及手部。

【作用】　旋推法具有健脾和胃，补益肺气之功用。用于治疗小儿脾胃虚弱、消化不良、咳嗽等症，若脾虚消化不良，可旋推脾经、旋推足三里等以健脾胃、补气血；若咳嗽可旋推肺经、旋推大椎等以宣肺止咳，补益肺气。

（三）分推法

用双手拇指桡侧缘或螺纹面，或用双手食、中指螺纹面自穴位中间向两旁做分向推动，称为推法，又称分法。

【操作】 用两手拇指桡侧或指面，或食、中二指指面自穴位两旁分向推动，或做“八”字形推动称分推法。

【动作要领】

1. 两手向两旁分推时用力要均匀，柔和，动作应轻快并协调一致。

2. 操作时既可做直线移动，也可顺体表做弧形移动。

3. 在体表上操作时，一般可连续分推30~50次。

【注意事项】 分推时要单线直行，用力均匀，平稳。不能重推如抹法，也不要重按如捺法，可配合滑石粉、香粉或葱、姜汁等介质，以防损伤小儿皮肤。

【适用部位】 头面部、胸腹部、腕掌部及肩胛部。

【作用】 分推法具有分利气血，调和阴阳之功用。常用于治疗发热、咳嗽、便秘、消化不良等症。若发热、咳嗽可分推坎宫、分推大横纹、分推肩井及肩胛部、分推大椎部、分推肺俞等以宣肺清热止咳；若便秘、消化不良，可分推中脘、分推腹阴阳、分推脾阴阳、分推脾俞、胃俞等以调和肠胃，消积导滞。

（四）合推法

用双手拇指与掌面自穴位两旁向穴位中合拢推动的手法，称合推法。

【操作】 医者双手拇指伸直，四指分开，用拇指罗纹面或手掌面紧贴治疗部位，分别自穴位两旁向中间合向推动。

【动作要领】 合推法的动作与分推法相似，只是运动方向相反，其注意事项基本与分推法相同。

【适用部位】 合推法在临床上作为一种辅助手法，仅用于腕部阴阳穴和腹部阴阳穴。

【作用】 合推法具有调和阴阳，理气和血，协调脏腑的作用。其中合推腕阴阳具有祛痰散结的功效，常用于治疗喘咳、胸闷等，配以揉肾经、清天河水等加强祛痰散结的作用；合推腹阴阳有消食导滞的功效，临床上常用于治疗消化不良、便秘等。

二、揉法

揉法为小儿推拿中的常用手法之一。以中指或拇指罗纹面，或掌根，或鱼际，吸定于一定部位或穴位上，做顺时针或逆时针方向的环转运动，称揉法。根据施术部位的不同可分为掌根揉、指揉法、鱼际揉。

【操作】

1. 掌根揉法　用手掌根部着力于治疗部位或穴位，做轻柔缓和的环转运动，并带动该处的皮下组织一起揉动的手法。

2. 指揉法　用手指的罗纹面着力于治疗部位或穴位，带动皮下组织，一起做轻柔、小幅度的环转运动。

3. 鱼际揉法　用大、小鱼际吸附在治疗部位或穴位上，带动该处皮肤，做轻快柔和的环旋运动。

【动作要领】

1. 术者肩、肘、腕关节放松，手指自然伸开勿用力。

2. 以手指指腹、手掌、鱼际为着力部，带动皮肤及皮下组织，一起做环形运动。

3. 用力持续、均匀、协调而有节奏性，做到旋而不滞，转而不乱。

4. 前臂发力，揉动的幅度由小到大；力量由轻渐重；方向分顺时针与逆时针方向，移动时要缓慢。

5. 揉动频率为120~160次/分。

【注意事项】 手法操作用力轻柔，着力点吸定，严禁出现局部滑动或摩擦；掌根揉法不可出现用力向下按压动作。

【适用部位】 揉法适用于全身各部。掌根揉法着力面积广，刺激柔和舒适，适用于面积大而又较为平坦的部位，如腰背部、腹部以及四肢；指揉法施术面积小，动力集中，刺激柔和而深沉，适用于全身各部位或穴位；鱼际揉法最轻柔，多用于头面及胸腹部。

【作用】 鱼际揉法具有温经散寒、活血祛瘀、舒筋活络的作用，常用于治疗头痛、近视等；掌根揉法具有宽胸理气、消积导滞、消肿止痛的作用，用于治疗咳嗽、胸闷、腹痛、腹胀及腹泻等症；指揉法因其作用在各处穴位上，因此可以发挥所选穴位的特异性，治疗儿科各种常见病症。如指揉胸锁乳突肌可治疗小儿斜颈。掌揉腹部、指揉脐与天枢、足三里等穴，可治疗脘腹胀痛、便秘等症。

三、按法

以手指或手掌在一定部位或穴位上逐渐用力，向下按压，称按法。根据不同的治疗部位，分为指按法、掌按法等。

【操作】

1. *掌按法* 用掌根、鱼际或全掌着力于治疗部位，垂直用力，向下按压。
2. *指按法* 用拇指或中指螺纹面为着力部，垂直用力，向下按压。

【动作要领】

1. 气沉丹田，自然呼吸，不可屏气用力。
2. 按压的穴位或部位要准确。
3. 前臂静止性用力，以手指指腹部或掌面为着力部，按而不动，用力平稳，由轻到重，以有“得气感”为度。

【注意事项】 按而留之，不宜突然松手，忌粗暴施力以及迅猛使力。

【适用部位】 掌按法具有接触面积大，压力重而刺激缓和的特点，适用于面积大而又平坦的部位，如胸腹部及腰背部；指按法接触面积较小，刺激强弱容易控制调节，适用于全身各部穴位。

【作用】 按法是小儿推拿常用手法之一，掌按法具有疏经通络，温中散寒，放松肌肉及矫正畸形等作用，临床常用于治疗小儿腹胀、疳积、泄泻及小儿麻痹后遗症等；指按法，具有行气活血、开通闭塞、缓急止痛的功效，可用于治疗各种小儿常见病症。按法在临床使用时，常常和揉法、压法等结合使用，组成按压、按揉等复合手法。

四、摩法

以手掌或食、中、环指指面附着于一定部位或穴位上，以腕关节连同前臂做顺时针或逆时针方向环形运动，称摩法。

【操作】

1. *掌摩法* 以全掌面轻放于治疗部位或穴位上，手掌随腕关节连同前臂做环旋摩动。
2. *指摩法* 以食、中、环指三指并拢伸直，指腹着力于治疗部位或穴位上，随腕关节连同前臂做环转运动。

【动作要领】

1. 肩、肘、腕关节放松，肘关节微屈或屈曲。
2. 掌摩时，腕部放松，手掌自然伸直，附着于一定部位或穴位。
3. 指摩时，腕部微悬屈，掌指关节微屈，以食、中、环三指指面附着于一定部位或穴位。
4. 操作时，用力应自然，动作缓和协调，摩动频率为 100 ~ 120 次/分。

【注意事项】 在操作过程中应避免带动皮下组织随手法一起做环形运动，或手指出现冲击敲打动作。

【适用部位】　本法可用于全身各处，尤以胸腹和胁肋部最为常用。

【作用】　摩法是小儿推拿常用手法之一，其刺激缓和舒适，用于胸腹及胁肋部时，具有宽胸理气，宣肺止咳，和胃健脾，消积导滞之功。用于治疗咳嗽、气喘、泄泻、便秘、消化不良等。根据操作时用力的轻重、缓急与摩动方向的不同，可起到或补或泻的作用，故有“缓摩为补，急摩为泻”之说。在腹部操作时，摩法的补泻作用尤为明显。顺时针方向摩腹为泻，可消积导滞、通调肠胃、泻热通便，治疗便秘、腹痛、食积腹胀、湿热泻及痢疾的初期；逆时针方向摩腹为补，能温中补虚、涩肠止泻、温补下元，治疗久泻、久痢等症。临床应用时可单独应用，亦可与揉法、推法、按法等相配合应用。

五、掐法

用指甲着力，在一定穴位或部位上掐压，称掐法。

【操作】　以单手或双手拇指、食指或中指指甲端，在治疗穴位上重按而掐之。一般以拇指掐法为常用。

【动作要领】

1. 掐取的穴位要准确。
2. 用力平稳，逐渐加重，以有“得气感”为宜。
3. 操作次数一般掌握在 4～5 次，或中病即止，不宜反复长期使用；若用于急救则要突然用力，以患儿清醒为度。
4. 施术时为避免掐破皮肤，可在施术部位上置一薄布。

【注意事项】　本手法在操作时，宜垂直用力按压，不能抠动而掐破皮肤。掐法后继用揉法，以缓和刺激。

【适用部位】　本法多用于头面及手足部位的穴位。

【作用】　掐法是强刺激手法之一。临床常用于急救，具有开窍醒神，镇惊止痛，解除痉挛等作用，用于治疗昏厥、惊风、肢体痉挛、抽搐等，如用于急救，可掐老龙、十王、人中等。一般掐至小儿大声哭叫为止。用于小儿疳积，可掐四横纹、板门等。

六、捏法

以拇指与食、中、环三指本节为着力部，相对用力，做连续的挤捏或捻转提拿的动作，称捏法。

【操作】　小儿捏法以捏脊法为主：

1. *三指捏*　用拇指指面顶住皮肤，食、中两指前按，三指同时对称用力提拿捻捏，双手交替移动向前。
2. *两指捏*　食指屈曲，以中节指骨桡侧面顶住皮肤，拇指前按，两指同时对称用力提拿捻捏，双手交替移动向前。

【动作要领】

1. 以拇指与食、中、环三指端罗纹面为着力部。
2. 前臂静止发力，以腕关节活动为主，带动掌指关节作连续灵活轻快的捻转活动。
3. 手法操作顺序是：先捏住皮肤，再提起、捻动、推移，复捏住皮肤，进行下一循环的动作，周而复始，连绵不断。
4. 用力要柔和，不可过于生硬。动作要灵活，均匀而有节律性。
5. 移动要缓慢，应顺着肌肉的外形轮廓循序而上或下。
6. 临床应用时，以从尾骨端捏至大椎穴为 1 遍。一般每次捏 3～5 遍，为增强刺激，可在第 2、4 遍时，每捏 3 次，双手用力将皮肤向上提拿 1 次，称为“捏三提一法”。最后用两拇指在脾、胃、肾俞穴处揉之，用以提高疗效。

【注意事项】 动作不可断断续续，更不能跳跃，捏起皮肤多少及捏拿的力量要适当，不可拧转，亦不可用指甲掐压皮肤。捻动向前时，要做直线前进，不可歪斜。

【适用部位】 常用于小儿脊柱及脊柱两侧（背部督脉及两侧华佗夹脊、膀胱经）。

【作用】 捏脊法为小儿推拿中的常用手法之一。具有健脾消积、疏经通络，平调阴阳，补气血，培元气，强身健体等功能。用于治疗脾胃虚弱之食欲不振、消化不良、小儿疳积时常与摩腹法、推揉三里、揉天枢和中脘等手法配合使用，以健脾和胃，消积导滞；治疗经络闭阻之腰背酸痛，阴阳失和之失眠、多梦、盗汗等，可与腰背部擦法、推法、擦法等配合运用，以疏经通络、平调阴阳。亦常与按揉足三里、补脾经、摩腹等配合作为小儿保健常规手法。

七、运法

以拇指或中指罗纹面在一定穴位上由此至彼做弧形或环形推动，称运法。

【操作】 用拇指或中指的罗纹面，轻附于治疗部位，作由此穴向彼穴的弧形推动，或在穴位周围做周而复始的环形推动。

【动作要领】

1. 腕部自然伸平，拇指伸直，余指屈曲，虎口张开；以拇指端桡侧着力，或拇、食、环、小指屈曲，中指伸直，以中指端着力。

2. 以拇指掌指关节或腕关节为主，带动拇指或中指端做弧形或环形移动。

3. 手法宜轻不宜重，操作时仅有皮肤表面的摩擦感。

4. 手法宜缓不宜急，频率一般 80～120 次/分为宜。

【注意事项】 操作时，勿带动深层肌肉组织，只是在体表做轻柔和缓的推摩旋绕，其用力较推法和摩法都轻。

【适用部位】 常用于弧线状穴位或圆形穴位。多用于四肢部、头面部等。

【作用】 运法具有健脾调气，和血通络，清利湿热之功能。用于治疗消化不良、食欲不振、便秘、小儿疳积、小便频数、泄泻等。一般认为，运法以顺时针运为补，逆时针运为泻。如运水入土，治疗脾胃虚弱引起的消化不良、食欲不振、便秘、小儿疳积等，以健脾和胃，导滞通便；腹胀满、小便频数、泄泻等可运土入水；运内八卦，以滋补肾水、清利湿热。

笔记

第94章　骨伤科病症

第一节　落　枕

1. 治疗原则　舒筋活血,温经通络。

2. 取穴及部位　风池、风府、肩井、天宗、手三里、合谷、后溪等穴及斜方肌、冈上肌等。

3. 主要手法　㨰法、揉法、拿法、点法、按法、摇法、扳法、擦法等。

4. 操作方法

(1)患者坐位,医者用㨰法、掌揉或拇指揉法于患侧颈项及肩背部治疗,配合做头部前、后伸及左右旋转运动。再拿颈项及肩臂部肌肉,使之放松。

(2)以拇指端或屈拇指的指间关节桡侧缘点按以上穴位,使之酸胀痛"得气"为宜。

(3)再做颈部摇法,使颈项做轻缓的旋转,摇动数次后,在颈部微向前屈位时,迅速向患侧加大旋转幅度作扳法,手法要稳而快速,旋转幅度要在患者能忍受的限度内。最后在患部用擦法(合擦法)透热,以活血止痛。

第二节　颈椎病

1. 治疗原则　舒筋活血,理筋整复。

2. 取穴及部位　阿是、风池、风府、肩井、肩中俞、肩外俞、肩髃、曲池、手三里、外关、内关、小海、合谷、神门等穴及斜方肌、冈上肌等。

3. 主要手法　㨰法、按法、揉法、拿法、捏法、拔伸(牵引)法、拔伸旋转、搓法、抖法、擦法等手法。

4. 操作方法

(1)患者坐位,医者位于其背后,用㨰法、揉法放松颈肩部、上背部及患者上肢的肌肉6~10min。用㨰法、拿法、捏法、指揉法作用于颈项部并配合推桥弓、推肩臂部。按揉以上腧穴,"得气"为度。

(2)做颈项部拔伸法。临床常用的拔伸法有两种,一种是医者站在患者背后,两前臂尺侧放于患者两侧肩部,向下用力,双手大拇指顶在"风池"穴上方,切勿用力过猛,以免引起患者头晕。其余四指及手掌托其下颌部,并向上用力,前臂与手同时向相反方向用力,把颈椎牵开,边牵引边使头颈部前屈、后伸及向左右旋转。另一种拔伸法是嘱患者正坐,医者站于患侧,右肘关节屈曲并托住患者下颌,手扶健侧颞枕部,向上缓缓用力拔伸,并作颈部左右旋转运动;另一手拇指置于患处相应椎旁,随颈部的活动在压痛点上施行按揉法。

(3)搓、揉法于患侧上肢施术各1~2遍,拿肩井3~5次结束治疗。若椎动脉型颈椎病患者,应在头面部与颈项部施术。头面部常采用抹法、分推法、按揉法、扫散法、五指抓拿法;颈项部常采用㨰法、揉法、按法、拿法及拔伸法等。

第三节　冈上肌肌腱炎

1. *治疗原则*　舒筋活血,通利关节。

2. *主要手法*　点法、按法、擦法、揉法、捏拿法、弹拨法、摇法、扳法、拔伸法、搓法、抖法等。

3. *取穴*　阿是、秉风、肩髃、天宗、肩髎、臂臑、曲池、手三里、合谷。

4. *操作方法*

(1)患者取坐位,先取秉风、巨骨、肩髃、臂臑、手三里、合谷等穴进行点按,然后用擦、揉、拿捏等手法在肩部上臂肌肉处进行操作,以达到舒筋活络、放松肌肉。操作时术者一手托住患者肘部,做左上臂的外展、内收、后伸等被动活动以配合另一手擦、揉、拿等操作,增加松解粘连的作用。

(2)患侧被动外展30°~50°之间,用一手托肘或用大腿前侧托起上臂,在三角肌充分放松的情况下,对冈上肌肌腱在肱骨大结节附近附着处进行点按、点揉和弹拨等手法操作,以达到消肿祛瘀、活血止痛和松解粘连的作用。①肩部提拉法:患者坐位,术者立于患侧位(以右侧为例),左手前臂自腋后侧插入腋下,右手握住患腕上部牵引上肢外展90°,然后左前臂从腋下用力向外上方提拉肩部,右手牵拉患肢向下压,对抗提拉牵引约数分钟。②肩部推按法:上法操作后,术者转站于患肢侧方,左前臂仍然置于腋下,右手握患腕下垂置于上臂部后伸位后,右手拇指指掌面移至并压在肱骨头的下缘前侧。然后左前臂从腋下用力向外前上方提托肱骨头,右手拇指横向向后内方推按肱骨头,反复多次。

(3)用轻柔的揉、擦、搓、抖等手法在肩部和上肢部进行操作,以达到舒筋通络、活血止痛的作用。

第四节　肱二头肌肌腱炎

一、肱二头肌长头肌肌腱炎

1. *治疗原则*　舒筋通络,活血化瘀。

2. *主要手法*　擦法、揉法、点法、按法、拿法、弹拨法、扳法、摇法、搓法、抖法等。

3. *取穴及部位*　阿是、天鼎、缺盆、中府、肩髃、曲池、手三里、合谷、小海等穴及肩部、上肢部。

4. *操作方法*

(1)患者坐位,医者用擦、揉、拿法于患处及上臂部往返治疗。若症状比较明显者对天鼎、缺盆、中府、云门、肩髃、臂臑、肩内陵、曲池、小海、合谷、阳溪和阳谷等穴位进行点按,弹拨,有舒筋通络,活血止痛的作用。

(2)以结节间沟为重点,用点揉、弹拨等手法在肱二头肌腱长腱鞘处操作,达到理筋活血化瘀的作用。然后对肩关节进行摇晃、扳等进行松解粘连的手法,达到滑利关节的作用。下面介绍两种治疗方法(以右侧为例)。①患者取坐位,术者立于右肩后,左肘屈曲90°,自后侧插于患肩腋下,右手握住患臂腕部,使患臂成90°外展中立位。然后术者两手同时用力,左前臂从腋下用力向上向外提拔肩部,并以右前臂为支点向后下方向按压患肢前臂,然后术者将右手拇指移到结节间沟的内缘,向外向上弹拨肱二头肌腱长头,以剥离长头在结节间的粘连。②患者取坐位，术者立于患者右侧背后，右手握持患者右腕，左手四指放至患肩上，拇指抵住肱骨头后部，然后右手迫使患肩做前后屈伸活动5～6次的同时，左手拇指向前推送肱骨头，继而将上肢做前后摇转活动4～5次。

(3)最后用搓、抖法于患肩关节及其上肢部施术，亦可配合拿肩井法结束。

二、肱二头肌短头肌腱损伤

1. 治疗原则　舒筋活血，通络止痛

2. 主要手法　㨰法、揉法、点法、按法、弹拨法、拿法、摇法、扳法、搓法、抖法等。

3. 取穴及部位　阿是、缺盆、云门、中府、曲池、手三里、外关、合谷等穴及肩部、上肢部。

4. 操作方法

(1)先以轻柔地㨰、揉(拇指或掌根揉法)于患侧肩臂部及上肢部往返操作。

(2)以拇指端或屈曲的拇指指间关节桡侧缘点按阿是(肱二头肌腱短头处)、缺盆、云门、中府、曲池、手三里、外关、合谷等穴使之达酸、麻、胀、痛、重，"得气"为宜。

(3)以拿、捏或拿捏法于患肩臂部往返施术，手法以轻快柔和为宜。弹拨、摇肩、扳肩等运动，幅度由小渐大，用力先轻后重为原则。搓法、抖法于患肩臂部往返施术1～2次，亦可配合拿肩井结束。

第五节　肩关节周围炎

一部分冻肩患者有自愈趋势，仅遗留轻度功能障碍，大部分患者需经有效的治疗方能痊愈。推拿疗法治疗冻肩症是较为有效的。对初期疼痛较甚者，可用较轻柔的手法在局部治疗，以舒筋活血，通络止痛，改善局部血液循环，加速渗出物的吸收，促进病变肌腱及韧带的恢复。对晚期患者，可用较重的手法如扳、拔伸、摇并配合肩关节各功能位的被动活动，以松解粘连，滑利关节，以促使关节功能恢复。

有条件的地方在治疗前，应先拍摄肩关节X线片，以排除骨关节本身的病变，由于骨折而继发的冻结肩，须待X线显示骨折完全愈合后，方能进行适当的手法治疗。

1. 治疗原则　舒筋活血，滑利关节。

2. 取穴及部位　合谷、曲池、缺盆、肩髃、肩贞、肩井、天宗等穴及肱二头肌长头腱、短头腱。

3. 主要手法　㨰法、一指禅推法、点法、按法、拿法、扳法、拔伸法、摇法、抖法、搓法等。

4. 操作方法

(1)患者仰卧或坐位，医者站(或坐)于患侧，用㨰法或一指禅推法施术于患侧肩前部及上臂内侧，往返数次，配合患肢的被动外展、外旋活动。

(2)健侧卧位，医者一手握患肢的肘部，另一手在肩外侧和腋后部用㨰法，配合按拿肩髃，肩贞，并做患肢上举，内收等被动活动。

(3)患者坐位，点按上述穴位，每穴1～2min，达到酸胀感为适度。

(4)医者站在患者的患侧稍后方，一手扶住患肩，一手握住腕部或托住肘部，以肩关节为轴心做环转运动，幅度由小到大。然后医者一手托起前臂，使患者肘屈，患臂内收，患侧之手搭在健侧肩上，再由健肩绕过头顶到患肩，反复环绕5～7次，在此同时拿捏患肩。

(5)医者站在患者患侧稍前方，一手握住患侧腕部，并以肩部顶住患者患侧肩前部。握腕之手将患臂由前方扳向背后，逐渐用力使之后伸，重复2～3次。

(6)医者站在患者的健侧稍后方,用一手扶健侧肩,防止患者上身前屈,另一手握住患侧腕部,从背后将患肢向健侧牵拉,逐渐用力,加大活动范围,以患者能够忍耐为度。

(7)医者站在患侧肩外侧,用双手握住患肢腕部稍上方,将患肢提起,用提抖的方法向斜上牵拉。牵拉时要求患者先沉肩屈肘,医者缓缓向斜上方牵抖患肢。活动幅度逐渐增加,手法力量由小到大,须注意用力不能过猛,以防发生意外。

(8)用搓法由肩部到前臂反复搓动,以此作为手法操作的结束动作。

第六节　肱骨内上髁炎

1. *治疗原则*　舒筋通络,活血化瘀。

2. *取穴*　小海、少海、青灵、阿是穴。

3. *主要手法*　按法、揉法、弹拨法、拿法、搓法、擦法等。

4. *操作方法*

(1)患者坐位,用按揉法在小海、少海、青灵、阿是穴处按、摩、揉,以有酸胀得气感为度。再用按揉法从肱骨内上髁开始,沿尺侧腕屈肌到腕部治疗,手法宜轻柔缓和,同时配合腕部伸屈被动活动,使紧张痉挛的屈腕肌群松弛。然后在肱骨内上髁压痛点处(阿是穴)及其周围弹拨,再沿屈腕肌用轻快的拿法治疗,往复数次。搓揉肘部及前臂数次。

(2)患者坐位,在上述治疗的基础上,沿前臂屈腕肌到肘部用擦法治疗,以透热为度。可加活血化瘀药物热敷。

第七节　肱骨外上髁炎

1. *治疗原则*　舒筋活血,通络止痛。

2. *取穴及部位*　阿是、尺泽、曲池、手三里、外关、合谷等穴及肘部、前臂部。

3. *主要手法*　㨰法、揉法、按法、拿法、捏法、弹拨法、擦法等手法。

4. *操作方法*

(1)患者坐位,医者用轻柔的㨰法、揉法(拇指或大鱼际或掌揉法)于肘后外侧沿前臂背侧往返治疗,以舒筋活血,促使局部血液循环,加速局部无菌性炎症的消散。

(2)姿势同上,医者以拇指端按揉阿是(外上髁处)、尺泽、曲池、手三里、外关、合谷穴等。达到“得气”为宜,体壮邪实者按揉之力宜稍重,以患者耐受为原则。拿捏前臂部沿前臂伸肌群往返施术 5 ~6 遍以通络止痛。

(3)患者取坐位,医者位于患侧(以右侧为例),左手握其肘部,左手拇指按于肱骨外上髁的前方,右手握其腕部,四指在上,拇指在后,使患者前臂置于掌心向上的旋后位。医者以右手逐渐屈曲患者肘关节至最大限度,左手拇指用力按压患者肱骨外上髁的前方,以耐受为宜,然后再伸直其肘关节,同时医者用左手拇指推至患处桡骨头的前上面,沿桡骨头外侧缘向后弹拨伸腕肌起点及桡侧伸腕长短肌,施术后患者有桡侧三指麻木感及疼痛减轻的现象,以上弹拨可反复数次,以松解粘连、解痉止痛。

(4)最后用大鱼际擦法(可配合应用擦剂如按摩乳、红花油等适量介质),擦肘外侧外上髁及前臂伸肌群,局部达灼热感为度。

对病程短的患者可配合做局部封闭疗法;病程较久患者可配合做中草药熏洗疗法。注意在治疗期间,应适当使患侧上肢休息,腕部不宜做背伸活动。

笔记

第八节　腕关节扭伤

1. 治疗原则　舒筋活血、通络止痛。

2. 主要手法　按法、揉法、拿法、摇法、拔伸法、擦法等。

3. 取穴及部位　太渊、列缺、合谷、阳溪、曲池及循经取穴，手腕部。

4. 操作方法　推拿治疗腕部软组织损伤，因损伤部位和损伤时间的不同，在手法的具体应用上亦有不同。

(1)急性损伤：由于疼痛和肿胀较为明显，手法操作时宜轻柔。先在伤处附近选用相应经络上的适当穴位，如尺侧掌面，可选手少阴心经的少海、通里、神门等穴；桡侧掌面，可选手太阴肺经的尺泽、列缺、太渊等穴；桡侧背面，可选手阳明大肠经的合谷、阳溪、曲池等穴。选好穴位后，用点按法使之得气，即有较强的酸胀感，约1min。以疏通经气，促使经络气血畅通。再在伤处的周围向上、下、左、右用揉法，3～5min，以使凝滞消散，改善伤处周围的血液循环。同时配合拿法弹筋，以缓解痉挛。然后用摇腕手法，在拔伸的情况下，被动地使腕做绕环、背屈、掌屈等动作，以恢复正常的活动功能。最后再用擦法，以透热为度。对肿胀明显者可在术后用中药外敷。

(2)急性损伤后期和慢性劳损：由于疼痛与肿胀较轻，运用以上手法时，要相应加重，活动幅度逐渐加大，以解除挛缩、松解粘连、改善关节活动。医者在手法操作时，要注意用力适度，以防其再度损伤。

腕部推拿手法，对骨折愈合后的功能恢复也是十分有益的。

第九节　腕管综合征

1. 治疗原则　舒筋通络，活血化瘀。

2. 主要手法　按法、揉法、摇法、擦法等。

3. 取穴及部位　阿是、曲泽、内关、大陵、鱼际等穴及手腕部。

4. 操作方法

(1)患者正坐，将手伸出，掌心朝上置放桌上，医者用拇指点按曲泽、内关、大陵、鱼际等穴。亦可配用一指禅推法在前臂至手沿手厥阴心包经往复治疗。在腕管及大鱼际处应重点治疗，手法应先轻，然后逐渐加重。再用摇法摇揉腕关节及指关节。继之用擦法擦腕掌部，以达到舒筋通络，活血化瘀的目的。

(2)捏腕法：患者正坐，前臂放于旋前位，手背朝上。医者双手握患者掌部，右手在桡侧，左手在尺侧，而拇指平放于腕关节的背侧，以拇指指端按入腕关节背侧间隙内。在拔伸情况下摇晃腕关节，然后将手腕在拇指按压下背伸至最大限度，随即屈曲，并左右各旋转起手腕2～3次。

第十节　腱鞘囊肿

1. 治疗原则　理筋散结，活血化瘀。

2. 取穴及部位　阿是穴、肿块局部。

3. 主要手法　擦法、揉法、搓法、按压推挤法、敲击法。

4. 操作方法

(1)患者坐位,腕背向上放于桌子上。医者在囊肿周围用柔和的㨰法、揉法、擦法治疗,以使关节放松,血液循环加快,局部发热。

(2)患者坐位,医者双手持腕,两手拇指抵于囊肿处,先拔伸牵引患腕并向各个方向活动。在拔伸牵引下迅速将腕关节掌屈,使囊壁紧张,同时用两手拇指引力向下按压并向近心端推挤,往往一次推破。如未推破可再重复一次。然后加以按揉法,把液体挤出囊外,肿块则立即消失。然后用棉布包裹一个硬币作垫压迫原囊肿部位,配带护腕或绷带加压包扎。本法适用于一般囊肿。

(3)患者坐位,将患腕伸平放于有软垫的桌子上,腕背向上并略呈掌屈,术者一手握患手维持其稳定位置,另一手持换药弯盘,用力迅速、准确地向囊肿敲击,往往一次即可击破,即囊肿坚硬一次未破者,可再击一二次。击破后的处理同上法。本法适应囊肿较大而坚硬者。

第十一节　掌指关节扭伤

适应于单纯性指间关节扭挫伤。

1. 治疗原则　舒筋活血。

2. 主要手法　捻法、揉法、摇法、拔伸法、摇法。

3. 取穴及部位　阿是及周围穴位。

4. 操作方法

患者正坐,伤手伸出,掌心向下。医者站在伤手外侧(若为环、小指则站在内侧),一手托住腕部,拿住伤指,另一手拇、食指捏住伤指关节的内外两侧,用捻法、揉法治疗。捻揉后,再将托腕之手改用拇、食指两指捏住伤指关节近侧,指骨两侧;另一只手拿住伤指远端,用摇法6~7次,然后,在拔伸下轻轻地将关节反复伸屈数次。若局部肿痛减轻后,配合大鱼际擦法,透热为度。局部可外敷中药或洗药热敷,以消肿止痛,促进其功能恢复。

第十二节　椎骨错缝

一、颈椎小关节错缝

1. 治疗原则　舒筋活络,纠正错缝,解除疼痛,恢复功能。

2. 主要手法　揉法、㨰法、点按法、拿捏法、弹拨法、牵引法、扳颈法、旋转拔正法、拍打法。

3. 取穴及部位　风池、风府、大椎、肩井、肩外俞、缺盆、曲池、合谷等穴位;颈项部、肩背部。

4. 操作方法

(1)患者坐位,术者立于后侧,在颈项部、肩背部施以轻柔的㨰法、拿捏法约10min,对肌肉痉挛形成的条索状结节用弹拨法,力量以患者能忍受为度。

(2)继上,术者用拇指点按痛点及风池、风府、大椎、肩外俞、缺盆、曲池、合谷等穴位。

(3)继上,术者双手托患者枕颌部,轻轻向上牵引,并可稍做环转摇晃。

(4)患者俯卧位,头伸出床沿,呈前屈位。术者立于头前,一手托下颌,另一手扶枕部,助手固定患者两肩，并与术者做缓慢的对抗牵引，然后术者在牵引下，将患者颈部向后扳直，即可纠正小关节前后错位。侧方错位棘突左右两侧，向中间夹挤，使其复位。

(5)患者坐位，以患椎棘突向右偏歪为例，患者头部前屈35°，并向左侧偏45°，术者左手拇指顶住偏歪棘突之右侧，右手掌抱托患者左面颊，向前上用力使患者头颈沿矢状轴旋转45°，同时左手拇指向左侧水平方向顶推偏歪棘突，可听到一响声，并感到指下棘突向左移动。本法主要适用于颈椎小关节侧方错位者。

(6)患者坐位，头颈回到中立位，术者用拇指或大鱼际压在颈肩部疼痛处，做上下、前后点揉或按揉手法，再顺压颈椎棘突及项韧带，最后在背部正中线及两侧从上至下拍打数次，以放松项背部肌肉。

二、胸椎小关节错缝

1. 治疗原则　理筋整复，舒筋通络，滑利关节。

2. 主要手法　𢴳法、揉法、按法、压脊法、扳法、擦法等

3. 取穴及部位　阿是、背部夹脊、肩井、天宗、委中等穴；背腰部。

4. 操作方法

(1)患者俯卧，胸部垫枕如“T”形，医者先用𢴳法、揉法在背膂部操作。

(2)用拇指按揉上胸段夹脊穴、阿是穴及棘上有韧带剥离之处，然后双掌重叠用掌根部着力自上而下依次按压胸椎棘突，即发生“咔、咔”的响声，此时患者顿感诸症明显缓解。

(3)继之按揉肩井、天宗，在上背部沿督脉及足太阳膀胱经循行部施用擦法.

(4)患者俯卧，医者两手掌分别放在扭错处背伸肌之上，向上推挤耸起皮肤，同时用其他四指将耸起的皮肤轻轻抓起，然后两手掌适当用力向上耸推，可明显听到关节复位的声响，推耸后症状缓解，轻松舒适。

(5)患者俯卧，医者立于患者身侧，将病变一侧棘突旁的皮肤抓提起来，运用提法自中线操作至肩胛部，如此反复3~5次。然后在另一侧操作。

(6)患者坐位，两手十指交叉放于枕项部，医者立于患者身后，一脚在凳子上，用膝膑部顶住胸椎偏外一侧的棘突旁，双手从患者腋下向上穿出，紧握患者两前臂近腕端，医者两前臂背侧托抵住患者腋下部，然后医者两臂在作用力向后向上的提拉动作的同时，膝膑部用力向前向健侧顶推，往往当即听到“咯噔”一声，随后立即松手，用掌根部轻轻按揉痛处。

三、腰椎后关节错缝

1. 治疗原则　理筋整复，活血祛瘀。

2. 主要手法　𢴳法、按法、揉法、扳法。

3. 取穴及部位　大肠俞、关元俞、居髎、环跳、委中、阿是穴、夹脊、腰骶部等。

4. 操作方法

(1)患者俯卧，医生坐其侧，用𢴳法在腰部夹脊穴、阿是穴、大肠俞操作，手法压力由轻渐重，以不增加患者痛苦为度。

(2)患者俯卧，医生站于患侧，用轻柔的𢴳法在腰臀部操作，然后按揉有关夹脊穴、大肠俞、阿是穴等。

(3)重按居髎、环跳、委中之穴，必要时可用肘尖按法，因按之疼痛较重，患者往往忍受不住而有腰部扭转活动，从而使僵硬的腰部产生自主运动。

(4)患者仰卧，做单侧屈膝屈髋运动，先健侧，后患侧。然后做双侧屈膝屈髋运动，并将其变为屈髋伸膝动作，以仰卧位做前屈腰运动，使患者双足尖超过自己的头顶。医生一手按压住患者双小腿后侧，另一手轻轻拳击患者腰骶臀部。

随症加减：通过上述方法治疗，若仍未解除疼痛，分别选用以下方法治之。

(1)患者疼痛剧烈，惧怕医生搬动或难以忍受手法操作者，可采用拔伸法或骨盆牵引法。

(2)患者疼痛剧烈，不能取坐位、立位或坐后不能弯腰，应取健侧卧位，用斜扳手法整复。

(3)疼痛已减，但功能活动受限明显者，用背法治疗。

(4)长期腰痛病史，经常反复发作，功能活动受限不严重，可用脊柱旋转法整复后关节错位。

(5)若腰部肌肉、筋膜、韧带损伤较甚，在腰部两侧膀胱经及督脉使用直擦法治疗。

四、腰椎滑脱症

1. 治疗原则　舒筋通络，理筋整复，纠正滑脱。

2. 主要手法　㨰法、按揉法、弹拨法、掌推法、牵引法、卷腰法、垫枕法。

3. 取穴及部位　肝俞、肾俞、大肠俞、关元俞、八髎、腰俞、环跳、秩边、殷门、委中、承山、足三里、昆仑、太溪等；背腰部。

4. 操作方法

(1)患者俯卧，医者用㨰法和掌根按揉法交替作用于腰背部，沿足太阳膀胱经路线往返操作3～5遍，力量由轻而重。

(2)以滑脱处为中心，对腰部及下肢阿是穴行弹拨及点按，依次点按及弹拨肝俞、肾俞、大肠俞、关元俞、八髎、腰俞、环跳、秩边、殷门、委中、承山、足三里、昆仑、太溪等穴位。

(3)令患者抓住床头，医者位于床尾，握其双踝部沿纵轴方向进行对抗牵引1～2min，以患者能耐受为度。

(4)令患者仰卧，屈膝屈髋，医者一手扶其膝关节，另一手托其腰骶部，使其膝部向胸前靠拢，反复顿压数次，如此行卷腰法5～6遍，以患者能够耐受为度。

五、骶髂关节错缝

1. 治疗原则　舒筋活血，整复错位，理筋通络。

2. 主要手法　揉法、四指推法、㨰法、点压法、擦法、拔伸牵引法、斜扳法、屈膝后拉法、屈膝屈髋冲压法。

3. 取穴及部位　大肠俞、关元俞、秩边、殷门、承扶、髀关、冲门、委中、跗阳等穴及腰骶部、患侧臀部、大腿前后部。

4. 操作方法

(1)令患者俯卧于床上，在腰骶部，患侧臀部、大腿后部用揉、四指推法、㨰法，逐步使紧张痉挛肌肉放松，手法徐缓轻柔，上述手法操作5～10min，继之点按大肠俞、关元俞、秩边、承扶、殷门、委中、跗阳诸穴。前错动者可嘱低卧位用手法放松股四头肌及髋关节前部，点按髀关、冲门穴。

(2)患者俯卧于床上，术者立于患者右侧，以右侧为例，助手在患者头侧双手紧握住胁肋部固定，术者双手握持右足踝部，下蹲用力向下牵引1min。继之嘱患者仰卧，助手仍固定上身，术者立于患者右侧，以右腋下夹住患者右踝上部，左手掌搭于患肢膝关节前侧。右肘屈曲，以前臂背侧从患肢小腿的背侧插入搭于前臂中1/3处，此时用力夹持患肢，向下牵引1min。

(3)患者侧卧位，右侧在上，左侧在下。患者立于患者背侧。左手握持住患侧髂骨翼的后部，右手持握患者足踝部，将膝关节放于90°屈曲位。此时，术者左手向前推，右手持握足踝部向后徐徐拉至最大限度时，突然向后用力牵拉，有时骶髂关节处有弹响感，此手法适宜于整复骶髂关节后错动。

(4)患者仰卧位，左侧下肢(左侧为例)向胸腹部屈膝屈髋位，健侧下肢自然伸直。医者立于左侧，双脚自然分开，站稳，一手握住患侧踝关节，另手屈肘，用肘关节部用力向下冲压2~3次膝关节，使膝关节和髋关节过屈，膝部抵胸腹部为度。以听到弹响或患者痛感减轻为佳。此法适宜于骶髂关节向前错动。

(5)患者侧卧，患侧在上，左下肢放于伸直位。右下肢髋膝屈曲位，放于左下肢之上，右上肢放于背后，术者立于背侧，左肘放于患者右肩的前侧，右肘放于右髂骨翼的后侧，两肘以左肘向后，右肘向前，前后相反方向用力突然斜扳。同法施于对侧。

(6)再嘱患者俯卧，双手攀住床头，助手站在床尾，持患者两踝上部，徐徐向下牵引0.5min。此时，术者右手掌放于腰4~5平面之背侧，左手掌搭于右手背之上，两手掌在患者腰部做左右按压反复2~3次。最后，再向下经右骶髋部、下肢至踝上部擦揉数遍。

第十三节　胸肋损伤

1. *治疗原则*　行气活血，通络止痛。

2. *主要手法*　点法、按法、揉法、摩法、擦法、拔伸法、击法等。

3. *取穴及部位*　阿是、章门、期门、大包、膻中、日月及相应背部的膀胱经俞穴；腰骶部。

4. *操作方法*

患者卧位，医者先用拇指点按章门、期门、大包、膻中、日月及相应背部的膀胱经俞穴，以行气止痛。然后掌揉、摩或擦胸肋部及肩背部患处，以解除肌肉痉挛。

患者正坐，患侧在右医者以右前臂自前向后插于腋下，以右前臂向上提拉(即拔伸)肩部，将移位的关节和痉挛的肌肉理顺。随后嘱患者用力大口吸气，医者以左手掌根部叩击右胸背侧患处一次。再令患者做深呼吸，则疼痛即可消失。

第十四节　急性腰部劳损

1. *治疗原则*　通经活络，活血止痛。

2. *取穴及部位*　腰阳关、肾俞、命门、大肠俞、环跳、居髎、殷门、委中、承山、阿是等穴及腰骶部及臀部。

3. *主要手法*　揉法、擦法、按法、拔伸法、弹拨法、斜扳法、摇法等。

4. *操作方法*

(1)患者俯卧位，医者先用揉法或擦法在患处周围及腰部疼痛部位施术，手法的施力应由轻到重，逐渐加力，以不增加患者痛苦为度，若局部疼痛明显，医者可先施点按肾俞、大肠俞、委中、殷门等穴，或局部采用摩法待腰部疼痛减轻，肌肉痉挛稍松，再施以擦法或推法。时间5~8min。

(2)患者俯卧位，医者用拇指点按肾俞、腰阳关、环跳、委中、居髎、大肠俞、殷门、承山、阿是穴；以酸胀为度，每穴0.5~1min。

(3)患者俯卧位，医者用拇指或手大鱼际在腰部软组织痉挛处用弹拨法，以缓解局部软组织痉挛，达到止痛之目的。

(4)患者仰卧位,医者与助手分别握住患者双足踝部及两上肢腋窝处,做相反方向拔伸牵引,然后医者做腰部抖法。

(5)患者侧卧法,患侧在上,医者用双手分别扶住肩部及臀部做腰部斜扳法,先扳患侧,再扳健侧。

(6)患者仰卧位,医者用双手扶住膝部及握拿踝部做屈膝屈髋,旋转被动活动,左右各3~5次。

(7)患者俯卧位,医者用擦法于患侧骶棘肌纤维方向及腰骶部,以透热为度。

第十五节　慢性腰部劳损

1. 治疗原则　舒筋活血,温经通络,强壮腰肾。

2. 取穴及部位　肾俞、腰阳关、大肠俞、八髎、秩边、委中、承山等穴及腰臀部。

3. 主要手法　㨰法、按法、揉法、点压法、弹拨法、擦法及被动运动。

4. 操作方法

(1)患者俯卧位,医者先用深沉而柔和的㨰法、揉法沿两侧足太阳膀胱经从上向下施术5~6遍,然后用双指按揉腰部两侧华佗夹脊从L1~L5反复施术3~5遍,再用掌根在痛点周围按揉1~2min。

(2)医者以双手拇指依次点按两侧三焦俞、肾俞、气海俞、大肠俞、关元俞、膀胱俞、志室、秩边等穴位,每次0.5~1min,以酸胀为度。

(3)患者侧卧位,医者与患者面对面,施腰部斜扳法,左右各一次,再仰卧位,做屈髋屈膝被动运动,以调整腰椎后关节紊乱。

(4)患者俯卧位,医者用掌擦法直擦腰背两侧膀胱经,横擦腰骶部,以透热为度,达活血通络之目的。最后用桑枝棒拍击腰骶部,结束治疗。

第十六节　腰椎间盘突出症

1. 治疗原则　舒筋活血,理筋整复,通经止痛。

2. 主要手法　㨰法、按法、揉法、拔伸法、扳法等。

3. 取穴及部位　肾俞、腰阳关、大肠俞、环跳、委中、阳陵泉、承山、绝骨、昆仑等,腰骶部、臀部及下肢部。

4. 操作方法

(1)患者俯卧位,医生用㨰法、按揉法于腰臀及患侧下肢部,反复操作3~5遍,以放松肌肉,缓解肌痉挛,促使患部气血运行加快,可加速突出髓核水分的吸收,减轻其对神经根压迫。

(2)医者用双手拇指按揉患者肾俞、腰阳关、大肠俞、环跳、委中、阳陵泉、承山、绝骨、昆仑、阿是穴,每穴0.5mim,可起到舒筋通络的作用。

(3)医者用左手掌叠放于右手背向下按压腰部,由轻到重,逐渐加压,然后放松,反复操作数次,以纠正腰椎生理曲线消失或反弓,恢复腰部脊柱生理曲度。

(4)患者俯卧位,一助手用双手拉住患者两腋处以固定肩部,另两名助手分别握住患者双踝,令三助手做对抗牵引,以拉宽椎间隙降低盘内压力,医者双手叠掌放于腰部向下按压,反复牵拉、按压3~5次。(亦可使用牵引床做腰牵引)

笔记

(5)患者侧卧位使患侧在上,医者面对患者站立,一手按住肩前,另一手或肘部压在臀部后上方,两手同时用力,做腰部斜扳法,常可听到腰部发出的响声,以调整后关节紊乱并可改变突出物与神经根位置。

(6)最后医者用㨰法或按揉法在患侧腰及臀部、大腿后侧,小腿后外侧施治,促使气血循行加快,从而使萎缩的肌肉及麻痹的神经逐渐恢复正常功能。

第十七节　第三腰椎横突综合征

1. 治疗原则　舒筋通络,活血祛瘀。

2. 取穴及部位　肾俞、腰阳关、阿是穴、大肠俞、环跳、居髎、委中等穴,腰部。

3. 主要手法　揉法、按法、㨰法、推法、弹拨法、斜扳法、擦法等。

4. 操作方法

(1)患者俯卧位,腰部尽量放松,医者站于患侧,先用拇指或掌根部按揉腰三横突周围处,再用㨰法于腰部及臀部、下肢后侧反复操作3~5min,以放松局部痉挛及紧张的软组织。

(2)医者用拇指点按肾俞、腰阳关、阿是穴、大肠俞、环跳、居髎、委中等穴,每穴0.5~1min,以舒筋通络,活血止痛。

(3)患者仍俯卧位,医者用双手拇指指腹在腰三横突端部有条索状结节处施弹拨法,弹拨时开始用力较轻,使患者有一个适应过程。然后用力稍重,手法要渗透,反复施术,以解除痉挛,缓解疼痛,或松解粘连,施术后,局部疼痛症状可明显减轻。

(4)患者侧卧位,患侧在上,健侧在下,医者一手扶患者肩,一手扶患臀,双手相反施力做腰部斜扳法。

(5)医者再沿患侧骶棘肌用㨰法施治,上下往返治疗。最后用擦法作用于腰部两侧,以透热为度。

第十八节　梨状肌综合征

1. 治疗原则　舒筋通络,活血散瘀,解痉止痛。

2. 取穴及部位　环跳、居髎、承扶、风市、阳陵泉、委中、承山等穴及臀部、下肢等。

3. 主要手法　㨰法、按揉法、弹拨法、擦法及被动运动。

4. 操作方法

(1)急性期:患者俯卧位,医者站于患侧,先用柔和而深沉的㨰、按、揉等手法施术于臀部及大腿后侧,待肌痉挛解除后,适当弹拨肌腹,并点按环跳、委中、居髎、承扶、阳陵泉等穴,以酸胀为度。随后顺推梨状肌肌腹,使其平复。

(2)慢性期(缓解期):医者用较重的㨰、按、揉等渗透力较强的手法施术于臀部及下肢,待痉挛缓解后,再弹拨条索样梨状肌肌腹,同时配合点按环跳、居髎、承扶、委中等穴,做髋关节的后伸、外展及外旋等被动运动,以松解粘连,解痉止痛。最后用擦法擦热局部。

第十九节　髋关节扭伤

1. 治疗原则　舒筋通络,活血化瘀,消肿止痛。

2. 主要手法　㨰法、髋关节拔伸法、摇法、按揉法等。

3. 取穴及部位　环跳、居髎等穴及髋关节周围。

4. 操作方法

(1)患者取俯卧位,医者用点按法点按居髎及环跳穴,后用㨰法作用于臀部2~3min,配合髋关节被动后伸和外展运动。

(2)患者取仰卧位,以㨰法及擦法作用于腹股沟处1~2min后,做髋关节被动外展、内旋、外旋运动。

(3)患者仍取仰卧位,医者用一手握患肢踝部,另一手扶膝,将患肢尽量屈髋、屈膝后将髋关节拔伸,反复2~3次。

第二十节　膝关节半月板损伤

1. 治疗原则　活血化瘀,消肿止痛,舒筋通络。

2. 取穴与部位　环跳、箕门、血海、委中、阴陵泉、风市、阳陵泉、膝眼等穴及膝周围。

3. 主要手法　㨰法、按揉法、擦法、膝关节摇法。

4. 操作方法

(1)急性期解锁法:患者坐在床边,一助手用双手固定大腿下端,勿使摇晃,另一助手则握住踝部的前足部,医生半蹲在伤肢外侧,一手轻轻握住伤肢小腿,另一手握拳,拳眼向上,准备施术。施术时嘱两助手缓缓用力拔伸,远端助手轻轻向内、向外旋转小腿,医生用握拳之手猛力向上击打腘窝部,随即与近端助手同时撤除。医生握小腿之手与远端助手用力将膝关节屈曲,握拳之手改推伤膝,使之靠近胸部,足跟接近臀部。最后将伤肢拔直,局部用捋顺法、按揉法按摩舒筋。

(2)患者仰卧位,医者用按揉法在膝周围做按揉约5min,以酸胀为度。

(3)仍取上述体位,医者用㨰法施于膝关节周围,特别是髌骨上、下缘及股四头肌部约5min,然后摇膝关节配合拔伸法3~5次。

(4)按揉两膝眼、膝阳关、血海、阴陵泉、阳陵泉等穴以酸胀为度,并在患部用擦法以透热为度。

第二十一节　膝关节侧副韧带损伤

1. 治疗原则　活血化瘀,消肿止痛。

2. 取穴与部位　血海、阴陵泉、阳陵泉、足三里等穴及膝部。

3. 主要手法　点按法、摇法、捻法、按揉法等。

损伤初期,可用轻手法在膝关节内、外侧副韧带走行方向理顺断裂的肌纤维,用捋顺法促进消肿,韧带损伤基本愈合后可用手法来解除粘连,帮助关节功能的恢复。

4. 操作方法

(1)内侧副韧带损伤:患者正坐床边,两腿屈膝下垂。助手坐在患者伤侧,双手固定住大腿下端。医者半蹲于患者正前方,一手于膝内侧用拇指、食指扣住髌骨,拇指按住内侧副韧带受伤处,余三指在腘窝部拿住伤膝,另一手则由内侧握住伤肢踝部,轻轻环转摇晃6~7次。医者站在伤肢外侧,用拿膝之手按住伤处,握踝之手与助手相对用力拔伸。医者将伤肢屈曲盘膝,大腿外展、外旋,足跟尽量靠近健侧腹股沟部,用拿膝之手的拇指推揉伤处。

将伤肢拔直,用捋顺法、按揉法疏筋。

(2)外侧副韧带损伤:患者侧卧床上,伤肢在上,助手固定大腿下端。医者用一手拿膝,拇指按在伤处,另一手拿踝,做小腿的摇法后与助手用力相对牵引,然后将膝关节屈曲,同时撤去助手,医者尽力使其髋、膝关节屈曲,拿膝之手的拇指用力向膝内侧归挤按压,将伤肢拔直,最后医者用拇指在伤处进行捋顺、捻法按摩舒筋。

第二十二节　退行性膝关节炎

1. 治疗原则　舒筋通络,活血止痛,滑利关节。

2. 取穴及部位　内、外膝眼、梁丘、血海、阴陵泉、阳陵泉、犊鼻、足三里、委中、承山、太溪等穴及患膝髌周围部位。

3. 主要手法　㨰法、按揉法、点法、拿捏法、擦法、弹拨法、摇法。

4. 操作方法

(1)患者仰卧位,医者先以点法点按以上穴位,再以㨰法、按揉法、拿捏法作用于大腿股四头肌及膝髌周围,直至局部发热为度。医者站在患膝外侧,用双拇指将髌骨向内推挤,同时垂直按压髌骨边缘压痛点,力量由轻逐渐加重。后用单手掌根部按揉髌骨下缘,反复多次。做膝关节摇法,同时配合膝关节屈伸、内旋、外旋的被动活动,最后在膝关节周围行擦法。

(2)患者俯卧位,医者施㨰法于大腿后侧、腘窝及小腿一侧约5min,重点应在腘窝部委中穴。

第二十三节　腓肠肌损伤

1. 治疗原则　活血化瘀,消肿止痛。

2. 取穴及部位　承山、足三里、昆仑等穴及腓肠肌。

3. 主要手法　㨰法、点按法、侧击法、散法、捋顺法。

4. 操作方法

(1)患者俯卧位,医生用一手在患侧大腿下方到足跟部施以㨰法,以舒筋活血,改善局部营养状况,促进组织修复。

(2)医生用一手拇指沿腓肠肌肌纤维及肌腱走行方向施以捋顺的方法。可以解除疼痛、消除肿胀、理顺调达挛缩的腓肠肌,使结者散之,挛者舒之,缩者展之,肌肉平顺舒展。

(3)医生将患者的伤腿屈曲90°,一手按于足趾部位,将足背伸,使跟腱处于紧张状态,然后用一手小鱼际部,侧击跟腱及肌与腱的联合部,侧击时应将手指分开,由轻渐重。用拇指、食指在局部揉按,在小腿及膝、大腿后侧用散法以解除粘连。最后,用擦法擦热局部。

第二十四节　踝关节扭伤

1. 治疗原则　急性期宜活血化瘀,消肿止痛;慢性期宜理筋通络,滑利关节。

2. 取穴及部位　承山、昆仑、足三里、太溪、绝骨、解溪、太冲等穴。

3. 主要手法　新鲜踝关节扭伤宜采用点穴法、踝关节摇法、拔伸法、捋顺法及按法。

陈旧性踝关节扭伤宜采用分筋法、按揉法、捻散法及踝关节摇法。

4. 操作方法

(1)新鲜踝关节外侧韧带损伤：患者侧卧，患肢在上，助手用双手握住患者伤侧小腿下端，固定肢体，医生用双手相对拿住患足，两手拇指按住外侧伤处，环转摇晃踝关节后，用力将足跖屈并内翻位拔伸，然后将足外翻，拇指在伤处进行按揉。患者正坐，医生坐在其对面，用一手由外侧握住患足足跟部，拇指按压于伤处，用一手握住患足跖部，做踝关节环转摇法，在拔伸状态下将足跖屈后背伸，按压伤处的拇指则用力向下按揉。

(2)新鲜踝关节内侧韧带损伤：患者侧卧，伤肢在下，助手用双手握住患者伤侧小腿下端，固定肢体，医生用双手相对拿住患足，两手拇指按住内侧伤处，环转摇晃踝关节后，用力将足外翻位拔伸，然后将足内翻，拇指在伤处进行戳按。患者正坐。医生坐在其对面，用一手由内侧握住患足足跟部，拇指按压于伤处，另一手握住患足跖部，做踝关节环转摇法，在拔伸状态下将足内翻后背伸，按压伤处的拇指则用力向下按揉。

第二十五节　踝管综合征

1. 治疗原则　舒筋活血，散风通络，消肿止痛。

2. 取穴与部位　阴陵泉、三阴交、太溪、昆仑、承山、委中、足三里、内膝眼、外膝眼等穴。

3. 主要手法　点穴法、按揉法、摇法、擦法等。

4. 操作方法

(1)局部顺筋法：患者患侧在下，侧卧于床上，足踝部放于床外。医者用一手拿足趾，另一手拿足跟部，将拇指置于内踝后下方，摇晃拔伸踝关节后使之外翻并背伸，拇指自踝管远端向近端捋顺数次，可重复2~3次。

(2)点按三阴交、照海、太溪、昆仑等穴，然后施按揉法，以解痉止痛，最后用擦法擦热局部。并可配合局部湿热敷。

第二十六节　跟腱周围炎

1. 治疗原则　活血化瘀，消肿止痛。

2. 取穴及部位　昆仑、照海、仆参、丘墟等穴及跟腱周围。

3. 主要手法　㨰法、揉法、点按法、捋顺法、侧击法、摇法、擦法等。

4. 操作方法

患者俯卧位，脚踝部垫枕，医者施㨰法、自小腿向下㨰至跟腱，往返3~5次。膝、踝关节各屈曲90°，医生用一手按于患足前掌部，使跟腱处于紧张状态，另一手则用小鱼际在跟腱附着处用侧击法击之，然后用拇指、食指沿跟腱周围用捋顺法以促进局部血液循环，解除粘连，消肿止痛。医者缓慢摇转踝关节3~5遍，然后做踝关节跖屈、背伸运动，最后在跟腱及其周围用擦法，以透热为度。

第二十七节　跟痛症

1. 治疗原则　舒筋活络，活血止痛。

笔记

2. 取穴与部位　三阴交、阴陵泉、太溪、照海、然谷、昆仑、仆参等穴及患部周围。

3. 主要手法　点法、按法、压法、按揉法、捋顺法、侧击法等。

4. 操作手法

(1)跟骨下止点滑囊炎：患者俯卧床上，患肢膝关节屈曲60°，医者一手拿住患足做背屈固定，使肌腱紧张，另一手用小鱼际处，对准滑囊用力侧击。手法的作用是促进局部血液循环，消肿止痛，或使滑囊破裂、液体吸收。

(2)跖筋膜炎：患者仰卧，下肢伸直。医者先用点按法点按穴位，然后以一手拇指按揉痛点，再以擦法及捋顺法沿跖筋膜走方向进行推擦及捋顺，并使足底发热。

第95章 内科病症

第一节 感 冒

一、常规治法

治疗原则:疏经通络,祛风解表。

1. 头面及项部操作

(1)取穴与部位:印堂、太阳、迎香、风池、攒竹,眼眶部,前额部。

(2)主要手法:揉法、按法、推法、抹法、拿法。

(3)操作方法:患者坐位,医者立于患者前侧,推印堂穴8~10遍。按揉双侧太阳、攒竹、迎香穴,每对穴位操作0.5min。用抹法在头颅两侧分别操作,每侧0.5~1min。用分推法在前额、目眶上下及两侧鼻翼,反复推5~8遍。患者取坐位,医者立其体侧,用拇、食两指指面在风池穴上做拿法,再缓慢向下移动拿颈项两侧直至颈项部,如此,由上自下反复8~10遍;从前发际开始到后发际处用五指拿法,反复5~8遍。

2. 背部操作

(1)取穴及部位:大椎、肩井,背部膀胱经。

(2)主要手法:按法、擦法、拿法、揉法。

(3)操作方法:按揉、双侧肺俞,每侧1min。擦大椎,擦背部膀胱经(重点擦大杼至膈俞部位),透热为度。拿双侧肩井,稍用力以酸胀为度。

3. 上肢部操作

(1)取穴及部位:合谷、外关、鱼际,上肢伸侧。

(2)主要手法:一指禅推法、按法、揉法、推法。

(3)操作方法:一指禅推合谷、外关,按揉鱼际、外关,每穴0.5~1min;可用掌推法推抹上肢伸侧手三阳经2~3min。

二、辨证治疗

1. 风寒型

(1)治疗原则:解肌散寒,宣通肺气。

(2)操作方法:患者俯卧,医者用捏法施术于督脉,自下而上,反复3遍,采用三捏一提法,手法宜稍重。配擦法,以胸背段为主,使热透胸背为佳。继以指揉、点按法施术于两侧膀胱经之肺俞、风门,得气为度,再以拿揉法、拿捏法、点按法施术于颈项部及肩部,以风池、肩井、肩中俞、肩外俞为重点,最后指揉、点按风池、风府两穴,每穴1min,得气为度,解肌散寒。患者仰卧,医者以指揉法、点按法分别施术于太阳、头维、角孙、百会、攒竹、阳白等穴,得气为度,解肌止痛;继以指揉、点按迎香,推抹鼻翼两侧之鼻通至鼻窍通畅为止,开通鼻窍。拿揉、弹拨两臂手太阳肺经,以天府、侠白为中心,1~2min,解肌宣肺;配合点按中府、云门、膻中、天突,宣肺理气。点按列缺、尺泽,得气为度,疏风解表。

2. 风热型

(1)治疗原则:疏风泄热、宣通肺气。

(2)操作方法:患者俯卧,医者用指揉、点按法施术于肺俞、风门,1～3min;继用擦法,以胸背段为主,配以指揉,点按风池、肩井、大椎;每穴1min,得气为度,拿颈肩部,疏风泄热解表。患者仰卧,以指揉、点按法分别施术于太阳、头维、角孙、阳白、攒竹等穴,得气为度,解痉止痛;继以指揉、点按迎香,推抹鼻通,开通鼻窍。以一指禅推法施术于人迎、夹喉,5～10min,至咽部滋润,疼痛减轻,清咽利喉;继以指揉法施术于中府、云门,并指振天突、膻中,每穴3次,宣通肺气。点按曲池、缺盆、合谷、外关、鱼际等穴,得气为度,泄热解表。

3. 暑湿型

(1)治疗原则:清暑祛湿解表。

(2)操作方法:患者俯卧,医者用指揉、点按法施术于足太阳膀胱经,以肺俞、脾俞、胃俞、三焦俞、肾俞、膀胱俞为重点,配以掌揉法、掌推法,疏通三焦;指揉、点按风池、肩井、百会、四神聪,疏风解表。患者仰卧,施用头面部手法如前。一指禅推中脘、天枢,得气为度,辅以摩腹,以顺时针摩法为主,时间5min左右,涤肠泄热除湿。指揉点按中府、云门、气户、屋翳、膻中、天突等穴,得气为度,宣通肺气。

第二节　咳　嗽

一、常规治法

治疗原则:外感咳嗽,多为实证,治以祛邪利肺。内伤咳嗽,多属邪实正虚,治以祛邪止咳,扶正补虚,标本兼顾。

1. 胸背部操作

(1)取穴与部位:天突、膻中、中府、身柱、大杼、风门、肺俞,胁肋部,胸骨部。

(2)主要手法:揉法、推法、一指禅推法。

(3)操作方法:患者仰卧位,医者以中指揉天突、膻中、中府,每穴1min。再以两拇指由胸骨剑突沿肋弓分推两胁肋部5～10遍。患者俯卧位,用一指禅推法推身柱、大杼、风门、肺俞,每穴1min。

2. 四肢部操作

(1)取穴与部位:尺泽、外关、列缺、太渊、合谷。

(2)主要手法:一指禅推法、按法、揉法。

(3)操作方法:坐位,医者先用一指禅推法推尺泽、太渊穴2～3min,然后按揉列缺、外关、合谷穴,每穴1～2min。

二、辨证治疗

1. 风寒咳嗽

(1)治疗原则:疏风解表、宣肺止咳。

(2)操作方法:患者俯卧,医者用指揉法施术于肺俞、风门,每穴1min,酸胀得气为度,宣通肺气;足太阳膀胱经项背段用拿法、揉法、擦法,配以点按风池、风府,疏散太阳经表邪。患者仰卧,以指揉法施术于中府、云门、膻中,每穴1min,得气为度;继以胸部分推法,从任脉膻中分推至肺经中府,反复3～5次,理气宽胸;再以指揉法、点按法施术于缺盆、气户、屋翳，宣肺止咳。点按尺泽、列缺、合谷、鱼际，每穴3次，得气为度，疏散表邪，宣肺止咳。

2. 风热咳嗽

(1)治疗原则：疏风清热，化痰止咳。

(2)操作方法：患者俯卧，医者用掌揉法、擦法施术于足太阳膀胱经之颈胸段，手法可稍重，皮肤见痧痕为佳，疏散太阳经之表邪；指揉法、点按法施术于肺俞、风门，得气为度，每穴1～2min，宣通肺气；配点风池、风府、大椎、肩井，疏风清热。患者仰卧，医者用指揉法、点按法分别施术于中府、云门、气户、屋翳、膻中、天突，每穴1min，得气为度；继以胸部分推法，始于任脉天突，经气户至中府，再起于任脉膻中，经屋翳至云门，反复3～5遍，宣肺理气止咳。患者坐位或仰卧位，以一指禅推人迎穴，5～10min，至咽喉滋润，疼痛减轻，清咽利喉。指揉、点按双侧曲池、尺泽、孔最、列缺、合谷、鱼际，疏风解表。

3. 燥热咳嗽

(1)治疗原则：疏风清热，润肺止咳。

(2)操作方法：患者取俯卧位，医者先在患者膀胱经背腧穴上寻找压痛敏感点，用指揉法及点按法，操作2min左右，得气为度。配以按肺俞拿肩井及拿风池，疏散太阳经表邪。患者仰卧位，以一指禅法或指揉法推天突、膻中、中府、气户、屋翳等穴，每穴1min，得气为度，宣肺止咳。一指禅推或指揉人迎，5～10min，至咽干咽痛明显缓解，清咽润喉。点按尺泽、鱼际。

4. 湿痰咳嗽

(1)治疗原则：健脾燥湿，化痰止咳。

(2)操作方法：患者坐或俯卧，医者用指揉法、点按法于肺俞、脾俞、胃俞、肾俞施术，每穴1min，得气为度；配以横擦带脉及斜擦八髎，透热为度，平调肺、脾、肾三脏，以利水湿代谢，温阳化水。患者仰卧，一指禅推中脘、天枢、气海或关元，每穴1～2min，得气为度，健脾益肾，温阳化水；继以摩腹，宜大小同施，以大为主，补泻相合，以泻为主，健脾燥湿。患者仰卧，指揉、点振膻中、中府、天突，每穴3次。点按公孙、太白、足三里。

5. 痰火咳嗽

(1)治疗原则：清肝泻火，润肺止咳。

(2)操作方法：患者俯卧，医者先在患者肺俞、心俞、肝俞穴上施以揉、点按手法，以补肺俞，调心俞，泻肝俞，各2～3min，以柔肝清肺。患者仰卧，用指揉法、点按法施术于中府、气户；再用指揉法、点振法施术于膻中、天突，润肺止咳。最后自任脉循肋分推两胁，自上而下，5～10遍，清肝泻火。重点点按章门、期门、太冲、内关，泻火柔肝。

第三节 哮喘

一、常规治法

治疗原则：肃肺降气平喘。

1. 头面及项部操作

(1)取穴与部位：风池、肩井、桥弓穴，头面部。

(2)主要手法：推法、抹法、拿法。

(3)操作方法：先推一侧桥弓穴，自上而下20～30次，再推另一侧桥弓穴。自额至下颌用分推法向左右两侧操作，往返2～3遍。然后在一侧头部胆经循行区域，自前上方向后下方用抹法操作10余次，然后再在另一侧治疗。从头顶部至枕部用五指拿法，自枕部到项部转为三指拿法，重复3～4遍。拿风池、肩井穴。

2. 躯干部操作

(1)取穴与部位：天突、膻中、中脘、定喘、大椎、肺俞、脾俞、肾俞，胸部，背部。

(2)主要手法：按法、一指禅推法、擦法。

(3)操作方法：患者仰卧位，一指禅推法从患者任脉天突穴推至神阙穴，指按天突、膻中、中脘。横擦前胸部，沿锁骨下缘开始到第十二肋，往返2～3遍。患者俯卧，从肩背部开始到腰骶部横擦，往返2～3遍。直擦大椎到腰骶部督脉部位。以一指禅推法或按法在定喘、大椎、肺俞、脾俞、肾俞等穴位操作，以酸胀"得气"为度。

3. 四肢部操作

(1)取穴与部位：足三里、丰隆，上肢内侧，肩部，下肢。

(2)主要手法：按法、揉法、擦法、拿法。

(3)操作方法：擦上肢内侧，以透热为度。自肩部拿至腕部。按揉足三里、丰隆穴，以酸胀"得气"为度，拿双下肢。先操作一侧后操作另一侧。

二、辨证治疗

1. 外邪袭肺

(1)治疗原则：宣肺解表，止咳平喘。

(2)操作方法：患者俯卧或取舒适位，医者用指揉法施术于风门、肺俞、定喘，得气为度，宣肺止咳平喘；在膀胱经用掌揉法、擦法，透热为度，疏散太阳经表邪；配以点按大椎、风池、肩井、肩中俞、肩外俞，宽胸止痛。以一指禅推法、中指点振法施术于天突、膻中、缺盆、气户、屋翳、中府等穴，理气宽胸，止咳平喘；辅以任脉捋顺法及分推两胁，开胸顺气。点按曲池、合谷或列缺、尺泽。

2. 痰湿阻肺

(1)治疗原则：化痰止咳平喘。

(2)操作方法：患者俯卧或取舒适位，医者用指揉法、点按法施术于定喘、肺俞、脾俞、大椎，得气为度，宣肺止咳平喘。以一指禅推法及中指点振法施术于天突、膻中、中府、气户、屋翳等穴，继以任脉捋顺法及分推两胁，以理气宽胸，平喘止咳。一指禅推中脘、天枢，得气为度；配以中指点振法，每穴3次；辅以大摩腹泻法，健脾助运，化痰平喘。点按血海、阴陵泉、足三里、丰隆、公孙，强健中焦，化痰平喘。

3. 肺肾气虚

(1)治疗原则：温肾纳气，补肺平喘。

(2)操作方法：患者俯卧或取舒适位，医者用指揉法、点按法、擦法施术于肺俞、肾俞、脾俞，透热为度；继以擦八髎，温肾纳气，补肺平喘。患者仰卧或取舒适位，医者一指禅推中府、膻中、气户，配以中指点振法，理气宽胸平喘。一指禅推气海、关元，配以掌颤关元，使热透腰骶，温补肾元，以助摄纳。点按三阴交、列缺，搓涌泉。

第四节　泄　泻

一、常规治法

治疗原则：健脾和胃，温肾壮阳，疏肝理气。

笔记

1. 腹部操作

(1)取穴与部位:中脘、气海、关元,中腹部。

(2)主要手法:一指禅推法、摩法。

(3)操作方法:患者仰卧位,用沉着缓慢的一指禅推法由中脘开始缓慢向下移至气海、关元,往返操作5~6遍;用掌摩法逆时针摩腹,时间约8min。

2. 背部操作

(1)取穴与部位:脾俞、胃俞、肾俞、大肠俞、长强,腰部,骶部。

(2)主要手法:㨰法、按揉法、擦法。

(3)操作方法:患者俯卧位,用㨰法沿脊柱两旁从脾俞到大肠俞治疗,每穴约1min;按揉脾俞、胃俞、大肠俞、长强,每穴1~2min;再在左侧背部用擦法治疗,以透热为度。

二、辨证治疗

1. 寒湿泻

(1)治疗原则:散寒解痉止泻。

(2)操作方法:患者俯卧或侧卧,医者先在患者腰部膀胱经背俞穴上寻找压痛敏感点,用强有力之指揉法、点按法以解痉止痛;在悬枢、命门及腰骶八髎穴用擦法,使热透腹部,温运中焦;有表证配以拿捏颈项及肩背部膀胱经,点按风池、肩井,疏散表邪。患者仰卧,医者分别以拇、食二指点按天枢,得气为度,1~2min;配以点振法,每穴3次,缓急止泻。双拇指分别点按足三里、内关,缓急止痛,涩肠止泻。

2. 湿热泻

(1)治疗原则:清热利湿止泻。

(2)操作方法:患者仰卧位,医者用指揉法施术于脾俞、胃俞、肝俞、胆俞、大肠俞,得气为度,泻肝胆补脾胃,以助运化之职。以一指禅法推中脘、天枢,每穴2~3min,得气为度,健脾助运。摩腹,采用泻法,5~10min,至肠鸣腹泻为佳,“通因通用”,除湿止泻。点按内关、足三里、丰隆。

3. 伤食泻

(1)治疗原则:消食导泻,和中止泻。

(2)操作方法:患者仰卧,医者用捏法施术于膀胱经背俞穴,采用3遍三捏一提法,继以指揉法、点按法施术于脾俞、胃俞、大肠俞,得气为度,手法轻柔,以补为主,增强肠胃功能。以一指禅推法推中脘、天枢,每穴3~5min,健脾助运,消食导滞。摩腹,5~10min,至腹内温热,肠鸣加强,消积止泻。点按足三里、上巨虚、下巨虚、丰隆。

4. 脾胃虚弱

(1)治疗原则:健脾渗湿止泻。

(2)操作方法:患者俯卧,医者用捏法施术于膀胱经背俞穴,采用3遍三捏一提法;继以指揉、点按脾俞、胃俞,得气为度,1~2min;配以肝俞、胆俞、脾俞、胃俞之擦法,使热透中腹,调补中焦。患者仰卧,以一指禅推法推中脘、天枢,继以掌颤法施术于神阙,5~10min;再以摩法施术于全腹,补脾助运。指揉足三里、上巨虚。

5. 肝气乘脾

(1)治疗原则:泻肝扶脾止泻。

(2)操作方法:患者俯卧,医者用指揉法、点按法重泻肝俞、胆俞,再以指揉法、擦法温补脾俞、胃俞,泻肝扶脾。患者仰卧,以鱼际揉法、指揉法、点按法及抹法分别施术于颜面部诸穴,5~10min,手法轻柔和缓,配以点按百会、四神聪,镇静安神,养心柔肝。揉章门、期门,自任脉循肋分推两胁；配以点按神门、内关、三阴交、太冲及足三里、血海、阳陵泉，疏肝理气，健脾舒肝。

6. 脾肾阳虚

(1)治疗原则：温肾健脾，固涩止泻。

(2)操作方法：患者俯卧，医者用指揉法及点按法分别施术于脾俞、肾俞、气海俞、关元俞；继以膀胱经腰段及悬枢、命门、带脉、八髎穴擦法，使热透腹部为佳，温补脾肾之阳。患者仰卧，以一指禅推法分别推中脘、天枢、气海，每穴3min，得气为度；配以掌颤关元，5~10min，使热透腰骶，滋补脾肾之阴。摩腹，宜大小摩腹同施，补泻相合，或视症虚实临证变化，5min，健脾助运，涩肠止泻。点按足三里、三阴交、阴陵泉、阳陵泉，温运中焦。

第五节　呕　吐

一、常规治法

治疗原则：降逆止呕为主。

1. 腹部操作

(1)取穴及部位：中脘、天枢、神阙、脘腹部。

(2)主要手法：一指禅推法、点按法、摩法。

(3)操作方法：患者屈膝仰卧位，用轻快的一指禅推法沿腹部任脉从上而下往返治疗，重点在中脘穴，时间约5min；用掌摩法在上腹部做顺时针方向治疗，时间约3min；点按中脘、天枢、神阙穴，每穴2~3min。

2. 背部操作

(1)取穴与部位：脾俞、胃俞、膈俞，背部两侧膀胱经。

(2)主要手法：一指禅推法、指揉法。

(3)操作方法：俯卧位，用一指禅推法沿背部两侧膀胱经，往返操作5~8遍。用指揉法在脾俞、胃俞、膈俞穴治疗，以有酸胀感为度。

3. 四肢操作

(1)取穴及部位：内关、足三里。

(2)主要手法：指揉法。

(3)操作方法：用指揉法在内关、足三里穴治疗，每穴1~2min。

二、辨证治疗

1. 外邪犯胃

(1)治疗原则：解表祛邪，和胃止呕。

(2)操作方法：患者取俯卧位，医者先在患者膀胱经背俞穴上寻找压痛敏感点，用指揉法、点按法或重手法指揉、点按内关、合谷，和胃止呕；配以掌揉膀胱经及拿捏肩井、风池，疏散表邪。

2. 饮食停滞

(1)治疗原则：消食导滞，和胃止呕。

(2)操作方法：指揉背部压痛敏感点并点按内关，再揉摩腹部，3~5min，消食导滞。

3. 肝气犯胃

(1)治疗原则:疏肝利胆,和胃降逆。

(2)操作方法:患者俯卧,医者先在患者背俞穴上寻找压痛敏感点,多在肩胛间区,以右侧为主,配合肝俞、胆俞,施以指揉、点按法,至症状缓解;掌揉胸胁部压痛敏感点(阿是穴,多在右季肋),温热为度,分推两胁 5~10 遍,摩腹;最后指揉、点按章门、期门、内关、胆囊穴、太冲,得气为度。

4. 脾胃虚寒

(1)治疗原则:温中健脾,和胃止呕。

(2)操作方法:掌揉膀胱经,以脾俞、胃俞为主,配以擦法,使热透胃脘为佳;指揉中脘及掌颤神阙,使热透腰背,5~10min;以一指禅推天枢、关元,指揉足三里、上、下巨虚、三阴交,得气为度。

第六节 偏瘫

一、常规治法

治疗原则:推拿治疗中风,主要适用于中经络和中风后遗症。治疗大法以疏通经脉,调和气血,促进功能恢复。中脏腑的患者应综合抢救治疗。

1. 头面部操作

(1)取穴与部位:印堂、神庭、睛明、太阳、阳白、鱼腰、迎香、下关、地仓、人中、头侧部、百会穴、风池。

(2)主要手法:推法、揉法、扫散法、拿法、擦法、一指禅推法。

(3)操作方法:患者仰卧位,医者坐于患侧。先推印堂至神庭,继之用一指禅推法自印堂依次至睛明、阳白、鱼腰、太阳、迎香、下关、地仓、人中等穴,往返推之 1~2 遍。然后推百会穴 1min,并从百会穴横行推到耳郭上方发际,往返数次,强度要大,以微有胀感为宜。揉风池穴 1min。同时用掌根轻揉痉挛一侧面颊部。最后以扫散法施于头部两侧(重点在少阳经),拿五经,擦面部。

2. 上肢部操作

(1)取穴与部位:肩髃、臂臑、曲池、手三里、上肢部。

(2)主要手法:揉法、㨰法、按法、摇法、抖法、搓法、捻法。

(3)操作方法:患者仰卧位或侧卧位,医者立于患侧。先拿揉肩关节前后侧,继㨰肩关节周围,再移至上肢,依次㨰上肢的后侧、外侧与前侧(从肩到腕上),往返㨰 2~3 遍;然后按揉肩髃、臂臑、曲池、手三里等上肢诸穴,每穴约 1min;轻摇肩关节、肘关节及腕关节,拿捏上肢 5 遍;最后搓、抖上肢,捻五指。

3. 腰背部及下肢后侧操作

(1)取穴与部位:八髎、环跳、承扶、殷门、委中、承山、腰骶部、下肢后侧部、风池、肩井。

(2)主要手法:推法、㨰法、拍打法、擦法、按法、拿法。

(3)操作方法:患者俯卧位,医者立于患侧。先推督脉与膀胱经(用八字推法)至骶尾部,继之施以㨰法于膀胱经夹脊穴及八髎、环跳、承扶、殷门、委中、承山等穴;轻快拍打腰骶部及背部;擦背部、腰骶部及下肢后侧,拿风池,按肩井。

4. 下肢前、外侧操作

(1)取穴与部位:髀关、伏兔、风市、梁丘、血海、膝眼、足三里、三阴交、解溪,下肢前、外侧部。

(2)主要手法:𢶍法、按法、揉法、捻法、搓法、摇法、拿法、捏法。

(3)操作方法:患者仰卧,医者立于患侧。先患肢外侧(髀关至足三里、解溪)、前侧(腹股沟至髌上)、内侧(腹股沟至血海),往返𢶍之,2~3遍;然后按揉髀关、风市、伏兔、血海、梁丘、膝眼、足三里、三阴交、解溪等穴,每穴约1min;轻摇髋、膝、踝等关节;拿捏大腿、小腿肌肉5遍;最后搓下肢,捻五趾。

二、辨证治疗

1. 语言蹇涩　重点按揉廉泉、通里、风府。

2. 口眼㖞斜　用抹法在瘫痪一侧面部轻轻推抹3~5min,然后重按颧髎、下关、瞳子髎。

3. 口角流涎　按揉面部一侧与口角部,再推摩承浆穴。

第七节　胃脘痛

一、常规治法

治疗原则:理气止痛。

1. 胃脘部操作

(1)取穴与部位:中脘、天枢、气海、足三里、上腹部。

(2)主要手法:一指禅推法、摩法、揉法、按法。

(3)操作方法:患者仰卧位,医者坐于患者右侧,先用轻快的一指禅推法、摩法在胃脘部治疗,使热量渗透于胃腑,然后按揉中脘、气海、天枢等穴,同时配合按揉足三里。时间约10min。

2. 背部操作

(1)取穴与部位:膈俞、肝俞、脾俞、胃俞、三焦俞,背部。

(2)主要手法:一指禅推法、按法、揉法、擦法。

(3)操作方法;患者俯卧位。用一指禅推法,从背部脊柱两旁沿膀胱经顺序而下至三焦俞,往返4~5次,然后用较重的按揉法于膈俞、肝俞、脾俞、胃俞、三焦俞,时间约5min。在背部沿膀胱经循行自上而下施擦法,以透热为度。

3. 肩臂及胁部操作

(1)取穴与部位:肩井、手三里、内关、合谷、肩部、胁肋部。

(2)主要手法:拿法、搓法、抹法、揉法、按法。

(3)操作方法:患者取坐位,拿肩井循臂肘而下,在手三里、内关、合谷等穴做较强的揉按刺激。然后搓肩臂使经络畅通,再搓抹两胁部,由上而下往返数次。

二、辨证治疗

1. 寒邪犯胃

(1)治疗原则:散寒止痛。

(2)操作方法:患者俯卧,医者先在患者背俞穴上寻找压痛敏感点(多在脾俞、胃俞附近),用指揉法、点按法,直到疼痛消失或缓解,继以膀胱经胸腰段擦法,使热透胃脘为佳;配以点按内关、足三里,每穴3次,得气为度。

2. 食滞

(1)治疗原则:消食导滞。

(2)操作方法:患者俯卧,医者先在患者膀胱经背俞穴上寻找压痛敏感点,用指揉法、点按法至疼痛缓解,并按揉脾俞、胃俞、肝俞、胆俞,得气为度;以一指禅法推天枢,指揉中脘,3~5min,得气为度;摩腹3~5min;最后点按足三里、上巨虚、下巨虚,每穴3次,得气为度。

3. 肝气犯胃

(1)治疗原则:疏肝理气。

(2)操作方法:患者俯卧,医者先在患者背俞穴上寻找压痛敏感点,指揉法、点按法直至疼痛缓解,再按揉心俞、肝俞、胆俞、脾俞、胃俞,酸胀为度,解痉止痛;以一指禅推法及中指点振法施术于天突、膻中、章门,得气为度,理气宽胸;配以任脉胸段捋顺法及分推两胁,反复5~10遍,舒肝解郁;最后点按内关、期门、太冲及百会、四神聪、攒竹、安眠、神门、三阴交,镇静安神。

4. 肝胃郁热

(1)治疗原则:泄热和胃。

(2)操作方法:患者俯卧,医者先在患者背俞穴上寻找压痛敏感点,点按直至疼痛缓解,解痉止痛;以指揉法、点按法施术于内关、合谷、章门、太冲、足三里或中指点振中脘以泄热和胃。

5. 瘀血停滞

(1)治疗原则:活血化瘀。

(2)操作方法:患者俯卧,医者先在背俞穴上寻找压痛敏感点,点按直至疼痛缓解;配以点按足三里、内关,缓急止痛。

6. 胃阴亏虚

(1)治疗原则:养阴益胃。

(2)操作方法:患者俯卧,医者先在背俞穴上寻找压痛敏感点,指揉、点按,反复3~5遍,以指揉法及一指禅推法推中脘、天枢,得气为度;配以掌颤中脘、神阙,热透腰腹为佳;最后用泻法摩腹结束。

7. 脾胃虚寒

(1)治疗原则:温中健脾。

(2)操作方法:医者先以指揉法、点按法施术于脾俞、胃俞或压痛敏感点,至疼痛缓解;继以擦法,使热透胃脘;用掌颤法在中脘穴操作3min,至热透腰背,最后点按天枢、足三里、三阴交、内关结束。

第八节 心 悸

一、常规治法

治疗原则:养心,安神,定悸是治疗心悸的大法。

1. 头面部操作

(1)取穴与部位:印堂、风池、百会,眉弓,头面部、桥弓。

(2)主要手法:推法、揉法、按法。

(3)操作方法:推印堂、眉弓5~10遍。自上而下推桥弓,先推左侧,再推右侧,每侧约

1min，然后按揉百会、风池2～3min。同时测脉搏，以脉搏90次/分以下为度。

2. 胸背部操作

(1)取穴与部位：心俞、肺俞、膈俞、膻中、中府、云门。

(2)主要手法：揉法、摩法、一指禅推法。

(3)操作方法：一指禅推法推心俞、肺俞、膈俞，揉膻中，摩中府、云门，操作时间约10min。

3. 上肢部操作

(1)取穴与部位：内关、神门，双上肢。

(2)主要手法：按法、揉法、拿法。

(3)操作方法：按揉双侧内关、神门，拿双上肢，操作时间约6min。

二、辨证治疗

1. 心虚胆怯

(1)治疗原则：镇惊定志，养心安神。

(2)操作方法：患者俯卧，医者在患者心俞、胆俞之上施以指揉、点按，得气或以患者感觉舒适为度，配以点按肺俞、风门，理气宽胸。患者仰卧，医者鱼际揉法施术于患者颜面部5～10min，配以点按攒竹、四白、巨髎、颧髎、百会、四神聪，每穴3～5次，得气为度，用颜面部抹法，自上而下，以镇惊安神，宁心益智。点按膻中，得气为度；配以任脉捋顺及循肋分推两胁，开胸顺气。点按神门、内关、三阴交，镇惊安神。

2. 心血不足

(1)治疗原则：补血养血，益气安神。

(2)操作方法：患者俯卧，医者以指揉法、点按法施术于肺俞、心俞、胃俞，3～5min，得气为度，配以膀胱经背腧穴之掌揉法、擦法，温热为佳，强健诸脏之功能。患者仰卧，用一指禅推膻中，配以任脉捋顺，3～5遍，行气活血。一指禅推中脘、天枢，得气为度，摩腹3～5min，掌颤神阙，3min，温热为度；补益中焦。指揉、点按足三里、三阴交、血海，健脾助运。

3. 阴虚火旺

(1)治疗原则：滋阴清火，养心安神。

(2)操作方法：患者俯卧，医者以指揉法施术于心俞、肾俞、悬枢、命门，得气为度；继以擦法施术于悬枢、命门及腰骶八髎，自上而下，透热为度；交通心肾，引火归源。患者仰卧，施以颜面部手法如前，宁心安神。一指禅推气海、关元，得气为度，配以掌颤法，5～10min，至热透腰骶，补益肾阴。点按三阴交、照海、太溪，搓涌泉。

4. 心阳不振

(1)治疗原则：温补心阳，安神定悸。

(2)操作方法：患者俯卧，医者在患者背俞穴上寻找压痛敏感点，点按法，手法以舒适为度，3～5min，按揉肺俞、心俞、厥阴俞1～2min；配以膀胱经胸背段擦法，使热透前胸，温振胸阳。患者仰卧或侧卧，点按膻中、气户、屋翳；配以任脉捋顺及分推两胁，理气宽胸。点按神门、内关。

5. 水饮凌心

(1)治疗原则：振奋心阳，化气行水。

(2)操作方法：患者俯卧，医者在患者背俞穴上重点按揉心俞、厥阴俞、脾俞、肾俞，并配以膀胱经、督脉经、八髎穴擦法，温通一身之阳，化气行水。患者仰卧，一指禅推天枢、关元、中极；配以摩腹，掌颤关元，使热透腰骶，温煦脾肾之阳，助水湿之运化。拿捏下肢足太阴脾经及足阳明胃经，重点按揉阴陵泉、足三里、丰隆、三阴交、公孙、太冲等穴，配合搓涌泉，足热为度，利水消肿。

6. 心血瘀阻

(1)治疗原则：理气通络，活血化瘀。

(2)操作方法：患者俯卧或取舒适卧位，医者先在患者肩胛间区背腧穴上寻找压痛敏感点，左侧为主，指揉法、点按法，手法以舒适为度，需反复寻找治疗3~5遍，直到患者心悸、胸闷、心痛症状缓解或消失。症状缓解期在心俞、厥阴俞、膏肓、神堂穴操作，每穴1~2min，配以擦法，使热透胸背，温通胸阳，理气通络。患者仰卧，医者先弹拨极泉，手法轻重以患者能耐受为度，3~5次，继以指揉、点按膻中、屋翳、中府；配以任脉捋顺及分推两胁，行气活血，通络止痛。点按神门、内关、合谷、曲泽。拿捏颈肩部肌肉，点按肩井、缺盆、肩中俞、肩外俞、天宗、秉风；配以散法、叩法，疏经通络，理气止痛。

第九节 眩 晕

一、常规治法

治疗原则：虚补实泻，调整阴阳。

1. 头面及颈部操作

(1)取穴及部位：太阳、攒竹、鱼腰、印堂、睛明、四白、前额部、眼眶部、督脉、风池、风府。

(2)主要手法：抹法、推法、按法、揉法、拿法。

(3)操作方法：按揉睛明、攒竹、太阳、鱼腰、四白，每穴1~2min；推印堂至发际，分推额部、眼眶部，抹太阳至颞侧5~8遍；抹督脉，拿风池、风府，3~5min。

2. 腰背部操作

(1)取穴及部位：肝俞、心俞、肾俞、脾俞、膈俞、背部、腰部、肺俞。

(2)主要手法：擦法、推法。

(3)操作方法：横擦五脏俞及膈俞，以透热为度。直推背部膀胱经5~10遍。

3. 四肢部操作

(1)取穴及部位：曲池、神门、阳陵泉、涌泉，上肢屈侧、下肢内侧阴经。

(2)主要手法：按法、揉法、擦法、拿法。

(3)操作方法：按揉曲池、神门、阳陵泉，擦涌泉，操作8~10min。拿上肢，屈侧力量宜重，伸侧宜轻。按揉下肢内侧3~5min。

二、辨证治疗

1. 肝阳上亢

(1)治疗原则：平肝潜阳，清火息风。

(2)操作方法：患者俯卧，医者施以捏脊法，反复3遍，手法轻柔和缓，能耐受为度；配以两侧膀胱经背俞穴掌揉法及心、肝、肾点按法，得气为度；点按风池、风府、肩井、天宗、秉风并拿颈、项部，拿肩部，至肌肉柔软；平肝潜阳。患者仰卧，以指揉法、点按法施术于头皮毛发区之督脉经、膀胱经及胆经，自颜面至颈项，反复3~5遍，配点阿是穴、百会、四神聪、角孙、头维，得气为度，以五指循经捋顺法及分推两鬓胆经法3~5遍，最后以拿捏颈项及肩部结束，解痉止痛，手法轻柔和缓，得气为度。患者仰卧，以鱼际揉法施术于额顶及眼眶四周，至肌层温热；继以指按揉法、施术于睛明、攒竹、四白、巨髎、颧髎、太阳，得气为度；最后以推揉桥弓5～10遍结束，镇静安神。掌颤气海，5～10min，至深层温热，补肝益肾。分推两胁，点膻中、章门；拿揉上肢、点按曲池、合谷，搓劳宫；拿揉下肢，点按足三里、太冲，搓涌泉，至足部温热，引火归元。

2. 气血亏虚

（1）治疗原则：补气养血，健运脾胃。

（2）操作方法：患者仰卧，医者先以轻柔的指揉法、点按法施术于头皮毛发区之督脉、膀胱经、胆经、三焦经，自前额至颈后（即印堂至风府、睛明至风池、丝竹空至安眠），反复3～5遍，手法舒适为度；点按百会、四神聪，得气为度；配以五指循经捋顺法及两鬓分推法，5～10遍，手法轻柔和缓，醒脑明目。指揉、点按面部阳白、四白、太阳、睛明、巨髎、颧髎、印堂、迎香、承浆穴，得气为度；配以拿捏下颌及面部抹法，温热为度；最后以指揉桥弓5～10遍，养心安神。拿捏颈肌，点按风池、颈夹脊；拿肩井，点按肩井、肩中、肩外，行气和血。点振天枢、关元，弹拨缺盆、气冲，点按血海、梁丘、足三里、三阴交，得气为度，补益脾胃，益气养血。

3. 肾精不足

（1）治疗原则：补肝益肾。

（2）操作方法：患者坐位或仰卧位，医者用扫散法施术于头侧胆经循行部位，继以指揉法施术于百会、四神聪、耳门、听宫、听会及阿是穴，得气为度；配以指叩法、用五指拿五经法操作及分推两鬓，醒脑开窍。以鱼际揉法施术于颜面部，以额顶、眼眶四周及颞部为重点；继以指揉法、点按法施术于颜面部诸穴，得气为度；辅以颜面部抹法及推抹桥弓，养心安神。用擦法、指揉法、弹拨法交替施术于颈肩部，以风池、风府、颈夹脊、肩井为主要腧穴，酸胀得气为度；配以颈椎定位扳法，左右各1次。点按肾俞、气海俞、关元俞、长强、会阴、涌泉、章门，滋阴壮阳，补肝益肾。

4. 痰湿中阻

（1）治疗原则：燥湿化痰。

（2）操作方法：患者取坐位或仰卧位，医者用擦法施术于颈肩部肌肉，至深层温热；继以指揉法、弹拨法、点按法交替施术于阿是穴、颈夹脊、风池、风府、肩井、大椎，得气为度；配以颈椎定位扳法，左右各一次，疏通气机，升清降浊。继以扫散法施术于毛发区；指揉法、点按法施术于阿是穴、百会、四神聪；配以指叩法、指拿法及五指循经捋顺法、两鬓分推法，益气升提，通阳开窍。推抹桥弓，清心降浊。点按内关、天枢、血海、足三里、阴陵泉、丰隆、公孙，健脾燥湿。

第十节　呃　逆

一、常规治法

治疗原则：和胃降逆。

1. 胸腹部操作

（1）取穴与部位：缺盆、膻中、中脘、腹部。

（2）主要手法：按法、揉法、摩法。

（3）操作方法：患者仰卧位。医者坐于右侧，按揉缺盆穴，以胀为度，每侧0.5min，然后按揉膻中0.5min；用摩法在腹部做顺时针方向推摩，以中脘穴为重点，时间6～8min。

2. 背部操作

(1)取穴与部位:膈俞、胃俞,背部膀胱经,胁肋部。

(2)主要手法:按法,揉法,一指禅推法,搓法。

(3)操作方法:患者俯卧位。医者坐于右侧,用一指禅推法,自上而下在背部膀胱经治疗3~4遍,重点在膈俞、胃俞,时间约6min;按揉膈俞、胃俞,以酸胀为度;搓背部及两胁,使之有温热感。

二、辨证治疗

1. 胃中寒冷

(1)治疗原则:温中祛寒止呃。

(2)操作方法:患者俯卧,医者用捏法施术于督脉及膀胱经背俞穴,自下而上,手法宜重,适当超过患者耐受程度,直到呃逆停止或减轻。然后膀胱经胸腰段用擦法,至深层温热。

2. 胃火上逆

(1)治疗原则:泄热通腑止呃。

(2)操作方法:患者俯卧,医者用背部捏法施术于膀胱经,自上而下,手法宜稍重,若仍不止则重手法弹拨缺盆,达到麻串为度;配以腹部团揉及摩腹,采用摩腹泻法,直至腹热肠鸣为佳。

3. 气机郁滞

(1)治疗原则:疏肝理气,降逆止呃。

(2)操作方法:患者俯卧,医者在患者胸腰段脊背上用捏法3遍,继以指揉膈俞、肝俞、胆俞、脾俞、胃俞,直至呃逆停止或减轻;配以弹拨极泉,直到呃逆停止,配以指揉点按章门、内关,每穴3次,得气为度;最后点振膻中及分推两胁结束。

4. 脾胃阳虚

(1)治疗原则:温补脾胃,和中止呃。

(2)操作方法:患者俯卧,医者用指揉法、点按法施术于膈、脾、胃或压痛敏感点(在背腧穴上寻找之),得气为度;继以擦法,使热透胃脘;如呃逆仍不止,可重手法点振中脘,直到呃逆停止;配以一指禅推天枢并掌颤神阙、关元,热透脘腹至脊背为住;最后指揉足三里、三阴交,得气为度。

5. 胃阴不足

(1)治疗原则:益胃生津止呃。

(2)操作方法:患者俯卧,医者在患者膈、脾、胃上用指揉法、点按法,得气为度;配以擦法,温热为度;继以中指点振中脘,直至呃逆停止;以一指禅推中脘、天枢、关元,每穴3min,得气为度,最后指揉足三里、三阴交、丰隆、公孙。

第十一节 腹 痛

一、常规治法

1. 治疗原则 健脾胃,理气止痛。

2. 取穴及部位 脾俞、胃俞、肝俞、大肠俞、足三里、下巨虚、公孙、中脘、天枢、气海、内关、合谷、腹部、腰骶部、八髎穴、关元、肩井。

3. 主要手法　按法、揉法、摩法、推法、拿法、颤法、拨法、搓法、脊柱旋转复位法、胸腰斜扳法、后伸法、敲击叩打法。

4. 操作方法

(1)腰、骶部的操作:先用单掌直推肩胛内缘至腰骶部数遍,再用双掌慢揉腰背3~5遍;用拇指交替按压、拨揉肝俞至大肠俞一段,以脾、胃俞和大肠俞为主5~7次;再以单掌根着力,依靠腕关节做手掌晃动的动作,带动掌根晃拨,分别刺激心至大肠俞的一段路线10次;再用多指揉拨骶部两侧的八髎穴区,侧掌快速敲击腰骶部1min左右,搓背腰部1~3min。

若在T9~L4之间有棘突偏歪,且压痛明显者,可采用坐式的脊柱旋转复位法或胸腰段的斜扳、后伸法来纠正脊柱的小关节偏歪及紊乱。

(2)腹部操作:先以单掌从上腹部均匀地推至下腹部数遍,然后用叠掌反复缓慢的揉腹部4~6min,再以拇指交替按压任脉、胃经、脾经路线,从中脘、关元、气海、天枢穴区、胃重点3~5min,再施推荡、压颤、波形轮状揉,用摩腹法操作3~5min,达透热感。

(3)下肢操作:患者仍取仰卧位,双下肢伸直,医者先用单掌推揉下肢的脾、胃经路线,然后再用拇指重点拨揉足三里、下巨虚、公孙穴区各1min,接着再用单掌推,双拇指交替按压,侧肢敲击、空掌叩打足弓、脾经路线,双手揉拿胫骨内缘并上下滑按。最后配合头部推拿法和拿肩井、拿揉颈项部,揉搓上肢,点揉内关、合谷结束手法。

二、辨证治疗

1. 寒积腹痛

(1)治疗原则:温中散寒。

(2)操作方法:患者先取俯卧位,医者位于右侧,先用双拇指按揉背部腧穴,每穴施术2min。直擦腰背部,横擦腰骶部,以透热为度。然后患者仰卧位,用拇指或鱼际分推法从中脘、下脘、气海分推,自上而下反复7~10遍。用手掌顺时针摩下脘、脐周腹部5min。按揉双足三里、三阴交、太冲穴,每穴施术2min。

2. 虚寒腹痛

(1)治疗原则:健脾益气,助阳散寒。

(2)操作方法:患者先取俯卧位,医者位于右侧,先用双拇指按揉背部腧穴,以脾俞与肾俞为主,每穴施术2min。直擦腰背部,横擦肾俞及腰骶部,以透热为度。用掌拍法拍击腰骶部7~10次,以有腹部透热感为得气。然后患者仰卧位,用拇指或鱼际分推法从中脘、下脘、气海分推,自上而下反复7~10遍。双拇指按揉双大横、腹结穴各2min。用手掌顺时针摩下脘、脐周腹部5min。用掌振法在脐周腹部施术2~3min,以腹部透热为度。按揉双足三里、太溪穴,每穴施术2min。直擦双足底涌泉穴2min,以透热上传至双下肢和腹部为佳。

3. 气滞腹痛

(1)治疗原则:疏肝理气。

(2)操作方法:患者先取俯卧位,医者位于右侧,先用双拇指按揉背部腧穴,以肝俞与肾俞为主,每穴施术2min。用双手拇、食指同时拿起单侧腰大肌,拿而不放,用力适度,每侧约1min,以出现明显酸胀感为佳。横擦肾俞及腰骶部,以透热为度。然后患者仰卧位,用拇指或鱼际分推法从中脘、下脘、气海分推,自上而下反复7~10遍。用手掌顺时针摩下脘、脐周腹部5min。按揉双足三里、条口、承山、三阴交、悬钟、太溪、太冲、涌泉穴,每穴施术2min。直擦双足底涌泉穴2min,以透热上传至双下肢和腹部为佳。

4. 食积腹痛

(1)治疗原则:和中消食。

(2)操作方法:患者先取俯卧位,医者位于右侧,先用双拇指按揉背部腧穴,以脾俞、胃俞和大肠俞为主,每穴施术2min。直擦腰背部,横擦腰骶部,以透热为度。然后患者仰卧位,用拇指或鱼际分推法从上脘、中脘、下脘、气海分推,自上而下反复7~10遍。双拇指按揉双梁门、天枢穴各2min。用手掌顺时针摩中脘、下脘、脐周腹部5min。按揉双足三里、下巨髎、丰隆穴,每穴施术2min。

在患者疼痛期间,不可勉强患者采取一定姿势、位置,而首先点按两侧肝俞、肾俞、八髎、足三里、三阴交及附近压痛点,用较重的点按法连续刺激2min,待疼痛缓解后,再辨其证而治之。

第十二节 便 秘

一、常规治法

1. 治疗原则 润肠通便,调理气机是治疗便秘的大法,但必须审证求因,辨证论治。

2. 操作方法

(1)腹部操作:

1)取穴及部位:中脘、天枢、大横、下腹部。

2)主要手法:一指禅推法、摩法。

3)操作方法:患者仰卧位,以轻快的一指禅推法施于中脘、天枢、大横穴,每穴约1min;用掌摩法以顺时针方向摩腹约8min。

(2)背部操作:

1)取穴及部位:肝俞、脾俞、胃俞、肾俞、大肠俞、八髎、长强。

2)主要手法:一指禅推法、㨰法、按法、揉法。

3)操作方法:患者俯卧位,用轻快的一指禅推法或㨰法沿脊柱两侧从肝俞、脾俞到八髎穴往返施术,时间约5min;用轻柔的按揉法在肾俞、大肠俞、八髎、长强穴施术,每穴约1min。

二、辨证治疗

1. 胃肠积热

(1)治疗原则:清热通腑,软坚散结。

(2)操作方法:患者取仰卧位,医者位于患者左侧。用腹部掌按法施术中脘、天枢两穴,每穴持续按压3min。然后用腹部掌摩法,以顺时针方向摩、按腹部3min,再以逆时针方向摩按腹部3min。用拇指按揉法施术于神阙穴,持续操作约1min,并逆经推之,待得气后顺推之,如此操作可使腹部肠鸣,产生排气感或便意。最后患者俯卧位,医者用拇指按揉胃俞、大肠俞、八髎以及腰骶部5~8min。

2. 气机郁滞

(1)治疗原则:疏肝理气,调畅气机,导滞通便。

(2)操作方法:医者先在患者行间、太冲、支沟穴处用揉法、按法,每穴操作1~2min。然后患者仰卧位,在腹部用掌按法施术于中脘、天枢两穴,每穴持续按压5min。最后用腹部掌摩法,以顺时针方向摩按腹部3min,再以逆时针方向摩按腹部3min。

3. 阴血亏虚

(1)治疗原则:补气养血,润肠通便。

(2)操作方法:患者俯卧位,用拇指按揉背部腧穴,每穴施术2min。然后用掌推法从腰部向骶尾部反复操作5~7遍。然后患者仰卧位,在腹部用掌按法施术于中脘、天枢两穴,每穴持续按压2min。按揉足三里、三阴交2~3min。最后用腹部掌摩法,以顺时针方向摩按腹部3min,再以逆时针方向摩按腹部3min,使之有便意为佳。

4. 阴寒凝滞

(1)治疗原则:温阳散寒,行气通便。

(2)操作方法:患者俯卧位,用拇指按揉背部腧穴,每穴施术2min。然后用手掌推、揉八髎穴处5~7遍。横擦八髎穴,以透热为度。然后患者仰卧位,在腹部用掌按法施术于中脘、关元、气海、天枢穴,每穴持续按压2min。按揉足三里、阳陵泉2~3min。最后用掌摩腹部法,以顺时针方向摩按腹部5~7min,使之有便意为佳。

第十三节　郁　证

一、常规治法

1. 治疗原则　疏通气机,治以疏肝理气解郁;气郁化火者,治以清肝泻火,解郁和胃;气滞痰郁者,治以化痰利气解郁;忧郁伤神者,治以养心安神;心脾两虚者,治以健脾养心,益气补血;阴虚火旺者,治以滋阴清热,补心安神。

2. 操作方法

(1)背腰部操作:

1)取穴及部位:肝俞、脾俞、胃俞。

2)主要手法:㨰法、一指禅推法、按揉法。

3)操作方法:患者俯卧位。医者用㨰法在背腰部脊柱两侧膀胱经施术,时间约5min。用一指禅推法或指按揉法在肝俞、脾俞、胃俞施术,每穴约2min。

(2)胁腹部操作:

1)取穴及部位:章门、期门、胁肋部、腹部。

2)主要手法:按揉法、摩法。

3)操作方法:患者仰卧位。医者用指按揉法按揉章门、期门各1min左右。用指摩法摩胁肋、掌摩法摩腹部各约3min左右。

二、辨证治疗

1. 肝气郁结

(1)治疗原则:疏肝解郁。

(2)操作方法:患者俯卧位,医者立于右侧,双手掌左右分推背部2min,以右胁肋部为主。叠掌按揉或用㨰法在太阳经内侧线肝俞至三焦俞一段施术3min。双拇指按揉右肝俞、右胆俞,揉动缓慢,揉按交替,按压沉稳,反复操作3min。患者侧卧位,医者立于其后,双手自腋中线前后分推胸胁部2min,以右侧为主。患者仰卧位,医者立于右侧,用一指禅推法从膻中穴起沿任脉向下至关元穴,单向施术3min,然后拇指按揉膻中、上脘、中脘、下脘、气海各2min,用双拇指叠指或双手掌叠掌按揉关元穴,揉动缓慢,揉按交替,按压沉稳,反复操作5min。左手单向掌推右胁肋1min,推揉右胁肋部2min。拇指按揉双阳陵泉、绝骨、太冲穴,每穴2min。

2. 气滞痰郁

(1)治疗原则:理气化痰。

(2)操作方法:患者坐位,医者立于前外侧,食指屈曲,以指间关节和拇指指腹相对捏提任脉在喉结上下廉泉至天突穴一段,反复施术1~2min。医者左手扶住患者头顶,嘱患者头略后仰,右手拇、食指分别捏拿两侧天鼎与扶突穴,用力适度,反复施术每穴2min。患者仰卧位,医者立于右侧,双手掌沿任脉从上至下分抹前胸及两胁3~5次。两掌紧贴胸肋自上而下交替搓揉3~5次。用掌根从上至下平推胸前任脉天突至上脘穴一段5~8次。用拇指按压中府、膻中穴。用双拇指叠指或双手掌叠掌按揉关元穴,揉动缓慢,揉按交替,按压沉稳,反复操作5min。

3. 心神失养

(1)治疗原则:养心安神。

(2)操作方法:患者仰卧位,医者立于右侧,双手掌沿任脉从上至下分抹前胸及两胁3~5次。两掌紧贴胸肋自上而下交替搓揉3~5次。用双拇指叠指或双手掌叠掌按揉关元穴,揉动缓慢,揉按交替,按压沉稳,反复操作5min。患者双拇指并拢,指腹相对,医者以食、中指屈曲,用指间关节夹持双少商穴3~5min。医者双手分握患者两虎口,以食、中、环、小指指端着力,重点按合谷3~5min。患者俯卧位,医者立于右侧,拇指按压双天宗、环跳穴各2min。拇指弹拨双极泉、委中穴各1min。

4. 心肾阴虚

(1)治疗原则:滋阴清热。

(2)操作方法:患者坐位,医者立于前,用扫散法在头两侧胆经循行部位施术,配合按角孙,约2min。用掌根叩击巅顶百会穴2~3次。从头顶开始用五指拿法,到枕骨下部风池穴转用三指拿法,5~7次。拿两侧肩井穴5~7次。然后患者俯卧位,医者位于其右侧,拇指按压双天宗、环跳穴各2min。拇指弹拨双极泉、委中穴各1min。最后患者仰卧位,医者立于右侧,用掌摩法顺时针摩腹5min,然后用双拇指叠指或双手掌叠掌按揉关元穴,揉动缓慢,揉按交替,按压沉稳,反复操作5min。

第十四节　不　寐

本证有虚有实,实者重在祛邪,邪去则神自安。虚者重在扶正,正复则神得安。虚实夹杂者,当审其虚实之所在,根据具体病情以调治之。本症临床要辨其虚实,虚症多由阴血不足而引起,实症多由肝郁化火,痰热内扰,壅遏胃腑而引起。

一、常规治法

1. 治疗原则　调理脏腑,镇静安神。心脾两虚者,治以补益心脾;阴虚火旺者,治以滋阴降火;肝郁化火者,治以疏肝泻热;痰热内扰者,治以化痰清热。

2. 操作方法

(1)头面及颈部的操作:

1)取穴及操作部位:印堂、神庭、太阳、睛明、攒竹、鱼腰、角孙、百会、风池、肩井。

2)主要手法:一指禅推法、抹法、按揉法、扫散法、拿法。

3)操作方法:患者坐位。医者用一指禅推法从印堂穴向上推至神庭穴,往返5~6遍;再从印堂向两侧沿眉弓推至太阳穴,往返5~6遍;然后从印堂穴开始沿眼眶周围治疗,往返3~4遍。沿上述部位用双手抹法治疗5~6遍。指按揉印堂、攒竹、晴明、鱼腰、太阳、神庭、角孙、百会，每穴1~2min。用扫散法在头两侧胆经循行部位治疗，每侧20~30次。拿五经、拿风池、拿肩井，时间2~3min。

(2)腹部操作：

1)取穴及部位：中脘、气海、关元。

2)主要手法：摩法、按揉法。

3)操作方法：患者仰卧位。医者用掌摩法先顺时针方向摩腹，再逆时针方向摩腹，时间约3min。指按揉中脘、气海、关元穴，每穴1~2min。

(3)腰背部操作：

1)取穴及部位：心俞、肝俞、脾俞、胃俞、肾俞、命门。

2)主要手法：㨰法、掌推法。

3)操作方法：患者俯卧位。医者用㨰法在患者背部、腰部施术，重点在心俞、肝俞、脾俞、胃俞、肾俞、命门等部位，时间约5min。用掌推法从背部沿脊柱自上而下推至腰骶部，反复操作3~4遍。

二、辨证治疗

1. 心脾两虚

(1)治疗原则：补益心脾，养血安神。

(2)操作方法：患者坐位，医者立于前，先用一指禅推法或揉法，从印堂开始向上至神庭，往返施术5~6次。再从印堂向两侧沿眉弓至太阳穴往返5~6次，然后用一指禅推法沿眼眶周围呈"∞"形路线施术，往返3~4次。再从印堂沿鼻两侧向下经迎香沿颧骨至耳前往返2~3次。沿上述部位用双手抹法施术，往返5~6次。用扫散法在头两侧胆经循行部位施术，配合按角孙，约2min。用掌根叩击巅顶百会穴2~3次。从头顶开始用五指拿法，到枕骨下部风池穴转用三指拿法，5~7次。拿两侧肩井穴5~7次。以上时间约10min。然后患者俯卧位，医者位于其右侧，用双手拇指按揉双心俞、厥阴俞、脾俞，每穴约2min。直擦背部督脉及两侧太阳经，以透热为度。最后患者仰卧位，医者立于右侧，用掌摩法顺时针摩腹5min，然后按揉关元、手三里、内关、神门、合谷、足三里等穴，每穴2min。

2. 阴虚火旺

(1)治疗原则：益气补血，滋阴降火。

(2)操作方法：患者坐位，医者立于前，用扫散法在头两侧胆经循行部位施术，配合按角孙，约2min。用掌根叩击巅顶百会穴2~3次。从头顶开始用五指拿法，到枕骨下部风池穴转用三指拿法，5~7次。拿两侧肩井穴5~7次。然后患者俯卧位，医者位于其右侧，用双手拇指按揉双脾俞、胃俞、三焦俞、肾俞、大肠俞，每穴约2min。最后患者仰卧位，医者立于右侧，用掌摩法顺时针摩腹5min，然后按揉中脘、天枢、关元、内关、神门、合谷、足三里等穴，每穴2min。最后擦两侧涌泉穴，以透热为度，引火归元。

3. 痰热内扰

(1)治疗原则：消导和胃，化痰清热。

(2)操作方法：患者坐位，医者立于前，先用一指禅推法或揉法，从印堂开始向上至神庭，往返施术5~6次。再从印堂向两侧沿眉弓至太阳穴往返5~6次，然后用一指禅推法沿眼眶周围呈"∞"形路线施术，往返3~4次。再从印堂沿鼻两侧向下经迎香沿颧骨至耳前往返2~3次。沿上述部位用双手抹法施术，往返5~6次。用扫散法在头两侧胆经循行部位施术，配合按角孙，约2min。用掌根叩击巅顶百会穴2~3次。从头顶开始用五指拿法，到枕骨下部风池穴转用三指拿法，5~7次。拿两侧肩井穴5~7次。以上时间约

10min。然后患者俯卧位，医者位于其右侧，用双手拇指按揉双心俞、肝俞、胆俞、脾俞、胃俞、三焦俞、大肠俞、小肠俞，每穴约2min。最后患者仰卧位，医者立于右侧，按揉中脘、气海、关元、天枢、足三里、丰隆、太冲等穴，每穴2min。然后用掌摩法顺时针摩腹5min。

4. 心胆虚怯

(1)治疗原则：益气补血，镇惊安神。

(2)操作方法：患者坐位，医者立于前，先用一指禅推法在百会穴施术约3min，用扫散法在头两侧胆经循行部位施术，配合按率谷、头维，约2min。从头顶开始用五指拿法，到枕骨下部风池穴转用三指拿法，5～7次。拿两侧肩井穴5～7次。然后患者俯卧位，医者位于其右侧，用双手拇指按揉双心俞、肝俞、胆俞、脾俞、胃俞、三焦俞、肾俞、大肠俞，每穴约2min。用虚掌拍击背部督脉及两侧太阳经，由上至下约2min。最后患者仰卧位，医者立于右侧，用掌摩法顺时针摩腹5min，然后按揉中脘、关元、内关、神门、合谷、足三里等穴，每穴2min。

第十五节　胁　痛

一、常规治法

1. 治疗原则　疏肝利胆，行气止痛。肝气郁结者，治以疏肝理气；瘀血停着者，治以活血化瘀；肝胆湿热者，治以清利湿热；肝阴不足者，治以养阴柔肝。

2. 操作方法

(1)背部操作：

1)取穴及部位：膈俞、肝俞、胆俞、阿是穴，背部膀胱经。

2)主要手法：点法、按法、一指禅推法、擦法。

3)操作方法：患者坐位或俯卧位。医者用点或按法在患者背部膈俞、肝俞、胆俞及压痛点处施术，每穴约3min，刺激要强。用一指禅推法在背部膀胱经施术，约3min。用擦法在背部膀胱经施术，以透热为度。

(2)胁肋部操作：

1)取穴及部位：章门、期门，胸胁部。

2)主要手法：按揉法、擦法。

3)操作方法：患者坐位。医者按揉患者章门穴、期门穴，每穴约1min。用擦法施于患者两侧胸胁部，以透热为度。

(3)四肢部操作：

1)取穴及部位：阳陵泉、胆囊穴、太冲、行间。

2)主要手法：点法、按法。

3)操作方法：患者坐位或仰卧位。医者用点法或按法在阳陵泉、胆囊穴、太冲、行间处治疗，每穴约1min。

二、辨证治疗

1. 肝气郁结

(1)治疗原则：疏肝理气。

(2)操作方法：患者俯卧位，医者立于右侧，双手掌左右分推背部2min，以右胁肋部为主。叠掌按揉或用擦法在太阳经内侧线肝俞至三焦俞一段施术3min。双拇指按揉右肝俞、右胆俞，揉动缓慢，揉按交替，按压沉稳，反复操作 3min。患者侧卧位，医者立于其后，双手自腋中线前后分推胸肋部 2min，以右侧为主。患者仰卧位，医者立于右侧，用一指禅推法从膻中穴起沿任脉向下至关元穴，单向施术 3min，然后拇指按揉膻中、上脘、中脘、下脘、气海各 2min，用双拇指叠指或双手掌叠掌按揉关元穴，揉动缓慢，揉按交替，按压沉稳，反复操作 5min。左手单向掌推右胁肋 1min，推揉右胁肋部 2min。拇指按揉双阳陵泉、绝骨、太冲穴，每穴 2min。

2. 瘀血停着

(1)治疗原则：祛瘀通络。

(2)操作方法：患者仰卧位，医者立于侧，用手掌自上而下沿肋弓做双侧分推法 0.5min。用双手在双胁部做提拿法各 0.5min。按揉膻中、上脘、中脘、下脘、支沟、章门、期门、阳陵泉、太冲穴各 1min。

患者俯卧位，医者立于其侧，用㨰法在背部太阳经往返施术 3min，而后按揉双肝俞、胆俞、膈俞、至阳穴各 1min，揉动缓慢，揉按交替，按压沉稳，反复操作。患者深吸气，医者叠掌快速轻揉背部痛点，待患者呼气时，做有节律地压颤动作 5～8 次。

如患者胸椎棘突有偏歪者，可用胸椎对抗牵引扳法或胸椎按压复位法进行复位。

3. 肝胆湿热

(1)治疗原则：清热利湿。

(2)操作方法：患者仰卧位，医者立于侧，用手掌自上而下沿肋弓做双侧分推法 0.5min。用双手在双胁部做提拿法各 0.5min。按揉中脘、天枢、支沟、章门、期门、阳陵泉、丰隆、太冲等穴，每穴 1min。然后用掌摩法顺时针摩腹 5min。患者俯卧位，医者位于其右侧，用双手拇指按揉双心俞、肝俞、胆俞、脾俞、胃俞、三焦俞、大肠俞、小肠俞，每穴约 2min。患者侧卧位，医者立于其后，两手自腋中线前后分推胸肋部 3min，叠掌揉以上部位 1min，以右侧为主。

4. 肝阴不足

(1)治疗原则：养血柔肝。

(2)操作方法：患者仰卧位，医者立于侧，用手掌自上而下沿肋弓做双侧分推法 0.5min。按揉中脘、气海、关元、章门、期门、血海、足三里、阳陵泉、三阴交、太冲等穴，每穴 1min。然后用掌摩法顺时针摩腹 5min。患者俯卧位，医者位于其右侧，用双手拇指按揉双心俞、肝俞、胆俞、脾俞、三焦俞、肾俞、大肠俞、小肠俞，每穴约 2min。患者侧卧位，医者立于其后，两手自腋中线前后分推胸肋部 3min，叠掌揉以上部位 1min，以右侧为主。最后擦两侧涌泉穴，以透热为度，引火归元。

第十六节 头 痛

一、常规治法

1. 治疗原则 疏经通络，行气活血，镇静止痛。风寒头痛者，治以祛风散寒；风热头痛者，治以疏风清热；风湿头痛者治以祛风除湿；肝阳头痛者，治以平肝潜阳；血虚头痛者，治以养血调血；痰浊头痛者，治以化痰降逆；肾虚头痛者，治以养肾补肾；瘀血头痛者，治以活血化瘀。

2. 操作方法

(1)头面部操作：

1)取穴及部位:印堂、头维、太阳、鱼腰、攒竹、百会、四神聪、风池。

2)主要手法:一指禅推法、分推法、按揉法、指尖击法、拿法、梳法。

3)操作方法:患者坐位或俯卧位。医者先用一指禅推法从印堂穴开始向上沿发际至头维、太阳穴,往返5~6遍。再用拇指分推法从印堂穴开始经鱼腰、太阳至耳前,反复分推3~5遍。然后用指按揉印堂、攒竹、鱼腰、百会、四神聪,每穴1min。用指尖击法从前额部向后颈部反复叩击1~2min。用五指拿法从前额发际处拿至风池穴处,反复操作约3min。用梳法从前额发际至后颈发际处,反复操作约1min。

(2)颈肩部操作:

1)取穴及部位:肩井、风池。

2)主要手法:拿法、一指禅推法。

3)操作方法:用拿法从风池穴拿至大椎穴两侧,反复做3min。用一指禅推法沿颈部两侧膀胱经,督脉上下往返治疗约3min。用拿法拿风池穴、肩井穴约1min。

二、辨证治疗

1. 风寒头痛

(1)治疗原则:祛风散寒。

(2)操作方法:患者取坐位,医者用一指禅推法从印堂开始,向上沿前额发际至头维、太阳,往返3~4次,配合按印堂、鱼腰、太阳、头维穴,每穴各0.5min。用一指禅推法推百会穴2min。然后用五指拿法从头顶拿至风池,改用三指拿法,沿太阳经拿至大椎两侧,往返4~5次。用一指禅推法沿项部两侧太阳经上下往返治疗3~4min,然后按风池、风府、天柱穴,每穴各0.5min。再拿两侧风池2min。患者俯卧位,医者立于其右侧,用拿法在项背部太阳经自上而下往返施术2~3min,按揉肺俞、风门穴2min,再拿两侧肩井穴5~7次。直擦背部两侧太阳经,以透热为度。

2. 风热头痛

(1)治疗原则:解表清热。

(2)操作方法:患者取坐位,医者用一指禅推法从印堂开始,向上沿前额发际至头维、太阳,往返3~4次,配合按印堂、鱼腰、太阳、头维穴,每穴各0.5min。用一指禅推法推百会穴2min。然后用五指拿法从头顶拿至风池,改用三指拿法,沿太阳经拿至大椎两侧,往返4~5次。用一指禅推法沿项部两侧太阳经上下往返治疗3~4min,然后按风府、天柱穴,每穴各0.5min。再拿两侧风池2min。按揉大椎、肺俞、风门等穴各1min,再拿两侧肩井穴5~7次。按拿两侧曲池、手三里、合谷,以酸胀为度。拍击背部两侧太阳经,以皮肤微红为度。

3. 暑湿头痛

(1)治疗原则:清热利湿。

(2)操作方法:患者取坐位,医者用抹法从印堂开始,向上沿前额发际至头维、太阳,往返3~4次,配合按印堂、鱼腰、太阳、头维穴,每穴各0.5min。用一指禅推法推百会穴2min。然后用五指拿法从头顶拿至风池,改用三指拿法,沿太阳经拿至大椎两侧,往返4~5次。按风府、大椎穴,每穴各0.5min。再拿双风池、曲池、手三里、合谷穴2min。提捏印堂及项部皮肤,以皮肤透红为度。拿两侧肩井穴5~7次。患者俯卧位,医者立于其右侧,按揉双风门、肺俞、脾俞穴各2min,拍击背部两侧太阳经,以皮肤微红为度。按揉双足三里、丰隆、悬钟穴各2min。

4. 肝阳头痛

(1)治疗原则:平肝潜阳。

(2)操作方法:患者取坐位,医者用抹法从印堂开始,向上沿前额发际至头维、太阳,往返3～4次，配合按印堂、鱼腰、太阳、头维穴，每穴各0.5min。用拇指指腹推桥弓，自上而下，两侧交替进行，每侧各20余次。用扫散法在头侧胆经循行部自前上方向后下方操作2min。配合按双角孙穴1min。用掌根叩击巅顶百会穴2～3次。然后用五指拿法从头顶拿至风池，改用三指拿法，沿太阳经拿至大椎两侧，往返4～5次。按风府、大椎、双肝俞、胆俞穴，每穴各1min。再拿双风池穴2min。拿两侧肩井穴5～7次。患者仰卧位，医者立于其右侧，按揉双章门、期门、阳陵泉、悬钟、行间、太冲、太溪穴各1min，以酸胀为度。再擦双侧涌泉穴，以透热为度。

5. 痰浊头痛

(1)治疗原则：健脾化湿。

(2)操作方法：患者取坐位，医者用抹法从印堂开始，向上沿前额发际至头维、太阳，往返3～4次，配合按印堂、鱼腰、太阳、头维穴，每穴各0.5min。用一指禅推法推百会穴2min。然后用五指拿法从头顶拿至风池，改用三指拿法，沿太阳经拿至大椎两侧，往返4～5次。按风府、大椎穴，每穴各0.5min。再拿双风池、曲池、手三里、内关、合谷穴2min。拿两侧肩井穴5～7次。患者俯卧位，医者立于其右侧，按揉双脾俞、胃俞、大肠俞穴各2min，然后在左侧背部横擦，以透热为度。患者仰卧位，医者立于其右侧，用按揉法在中脘、天枢穴施术3min。顺时针摩腹3～5min。按揉双足三里、丰隆、悬钟穴各2min。

6. 血虚头痛

(1)治疗原则：养血健脾。

(2)操作方法：患者取坐位，医者用抹法从印堂开始，向上沿前额发际至头维、太阳，往返3～4次，配合按印堂、鱼腰、太阳、头维穴，每穴各0.5min。然后用五指拿法从头顶拿至风池，改用三指拿法，沿太阳经拿至大椎两侧，往返4～5次。按风府、大椎、双心俞、膈俞穴，每穴各1min。拿两侧肩井穴5～7次。横擦左侧背部及直擦背部督脉，以透热为度。患者仰卧位，医者立于其右侧，按揉中脘、气海、关元穴各2min。顺时针摩腹6～8min。按揉双血海、足三里、三阴交穴各2min，以微微酸胀为度。

7. 肾亏头痛

(1)治疗原则：补肾益髓。

(2)操作方法：患者取坐位，医者用抹法从印堂开始，向上沿前额发际至头维、太阳，往返3～4次，配合按印堂、鱼腰、太阳、头维穴，每穴各0.5min。然后用五指拿法从头顶拿至风池，改用三指拿法，沿太阳经拿至大椎两侧，往返4～5次。拿两侧肩井穴5～7次。患者俯卧位，医者立于右侧，按揉双脾俞、肾俞各2min，横擦背部督脉、腰部肾俞、命门及腰骶部，均以透热为度。患者仰卧位，医者立于其右侧，按揉中脘、气海、关元穴各2min。顺时针摩腹6～8min。肾阴不足，阴虚火旺者，同肝阳头痛治疗。

8. 瘀血头痛

(1)治疗原则：活血祛瘀。

(2)操作方法：患者取坐位，医者用抹法从印堂开始，向上沿前额发际至头维、太阳，往返3～4次，配合按印堂、攒竹、鱼腰、太阳、头维穴，每穴各0.5min。用一指禅推法推百会穴2min。用扫散法在头侧胆经循行部自前上方向后下方操作2min。配合按双角孙穴1min。然后用五指拿法从头顶拿至风池，改用三指拿法，沿太阳经拿至大椎两侧，往返4～5次。再拿双风池穴2min，拿两侧肩井穴5～7次。患者仰卧位，医者立于其右侧，按揉双曲池、手三里、合谷、血海、三阴交、悬钟、太冲穴各1min，以酸胀为度。

第十七节 面瘫

1. 治疗原则　改善局部血液循环,促进炎症、水肿吸收,减轻压迫,防止神经变性及加速神经功能的恢复。

2. 取穴及部位　阳白、太阳、鱼腰、四白、地仓、人中、颊车、下关、颧髎、耳门、率谷、角孙、风池、翳风、耳后乳突部、肩井、合谷穴。

3. 主要手法　按法、揉法、捻法、点法、擦法、击法。

4. 操作方法　患者端坐位或仰卧位,医者用手掌先揉面部前额肌肉,然后揉点风池、翳风穴,以患侧为主,各1min。用食指、中指或环指同时按揉耳门、颊车穴,反复交替施术1min。揉口轮匝肌,然后用拇指、食指捻地仓、人中穴各0.5min。用中指按揉下关、颧髎穴各2min,以酸胀感为度。用拇指揉眼轮匝肌2min,然后点按阳白、鱼腰、太阳、四白穴各0.5min,以酸胀感为度。揉患侧颞部,点揉率谷、角孙穴各0.5min。揉擦面部、耳后部,以发热感为度。用小鱼际或掌根部轻力叩击耳后乳突部0.5min。点揉双侧合谷穴及患侧肩井穴各2min。

第十八节 癃闭

一、常规治法

1. 治疗原则　疏调气机,通利小便。

2. 操作方法

(1)腹部操作:

1)取穴及部位:中极、气海、关元。

2)主要手法:摩法、一指禅推法、按揉法。

3)操作方法:患者仰卧位。医者用掌摩法顺时针方向摩小腹,约6min。一指禅推或指按揉中极、气海、关元,每穴约1min。

(2)下肢部操作:

1)取穴及部位:髀关、足五里、三阴交。

2)主要手法:摩法、揉法、按揉法。

3)操作方法:患者仰卧位。医者用轻缓的掌摩法和掌揉法摩、揉两大腿内侧,约5min。指按揉髀关、足五里、三阴交,每穴约1min,以局部酸胀为度。

二、辨证治疗

1. 膀胱湿热

(1)治疗原则:清利湿热。

(2)操作方法:顺时针摩腹,约6min。按揉中极、气海、关元,每穴约1min。在大腿内侧,用轻缓的手法摩、揉、按髀关、足五里,以酸胀为度,时间约6min。指按揉阴陵泉、三阴交、膀胱俞、中极,每穴约1min。横擦骶部八髎穴,以透热为度。

2. 肺热壅盛

(1)治疗原则:清热宣肺。

(2)操作方法:顺时针摩腹,约6min。按揉中极、气海、关元,每穴约1min。在大腿内侧,用轻缓的手法摩、揉、按髀关、足五里,以酸胀为度,时间约6min。加横擦前胸上部、横擦大椎及两肩部,均以透热为度;横擦八髎,使微有热感;按、揉中府、云门、合谷、太渊,每穴约为0.5min。

3. 肝气郁滞

(1)治疗原则:疏肝理气。

(2)操作方法:顺时针摩腹,约6min。按揉中极、气海、关元,每穴约1min。在大腿内侧,用轻缓的手法摩、揉、按髀关、足五里,以酸胀为度,时间约6min。加按揉章门、期门,每穴约1min,以酸胀为度;斜擦两胁,手法轻柔,以微有热感为度。

4. 肾阳不足

(1)治疗原则:温肾益气。

(2)操作方法:顺时针摩腹,约6min。按揉中极、气海、关元,每穴约1min。在大腿内侧,用轻缓的手法摩、揉、按髀关、足五里,以酸胀为度,时间约6min。加一指禅推或按、揉肾俞、命门及背部督脉,以透热为度。

5. 瘀血凝聚或尿路结石

(1)治疗原则:行瘀散结。

(2)操作方法:顺时针摩腹,约6min。按揉中极、气海、关元,每穴约1min。在大腿内侧,用轻缓的手法摩、揉、按髀关、足五里,以酸胀为度,时间约6min。加按、揉肾俞、志室、三焦俞、水道、三阴交,每穴约1min,以酸胀为度;横擦腰骶部,以透热为度。

第十九节　遗　精

一、常规治法

1. 治疗原则　益肾固精。

2. 操作方法

(1)腹部操作:

1)取穴及部位:神阙、中极、气海、关元、小腹部。

2)主要手法:揉法、摩法、按揉法。

3)操作方法:患者仰卧位。医者先用掌根揉法在神阙穴施术,以脐下有温热感为度。再用掌摩法摩小腹部,约5min。然后按揉中极、气海、关元各1~2min。

(2)腰骶部操作:

1)取穴及部位:肾俞、命门、八髎穴。

2)主要手法:㨰法、按揉法、擦法。

3)操作方法:患者俯卧位。医者用㨰法在患者腰骶部治疗,约5min。用指按揉肾俞、命门1~2min。用擦法横擦肾俞、命门、八髎穴部位,以透热为度。

(3)四肢部操作:

1)取穴及部位:肩井、合谷、三阴交、太溪。

2)主要手法:拿法、按揉法、㨰法。

3)操作方法:用拿法拿肩井、合谷各1~2min。用指按揉法按揉三阴交、太溪各1~2min。用㨰法在大腿、小腿内侧施术,时间约5min。

二、辨证治疗

1. 阴虚火旺

（1）治疗原则：清心安神，滋阴清热。

（2）操作方法：患者取俯卧位，用单指指腹分别点、按、揉、振督脉大椎；足太阳膀胱经的心俞、肝俞、胆俞、肾俞、膀胱俞、小肠俞，每穴治疗1min；上肢手厥阴心包经的内关；手少阴心经的神门，其压力由轻至重，逐渐用力；再用手掌摩、按、揉其腹部的脐和小腹部，压力轻柔，有温热之感，治疗时间3～5min。

2. 湿热下注

（1）治疗原则：清利湿热。

（2）操作方法：患者取俯卧位，医生用单手的指腹分别点、按、揉背部足太阳膀胱经的脾俞、胃俞、大肠俞、小肠俞、膀胱俞、心俞、肝俞和下肢后部足太阳膀胱经的承山穴，每穴治疗1min左右；再取仰卧位，用摩、按、揉的手法，以脐部为中心，做顺时针的环旋样由小至大和由大至小、至脐的摩腹动作并分别点、按、揉腹部，治疗时间为2～3min；按、揉任脉的上脘、中脘、下脘、神阙、气海、关元、中极每穴治疗1min左右；足阳明胃经的天枢和上肢的内关，下肢足阳明胃经的足三里、条口等穴位，每穴治疗1min左右。在以上治疗中多配合振法，以辅助治疗。

3. 心脾两虚

（1）治疗原则：调补心脾。

（2）操作方法：患者取俯卧位，医生用单手指的指腹分别点、按、揉足太阳膀胱经的心俞、脾俞、胃俞、大肠俞、胃脘下俞，每穴治疗1min左右，其压力由轻至重，逐渐用力；再取仰卧位，用单手掌轻摩，按，揉腹部的脐周围，治疗时间为2～3min，使之产生温热感。分别点、按、揉任脉的上脘、中脘、下脘、神阙和足阳明胃经的天枢等穴位，每穴治疗1min左右。治疗过程中出现肠鸣音增强或略有轻微的腹痛，乃属正常现象，无须其他方法治疗。

4. 肾虚不固

（1）治疗原则：补益肾精。

（2）操作方法：患者取俯卧位，医生用单手指腹按，揉足太阳膀胱经的心俞、肝俞、肾俞、脾俞、腰俞、命门、志室等穴位每穴治疗1min左右，其压力由轻至重，轻柔舒适；再取仰卧位，用单手手掌做轻柔的揉脐、摩腹，压力轻柔，治疗时间为2～3min。并分别点、按、揉任脉的气海、关元、中极穴，足太阴脾经的三阴交穴，手少阴心经的神门和足少阴肾经的太溪等穴位，每穴治疗时间为2～3min，压力轻柔。

第二十节　阳　痿

一、常规治法

1. 治疗原则　益肾壮阳。

2. 操作方法

（1）腹部操作：

1）取穴及部位：神阙、气海、关元、中极、下腹部。

2）主要手法：揉法、一指禅推法、摩法、振法。

3)操作方法:患者仰卧。医者先用掌根揉神阙穴5min左右;然后用一指禅推法推气海、关元、中极穴各2min左右;再用掌摩法摩下腹,以温热为度;最后掌根振下腹部2min左右。

(2)腰背部、下肢部操作:

1)取穴及部位:心俞、脾俞、肾俞、命门、腰阳关、三阴交、腰背部和大腿内侧。

2)主要手法:按揉法、擦法、拿法。

3)操作方法:患者俯卧位。医者用指按揉法按揉心俞、脾俞、肾俞、命门、三阴交每穴约1~2min。擦腰阳关,以透热为度,用拿法拿大腿内侧肌肉3~5min。

二、辨证治疗

1. *命门火衰*

(1)治疗原则:温补命火,温肾壮阳。

(2)操作方法:患者取仰卧位,用双手拇指指腹点、按、揉脐周及小腹的任脉关元穴,并同时摩、揉小腹部,压力由轻至重,幅度由小至大。每日一次,每次2min;点、按、揉足太阴脾经三阴交,压力稍重,肌肤微红为度。再取俯卧位,按、揉、振腰背及骶部,使其有温热之感。以上方法每日一次,每次治疗15min。

2. *心脾两虚*

(1)治疗原则:健脾养心。

(2)操作方法:患者取俯位,按、揉、振背部足太阳膀胱经的心俞、脾俞,下肢足厥阴肝经的三阴交穴,手法治疗不宜过重,做到柔和而深沉,微感酸痛而胀,每穴反复治疗约2min;再取仰卧位,做顺时针的摩腹,按、揉任脉中脘、神阙、气海、关元、中极等穴位,每穴反复治疗约2min,患者自觉小腹有温热感为度。每日治疗一次,每次治疗15~20min。

第二十一节 痿 证

一、常规治法

1. *治疗原则* 益气生津,强筋壮骨。

2. *操作方法*

(1)胸腹部操作:

1)取穴及部位:中府、云门、膻中、中脘、气海、关元。

2)主要手法:一指禅推法、按揉法。

3)操作方法:患者仰卧位。医者用一指禅推法或指按揉法在中府、云门、膻中、中脘、气海、关元等穴处治疗,每穴约1min。

(2)腰背部操作:

1)取穴及部位:肺俞、肝俞、胆俞、脾俞、胃俞、肾俞、命门。

2)主要手法:按揉法、平推法、擦法。

3)操作方法:患者俯卧位。医者用指按揉法按揉肺俞、肝俞、胆俞、脾俞、胃俞、肾俞、命门每穴约1min。用拇指平推法从肺俞穴开始向下一直推到肾俞为止,反复操作3min左右。施擦法在背部督脉与膀胱经,以透热为度。

(3)上肢部操作:

1)取穴及部位:肩髃、臂臑、曲池、尺泽、手三里、外关、列缺、合谷。

2）主要手法：㨰法、按揉法、拿法、捻法、擦法。

3）操作方法：患者仰卧位，医者用㨰法在肩及上肢部操作，同时配合患肢的被动运动，反复操作3min左右。用指按揉法在肩髃、臂臑、曲池、尺泽、手三里、外关、列缺等穴处应用，每穴约1min。用拿法在腕关节，用捻法在掌指关节、指关节等处施用，约2min。最后施擦法于上肢部，以透热为度。

（4）下肢部操作：

1）取穴及部位：阳陵泉、解溪、环跳、居髎、承扶、风市、委中、承山。

2）主要手法：㨰法、拿法、按揉法、平推法。

3）操作方法：患者仰卧位。医者施㨰法于下肢前侧、内侧、外侧，同时配合下肢的被动运动，时间约5min。患者俯卧位。医者施㨰法于下肢后侧、外侧、内侧，时间约5min，同时配合下肢的被动运动。用拇指按揉法按揉环跳、居髎、承扶、风市、委中、承山，每穴约1min。用掌平推法从臀部一直向下推到足跟部，反复平推2min左右。

二、辨证治疗

1. 肺热津伤

（1）治疗原则：清热润燥，养肺生津。

（2）操作方法：患者取俯卧位，分别用指腹从骶椎两侧各旁开1.5寸的足太阳膀胱经心俞、肺俞、大肠俞、小肠俞、脾俞、胃俞，以肌肤微红为宜，推法每次操作2～3min；再分别点、按、揉其腧穴，压力由轻至重，每穴每次治疗1min左右；再取仰卧位，用单手手掌做顺时针环旋样的摩腹；最后用捏、拿、按、揉双上肢和双下肢，使之有轻松舒适之感。每一部位每次治疗2～3min。

2. 湿热浸淫

（1）治疗原则：清热利湿。

（2）操作方法：患者取俯卧位，用指腹从八髎穴各两侧旁开1.5寸的足太阳膀胱经推至第十二胸椎的心俞、肝俞、胆俞、肾俞、腰俞，反复操作，同时点、按、揉其相应的腧穴，压力由轻至重，并根据患者身体情况逐渐地增加压力，每穴每次治疗1min左右；最后用摩法做顺时针的摩或揉小腹；并用捏、拿、按、揉其下肢部和点、按、揉膝部，踝部及其穴位，压力不宜过重。每一部位每次治疗2～3min。

3. 脾胃虚弱

（1）治疗原则：益气健脾。

（2）操作方法：患者取俯卧位，分别点、按、揉足太阳膀胱经的膈俞、脾俞、胃俞、大肠俞、小肠俞、肝俞和下肢的足三里穴，压力由轻至重，所有穴位均有酸、胀、痛的感觉，每穴每次治疗1min左右；用单手掌在脐周围（神阙穴）做顺时针的轻柔揉动动作，同时点、按、揉、振任脉的中脘，足阳明胃经的天枢等穴位，手法的力度以轻柔为主，并会出现肠鸣音增强。每穴每次治疗1min左右。

4. 肝肾亏虚

（1）治疗原则：补益肝肾。

（2）操作方法：患者取俯卧位，用点、按、揉背部足太阳膀胱经的肝俞、胆俞、肾俞、腰俞、命门等穴位，其压力由轻至重，并结合摩揉等方法，增强腰骶部的温度，达到温经通络的作用，每穴每次治疗1min左右和每一部位每次治疗2～3min；仰卧位，用单手手掌贴附于脐与小腹做轻柔的摩揉动作，并点、按、揉任脉的气海、关元、中极和下肢的足太阴脾经的血海、阴陵泉；足阳明胃经的条口、承山等穴位。每穴每次治疗1min左右和每一部位每次治疗2～3min。

笔记

第96章　妇科病症

第一节　月经不调

1. 治疗原则　以调和气血为主。如因血热则应清热凉血；因气虚则应补气摄血调经；因血寒宜温经散寒调经；因血虚则养血调经为主；因肝郁宜疏肝理气解郁；因肾虚宜补肾调经。

2. 取穴及部位　关元、气海、中极、脾俞、肝俞、肾俞、三阴交、太冲、太溪，腹部，腰背部，下肢部。

3. 主要手法　一指禅推法、摩法、揉法、按法。

4. 操作方法

（1）腹部：患者仰卧位，医者坐于右侧。先用一指禅推法或揉法于气海、关元、中极等穴，每穴约1min，以得气为度；然后用摩法顺时针方向摩小腹治疗，时间6～8min。

（2）腰背部：患者俯卧位。医者用一指禅推法施术于背部两侧膀胱经，重点在脾俞、肝俞、肾俞等处，时间3～5min；然后用按揉法于脾俞、肝俞、肾俞等穴，每穴约1min，以得气为度。下肢部：患者仰卧位。医者用双拇指按揉三阴交、太冲、太溪等穴，每穴约1min，以酸胀为度。

第二节　痛　经

1. 治疗原则　通调气血。气滞血瘀者，宜理气活血化瘀；寒湿凝滞者，宜温经散寒祛湿；气血虚弱者，宜益气养血，补血止痛；因肝肾虚损，宜益肝养肾，填精补血。

2. 取穴及部位　气海、关元、肾俞、八髎、腹部、腰背部。

3. 主要手法　一指禅推法、摩法、揉法、推法、按法、擦法。

4. 操作方法

（1）腹部：患者取仰卧位，医者坐于右侧，用摩法按顺时针方向在小腹部治疗，时间5～6min；然后用一指禅推法或按揉法在气海、关元治疗，每穴约2min。

（2）腰背部：患者取俯卧位，医者站于右侧。用㨰法在腰部脊柱两侧及腰骶部治疗，时间4～5min，然后用一指禅推法或按法治疗肾俞、八髎，以酸胀为度，再在腰骶部及八髎穴用擦法治疗，以透热为度。

第三节　闭　经

1. 治疗原则　本病的推拿治疗应在中医“虚者补之；实者泻之”的原则指导下辨证施治，理气活血为主，兼或补虚泻实。肝肾虚者，宜补肾养肝；气血虚弱则宜补气养血调经；气滞血瘀者，宜理气活血、化瘀通经；痰湿阻滞当用除湿祛痰、理气活血之法通经。

2. 取穴及部位　关元、气海、血海、三阴交、足三里、肝俞、脾俞、肾俞，小腹部、下肢部、腰背部。

3. 主要手法　一指禅推法、摩法、按法、揉法、㨰法。

4. 操作方法

(1)小腹部：患者仰卧，医者坐于右侧。用摩法施于小腹，摩法方向为逆时针，腹部移动方向为顺时针，手法要求深沉缓慢，同时配合按揉关元、气海，时间约10min。

(2)下肢部：患者仰卧，按揉血海、三阴交、足三里，每穴约2min。

(3)腰背部：用一指禅推法作用于腰部脊柱两旁，重点在肝俞、脾俞、肾俞，每穴1～2min，或用㨰法在腰脊柱两旁治疗，然后再按揉上述穴位2～3遍，以患者感觉酸胀为度。

第四节　更年期综合征

1. 治疗原则　推拿对本症的治疗原则是“调和阴阳，补肾安神”，并根据其病因病机，进行辨证论治。肝肾阴虚者宜滋肾柔肝、育阴潜阳；心肾不交者宜滋阴降火、交通心肾；脾肾阳虚者宜温肾健脾；心脾两虚者宜益气养心；阴阳两虚者宜补阴扶阳、滋养冲任；阴血亏虚者宜养心安神；肝郁脾虚者宜疏肝健脾、调理冲任；冲任不固者宜健脾益肾、固摄冲任；气郁痰结者宜解郁化痰、行气散结。

2. 取穴及部位　胸腹部：膻中、中脘、气海、关元、中极。腰背部：厥阴俞、膈俞、肝俞、脾俞、肾俞、命门、背部督脉、背部膀胱经第一侧线。头面及颈肩部：太阳、攒竹、四白、迎香、百会、风池、肩井。

3. 主要手法　一指禅推法、揉法、摩法、按揉法、抹法、拿法、擦法。

4. 操作方法

(1)胸腹部：患者仰卧位，医者坐其右侧，用右手一指禅推法分别施治于膻中、中脘、气海、关元、中极穴，每穴2～3min，接着用顺时针揉摩法施于胃脘部及下腹部，分别为5min。

(2)腰背部：患者俯卧位，医者坐或立其体侧，用一指禅推法或拇指按揉法施于厥阴俞、膈俞、肝俞、脾俞、肾俞、命门穴，每穴2min。然后用小鱼际擦法擦背部督脉经和背部膀胱经第一侧线及肾俞、命门穴，以透热为度。

(3)头面及颈肩部：患者坐位，医者随操作改变而变更体位，用拇指与食指对称拿风池及项部2min，五指拿顶(由前发际向后发际移动)5～10次，用一指禅推法或鱼际揉法施于前额部5min，用分抹法施于前额、目眶及鼻翼两旁5～10次，两拇指同时按揉太阳、攒竹、四白、迎香穴各0.5min，拇指按揉百会0.5min，拿肩井5～10次。

第五节　带下病

1. 治疗原则　推拿对本症的治疗原则是“调和阴阳，补肾安神”，并根据其病因病机，进行辨证论治。

2. 取穴及部位　关元、气海、血海、三阴交、足三里、肝俞、脾俞、肾俞。小腹部、下肢部、腰背部。

3. 主要手法　摩法、按法、揉法、一指禅推法、㨰法。

4. 操作方法

(1)小腹部：患者仰卧，医者坐于右侧。用摩法施于小腹，摩法方向为逆时针，腹部移动方向为顺时针，手法要求深沉缓慢，同时配合按揉关元、气海，时间约10min。

(2)肢部：患者仰卧，按揉血海、三阴交、足三里，每穴约2min。

(3)腰背部：用一指禅推法作用于腰部脊柱两旁，重点在肝俞、脾俞、肾俞，每穴1～2min，或用擦法在腰脊柱两旁治疗，然后再按揉上述穴位2～3遍，以患者感觉酸胀为度。

第六节　产后身痛

1. *治疗原则*　调理气血，舒筋止痛。血虚者宜养血益气、温经通络；血瘀者宜益气活血、散瘀通络，风寒者宜祛风散寒、活血温经；肾虚者宜补肾强腰、健筋壮骨。

2. *取穴及部位*　颈肩四肢部位：风池、大椎、风门、肺俞、肩井、曲池、合谷、血海、足三里、三阴交。胸腹部：中脘、气海、关元、神阙。腰背部：膈俞、肝俞、脾俞、肾俞、胞肓、命门、八髎、督脉。

3. *主要手法*　按揉法、拿法、擦法、一指禅推法、揉法、摩法。

4. *操作方法*

(1)颈肩四肢部：患者坐位，医者随操作部位而移动，先拿风池、按揉大椎、风门、肺俞、曲池、合谷各0.5min，然后拿肩井、横擦大椎。患者仰卧位，医者站于一侧，点按血海、足三里、三阴交各0.5min，然后被动活动四肢各关节。

(2)胸腹部：患者仰卧位，两下肢微屈，医者立于一侧，用一指禅推法或按揉法沿中脘、气海、关元操作，约5min，然后重点在小腹进行摩腹、揉脐，10min。

(3)腰背部：患者仰卧位，医者立于一侧，用一指禅推法或按揉法施于肺俞、肝俞、脾俞、肾俞、胞肓各0.5min，由下至上捏脊7～10次，然后直擦督脉，横擦命门、八髎，以透热为度。

第七节　缺　乳

一、气血虚弱型

1. *治疗原则*　虚者补气养血，实者疏肝解郁，均宜佐以通乳之品。

2. *取穴及部位*　乳根、少泽、中脘、气海、肝俞、脾俞、胃俞、足三里，胸腹部及背部。

3. *主要手法*　按法、揉法、一指禅推法、分推法、摩法。

4. *操作方法*　患者仰卧位，医者坐其右侧，用按法、揉法施于乳根穴及乳房周围，约3～5min，然后用双手分推法从璇玑穴沿任脉经分推至中脘穴5次，按揉中脘、气海穴各3min，用摩法在乳房及腹部进行操作约5min。点按足三里2～3min。患者俯卧位，医者坐或立其体侧，用一指禅推法施于肝俞、脾俞、胃俞穴，每穴2min，然后在膀胱经两侧施用拍法进行操作，用掌根分推法从双侧肺俞穴沿膀胱经至腰骶部5次，最后掐按少泽穴约0.5min。

二、肝气郁滞型

1. *治疗原则*　疏肝理气，通络下乳。

2. *取穴及部位*　乳根、少泽、膻中、肩井、肝俞、脾俞、胃俞、太冲、阳陵泉，背部督脉、膀胱经第一、二侧线。

3. *主要手法*　揉法、摩法、一指禅推法、按揉法、擦法。

4. *操作方法*

(1)患者仰卧位，医者坐其右侧，用按法、揉法施于乳根、膻中穴及乳房周围，然后手掌轻按乳房上部或两侧施以振法10min，用双手掌面放于两腋下用搓摩法至第十二肋，连续操作5次。点按太冲、阳陵泉每穴2min。

(2)患者俯卧位，医者坐或立其体侧，用双手提拿肩井穴3～5次，一指禅推法或拇指按揉法施于肝俞、脾俞、胃俞穴，每穴2min，然后用小鱼际擦法擦背部督脉和背部膀胱经第一、二侧线，以透热为度。点按少泽穴0.5min。

第八节　乳　痈

1. 治疗原则　疏肝清热，通乳消肿。

2. 取穴及部位　乳根、天溪、屋翳、膺窗、膻中、中脘、天枢、肝俞、脾俞、胃俞、风池、肩井、少泽、合谷，胸腹、腰背及上肢部。

3. 主要手法　揉法、一指禅推法、按法、拿法、摩法。

4. 操作方法

(1)患者取坐位，医者用一只手在乳房红肿处轻轻用揉、摩法施于乳房及周围的乳根、天溪、食窦、屋翳、膺窗、膻中穴，约2min，再自乳根部向乳头方向推进数次，然后用右手拇指、食指轻捻乳头，同时左手按压乳中穴，再以双手轮换轻按乳房，使乳汁流出，反复进行3～5次，可使淤积的乳汁充分地排出。

(2)患者仰卧，医者按揉中脘、天枢、气海穴，每穴2～3min，接着用顺时针揉摩法施于胃脘部及腹部，分别为5min。

(3)患者俯卧，医者坐或立其体侧，用一指禅推法沿背部膀胱经第一、二侧线反复操作，然后用拇指按揉法施于肝俞、脾俞、胃俞穴，每穴2min，以酸胀为度。患者坐位，医者先按、揉其风池，再沿颈椎两侧向下到大椎两侧，往返按揉30遍，然后拿风池、肩井、少泽、合谷各0.5min。

第九节　乳　癖

1. 治疗原则　疏肝解郁、调摄冲任、散结止痛。肝郁痰凝者宜解郁化痰，冲任失调者宜温化痰湿。

2. 取穴及部位　乳根、膻中、中脘、天枢、气海、肝俞、脾俞、胃俞、风池、肩井、天宗、曲池、内关，胸腹、腰背及上肢部。

3. 主要手法　揉法、摩法、一指禅推法、按法、揉法、按法、拿法、揉法。

4. 操作方法

(1)患者仰卧位，医者轻轻用揉、摩法施于乳房及周围的乳根、膻中穴，约2min，按揉中脘、天枢、气海穴，每穴2～3min，接着用顺时针揉摩法施于胃脘部及腹部，分别为5min。

(2)患者俯卧，医者坐或立其体侧，用一指禅推法沿背部膀胱经第一、二侧线反复操作，然后用拇指按揉法施于肝俞、脾俞、胃俞穴，每穴2min，以酸胀为度。

(3)患者坐位，医者先按、揉其风池，再沿颈椎两侧向下到大椎两侧，往返按揉30遍，然后拿风池、肩井、点按天宗、曲池、内关各0.5min。

第97章　推拿保健

推拿保健是指以推拿手法应用于防病保健，是中医推拿学的一个重要组成部分。保健主要是相对治疗而言，它不是治疗于已病之后，而是预防于未病之先。在操作上，推拿保健分主动与被动两大类。被动的推拿保健可以突出某一具体部位，但更多的往往是全身操作。运动保健推拿、小儿保健推拿、性保健推拿、美容推拿等都是推拿保健的不同应用。

推拿手法原来并不分治疗与保健，也就是说保健推拿并没有特定的手法，一般的推拿手法都可用于推拿保健。用得较多的手法有按法、指压法（指按法）、揉法等，而斜扳等法则较少使用。根据推拿保健非治疗性的特性，保健推拿手法在操作上也具有与治疗性推拿不同的特点，它更强调舒适性、节律性、协调性和连贯性，手法的力度一般比治疗性手法轻，体位以卧位为主，操作时间也较长。

第一节　人体保健

一、头部推拿保健

头部（颈部以上）是中医推拿保健的重要部位。在中医推拿保健中，头部所占的比例较大。中医藏象学说认为五脏与头面诸窍有密切关系。清·吴师机《理瀹骈文》的“按摩补五脏法”，即以头面部按摩来补养相应的五脏。经络学说也认为：“十二经脉、三百六十五络，其血气皆上于面而走空窍”。头部推拿保健有舒筋通络、活血升阳、宁心安神的效果。对头痛、失眠、眩晕、老年痴呆等，有一定的预防作用。

在头面部推拿中，要特别注意手法的平稳性、节律性。

1. 仰卧位操作

（1）直推前额→分推前额→鱼际揉前额→鱼际揉颞部→雨点啄前额至颞部→分抹上下眼眶→分抹颧弓→按揉太阳→按揉鱼腰→指揉上睛明（食中二指摆动式揉法）→按揉四白→指压瞳子髎→指揉耳门、听会（双手中指、环指同时揉）。

（2）推擦耳根（以两手食、中二指或中指、环指沿耳根前后同时上下推擦），按揉迎香→指擦鼻翼→按揉地仓→按揉承浆→分抹口角（以双手食中二指分别置于人中和承浆两侧，向两侧口角外分抹，不要触及嘴唇）→按揉颊车→勾抹下颌角（以食、中、环指和小指轮流自下而上勾抹两侧下颌角部，四指要富有弹性）→勾抹上廉泉（受术者下颌略抬起。术者以食、中、环指、小指轮流自下而上勾抹）→拍面颊。

（3）拔伸颈部→勾揉风池→托揉项部→指压神庭→指压上星→指压百会→指压头顶中线→指压头顶中线两侧。

2. 坐位操作　拇指指揉项部→拿项部→按揉风池（二指揉风池）→拔伸颈部→摇颈椎→掩耳拔气（双手掌相对用力压住两耳，向两侧突然分开）→弹枕部（鸣天鼓）→抓五经（单手五指抓头顶，中指置于头顶中线，由前向后抓拿）→拔伸头发（十指外相叉，夹发而上拔之）→扫散颞部→侧击项部（合掌侧沿背正中线上下侧击颈椎）。

二、眼部推拿保健

眼睛是人重要的感觉器官。从审美的观点看，眼睛的作用要占五官之首。眼部保健，可以增强眼睛的神韵，减少眼周皱纹及眼睑的松弛，是美容的重要环节。眼部推拿保健，主要用于延缓眼周皱纹和眼袋的形成，并可防治近视、视力减退等眼病。

眼周皱纹形成的原因很多，皮肤衰老松弛，皮肤缺少水分和皮脂的滋润，不注意用眼卫生，不良的习惯动作（如眯眼、锁眉），精神紧张，睡眠不足，消瘦，都是增加眼周皱纹的原因。眼袋形成的原因，主要与失眠、衰老、遗传、身体的胖瘦、不注意眼部护理等因素有关。随着年龄的增长，眼部下睑皮肤松弛，脂肪向前方脱出，于眶下缘上方形成袋状膨大，皮下脂肪过多堆积，使松弛的组织膨胀下垂，下眼睑形成折叠，形成眼袋。

1. 眼周皱纹的推拿保健

（1）受术者闭眼仰卧→用洗面奶洁面→用离子喷雾机对准面部喷雾 10min。

（2）在眼周涂上按摩油（霜）后做按摩，方法如下：双手拇指分别交替刺激对侧合谷穴，采取强刺激共 6 次→双手中指指腹向鼻部按压睛明穴 6 次，然后按压承泣穴 6 次→单手示中二指摆动式揉上睛明 1min→双手中指或拇指按压太阳穴 6 次→鱼际揉前额至太阳穴 1min→拇指分抹上下眼眶各 3 次→一指禅偏锋推两眼眶，沿横“8”字路线移动 3 次→用食、中、环三指由里向外轻轻横抹眼睑，眉弓处可稍用力，眼球轻轻带过 6 次→左手食、中指分开放于目外眦 1cm 处，向外轻轻拉紧皮肤→用右手中指或食指置于左手食、中二指之间，做轻柔的划圆式揉摩→换手以同样动作揉摩右眼目外眦，左右各 1min→嘱受术者转睛，即使眼球左右各旋转 4 次，然后睁开双眼→做软膜面膜，用眼部专用的中药去皱软膜做面膜 15min→洗净面膜膏，涂上眼用紧肤水→搽营养去皱眼霜。

2. 眼袋的推拿保健

（1）受术者闭眼仰卧→用洗面奶洁面→用离子喷雾机对准面部喷雾 10min。

（2）在眼周涂上按摩油（霜）后做按摩，方法如下：双手拇指分别交替刺激对侧合谷穴，采取强刺激共 6 次→双手中指指腹垂直按压承泣穴和四白穴各 6 次→中指与环指分开，分别放于双眼的上下眼睑，左手开始向左颞部轻轻抹过左眼，右手中间三指合并，指尖向上随着左手同时向左眉抹向左侧眉尾。然后以相同动作在右侧进行，各 4 次→左手四指指腹沿右侧面颊向下滑抹，经过下颌部再向左上面颊部滑抹，右手在对侧作同样动作，然后双手食、中二指腹分别压双侧太阳穴 6 次→双手拇指从鼻翼两旁向外下方分推至颧弓 6 次→双手中指从目内眦至攒竹来回推擦 6 次→一指禅偏锋推两眼眶，沿横“8”字路线移动 3 次→拇指分抹上下眼眶各 3 次→双手中指并指按压印堂穴上 6 次，然后分开按压攒竹穴、鱼腰穴、丝竹空穴各 6 次→用紧肤膏或用眼部紧肤啫喱膏轻轻按摩眼圈，或用眼袋冲击机治疗 10min→做软膜面膜，用眼部专用的软膜制作面膜，或用牛奶面膜 15min→洗净软膜膏，涂上眼部紧肤水→涂营养眼霜。

三、面部美容推拿保健

面部美容推拿保健是指以手法为主的面部美容法。

中医推拿用于面部美容保健是通过手法作用的刺激，调整人体生理功能，起到美容效果，并使保健与美容融为一体。不仅安全无副作用，而且疗效可靠。中医美容推拿要求手法轻柔灵活，常用手法有揉法、点法、按法、压法、摩法、抹法、推法、拍法、击法、弹法、扫散法等。操作常采用仰卧位。

1. 面部美容推拿注意事项　面部美容推拿保健应注意以下几点：

（1）术者要勤修指甲，以免过长的指甲划伤受术者皮肤。

笔记

(2)清洁双手,并使手的温度与人体体温相近。

(3)术者的头发要整齐,不可披头散发,或长发触及受术者的面部。

(4)术者应注意个人的清洁卫生,有不宜体味和口味者不适合从事此项工作。

(5)术者应戴口罩,避免呼吸气流喷到受术者脸上。

(6)面部皮肤及皮下组织较为松软,易于伸展移动,故按摩手法应轻柔。

(7)面部按摩时方向沿螺旋或向外向上按摩,注意不可将眼角或嘴角向下拉,以防止皮肤松弛。

(8)术者应熟悉面部肌肉排列方向,沿肌纤维排列方向按摩,有助于消除皱纹。

(9)皮肤表面发炎或创面未愈合者,不宜按摩。

(10)患有各种传染性皮肤病者(如各种癣、扁平疣、传染性软疣等)不宜按摩。

2. 面部按摩前的准备

(1)清洁皮肤:保证面部皮肤无任何化妆品及清洗剂残留。

(2)喷雾蒸面:按摩前应先喷雾蒸面,根据皮肤性质的不同,喷雾的时间应在5～12min,以增加皮肤的水分,加速血液循环,并增加按摩膏的润滑度。

(3)受术者闭目休息:受术者应闭眼,不要讲话,全身肌肉放松,进入半睡眠的休息状态,有利于提高按摩的效果。

(4)术者调整好姿态:术者端坐于可调节高度的圆凳上,腰挺直,两肘关节贴紧身体,并自然下垂,通过腕关节的活动来控制双手手法的变换。

3. 经穴美容推拿的要点

(1)定穴要准:熟记头面部常用穴位的解剖位置,并在操作中能迅速准确定位。

(2)用力要稳:经穴按摩手法要平稳,应遵循轻－重－轻的原则,即轻按、重点、轻提,也可按揉结合。用力要善于借助身体重心,切忌用爆发力。

(3)方向善变:经穴按摩的用力方向原则上应与受术体表相垂直,尽管穴位的理论定位是想对固定的,但实际上随着操作时受力方向的不同,穴位有一个空间的变化或变形,要善于随时变换手法用力方向,在动态变化中更好地刺激穴位。

(4)得气为佳:得气,就是有气感,即受术者在接受经穴刺激时产生的酸、胀、麻、重、传感等感觉。这是气血流通或气至病所的效应。强调气感,是中医穴位刺激疗法的特点,也是中医面部保健推拿的特色。

4. 经穴美容推拿操作程序　指揉印堂→鱼际揉印堂→开天门,用双手拇指交替直推前额,从印堂直推至前发际→分推前额→分抹眼眶(双拇指分抹上、下眼眶)→滑推鼻翼(双中指从睛明沿鼻翼两侧滑推至迎香)→分推口唇(双拇指沿口唇周围分推水沟、承浆)→指揉太阳(以双手拇指或中指同时按揉两侧太阳)→偏锋推前额(以一手拇指偏锋推前额,从印堂至上星、前额中央至两侧太阳各往返3～5次)→偏锋推眼眶。继而拇指偏锋推从一侧睛明,依次经同侧迎香、地仓、颊车、下关、太阳、鱼腰→印堂→对侧睛明、迎香、地仓、颊车、下关、太阳、鱼腰→印堂。反复3～5次→鱼际揉前额→鱼际揉面颊→指按眼眶。双拇指分别按两侧眼眶攒竹、鱼腰、丝竹空、瞳子髎、承泣,以有酸胀感为佳→二指揉睛明。单手食、中二指按揉两侧睛明穴,以酸胀为佳→指揉穴位。以两手中指分别按揉两侧迎香、下关、颊车、听宫、听会→指按头顶中线。双手拇指交替按压神庭至百会→指按前发际。双手拇指按压上星至头维→指按颞部。以双手四指分别按揉头面两侧→指摩额面。以双手四指轻摩前额及面颊→分抹额面。双手鱼际分抹前额、面颊→掌拍面部。以双手四指掌面轻轻交替拍打颌前部、面颊部→指扣面部。以双手四指轻叩前额、颞部及面颊部→揉捻双耳。以两手拇、食指揉捻双耳→勾揉翳风。以双手中指勾揉两侧翳风→勾揉风池。以双手中指勾揉两侧风池→托揉项部。以双手四指托揉项部→双手同时拿两侧肩井。

笔记

5. 一般面部美容按摩　先在脸部涂抹适量按摩霜，但眼皮、眼眶及口唇不宜涂抹。

(1)以两手中指、环指交替从前额中央直抹至前发际，再分抹至左右两侧太阳穴，最后再回到前额中央。重复3～5次。

(2)以两中指从眉间沿眉毛上缘呈环形抹至两侧太阳穴，并稍加按揉，继而以同样手法按摩到眉间，如此往返3～5次。

(3)以两手中指、环指沿眉毛上下缘分抹至眼角外侧，并将眉毛向上拉起，继而用中指环形从眼角外侧经眼眶下缘推至睛明→攒竹→丝竹空。重复6～8次。

(4)以两手中指、环指指腹轻轻击打眼睛周围，然后向两侧太阳穴、眼眶下缘、鼻、眉毛移动，最后再向外到达太阳穴，注意要避免碰及眼球。

(5)以两手中指沿鼻翼两侧经面颊至太阳穴，再经眼眶下缘回到鼻翼两侧作环形推抹。重复5～6次。

(6)以两手中指、环指从鼻翼两侧向上经过眉毛上缘、太阳穴抹至面颊及颏部，在颏部用两拇指做环形按摩，到嘴角处则用中指按揉片刻，然后沿鼻翼两侧、眉毛上缘至太阳穴，按揉或按压数秒，再向下至颏部，如此重复5～6次。

(7)以两手中指、环指指腹轻轻击打面颊部。

(8)以两手中指分别从颏部中央→耳垂，嘴角→耳屏前，鼻翼两侧→耳朵上方作环形按摩，重复3～5次。

(9)以两手食指、中指从口唇上下缘呈“剪刀”样抹至颧弓，单侧按摩，右侧用右手，左侧用左手，左右交换按摩。重复8～10次。

(10)用两手中指环绕口唇做弧形推抹。重复8～10次。

(11)以食指和中指、环指、小指从颏部上下缘呈“剪刀”样抹至耳垂，单侧进行，左右手交替按摩，重复6～8次。

(12)以两手中指、环指指腹由颈部正前方，直线向上按摩至颏下，然后在颈侧顺着淋巴液流动方向向下稍用力按摩。重复8～10次。

(13)以两手四指指面托揉项部，并沿脊柱从颈项根部直抹至枕骨下缘。

(14)拇指在上，四指在下，两手同时按揉肩背部及上臂部肌肉。

上述按摩手法可帮助清除皮肤表皮的死细胞，并可促进血液循环。然后操作者可进行下列步骤，以帮助按摩霜或按摩液的渗透、吸收，并具有放松宁神的作用。具体方法如下：

操作者双手均匀涂上按摩霜，手掌按在被操作者的胸上部中央，再抹向两肩，然后绕过肩部到达背部上方及颈部，反复数次至按摩霜均匀涂抹在皮肤上。然后用上述方法在颈部正前方及脸部也均匀地涂上按摩霜。

(1)两手掌顺着被操作体形，从胸上部抹向两肩，然后绕过肩部至背部及项部。反复3～5次。

(2)以两拇指从胸上部呈环形按摩至肩部，并按揉数秒，然后行至背部及项部。反复3～5次。

(3)在颈前部，两手从颈根部向上交替按摩。反复16次。

(4)两手交替从对侧面颊经颏部抹至同侧面颊。反复16次。

(5)以双手中指、环指交替按摩一侧面颊部。两侧各反复16次。

(6)以双手中指、环指交替按摩一侧嘴角。两侧各反复16次。

(7)以两手食指、中指从口唇上下缘呈“剪刀”样抹至颧弓，单侧按摩，右侧用右手，左侧用左手，左右交换按摩。重复8～10次。

(8)以双手中指、环指交替按摩一侧眼角外侧。两侧各反复16次。

(9)以双手四指掌面交替从眉毛直线按摩至前发际。反复16次。

6. 面部美容按摩的时间　面部皮肤的按摩以30min左右为宜。按摩操作应在饭后半小时后进行。过饱和过饥均不宜马上按摩。如顾客在美容院计划同时做多项美容时,应先做美容,后做美发;先做美容,后做文饰。如欲烫睫毛,可利用倒模时间,将烫睫毛同步完成,以节省时间。

四、胸腹部保健

胸腹部是五脏等重要脏器的所在地。中医推拿保健比较重视胸腹部的操作。历史上著名的"摩腹运气法""腹诊按摩法""脏腑按摩法"等都是主要在胸腹部操作。主要的胸腹部推拿操作如下:

中指勾揉天突→中指振天突→分推云门(双手拇指沿锁骨下缘分推)→横擦上胸部(掌擦)→分推上胸部(掌推)→中指按揉膻中→双手拇指分推肋间(下胸部)→三指拍胸骨部→分推肋弓下缘(双手鱼际到拇指)→摩腹(顺时针、逆时针)→掌揉腹部→推摩脘腹(一指禅偏锋推加四指摩。右手拇指在剑突至肚脐间移动)→掌振脘腹→掌振丹田。

五、腰背部保健

背为五脏所系,正中的脊柱沟通中枢与四肢百骸,因此腰背部是推拿保健最重要的部位。腰背部常用的推拿保健操作如下:

指压肩胛上部→掌根揉冈上窝→掌压冈下窝→斜压肩臀(叉按压左肩右臀,右肩左臀)→撑压脊柱(两掌分置项部和骶部,向上下撑开按压)→㨰腰背部→掌揉腰背部(连续揉法或揉压法)→指压背部(以双手拇指同时按压背部两侧膀胱经第一侧线和第二侧线、肩胛骨内缘线、背正中线)→叠掌按脊柱→双手拇指按揉肾俞(如欲加强刺激,可双手叠指按揉单侧肾俞)→双手拇指指按八髎→压胸扳肩(一手按压胸椎,一手扳对侧肩部)→双手拿腰部(先拿一侧,再拿对侧)→擦背部两侧膀胱经→擦肾俞→横擦八髎→搓腰背部→叩击背部→掌拍腰背部→分推两侧斜方肌→拿两侧斜方肌。

六、肢体保健

肢体保健主要是指四肢部位的推拿保健。四肢的推拿要注意方向性。通常,四肢的中医推拿保健多采取自上而下的方向。但是在下列情况下应采用自下而上的向心性操作。①用于淋巴引流按摩时。②四肢有瘀血水肿时。③运动竞赛结束后的恢复性推拿。④希望促进静脉血回流时。⑤某些特殊流派的保健按摩,如泰国式古典按摩和欧洲某些油性按摩往往在下肢采用自下而上的操作路线。

四肢部常用的推拿保健操作如下。

1. 仰卧位上肢部推拿操作(以推拿右侧上肢为例)　掌揉肩前部→托揉肩后部→托揉展肩法(以左手拇指为支点,其余四指用力屈曲,使受术者肩关节作有节律的外展动作)→托揉肱三头肌→弹拨小海→拿肱二头肌→按揉曲池→一指禅推前臂伸肌群(受术者肘关节伸直。右手拇指作一指禅推法)→指压前臂中线(双手拇指操作)→㨰前臂前侧(左手㨰前臂前面)→拿前臂伸肌群(双手拿前臂上段伸肌群)→擦前臂伸肌群(右手)→拿内外关、合谷(右手操作)→捏揉指缝→捻手指→拔伸手指→捋(理)手指(以屈曲的食中二指中节夹紧手指两侧,向指尖方向捋动)→勒手指(以屈曲的右手食中二指中节夹住手指的末节上下面,略作屈曲后向外突然滑出,此时可听到清脆的弹响)→指压鱼际(以双手拇指按压大、小鱼际)→指压劳宫→分抹掌心→分抹手背(双手鱼际抹)→旋后摇肘法(向外摇3次)→旋前摇肘法(左手托住受术者肘部,右手扣住其腕部桡侧,向内摇3次)→摇腕关节(右手五指与受术者五指相叉而摇其腕关节)→拔伸腕关节→抖上肢→抖腕关节(双手拇食指发力)→叩击上肢。

2. 俯卧位上肢部推拿操作　双手拿单侧三角肌→双手拿单侧肱三头肌→掌根揉冈下

窝→叩击肩部(拳或虚掌)。

3. 坐位上肢部按摩操作　摇肩关节(托肘摇法,大幅度摇法)→抱揉肩部→搓上肢→上下抖上肢→横抖肱三头肌→抖腕关节→拳叩肩部→拍肩部。

4. 俯卧位下肢部推拿操作(以左腿为例)　掌根揉臀部→指压环跳→弹拨股外侧部(胆经)→指压股后膀胱经→掌压股后膀胱经→掌根揉股后部→拿股后部→弹拨委中(屈膝)→指压小腿后部(踝部垫毛巾)→指压跟腱(先两拇指对称挤压跟腱两侧,再一上一下"S"形压)→拿小腿后部→掌推下肢后部(从臀部推至小腿)→撑压下肢后部(一手压臀,一手压足跟内侧,使髋内旋)→指压脚掌(单脚、双脚)→拇指本节推脚掌(直推)→擦脚掌→擦涌泉→拔伸下肢(膝部顶住另一腿足底)→拔伸腰部→屈膝伸髋(一手按于髋部,一手在同侧膝关节屈曲后托住膝部将髋关节后伸扳动)→扳踝关节→拳叩脚掌(屈膝)→搓小腿(屈膝)→拍下肢。

5. 仰卧位下肢部推拿操作(以左腿为例)　捏揉趾缝(拇、食二指)→指推趾缝→捏揉蹈趾根部→扳跖趾关节(术者五指握住宾客五个脚趾,同时向下扳动;或扳单趾)→摇脚趾→拔脚趾(逐个拔伸)→扳踝关节(向上扳踝关节使跟腱拉长)→摇踝关节→掌根推足跟两侧(涂油)→分推足背(双手鱼际)→按揉解溪→按揉足三里(术者左侧立位)→弹拨阳陵泉→掌推小腿(十指外扣,以掌根和鱼际向上推)→推摇髌骨(上下左右)→擦股内侧下部(髋略外旋。左手擦左大腿近膝部)→拿股前部(双手)→拿股外侧部→弹拨髀枢→摇髋关节(内外双向摇)→屈伸髋膝(在摇髋关节的同时操作)→伸挺膝部→抖下肢→拳击足跟。

(同法再按摩右腿)

七、全身保健按摩操作程序

1. 俯卧位(约25min)

(1)项肩部(5~6min):按揉项部→拿项部(右手操作)→勾揉风池→拿肩井→拿三角肌→叩击肩井部(双手侧拳叩击)。

(2)腰背部(15~16min):掌揉腰背部(叠掌按揉,右、左侧各3遍)→擦腰背部(术者左侧立位。从上往下操作,双侧,约5min)→指压腰背部两侧膀胱经(双手拇指操作,从上往下压至八髎,3遍)→掌按腰背部(按压2遍)→掌按脊柱→双手拇指按揉肾俞→横擦腰部,叩击腰背部→掌拍腰背部。

(3)下肢后部(5~6min)术者左侧立位。先按摩左腿。掌根按揉臀部→掌按股后部(双掌按压,从上往下2遍)→擦股后部→弹拨股外侧部。(双手拇指并指弹拨)→拿下肢后部→扳踝关节(屈膝90°,以前臂向下按压脚掌,3s)→叩击脚掌(屈膝90°,一手扶脚,另一手侧拳叩击,5次)→搓小腿。

(同法按摩右腿)

2. 仰卧位(约19min)

(1)下肢前部(5~6min)先按摩左腿。捏揉趾缝→分推足背→摇踝关节→按揉三阴交、足三里、阳陵泉→掌按股前部。(双掌,从上往下,2遍)→拿股前部→抖下肢。

(同法再按摩右腿)

(2)腹部(2~3min):摩腹(术者右侧立位以右掌顺时针摩腹)→分推上腹部(双手鱼际分推)

(3)上肢部(5~6min)术者右侧立位,先按摩右上肢。

掌揉肩前部→托揉肱三头肌→弹拨小海→拿肱二头肌→按揉曲池→拿前臂→捏揉内关、外关和合谷→捏揉指缝→分推手掌→分推手背(双手鱼际分推)→抖上肢(双手握住手腕,上下抖动并结合肩部外展、内收)→抖腕关节→叩击上肢。(双手侧拳叩击)

(同法再按摩左上肢)

(4)头面部(5～6min)术者头顶坐位。开天门(双手拇指交替直推前额中线)→分抹前额。(双手拇指分抹)→鱼际揉前额→分抹眼眶(双手拇指分抹上下眼眶)→按揉攒竹→按揉迎香→按揉太阳→指按头顶(双手拇指并指按压头顶中线及中线两侧)→扫散颞部。

3. 坐位(结束手法,约1min) 先托肩起坐,拿肩井→叩击肩井。(双手侧拳叩击)

4. 操作流程

(1)俯卧位(约25min):项肩部→背部→左下肢→右下肢

(2)仰卧位(约19min):左下肢→右下肢→腹部→右上肢→左上肢→头面部

(3)坐位(约1min):共约45min。

八、其他保健方法

(一)安神法

推拿保健有较好的安神作用,可用于失眠、头痛、烦躁不安、急躁易怒等病症的防治。操作法组合举例如下。

1. 俯卧位手法放松背部及四肢。
2. 仰卧位放松四肢。
3. 最后集中在头面部操作:

拔伸颈椎→双手四指托揉项部→开天门(双拇指直推前额)→分抹前额→分推眼眶→按揉神庭、印堂、上睛明、太阳、翳风→鱼际揉前额→一指禅偏锋推眼眶。拇指偏锋推从印堂始,横"8"字路线推两眼眶,反复5次→二指揉上睛明→指振印堂→指压头顶中线→双手拇指轻压太阳。

(二)健胃法

推拿健胃法主要用于脾胃保健。通过手法作用于特定的穴位或部位,起到健脾和胃的作用,防治胃脘不舒,便秘、腹泻、消化不良等症。

操作法组合举例如下:

按揉足三里、三阴交→按揉脾俞→胃俞→肝俞→胆俞→横擦左侧背部L8～L12→推摩上腹部→顺时针摩腹→掌振腹部→分推上腹部。

(三)补肾法

推拿补肾法是通过手法作用于特定的穴位或部位,起到补益肾气作用,防治因肾虚引起耳鸣、腰膝酸软、下肢水肿、小便清长、遗尿、遗精等病症,也常用于某些慢性病的调理。操作法组合举例如下:

按揉涌泉→太溪→三阴交→按揉肾俞→命门→八髎→横擦腰部、腰骶部→按揉关元→气海→中极→顺时针摩腹→掌振丹田。

操作注意:如为肾阳虚,涌泉、八髎改用擦法。

(四)疏肝理气法

推拿疏肝理气通过手法作用于特定的穴位或部位,防治因肝气郁结、肝郁气滞引起的忧郁不适、精神萎靡、胸肋胀满、嗳气吞酸、食欲不振等症状。

操作法组合举例如下:

按揉太冲→内关→按揉肝俞→胆俞→期门→章门→指按背部两侧膀胱经→搓胁肋(俯卧位或坐位)→分推肋间→顺时针摩腹→拍背部。

(五)减肥法

肥胖是一个症状,一般可分为单纯性肥胖和继发性肥胖。单纯性肥胖,其中又可分为体质性肥胖和获得性肥胖。体质性肥胖一般认为主要与遗传有关。获得性肥胖者采用饮食控制、按摩、药物等各种减肥方法,效果较理想。

减肥的方法有许多,目前被广泛使用的有中药减肥、耳穴减肥、推拿减肥、体操减肥、饮食减肥、物理减肥等。这些减肥方法效果均较理想,尤其推拿减肥,疗效显著,无副作用,符合减肥不节食、不腹泻、不乏力三大原则,深受大众的欢迎。推拿减肥以中医基础理论、经络学说为基础,针对脂肪容易堆积的局部,分别采用擦、摩、捏、拨、按、揉、推、拿、挤、拍、擦等手法刺激经穴,以促进新陈代谢,使多余脂肪加快分解、转化,从而达到减少局部脂肪堆积的目的。

现就常用的治疗单纯性肥胖的推拿减肥操作法作一简要介绍。

1. 俯卧位

(1)擦背部足太阳膀胱经,至皮肤微红。再按揉或弹拨脾俞→胃俞→肝俞→胆俞→肾俞→三焦俞→大肠俞(每穴1~3min)。

(2)拇指按压背部脊柱两侧华佗夹脊及足太阳膀胱经穴位→四指拿项部→两拇指分推、点按两侧冈上肌、肩井穴处,以酸胀为度→手掌按揉两肩后部及上臂后侧,并可施以拿法、摩法→手掌按揉背部足太阳膀胱经,重点按揉脾、胃俞、肝、胆俞、肾俞、三焦俞、大肠俞,至局部产生酸胀或热感。

(3)掌擦背部肩胛间区,横擦肾俞及腰骶部,至产生热感。

(4)擦臀部,再用拇指或肘尖点按环跳、居髎,以酸胀为度。

(5)掌揉或掌摩臀部。

(6)以手掌按揉大腿后侧肌群,并以拇指沿膀胱经由上至下逐点按压,反复5~6遍。

(7)同样手法施于小腿后侧肌群,然后拿揉两下肢内、外及后侧肌肉。

(8)搓揉两下肢。

2. 仰卧位

(1)一指禅推中脘,继以中脘、神阙、关元为中心摩腹,以顺时针方向为主,至腹中产生温热感,或腹内肠鸣辘辘,有矢气排出为佳。

(2)拿抖腹部膨隆的肌肤及其皮下组织,搓摩腹部。

以上推拿手法在肩臂部、腰部、臀部、下肢、腹部等脂肪较易堆积的部位配以少量减肥用的各种按摩膏,则效果更好。临床应用时可根据患者不同肥胖部位和程度,进行适当调整,有所侧重。

第二节　足部按摩

一、概述

足部按摩,是在中医理论的指导下,运用中医传统推拿按摩方法,直接作用于人体膝关节以下,尤其是足部的穴位或特定部位(反射区),从而达到疏通经络、通达气血、协调脏腑目的的一种中医传统预防和治疗疾病的方法。

足部按摩是我国宝贵文化遗产的一部分,是中医外治疗法的重要组成部分。它同中医药学一样,为中华民族的繁衍昌盛和人民的身体健康做出了不可磨灭的贡献。在中医治疗方法中,它与内治法可谓珠联璧合,相得益彰。这种从原始社会萌芽的疗法,经过数千年的历史演变和经验积累,到历史发展的今天,在现代科学的渗透和影响下,已呈现出了一个全新的面貌,展示了无限宽阔的发展前景。随着药物副作用的增多和药源性疾病的不断涌现,中医外治法,尤其是足部保健治疗,日益受到人们的重视,为人们的身心健康发挥越来越多的作用。

足部按摩是传统推拿术的一个分支，是祖国医学推拿学的有机组成部分。该法是仅在人体足至膝关节部实施推拿手法，用以防治全身性疾病的一种局部推拿方法。具有操作简单，使用方便，疗效明显等特点。

二、作用原理

足部推拿疗法，主要以现代生物全息学说和传统学说为理论依据。

1. *生物全息与足部按摩相关原理*　现代生物全息医学认为，任取人体某一局部，均完整的排着全身相关组织器官的反应点，局部是整体的缩影。通过反复推拿足部的临床实践以及数以万计患者的临床观察，发现足部是人体最敏感的“全息胚”。人体各脏腑、器官在足部均呈规律性地排列着相应的反射区。

手法推拿施术于足部反射区，通过“全息反射”，可以调节相关脏腑、器官的机能，从而达到预防、治疗疾病的目的。

2. *经络腧穴与足部按摩相关原理*　经络学说，虽不能完全解释足部推拿疗法原理，但两者亦存在着密切的关系。在人体十二正经和奇经八脉中，足三阴经及阴维脉、阴跷脉均起源于足部，足三阳经及阳维脉、阳跷脉又都终止于足部，可见足部与经络间的关系是十分密切的。

人体膝关节以下分布了很多腧穴。如，足六经的井、荥、输、经、合五输穴，配属金、木、水、火、土五行，《灵枢》所载的“所出为井，所溜为荥，所注为输，所行为经，所入为合”标示着经气的流通如小溪入海，由小到大。手法作用到这些部位，促进了足三阴经、足三阳经的经气流通由弱到强，由少到多，由浅入深。足六经在人体的分布全面而广泛，除本经的脏腑(肝、脾、肾、胆、胃、膀胱)外，还联系了心、肺等脏腑器官，心、肝、脾、肺、肾的五脏中心系统被有机地联系起来。足部按摩刺激到相应的五输穴、反射区等施术部位，可以加强脏腑之间的联系，使五行生克有度。手法推拿刺激这些腧穴，通过经络传导而调整脏腑机能，达治病健身的目的。

三、足部反射区定位

人体的各个器官在足部都有各自的反射区，而且两者之间存在着一种密切的内在联系。推拿临床实践证明，绝大多数反射区都有反射作用，即病变发生在躯体左侧，推拿其左足的反射区；病变发生在躯体右侧，推拿其右侧反射区。而脑、小脑、额窦、三叉神经、眼、耳、鼻的反射区，则是呈交叉反射的。

1. 肾上腺

【定位】　位于双脚脚掌第一跖骨与趾趾关节所形成的“人”字形交叉点稍外侧。

【手法】　以一手持脚，另一手半握拳，食指弯曲，以食指第一指间关节顶点施力，定点向深部按压3～4次。

【适应证】　心律不齐、昏厥、炎症、过敏、哮喘、风湿症、关节炎、肾上腺皮质功能不全等。

2. 肾

【定位】　位于双脚脚掌第一跖骨与趾趾关节所形成的“人”字形交叉后方中央凹陷处。

【手法】　单食指扣拳法，直压向心滑按做4～6次。

【适应证】　各种肾脏疾患如：急慢性肾炎、肾功能不全、肾结石、游走肾、肾脏肿瘤及尿毒症、水肿、风湿症、关节炎、泌尿系统感染、高血压。涌泉穴位于其中，对治疗休克，昏厥、中暑、中风、小儿惊风及足肌痉挛等均有较好的疗效，故常用于保健及抢救。

笔记

3. 腹腔神经丛

【定位】 位于双脚脚掌中心，分布在肾反射区周围。

【手法】 一手持脚，以食(中)指扣拳法，围绕着肾反射区，做离心或向心划圆5~6次。

【适应证】 消化系统疾患，如腹胀、腹泻、胃痉挛、胸闷、呃逆等。

4. 输尿管

【定位】 位于双脚脚掌由肾脏反射区至膀胱反射区之间，呈弧线状的一个区域。

【手法】 单食指扣拳法由肾脏反射区向膀胱反射区按摩4~6次。

【适应证】 输尿管结石、输尿管狭窄，排尿困难，泌尿系统感染等。

5. 膀胱

【定位】 位于内踝前下方双脚脚掌内侧舟骨下方，拇展肌侧旁。

【手法】 单食指扣拳法，定点旋转按压4~6次。

【适应证】 肾、输尿管及膀胱结石，膀胱炎及其他泌尿系统疾患。

6. 尿道与阴道

【定位】 位于双脚脚跟内侧，自膀胱反射区斜向上延伸至距骨下。

【手法】 以一手握脚，另一手拇指指腹施力，自膀胱反射区斜向上按摩3~4次。

【适应证】 尿道炎，阴道炎，尿路感染，排尿困难，尿频，尿失禁，遗尿等。

7. 额窦

【定位】 十个脚趾的趾端，右侧额窦在左脚，左侧额窦在右脚。

【手法】 单食指扣拳法，拇指：自外侧向内侧按摩3~4次，其他趾头：从趾端向趾跟方向按摩各3~4次。

【适应证】 脑血管意外后遗症，脑震荡，副鼻窦炎，头痛，眩晕，失眠，发热及眼、耳、鼻、口腔等疾患。

8. 三叉神经

【定位】 位于双侧蹈趾外侧远节趾骨，右侧三叉神经的反射区在左脚，左侧三叉神经的反射区在右脚。

【手法】 以一手握脚，另一手拇指指段施力，从趾端向趾跟方向按摩各3~4次。

【适应证】 偏头痛，面神经麻痹及神经痛，腮腺炎，失眠，头面部及眼、耳、鼻的疾患。

9. 小脑及脑干

【定位】 位于双侧蹈趾外侧根部靠近第二节趾骨处，右半部小脑及脑干的反射区在左脚；左半部小脑及脑干的反射区在右脚。

【手法】 以一手握脚，另一手拇指指段施力，或用单食指扣拳法向趾跟方向按摩各3~4次。

【适应证】 脑震荡，脑肿瘤，高血压，失眠，眩晕，头痛，肌肉紧张，肌腱及关节疾患等。

10. 颈项

【定位】 位于双脚蹈趾根部横纹处，右侧颈项的反射区在左脚；左侧颈项的反射区在右脚。

【手法】 以一手握脚，另一手拇指指段施力，沿着蹈趾根部，自足背至蹈趾与第二趾间缝再至足底按摩3~4次(敏感点顺足背蹈趾根部外侧)。

【适应证】 颈部酸痛、颈部僵硬、颈部肌肉组织损伤等颈部疾患及高血压等。

11. 鼻

【定位】 位于双脚蹈趾趾腹内侧延伸到蹈趾趾甲的根部，在蹈趾间关节前，右鼻的反射区在左脚;左鼻的反射区在右脚。

【手法】　以一手持脚,用单食指扣拳法向跟部按摩 3～4 次。

【适应证】　急慢性鼻炎、鼻窦炎、过敏性鼻炎所致的鼻塞、流涕、鼻出血等部疾患及上呼吸道感染。

12. 头部

【定位】　位于双脚踇趾趾腹全部,右半球大脑的反射区在左脚;左半球大脑的反射区在右脚。

【手法】　以一手持脚,用单食指扣拳法向跟部按摩 3～4 次。

【适应证】　高血压,低血压,脑血管意外后遗症,脑震荡,眩晕,头痛,失眠,脑性麻痹,听、视觉受损,神经衰弱,神志不清等。

13. 垂体

【定位】　位于双脚踇趾趾腹中央部位。

【手法】　用单食指扣拳法,定点旋转深入按压 3～4 次。

【适应证】　内分泌失调(甲状腺、甲状旁腺、肾上腺、生殖腺、脾、胰等功能失调)、小儿发育不良、遗尿、更年期综合征等。

14. 甲状旁腺

【定位】　位于双脚脚掌内侧跖趾关节前方凹陷处。

【手法】　以一手握脚,另一手食指、中指弯曲成钳状夹住被施术者的踇趾,以食指第二节指骨内侧固定于反射区位置,以拇指在其上加压,定点按压 3～4 次,或单食指扣拳法,定点旋转按压 3～4 次。

【适应证】　甲状旁腺功能低下引起的缺钙症状,如筋骨酸痛、肌肉痉挛、手足麻痹等,指甲脆弱,白内障,并可用于癫痫发作时的急救。

15. 甲状腺

【定位】　位于双脚脚底第一跖骨与第二跖骨之间,成带状。

【手法】　以拇指尖桡侧施力和食指弯曲成镰刀状,以食指桡侧缘施力,沿图中箭头所指方向做离心按摩 3～4 次。

【适应证】　甲状腺功能亢进或低下,甲状腺炎,甲状腺肿大及肥胖症等。

16. 眼

【定位】　位于双脚第二趾与第三趾根部 45°角处,右眼反射区在左脚,左眼反射区在右脚。

【手法】　以一手持脚,另一手单食指扣拳,以食指第一指间关节定点施力,在该反射区按压 5～6 次,再用拇指指腹向心推按两趾。

【适应证】　结膜炎,角膜炎,近视,远视,散光青光眼,白内障等眼疾及眼底出血。

17. 耳

【定位】　位于双脚第四趾与第五趾根部 45°角处,右耳反射区在左脚,左耳反射区在右脚。

【手法】　用单食指扣拳法在各反射区定点按压 5～6 次,再用拇指指腹法向心推按 5 个圆。

【适应证】　各种耳疾及鼻咽癌。

18 斜方肌

【定位】　双脚脚底在眼、耳反射区后方成一横带状。

【手法】　以一手持脚,用单食指扣拳法在该反射区内向外侧按摩 4～5 次。

【适应证】 落枕颈部及肩背酸痛,上肢无力、酸麻等。

19. 肺及支气管

【定位】 双脚斜方肌反射区后方。自甲状腺反射区向外到肩反射区约一横指宽的带状区域。支气管敏感带:自肺反射区中部向第三趾延伸。

【手法】 以一手持脚,用单食指扣拳法向外侧按摩 4 ~5 次,或用中指扣拳法,拇指固定外侧,由内向外侧按摩 4 ~5 次。对支气管敏感带改用拇指端施力向脚趾尖按摩。

【适应证】 肺及支气管疾患,支气管炎,肺结核,哮喘,肺气肿,胸闷等。

20. 心

【定位】 位于左脚脚掌第四跖骨与第五跖骨头之间。

【手法】 轻手法:拇指指腹自脚跟向脚趾推按;中手法:食指第二指节背面向脚趾推按;重手法:以一手持脚,另一手半握拳,食指弯曲,以食指第一指间关节施力由脚跟向脚趾推按 3 ~4 次。手法应从轻到重。

【适应证】 心脏疾患如心绞痛、心肌梗死的恢复期、心衰的恢复期及循环系统其他疾病。

21. 脾

【定位】 位于左脚脚掌第四跖骨与第五跖骨之间,心脏反射区后的一横指处。

【手法】 以一手持脚,用单食指扣拳法定点旋转按摩 3 ~4 次。

【适应证】 贫血,皮肤病,食欲不振,发热,炎症等。

22. 胃

【定位】 双脚脚掌第一跖趾关节足底面后方约一横指宽。

【手法】 以一手持脚,用单食指扣拳法由脚趾向脚跟按摩 3 ~4 次。

【适应证】 胃部疾患,如恶心、胃痛、胃胀、胃酸、消化不良、急慢性胃炎、胃肠神经官能症等。

23. 胰

【定位】 双脚脚掌内侧胃反射区与十二指肠反射区之间。

【手法】 以一手持脚,用单食指扣拳法由脚趾向脚跟按摩 3 ~4 次。治糖尿病由外向内按摩,次数要多。

【适应证】 消化系统及胰脏本身疾患,如:糖尿病、胰腺炎等。

24. 十二指肠

【定位】 双脚脚掌第一跖骨与楔骨关节前方胰脏反射区的后方。

【手法】 以一手持脚,用单食指扣拳法由脚趾向脚跟按摩 3 ~4 次。

【适应证】 胃及十二指肠疾患,如消化不良、十二指肠溃疡、食物中毒等。

25. 小肠

【定位】 双脚脚掌中部凹入区域,被升、降结肠,乙状结肠及直肠等反射区包围。

【手法】 以一手持脚,双指拳法由脚趾向脚跟按摩 3 ~4 次。

【适应证】 消化系统疾患,如胃肠胀气、腹泻、腹痛及慢性肠炎、消化不良等。

26. 横结肠

【定位】 双脚脚掌中部横越脚掌成一横带。

【手法】 用单食指扣拳法左脚由内向外,右脚由外向内按摩 3 ~4 次。

【适应证】 消化系统疾患,如腹泻、腹痛、肠炎、便秘等。

27. 降结肠

【定位】 左脚脚掌中部,沿骰骨外缘下行至跟骨前缘与脚外侧线平行。

【手法】　以一手持脚，单指拳法由脚趾向脚跟按摩3～4次。

【适应证】　消化系统疾患，如腹泻、腹痛、肠炎、便秘等。

28. 乙状结肠及直肠

【定位】　左脚脚掌跟骨前缘成一横带。

【手法】　以一手持脚，单指拳法由外向内按摩3～4次。

【适应证】　乙状结肠及直肠疾患，如乙状结肠及直肠炎症、息肉、痔疮等。

29. 肛门

【定位】　左脚脚掌跟骨内侧前缘乙状结肠及直肠反射区的末端。

【手法】　单食指扣拳法定点按摩3～4次。

【适应证】　便秘，痔疮。

30. 生殖腺

【定位】　位置一：双脚跟中央；位置二：双脚外踝后下方跟骨腱前方的三角形区域，睾丸、卵巢的敏感点在三角形直角定点，输精管、输卵管在三角形斜边。

【手法】　位置一：以一手持脚定点按摩3～4次；位置二：拇指固定食指弯曲如镰刀，食指桡侧缘施力按摩3～4次。

【适应证】　性功能低下，不孕，月经不调，痛经等。

31. 颈椎

【定位】　双脚踇趾近节趾节骨的内侧。

【手法】　拇指指腹向心推按法，或用双指钳法离心牵拉3～4次。

【适应证】　颈项僵硬、酸痛等各种颈椎病变。

32. 胸椎

【定位】　双脚内侧第一跖骨内下方从跖趾关节到楔骨关节止。

【手法】　用拇指指腹法，沿着第一趾骨内下缘从脚趾向脚跟方向按摩3～4次。

【适应证】　肩背酸痛，胸椎骨刺，椎间盘突出症及其他疾患。

33. 腰椎

【定位】　双脚内侧楔骨至舟骨内下方上交胸椎放射区下连骶骨反射区。

【手法】　用拇指指腹法，沿楔骨至舟骨内下缘，从脚趾向脚跟方向按摩3～4次。

【适应证】　腰背部酸痛，腰椎间盘突出症，骨刺及腰椎其他疾病。

34. 骶椎

【定位】　位于双脚距骨下方到跟骨止，前接腰椎反射区，后连尾骨反射区。

【手法】　以一手握脚，用拇指指腹法，自腰椎反射区向脚跟方向按摩3～4次。

【适应证】　骶骨骨刺，骶椎受伤，坐骨神经痛等。

35. 尾骨内侧

【定位】　位于双脚掌内侧，沿跟骨结节后方内侧的一带状区域。

【手法】　用单食指刮压法，沿脚后跟自上向下至足跟内侧，共3次。

【适应证】　坐骨神经痛，尾骨受伤后遗症。

36. 前列腺或子宫

【定位】　位于跟骨内侧，内踝后下方的三角区域。

【手法】　用食指侧缘刮压3～4次。

【适应证】　男性：前列腺疾病；女性：子宫相关疾病。

37. 肋骨

【定位】 内侧肋骨位于双脚背第一楔骨与舟骨间;外侧肋骨在骰骨、舟骨和距骨间。

【手法】 定点按压3次。

【适应证】 肋骨的各种病变。

38. 腹股沟

【定位】 位于内踝尖上方二横指胫骨内侧凹陷处。

【手法】 定点按压3次。

【适应证】 生殖系疾病,疝。

39. 下身淋巴结

【定位】 位于脚内侧踝骨前,由距骨、内踝尖构成的凹陷部分。

【手法】 上、下身淋巴结同时做,定点按压3次。

【适应证】 各种炎症,水肿,免疫功能低下等。

40. 髋关节

【定位】 双脚内踝下缘和外踝下缘。

【手法】 定点按压3次。分别沿内、外踝下缘,由前向后推3~5次。

【适应证】 髋关节相关病变。

41. 直肠及肛门

【定位】 双胫骨内侧后方,从踝骨后向上延伸四横指的带状区域。

【手法】 拇指指腹施力,自内踝后方向上推按3~5次。

【适应证】 痔疮,便秘,直肠炎等。

42. 坐骨神经

【定位】 位置一:双腿内踝后上沿胫骨后缘上行至胫骨内侧髁处。位置二:双腿外踝前缘沿腓骨前侧上至腓骨小头处。

【手法】 拇指指腹施力,自踝向上推按3~4次。

【适应证】 坐骨神经痛。

43. 肩

【定位】 双脚脚掌外侧第五跖趾关节处。

【手法】 用单食指扣拳法,按摩3~4次。

【适应证】 肩周炎等。

44. 肘

【定位】 双脚脚掌外侧第五跖骨粗隆凸起的前、后两侧。

【手法】 以食指、中指第一指间关节定点施力,按摩3~4次。

【适应证】 肘关节病变。

45. 膝

【定位】 双脚外侧骰骨与跟骨前缘所形成的凹陷处。

【定位】 单指扣拳法环绕该区向心按摩3~5次。

【适应证】 膝关节病变。

46. 尾骨外侧

【定位】 双脚外侧沿跟骨结节后方外侧的带状区域。

【手法】 以中指拳法,沿脚跟自上而下刮压至足跟外侧。

【适应证】 尾骨损伤后遗症。

47. 肩胛骨

【定位】 双脚脚背沿第四跖骨与第五跖骨间延伸到骰骨的带状区。

【手法】 双手拇指沿脚趾向脚背推按至骰骨处左右分开。

【适应证】 肩背部疾病。

48. 上身淋巴结

【定位】 双脚外侧脚踝前凹陷。

【手法】 以食指第一指关节顶点施力，按摩 3 ~4 次。

【适应证】 同“下身淋巴结”。

49. 下腹部

【定位】 双脚腓骨外侧后，自外踝后向上延续四横指的带状区。

【手法】 拇指指腹自踝骨后向上推按 3 ~5 次。

【适应证】 用于妇科疾患。

50. 膈

【定位】 双脚脚背跖骨、楔骨、骰骨关节处，横跨脚背的带状区。

【手法】 双指刮压法自脚背中央向两侧刮压 3 ~4 次。

【适应证】 膈肌痉挛，恶心呕吐等。

51. 喉与气管及食管

【定位】 双脚脚背第一、二跖趾关节处。

【手法】 以拇指内侧缘自关节处向趾间施力 3 ~4 次。

【适应证】 咽喉、气管、食管疾患。

52. 胸部淋巴结

【定位】 双脚脚背第一、二跖趾间缝处。

【手法】 食、中、环指指头一并放入该区做定点按摩。

【适应证】 同“下身淋巴结”。

53. 内耳迷路

【定位】 双脚脚背第四、五跖趾间缝的前端，至第四、五跖趾关节。

【手法】 食指侧缘沿骨缝向脚趾尖推按 3 ~5 次。

【适应证】 眩晕类病症。

54. 胸

【定位】 双脚脚背第二、三、四跖骨所成的区域。

【手法】 拇指指腹由脚趾向脚背推按 3 ~4 次。

【适应证】 乳腺及食管疾病。

55. 扁桃体

【定位】 双脚脚背大趾第二节上，肌腱两旁。

【手法】 双手拇指指端定点向心按摩 3 ~5 次。

【适应证】 上呼吸道感染，扁桃体本身疾病等。

56. 下颌

【定位】 双脚脚背大趾趾间关节横纹后一带状区。

【手法】 握足扣拳加压法由内向外按摩 3 ~4 次。

【适应证】 牙病，味觉障碍，打鼾等。

57. 上颌

【定位】 双脚脚背大趾趾间关节横纹前一带状区。

【手法】 握足扣拳加压法由内向外按摩3～4次。

【适应证】 牙病，味觉障碍，打鼾等。

58. 肝

【定位】 右脚脚掌第四跖骨与第五跖骨间，肺区后。

【手法】 单指扣拳法向脚趾方向按摩3～5次。

【适应证】 肝脏疾患。

59. 胆囊

【定位】 右脚脚掌第四跖骨与第五跖骨间，肺区后，肝区内。

【手法】 单指扣拳法定点向深部按摩3～5次。

【适应证】 胆囊疾患。

60. 回盲瓣

【定位】 右脚脚掌跟骨前缘近外侧，盲肠区的前方。

【手法】 定点按压3～4次。

【适应证】 消化系统功能障碍性疾病。

61. 盲肠（及阑尾）

【定位】 右脚脚掌跟骨前缘近外侧，与小肠及升结肠区连接。

【手法】 定点按压3～4次。

【适应证】 腹胀、阑尾炎。

62. 升结肠

【定位】 右脚脚掌小肠区外侧与脚外侧平行的带状区。从跟骨外前缘、骰骨外侧上行至第五跖骨底部。

【手法】 单指扣拳法由脚跟向脚趾按摩3～5次。

【适应证】 腹胀、肠炎。

四、足部按摩施术程序

目前，足部按摩的施术程序各家各派均有不同，呈百家争鸣、百花齐放的状况，根据我们临床实际经验，多采用以下程序：

1. 患者取仰卧坐位，裸露膝关节以下皮肤，采用有活血化瘀、杀虫止痒、醒神开窍或安神定志作用的中药水剂，浸泡足部20min。

2. 将施术部位涂上按摩膏剂。先采用推、拿、按、摩、揉、捏等手法离心施术于小腿部，再以上手法向心施术，时间5～8min。

3. 搓、擦、推足部，然后按照先左脚后右脚原则，每只脚采用从上向下、由内向外的施术顺序进行操作。

4. 重点先在肾上腺、肾、输尿管、膀胱基本反射区上施术。

5. 具体到对反射区的施术，按照反射区定位的顺序进行。每个部位操作的时间和次数，如保健以反射区定位中的手法部分进行；如在施术中发现有阳性反应区或点，要重点施术3～5次；如治疗可在辨证论治理论的指导下进行选择相关穴、区进行有针对性的施术。

6. 反射区施术完毕后，先采用推、拿、按、摩、揉、捏等手法向心施术于小腿部，再以上述手法离心施术，时间5min左右。采用点、按、揉等手法重点在膝关节、踝关节等部位的穴位上操作6～9min。

7. 采用摇、屈伸等运动关节类手法，施术3～5次；最后配合相关介质，用擦、搓等摩擦类手法施术于小腿及足部，至发热为度。

足部按摩对改善人体“亚健康”状态作用明显，向健康状态转化快捷且无毒副作用。中医学有“春日浴足，升阳固脱；夏日浴足，暑温可祛；秋日浴足，肺润肠濡；冬日浴足，丹田温灼”的说法。

五、注意事项

利用足部按摩疗法，可以诊治全身性疾病。在施行诊治手法前，必须明确如下事项。

1. 重叠的反射区　本节所列足部反射区示意图，有些反射区连接紧密甚或重叠，故检查时必须认真仔细，以防漏诊漏治。

2. 选穴配方原则　足部按摩治疗疾病的选穴配方在治疗一节中已有叙述，对许多没有论及的疾病，可自行选穴配方。其配方原则：一是寻找某脏腑或某器官相应的反射区；二是看有关反射区的疼痛反应情况，如无疼痛反应，则该反射区可免用手法治疗。

3. 介质　在检查或治疗时，要在施术的反射区涂擦医用凡士林油，或根据病情需要，选用某种介质（见基础篇），以润滑皮肤、手法涂透、避免皮肤破损及发挥介质的药物渗透作用。

4. 手法选择　足部按摩所用的手法，传统多用拇指推法（见手法篇）。这种手法施于足部，须经过较长一段时间的指力锻炼，待指法练得纯熟，指力刚劲柔和，并且具备一定的持久耐受力后，方可实施于足部临床推拿。其他如点法、压法、按法、揉法、一指禅推法、擦法、捏法、握法及第二篇手法章所介绍的一些手法，均可酌情选用。

5. 手法的方向性　在运用拇指推法及其他带有移动性手法特点的手法时，其手法作用的方向，按传统的观点，应是朝向心脏方向，或向心与逆心方向各半，避免单一逆心方向施用手法。

6. 隐性痛点　除较严重的疾病外，足部反射区多为隐性痛点（即医者在未检查或治疗时，患者本人未感知足部有痛点的存在）。检查或治疗时，应向患者解释清楚，这些潜在的痛点消失，疾病才会得以治愈。否则，患者由于不了解这种疼痛疗法的性质，会因惧怕疼痛而不愿再接受继续治疗。

7. 手法力度　手法力度应根据患者的病情、体质及性别、年龄等具体情况而定。其用力原则是：在病情及忍痛力允许的情况下，手法越重越好，患者感到越痛则效果越好。但施力不可太过，术中要时刻观察患者的局部及全身反应，一旦出现头晕、心悸、胸闷、四肢冷汗、脉搏细数现象，应立即停止治疗，予以休息、饮水等对症措施，一旦出现疼痛性休克，应立即抢救治疗。

8. 反射区推拿次序　足部反射区，以肾上腺、肾、输尿管和膀胱为四大基础反射区。凡久病、重病及疑难病症，均须首选此四大基础反射区，用推拿治疗，然后再推拿其他反射区。这是因为四大基础反射区具有排毒的功效，故以先排毒素，后调脏腑功能为治疗次序。

9. 手法推拿次数及治疗时间　以拇指推法为主的治疗手法，每个施治反射区推治次数为连续50次，不能耐受久推者，应视具体病情而定；以按揉、点压类为主的治疗手法，每个施治反射区的治疗时间不应少于1min。足部按摩，每次治疗的时间双足不应少于20min，一般每日1次，连续治疗，不可间断。

10. 饮水　足部按摩术后应饮温开水一杯（约250ml）。足部按摩是一种较为特殊的疼痛性刺激疗法，由于剧烈难忍的疼痛，受术者机体对于疼痛会立刻形成应激反应，消耗掉大量能量，胃肠道和肾脏肝脏急剧缺水，故应及时补充。如术后不饮水，久则会导致新的疾病。

第九篇　儿科特色疗法

笔记

第98章　贴敷疗法

贴敷疗法是以中医基本理论为指导，将中药研末加赋形剂调成糊状，施于皮肤、孔窍、腧穴及病变局部等部位的治病方法，属于中药外治法。贴敷疗法是中医治疗学的重要组成部分，并较内治法更为简便、实用。

【适应证】 发热、咳嗽、肺炎喘嗽、哮喘、泻泄、厌食、盗汗、口疮、遗尿等小儿病症。

【禁忌证】 皮肤过敏者，局部皮肤有水疱，有丘疹者。

【操作步骤】

1. 备齐膏药，做好解释，核对医嘱。
2. 协助患者取合适体位，暴露贴药部位，注意保暖。
3. 遵医嘱使用已经配制的膏药贴敷于穴位处。
4. 操作完毕，协助患者着衣，安置舒适的体位。
5. 整理所用物品，做好记录并签字。

【注意事项】

1. 贴药的时间一般视年龄大小、部位、病情而定。
2. 贴敷后，如出现皮肤发红、起丘疹、水疱、瘙痒、糜烂时停止用药，及时报告医师配合处理。
3. 膏药不可去之过晚，以防皮肤发红。
4. 药物现配现用，久之易干。
5. 局部保持干燥，药贴去除6小时后方可洗澡。
6. 贴敷期间忌食辛辣生冷之品。

第99章　耳穴压豆

耳穴是分布于耳郭上的腧穴。耳穴压豆疗法是用胶布将王不留行子贴在相应耳穴上以便用手按揉耳穴产生酸、麻、胀、痛等感觉，可以通经络调整脏腑气血功能，促进机体阴阳平衡，以达到防病治病的一种治疗方法。当人体内脏或躯体有病时，往往会在耳郭的一定部位出现局部反应，如压痛、结节、变色、导电性能等，利用这一现象可以作为诊断疾病的或刺激这些反应点（耳穴）来防治疾病。耳与脏腑经络有着密切的关系，各脏腑组织在耳郭均有相应的反应区（耳穴）。刺激耳穴，对相应的脏腑有一定的调治作用。

【适应证】 头痛、失眠、恶心、呕吐、咳喘、抽搐、近视、遗尿、过敏性鼻炎、紫癜、水肿、尿浊等。

【禁忌证】 耳部皮肤有炎症、冻伤或溃烂者禁用。

【操作步骤】

1. 备齐用物，携至床旁，做好解释，核对医嘱。
2. 遵医嘱，选择耳穴部位并探查耳穴。
3. 体位合理舒适，以酒精棉球轻擦消毒，消毒范围视耳郭大小而定。
4. 左手手指托持耳郭，右手用镊子夹取方块药豆胶布，对准穴位紧贴压其上，并轻轻揉按1～2分钟。每次以贴压5～7穴为宜，每日按压3～5次，隔1～3天换1次，两组穴位交替贴压。两耳交替或同时贴用。
5. 操作完毕，安排舒适体位，整理床单位。
6. 清理用物，做好记录并签字。

【注意事项】

1. 贴压耳穴应注意防水，以免脱落。
2. 夏天易出汗，贴压耳穴不宜过多，时间不宜过长，以防胶布潮湿或皮肤感染。
3. 如对胶布过敏者，可用黏合纸代之。

笔记

第100章　中药熏蒸

中药熏蒸是将药物煎汤，通过机器汽化功能和药物的热辐射作用，进行局部或全身性熏蒸，浸渍以促进经络疏通，调和气血，从而达到治疗疾病的一种外治方法。中药熏蒸具有祛风止痒，疏通气血，活血通络作用。

【适应证】　用于小儿感冒、咳嗽、紫癜、脑瘫、风湿、类风湿性关节炎等。

【禁忌证】

1. 合并高血压、心脏病、皮肤病患者。
2. 皮肤破损者。

【操作步骤】

1. 检查熏蒸床各个装置及通电、供水系统是否完好。
2. 检查患者姓名、诊断、解释、加药、屏风遮挡。
3. 打开熏蒸床电源，调节蒸汽至所需温度（40～42℃），设定治疗时间（30分钟），铺一次性治疗巾。
4. 蒸汽温度适宜后协助患儿脱去衣物，使患儿躺进熏蒸床内，摆好体位，头部暴露在外。
5. 熏蒸过程中，随时观察蒸汽温度，患儿面色、生命体征，询问有无头晕、心慌、恶心等不适。
6. 熏蒸时间结束，协助患儿离开熏蒸床，浴巾包裹擦干皮肤穿衣。
7. 关闭熏蒸床电源，整理用物，清洁消毒，做好记录。

【注意事项】

1. 注意遮挡患者，保护患者隐私。
2. 注意保暖，勿使患儿受凉。
3. 定期检查熏蒸床温度并根据患者情况随时调节，避免烫伤患者。
4. 熏蒸前后患儿可适当补充水分。
5. 保持熏蒸室内空气流通。

第101章　针刺疗法

针刺疗法可分为头针疗法、体针疗法、耳针疗法等。头针疗法又称头皮针疗法,它是在中国传统针灸学及现代解剖学、神经生理学、生物全息论的基础上发展形成的,通过针刺头部的特定区域,以治疗各科疾病的一种微刺系统方法。体针疗法是最常用的针刺疗法,泛指一般用来针刺身体各部位经脉、穴位的针刺疗法。

刺四缝是儿科针法中常用的一种特殊方法。四缝穴是经外奇穴,位于第2和第5指掌面,第1、2节横纹中央。刺四缝常用于治疗小儿疳积、厌食、胃脘痛、咳喘等。有健脾行气、活血消瘀止痛、调节阴阳平衡、提高免疫力、促进生长发育等功能。

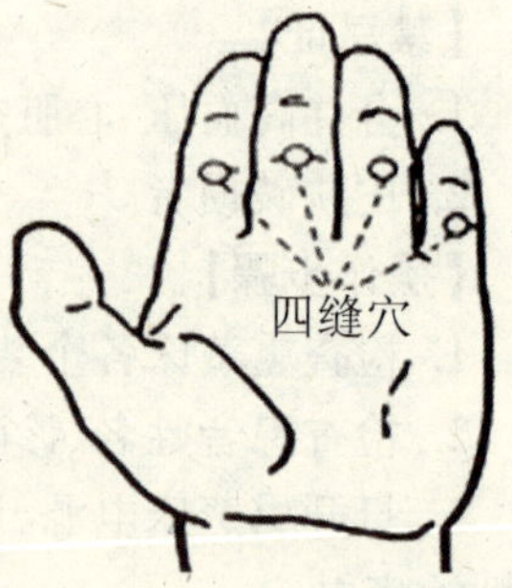

图9－4－1　四缝穴

【适应证】 小儿高热惊厥、头痛、牙痛、腹痛、呕吐、腹泻、细菌性痢疾、遗尿、夜惊、哮喘、肢体疼痛、瘫痪、听力障碍、视力障碍、语言障碍、智力障碍等。

【禁忌证】 高热、急性感染性疾病及心力衰竭时,慎用头针治疗。

皮肤溃疡水肿、凝血功能障碍者忌用。

【操作步骤】

1. 根据病情,明确诊断,选定相应的腧穴。
2. 患者选取合适的体位,局部常规消毒。选用0.30毫米×25毫米的毫针进行针刺。
3. 头穴线针刺时,针与头皮呈15°～30°夹角,快速将针刺入头皮下,当针尖达到帽状腱膜下层时,指下感到阻力减小,然后使针与头皮平行,继续捻转进针。
4. 其他腧穴针刺时,根据不同穴位采取直刺、斜刺、平刺的进针方法,刺入相应深度。
5. 以拇指掌面和食指桡侧面夹持针柄,以食指的掌指关节快速连续屈伸,使针身左右旋转,捻转速度每分钟200次左右。持续捻转1～2分钟,留针30～60分钟,留针期间反复操作1～2次即可起针。按病情需要可适当延长留针时间。
6. 出针后需用消毒干棉球按压针孔片刻,以防出血。

【注意事项】

1. 头皮针灸的针刺强度、时间,应根据患儿的年龄、体质、敏感度、病情而定。
2. 脑瘫痉挛型、手足徐动型患儿不宜采用强刺激。
3. 患儿高热、急性感染性疾病,癫痫发作时不宜立即采用头针。
4. 头针留针期间,应加强肢体的功能锻炼,重症患儿可做被动活动。
5. 头皮血管丰富,容易出血,起针要迅速,要用干棉球按压针孔片刻,如有出血及皮下血肿出现,可轻轻揉按,促使其消散。
6. 婴儿囟门、颅骨缝闭合不完全,针刺时应注意避开。
7. 治疗过程中若出现晕针情况应立即拔针,让患儿平卧休息,给予相应的对症处理。

笔记

第102章　水针疗法

水针疗法指在经络、腧穴、压痛点或皮下反应物上，注射适量的药液，以治疗疾病的方法，又称腧穴注射疗法、穴位注射疗法。由于应用药液剂量较常规小，故又名小剂量药物穴位注射。如采用麻醉性药物（如普鲁卡因）者，则称为穴位封闭疗法。

【适应证】 小儿脑瘫、遗尿、厌食、痿证、小儿麻痹后遗症等。

【禁忌证】 患儿有发热、急性感染性疾病、严重出血性疾病（如血友病或应用肝素者）及局部皮肤炎症时应禁针。

【操作步骤】

1. 辨证取穴：腰俞、腰阳关、命门、肾俞、大肠俞、关元俞、志室、足三里等穴位。
2. 患者选择合适体位，暴露水针的注射部位。
3. 局部皮肤常规消毒后，用无痛快速进针法，将针刺入皮下组织，然后缓慢推进或上下提插，探得酸胀等"得气"感应后，回抽一下，如无回血，即可将药物推入。

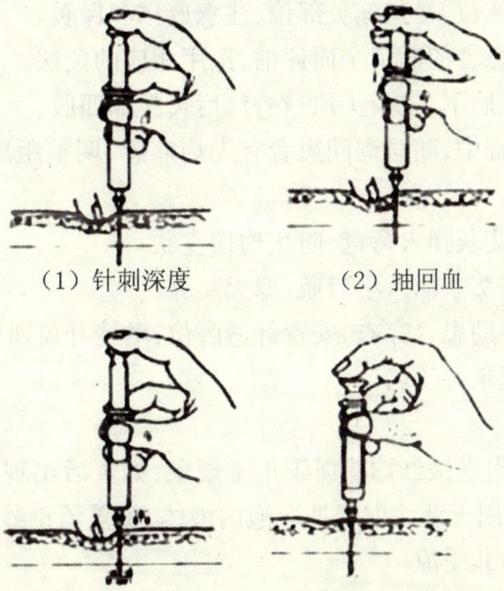

（1）针刺深度　（2）抽回血

（3）注射药液　（4）注射药液

图9-5-1　穴位注射

【注意事项】

1. 执行三查七对及无菌操作规程，注意药物配伍禁忌。
2. 按照医嘱进行操作，熟练掌握穴位的部位和注射的深度。
3. 选择合适的体位，避免操作过程中意外的发生。
4. 药物不宜注入关节腔、血管内和脊髓腔，在主要神经干通过的部位作穴位注射时，应避开神经干，以免损伤神经。
5. 内有重要脏器的部位不宜针刺过深，以免刺伤内脏。
6. 使用一次性无菌注射器，操作前检查注射器情况。
7. 注射后要嘱患者避风寒，多休息。
8. 注射器的处理按消毒隔离规范要求进行。

第103章 灸法

灸法是指应用高温（主要是艾药或其他物质燃烧后产生的温热）或低温，或者以某些材料（对皮肤有刺激作用的药物或其他物质）直接接触皮肤表面后产生的刺激，作用于人体的穴位或特定部位，从而达到预防或治疗疾病的一种疗法。是针灸医学的主要组成部分，也是我国重要的传统非药物疗法之一。可分为艾灸法、药艾灸法、药锭灸法、电热灸法和其他材料灸法。

【适应证】 小儿急惊风、扁桃体炎、脑积水、流行性腮腺炎、婴幼儿腹泻、厌食、遗尿等。

【禁忌证】

1. 凡属实热症或阴虚发热者不宜施灸。
2. 颜面处大血管不宜施灸。

【操作步骤】

1. 术者衣帽整齐，洗手、戴口罩，核对医嘱。备齐用物携窗前，做好解释，再次核对。
2. 协助患者取适当体位，暴露施灸部位，注意遮挡和保暖。
3. 遵医嘱或根据对患者的病情全面评估，选用相应的灸法。
4. 施灸部位，宜先上后下，先灸头顶、胸背，后灸腹部四肢。
5. 遵医嘱在施灸过程中，随时询问患者有无灼痛感，调整距离，防止烧伤，观察病情变化及有无不适。
6. 施灸中应及时将艾灰弹入弯盘，防止灼伤皮肤。
7. 施灸完毕，立即将艾条插入小口瓶，熄灭艾火。
8. 清洁局部皮肤，协助患者穿衣，安置舒适卧位，酌情开窗通风。
9. 清理用物，做好记录并签名。

【注意事项】

1. 施灸后局部皮肤出现微红灼热属于正常现象，如灸后出现小水泡无须处理，可自行吸收。如水泡较大时，可用无菌注射器抽取泡内液体，覆盖消毒纱布，保持干燥，防止感染。
2. 注意保暖，勿使患儿受凉。
3. 施灸前后患儿可适当补充水分。
4. 保持施灸室内空气流通。

笔记

第 104 章　推拿按摩

推拿古称按摩、按跷、兀案。推拿是以中医基本理论为指导，研究推拿的理论、手法，用于防治疾病的一门学科。推拿是人类在长期与疾病做斗争过程中，逐步认识、总结发展出的一种最古老的医疗方法。是在中医理论指导下，用手或肢体的其他部分，按各种特定的技巧动作和规范化的动作，以力的形式在体表进行操作，用来治疗、预防疾病的方法，称推拿。

捏脊是连续捏拿脊柱部肌肤，以防治疾病的一种治疗方法，常用于治疗小儿"疳积"之类病症，所以又称"捏积疗法"，属于小儿推拿术的一种。捏脊有疏通经络、调整阴阳、促进气血运行、改善脏腑功能以及增强机体抗病能力等作用。在健脾和胃方面的功效尤为突出。

【适应证】　推拿疗法适用于小儿发热、腹泻、食积、便秘、咳嗽、遗尿、惊厥、斜颈、脑瘫、肌张力高、智力低下、发育迟缓、免疫力低下等多种小儿常见病和疑难病。

捏脊适用于小儿疳积、消化不良、厌食、腹泻、呕吐、便秘、咳喘、夜啼等症。

【禁忌证】　各种出血性疾病、皮肤破损及瘢痕、重度营养不良等患者。脊柱部位皮肤破损，或患有疖肿、皮肤病者，高热、心脏病或有出血倾向者慎用。

【操作步骤】

（一）推拿按摩操作步骤

1. 核对医嘱，铺好按摩巾及按摩单。
2. 告知患者取合适体位，选好介质如滑石粉等。
3. 做好按摩前心理疏导工作，使患者身心充分放松。
4. 根据不同病症选用特定操作手法。
5. 整理按摩用品及介质。

（二）捏脊操作步骤

1. 捏脊的部位为脊背的正中线，从尾骨部起至第七颈椎。即沿着督脉的循行路线，从长强穴直至大椎穴。如头面部症状明显（目红赤、痒涩畏光、鼻腔红赤、牙齿松动、牙龈溃烂、面黄肌瘦、唇红烦渴、面红烦急、惊悸咬牙等）者，可捏至风府穴。捏拿完毕，再按肾俞穴。

2. 施术时患者的体位以俯卧位或半俯卧位为宜，务使卧平、卧正，以背部平坦松弛为目的。

3. 在捏脊的过程中，用力拎起肌肤，称为"提法"。每捏 3 次提一下，称"捏三提一法"；每捏 5 次提一下，称"捏五提一法"；也可以单捏不提。其中，单捏不提法刺激量较轻，"捏三提一法"最强。

4. 施术时可根据脏腑辨证，在相应的背俞穴部位上用力挟提，以加强针对性治疗作用。如厌食提大肠俞、胃俞、脾俞；呕吐提胃俞、肝俞、膈俞；腹泻提大肠俞、脾俞、三焦俞；便秘提大肠俞、胃俞、肝俞；多汗提肾俞、照明俞、肺俞；尿频提膀胱俞、肾俞、肺俞；烦躁提肝俞、厥阴俞、心俞；夜啼提胃俞、肝俞、厥阴俞；失眠提肾俞、脾俞、肝俞；呼吸系统病症提肾俞、肺俞、风门等。

【注意事项】

1. 小儿患者按摩时易哭闹，应事先向家长说明。

2. 操作过程中若出现身体不适及哭闹现象，应在不影响治疗效果的前提下改变体位，针对儿童应设法使其自然不哭闹。

3. 手法切忌用暴力，以免发生骨折等不良事件。

4. 本疗法一般在空腹时进行，饭后不宜立即推拿，需休息 2 小时后再进行。

5. 施术时室内温度要适中，手法宜轻柔。

6. 体质较差的小儿每日次数不宜过多，每次时间不宜太长，以 3 ~5 分钟为宜。

第105章　拔罐疗法

拔罐法又名“火罐气”“吸筒疗法”，古称“角法”，这是一种以杯罐作工具，借热力排去其中的空气产生负压，使吸着于皮肤，造成瘀血现象的一种疗法。儿科拔罐疗法常用口径4~5cm的竹罐或玻璃罐。本法有促进气血流畅、营卫运行，祛风、散寒、止痛的功效。

【适应证】　常用于肺炎喘嗽、哮喘、腹痛、遗尿等病症。

【禁忌证】

1. 拔罐部位皮肤破损者。

2. 高热抽风、水肿、出血、严重消瘦、皮肤过敏、皮肤感染者不宜采用此法。

【操作步骤】

1. 先在局部涂上凡士林。

2. 然后将酒精棉球点燃，置杯内数秒钟，取出后迅速将罐紧罩在选定的皮肤上，由于负压，皮肤被吸入罐内而高起。

3. 5~10分钟后取去。

4. 取罐时以食指按压罐边皮肤，同时将罐向另一侧倾斜，使空气进入罐内，罐子即自行脱落。

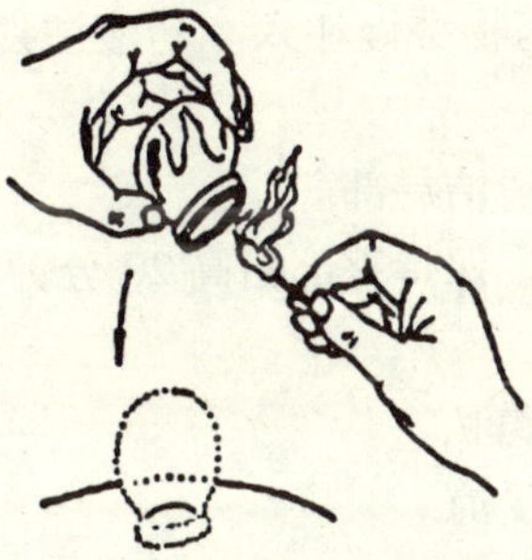

图9-8-1　拔火罐

【注意事项】

1. 拔罐时注意清洁消毒。施术者双手、受术者拔罐部位均应清洁干净或做常规消毒，拔罐用具必需常规消毒，避免受风，防水，注意保暖，拔完之后3个小时内注意不要吃凉的食物。

2. 拔罐时间5~10分钟。一般拔罐后3小时之内不宜洗澡。

3. 拔罐时应保持室内空气清新，夏季避免风扇直吹，冬季做好室内保暖，避免感受风寒。

4. 起罐后皮肤可出现瘀血、小水泡、瘙痒、出血点等现象，均属正常治疗反应。一般阳证、热证多呈现鲜红色瘀斑；阴证、寒证多呈现紫红色或淡红色瘀斑；寒证、湿证多呈现水泡、水珠；虚证多呈现潮红或淡红。若局部没有瘀斑，或虽有潮红，但起罐后立刻消失，说明病邪尚轻、病情不重或病已接近痊愈。

5. 四肢发冷、恶心呕吐、心慌心悸、拔罐过程中若出现脸色苍白、神昏仆倒、出冷汗和头晕目眩等症状，此为晕罐，应立刻停止拔罐，让患者平卧，饮温开水或糖水，休息片刻，多能好转。晕罐严重者，应针刺或点掐百会、涌泉、足三里、中冲、内关和人中等穴位，或艾灸百会、气海、涌泉、关元等穴位，必要时及时送入医院进行救治。

第 106 章 中药保留灌肠

中药保留灌肠法将是将中药汤剂，自肛门灌入，保留在直肠或结肠内，通过肠黏膜吸收，达到治疗疾病的目的。

【适应证】 发热、咳嗽、肺炎喘嗽、哮喘、泄泻、便秘、腹胀、慢性肾功能不全、慢性结肠炎、急慢性痢疾等。小儿服药困难亦可用中药保留灌肠法给予治疗。

【禁忌证】 严重心脏病、重度高血压、严重贫血、巨肠症、不明原因的肠道出血、肠道手术不足半年、疝气、红臀及肛周皮肤不完整者、排便失禁者。

【操作步骤】

1. 检查物品，对患儿进行评估。

2. 按病情辨证开出处方，据医嘱选择用药，保温备用。

3. 衣帽整齐，洗手、戴口罩。备齐用物，携至患者床前，做好解释，以取得配合。视病变部位协助患者取左侧或右侧卧位，垫高臀部 10cm，退至大腿上 1/2 处，露出肛门，下垫橡胶单及治疗巾，腿屈曲。

4. 测药液温度(40℃左右)，以量杯取所需量药液。

5. 用注射器抽取药液，连接肛管，排气后用止血钳夹紧肛管，润滑肛管前端，轻轻插入直肠 10～15cm，松开止血钳，将药物缓慢注入。药液注射完毕后，再注入温水 5～10ml，夹住肛管缓慢拔出。

6. 用卫生纸轻轻按住肛门，清洁局部。

7. 撤去用物，协助患者平卧。保持臀部抬高 20 分钟以上，做好记录。

【注意事项】

1. 注意遮挡患者，保护患者隐私。

2. 做好解释工作，勿使患儿受凉。

3. 保留灌肠前，应了解灌肠的目的和病变部位，以便采取合适的体位。

4. 肛管要细，插入不宜过浅，使灌入药量能保留较长时间，有利于肠黏膜充分吸收，增加疗效。

5. 对于婴幼儿，灌肠速度不宜过快。

第107章　中药直肠滴入

直肠滴入是中医内病外治法之一，是根据传统医学与现代医学理论而发展起来的一项新的临床给药技术；是除口服和注射之外的第三种重要给药途径。中药直肠滴入：一是通过直肠中静脉、下静脉和肛管静脉，绕过肝脏直接进入大循环，既防止和减少药物在肝脏中发生变化，又避免了胃和小肠对药物的影响；二是通过直肠上静脉，经门静脉进入肺脏代谢后，再循环至全身；三是通过直肠淋巴系统吸收后，通过乳糜池、胸导管进入血液循环。

【适应证】 小儿上呼吸道感染、肺炎、支气管炎、哮喘、小儿肠炎、急性细菌性痢疾，溃疡性结肠炎、急性单纯性阑尾炎、泌尿系感染、便秘、炎性痔疮等常见并多发病。

【禁忌证】 严重心脏病、重度高血压、严重贫血、巨肠症、不明原因的肠道出血、肠道手术不足半年、疝气，严重腹泻、红臀及肛周皮肤不完整者、肛门疾病、急腹症、疑有肠坏死及穿孔者。

【操作步骤】

1. 将直肠滴入的药液装入一次性灌肠器，适当的加温，温度宜在35～40℃之间（注意不要过高，也不要过低）。

2. 排气后，前端涂上润滑剂，（液体石蜡或者食物油都可以）。然后，插入患者肛门就可以滴入了。

3. 直肠滴入导管插入深度为10～15cm。

4. 滴入液温度为35～40℃。

5. 体位：小儿一般取卧位或俯卧位。

【注意事项】

1. 直肠滴入或直肠注入药物前，需嘱咐患者先行排便。凡是能口服给药的药物均可以用于直肠给药。

2. 腹泻较严重的患者，暂时不适宜应用直肠滴入与直肠注入疗法。腹泻较重伴有脱水症状的患儿需先补足丢失液体量再直肠给药治疗。

3. 在操作时，药液流而不畅时，可将导尿管向外抽动或向里轻轻插入即可。

4. 制药液温度在35～40℃之间，温度过高或过低，患者均可出现便意。对不肯合作的患儿可在其睡眠中进行操作。

5. 根据资料报道，直肠给药20分钟后，药物的有效成份已吸收2/3，一般情况下，直肠给药超过20分钟而排出药物者，可以不用重复给药。

6. 药物片剂一定要研细，防止堵塞导尿管（药物越细其生物利用度越高）选用中药配方颗粒可大大提高药物生物利用度。

7. 需要做皮肤过敏实验的药物，必须在皮肤过敏实验阴性的前提下，才可以使用该药物。直肠用药后，如果出现过敏反应，则按药物过敏反应尽快处理。

第108章 吹药疗法

吹药法是将药物研成粉末，用喷粉器或自制工具（细竹管、纸筒等），将药末吹入孔窍等处治疗疾病的方法。

【适应证】 用于鹅口疮、乳蛾喉风、耳疮脓耳、鼻渊鼻室，以及白喉、丹痧、黄疸、惊风、癫痫、昏迷痰壅等病症。

【禁忌证】

1. 化脓性中耳炎耳内脓液较多者，暂不宜使用此疗法；鼓膜穿孔小者也不宜用。
2. 咽喉神经敏感患儿慎用。
3. 有反复发作恶心、呕吐史的患儿，不宜使用喉部喷药疗法。

【操作步骤】

1. 由于吹药所达部位不同，患者所取姿势也不相同，总之以适合药末到达患处为准。通常采用喷药粉器，形似扁圆形长嘴油壶样，也可用芦管、细竹管或纸卷成细管代之（在长嘴端放上适量药粉）。

2. 吹耳时，当先清洗外耳道，揩干后进行。第二次吹药时，必须取出原有药粉，防止堵塞外耳道。

3. 吹鼻时，令患者口含水或吹时暂时屏气，以防药物误入气道，引起呛咳或喷嚏。

4. 吹喉时，动作轻柔、准确，防止恶心呕吐。在患者张口发“啊”时，迅速捏压其鼓状端（管状器具用口吹即可），将药粉喷入咽喉部病灶，3～4次/天，喷药后保留数分钟，口水涎液宜外吐之。

【注意事项】

1. 动作要轻柔敏捷，药末要均匀撒布于整个病变部位。
2. 药量要适量，不宜过多，以防呛咳。
3. 口腔、咽喉吹药后半小时不要喝水、进食和吞咽，以提高疗效。

笔记

第109章　药袋疗法

药袋疗法是指选择适当的中药研为细末装袋，给小儿佩挂或做成枕头、肚兜的外治法。它是根据中医辨证施治的原理，通过药物挥发时的芳香作用、药物的治疗作用和对局部经络穴位的刺激作用，用来预防和治疗疾病的一种治疗方法，是中医外治法的一种。

【适应证】 用于增强呼吸道反复感染儿童的免疫力、腹痛、腹泻、腹胀、呕吐、厌食及用于鼻渊、感冒、暑疖、头痛等疾病。

【禁忌证】 高敏患儿、部分过敏体质患儿不适用。

【用法】

1. 用于佩挂常使用具有辟秽免疫、祛风燥湿功效的药物，如山柰、苍术、冰片、白芷、藁本、甘松等做成香囊，用于增强呼吸道反复感染儿童的免疫力。

2. 药枕常使用具有宣肺通窍、疏风散寒、清热祛暑功效的药物，用于鼻渊、感冒、暑疖、头痛等疾病。如干绿豆皮、干菊花制成的豆菊药枕治疗疰夏。

3. 肚兜常使用具有温脾散寒、理气止痛、消食除胀、止吐止泻功效的药物，用于腹痛、腹泻、腹胀、呕吐、厌食等疾病。如茴香、艾叶、甘松、山柰、肉桂、丁香等制成的暖脐肚兜治疗脾胃虚寒性腹痛腹泻。

4. 高良姜、青皮、陈皮、荜茇、苍术、薄荷、花椒各等量，研为细末，装入布袋中，佩带于胸前，可温中行气、健脾消积，适用于小儿厌食。

5. 雄黄、苍术、细辛、干姜、白芷、石菖蒲，研为细末、装于布袋中佩带于胸前，可宣肺理气，适用于小儿反复咳嗽、气喘。

【注意事项】

1. 要清洁皮肤，方可佩带，保持药物的干燥，洗澡要取下。

2. 一般药袋使用1个月，1～2次为一个疗程。

3. 选择合适的药袋，防止药物露出，直接接触皮肤或不慎撒入眼睛。

第110章　涂敷疗法

将药物制成药液，或调制成药糊、药泥等剂型，涂抹、湿敷于体表局部或穴位处的治疗方法称之为涂敷疗法。它常使用具有清热解毒、温中止泻、活血消肿、止咳平喘、利尿摄尿、燥湿收敛等各种功效的药物。

【适应证】 用于发热、痄腮、哮喘、泄泻、腹痛、遗尿、暑疖、湿疹、烧伤等疾病。例如用复方湿疹液（马齿苋、连翘、百部、苦参、五倍子、生甘草、白芷，煎液）涂敷患处治奶癣；白芥子、胡椒、细辛研末，生姜汁调糊，涂敷肺俞穴，治寒喘；鲜蒲公英捣烂如泥，外敷腮肿处，治痄腮等。

【禁忌证】 涂敷部位皮肤破损者。

【操作步骤】

1. 配制和调剂药膏时，先应将药物研成细末，然后选用饴糖、蜜、油、酒、醋、鲜药汁、凡士林等赋形剂调成厚糊状的药膏，即可存贮备用。

2. 使用时，按患处部位，把敷药摊在大小适宜、折叠为4～6层的桑皮纸或纱布上。

3. 无创口者在敷药上加盖一张极薄的棉纸敷于患部，这样既可使药力渗透，不影响药效的发挥，又可减少对皮肤的刺激。

4. 敷上药膏后加以包扎，以防脱落。根据病情变化、肿胀程度、气候特点决定换药频次，一般1天更换1次。

【注意事项】

1. 贴药部位常规使用75%乙醇消毒，换药时洗净残余药物，消毒后再更换敷药。

2. 敷药后要覆盖固定，以防脱落或药物流失，敷料纸宜柔软。

3. 对敷药有过敏者（如出现皮疹、瘙痒等）应停止使用，严重过敏者可应用抗过敏药治疗。

4. 小儿皮肤娇嫩，不宜使用刺激性过强的药物，敷药时间也不可过长。

5. 有些外用药物有剧毒，一定要严格按照药物炮制方法，控制使用剂量和使用时间，切忌内服。

笔记

第111章　热熨疗法

是指将药物、器械或适用的材料经加热处理后，对机体局部进行熨敷的治疗方法。

【适应证】 热熨疗法常使用具有温中驱寒、理气止痛、通阳利尿、温经通络功效的药物，用于腹痛、泄泻、积滞、癃闭、痹证、痿证、哮喘等疾病。例如，用食盐炒热，装入布袋，熨腹部治疗腹痛。

【禁忌证】 热熨部位皮肤破损者。

【操作步骤】

1. 根据病情选择合适的药方，将配制好的中药装入药包，疗程一般为10~15天。
2. 将其置入微波炉中，用中高火加热3~5分钟，温度在60℃左右。
3. 帮助患者取合适的体位，暴露操作部位，注意保暖。
4. 将加热好的药包直接对治疗部位进行烫熨。
5. 每次烫熨后，协助患者整理衣物，并指导患者进行颈部、腰背肌和关节功能锻炼。

【注意事项】

1. 寒冷季节做热熨疗法时，应当注意室内温度，以防受冷感冒。
2. 为防止烫伤皮肤，术者严格掌握热熨的温度和操作的手法。开始时熨物较热，可快熨，用力要轻；待熨物稍凉后即可慢熨，用力也稍重。一般以患者可忍受而不烫伤皮肤为度。对卧床患:者尤其要注意。
3. 对患有高血压、心脏病的患者，应当逐渐加温，剧热易导致病情恶化。
4. 根据患者病情，取舒适的治疗体位。治疗头面、颈、肩部，可取端坐位；治疗胸腹部位，可取仰卧位；治疗颈、背、腰、臀部位，可取俯卧位。
5. 操作过程中，术者要经常检查熨物的温度、熨包是否破漏、患者的皮肤是否烫伤或擦伤等，并询问患者是否有头痛、头晕、恶心、心悸、心慌等感觉，如有不良感觉，应立即停止治疗。
6. 热熨疗法后当避风保暖，静卧休息。
7. 热熨时注意药物温度，防止烫伤。

第112章　中药热奄包

是指将药物制成药液，或调制成药糊、药泥等剂型，涂抹、湿敷于体表局部或穴位处的治疗方法。涂敷疗法常使用具有清热解毒、温中止泻、活血消肿、止咳平喘、利尿摄尿、燥湿收敛等各种功效的药物。

【适应证】 协助治疗，缓解或解除疮疡疔肿、跌打损伤、紫癜腹痛的临床症状，达到活血化瘀、消肿定痛、行气消痞的目的。

【禁忌证】 皮肤破溃者禁用。

【操作步骤】

1. 取一定量的药粉放入药桶内，加入适量蜂蜜和水进行搅拌，将药糊制成药包，加热至患者舒适的温度一般情况为45℃左右。
2. 备齐用物携至床旁做好解释核对医嘱评估患者。
3. 协助患者取舒适位暴露热奄部位再次检查局部皮肤情况温水擦净。
4. 将热药包敷于病患部位，胶布固定牢靠。用治疗巾盖好将被子盖好。
5. 协助患者整理衣着取舒适体位。留药4～5小时，注意勿剧烈活动。
6. 清理用物记录并签字。

【注意事项】

1. 贴药的时间一般视病情而定。
2. 膏药应逐渐加温。
3. 发现局部皮肤有水泡、瘙痒、红肿等过敏反应时，应立即停止治疗，及时处理。
4. 膏药不可揭掉过早，6小时为宜。

笔记

第113章　雾化吸入法

雾化吸入是将药物或水分散成雾粒或微粒悬浮于气体,通过吸入的方法进入呼吸道和肺部沉淀,达到消除炎症、水肿、解痉、稀化痰液,帮助祛痰的功效。雾化吸入药物直接到达呼吸道患病部位,用药量少、雾量大、雾粒小、治疗效果好。

【适应证】　适用于肺炎、哮喘、频繁干咳、支气管肺炎、上呼吸道感染、呼吸道干燥、痰液黏稠不易咳出、气道痉挛呼吸困难等。

【禁忌证】　呼吸系统之外的疾病忌用。

【操作步骤】

1. 按医嘱抽药液,用蒸馏水稀释或溶解药物在5ml以内,注入雾化器。
2. 能起床者,可在治疗室内进行。不能下床者,则将用物携至床边,核对,向患者解释,以取合作,初次作此治疗,应教给患者使用方法。
3. 嘱患者漱口以清洁口腔,取舒适体位,将雾化器的连接管与空气压缩泵连接,打开电源,患儿正常呼吸,直到药液喷完为止,一般10~15分钟即可将5ml药液雾化完毕。
4. 将雾化器取下用清水冲洗干净,晾干备用即可。

【注意事项】

1. 雾化时间<20分钟,药量<5毫升,量过大有引起肺水肿或水中毒可能。
2. 有增加呼吸道阻力可能。
3. 及时给予拍背,利于痰液排出。
4. 预防呼吸道再感染。
5. 吸入过程中避免哭闹、吸入后及时漱口洗面、清理面部残留药液。

附录一　法律法规

笔记

附录1 中华人民共和国中医药法及部分实施细则

（中华人民共和国主席令 第59号）

（2016年12月25日第十二届全国人民代表大会常务委员会第二十五次会议通过）

《中华人民共和国中医药法》已由中华人民共和国第十二届全国人民代表大会常务委员会第二十五次会议于2016年12月25日通过，现予公布，自2017年7月1日起施行。

第一章 总 则

第一条 为了继承和弘扬中医药，保障和促进中医药事业发展，保护人民健康，制定本法。

第二条 本法所称中医药，是包括汉族和少数民族医药在内的我国各民族医药的统称，是反映中华民族对生命、健康和疾病的认识，具有悠久历史传统和独特理论及技术方法的医药学体系。

第三条 中医药事业是我国医药卫生事业的重要组成部分。国家大力发展中医药事业，实行中西医并重的方针，建立符合中医药特点的管理制度，充分发挥中医药在我国医药卫生事业中的作用。

发展中医药事业应当遵循中医药发展规律，坚持继承和创新相结合，保持和发挥中医药特色和优势，运用现代科学技术，促进中医药理论和实践的发展。

国家鼓励中医西医相互学习，相互补充，协调发展，发挥各自优势，促进中西医结合。

第四条 县级以上人民政府应当将中医药事业纳入国民经济和社会发展规划，建立健全中医药管理体系，统筹推进中医药事业发展。

第五条 国务院中医药主管部门负责全国的中医药管理工作。国务院其他有关部门在各自职责范围内负责与中医药管理有关的工作。

县级以上地方人民政府中医药主管部门负责本行政区域的中医药管理工作。县级以上地方人民政府其他有关部门在各自职责范围内负责与中医药管理有关的工作。

第六条 国家加强中医药服务体系建设，合理规划和配置中医药服务资源，为公民获得中医药服务提供保障。

国家支持社会力量投资中医药事业，支持组织和个人捐赠、资助中医药事业。

第七条 国家发展中医药教育，建立适应中医药事业发展需要、规模适宜、结构合理、形式多样的中医药教育体系，培养中医药人才。

第八条 国家支持中医药科学研究和技术开发，鼓励中医药科学技术创新，推广应用中医药科学技术成果，保护中医药知识产权，提高中医药科学技术水平。

第九条 国家支持中医药对外交流与合作，促进中医药的国际传播和应用。

第十条 对在中医药事业中做出突出贡献的组织和个人，按照国家有关规定给予表彰、奖励。

第二章 中医药服务

第十一条 县级以上人民政府应当将中医医疗机构建设纳入医疗机构设置规划，举办规模适宜的中医医疗机构，扶持有中医药特色和优势的医疗机构发展。

合并、撤销政府举办的中医医疗机构或者改变其中医医疗性质，应当征求上一级人民政府中医药主管部门的意见。

第十二条 政府举办的综合医院、妇幼保健机构和有条件的专科医院、社区卫生服务中心、乡镇卫生院，应当设置中医药科室。

县级以上人民政府应当采取措施，增强社区卫生服务站和村卫生室提供中医药服务的能力。

第十三条 国家支持社会力量举办中医医疗机构。

社会力量举办的中医医疗机构在准入、执业、基本医疗保险、科研教学、医务人员职称评定等方面享有与政府举办的中医医疗机构同等的权利。

第十四条 举办中医医疗机构应当按照国家有关医疗机构管理的规定办理审批手续，并遵守医疗机构管理的有关规定。

举办中医诊所的，将诊所的名称、地址、诊疗范围、人员配备情况等报所在地县级人民政府中医药主管部门备案后即可开展执业活动。中医诊所应当将本诊所的诊疗范围、中医医师的姓名及其执业范围在诊所的明显位置公示，不得超出备案范围开展医疗活动。具体办法由国务院中医药主管部门拟订，报国务院卫生行政部门审核、发布。

第十五条 从事中医医疗活动的人员应当依照《中华人民共和国执业医师法》的规定，通过中医医师资格考试取得中医医师资格，并进行执业注册。中医医师资格考试的内容应当体现中医药特点。

以师承方式学习中医或者经多年实践，医术确有专长的人员，由至少两名中医医师推荐，经省、自治区、直辖市人民政府中医药主管部门组织实践技能和效果考核合格后，即可取得中医医师资格；按照考核内容进行执业注册后，即可在注册的执业范围内，以个人开业的方式或者在医疗机构内从事中医医疗活动。国务院中医药主管部门应当根据中医药技术方法的安全风险拟订本款规定人员的分类考核办法，报国务院卫生行政部门审核、发布。

第十六条 中医医疗机构配备医务人员应当以中医药专业技术人员为主，主要提供中医药服务；经考试取得医师资格的中医医师按照国家有关规定，经培训、考核合格后，可以在执业活动中采用与其专业相关的现代科学技术方法。在医疗活动中采用现代科学技术方法的，应当有利于保持和发挥中医药特色和优势。

社区卫生服务中心、乡镇卫生院、社区卫生服务站以及有条件的村卫生室应当合理配备中医药专业技术人员，并运用和推广适宜的中医药技术方法。

第十七条 开展中医药服务，应当以中医药理论为指导，运用中医药技术方法，并符合国务院中医药主管部门制定的中医药服务基本要求。

第十八条 县级以上人民政府应当发展中医药预防、保健服务，并按照国家有关规定将其纳入基本公共卫生服务项目统筹实施。

县级以上人民政府应当发挥中医药在突发公共卫生事件应急工作中的作用，加强中医药应急物资、设备、设施、技术与人才资源储备。

医疗卫生机构应当在疾病预防与控制中积极运用中医药理论和技术方法。

第十九条 医疗机构发布中医医疗广告，应当经所在地省、自治区、直辖市人民政府中医药主管部门审查批准；未经审查批准，不得发布。发布的中医医疗广告内容应当与经审查批准的内容相符合，并符合《中华人民共和国广告法》的有关规定。

第二十条 县级以上人民政府中医药主管部门应当加强对中医药服务的监督检查，并将下列事项作为监督检查的重点：

（一）中医医疗机构、中医医师是否超出规定的范围开展医疗活动；

（二）开展中医药服务是否符合国务院中医药主管部门制定的中医药服务基本要求；

（三）中医医疗广告发布行为是否符合本法的规定。

中医药主管部门依法开展监督检查，有关单位和个人应当予以配合，不得拒绝或者阻挠。

第三章　中药保护与发展

第二十一条　国家制定中药材种植养殖、采集、贮存和初加工的技术规范、标准，加强对中药材生产流通全过程的质量监督管理，保障中药材质量安全。

第二十二条　国家鼓励发展中药材规范化种植养殖，严格管理农药、肥料等农业投入品的使用，禁止在中药材种植过程中使用剧毒、高毒农药，支持中药材良种繁育，提高中药材质量。

第二十三条　国家建立道地中药材评价体系，支持道地中药材品种选育，扶持道地中药材生产基地建设，加强道地中药材生产基地生态环境保护，鼓励采取地理标志产品保护等措施保护道地中药材。

前款所称道地中药材，是指经过中医临床长期应用优选出来的，产在特定地域，与其他地区所产同种中药材相比，品质和疗效更好，且质量稳定，具有较高知名度的中药材。

第二十四条　国务院药品监督管理部门应当组织并加强对中药材质量的监测，定期向社会公布监测结果。国务院有关部门应当协助做好中药材质量监测有关工作。

采集、贮存中药材以及对中药材进行初加工，应当符合国家有关技术规范、标准和管理规定。

国家鼓励发展中药材现代流通体系，提高中药材包装、仓储等技术水平，建立中药材流通追溯体系。药品生产企业购进中药材应当建立进货查验记录制度。中药材经营者应当建立进货查验和购销记录制度，并标明中药材产地。

第二十五条　国家保护药用野生动植物资源，对药用野生动植物资源实行动态监测和定期普查，建立药用野生动植物资源种质基因库，鼓励发展人工种植养殖，支持依法开展珍贵、濒危药用野生动植物的保护、繁育及其相关研究。

第二十六条　在村医疗机构执业的中医医师、具备中药材知识和识别能力的乡村医生，按照国家有关规定可以自种、自采地产中药材并在其执业活动中使用。

第二十七条　国家保护中药饮片传统炮制技术和工艺，支持应用传统工艺炮制中药饮片，鼓励运用现代科学技术开展中药饮片炮制技术研究。

第二十八条　对市场上没有供应的中药饮片，医疗机构可以根据本医疗机构医师处方的需要，在本医疗机构内炮制、使用。医疗机构应当遵守中药饮片炮制的有关规定，对其炮制的中药饮片的质量负责，保证药品安全。医疗机构炮制中药饮片，应当向所在地设区的市级人民政府药品监督管理部门备案。

根据临床用药需要，医疗机构可以凭本医疗机构医师的处方对中药饮片进行再加工。

第二十九条　国家鼓励和支持中药新药的研制和生产。

国家保护传统中药加工技术和工艺，支持传统剂型中成药的生产，鼓励运用现代科学技术研究开发传统中成药。

第三十条　生产符合国家规定条件的来源于古代经典名方的中药复方制剂，在申请药品批准文号时，可以仅提供非临床安全性研究资料。具体管理办法由国务院药品监督管理部门会同中医药主管部门制定。

前款所称古代经典名方，是指至今仍广泛应用、疗效确切、具有明显特色与优势的古代中医典籍所记载的方剂。具体目录由国务院中医药主管部门会同药品监督管理部门制定。

第三十一条　国家鼓励医疗机构根据本医疗机构临床用药需要配制和使用中药制剂，支持应用传统工艺配制中药制剂，支持以中药制剂为基础研制中药新药。

医疗机构配制中药制剂，应当依照《中华人民共和国药品管理法》的规定取得医疗机构制剂许可证，或者委托取得药品生产许可证的药品生产企业、取得医疗机构制剂许可证的其他医疗机构配制中药制剂。委托配制中药制剂，应当向委托方所在地省、自治区、直辖市人民政府药品监督管理部门备案。

医疗机构对其配制的中药制剂的质量负责；委托配制中药制剂的，委托方和受托方对所配制的中药制剂的质量分别承担相应责任。

第三十二条 医疗机构配制的中药制剂品种，应当依法取得制剂批准文号。但是，仅应用传统工艺配制的中药制剂品种，向医疗机构所在地省、自治区、直辖市人民政府药品监督管理部门备案后即可配制，不需要取得制剂批准文号。

医疗机构应当加强对备案的中药制剂品种的不良反应监测，并按照国家有关规定进行报告。药品监督管理部门应当加强对备案的中药制剂品种配制、使用的监督检查。

第四章 中医药人才培养

第三十三条 中医药教育应当遵循中医药人才成长规律，以中医药内容为主，体现中医药文化特色，注重中医药经典理论和中医药临床实践、现代教育方式和传统教育方式相结合。

第三十四条 国家完善中医药学校教育体系，支持专门实施中医药教育的高等学校、中等职业学校和其他教育机构的发展。

中医药学校教育的培养目标、修业年限、教学形式、教学内容、教学评价及学术水平评价标准等，应当体现中医药学科特色，符合中医药学科发展规律。

第三十五条 国家发展中医药师承教育，支持有丰富临床经验和技术专长的中医医师、中药专业技术人员在执业、业务活动中带徒授业，传授中医药理论和技术方法，培养中医药专业技术人员。

第三十六条 国家加强对中医医师和城乡基层中医药专业技术人员的培养和培训。

国家发展中西医结合教育，培养高层次的中西医结合人才。

第三十七条 县级以上地方人民政府中医药主管部门应当组织开展中医药继续教育，加强对医务人员，特别是城乡基层医务人员中医药基本知识和技能的培训。

中医药专业技术人员应当按照规定参加继续教育，所在机构应当为其接受继续教育创造条件。

第五章 中医药科学研究

第三十八条 国家鼓励科研机构、高等学校、医疗机构和药品生产企业等，运用现代科学技术和传统中医药研究方法，开展中医药科学研究，加强中西医结合研究，促进中医药理论和技术方法的继承和创新。

第三十九条 国家采取措施支持对中医药古籍文献、著名中医药专家的学术思想和诊疗经验以及民间中医药技术方法的整理、研究和利用。

国家鼓励组织和个人捐献有科学研究和临床应用价值的中医药文献、秘方、验方、诊疗方法和技术。

第四十条 国家建立和完善符合中医药特点的科学技术创新体系、评价体系和管理体制，推动中医药科学技术进步与创新。

第四十一条 国家采取措施，加强对中医药基础理论和辨证论治方法，常见病、多发病、慢性病和重大疑难疾病、重大传染病的中医药防治，以及其他对中医药理论和实践发展有重大促进作用的项目的科学研究。

第六章 中医药传承与文化传播

第四十二条 对具有重要学术价值的中医药理论和技术方法,省级以上人民政府中医药主管部门应当组织遴选本行政区域内的中医药学术传承项目和传承人,并为传承活动提供必要的条件。传承人应当开展传承活动,培养后继人才,收集整理并妥善保存相关的学术资料。属于非物质文化遗产代表性项目的,依照《中华人民共和国非物质文化遗产法》的有关规定开展传承活动。

第四十三条 国家建立中医药传统知识保护数据库、保护名录和保护制度。

中医药传统知识持有人对其持有的中医药传统知识享有传承使用的权利,对他人获取、利用其持有的中医药传统知识享有知情同意和利益分享等权利。

国家对经依法认定属于国家秘密的传统中药处方组成和生产工艺实行特殊保护。

第四十四条 国家发展中医养生保健服务,支持社会力量举办规范的中医养生保健机构。中医养生保健服务规范、标准由国务院中医药主管部门制定。

第四十五条 县级以上人民政府应当加强中医药文化宣传,普及中医药知识,鼓励组织和个人创作中医药文化和科普作品。

第四十六条 开展中医药文化宣传和知识普及活动,应当遵守国家有关规定。任何组织或者个人不得对中医药作虚假、夸大宣传,不得冒用中医药名义牟取不正当利益。

广播、电视、报刊、互联网等媒体开展中医药知识宣传,应当聘请中医药专业技术人员进行。

第七章 保障措施

第四十七条 县级以上人民政府应当为中医药事业发展提供政策支持和条件保障,将中医药事业发展经费纳入本级财政预算。

县级以上人民政府及其有关部门制定基本医疗保险支付政策、药物政策等医药卫生政策,应当有中医药主管部门参加,注重发挥中医药的优势,支持提供和利用中医药服务。

第四十八条 县级以上人民政府及其有关部门应当按照法定价格管理权限,合理确定中医医疗服务的收费项目和标准,体现中医医疗服务成本和专业技术价值。

第四十九条 县级以上地方人民政府有关部门应当按照国家规定,将符合条件的中医医疗机构纳入基本医疗保险定点医疗机构范围,将符合条件的中医诊疗项目、中药饮片、中成药和医疗机构中药制剂纳入基本医疗保险基金支付范围。

第五十条 国家加强中医药标准体系建设,根据中医药特点对需要统一的技术要求制定标准并及时修订。

中医药国家标准、行业标准由国务院有关部门依据职责制定或者修订,并在其网站上公布,供公众免费查阅。

国家推动建立中医药国际标准体系。

第五十一条 开展法律、行政法规规定的与中医药有关的评审、评估、鉴定活动,应当成立中医药评审、评估、鉴定的专门组织,或者有中医药专家参加。

第五十二条 国家采取措施,加大对少数民族医药传承创新、应用发展和人才培养的扶持力度,加强少数民族医疗机构和医师队伍建设,促进和规范少数民族医药事业发展。

第八章 法律责任

第五十三条 县级以上人民政府中医药主管部门及其他有关部门未履行本法规定的职责的,由本级人民政府或者上级人民政府有关部门责令改正;情节严重的,对直接负责的主管人员和其他直接责任人员,依法给予处分。

笔记

第五十四条 违反本法规定，中医诊所超出备案范围开展医疗活动的，由所在地县级人民政府中医药主管部门责令改正，没收违法所得，并处一万元以上三万元以下罚款；情节严重的，责令停止执业活动。

中医诊所被责令停止执业活动的，其直接负责的主管人员自处罚决定做出之日起五年内不得在医疗机构内从事管理工作。医疗机构聘用上述不得从事管理工作的人员从事管理工作的，由原发证部门吊销执业许可证或者由原备案部门责令停止执业活动。

第五十五条 违反本法规定，经考核取得医师资格的中医医师超出注册的执业范围从事医疗活动的，由县级以上人民政府中医药主管部门责令暂停六个月以上一年以下执业活动，并处一万元以上三万元以下罚款；情节严重的，吊销执业证书。

第五十六条 违反本法规定，举办中医诊所、炮制中药饮片、委托配制中药制剂应当备案而未备案，或者备案时提供虚假材料的，由中医药主管部门和药品监督管理部门按照各自职责分工责令改正，没收违法所得，并处三万元以下罚款，向社会公告相关信息；拒不改正的，责令停止执业活动或者责令停止炮制中药饮片、委托配制中药制剂活动，其直接责任人员五年内不得从事中医药相关活动。

医疗机构应用传统工艺配制中药制剂未依照本法规定备案，或者未按照备案材料载明的要求配制中药制剂的，按生产假药给予处罚。

第五十七条 违反本法规定，发布的中医医疗广告内容与经审查批准的内容不相符的，由原审查部门撤销该广告的审查批准文件，一年内不受理该医疗机构的广告审查申请。

违反本法规定，发布中医医疗广告有前款规定以外违法行为的，依照《中华人民共和国广告法》的规定给予处罚。

第五十八条 违反本法规定，在中药材种植过程中使用剧毒、高毒农药的，依照有关法律、法规规定给予处罚；情节严重的，可以由公安机关对其直接负责的主管人员和其他直接责任人员处五日以上十五日以下拘留。

第五十九条 违反本法规定，造成人身、财产损害的，依法承担民事责任；构成犯罪的，依法追究刑事责任。

第九章 附 则

第六十条 中医药的管理，本法未作规定的，适用《中华人民共和国执业医师法》、《中华人民共和国药品管理法》等相关法律、行政法规的规定。

军队的中医药管理，由军队卫生主管部门依照本法和军队有关规定组织实施。

第六十一条 民族自治地方可以根据《中华人民共和国民族区域自治法》和本法的有关规定，结合实际，制定促进和规范本地方少数民族医药事业发展的办法。

第六十二条 盲人按照国家有关规定取得盲人医疗按摩人员资格的，可以以个人开业的方式或者在医疗机构内提供医疗按摩服务。

第六十三条 本法自2017年7月1日起施行。

笔记

附录2　中华人民共和国执业医师法及管理办法

（中华人民共和国主席令　第5号）

（1998年6月26日第九届全国人民代表大会常务委员会第三次会议通过）

《中华人民共和国执业医师法》已由中华人民共和国第九届全国人民代表大会常务委员会第三次会议于1998年6月26日通过，现予公布，自1999年5月1日起施行。

第一章　总　则

第一条　为了加强医师队伍的建设，提高医师的职业道德和业务素质，保障医师的合法权益，保护人民健康，制定本法。

第二条　依法取得执业医师资格或者执业助理医师资格，经注册在医疗、预防、保健机构中执业的专业医务人员，适用本法。

本法所称医师，包括执业医师和执业助理医师。

第三条　医师应当具备良好的职业道德和医疗执业水平，发扬人道主义精神，履行防病治病、救死扶伤、保护人民健康的神圣职责。

全社会应当尊重医师。医师依法履行职责，受法律保护。

第四条　国务院卫生行政部门主管全国的医师工作。

县级以上地方人民政府卫生行政部门负责管理本行政区域内的医师工作。

第五条　国家对在医疗、预防、保健工作中做出贡献的医师，给予奖励。

第六条　医师的医学专业技术职称和医学专业技术职务的评定、聘任，按照国家有关规定办理。

第七条　医师可以依法组织和参加医师协会。

第二章　考试和注册

第八条　国家实行医师资格考试制度。医师资格考试分为执业医师资格考试和执业助理医师资格考试。

医师资格考试的办法，由国务院卫生行政部门制定。医师资格考试由省级以上人民政府卫生行政部门组织实施。

第九条　具有下列条件之一的，可以参加执业医师资格考试：

（一）具有高等学校医学专业本科以上学历，在执业医师指导下，在医疗、预防、保健机构中试用期满一年的；

（二）取得执业助理医师执业证书后，具有高等学校医学专科学历，在医疗、预防、保健机构中工作满二年的；具有中等专业学校医学专业学历，在医疗、预防、保健机构中工作满五年的。

第十条　具有高等学校医学专科学历或者中等专业学校医学专科学历，在执业医师指导下，在医疗、预防、保健机构中试用期满一年的，可以参加执业助理医师资格考试。

第十一条　以师承方式学习传统医学满三年或者经多年实践医术确有专长的，经县级以上人民政府卫生行政部门确定的传统医学专业组织或者医疗、预防、保健机构考核合格并推荐，可以参加执业医师资格或者执业助理医师资格考试。考试的内容和办法由国务院卫生行政部门另行制定。

第十二条 医师资格考试成绩合格，取得执业医师资格或者执业助理医师资格。

第十三条 国家实行医师执业注册制度。

取得医师资格的，可以向所在地县级以上人民政府卫生行政部门申请注册。

除有本法第十五条规定的情形外，受理申请的卫生行政部门应当自收到申请之日起三十日内准予注册，并发给由国务院卫生行政部门统一印制的医师执业证书。

医疗、预防、保健机构可以为本机构中的医师集体办理注册手续。

第十四条 医师经注册后，可以在医疗、预防、保健机构中按照注册的执业地点、执业类别、执业范围执业，从事相应的医疗、预防、保健业务。

未经医师注册取得执业证书，不得从事医师执业活动。

第十五条 有下列情形之一的，不予注册：

（一）不具有完全民事行为能力的；

（二）因受刑事处罚，自刑罚执行完毕之日起至申请注册之日止不满二年的；

（三）受吊销医师执业证书行政处罚，自处罚决定之日起至申请注册之日止不满二年的；

（四）有国务院卫生行政部门规定不宜从事医疗、预防、保健业务的其他情形的。

受理申请的卫生行政部门对不符合条件不予注册的，应当自收到申请之日起三十日内书面通知申请人，并说明理由。申请人有异议的，可以自收到通知之日起十五日内，依法申请复议或者向人民法院提起诉讼。

第十六条 医师注册后有下列情形之一的，其所在的医疗、预防、保健机构应当在三十日内报告准予注册的卫生行政部门，卫生行政部门应当注销注册，收回医师执业证书：

（一）死亡或者被宣告失踪的；

（二）受刑事处罚的；

（三）受吊销医师执业证书行政处罚的；

（四）依照本法第三十一条规定暂停执业活动期满，再次考核仍不合格的；

（五）中止医师执业活动满二年的；

（六）有国务院卫生行政部门规定不宜从事医疗、预防、保健业务的其他情形的。

被注销注册的当事人有异议的，可以自收到注销注册通知之日起十五日内，依法申请复议或者向人民法院提起诉讼。

第十七条 医师变更执业地点、执业类别、执业范围等注册事项的，应当到准予注册的卫生行政部门依照本法第十三条的规定办理变更注册手续。

第十八条 中止医师执业活动二年以上以及有本法第十五条规定情形消失的，申请重新执业，应当由本法第三十一条规定的机构考核合格，并依照本法第十三条的规定重新注册。

第十九条 申请个体行医的执业医师，须经注册后在医疗、预防、保健机构中执业满五年，并按照国家有关规定办理审批手续；未经批准，不得行医。

县级以上地方人民政府卫生行政部门对个体行医的医师，应当按照国务院卫生行政部门的规定，经常监督检查，凡发现有本法第十六条规定的情形的，应当及时注销注册，收回医师执业证书。

第二十条 县级以上地方人民政府卫生行政部门应当将准予注册和注销注册的人员名单予以公告，并由省级人民政府卫生行政部门汇总，报国务院卫生行政部门备案。

第三章 执业规则

第二十一条 医师在执业活动中享有下列权利：

（一）在注册的执业范围内，进行医学诊查、疾病调查、医学处置、出具相应的医学证明文件，选择合理的医疗、预防、保健方案；

（二）按照国务院卫生行政部门规定的标准，获得与本人执业活动相当的医疗设备基本条件；

（三）从事医学研究、学术交流，参加专业学术团体；

（四）参加专业培训，接受继续医学教育；

（五）在执业活动中，人格尊严、人身安全不受侵犯；

（六）获取工资报酬和津贴，享受国家规定的福利待遇；

（七）对所在机构的医疗、预防、保健工作和卫生行政部门的工作提出意见和建议，依法参与所在机构的民主管理。

第二十二条　医师在执业活动中履行下列义务：

（一）遵守法律、法规，遵守技术操作规范；

（二）树立敬业精神，遵守职业道德，履行医师职责，尽职尽责为患者服务；

（三）关心、爱护、尊重患者，保护患者的隐私；

（四）努力钻研业务，更新知识，提高专业技术水平；

（五）宣传卫生保健知识，对患者进行健康教育。

第二十三条　医师实施医疗、预防、保健措施，签署有关医学证明文件，必须亲自诊查、调查，并按照规定及时填写医学文书，不得隐匿、伪造或者销毁医学文书及有关资料。

医师不得出具与自己执业范围无关或者与执业类别不相符的医学证明文件。

第二十四条　对急危患者，医师应当采取紧急措施及时进行诊治；不得拒绝急救处置。

第二十五条　医师应当使用经国家有关部门批准使用的药品、消毒药剂和医疗器械。

除正当治疗外，不得使用麻醉药品、医疗用毒性药品、精神药品和放射性药品。

第二十六条　医师应当如实向患者或者其家属介绍病情，但应注意避免对患者产生不利后果。

医师进行实验性临床医疗，应当经医院批准并征得患者本人或者其家属同意。

第二十七条　医师不得利用职务之便，索取、非法收受患者财物或者牟取其他不正当利益。

第二十八条　遇有自然灾害、传染病流行、突发重大伤亡事故及其他严重威胁人民生命健康的紧急情况时，医师应当服从县级以上人民政府卫生行政部门的调遣。

第二十九条　医师发生医疗事故或者发现传染病疫情时，应当依照有关规定及时向所在机构或者卫生行政部门报告。

医师发现患者涉嫌伤害事件或者非正常死亡时，应当按照有关规定向有关部门报告。

第三十条　执业助理医师应当在执业医师的指导下，在医疗、预防、保健机构中按照其执业类别执业。

在乡、民族乡、镇的医疗、预防、保健机构中工作的执业助理医师，可以根据医疗诊治的情况和需要，独立从事一般的执业活动。

第四章　考核和培训

第三十一条　受县级以上人民政府卫生行政部门委托的机构或者组织应当按照医师执业标准，对医师的业务水平、工作成绩和职业道德状况进行定期考核。

对医师的考核结果，考核机构应当报告准予注册的卫生行政部门备案。

对考核不合格的医师，县级以上人民政府卫生行政部门可以责令其暂停执业活动三个月至六个月，并接受培训和继续医学教育。暂停执业活动期满，再次进行考核，对考核合格的，允许其继续执业；对考核不合格的，由县级以上人民政府卫生行政部门注销注册，收回

传统医学确有专长人员考核指导

笔记

医师执业证书。

第三十二条 县级以上人民政府卫生行政部门负责指导、检查和监督医师考核工作。

第三十三条 医师有下列情形之一的，县级以上人民政府卫生行政部门应当给予表彰或者奖励：

（一）在执业活动中，医德高尚，事迹突出的；

（二）对医学专业技术有重大突破，做出显著贡献的；

（三）遇有自然灾害、传染病流行、突发重大伤亡事故及其他严重威胁人民生命健康的紧急情况时，救死扶伤、抢救诊疗表现突出的；

（四）长期在边远贫困地区、少数民族地区条件艰苦的基层单位努力工作的；

（五）国务院卫生行政部门规定应当予以表彰或者奖励的其他情形的。

第三十四条 县级以上人民政府卫生行政部门应当制定医师培训计划，对医师进行多种形式的培训，为医师接受继续医学教育提供条件。

县级以上人民政府卫生行政部门应当采取措施，对在农村和少数民族地区从事医疗、预防、保健业务的医务人员实施培训。

第三十五条 医疗、预防、保健机构应当依照规定和计划保证本机构医师的培训和继续医学教育。

县级以上人民政府卫生行政部门委托的承担医师考核任务的医疗卫生机构，应当为医师的培训和接受继续医学教育提供和创造条件。

第五章 法律责任

第三十六条 以不正当手段取得医师执业证书的，由发给证书的卫生行政部门予以吊销；对负有直接责任的主管人员和其他直接责任人员，依法给予行政处分。

第三十七条 医师在执业活动中，违反本法规定，有下列行为之一的，由县级以上人民政府卫生行政部门给予警告或者责令暂停六个月以上一年以下执业活动；情节严重的，吊销其医师执业证书；构成犯罪的，依法追究刑事责任：

（一）违反卫生行政规章制度或者技术操作规范，造成严重后果的；

（二）由于不负责任延误急危病重患者的抢救和诊治，造成严重后果的；

（三）造成医疗责任事故的；

（四）未经亲自诊查、调查，签署诊断、治疗、流行病学等证明文件或者有关出生、死亡等证明文件的；

（五）隐匿、伪造或者擅自销毁医学文书及有关资料的；

（六）使用未经批准使用的药品、消毒药剂和医疗器械的；

（七）不按照规定使用麻醉药品、医疗用毒性药品、精神药品和放射性药品的；

（八）未经患者或者其家属同意，对患者进行实验性临床医疗的；

（九）泄露患者隐私，造成严重后果的；

（十）利用职务之便，索取、非法收受患者财物或者牟取其他不正当利益的；

（十一）发生自然灾害、传染病流行、突发重大伤亡事故以及其他严重威胁人民生命健康的紧急情况时，不服从卫生行政部门调遣的；

（十二）发生医疗事故或者发现传染病疫情，患者涉嫌伤害事件或者非正常死亡，不按照规定报告的。

第三十八条 医师在医疗、预防、保健工作中造成事故的，依照法律或者国家有关规定处理。

第三十九条 未经批准擅自开办医疗机构行医或者非医师行医的，由县级以上人民政府卫生行政部门予以取缔，没收其违法所得及其药品、器械，并处十万元以下的罚款；对医师吊销其执业证书；给患者造成损害的，依法承担赔偿责任；构成犯罪的，依法追究刑事责任。

第四十条　阻碍医师依法执业，侮辱、诽谤、威胁、殴打医师或者侵犯医师人身自由、干扰医师正常工作、生活的，依照治安管理处罚条例的规定处罚；构成犯罪的，依法追究刑事责任。

第四十一条　医疗、预防、保健机构未依照本法第十六条的规定履行报告职责，导致严重后果的，由县级以上人民政府卫生行政部门给予警告；并对该机构的行政负责人依法给予行政处分。

第四十二条　卫生行政部门工作人员或者医疗、预防、保健机构工作人员违反本法有关规定，弄虚作假、玩忽职守、滥用职权、徇私舞弊，尚不构成犯罪的，依法给予行政处分；构成犯罪的，依法追究刑事责任。

第六章　附　则

第四十三条　本法颁布之日前按照国家有关规定取得医学专业技术职称和医学专业技术职务的人员，由所在机构报请县级以上人民政府卫生行政部门认定，取得相应的医师资格。其中在医疗、预防、保健机构中从事医疗、预防、保健业务的医务人员，依照本法规定的条件，由所在机构集体核报县级以上人民政府卫生行政部门，予以注册并发给医师执业证书。具体办法由国务院卫生行政部门会同国务院人事行政部门制定。

第四十四条　计划生育技术服务机构中的医师，适用本法。

第四十五条　在乡村医疗卫生机构中向村民提供预防、保健和一般医疗服务的乡村医生，符合本法有关规定的，可以依法取得执业医师资格或者执业助理医师资格；不具备本法规定的执业医师资格或者执业助理医师资格的乡村医生，由国务院另行制定管理办法。

第四十六条　军队医师执行本法的实施办法，由国务院、中央军事委员会依据本法的原则制定。

第四十七条　境外人员在中国境内申请医师考试、注册、执业或者从事临床示教、临床研究等活动的，按照国家有关规定办理。

第四十八条　本法自 1999 年 5 月 1 日起施行

附录3 中医医术确有专长人员医师资格考核注册管理暂行办法

（征求意见稿）

第一章 总 则

第一条 为做好中医医术确有专长人员医师资格考核注册管理工作，根据《中华人民共和国中医药法》有关规定，制定本办法。

第二条 以师承方式学习中医或者经多年实践，医术确有专长的人员参加医师资格考核和执业注册，适用本办法。

第三条 国务院中医药主管部门负责全国中医医术确有专长人员医师资格考核及执业工作的管理。

省级中医药主管部门组织本省（区、市）中医医术确有专长人员医师资格考核；负责本省（区、市）行政区域内取得医师资格的中医医术确有专长人员执业管理。

设区的市和县级中医药主管部门负责本行政区域内中医医术确有专长人员医师资格考核组织申报、初审及复审工作，负责本行政区域内取得医师资格的中医医术确有专长人员执业日常管理。

第四条 省级中医药主管部门根据本办法制定本省（区、市）中医医术确有专长人员医师资格考核注册管理实施细则。

第二章 考核申请

第五条 以师承方式学习中医或者经多年实践，医术确有专长的人员，可以申请参加中医医术确有专长人员医师资格考核。

第六条 以师承方式学习中医的，申请参加医师资格考核应当同时具备下列条件：

（一）连续跟师学习中医满5年，掌握独具特色、安全有效的中医诊疗技术方法，经指导老师评议合格；

（二）由至少2名中医类别执业医师（其指导老师除外）推荐。

第七条 经多年中医医术实践的，申请参加医师资格考核应当同时具备下列条件：

（一）具有医术渊源，从事中医医术实践活动或者在中医医师指导下从事中医医术实践活动满5年，掌握独具特色、安全有效的中医诊疗技术方法，并得到患者的认可；

（二）由至少2名中医类别执业医师推荐。

第八条 推荐医师应当为被推荐者户籍所在地或者长期临床实践所在地的省（区、市）内相关专业中医类别执业医师。

第九条 以师承方式学习中医的，其指导老师应当具有中医类别执业医师资格，从事中医临床工作15年以上或者具有中医类副主任医师以上专业技术职务任职资格。指导老师同时带徒原则上不超过4名。

第十条 符合本办法第六条或者第七条规定的人员，可以向其户籍所在地或者长期临床实践所在地县级中医药主管部门提出考核申请。

第十一条 申请参加中医医术确有专长人员医师资格考核的，应当提交以下材料：

（一）《中医医术确有专长人员医师资格考核申请表》；

（二）本人有效身份证明；

（三）中医医术专长综述（包括医术的基本内容及特点描述、适应证或者适用范围、安全性及有效性的说明等）和能够证明医术专长确有疗效的相关资料；

（四）至少2名中医类别执业医师的推荐材料；

（五）以师承方式学习中医的，还应当提供经公证机构公证的跟师学习合同、自公证之日起连续跟师学习中医满5年的证明材料（包括师承人员学习笔记、临床实践记录等）、指导老师出具的跟师学习情况书面评价意见及出师结论；经多年中医医术实践的，还应当提供医术渊源的相关证明材料、从事中医医术实践活动满5年证明（由所在区域县级以上中医药主管部门或者所在居委会、村委会出具）或者一定数量患者的推荐证明。

第十二条　县级中医药主管部门和设区的市级中医药主管部门分别对申请者提交的材料进行初审和复审，复审合格后提交省级中医药主管部门。省级中医药主管部门对申请者提交的材料进行审核确认，对符合考核条件的人员、指导老师和推荐医师信息应当予以公示。

第三章　考核发证

第十三条　中医医术确有专长人员医师资格考核实行专家评议方式，通过现场陈述问答、回顾性中医医术实践资料评议、中医药技术方法操作等形式对实践技能和效果进行科学量化考核。专家人数应当为不少于5人的奇数。

第十四条　考核专家应当对参加考核者使用中医药技术方法的安全性进行风险评估，并针对风险点考核其安全风险意识、相关知识及防范措施。根据参加考核者使用的中医药技术方法分为内服方药和外治技术两类进行考核。

第十五条　内服方药类考核内容包括：医术渊源或者传承脉络、医术内容及特点；与擅长治疗的疾病范围相关的中医基础知识、中医诊断技能、中医治疗方法、中药（民族药，下同）基本知识和用药安全等。

考核程序分为医术专长陈述、现场问答、四诊技能操作和现场辨识相关中药等。

考核专家应当围绕参加考核者使用的中药种类、药性、药量、配伍等进行安全性评估，根据风险点考核相关用药禁忌、中药毒性知识等。

第十六条　外治技术类考核内容包括：医术渊源或者传承脉络、外治技术内容及特点；与其使用的外治技术相关的中医基础知识、擅长治疗的疾病诊断要点、外治技术操作要点、技术应用规范及安全风险防控方法或措施等。

考核程序分为医术专长陈述、现场问答、外治技术操作等。

考核专家应当围绕参加考核者使用外治技术的操作部位、操作难度、创伤程度、感染风险等进行安全性评估，根据风险点考核其操作安全风险认知和有效防范方法等；外敷药物中含毒性中药的，还应当考核相关的中药毒性知识。

第十七条　治疗方法以内服方药为主、配合使用外治技术，或以外治技术为主、配合使用中药的，增加相关考核内容。

第十八条　考核专家根据参加考核者的现场陈述，结合回顾性中医医术实践资料等，围绕相关疾病的疗效评价关键要素进行分析评估并提问，对其医术专长的效果进行现场评定。必要时可采用实地调查核验等方式评定效果。

第十九条　经综合评议后，考核专家对参加考核者做出考核结论，并对其在执业活动中能够使用的中医药技术方法和具体治疗疾病的范围进行认定。

第二十条　考核合格者，由省级中医药主管部门颁发《中医（专长）医师资格证书》。

第二十一条　县级以上地方中医药主管部门应当加强对考核合格人员有关卫生和中

笔记

医药法律法规基本知识、基本急救技能、临床转诊能力、中医医疗技术相关性感染防控指南、传染病防治基本知识及报告制度、中医病历书写等知识的培训，提高其执业技能，促进医疗安全。

第四章　考核组织

第二十二条　省级中医药主管部门应当加强考核工作的组织领导，完善考核制度，强化考核工作人员和专家培训，严格考核管理，确保考核公平、公正、安全、有序进行。

第二十三条　省级中医药主管部门每年定期组织中医医术确有专长人员医师资格考核，考核时间应当提前3个月向社会公告。

第二十四条　省级中医药主管部门应当建立中医医术确有专长人员医师资格考核专家库。考核专家应当同时符合下列条件：

（一）中医类别执业医师；

（二）具有丰富的临床经验和技术专长，具备副主任医师以上专业技术职务任职资格或者从事中医临床工作15年以上具有师承或者医术确有专长渊源背景人员；

（三）遵纪守法，恪守职业道德，公平公正，原则性强，工作认真负责；

（四）省级中医药主管部门规定的其他条件。

第二十五条　根据考生申报的医术专长，由省级中医药主管部门在中医医术确有专长人员医师资格考核专家库内抽取考核专家。考核专家与考生有近亲属或利害关系时，应当采取回避原则。

第五章　执业注册

第二十六条　中医（专长）医师实行医师区域注册管理。取得《中医（专长）医师资格证书》者，应当向其拟执业机构所在地县级以上地方中医药主管部门提出注册申请，经注册后取得《中医（专长）医师执业证书》。

第二十七条　中医（专长）医师按照考核内容进行执业注册，执业范围包括其能够使用的中医药技术方法和具体治疗疾病的范围。

第二十八条　中医（专长）医师原则上在其考核所在省（区、市）辖区内执业，拟跨省（区、市）执业的，需经拟执业所在地省级中医药主管部门同意并注册。

第二十九条　取得《中医（专长）医师执业证书》者，即可在注册的执业范围内，以个人开业的方式或者在医疗机构内从事中医医疗活动。

第六章　监督管理

第三十条　县级中医药主管部门负责对本行政区域内中医（专长）医师执业行为的监督检查，重点对其是否超出规定的范围执业、是否符合相关诊疗技术规范、是否存在不规范宣传行为等进行监督检查。

第三十一条　中医（专长）医师应当参加定期考核，每两年为一个周期。定期考核有关要求由省级中医药主管部门确定。

第三十二条　县级以上地方中医药主管部门应当加强对中医（专长）医师的继续教育。鼓励中医（专长）医师通过中医药学历教育提升自身理论和学术水平。

第三十三条　中医（专长）医师通过学历教育取得省级以上教育行政部门认可的中医专业学历的，或者执业时间满5年、期间无不良执业记录的，可申请参加中医类别执业医师资格考试。

第三十四条　国家建立中医（专长）医师管理信息系统，及时更新中医（专长）医师注册信息，实行注册内容公开制度，并提供中医（专长）医师注册信息查询服务。

笔记

第七章　法律责任

第三十五条　中医医术确有专长人员和考核工作人员，违反本办法有关规定，在考核工作过程中存在违规违纪行为的，按照国家医师资格考试违纪违规处理有关规定处罚。中医医术确有专长人员通过违规违纪行为取得《中医（专长）医师资格证书》、《中医（专长）医师执业证书》的，由发放证书部门撤销并收回《中医（专长）医师资格证书》、《中医（专长）医师执业证书》，并进行通报。

第三十六条　中医医术确有专长人员医师资格考核专家违反本办法有关规定，未在考核工作中认真履行工作职责的，省级中医药主管部门应当停止其参与考核工作，情节严重的，应当进行通报批评，并建议其所在单位给予相应的处分；存在其他违规违纪行为的，按照国家医师资格考试违纪违规处理有关规定处罚；构成犯罪的，依法追究刑事责任。

第三十七条　推荐中医医术确有专长人员的中医医师、以师承方式学习中医的医术确有专长人员的指导老师，违反本办法有关规定，在推荐中弄虚作假、徇私舞弊的，由县级以上中医药主管部门责令暂停六个月以上一年以下执业活动；情节严重的，吊销其医师执业证书；构成犯罪的，依法追究刑事责任。

第三十八条　中医（专长）医师在执业中存在超出注册的执业范围等行为的，由县级以上中医药主管部门责令暂停六个月以上一年以下执业活动，并处一万元以上三万元以下罚款；情节严重的，吊销其医师执业证书。造成人身、财产损害的，依法承担民事责任。构成犯罪的，依法追究刑事责任。

第八章　附　则

第三十九条　本办法发布前已取得《乡村医生执业证书》的中医药一技之长人员可以申请参加中医医术确有专长考核，也可继续以乡村医生身份执业，纳入乡村医生管理。自本办法实施之日起，不再开展中医药一技之长人员纳入乡村医生管理工作。

第四十条　港澳台人员在内地以师承方式学习中医的，可在指导老师所在省（区、市）申请参加中医医术确有专长医师资格考核。

第四十一条　《中医（专长）医师资格证书》和《中医（专长）医师执业证书》由国务院中医药主管部门统一印制。

第四十二条　本办法自2017年月日起施行。

附录4 膏药的制法

一、歌诀

一丹二油，膏药呈稠，三上三下，熬枯去渣，滴水成珠，离火下丹，丹熟造化，冷水地下，其形黑似漆，热则软，凉则硬，贴之即粘，拔之即起。

二、传统黑膏药的制作工艺

1. 药料的提取　植物油：以质地纯净的麻油为好。且制成的膏药色泽光亮，性粘，质量好。亦可以采用棉籽油、菜籽油、花生油等，不宜用豆油。取植物油置锅中，微热后将药料投入，加热并不断搅拌，直至药料炸至表面深褐色内部焦黄为度。炸好后可用铁丝筛捞去药渣，去渣后的油为药油。最好用铜锅，控制温度可用专用高温温度计。

2. 炼油　取上述药油继续熬炼，待油温度上升到320度（一定要达到温度，很关键），改用中火。炼油的火候：一是看温度计，达到规定温度；二是看油烟，开始为浅青色，渐为黑而浓，进而为白色浓烟，无风时白烟直上；三是看油花：沸腾开始时，油花多在锅壁周边附近，当油花向锅中央聚集时为度；四是看滴水成珠：取少许药油滴于水中，不散开成珠状为度。注意：一定要炼油到滴水成珠，一定要注意防火，温度太高。

3. 下丹成膏　黄丹：又称章丹、铅丹、红丹、陶丹，橘黄色，质重，粉末状，主要成分为四氧化三铅，纯度要求在95%以上。药油炼成后，离火下丹，一般500克油可加250克左右丹，黄丹在下前先干燥并过100目筛。少量加丹，边加边搅动，一定要向同方向搅拌。搅成黏稠的膏体，膏药不粘手，拉丝不断为好，过硬则老，过粘则嫩。

4. 去火毒　膏药制成后放入冷水，浸泡，每一日换一次水，七日后膏成。

5. 成膏　取膏药团置于容器中，在水浴或文火上熔化，将细料兑入，搅匀，用竹签取一定量的膏药在牛皮纸或膏药布上即可，麝香等特别贵重的药可最后撒上。

三、注意事项

1. 炸药勿太过或不及，如不及则功效难求，太过则影响膏药黏度。

2. 下丹注意掌握火候和剂量大小，温度低影响丹油化合，其色不泽。大火易燃，丹量小则膏嫩，易流失起不到固定作用。丹量大 则膏老，质脆而不粘，贴敷易脱落。

3. 膏药之黑功在熬，亮之功在搅，下丹后要不停地搅，并用扇子或风扇煽动，尽量使油丹化合时产生的气体跑掉，则膏药光亮，粘腻。

4. 挥发性药物、矿物药及贵重药应研成细粉，于摊涂前加入，温度应不超过70℃。

5. 膏药应该是乌黑光亮、油润细腻、老嫩适度、摊涂均匀，无红斑、无飞边缺口，加温后能粘贴于皮肤上且不移动。

6. 局部有破损者，不可将膏药直接贴在破损处，以免发生化脓性感染。凡是含有麝香、乳香、红花、没药、桃仁等活血化瘀成分的膏药，孕妇均应禁用。如果贴膏药后局部皮肤出现丘疹、水疱，自觉瘙痒剧烈，说明对此膏药过敏，应立即停止贴敷，进行抗过敏治疗。

7. 膏药应密闭，置阴凉处贮藏。

四、膏药临床应用的特点

1. 疗效显著，见效迅速。膏药疗法作用于局部，局部组织内的药物发挥作用充分，迅速。在治疗某些疾病时局部疗效明显优于口服用药,非常适合不便服药者或不愿服药者使用。

2. 适应证广,使用方便。只要了解膏药的作用及适用证,禁忌证,患者就可根据疾病,按贴敷方法和要求自行治疗。

3. 使用安全,无毒副作用。膏药治疗是针对患病部位局部施药的,注意膏药的适应证及禁忌证。可以避免药物对肝脏及其他器官的毒副作用,因此非常安全可靠。

五、膏药的作用原理

膏药多用于肌表薄贴,所以一般都取气味俱厚的药物,并加以引药率领群药。因此可透入皮肤产生消炎,止痛,去腐,生肌,收敛,活血化瘀,通经走络,开窍透骨,祛风散寒等作用。

六、膏药的分类

古今膏剂大致可分为四类:煎膏、软膏、硬膏、敷药。

1. 煎膏　一般是药物经过煎煮、去渣、浓缩,再加蜜或糖制成的稠厚半流体状供内服的制品,具有药物浓度高、体积小、稳定性好、便于服用等优点。煎膏剂的效用以滋补为主,兼有缓和的治疗作用,药性滋润,故又称"膏"或"膏滋"。也有将加糖的称为"糖膏",加蜜的称为"蜜膏"。近年风靡全国的膏方,即为此类。单纯的煎膏根据稠度分干浸膏、浸膏、流浸膏。

2. 软膏　古时称"贴"。是用植物油、蜡油、凡士林或动物脂肪等作基质,加入药物加热后,提取有效成分;或不经加热,研粉掺入所制成的供皮肤或黏膜应用的半固体剂型。习称"药膏",又称"油膏"。具有保护、湿润、润滑或局部治疗作用。某些软膏剂中的药物亦可透皮吸收而发挥全身治疗作用。

3. 硬膏　通称为"膏药",系将药物溶解或混匀于适当基质中,摊涂于裱褙材料上,供贴敷使用的一类近似固体的外用剂型,具有局部治疗作用或全身治疗作用。根据基质组成不同可分为以下几种:

(1)铅膏药:指药料用植物油炸取成分后,与铅丹化合而成半固体或固体状制品。主要为油酸铅,在加工中由于铅丹的应用比例及加热时的温度和时间不同,可以得到色泽和硬度不同的制品,色泽由白色、黄色乃至黑色,通常黑色者多。用章丹(四氧化三铅)制成的称"黑膏药",加铅粉(碱式碳酸铅)者称"白膏药"。最早铅膏载于晋葛洪《肘后备急方》卷八——成膏:"清麻油十三两,菜油亦得;黄丹七两。二物铁铛文火煎滤,湿柳批篦搅不停,至色黑加武火,仍以扇扇之,搅不停,烟断绝尽,看渐稠膏成……"由此可见,南北朝时的铅膏,就是今天所称的基质;后世逐渐发展,在基质上加入主要药物,疗效更为提高。此剂型亦为现时常用剂型之一。

(2)松香膏:这是一类无铅膏药,系用松香和油脂类为基质,与药物合成的硬膏剂。制作有类似铅膏药的方法,也有捣碾而成的。

(3)橡胶硬膏:又称"橡皮膏",以橡胶为基质,制作而成的一类含药或不含药的外用制剂。

(4)巴布膏剂:这是以亲水性高分子聚合物为骨架材料,添加充填剂、增粘剂、保湿剂、交联剂及交联调节剂制成基质,加入中药提取物后,经摊涂、切割、包装而成的现代外用膏剂。

(5)透皮贴剂.以高分子聚合物及高分子控释材料制成,药物可透过皮肤起局部及全身治疗作用的一类新型制剂。

4. 敷药　古时称"薄",是将药物粉末,用各种液体调制后,使成糊状及软膏状,敷贴于人体局部或穴位上的一种制剂。又称“薄药”“敷贴”“糊剂”。根据敷形剂的不同,可分为水性敷药和油性敷药两类。包括临时调剂和制剂制备两个内容:

(1)临时调剂:多采用新鲜药材或药材饮片,捣粘或添加溶剂混匀,外敷。

(2)制剂:经加工后的药物粉末包装,或将药物粉末与适宜基质混合制成外用糊状制剂成品。一般固体粉末含量达25%以上,稠度较高。外观类似软膏剂,但其硬度高、吸水性大,不妨碍皮肤的正常功能。

另外,现代的“涂膜剂”亦应列在此范畴。涂膜剂是将药物及高分子成膜材料溶解于有机溶剂中制成的一种外用液体涂剂。涂于患处,溶剂挥发后形成薄膜,可保护创面,而且可逐渐释放药物而发挥治疗作用。

附:熬膏药法《理瀹骈文》

膏药大不过三十味,小不过十余味,重其分两,拣道地之材而合之。油可老、丹不可老。每干药一斤约用油三斤或二斤半,鲜药一斤约用油斤半或一斤。先浸后熬、熬枯后去渣,将油再炼至滴水成珠,秤之、视前油约七折上下。每净油一斤下炒黄丹六两收。盖膏蒸一回则老一回,嫩则尚可加丹,老则枯而无力,且不能粘也。膏成和之以胶,膏成后,将膏取起,俟稍温,以皮胶一二两醋酒炖化,乘热加入,则膏黏。勿炒珠,炒珠无力也。先以一滴试之,不爆方下,须搅千余遍令匀,愈多愈好。浸水中出火毒。瓦钵分贮,勿使见风。

附:合软膏法《圣惠方》

凡合膏药,初以酒或醋渍令淹浃,不用多汁,密覆勿泄。从今旦至明旦,亦有止一宿者。微火煎之,令三上三下,以泄其热势,令药味得出,上之使币币沸,乃下之使沸静,良久乃上,宁欲小泡生其中,有薤白者以两头微焦黄为度,有白芷、附子者亦令小黄色也。猪脂皆勿令经水,腊月者弥佳。绞膏以新布绞之。若是可服之膏,膏滓亦可酒煮饮之。可摩之膏,膏滓则宜以敷病上,此盖欲兼尽其药力故也。

膏中用雄黄、朱砂、麝香之辈,皆别研如粉,候绞毕,乃可投中,以物急搅至于凝,强搅勿使沉聚在下不调,有水银、胡粉者,于凝膏中研令消散。

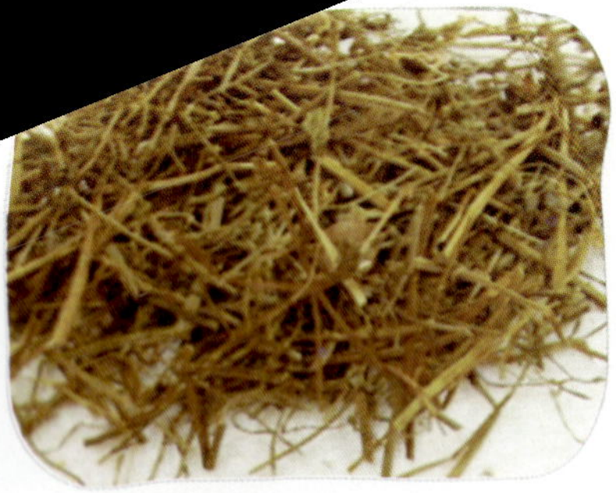
半枝莲药材
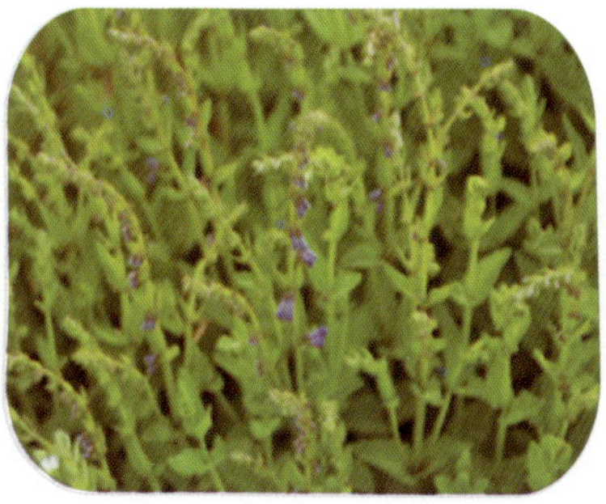
半枝莲原植物
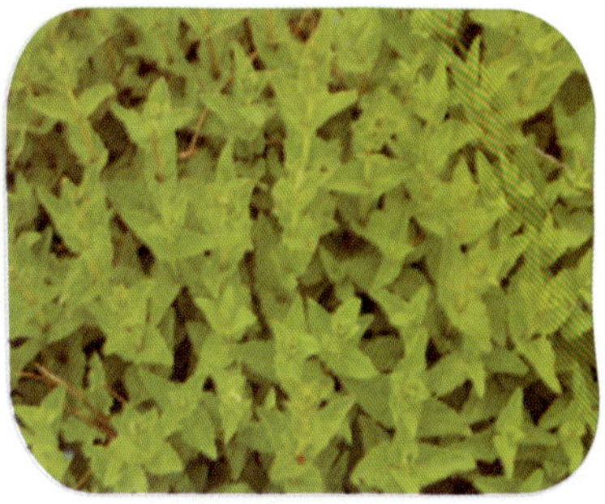
半枝莲原植物

北沙参

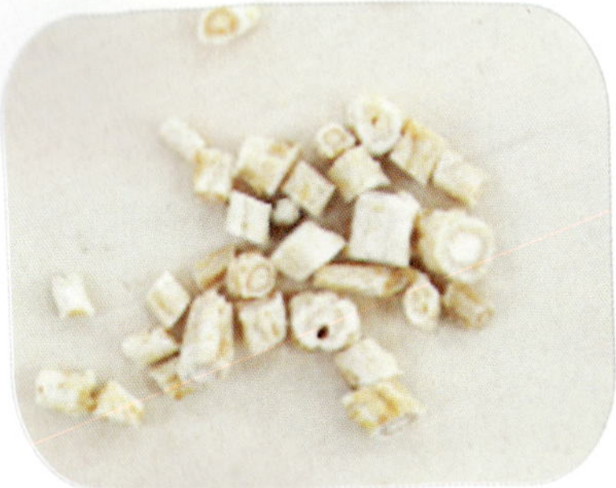
北沙参饮片
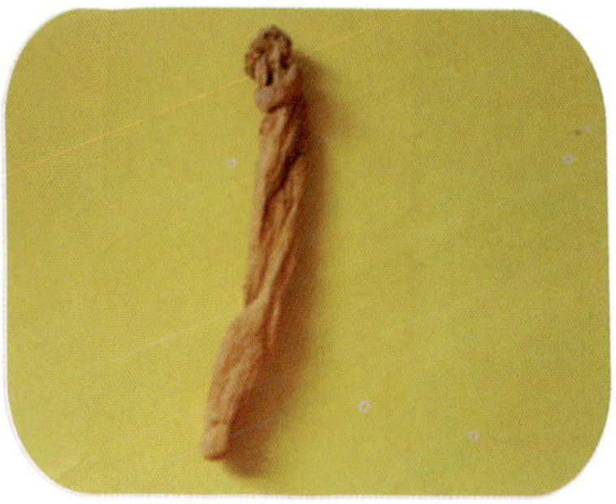
北沙参药材
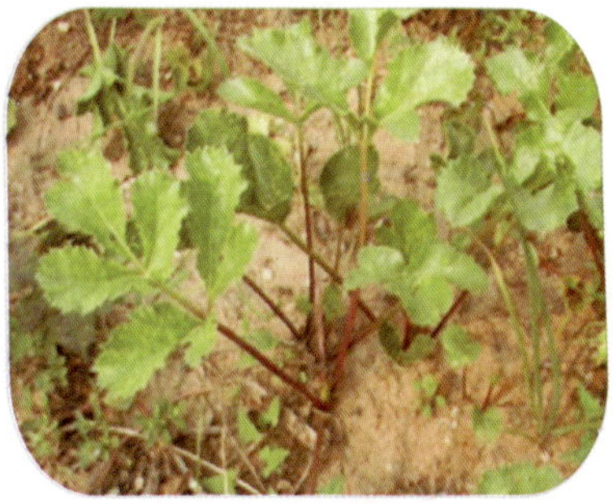
珊瑚菜原植物

萹蓄

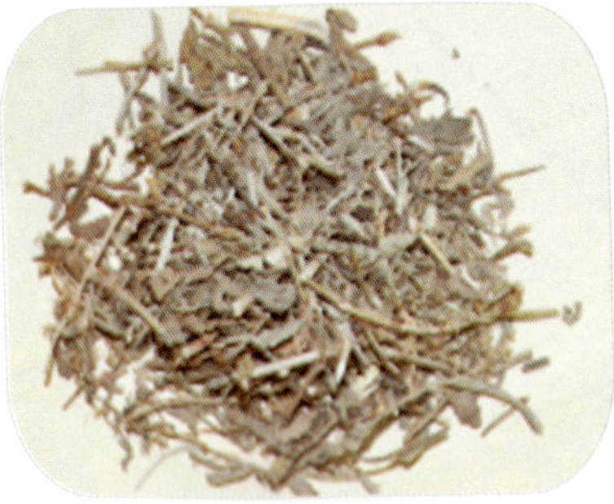
萹蓄药材
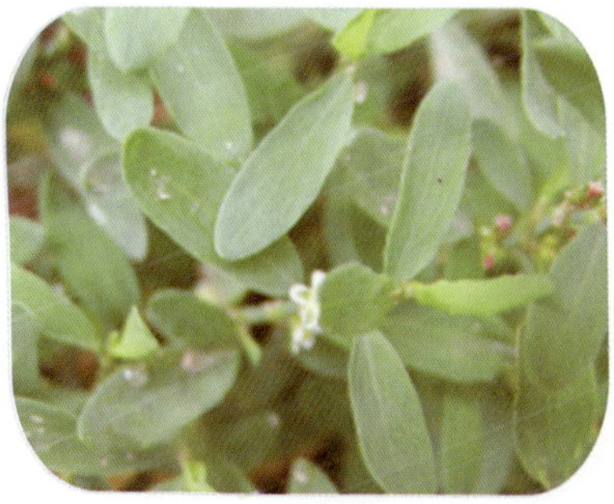
萹蓄原植物

蓖麻子

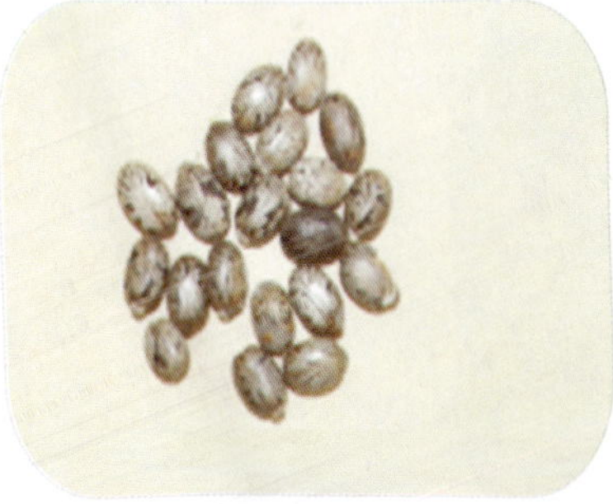
蓖麻子药材
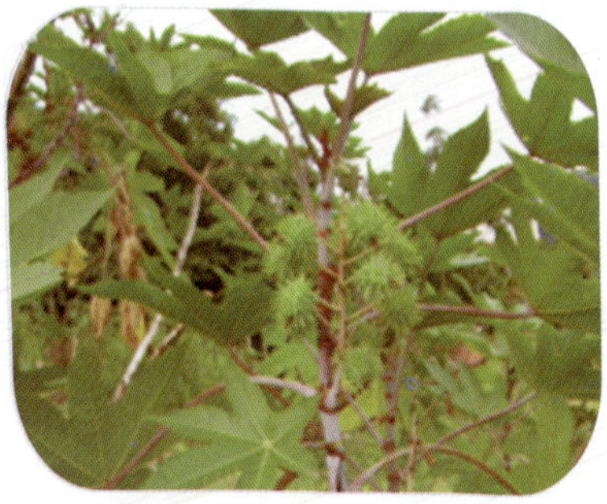
蓖麻子原植物

鳖甲

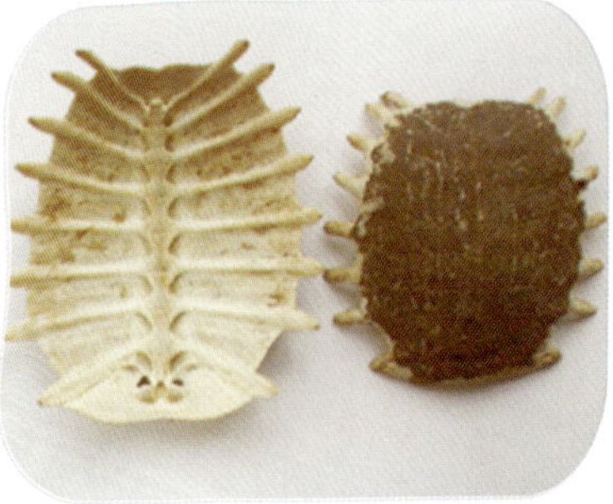

鳖甲药材

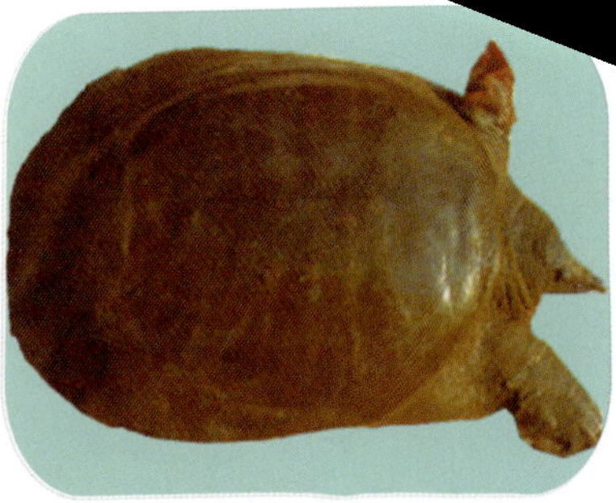

鳖甲原动物

槟榔

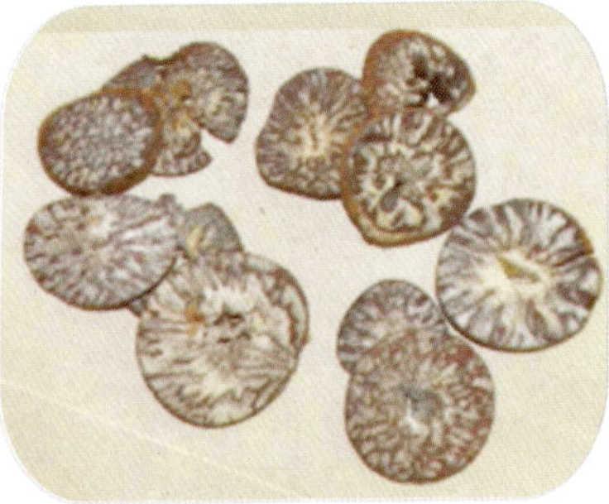

槟榔饮片

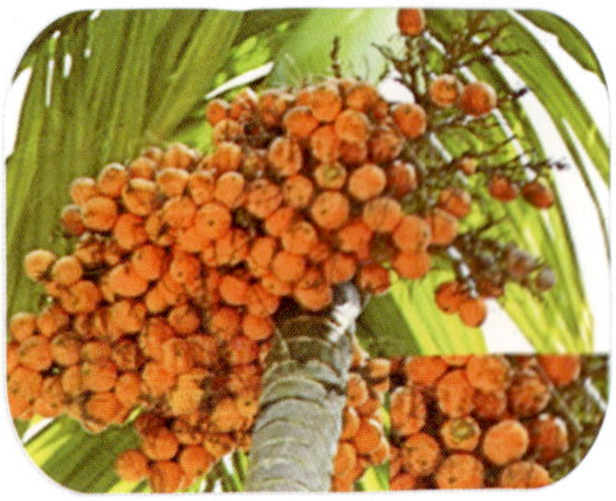

槟榔原植物

薄荷

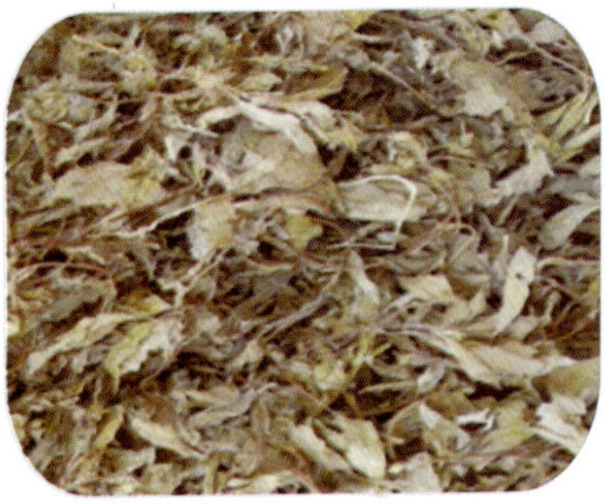

薄荷药材

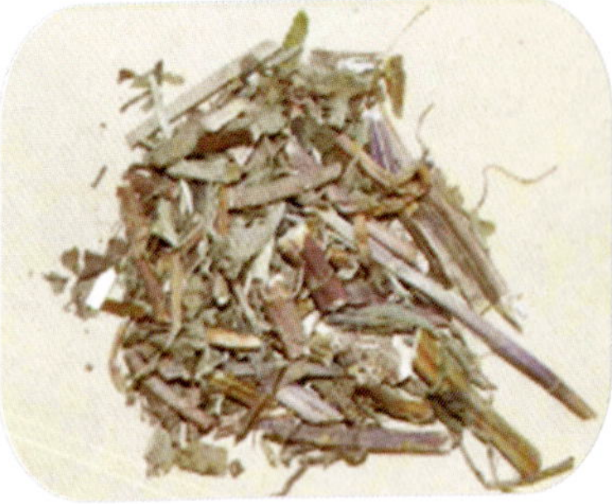

薄荷饮片

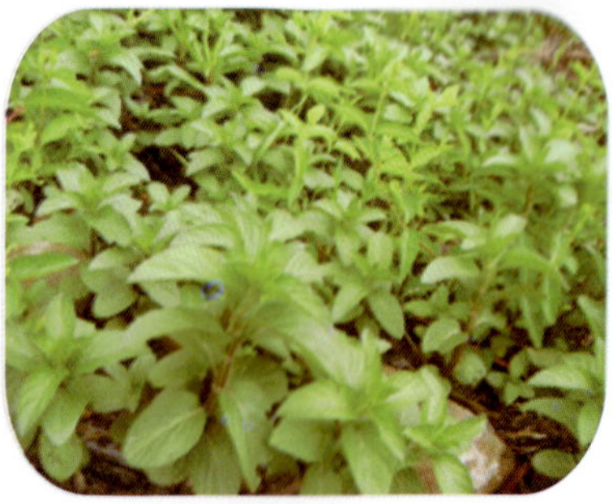

薄荷原植物

博落回

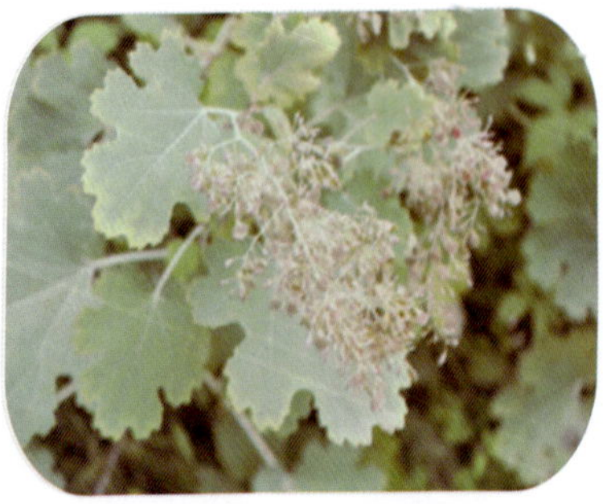

博落回原植物

补骨脂

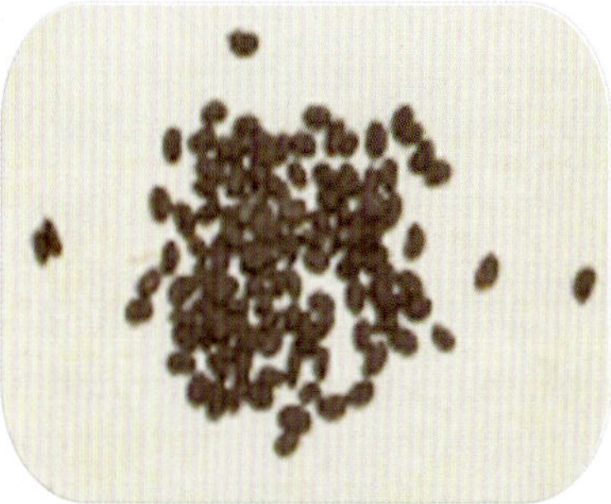
补骨脂药材

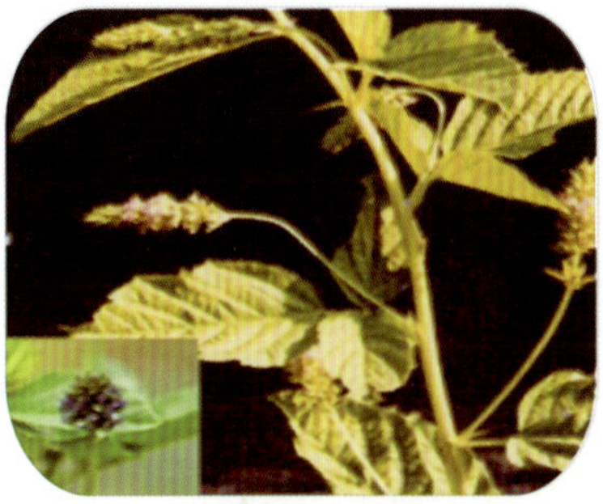
补骨脂原植物

苍术

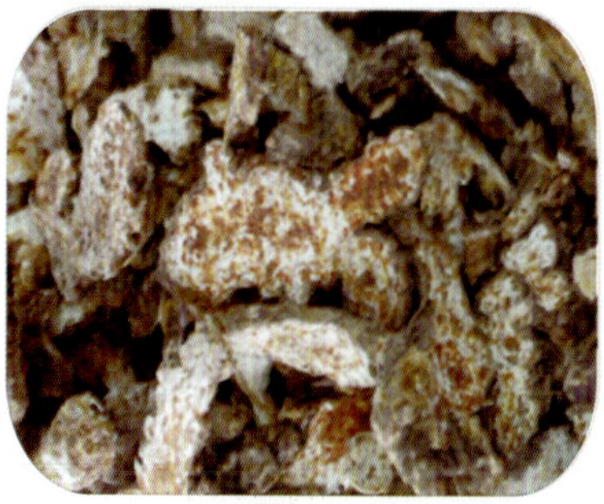
苍术饮片

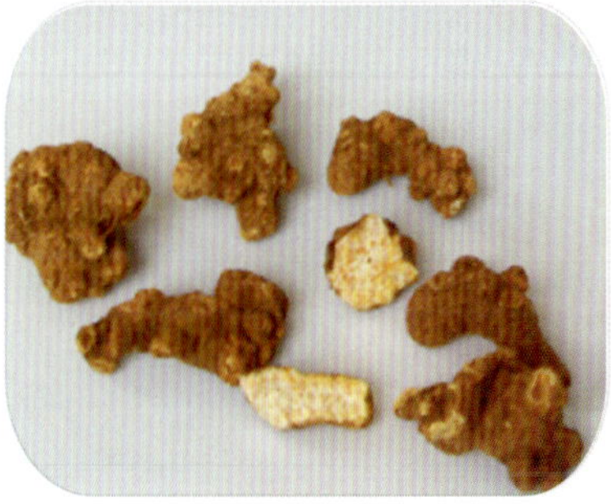
苍术药材

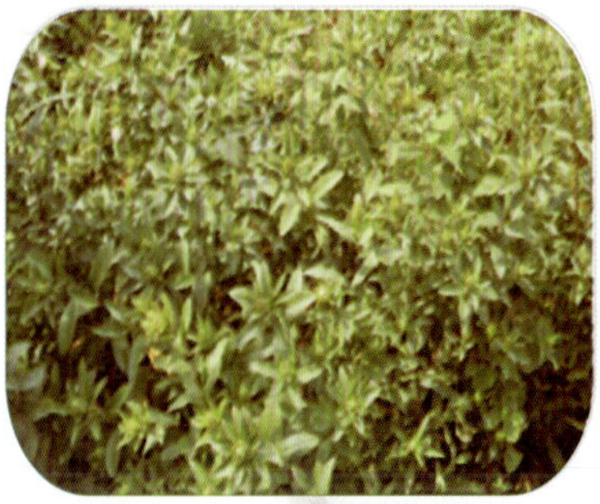
苍术原植物

苍耳子

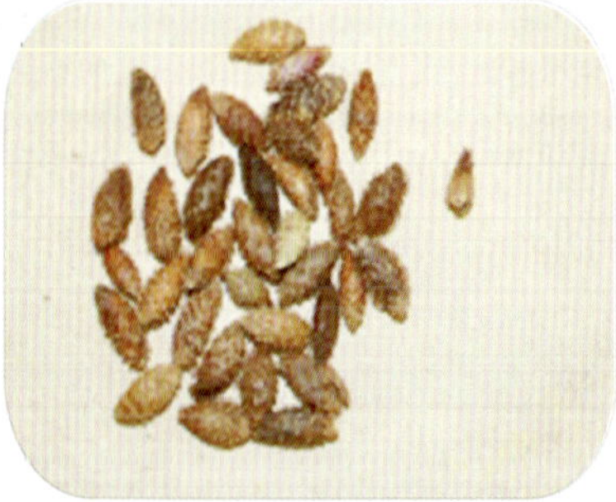
苍耳子药材

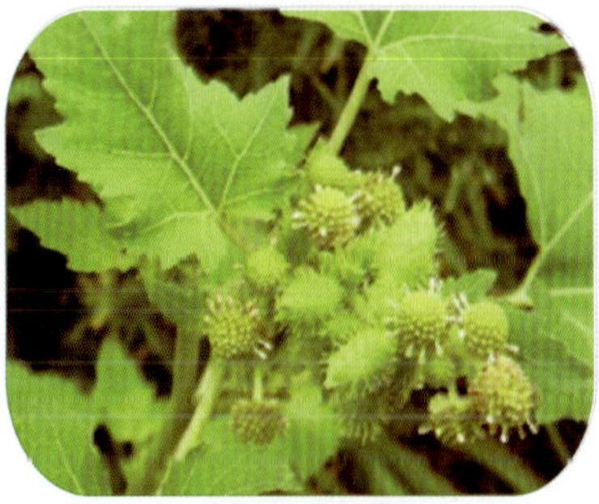
苍耳原植物

草果

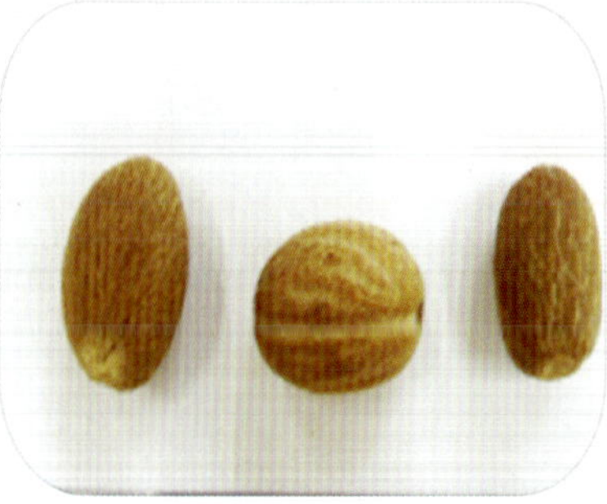
草果药材

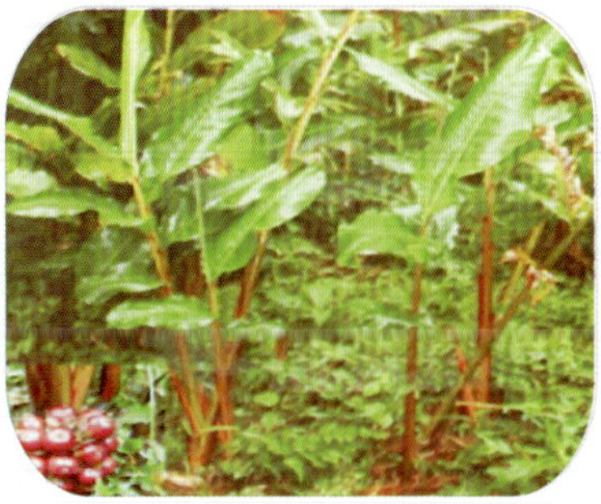
草果原植物

侧柏叶

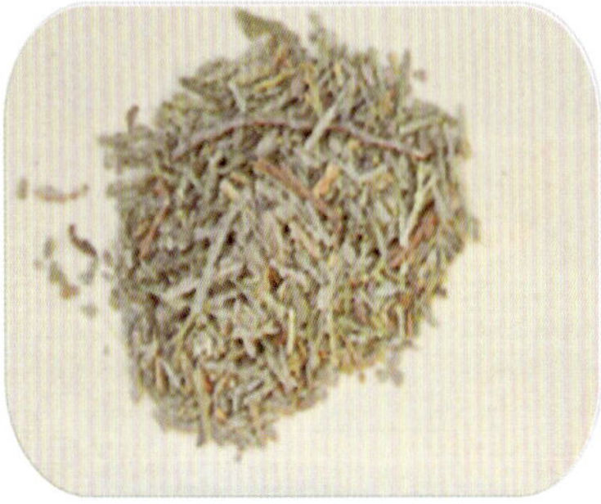

侧柏叶药材

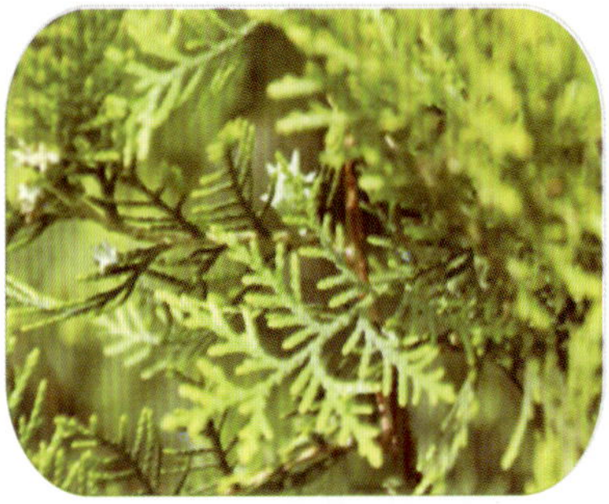

侧柏原植物

柴胡

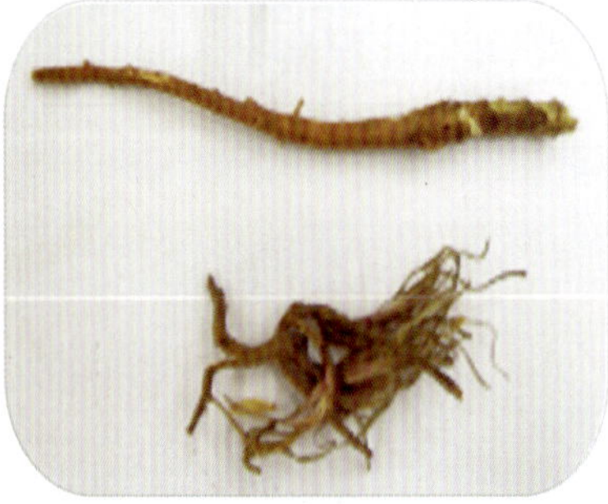

南柴胡药材

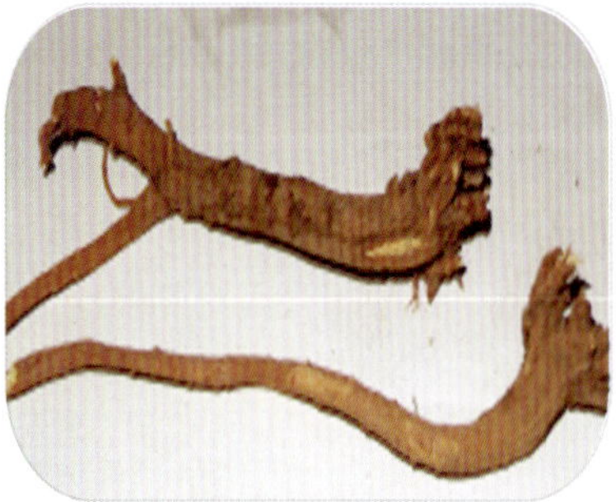

北柴胡药材

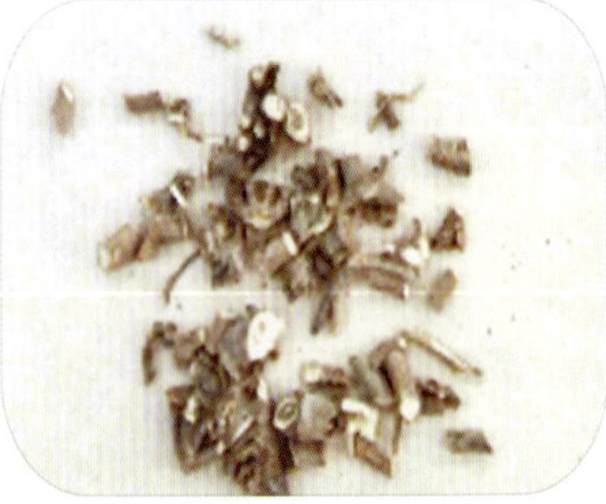

柴胡饮片

蝉蜕

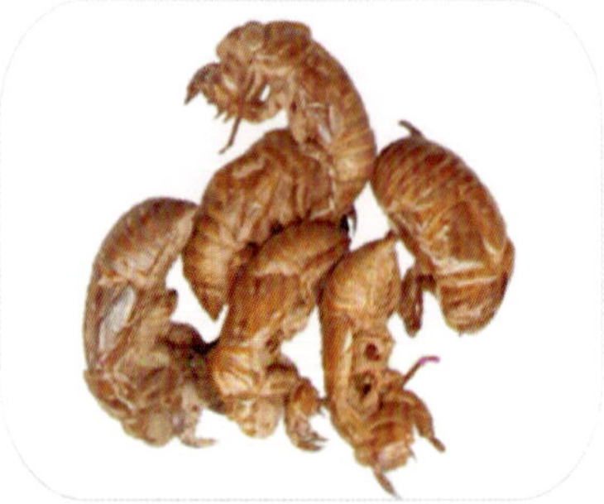

蝉蜕药材

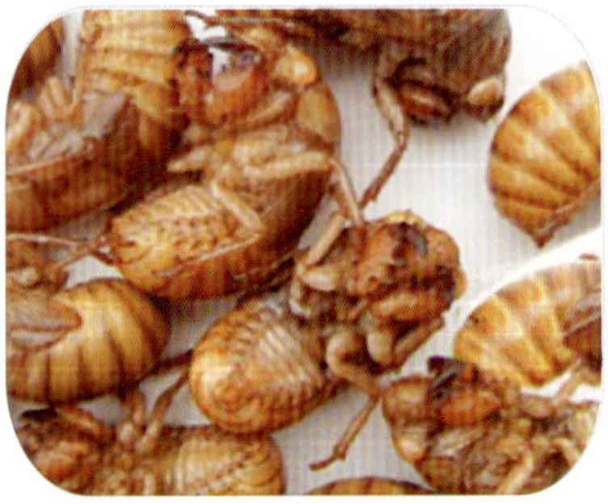

蝉蜕原动物

车前子

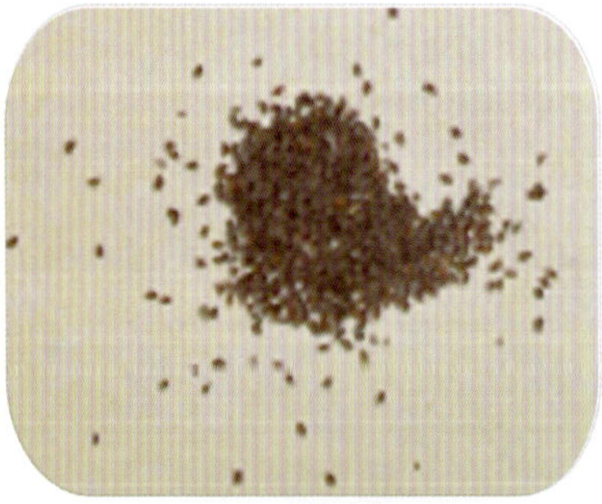

车前子药材

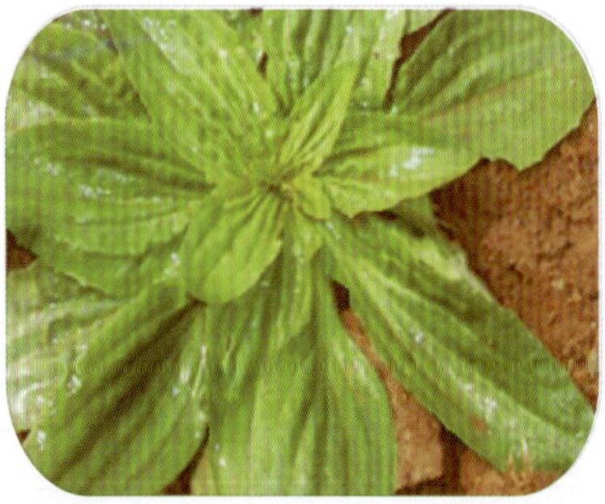

车前子原植物

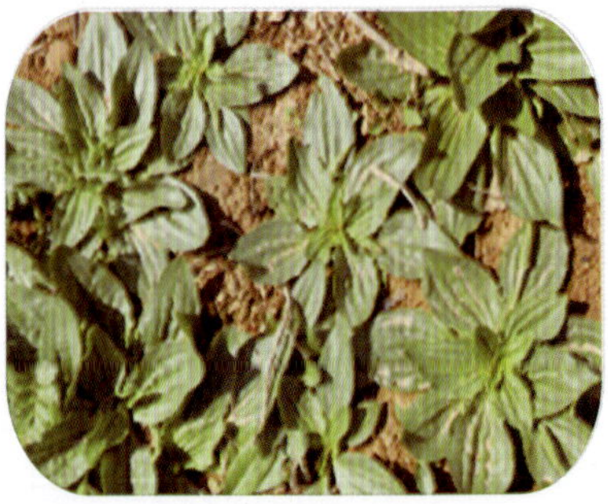

车前子原植物

陈皮

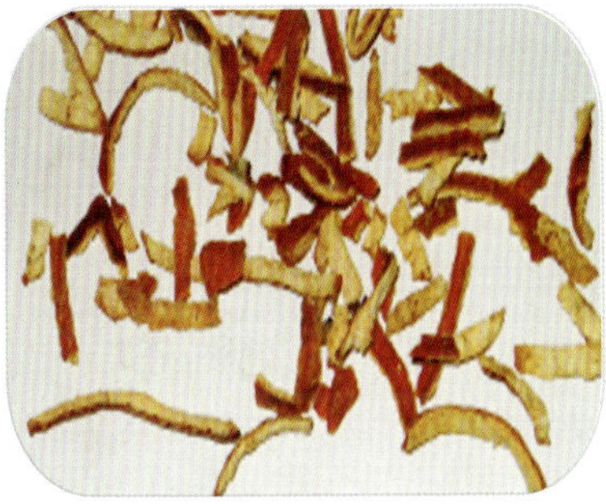

陈皮药材

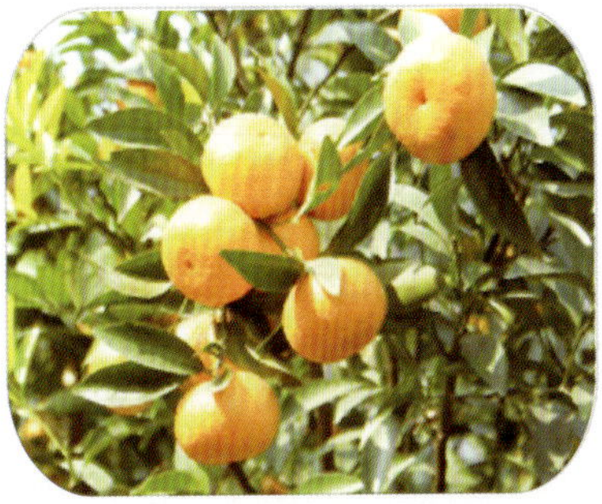

陈皮原植物

赤芍

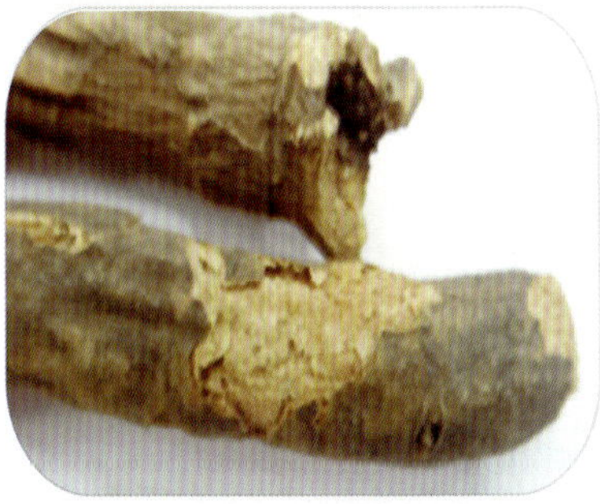

赤芍药材

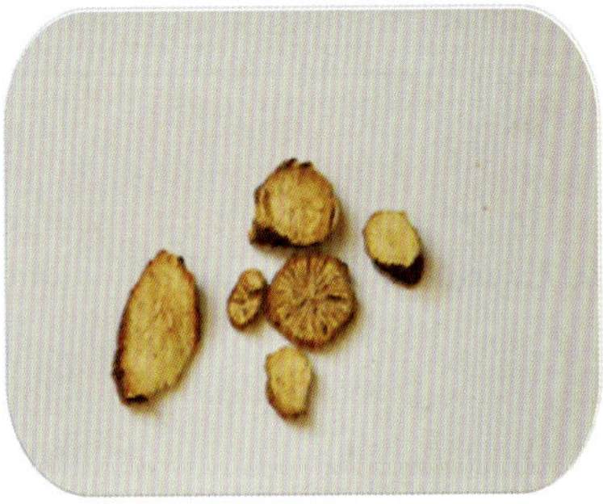

赤芍饮片

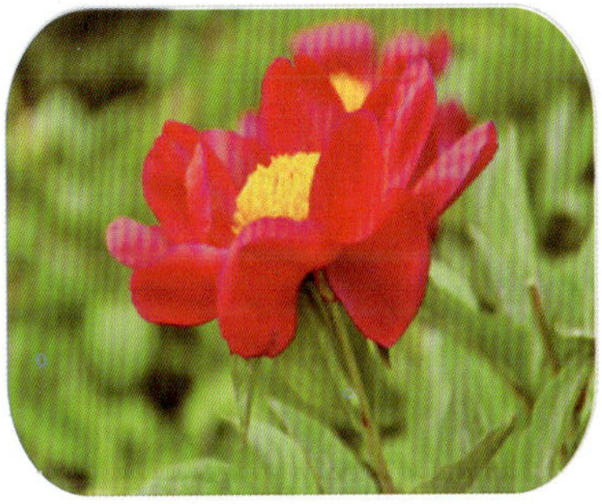

芍药原植物

赤爮

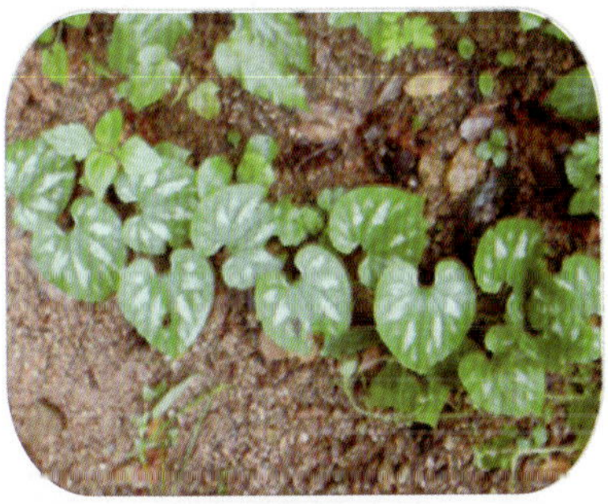

赤爮原植物

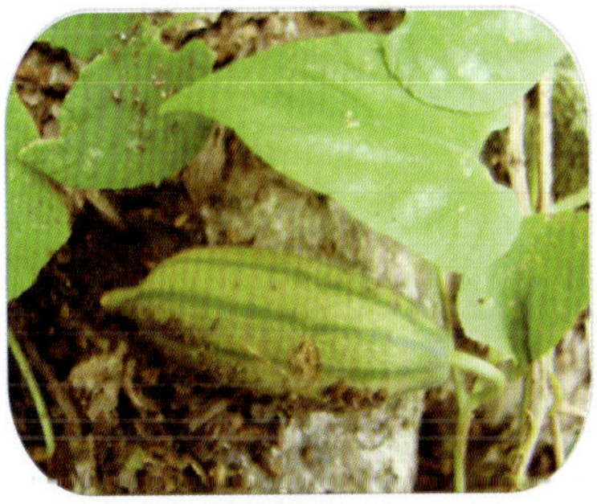

赤爮原植物

重楼

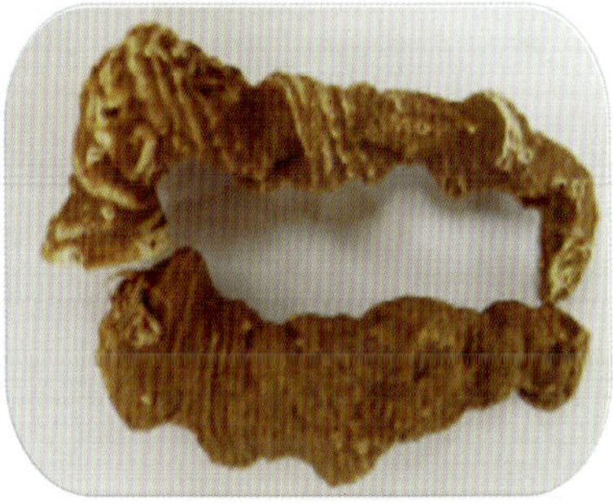

重楼药材

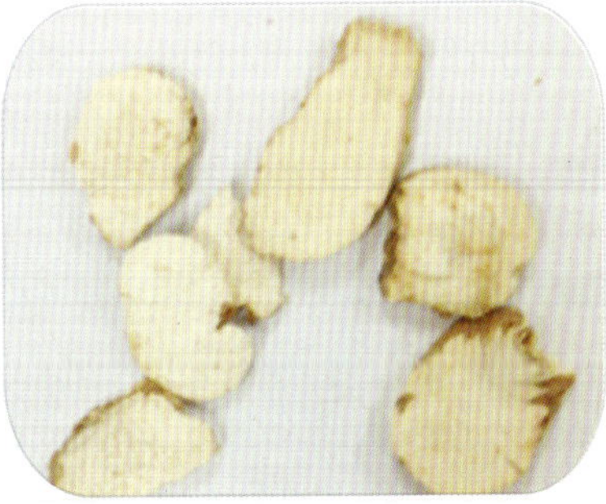

重楼药材

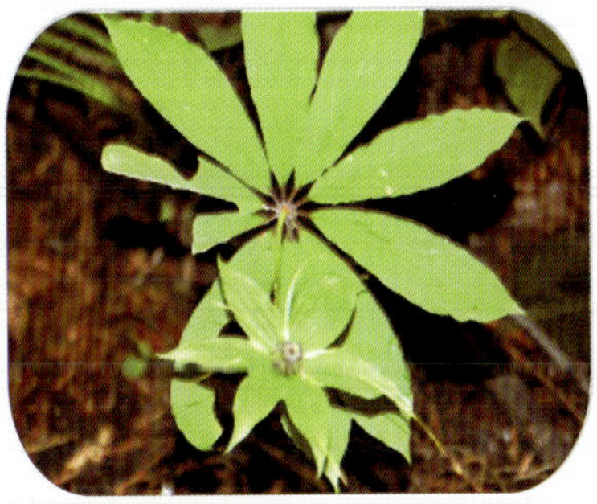

重楼原植物

茺蔚子

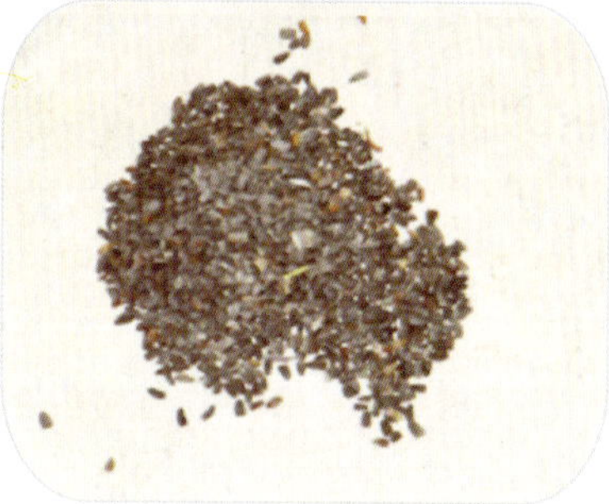

茺蔚子药材

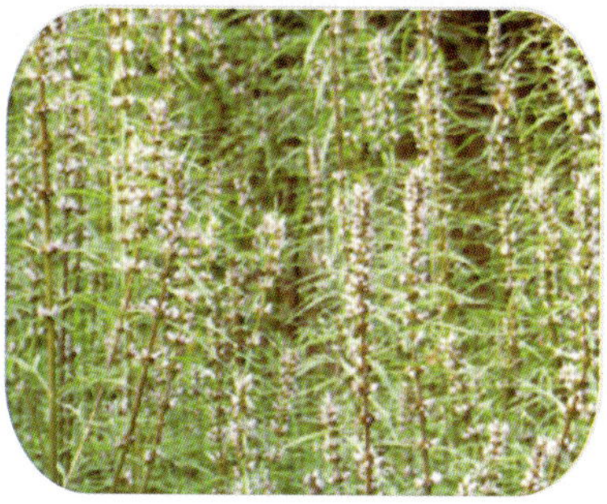

茺蔚子原植物

川芎

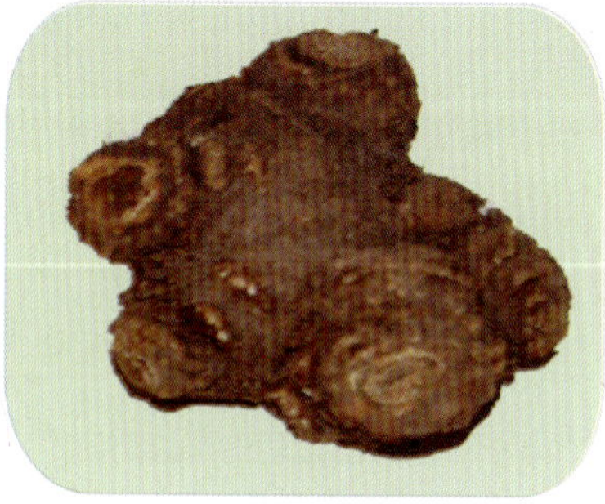

川芎药材

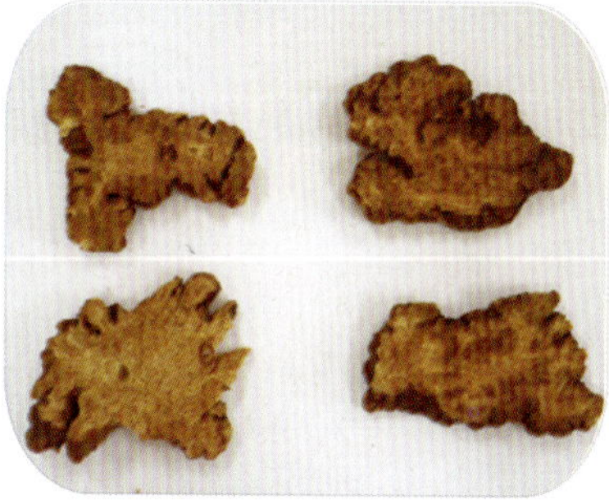

川芎饮片

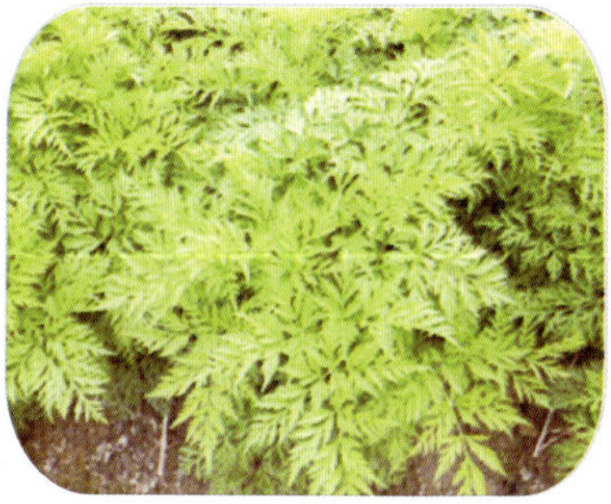

川芎原植物

川牛膝

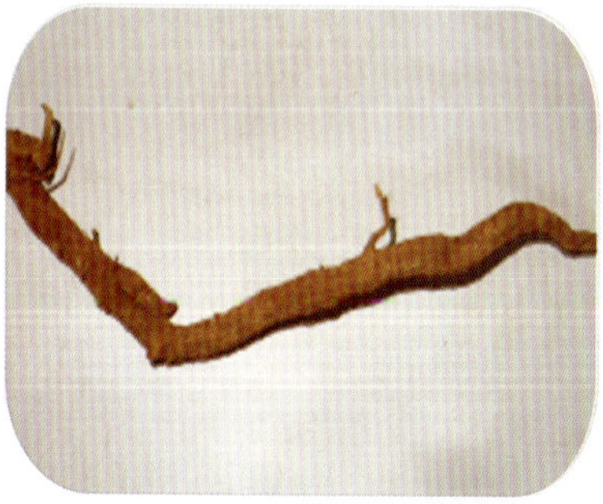

川牛膝药材

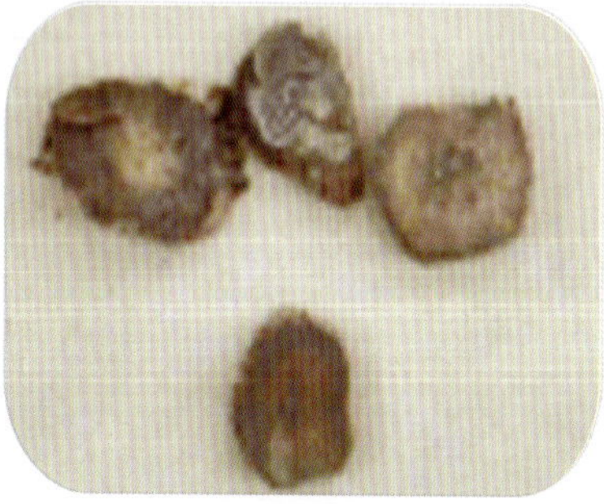

川牛膝饮片

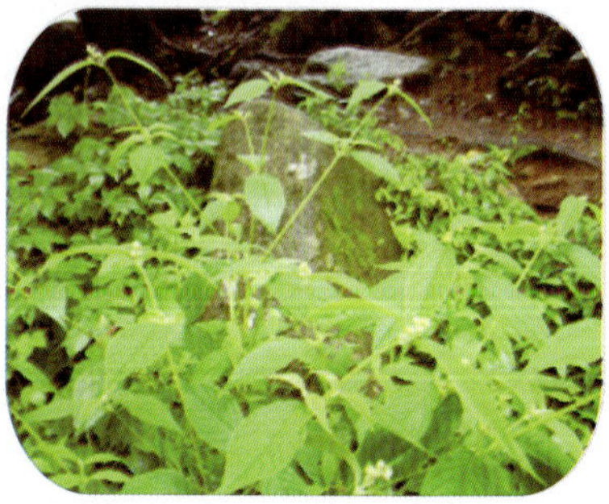

川牛膝原植物

川乌

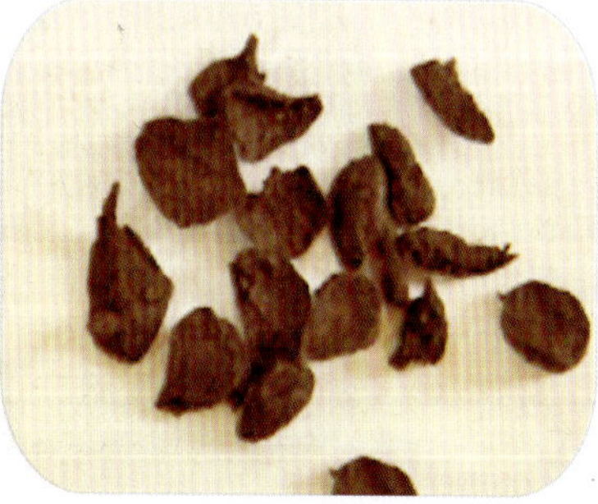

川乌药材

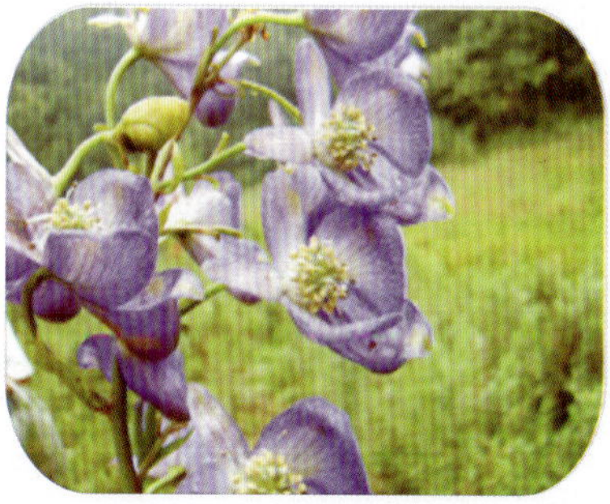

川乌原植物

景天三七

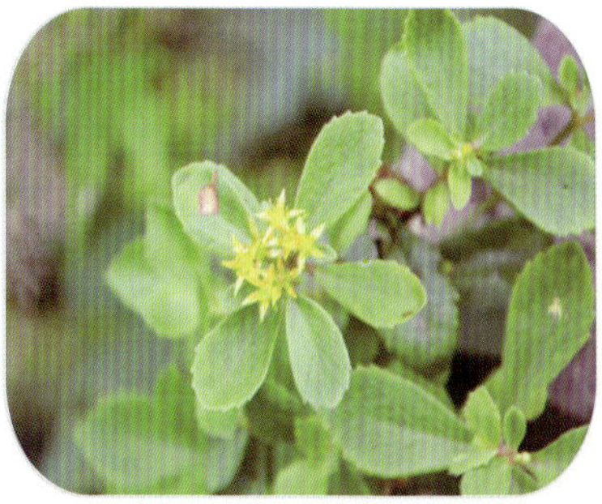
景天三七原植物

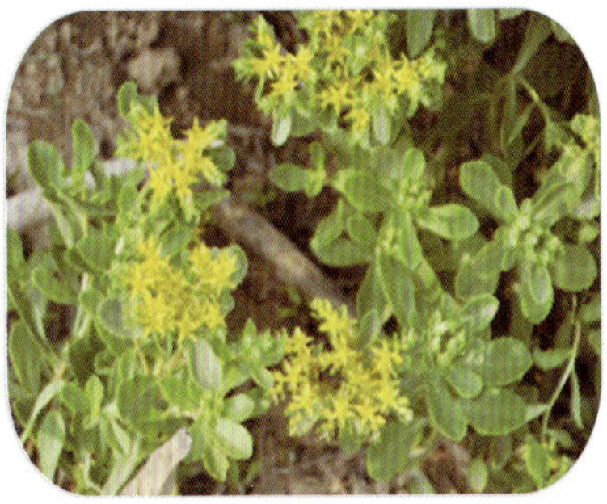
景天三七原植物

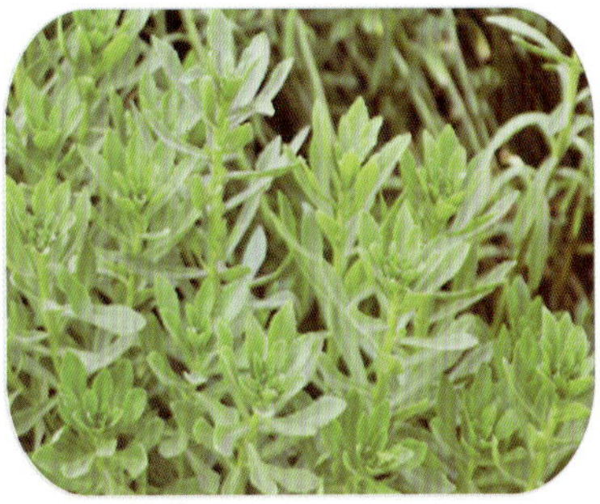
景天三七原植物

九节菖蒲

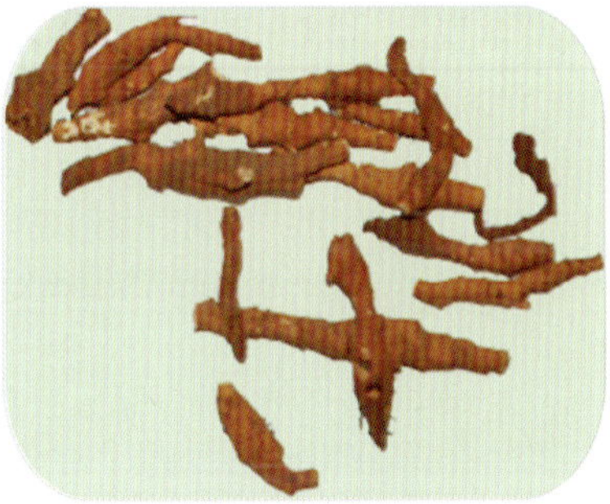
九节菖蒲药材

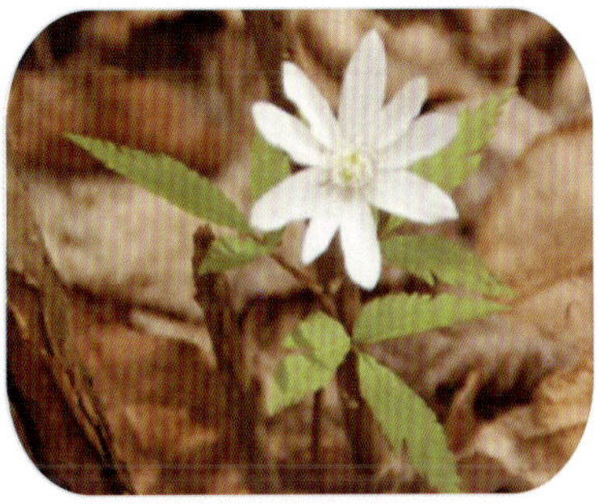
阿尔泰银莲花

菊花

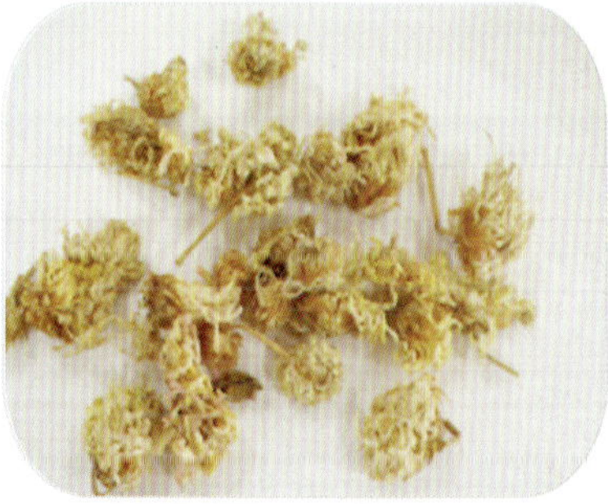
菊花药材

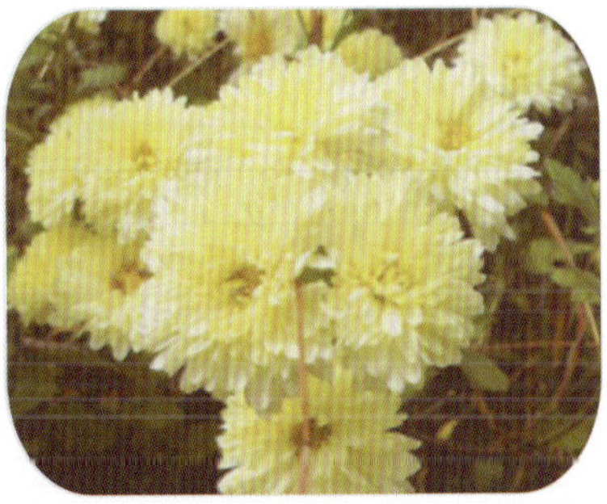
菊花原植物

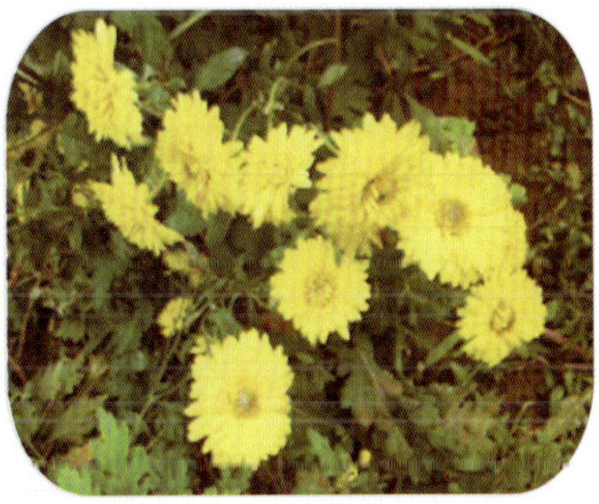
怀黄菊

橘络

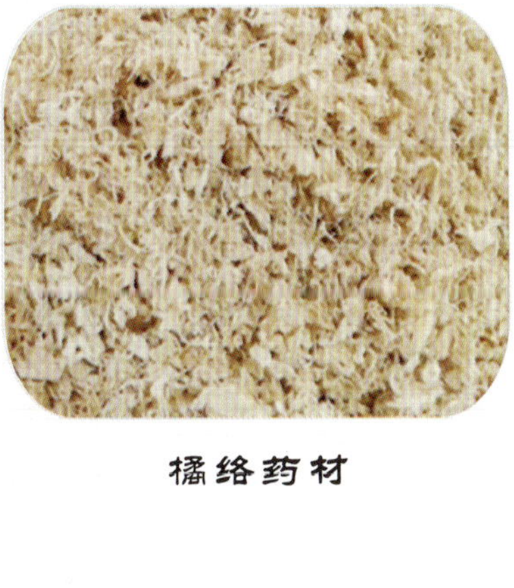
橘络药材

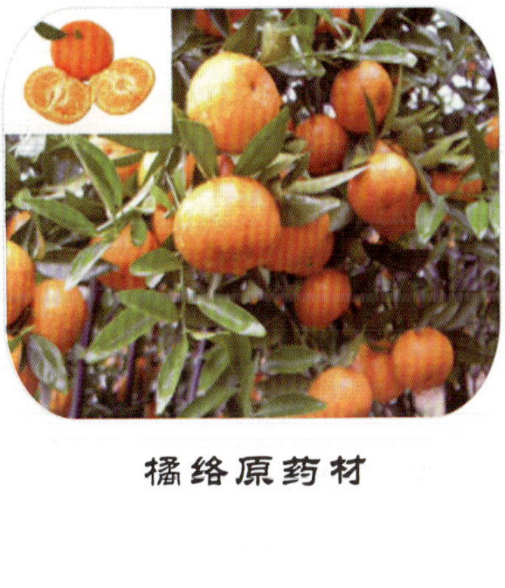
橘络原药材

卷柏

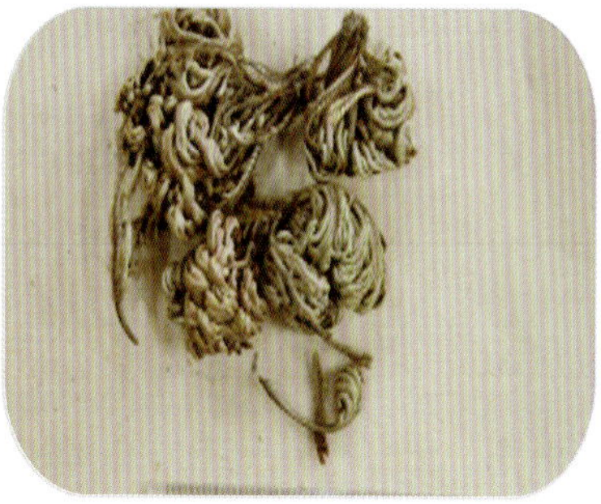

卷柏药材

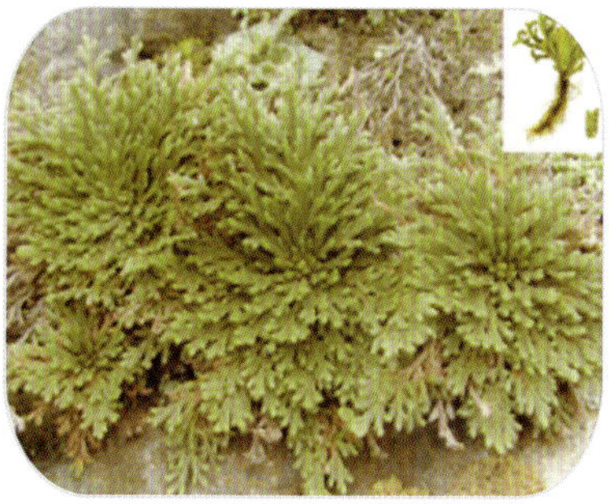

卷柏原药材

决明子

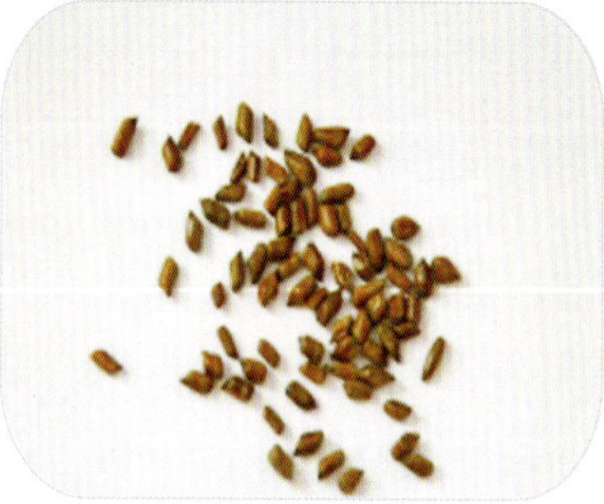

决明子药材

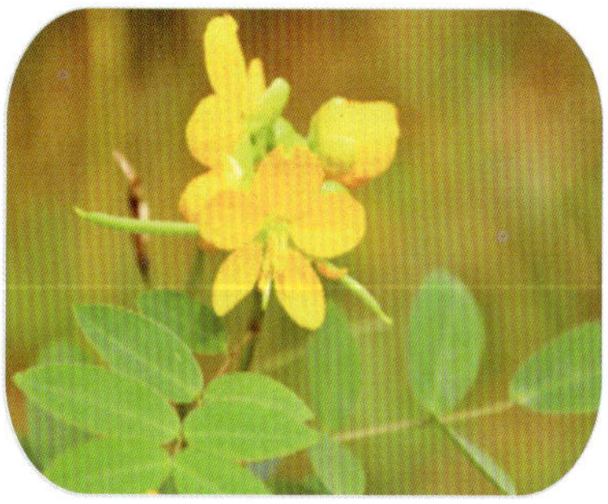

决明原植物

苦参

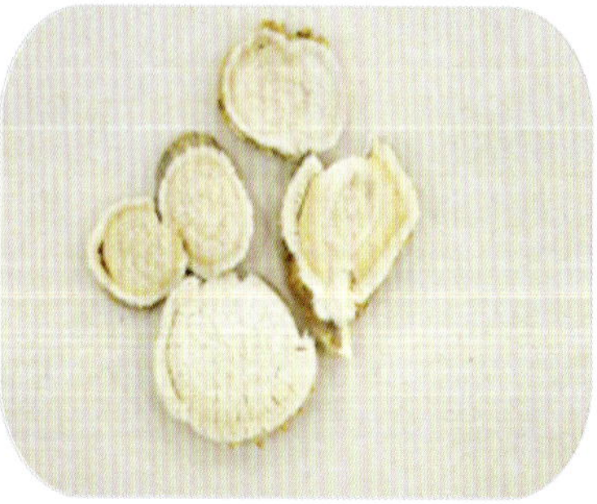

苦参饮片

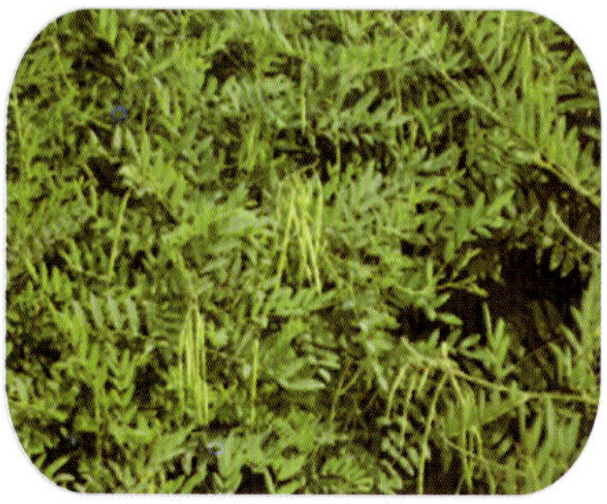

苦参原植物

苦杏仁

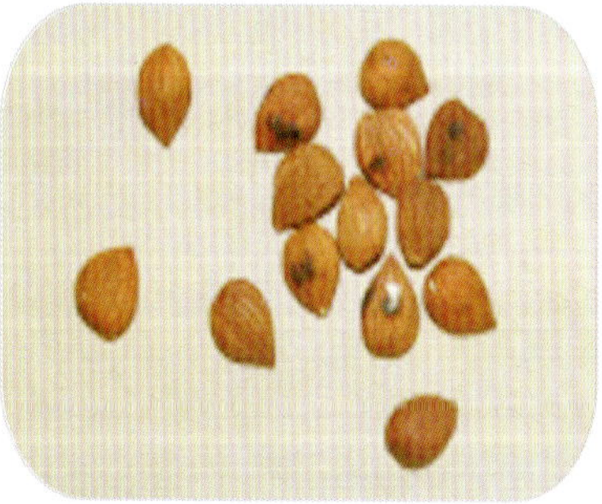

炒苦杏仁药材

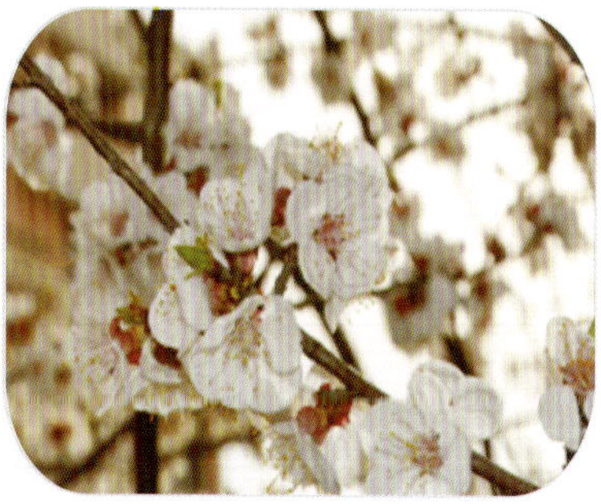

杏原植物

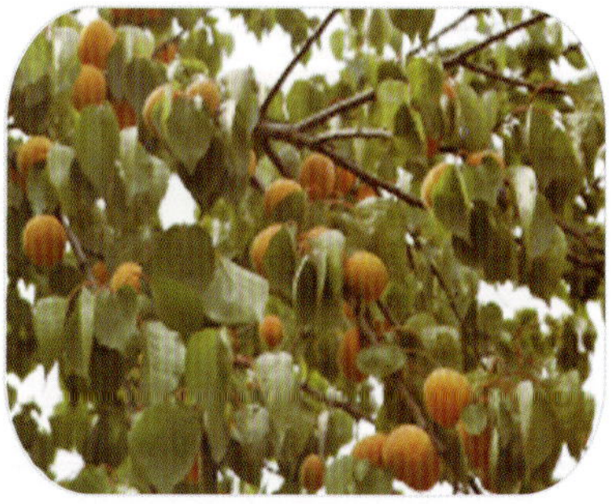

杏原植物

款冬花

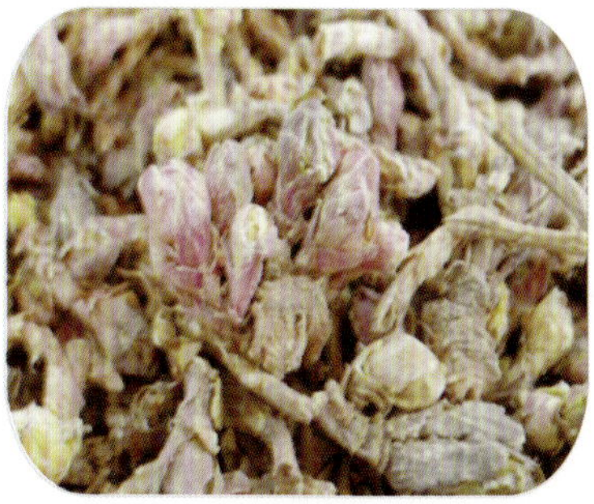

款冬花药材

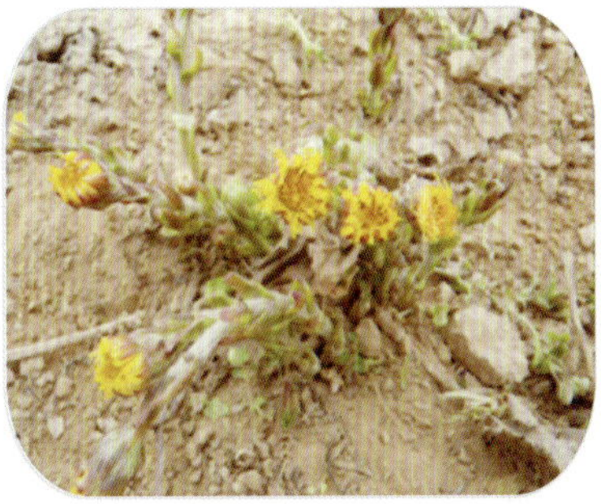

款冬花原植物

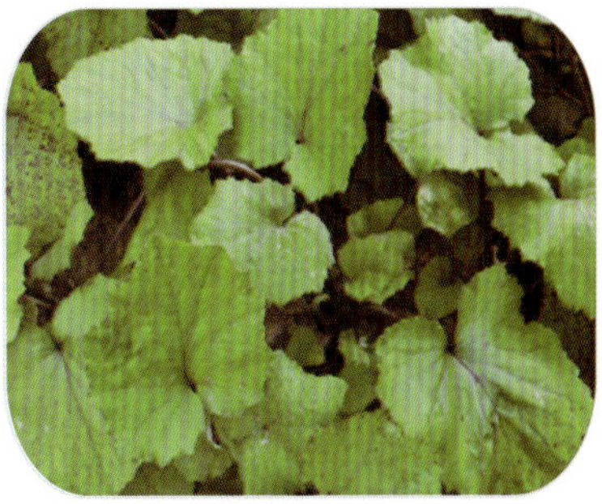

款冬花原植物

莱菔子

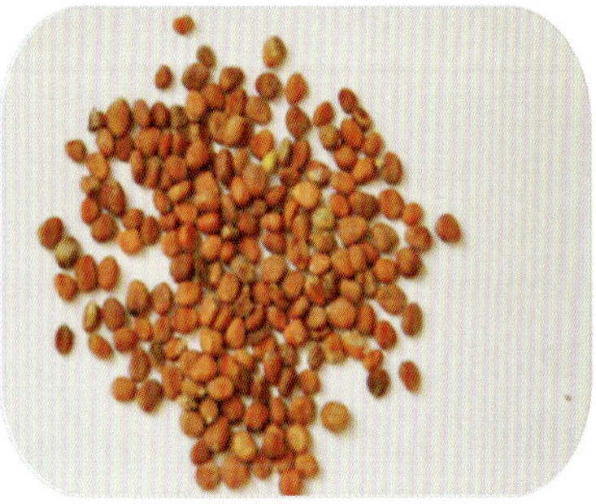

莱菔子药材

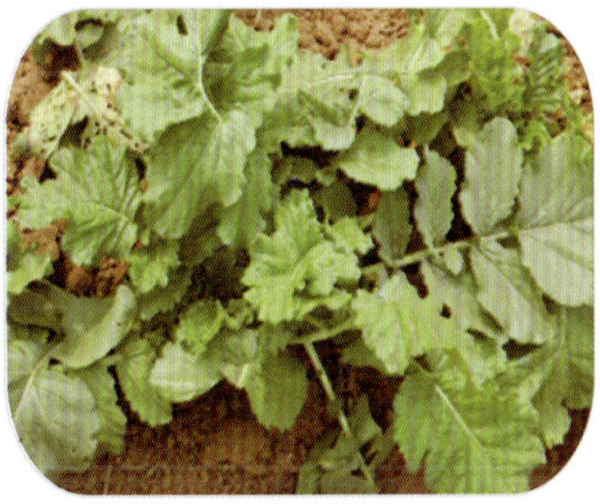

莱菔子原植物

蓝刺头

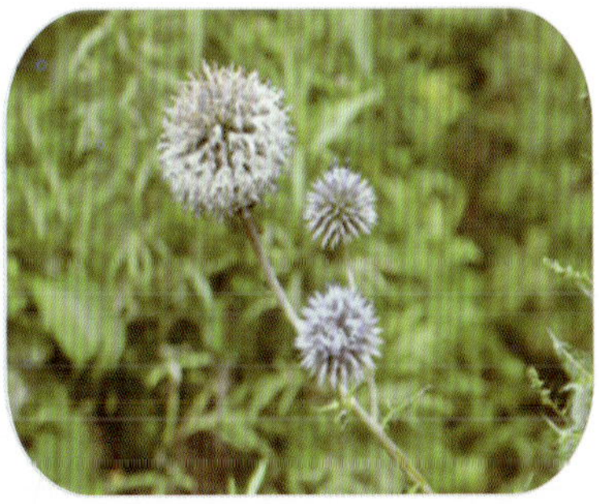

蓝刺头原植物

犁头草

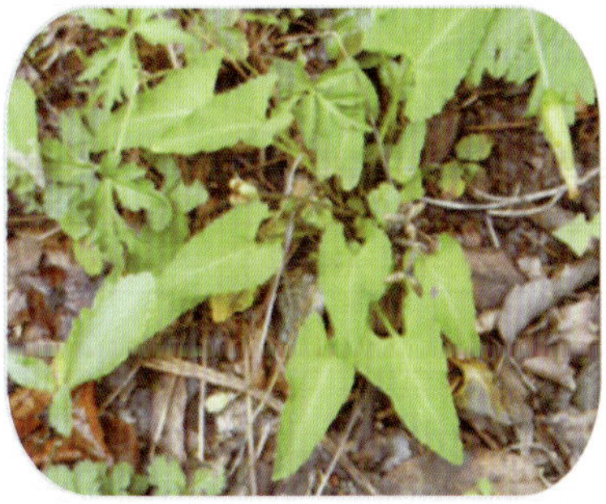

犁头草原植物

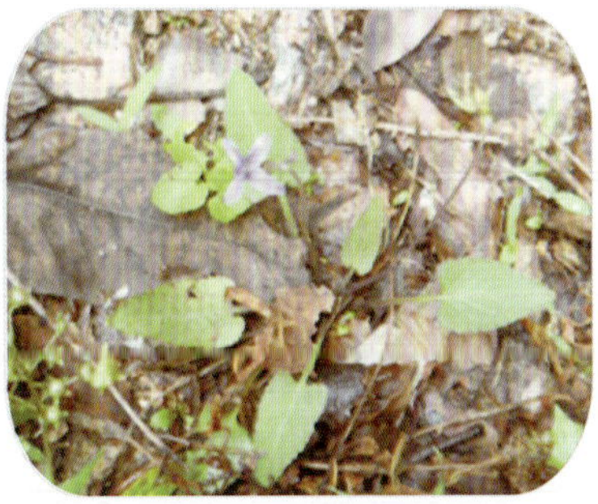

犁头草原植物

连钱草

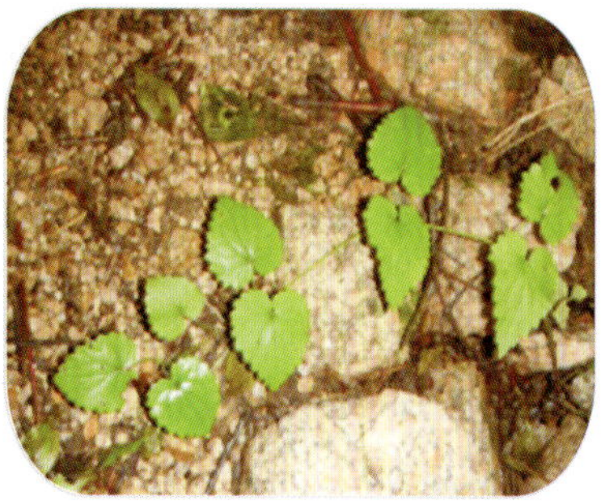

连钱草原植物

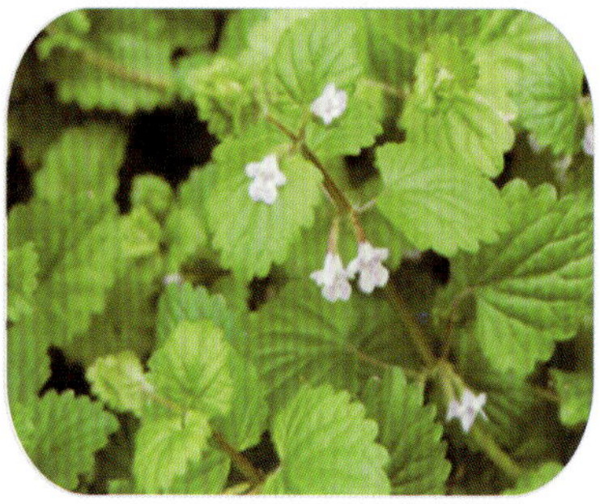

连钱草原植物

连翘

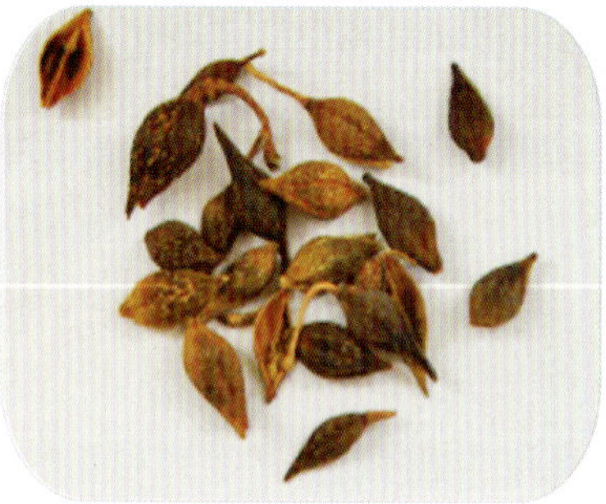

连翘药材

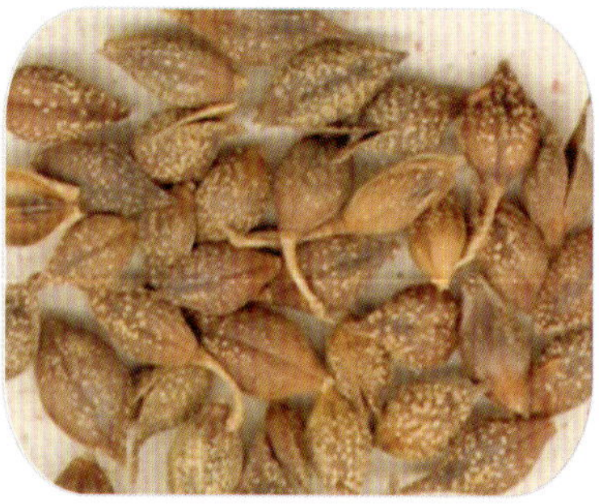

连翘药材

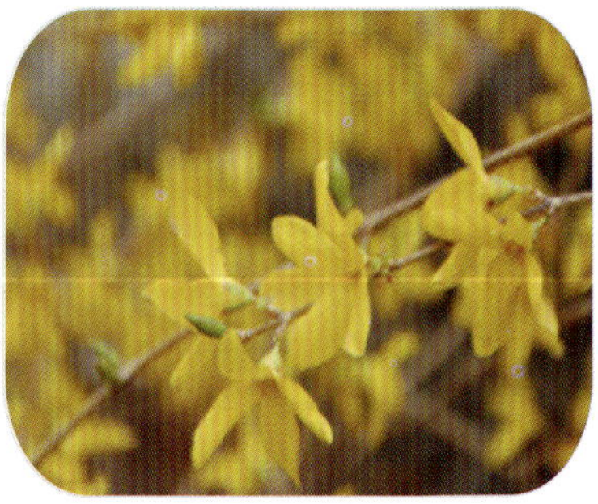

连翘原植物

莲子

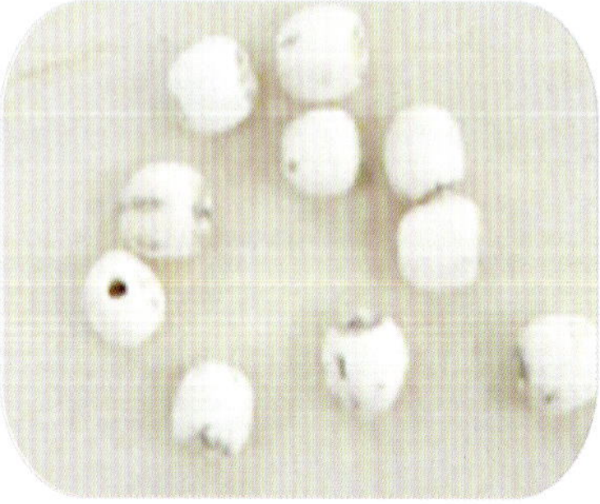

莲子药材

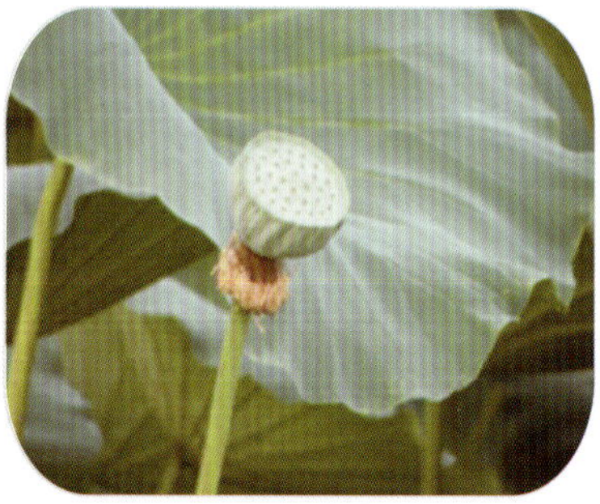

莲原植物

莲子心

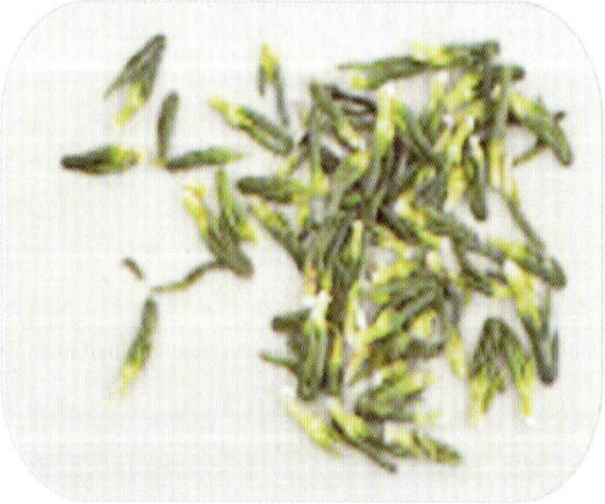

莲子心药材

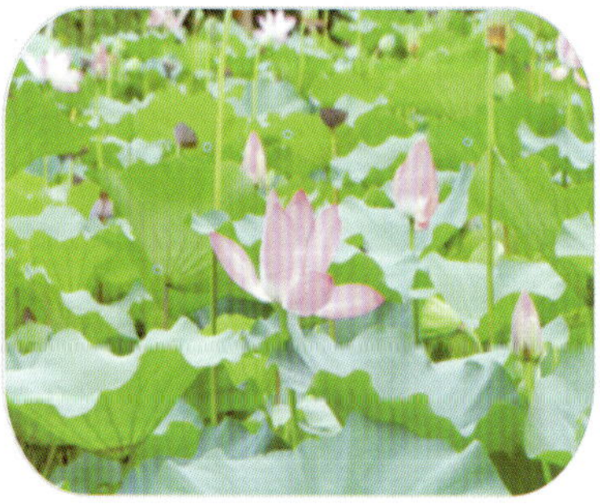

莲原植物

凌霄花

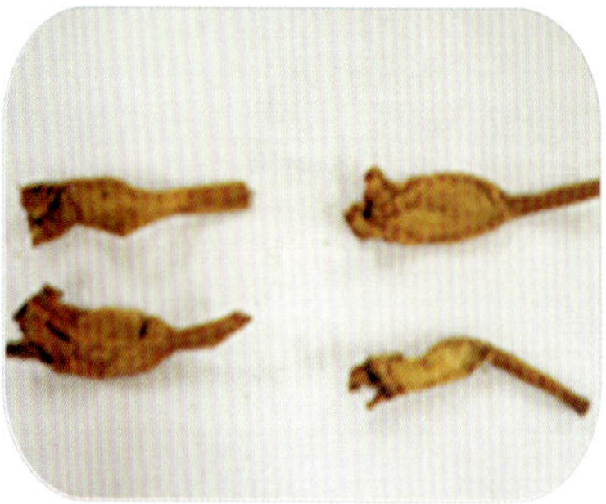

凌霄花凌霄花药材

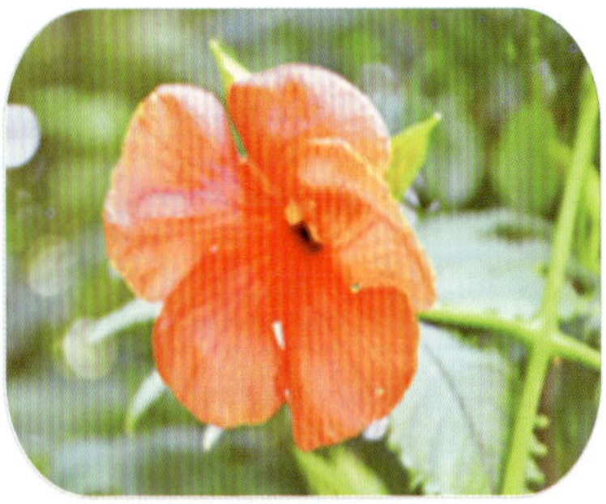

凌霄花原植物

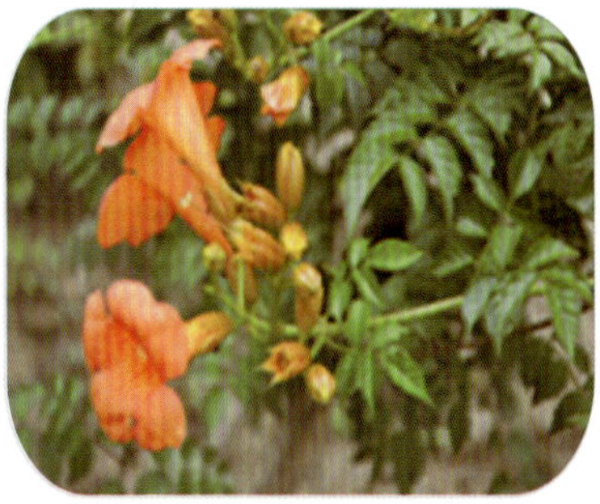

凌霄花原植物

灵芝

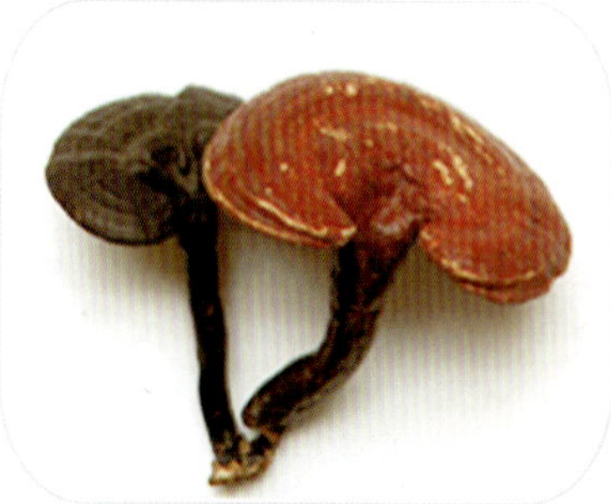

灵芝灵芝药材

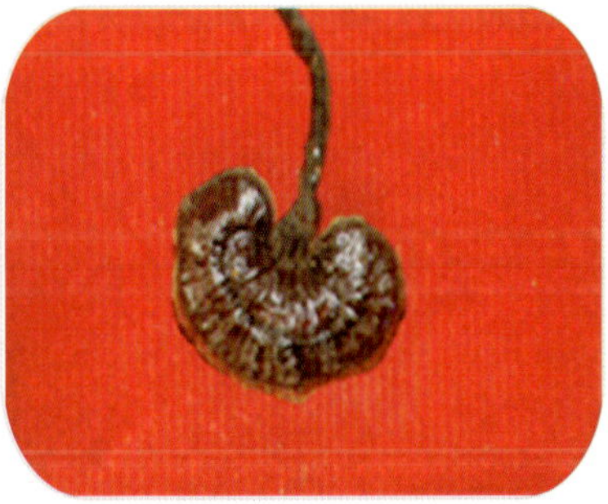

灵芝（野生，一年）

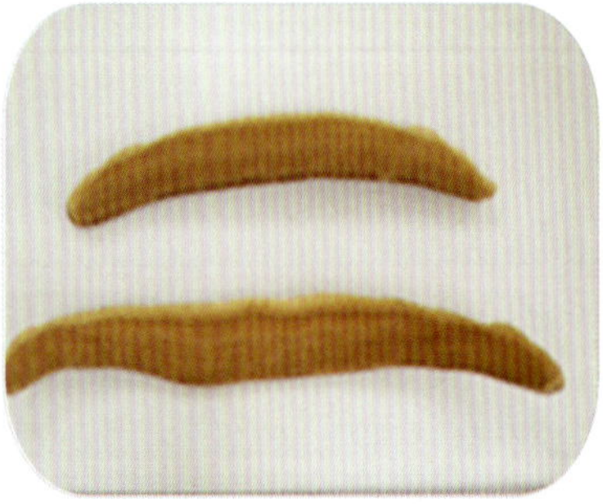

灵芝饮片（栽培品）

六月雪

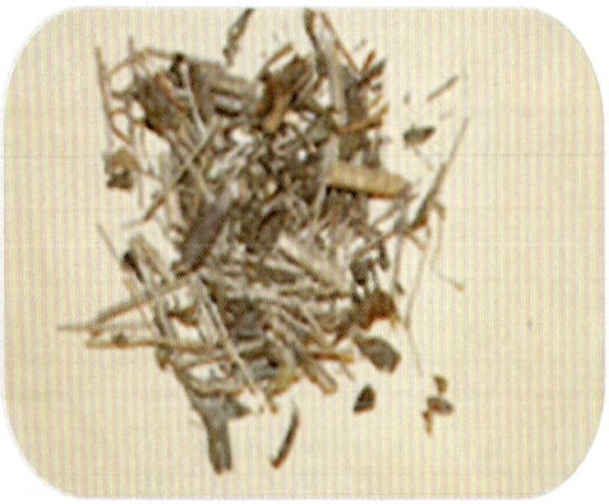

六月雪饮片

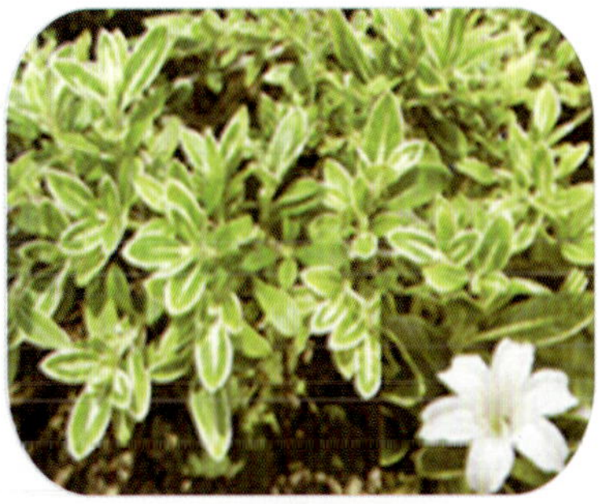

六月雪原植物

龙葵

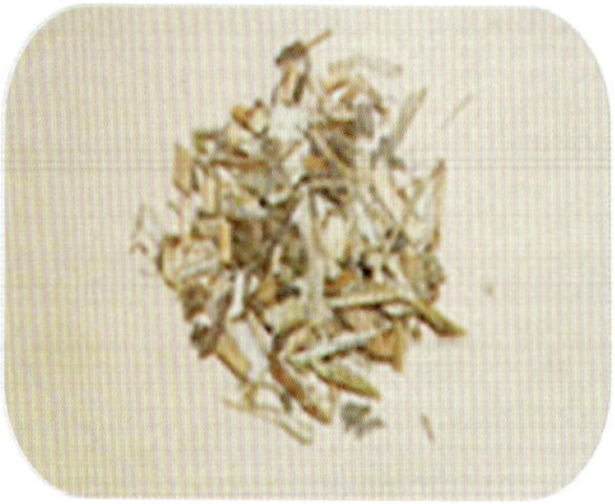

龙葵药材

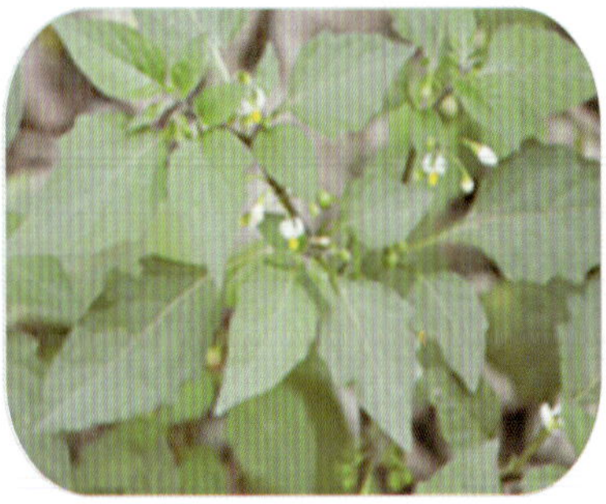

龙葵原植物

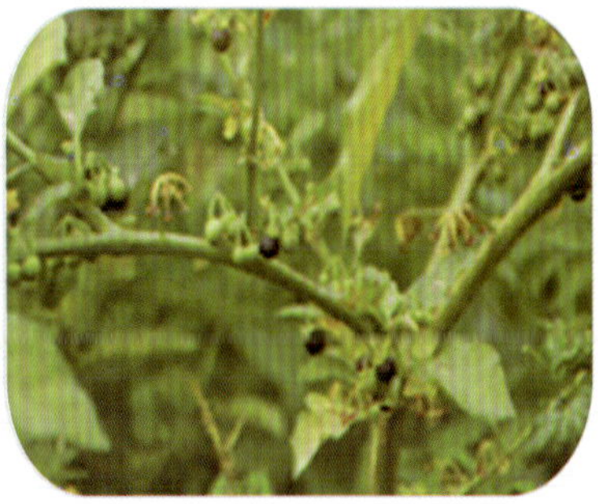

龙葵原植物

漏芦

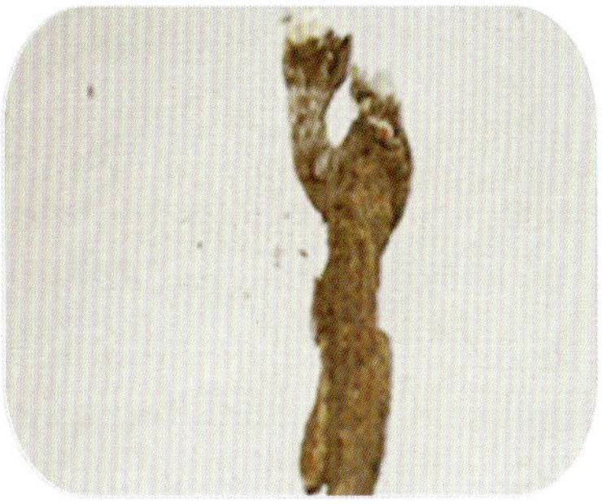
漏芦药材

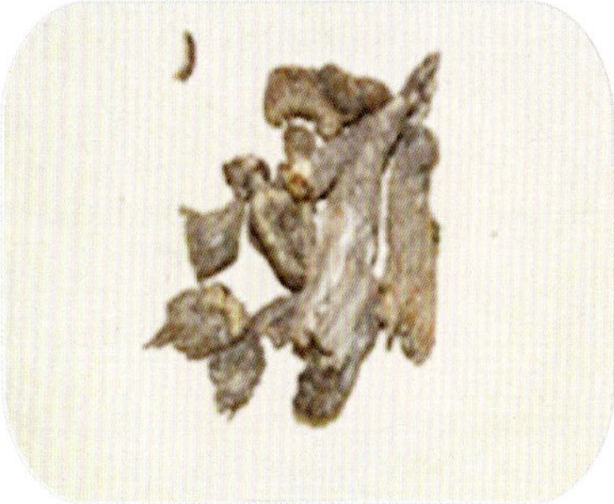
漏芦饮片

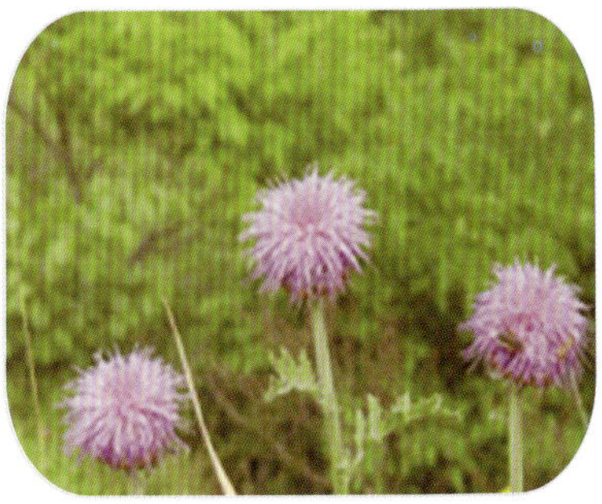
漏芦原植物

路路通

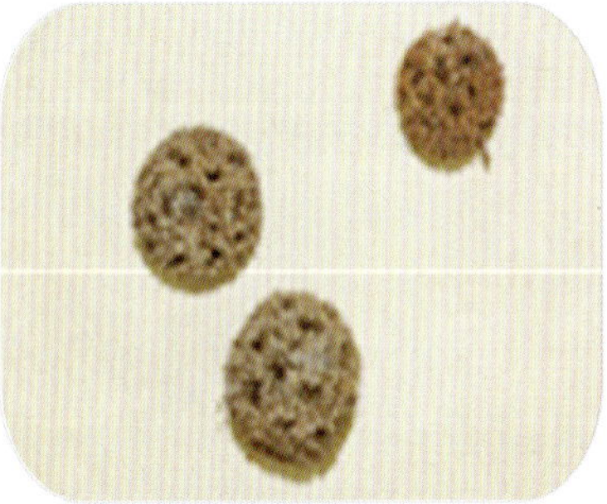
路路通药材

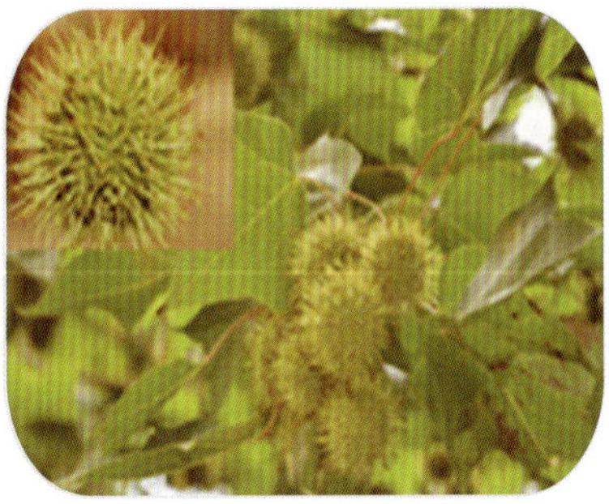
枫香树原植物

罗布麻叶

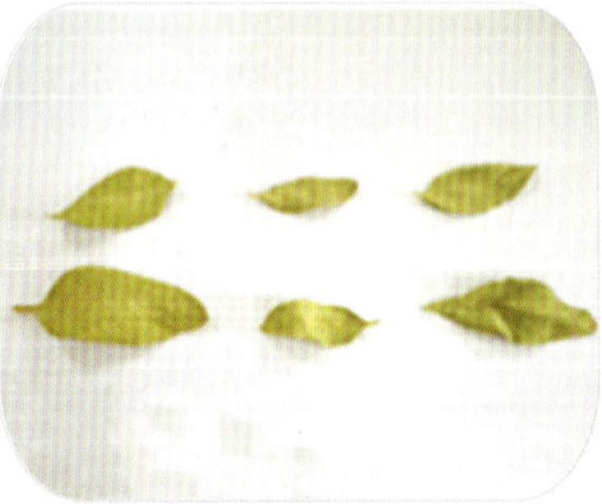
罗布麻叶药材

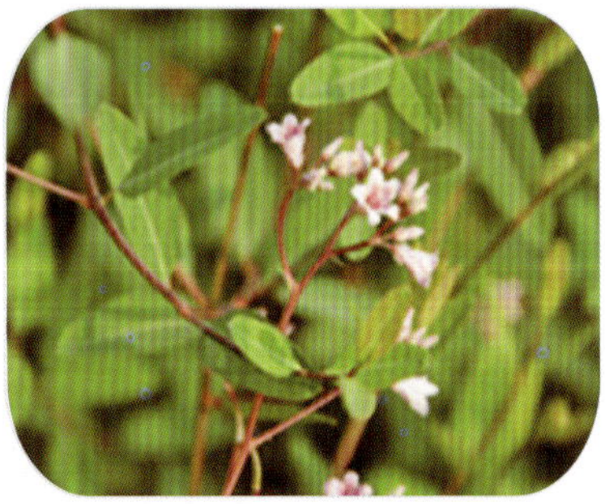
罗布麻原植物

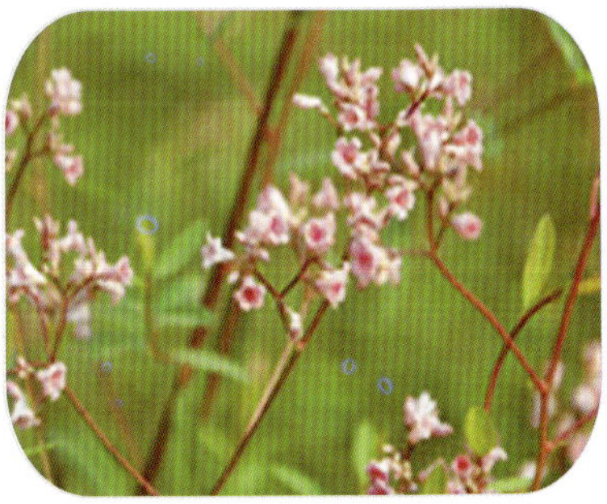
罗布麻原植物

罗汉果

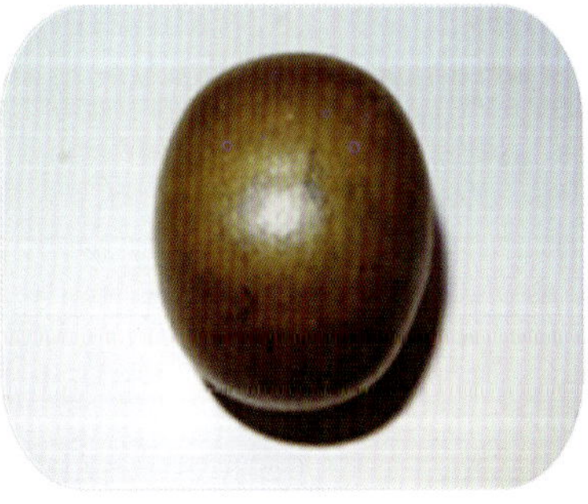
罗汉果药材

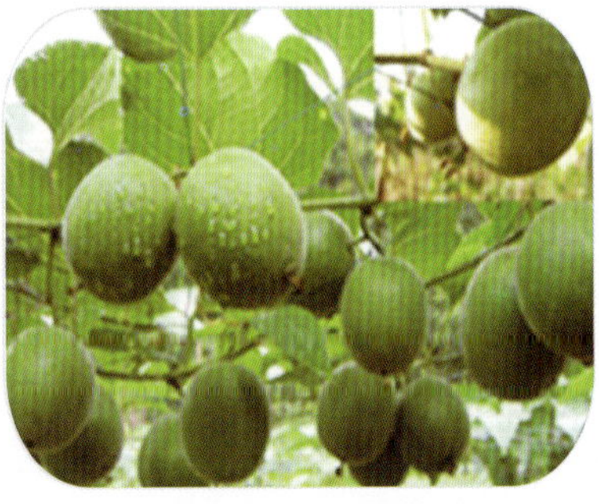
罗汉果原植物

马先蒿

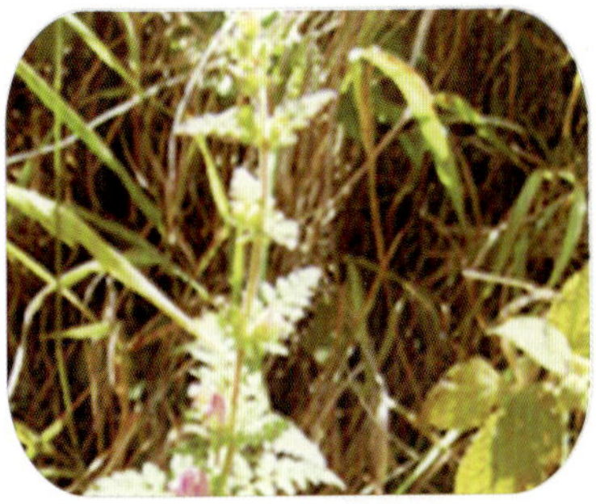

马先蒿原植物

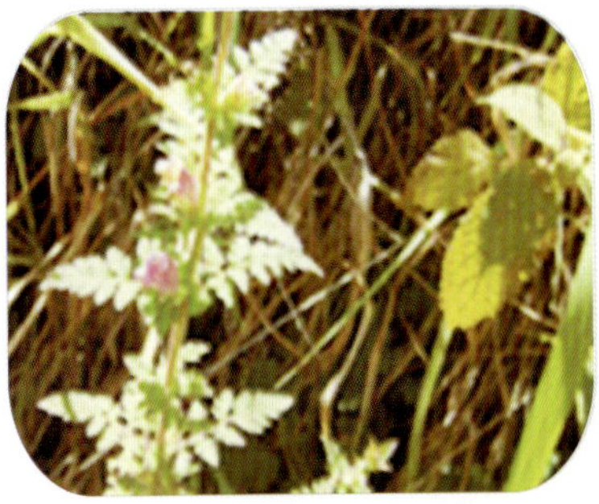

马先蒿原植物

马鞭草

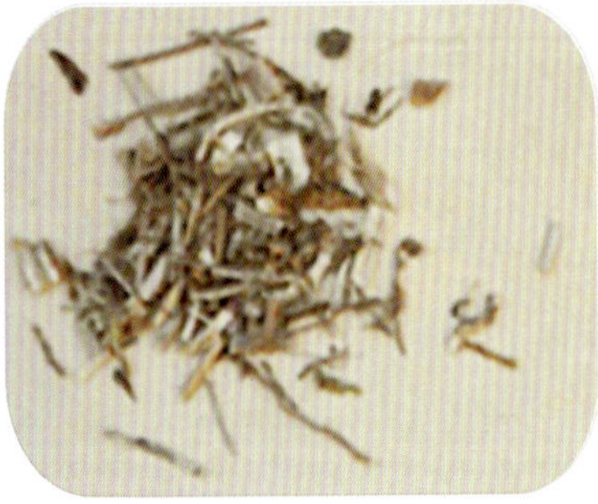

马鞭草饮片

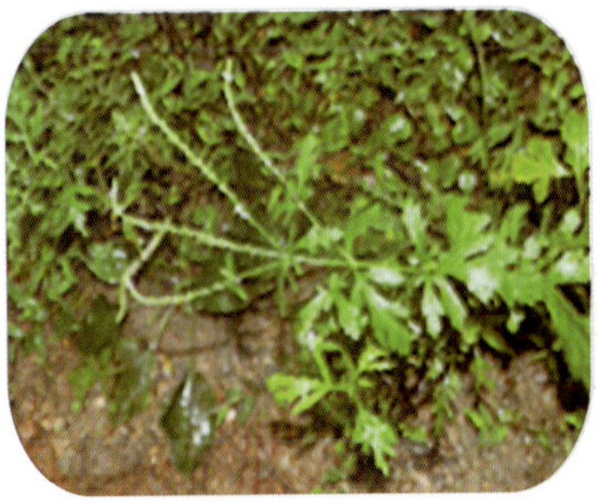

马鞭草原植物

麻黄

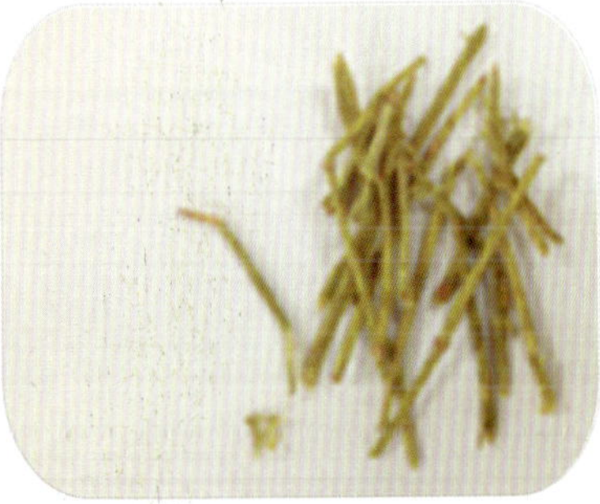

麻黄药材

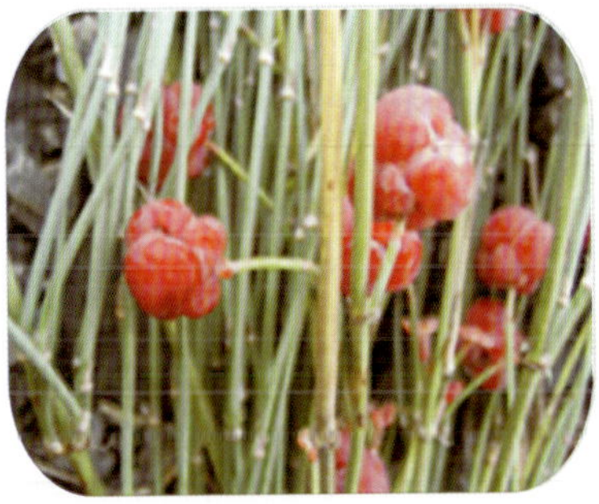

麻黄原植物

马勃

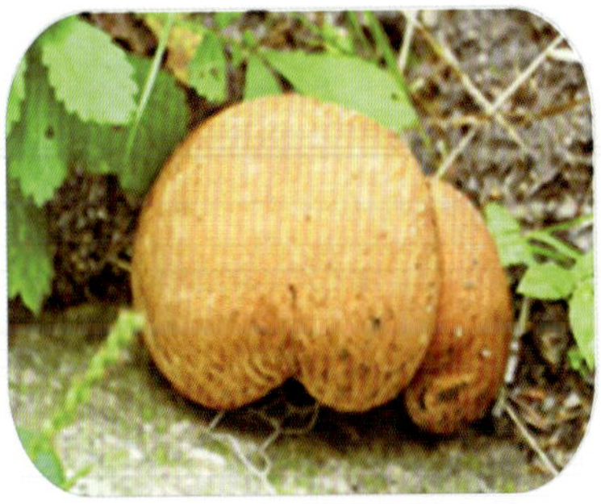

马勃原植物

麦冬

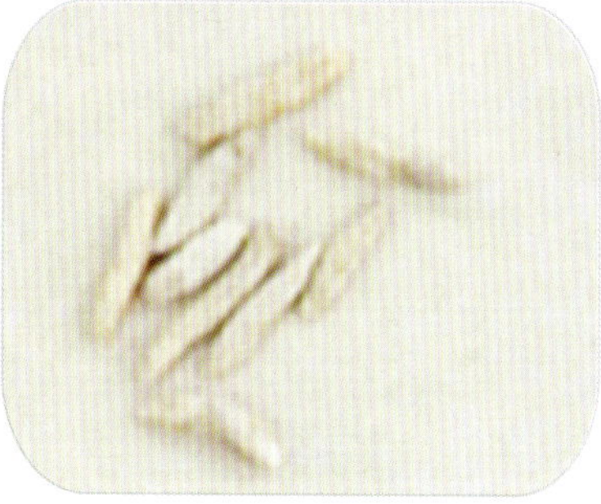

麦冬药材

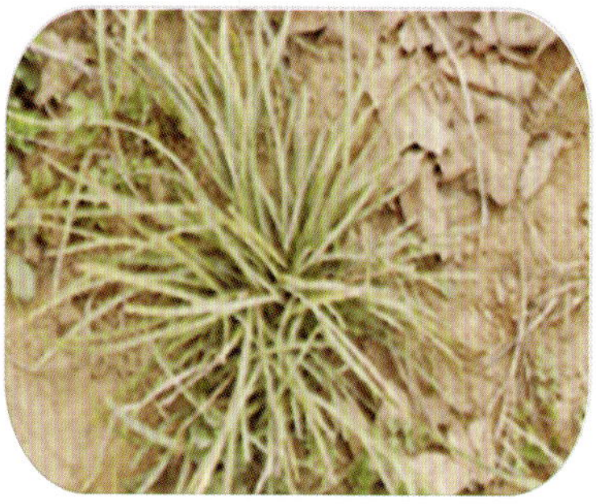

麦冬原植物

麦芽

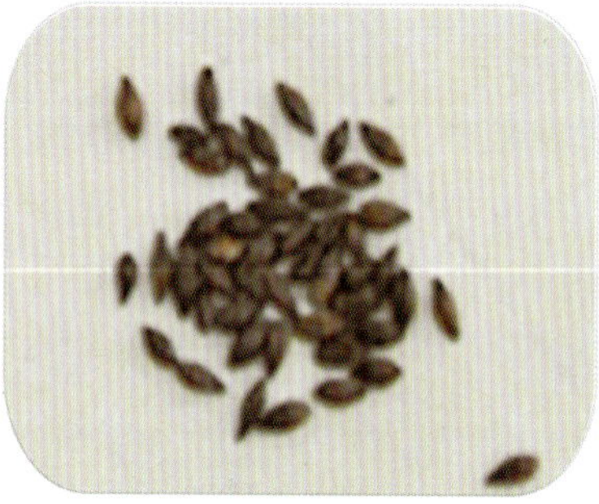

炒麦芽药材

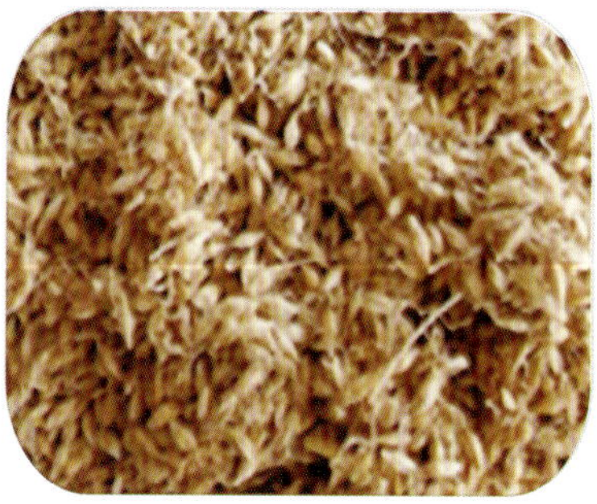

麦芽药材

蔓荆子

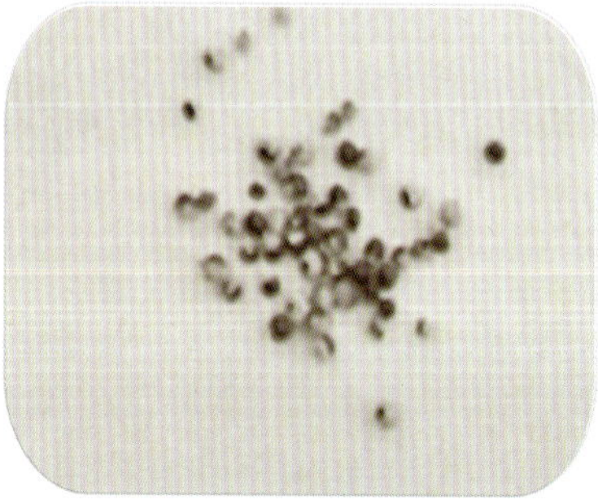

蔓荆子药材

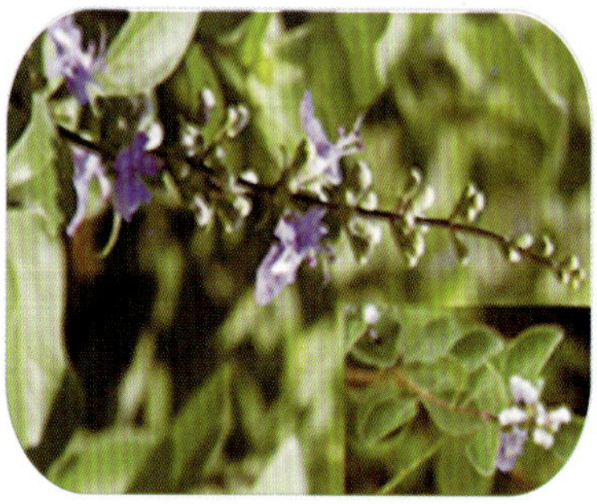

蔓荆子药材

猫爪草

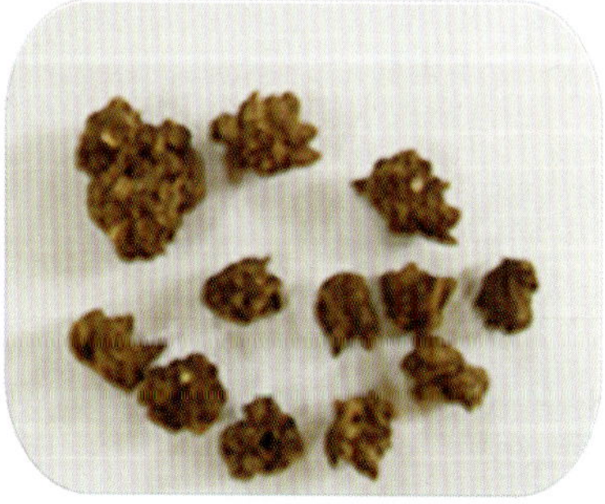

猫爪草药材

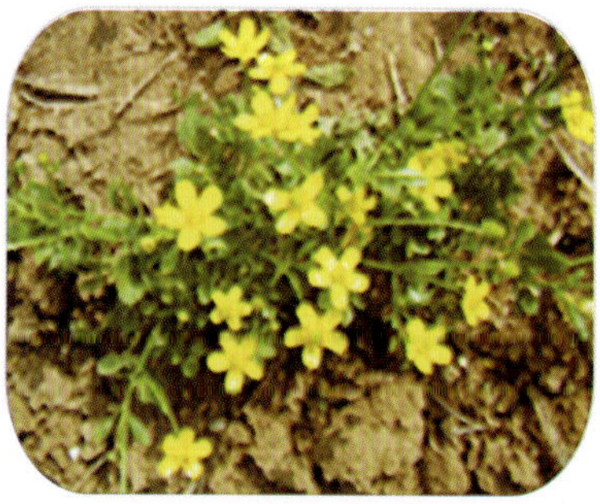

猫爪草原植物

玫瑰花

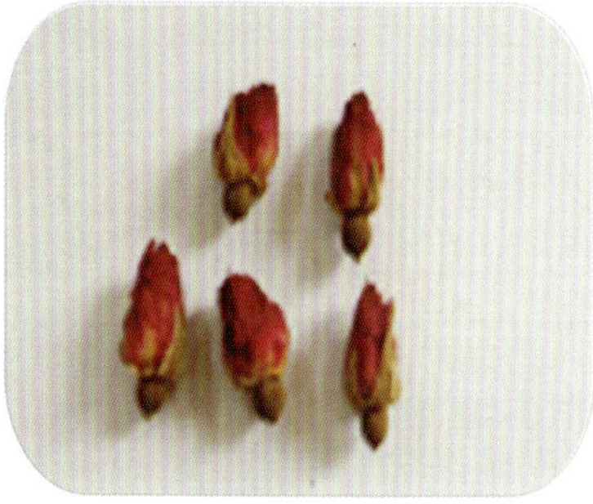

玫瑰花药材

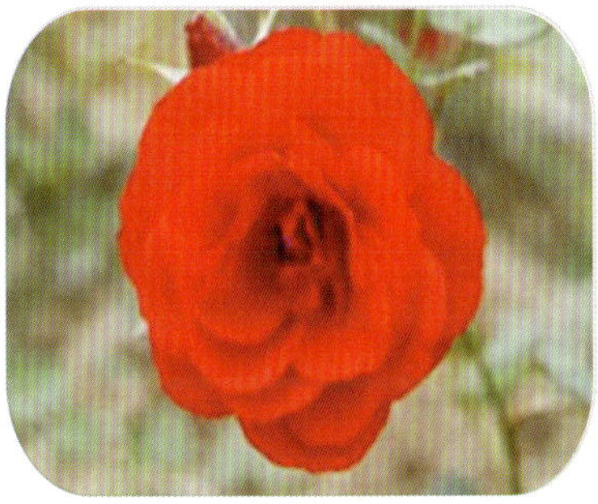

玫瑰花原植物

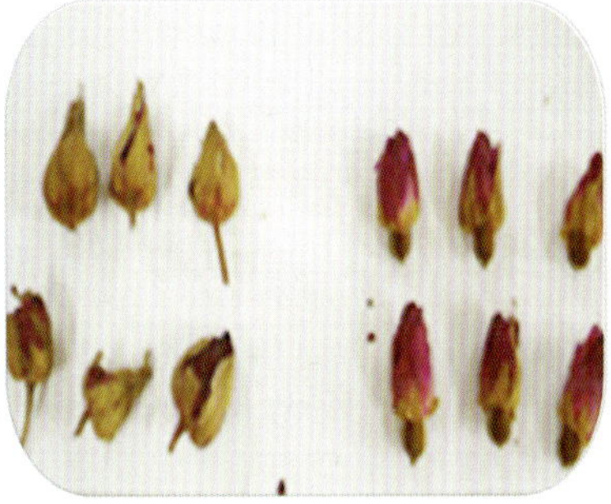

玫瑰花（右），月季花（左）

茉莉花

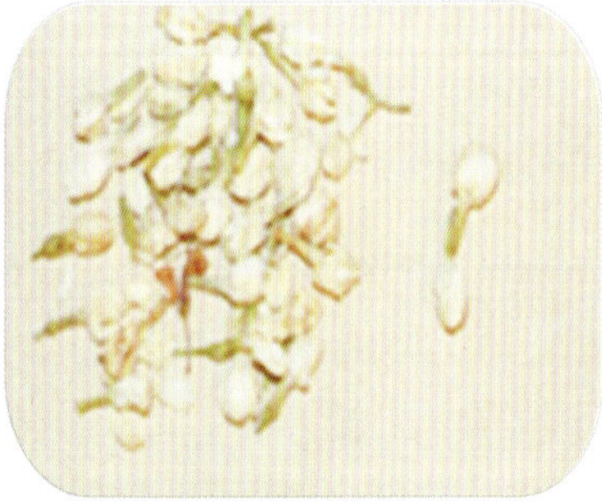

茉莉花药材

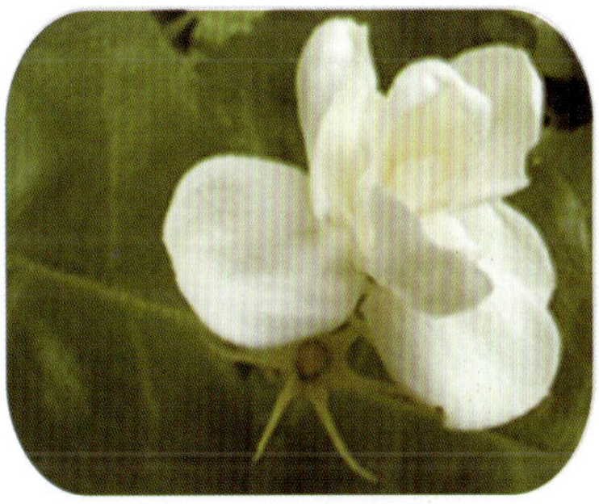

茉莉花原植物

木防己

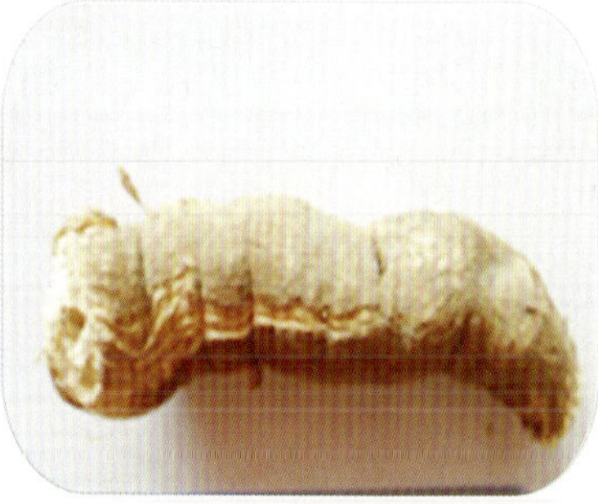

木防己药材

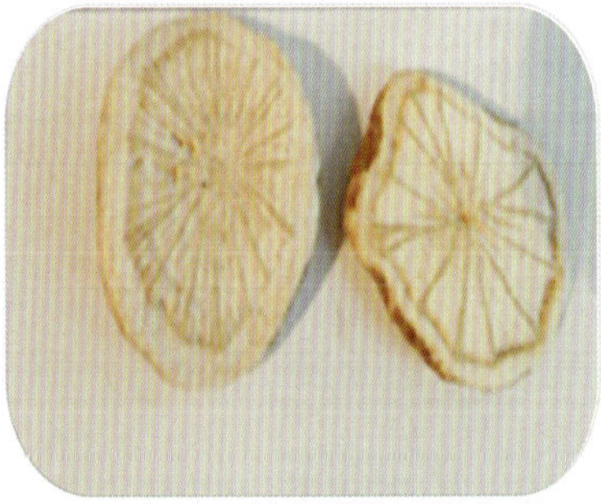

木防己饮片

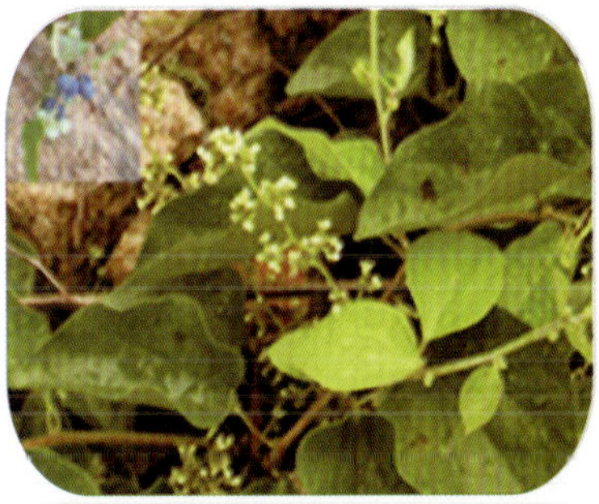

木防己原药材

木通

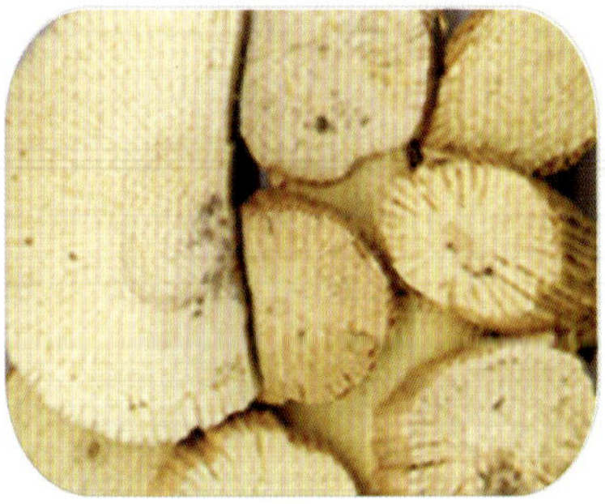

木通饮片

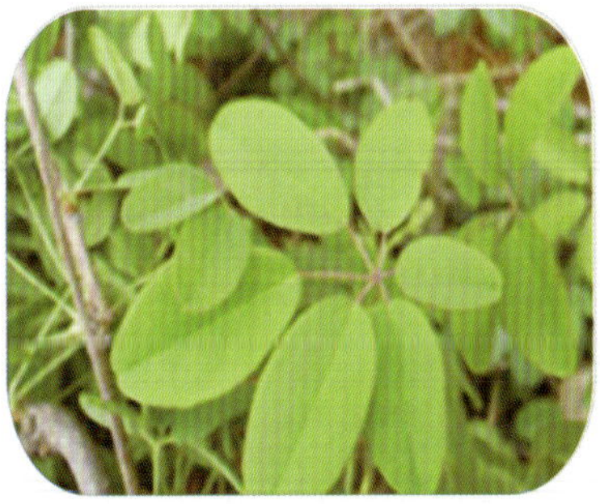

五叶木通原植物

木香

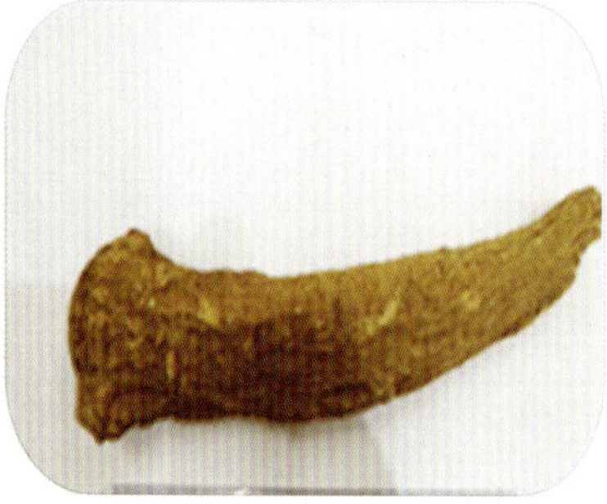

木香药材

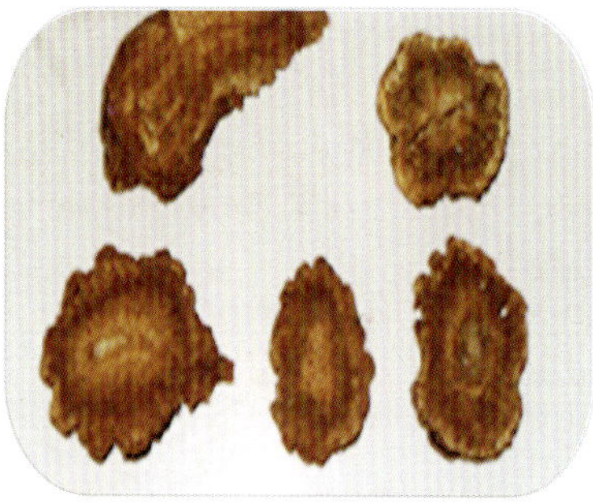

木香药材

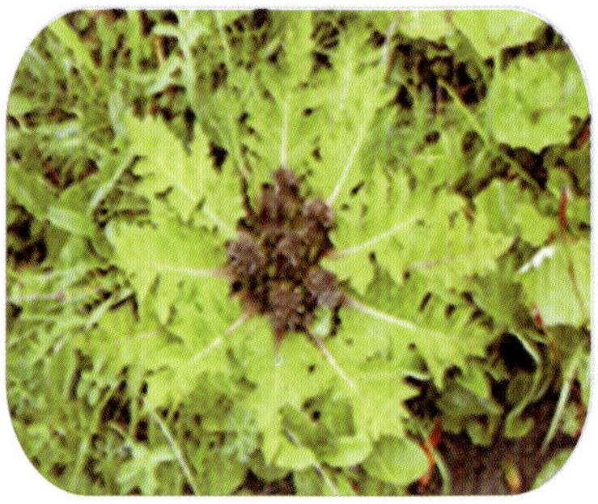

木香原植物

木瓜

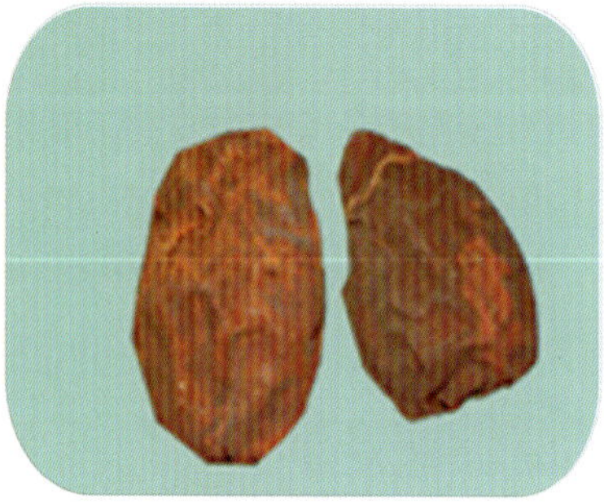

木瓜药材

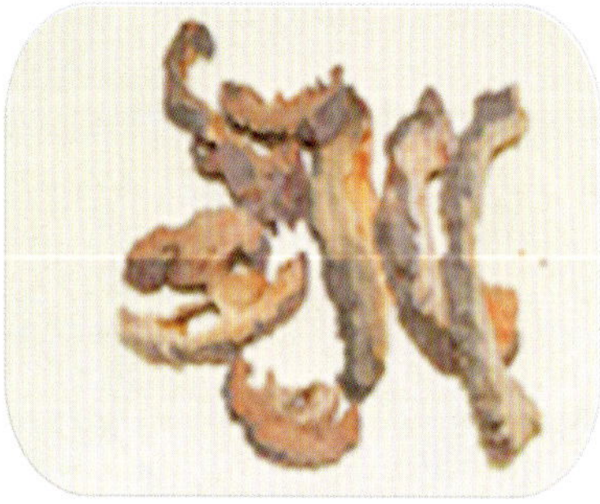

木瓜饮片

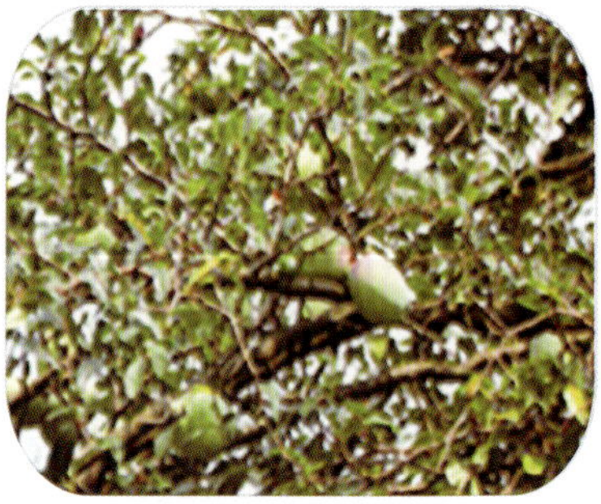

贴梗海棠原植物

牡丹皮

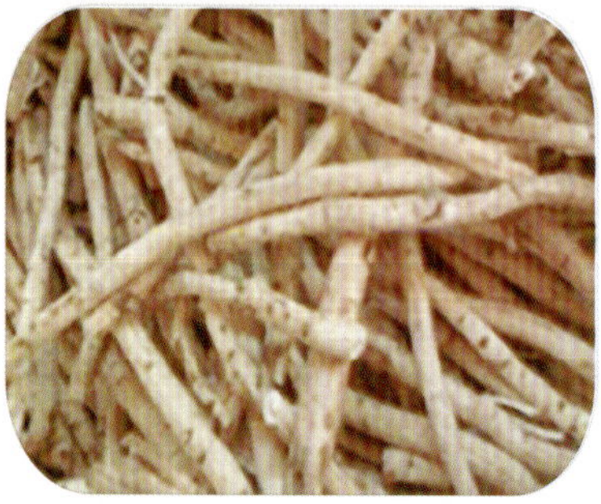

牡丹皮药材

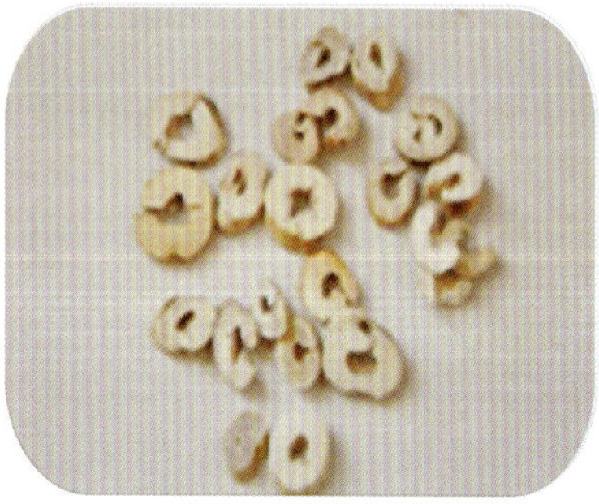

牡丹皮饮片

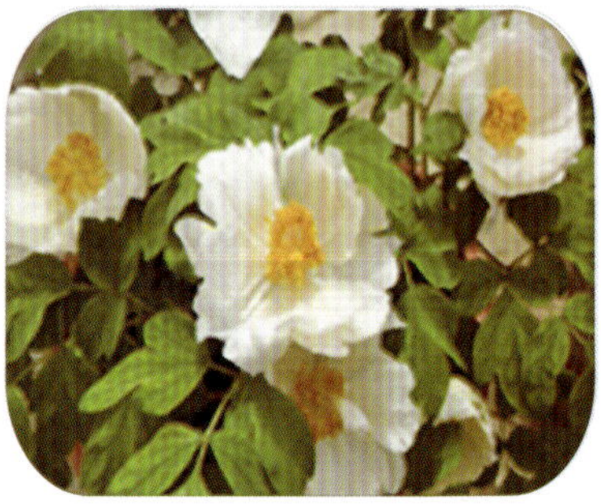

牡丹原植物

南沙参

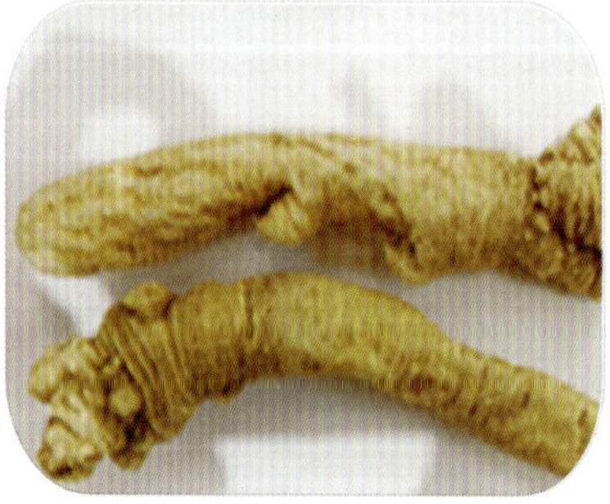

南沙参药材

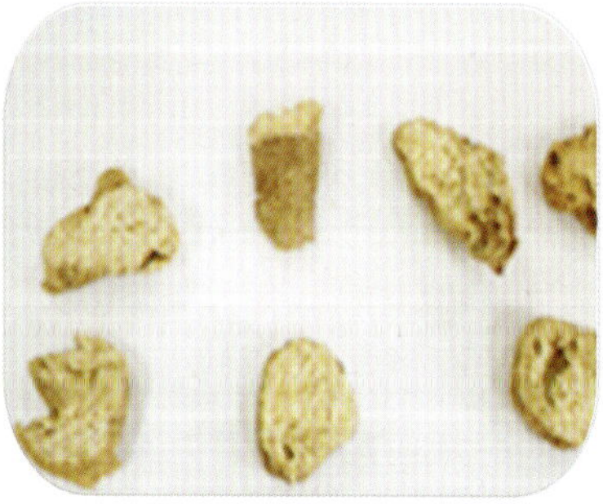

南沙参饮片

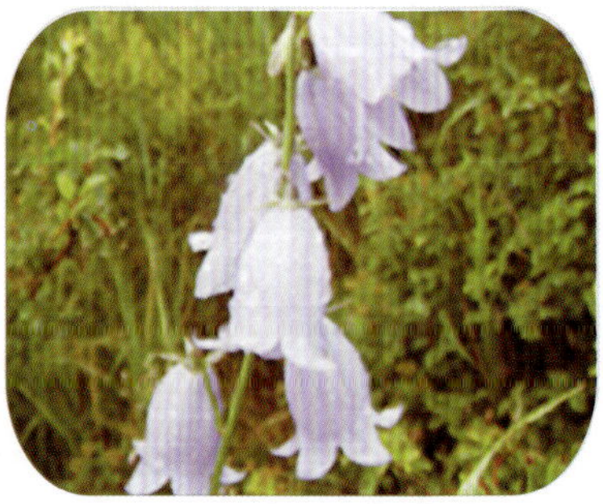

沙参原植物

牛膝

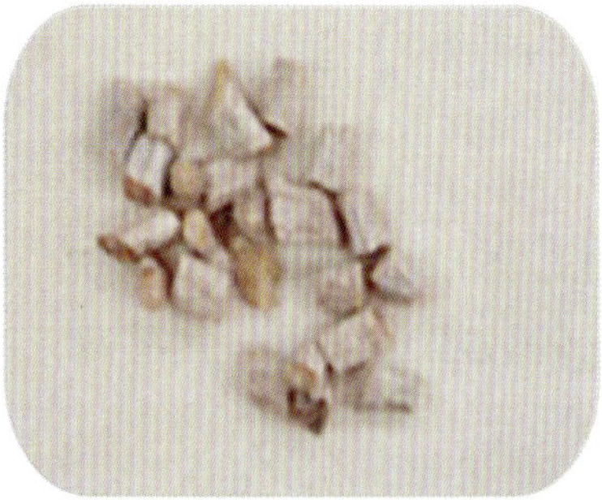
牛膝药材

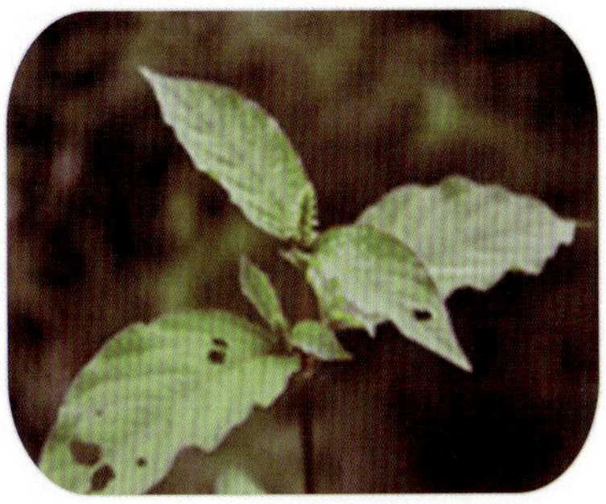
牛膝原植物

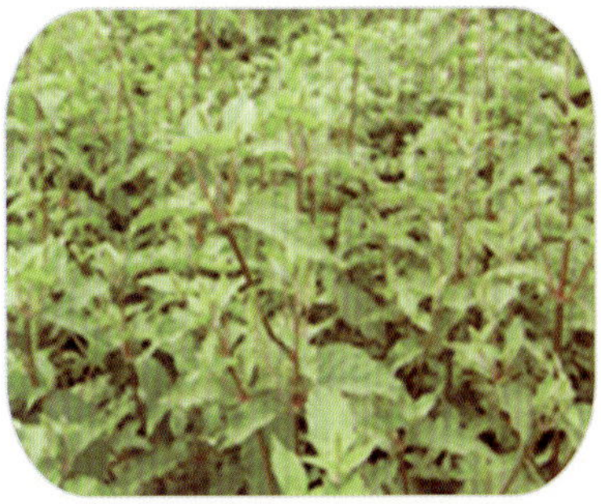
牛膝原植物

牛蒡子

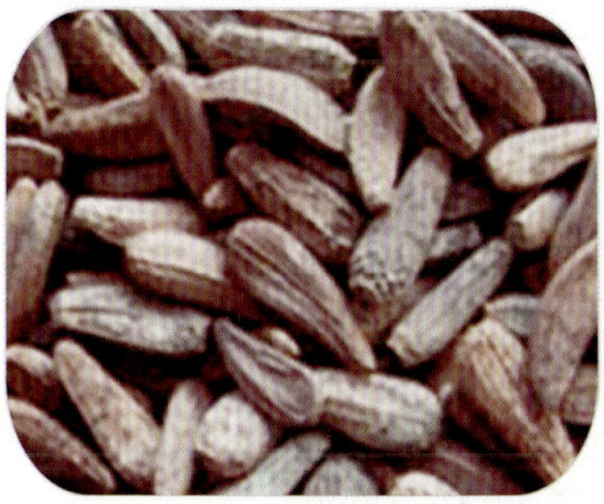
牛蒡子药材

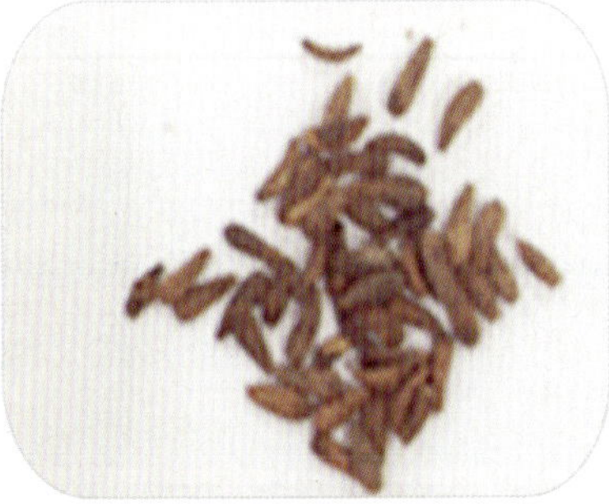
牛蒡原植物

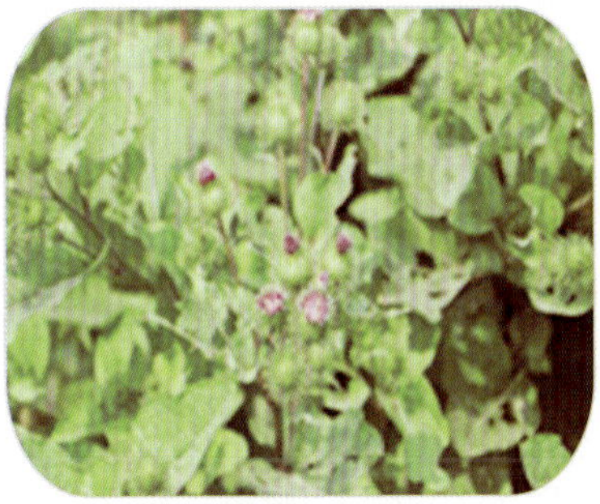
牛蒡原植物

女贞子

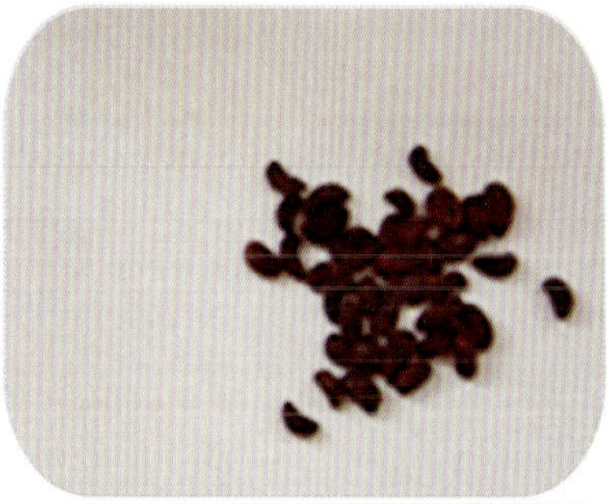
女贞子药材

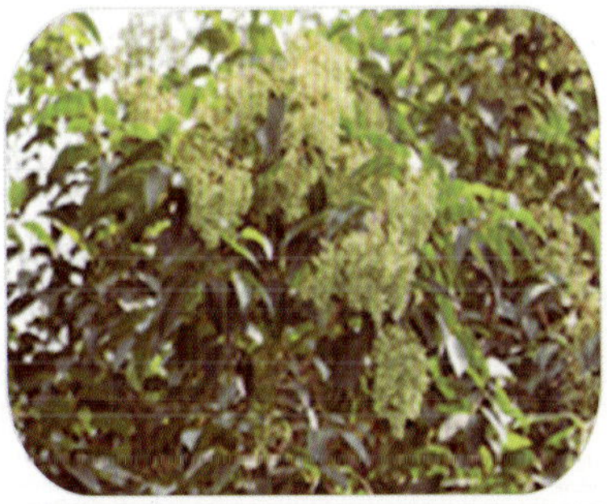
女贞子原植物

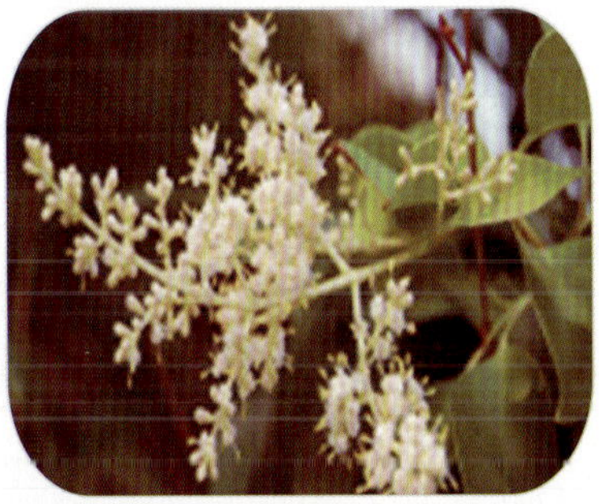
女贞子原植物

胖大海

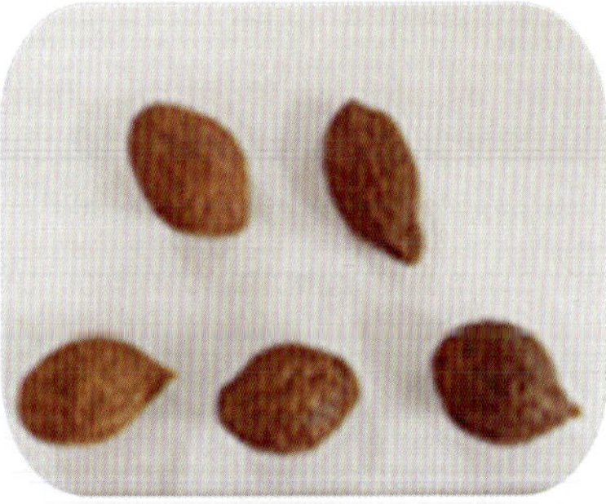
胖大海药材

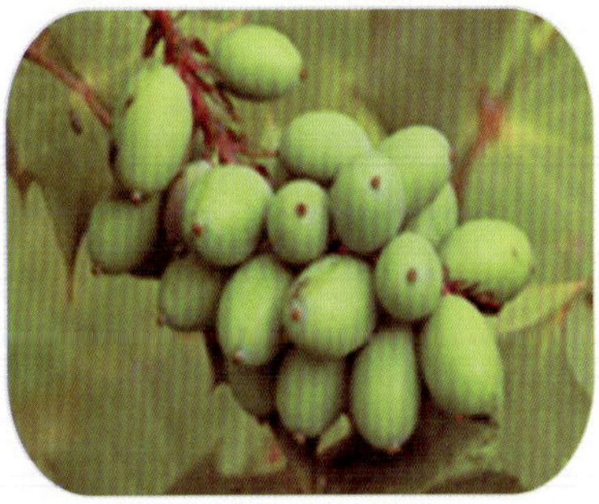
胖大海原植物

佩兰

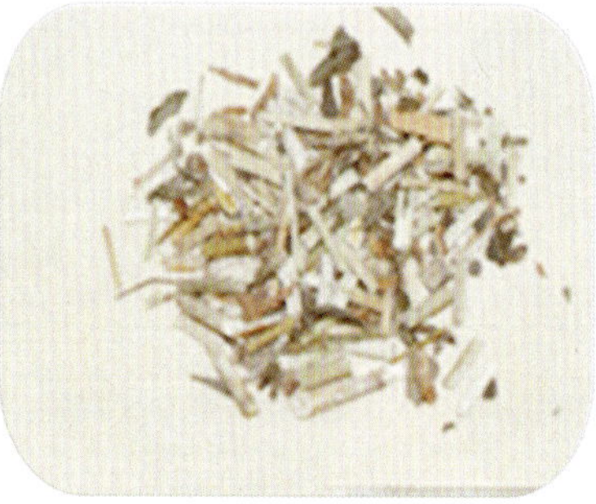
佩兰饮片

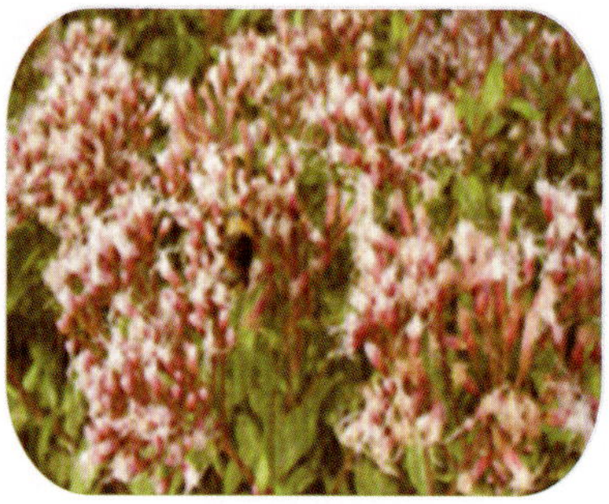
佩兰原植物

平贝母

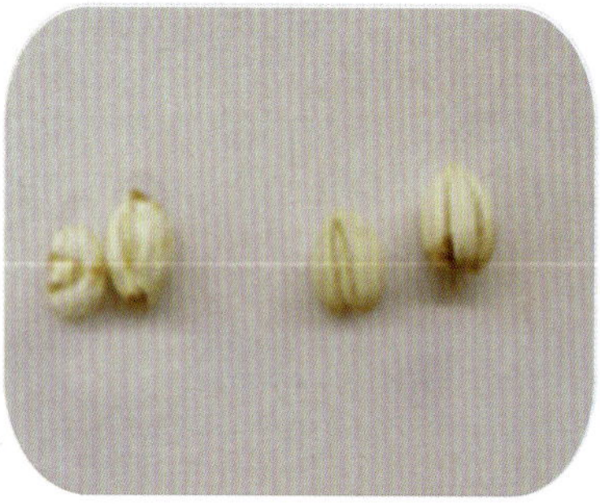
平贝川、贝母药材
对比（左-右）

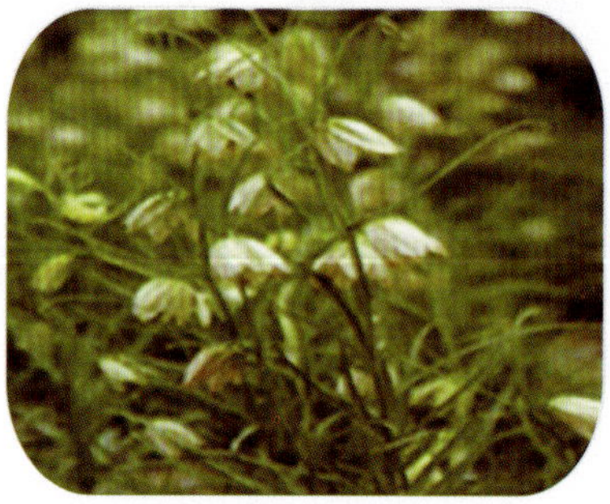
平贝母原植物

蕲蛇

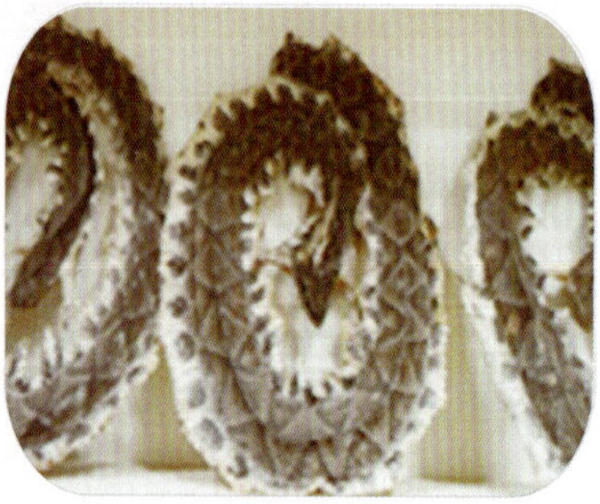
蕲蛇药材

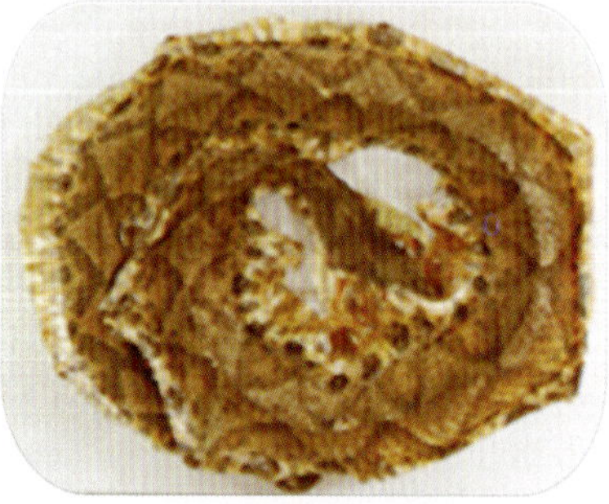
蕲蛇药材

茜草

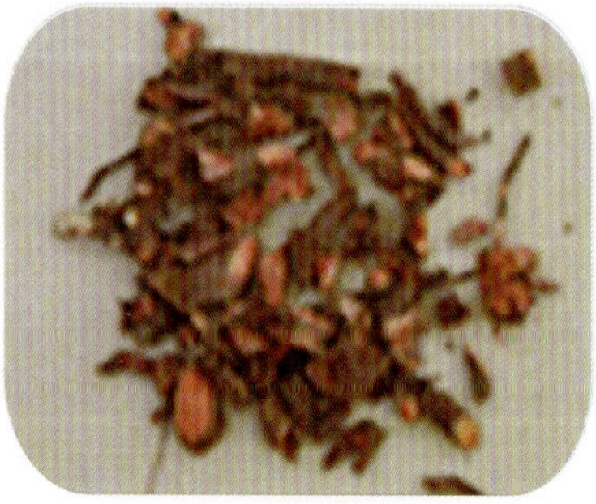
茜草药材

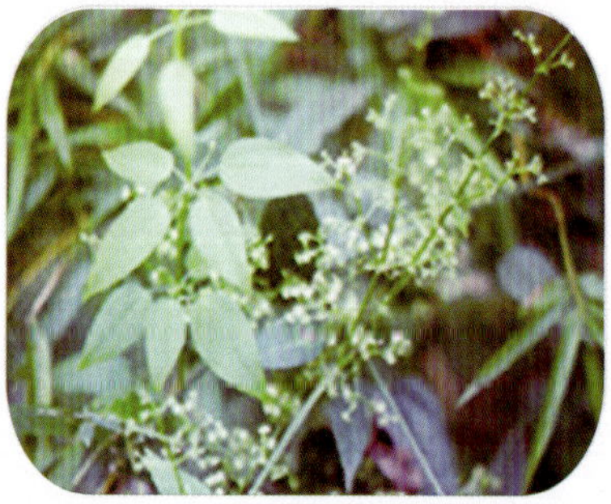
茜草原植物

前胡

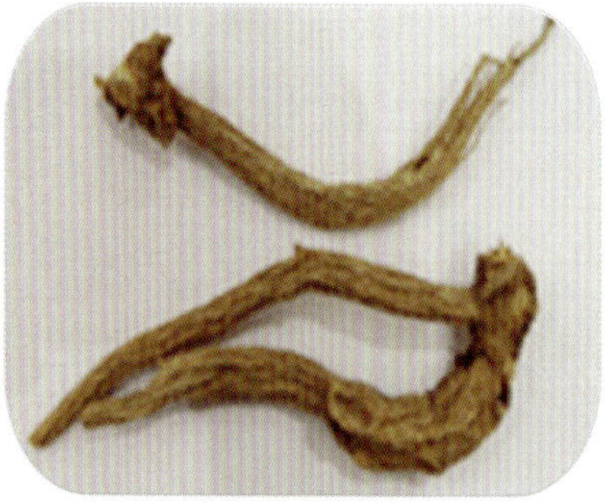
前胡药材

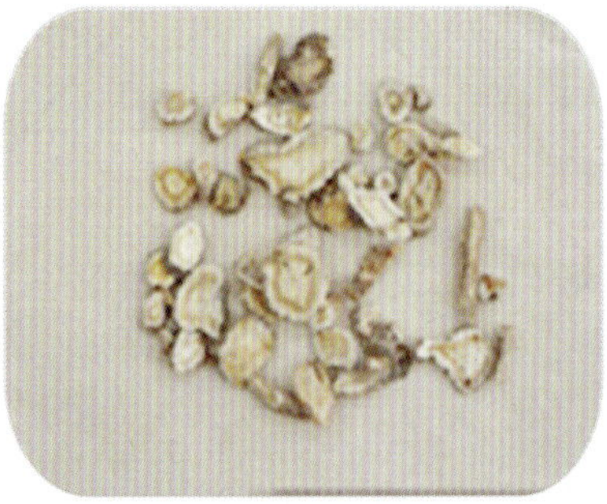
前胡饮片

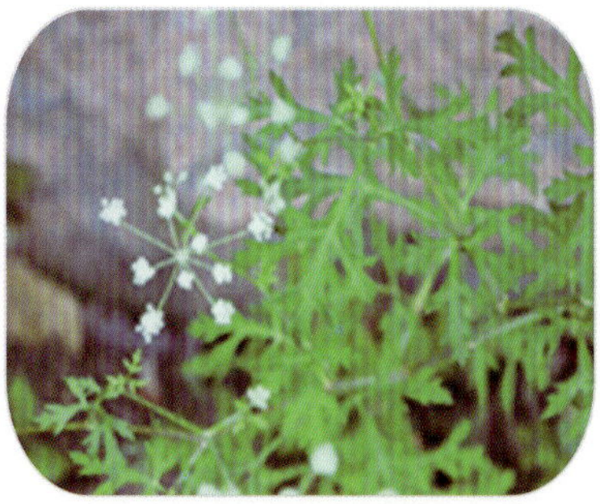
前胡原植物

千年健

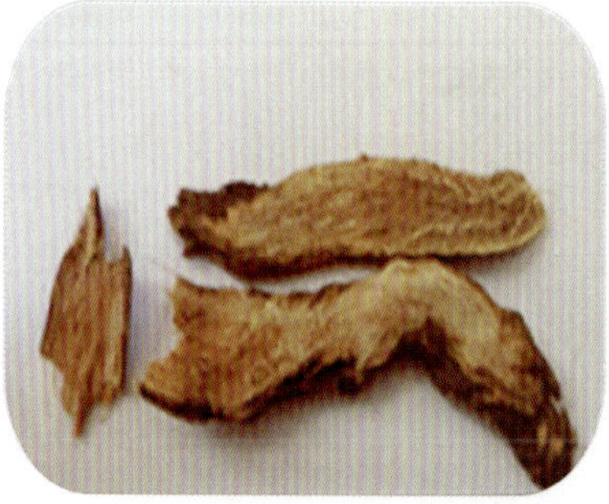
千年健饮片

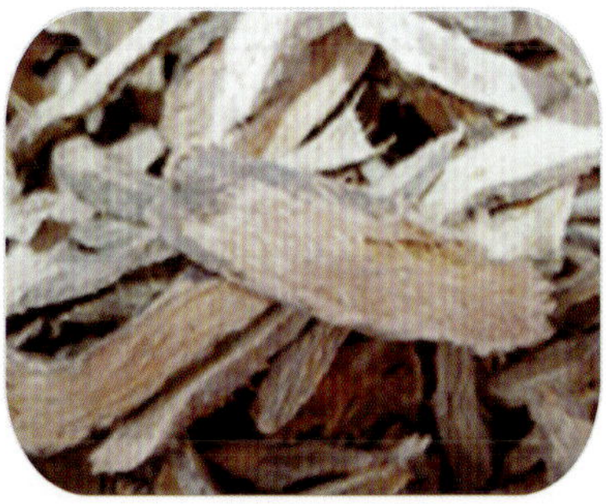
千年健饮片

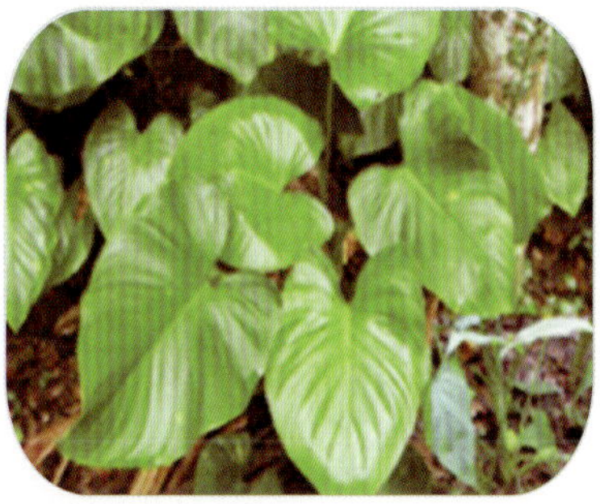
千年健原植物

千金子

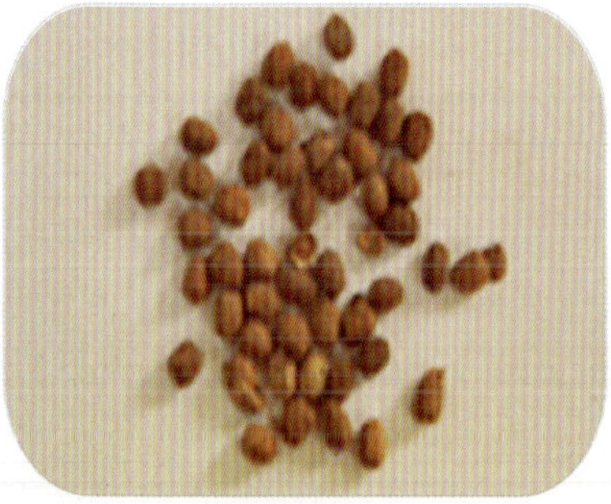
千金子药材

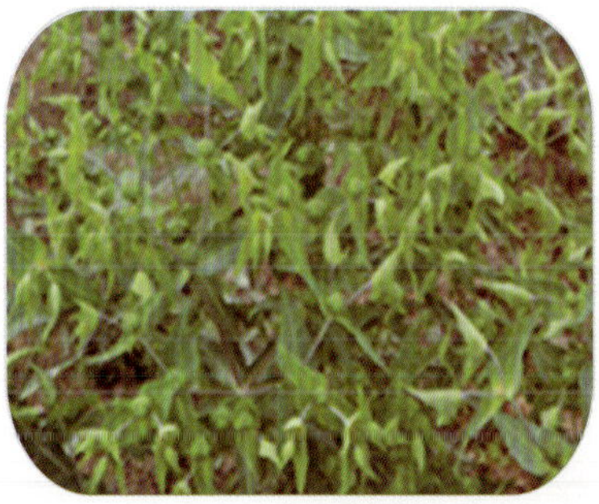
千金子原植物

千里光

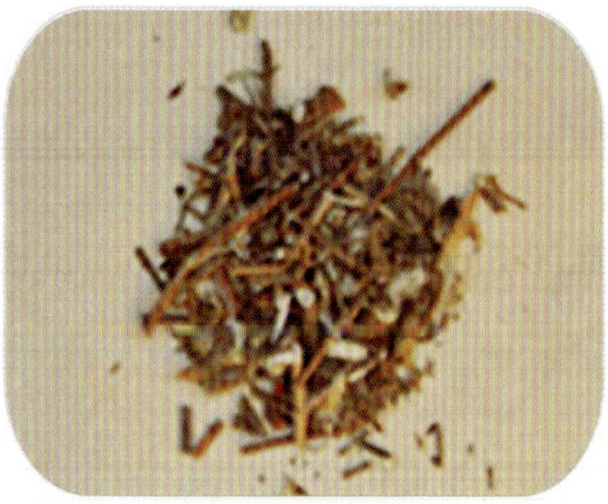
千里光药材

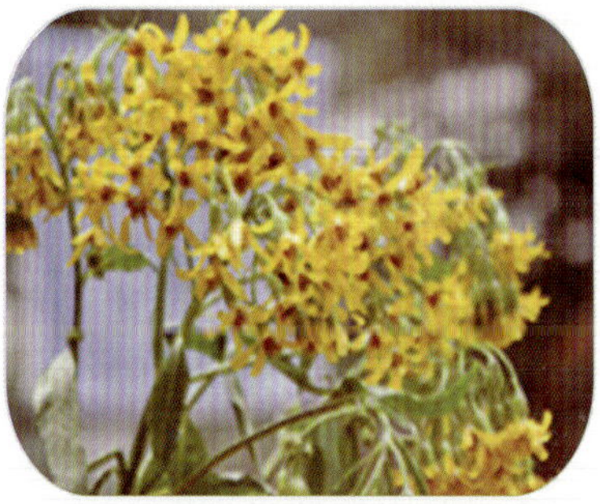
千里光原植物

牵牛子

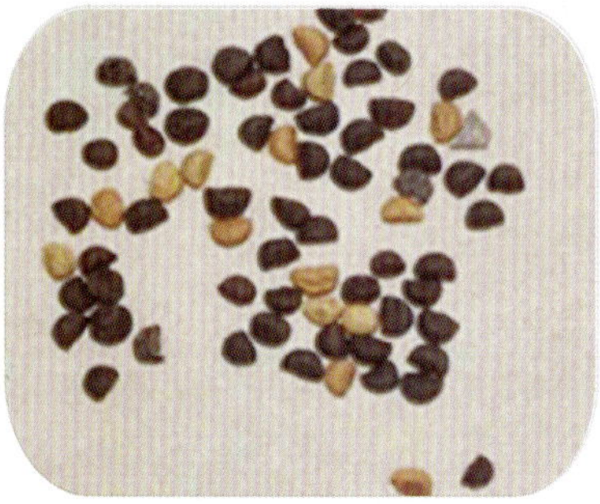
牵牛子药材

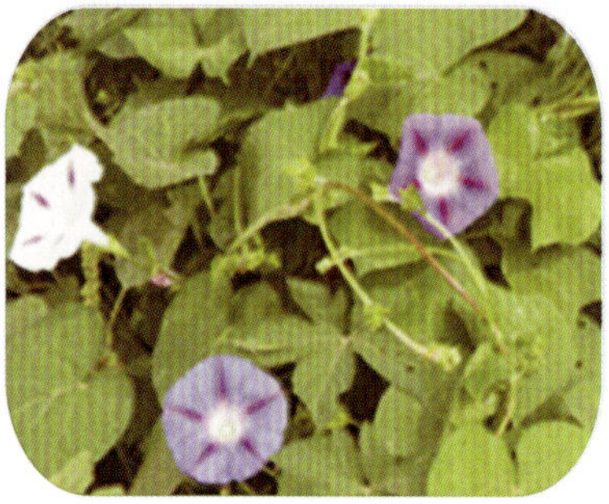
圆叶牵牛原植物图

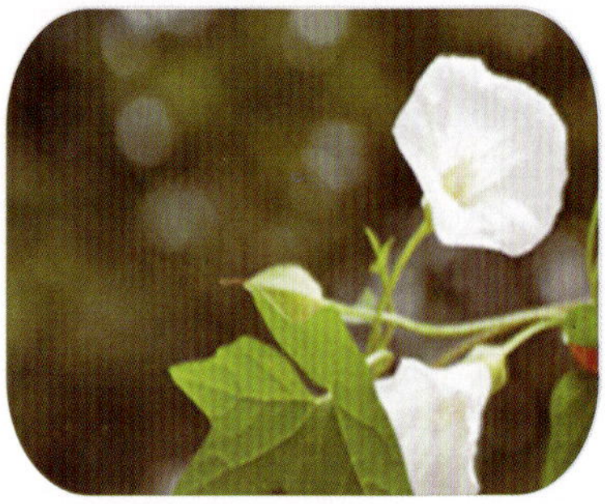
裂叶牵牛原植物

芡实

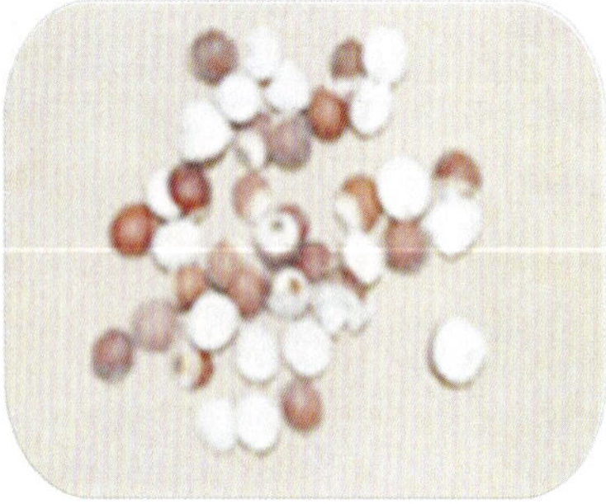
芡实药材

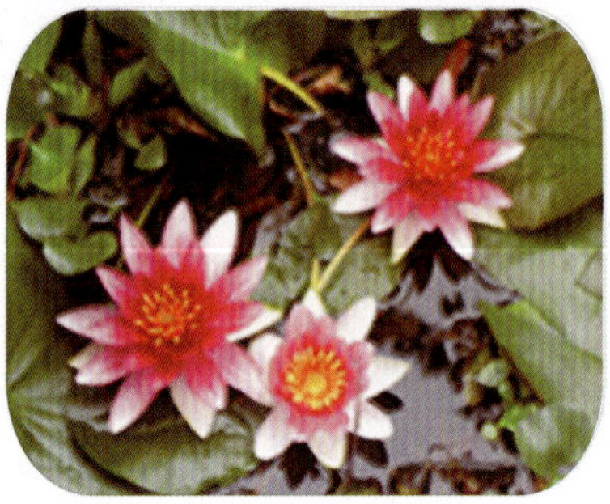
芡实原植物

羌活

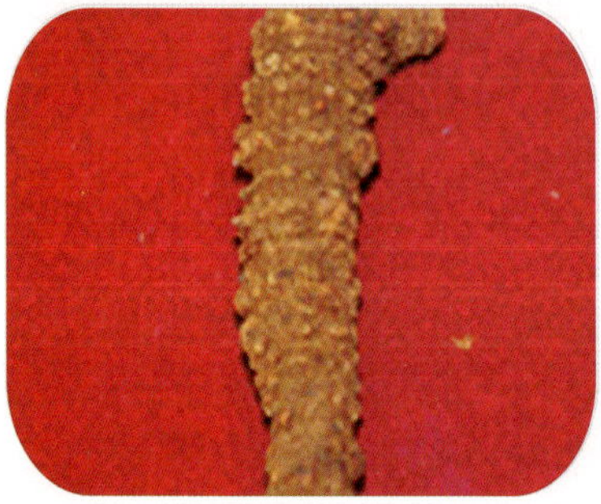
蚕羌药材

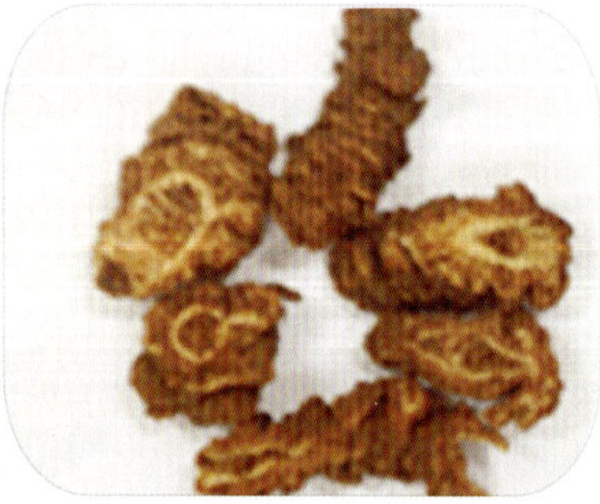
羌活饮片

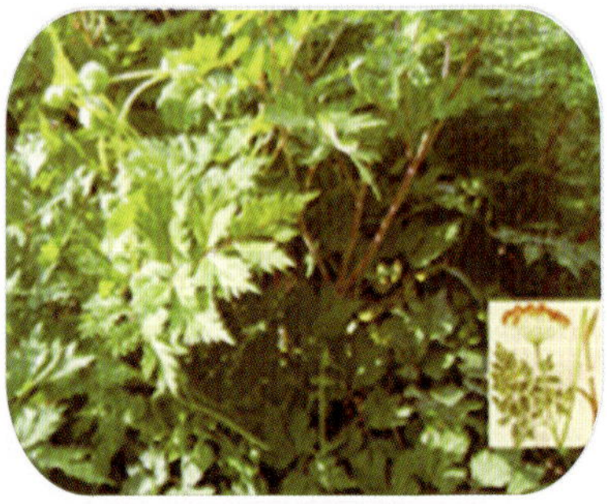
羌活原药材

鞘柄菝葜

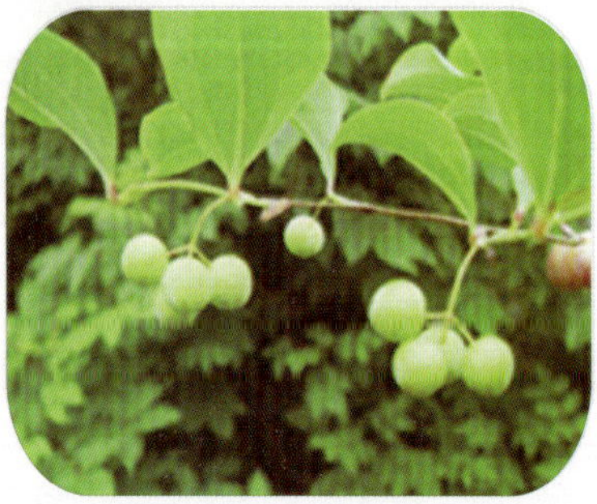
鞘柄菝葜原植物

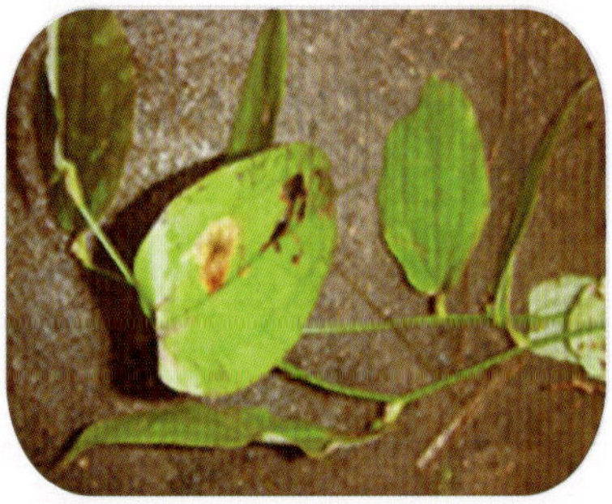
鞘柄菝葜原植物

秦艽

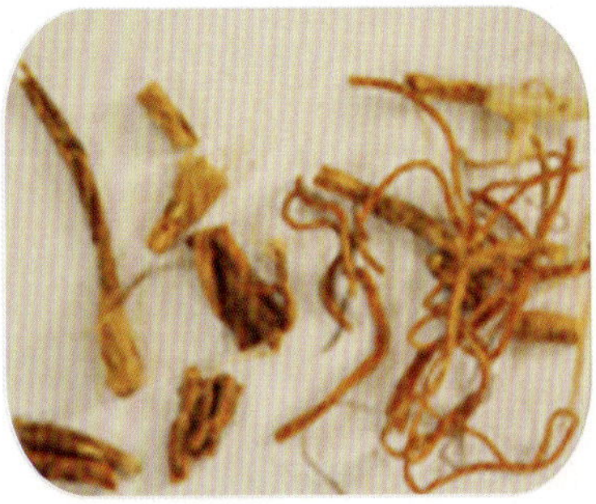

秦艽药材

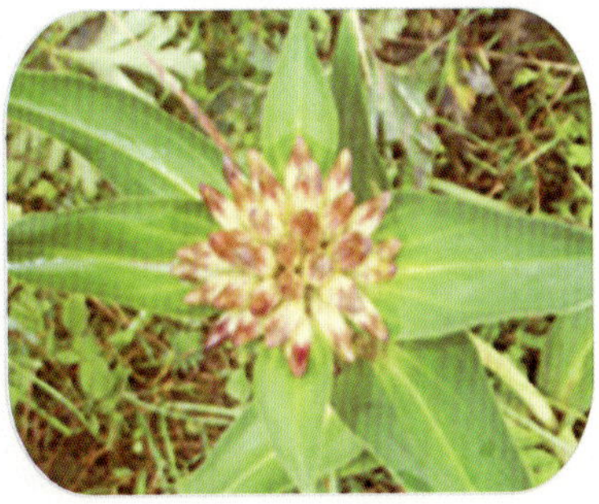

秦艽原植物

苘麻（苘麻子）

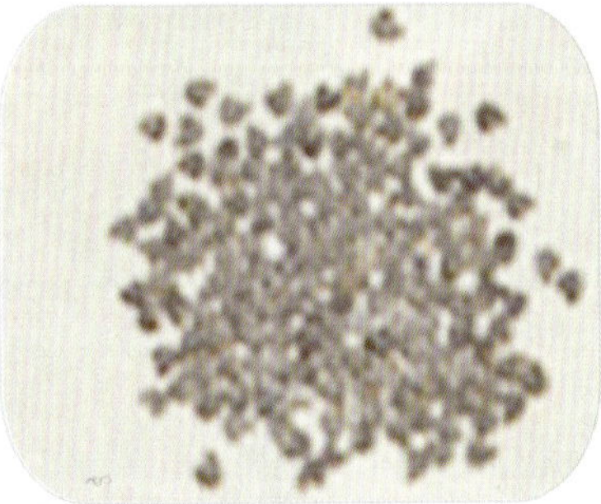

苘麻药材

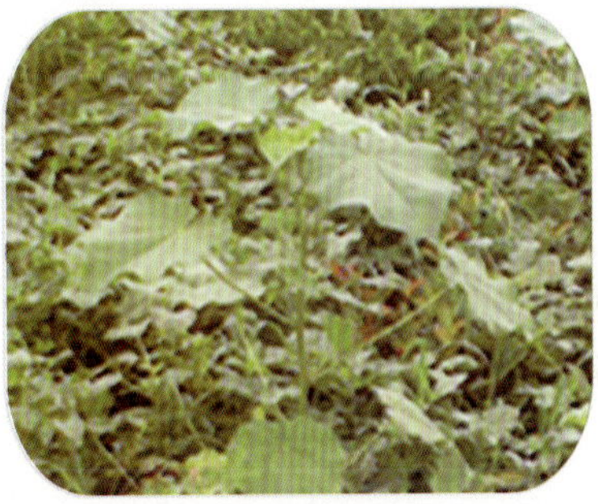

苘麻原植物

青蒿

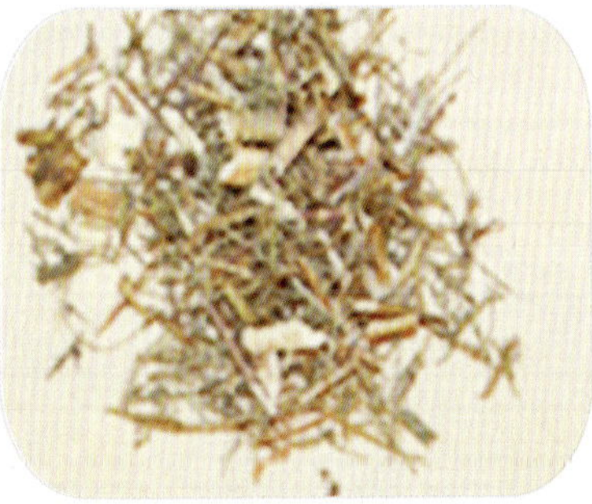

青蒿药材

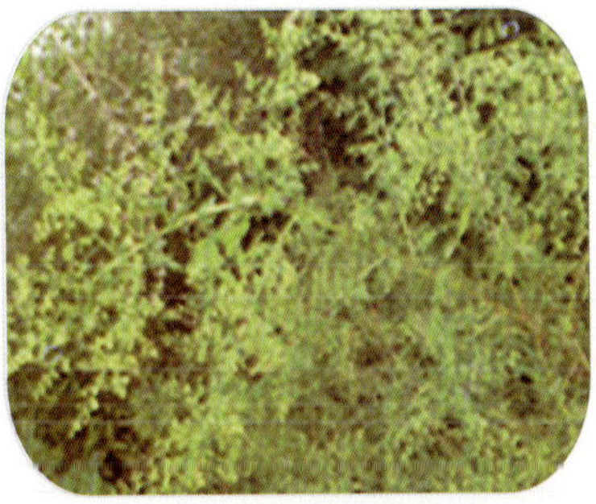

青蒿原植物

青葙子

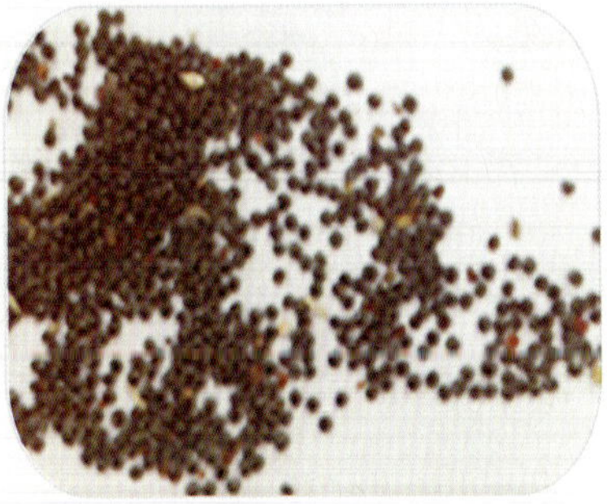

青葙子药材

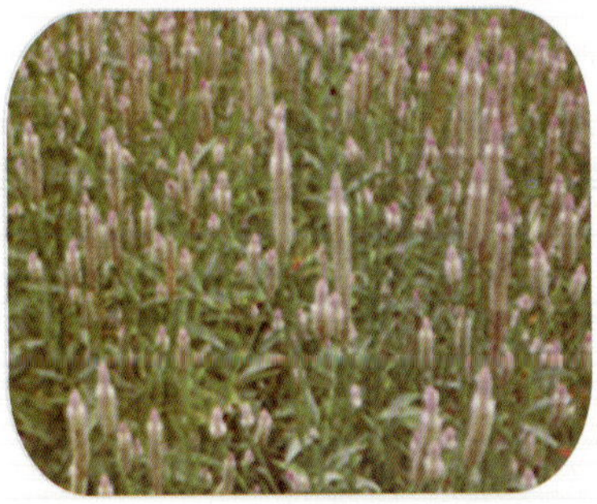

青葙子原植物

秋海棠

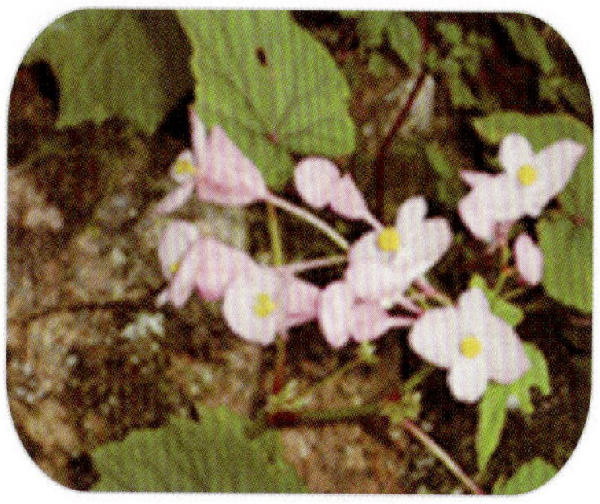

秋海棠原植物

瞿麦

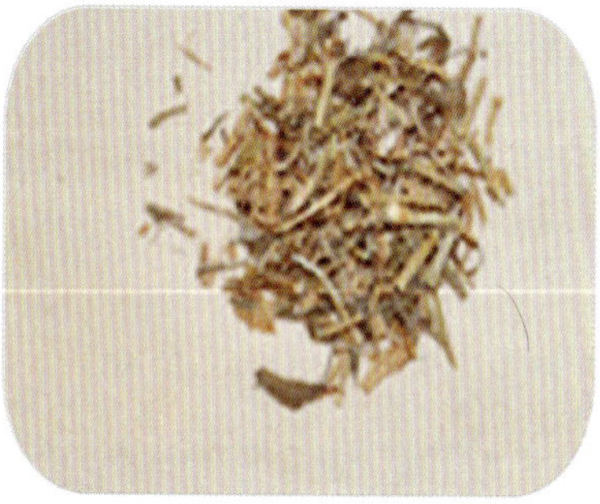

瞿麦药材

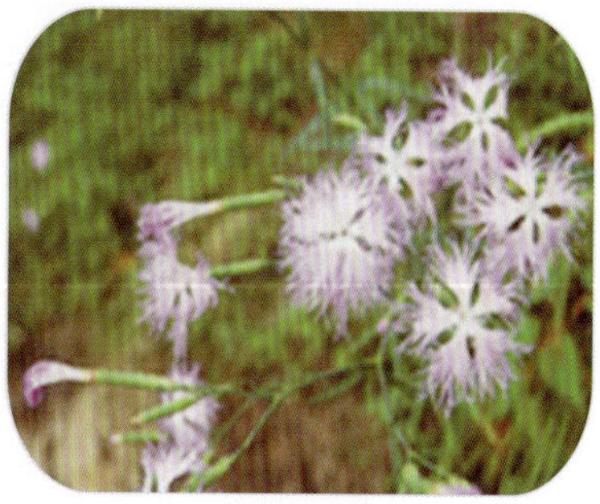

瞿麦原植物

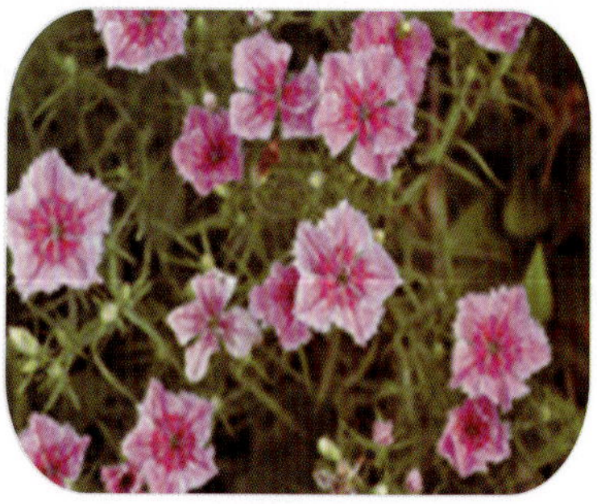

石竹

全蝎

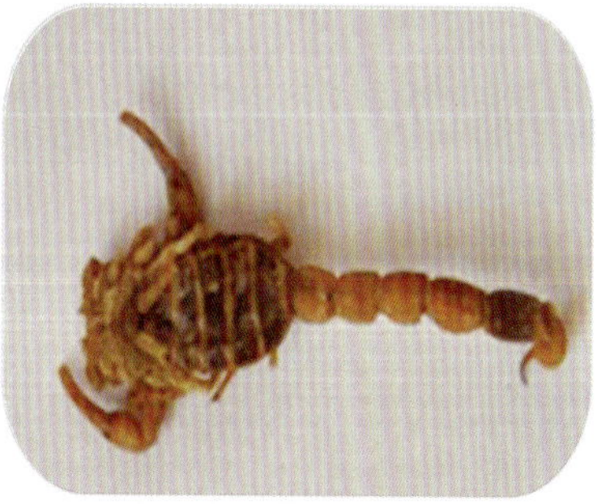

全蝎药材

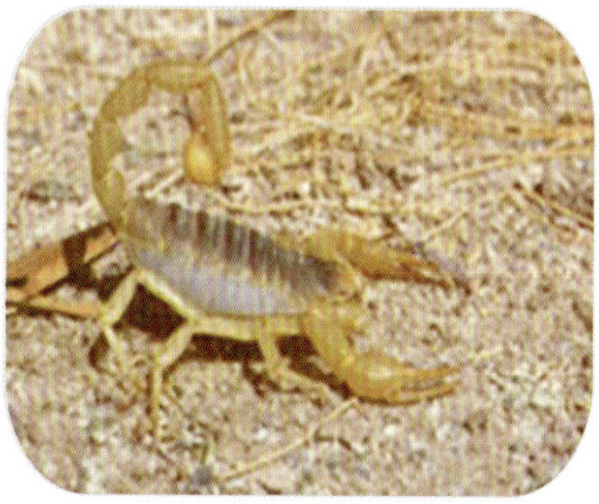

全蝎原动物

人参

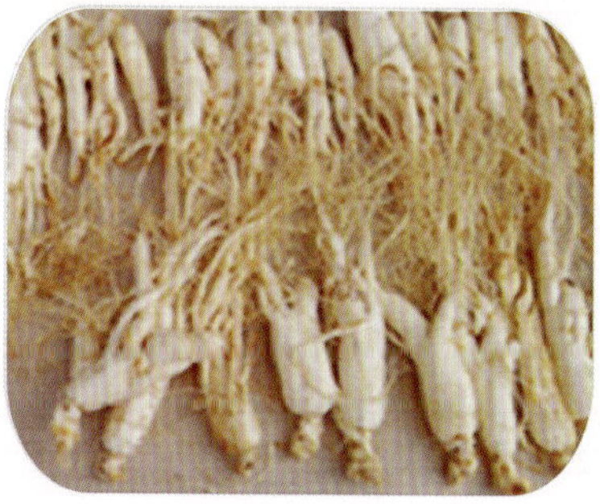

园参药材

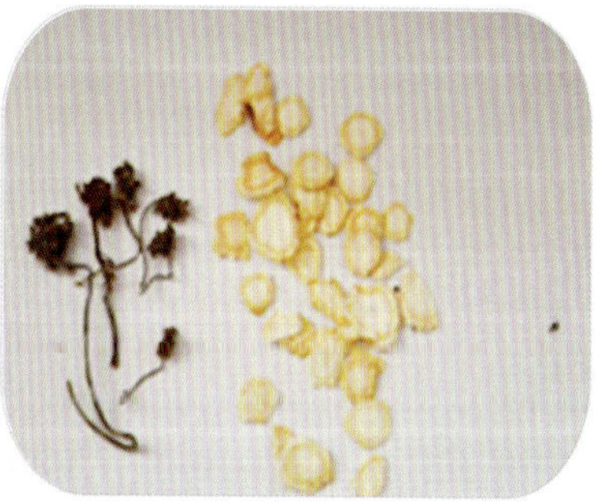

人参饮片、人参花

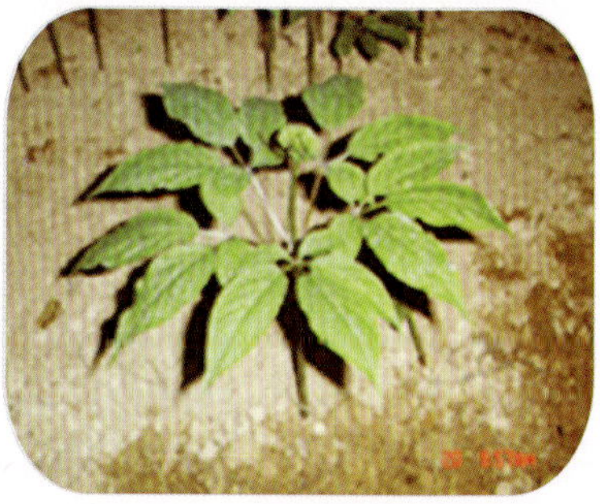

人参原植物

肉苁蓉

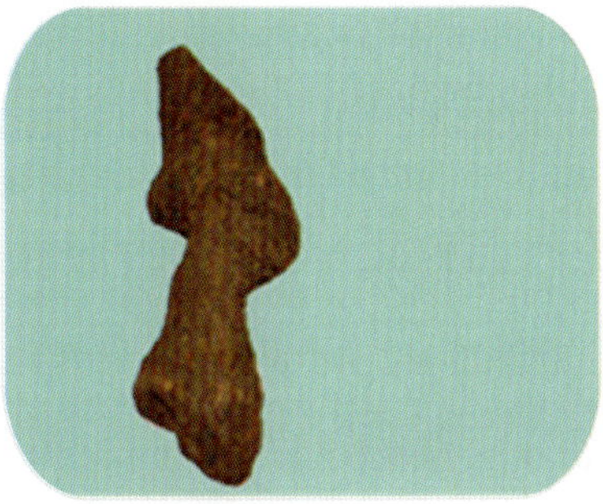

肉苁蓉药材

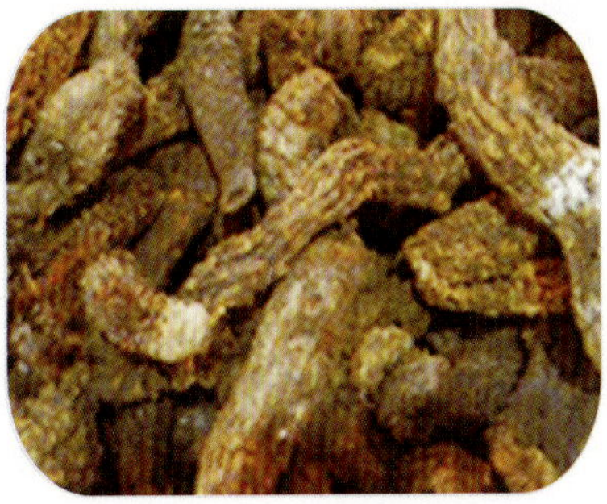

肉苁蓉药材

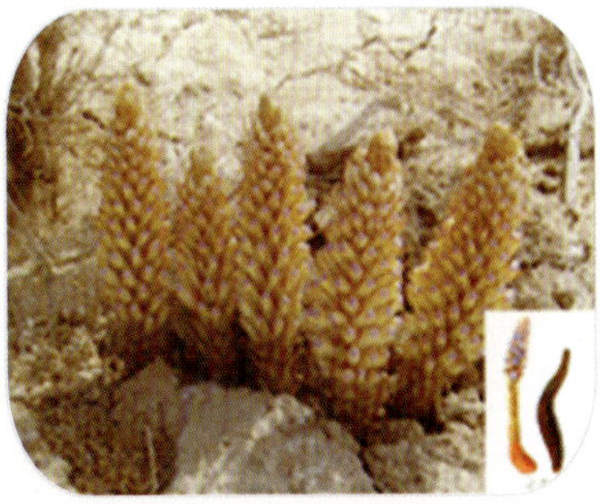

肉苁蓉原药材

肉桂

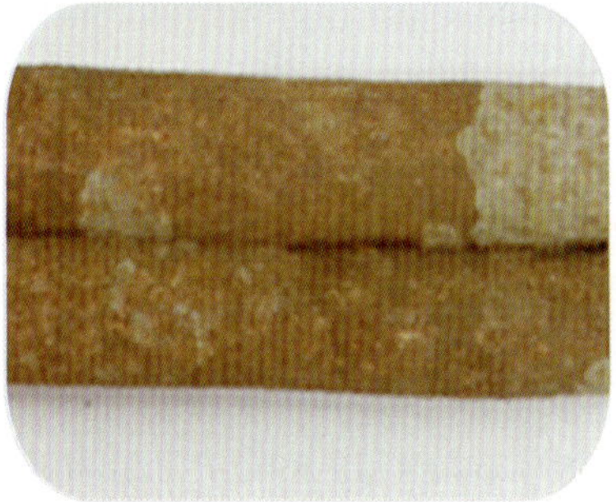

肉桂药材

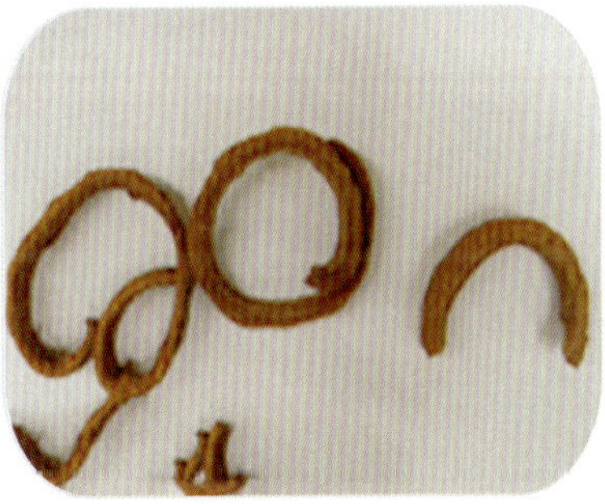

肉桂饮片

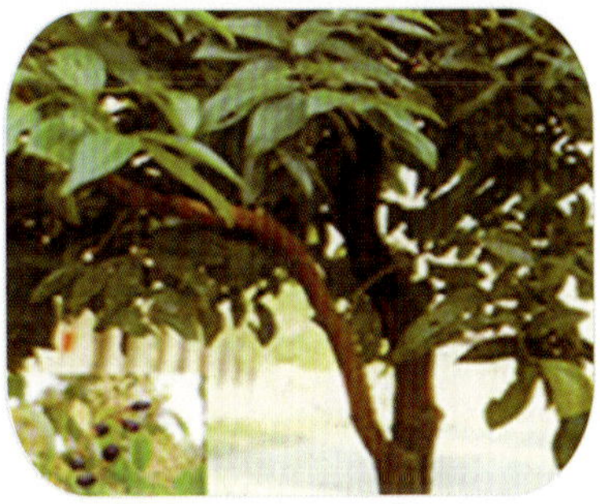

肉桂原药材

蕤仁

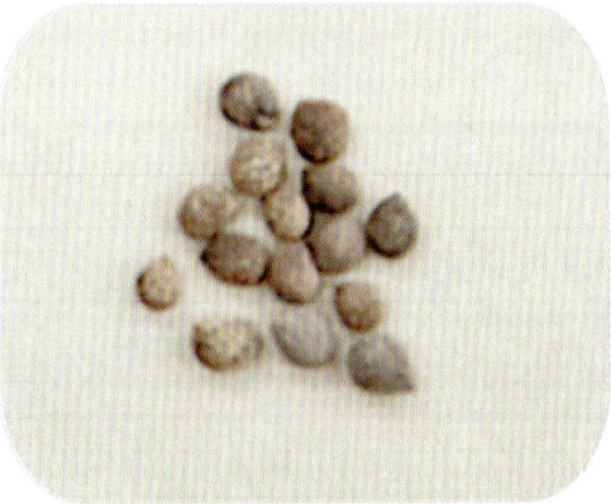

蕤仁药材

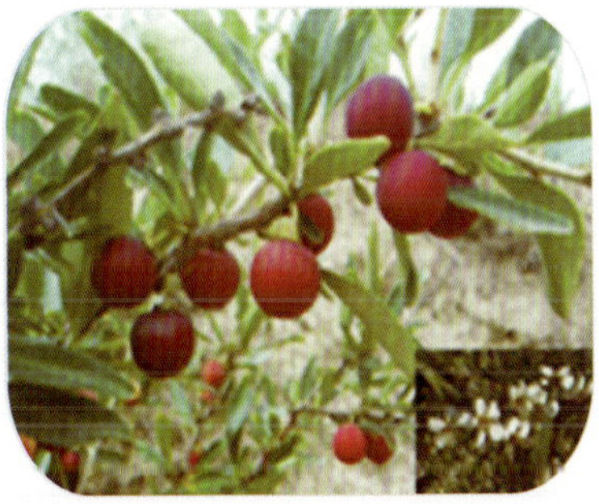

蕤仁原植物

三七

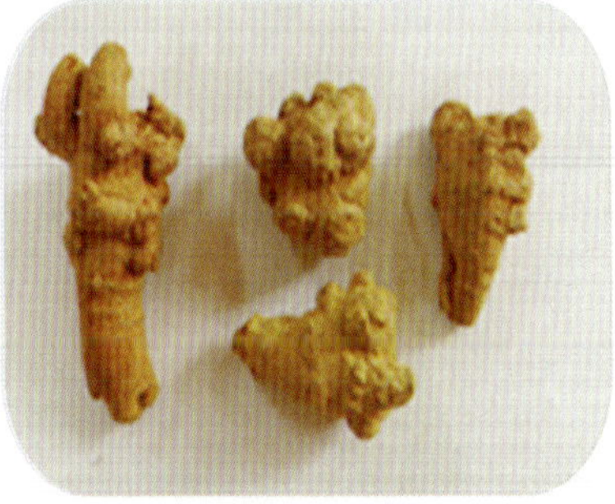

三七药材

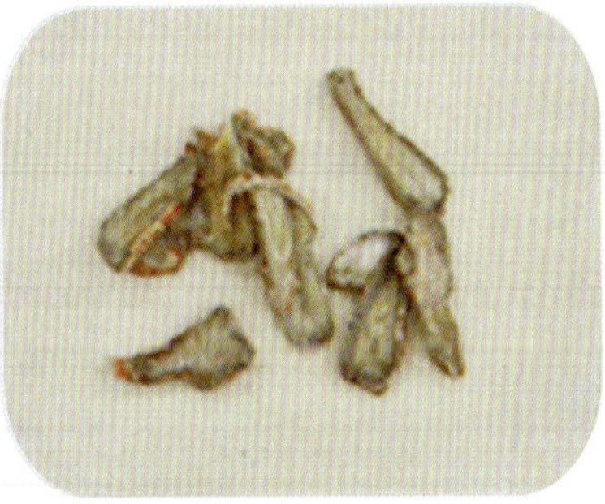

三七饮片

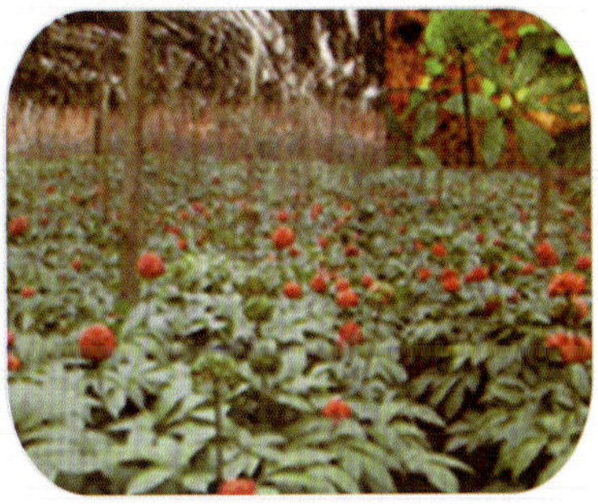

三七原药材

三颗针

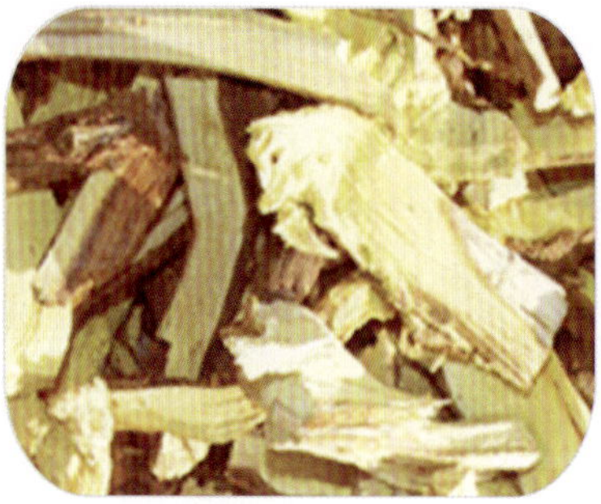

三颗针药材

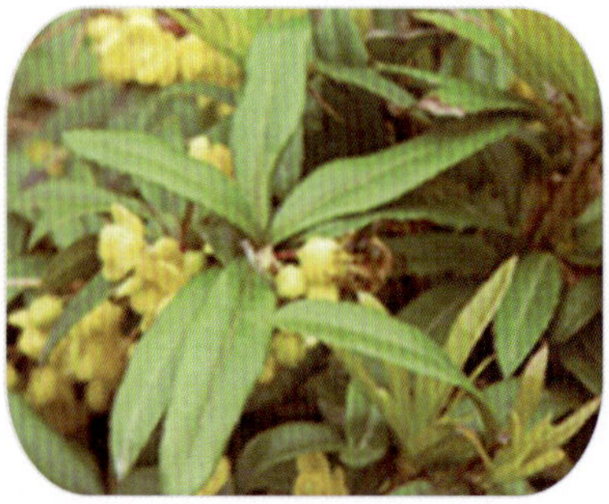

三颗针原植物

三棱

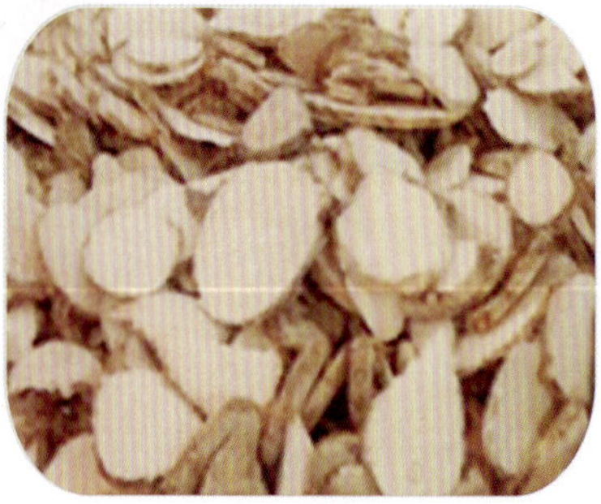

三棱饮片

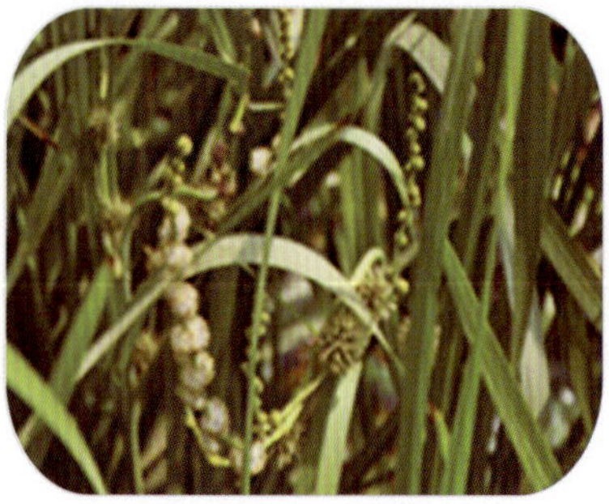

三棱原植物

桑寄生

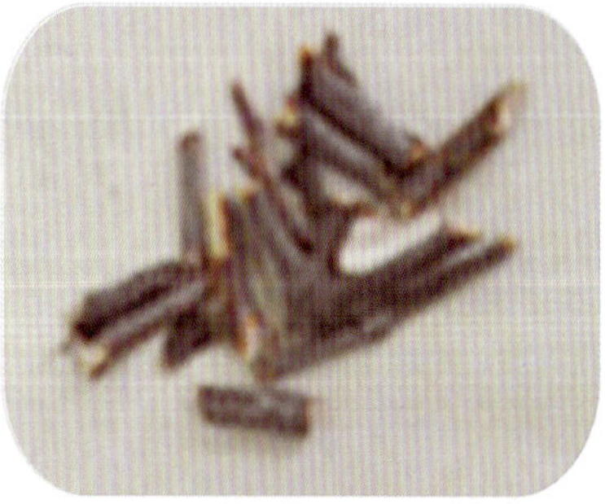

桑寄生药材

桑葚

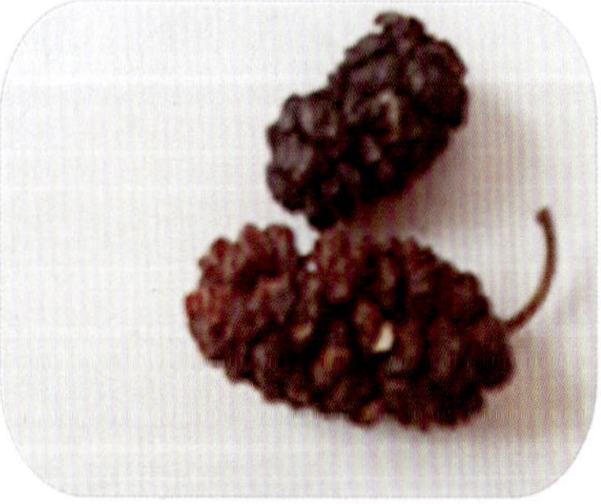

桑葚药材

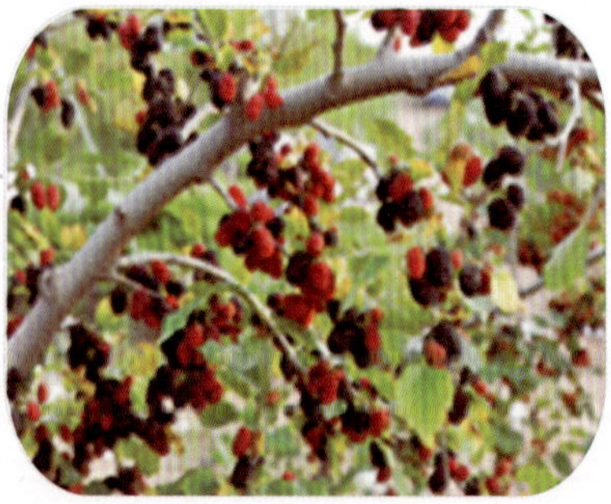

桑葚原植物

桑螵蛸

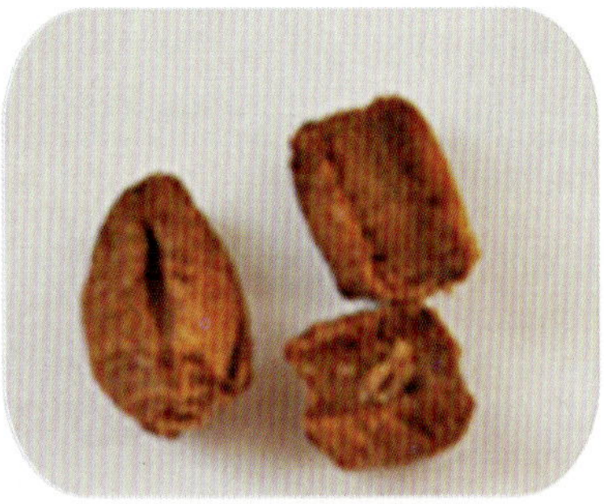

桑螵蛸药材

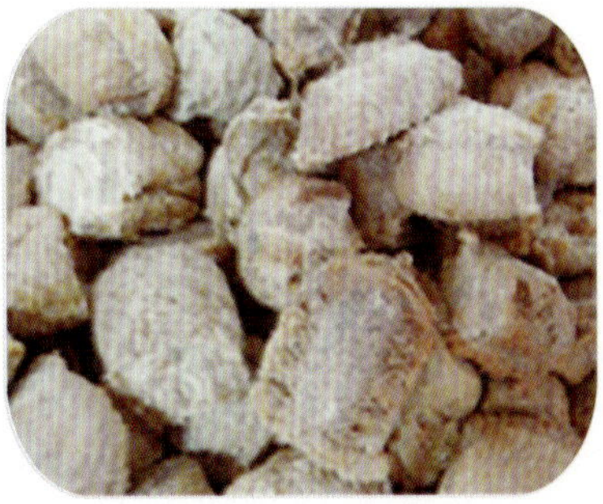

桑螵蛸药材

砂仁

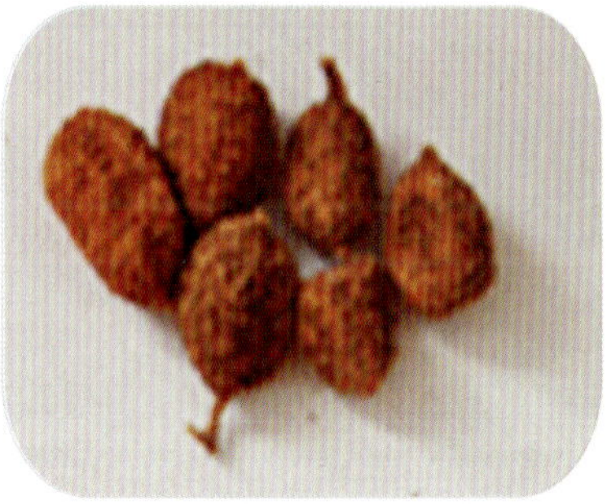

砂仁药材

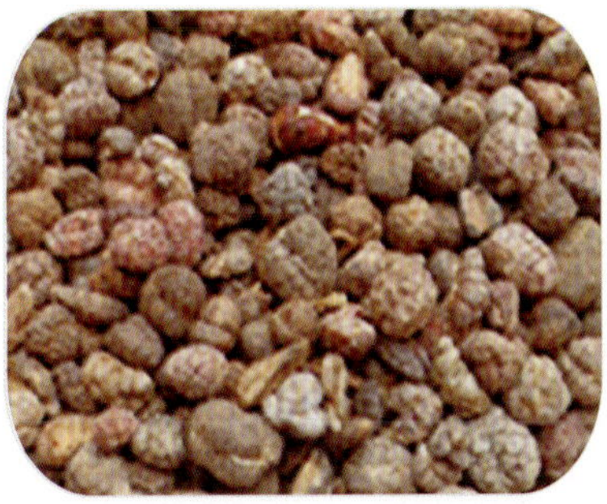

砂仁药材（去壳）

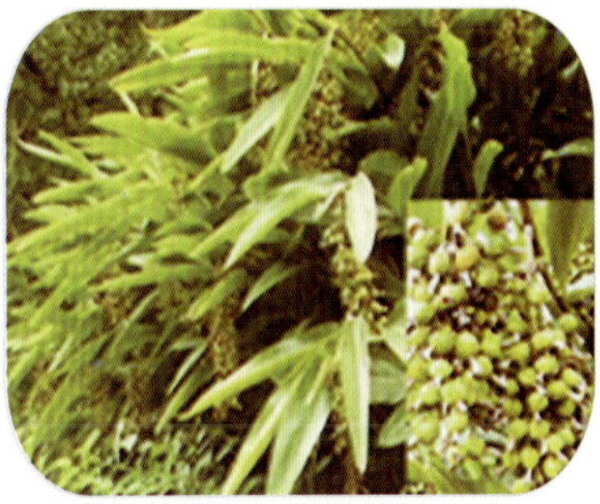

砂仁原植物

山橿

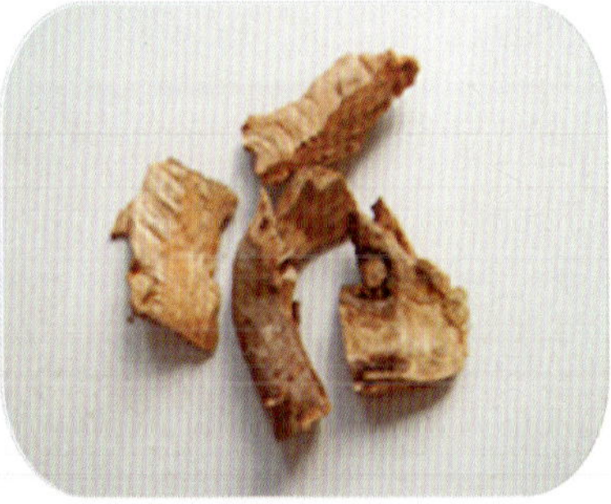

山橿药材

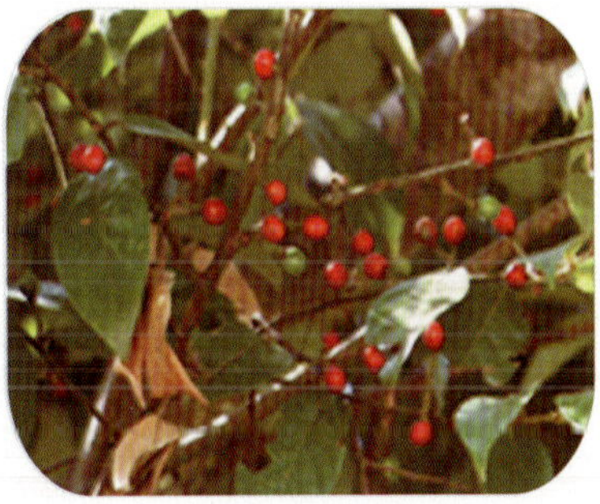

山橿原植物

山柰

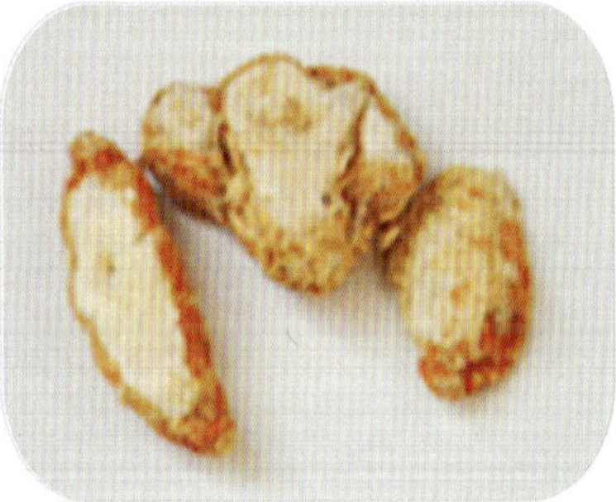

山柰药材

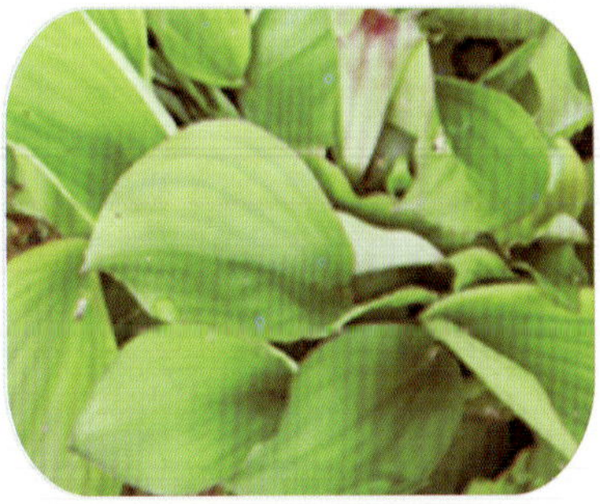

山柰原植物

山药

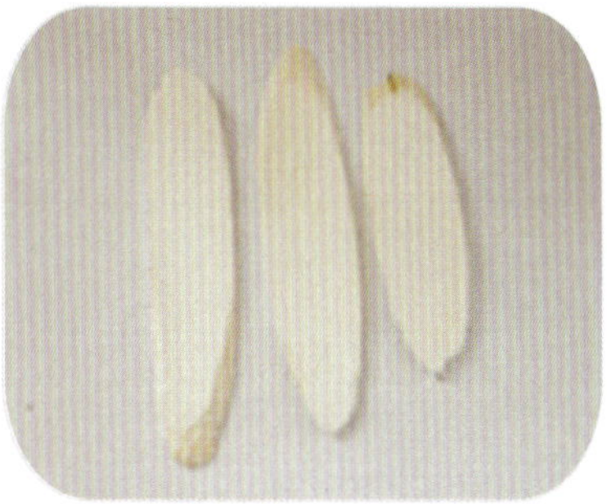
山药饮片（斜切片）

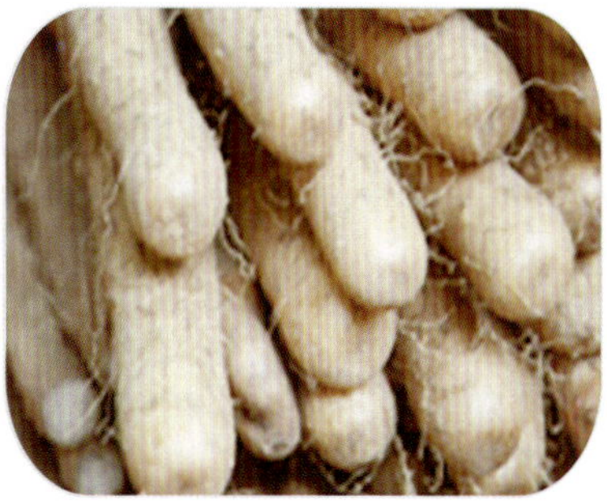
薯蓣根

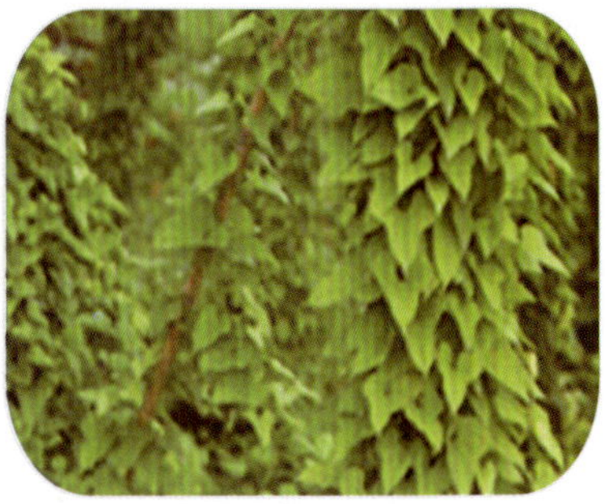
薯蓣原植物

山楂

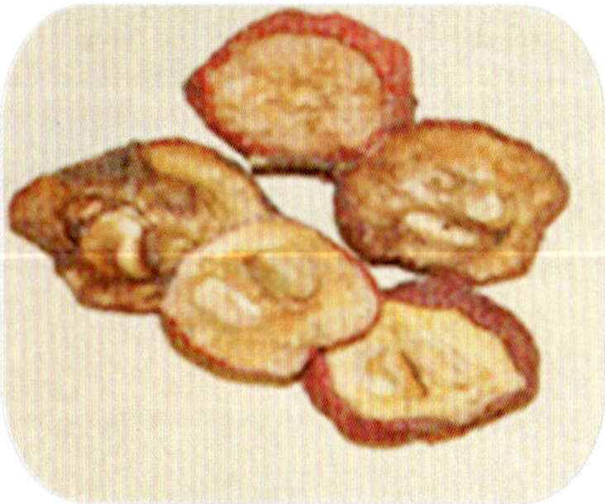
山楂药材

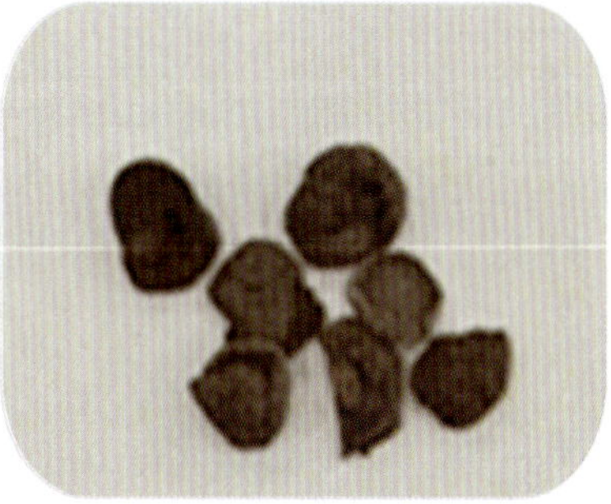
山楂炭

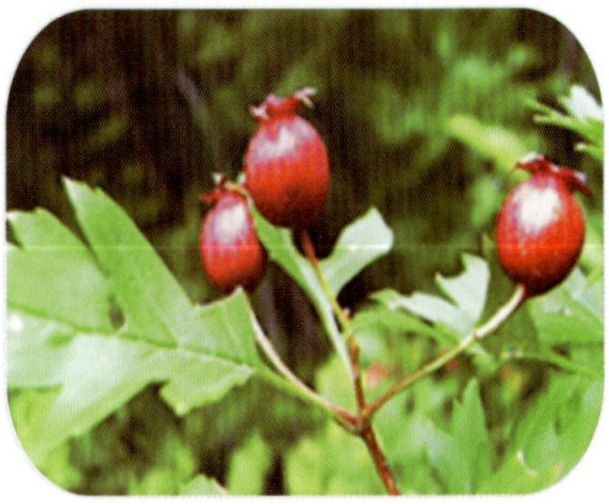
山里红原植物

山茱萸

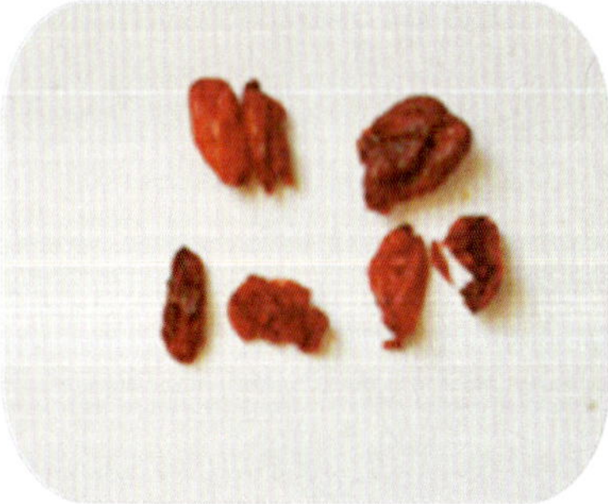
山茱萸药材

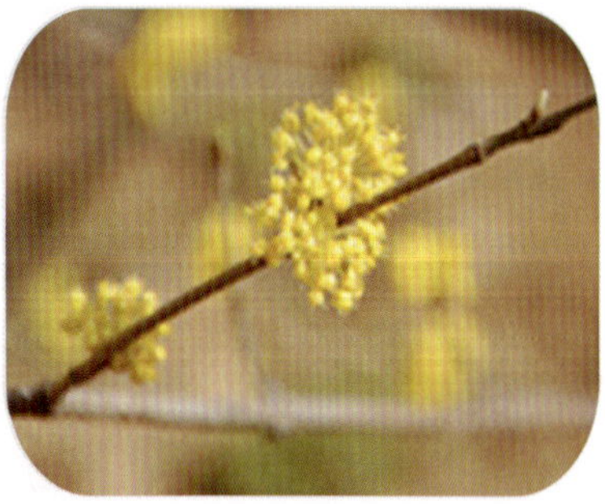
山茱萸花

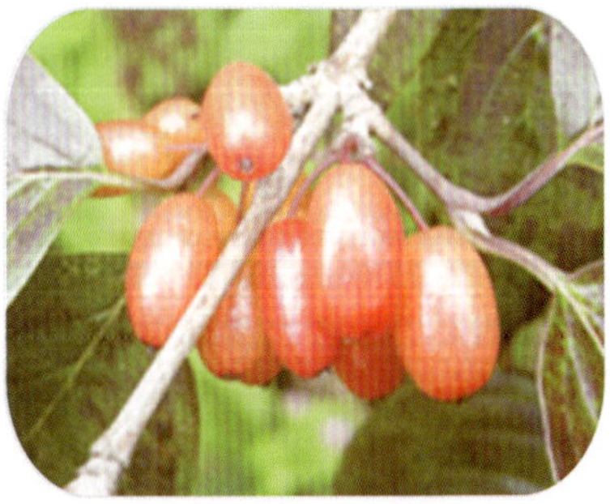
山茱萸原植物

商陆

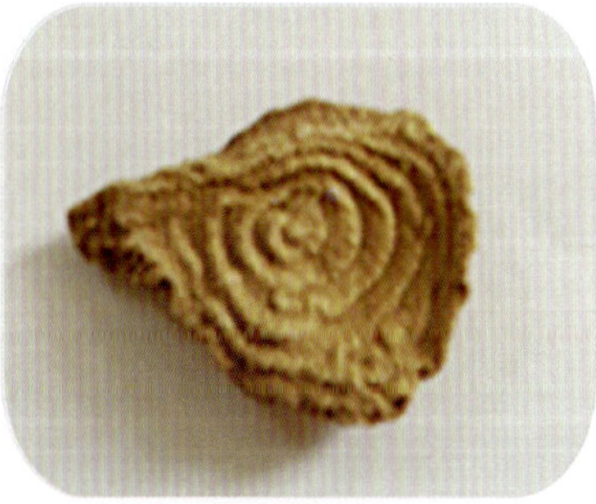
商陆药材

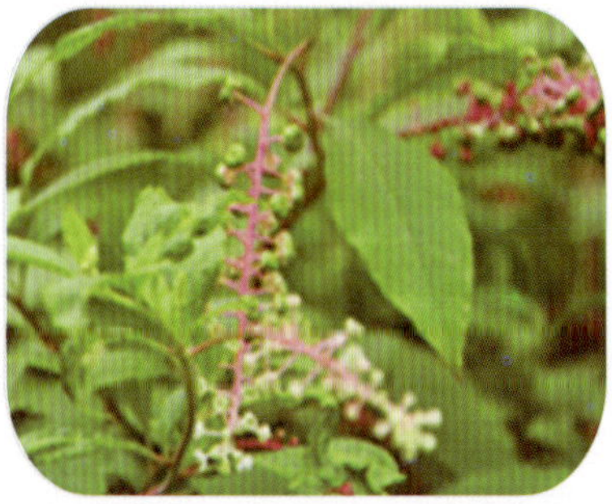
垂序商陆原植物

射干

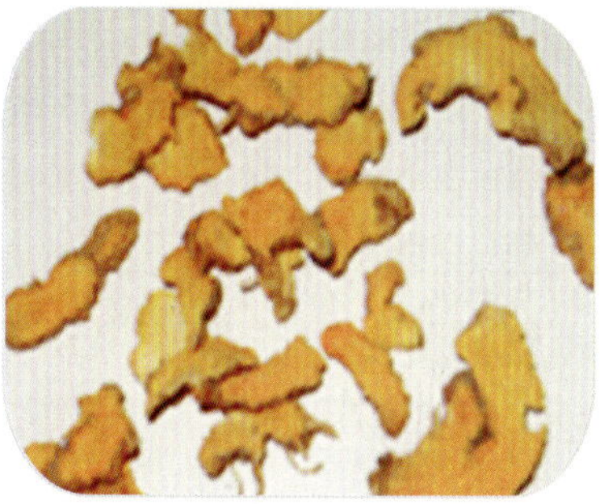

射干药材

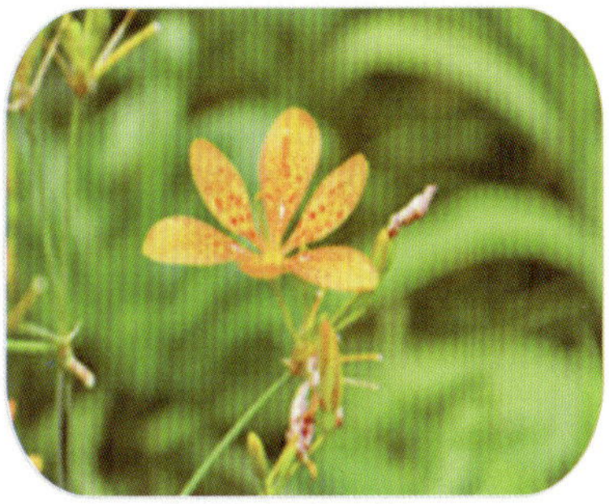

射干原植物

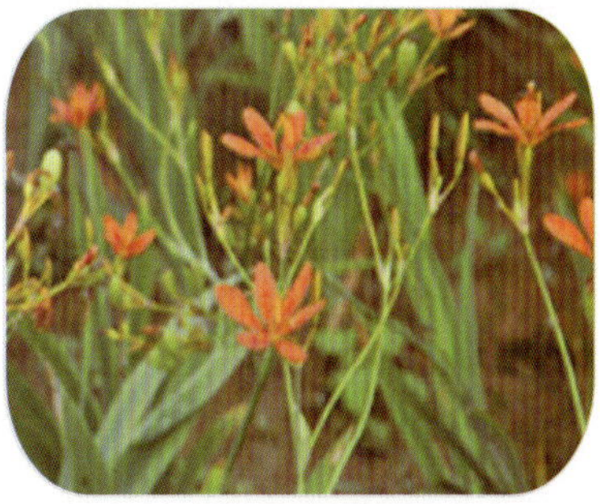

射干原植物

蛇莓

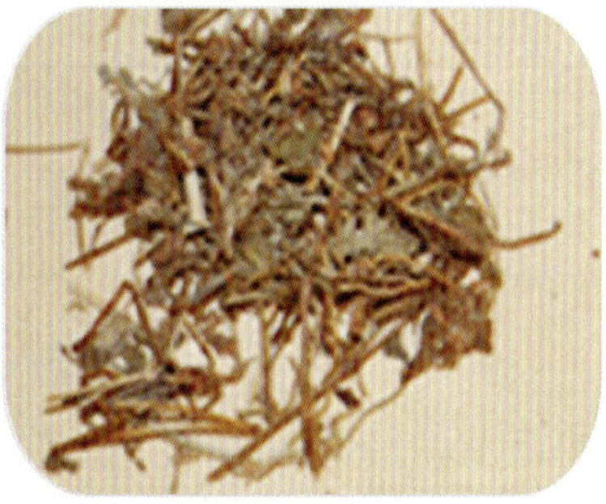

蛇莓药材

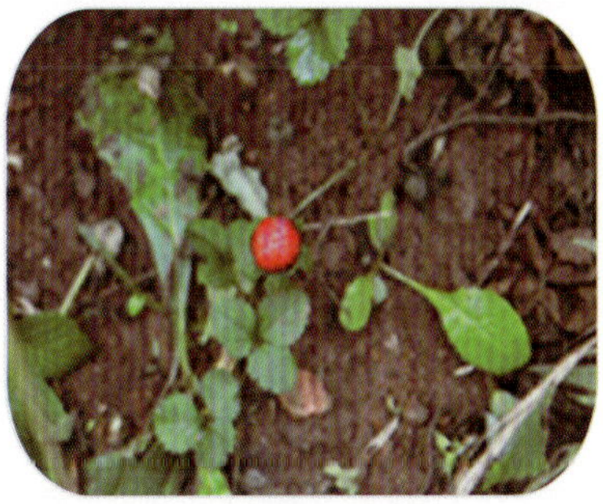

蛇莓原植物

升麻

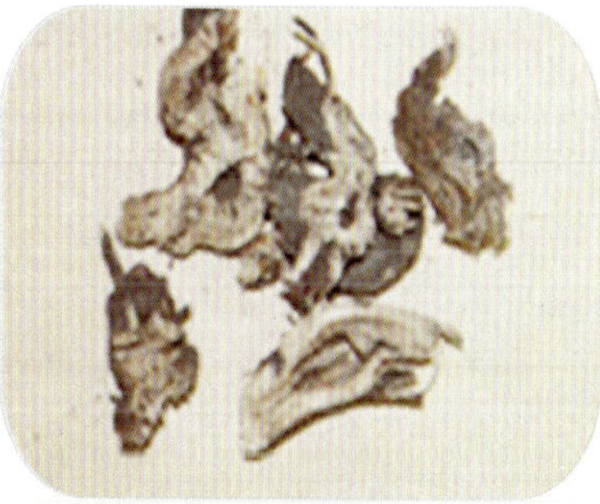

升麻药材

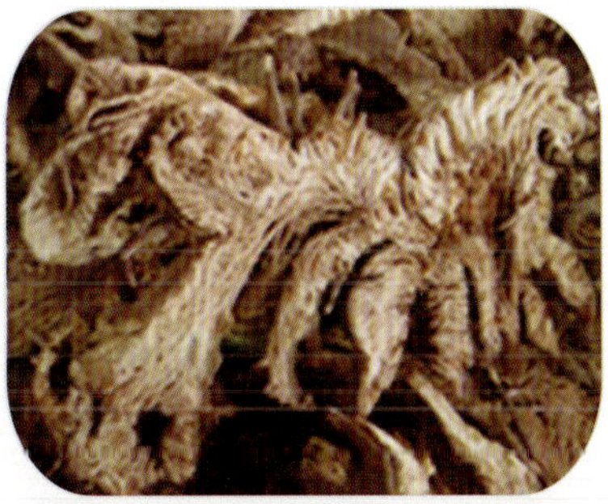

升麻药材

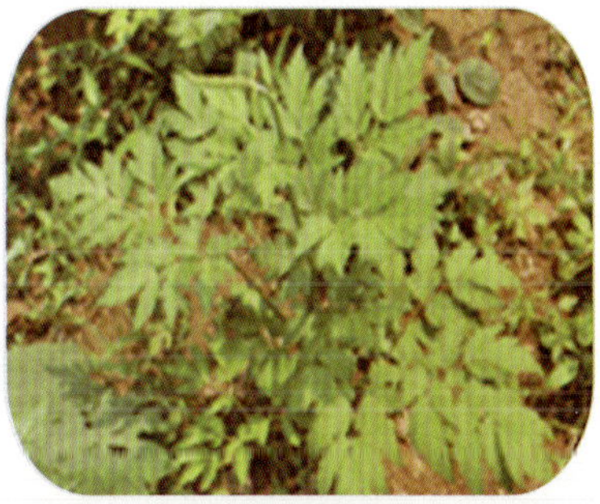

升麻原植物

石菖蒲

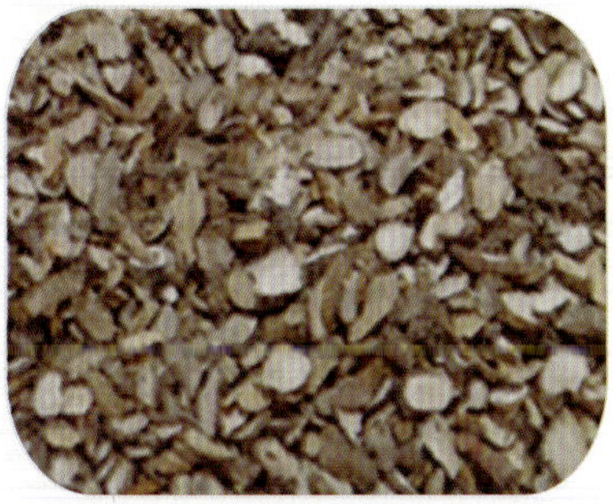

石菖蒲饮片

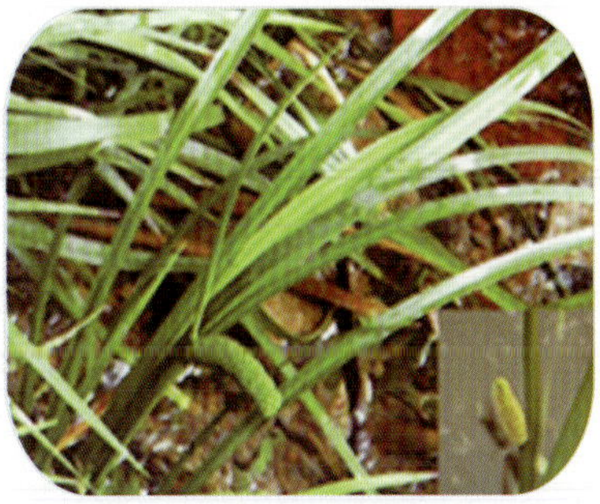

石菖蒲原植物

石斛

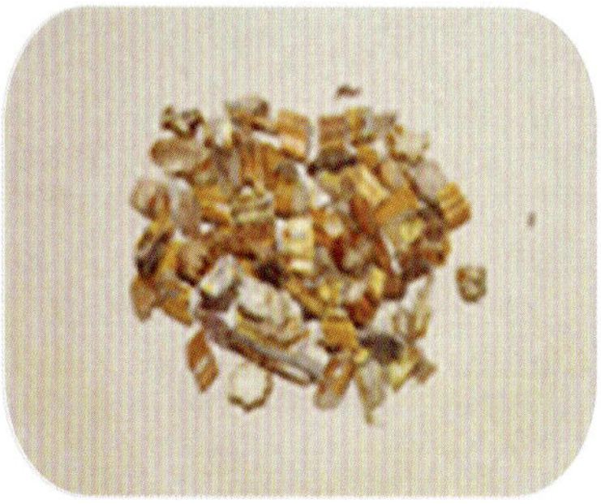

石斛药材

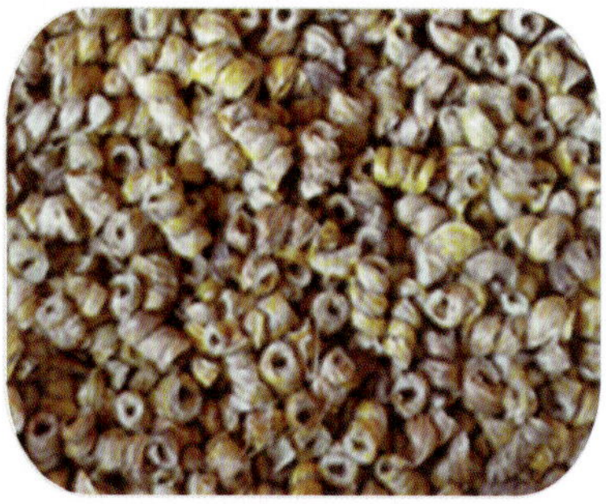

铁皮石斛

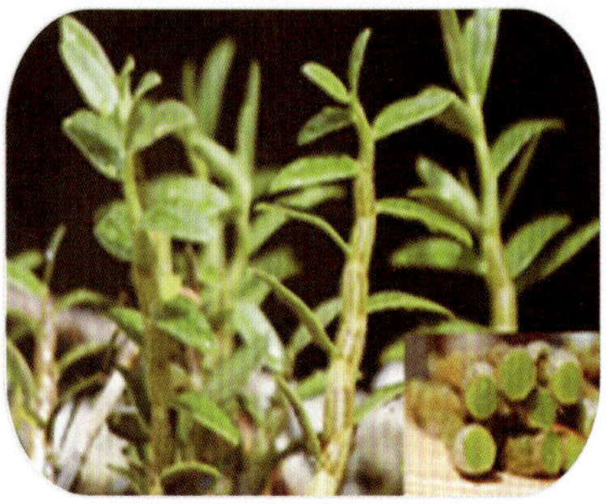

石斛原植物

石见穿

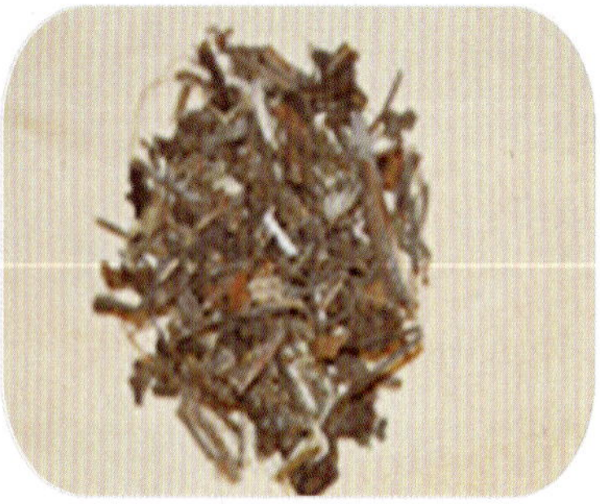

石见穿药材

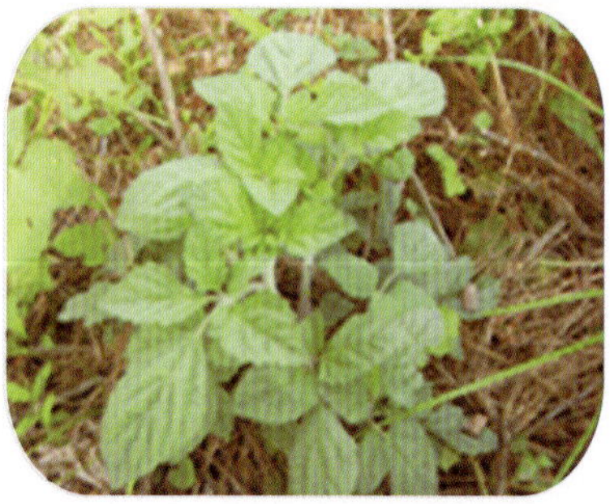

石见穿原植物

石韦

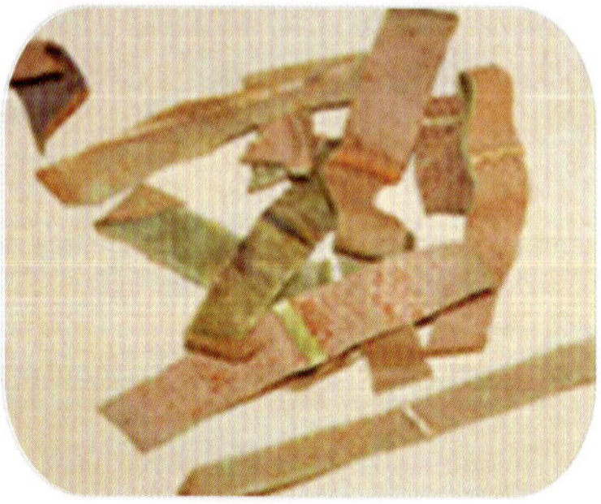

石韦药材

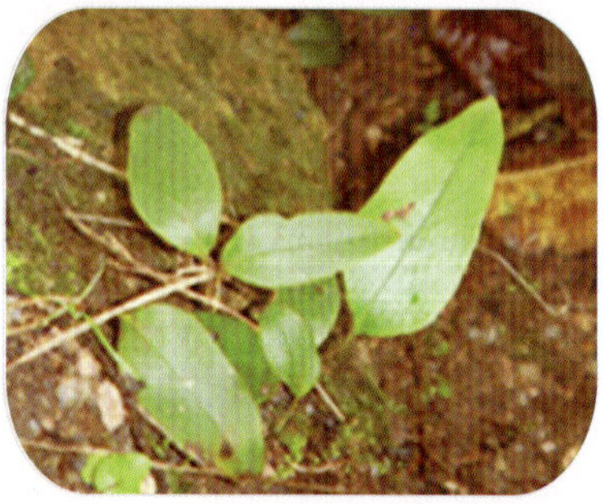

石韦原植物

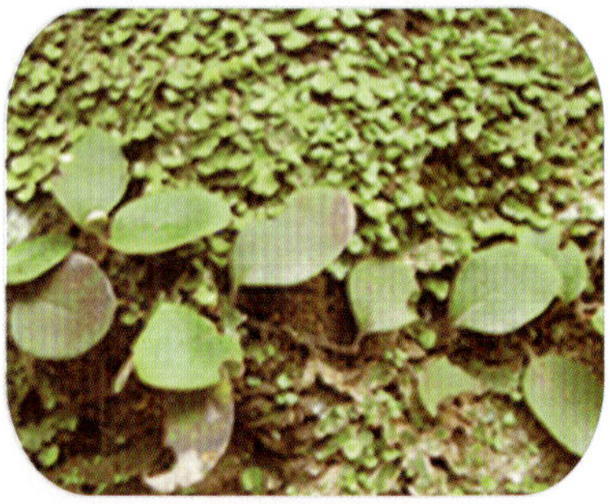

石韦原植物

石膏

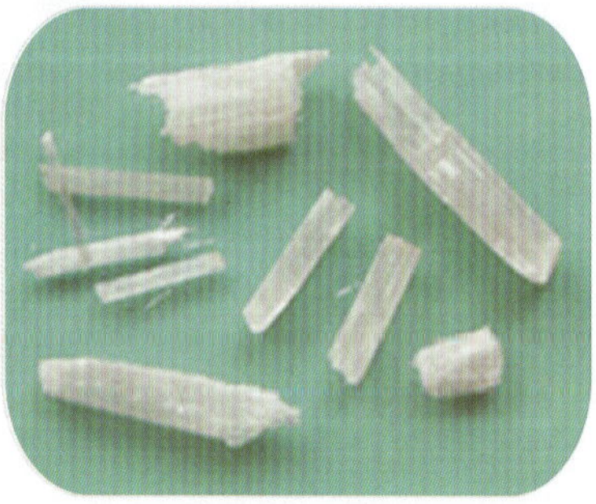

石膏药材

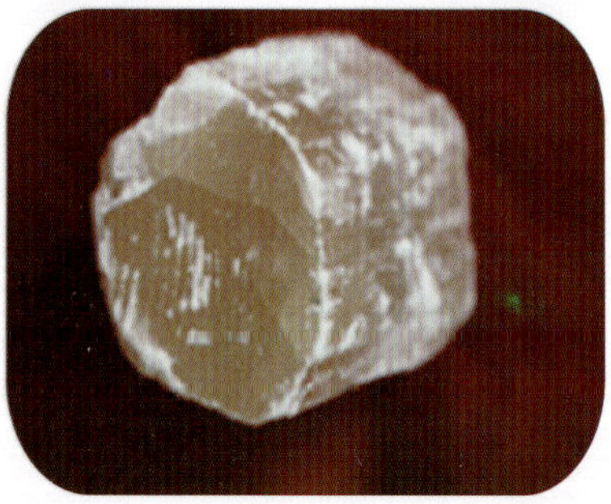

石膏原矿物

柿蒂

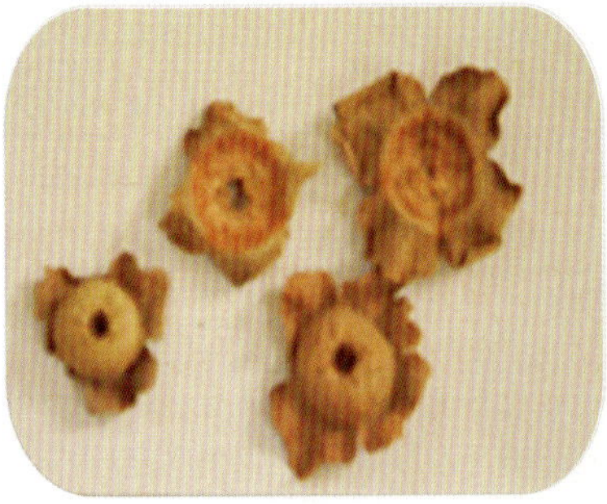

柿蒂药材

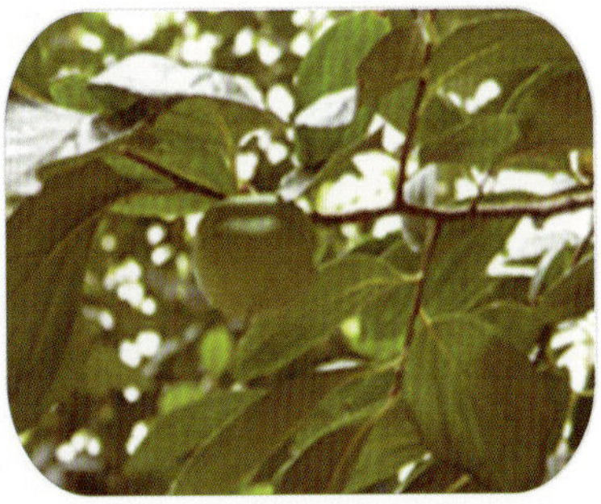

柿蒂原植物

使君子

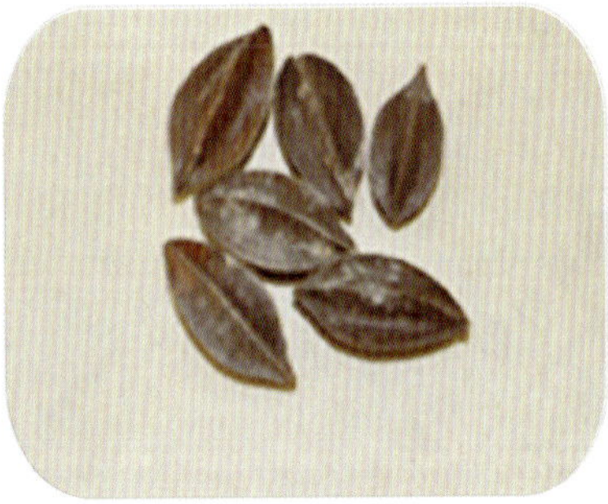

使君子药材

水红花子

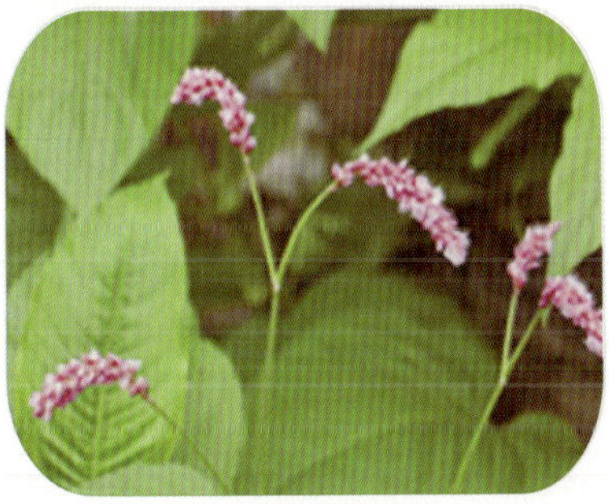

红蓼原植物

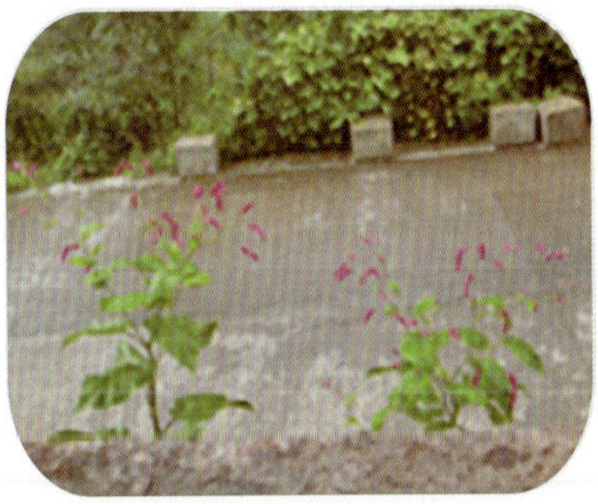

红蓼原植物

松节

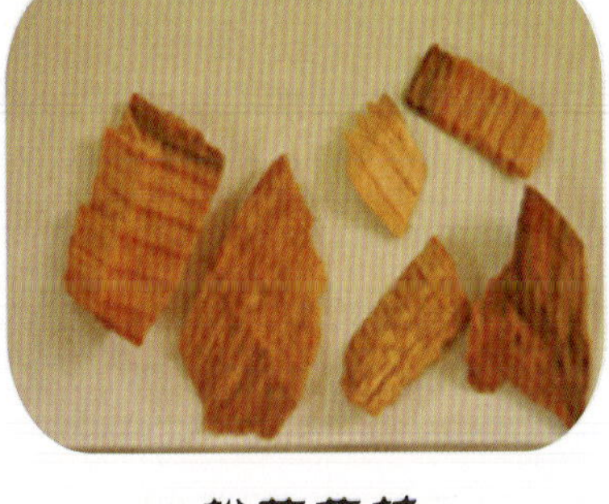

松节药材

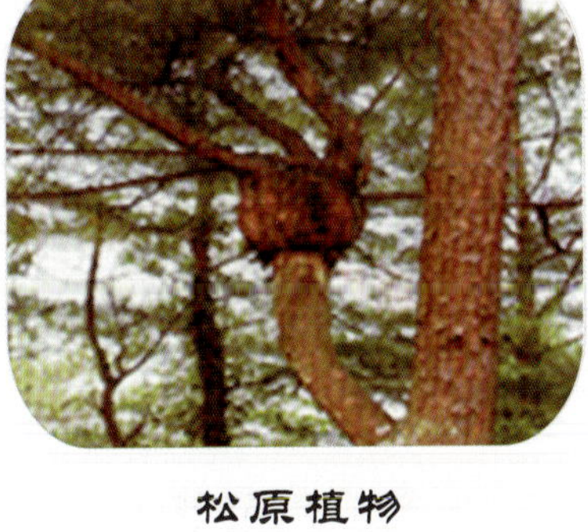

松原植物

松香

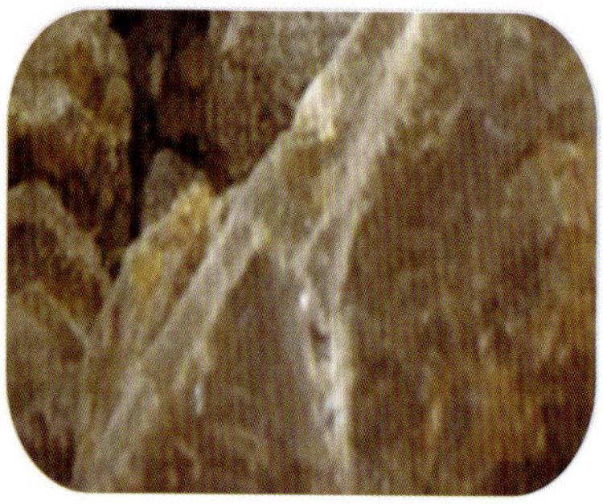

松香药材

酸枣仁

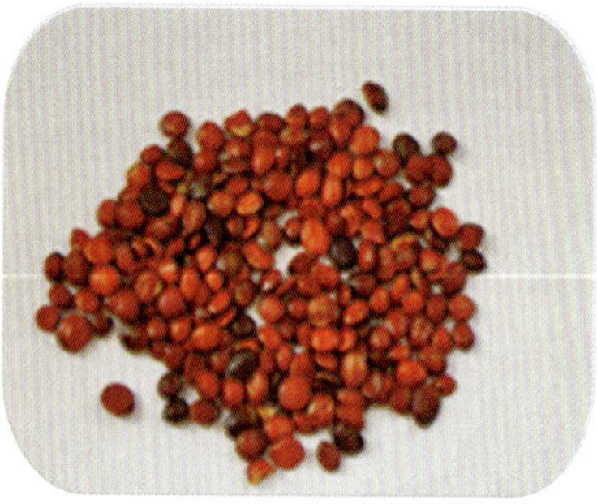

酸枣仁药材

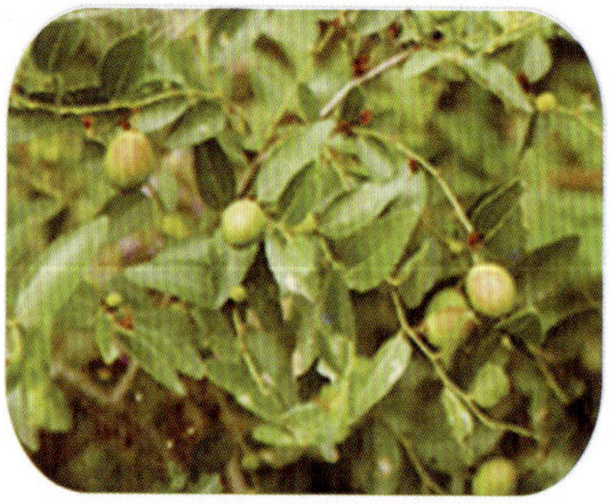

酸枣仁原植物

锁阳

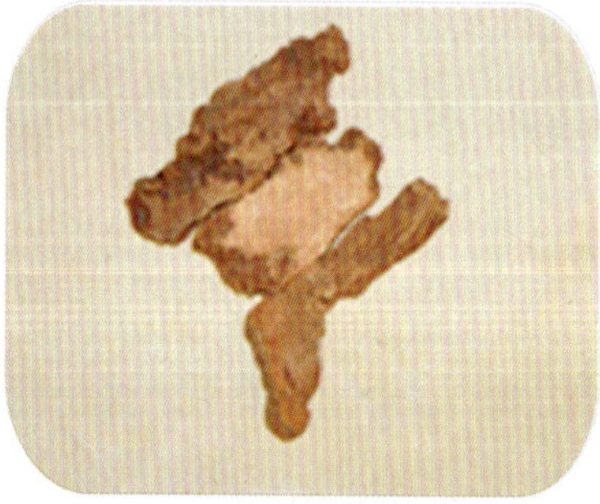

锁阳药材

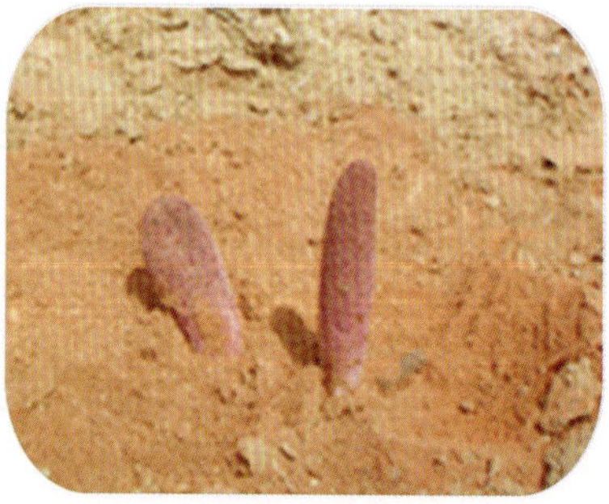

锁阳原植物

太子参

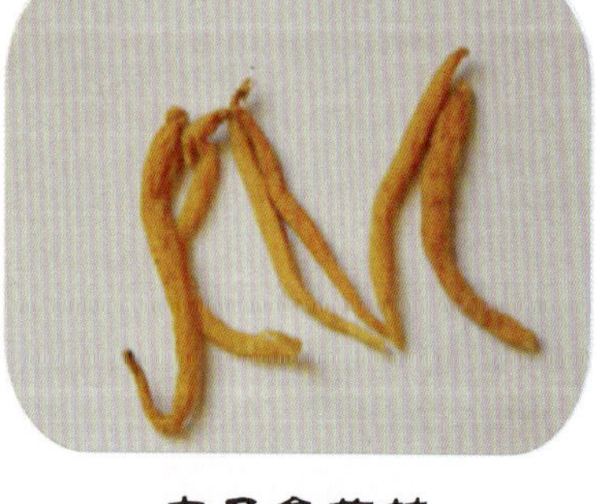

太子参药材

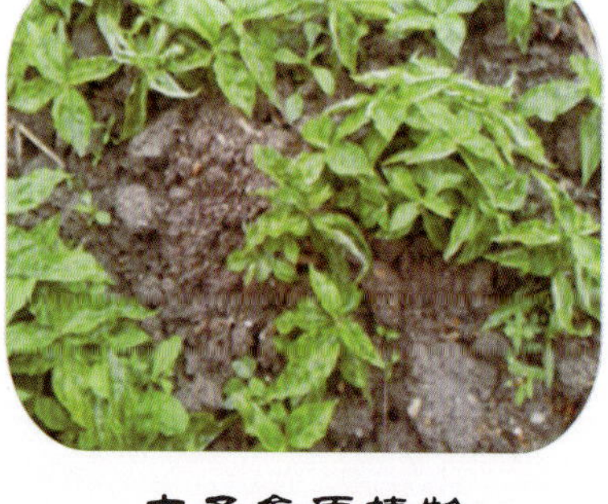

太子参原植物

檀香

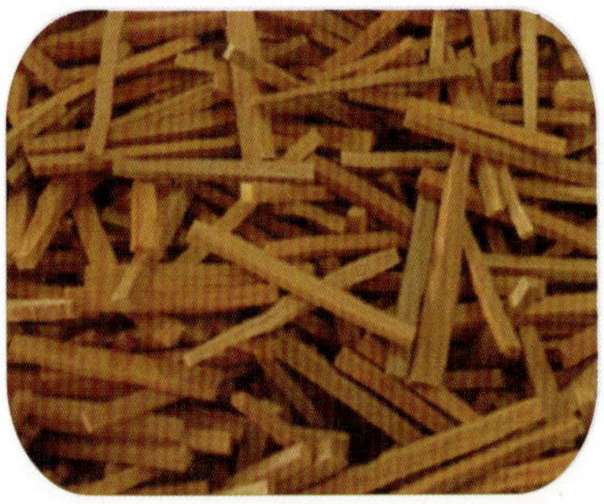
檀香饮片

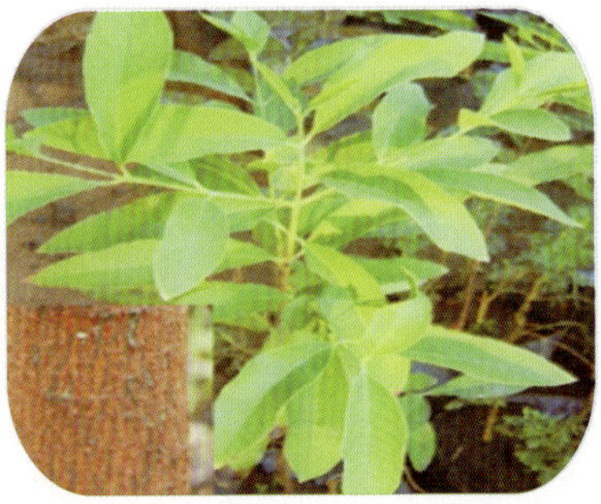
檀香原植物

桃仁

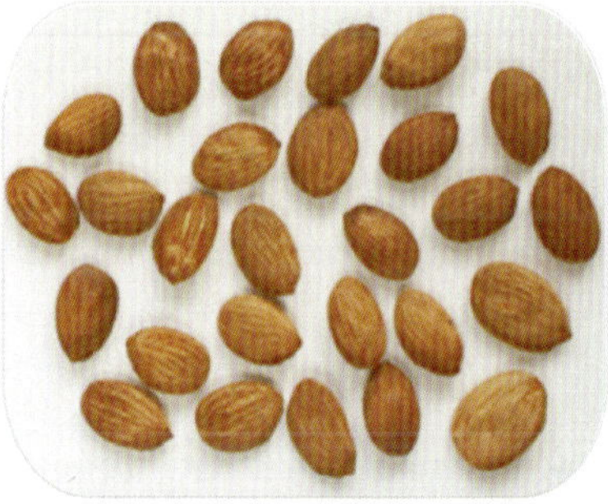
桃仁药材

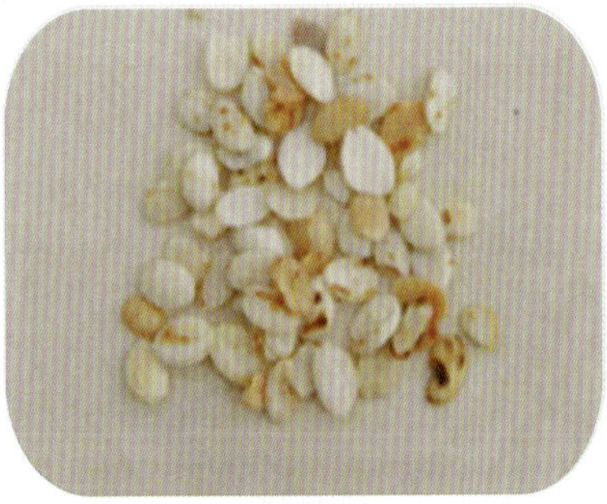
炒桃仁

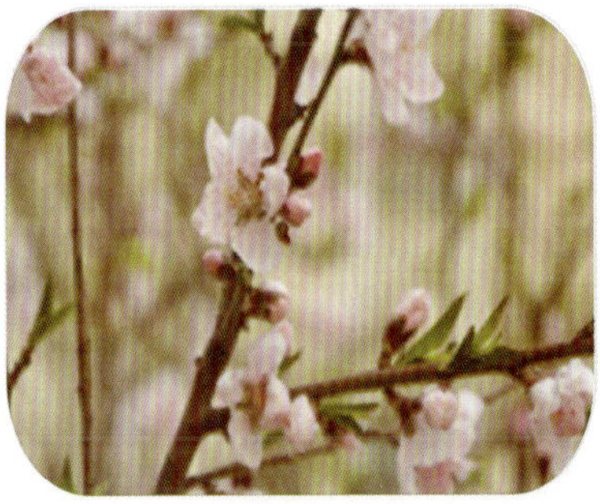
桃原植物

天花粉

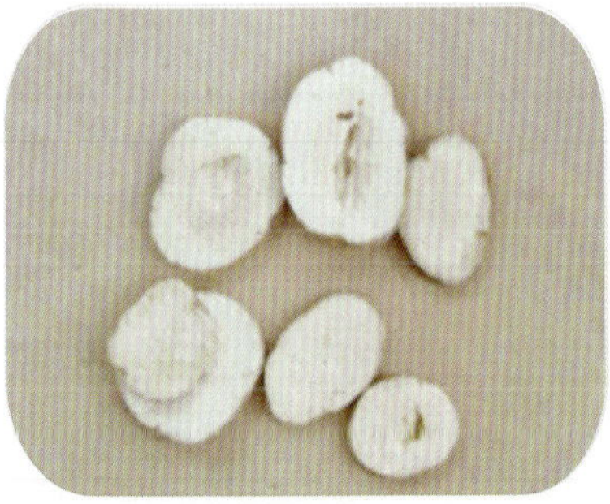
天花粉饮片

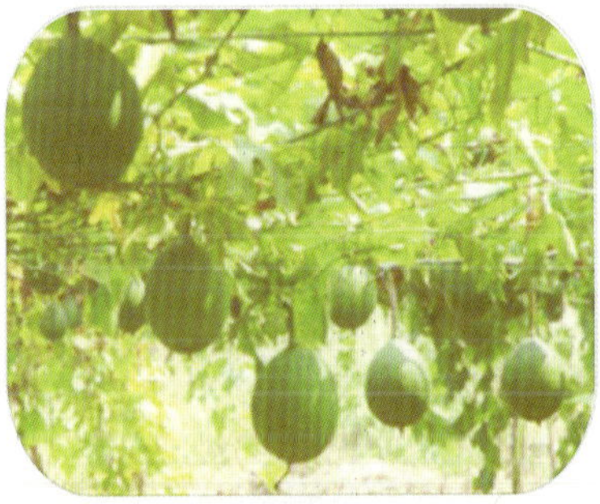
栝楼原植物

天南星

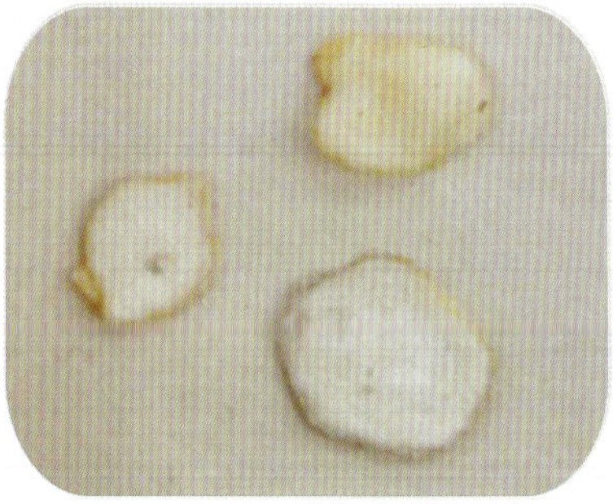
天南星饮片

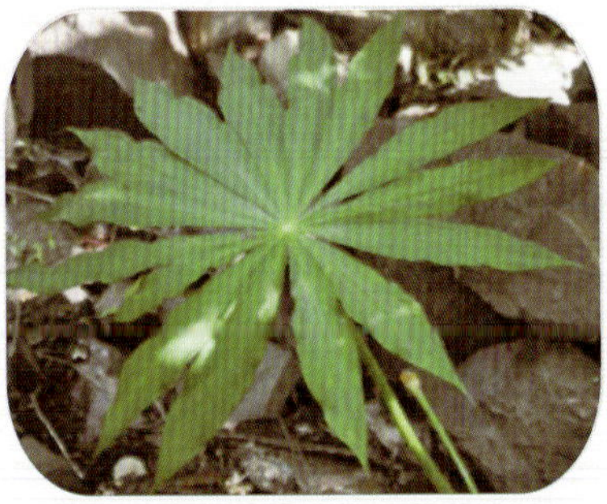
东北天南星原植物

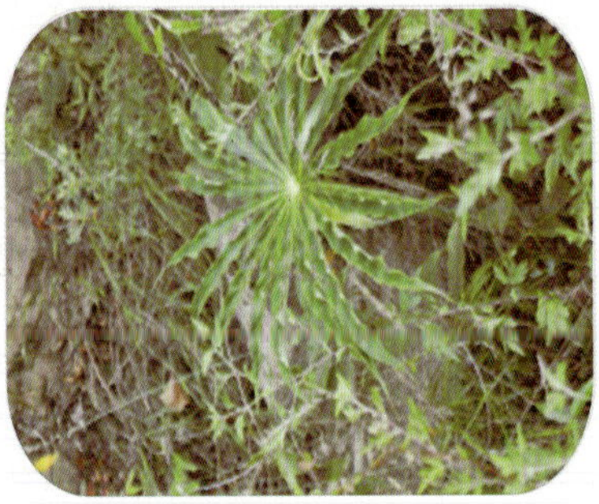
天南星原植物

天冬

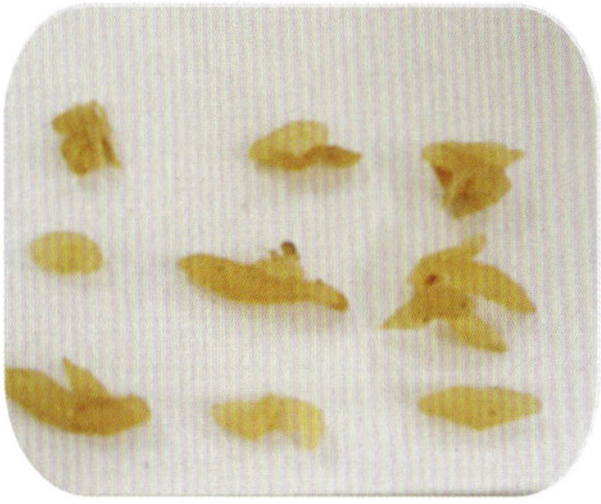

天冬药材

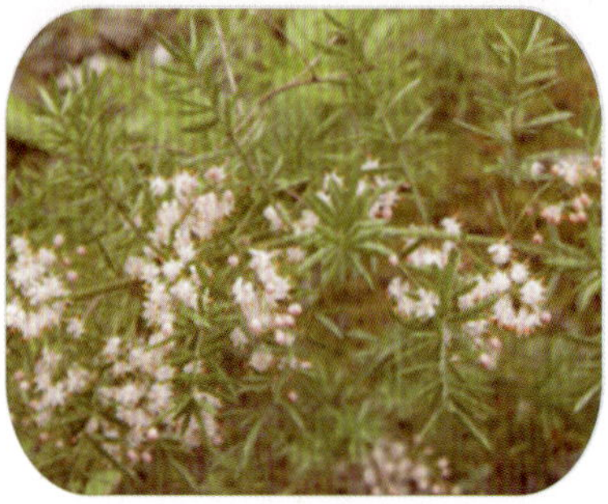

天冬原植物

天麻

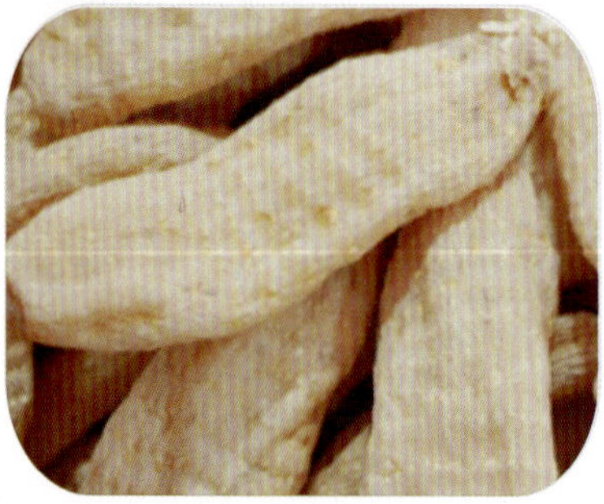

天麻药材

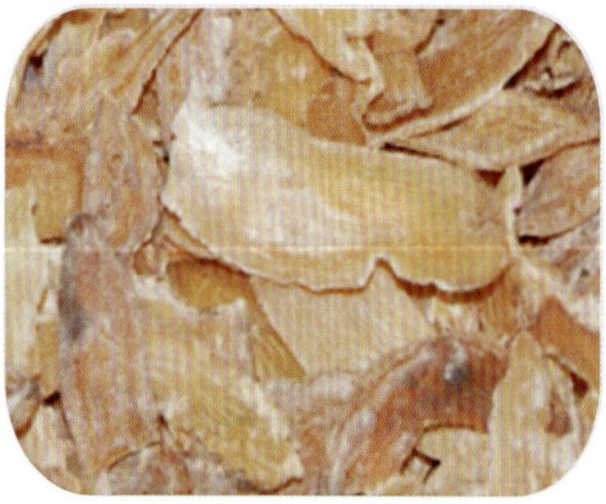

天麻（无硫片）

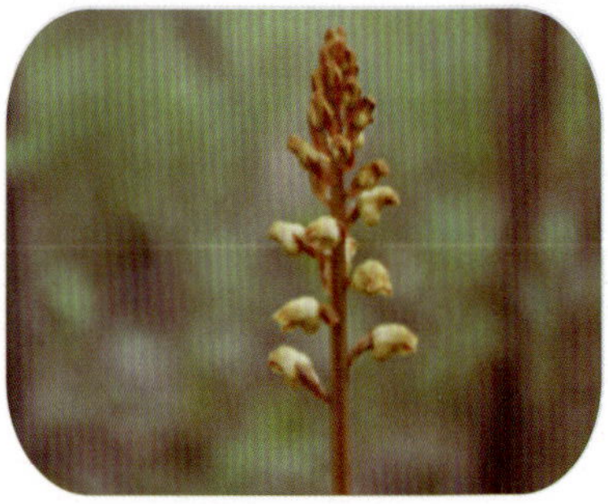

天麻原植物

菟丝子

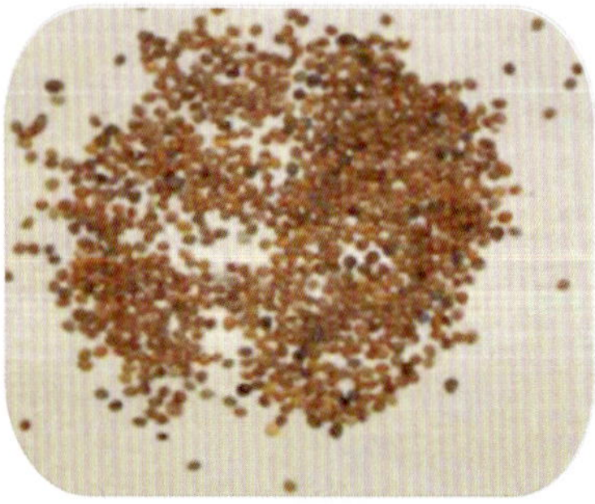

菟丝子药材

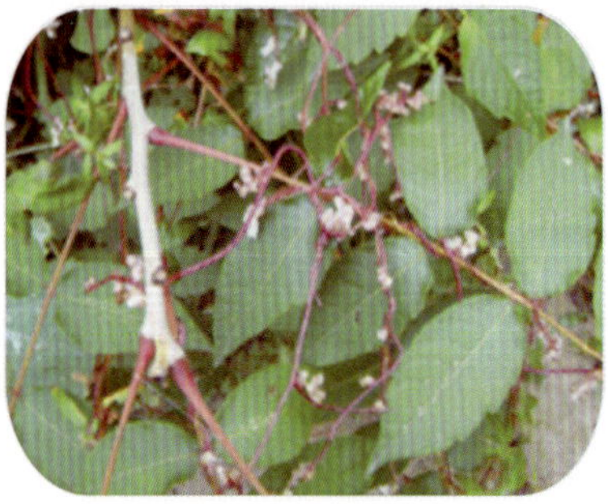

菟丝子原植物

土鳖虫

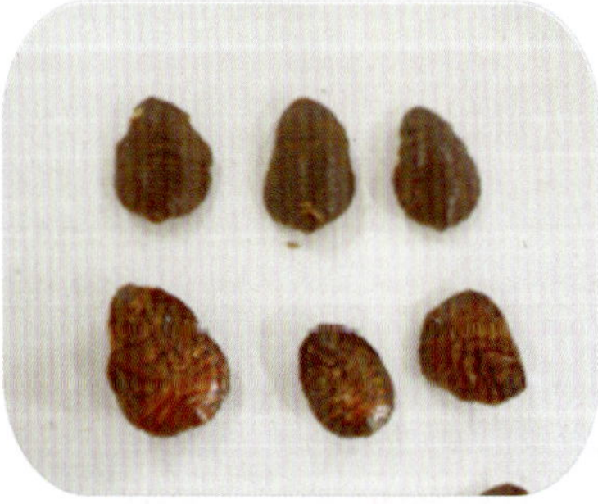

土鳖虫药材

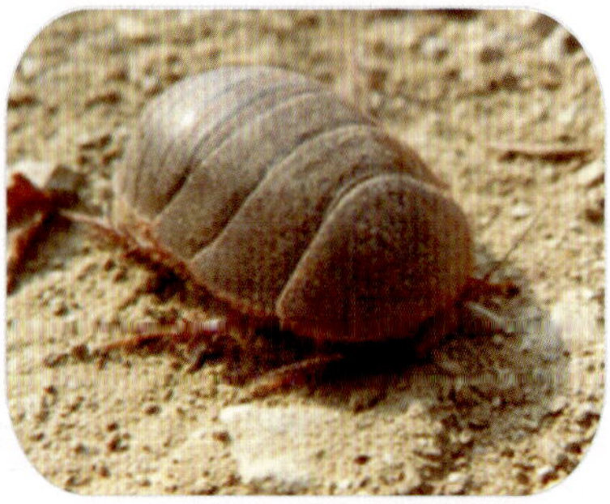

土鳖虫原动物

瓦松

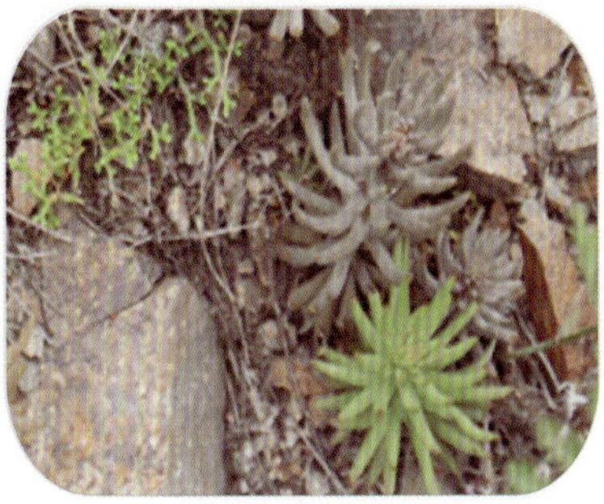

瓦松原植物

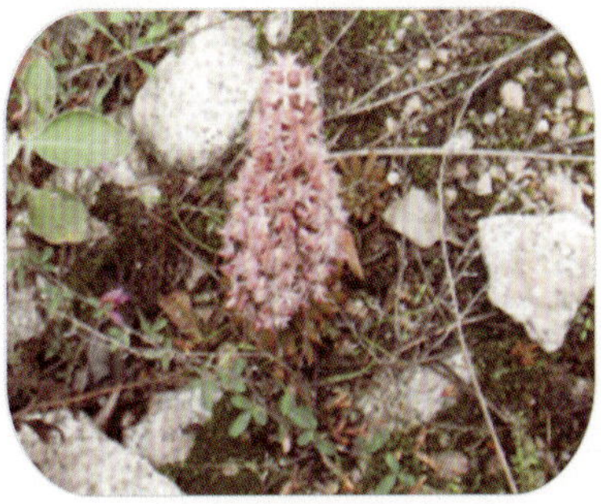

瓦松原植物

王不留行

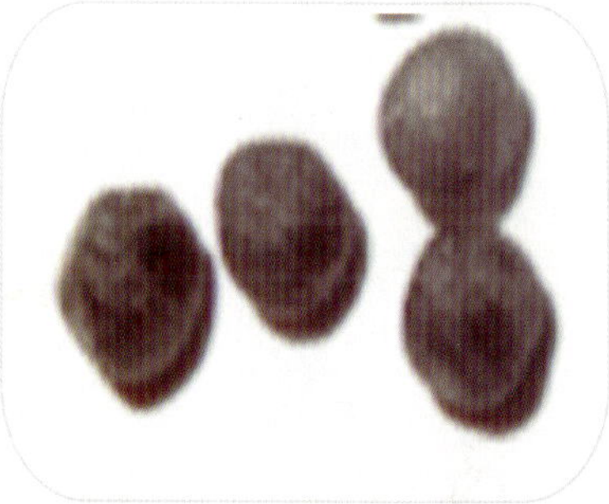

王不留行药材

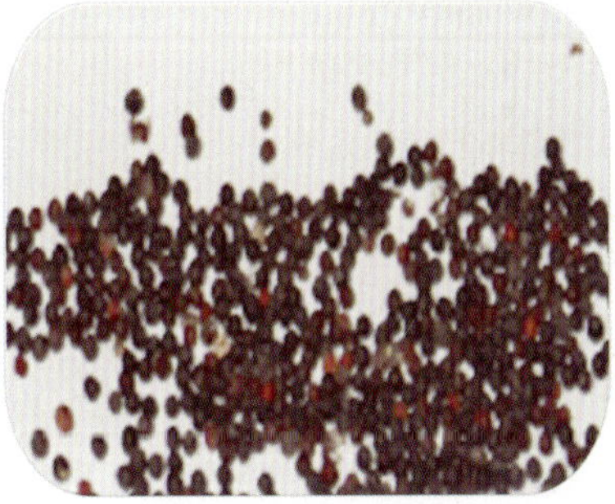

王不留行药材

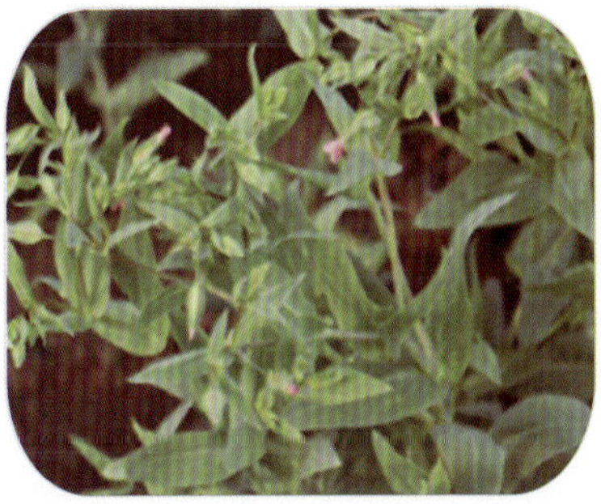

王不留行原植物

五加皮

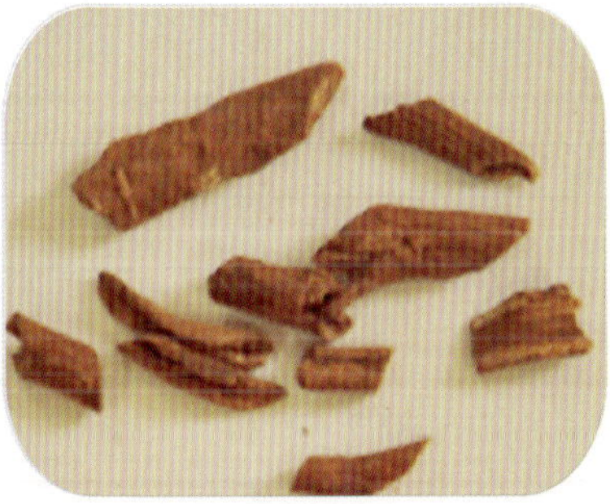

五加皮药材

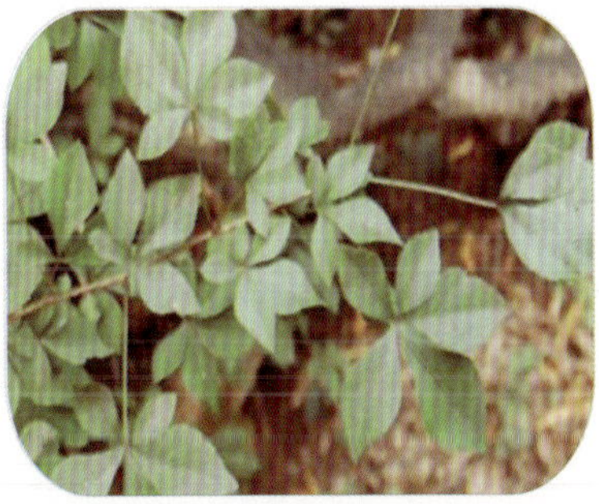

五加皮原植物

五味子

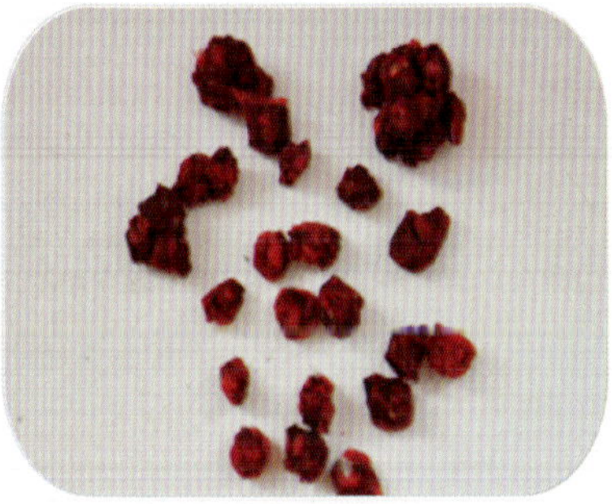

五味子药材

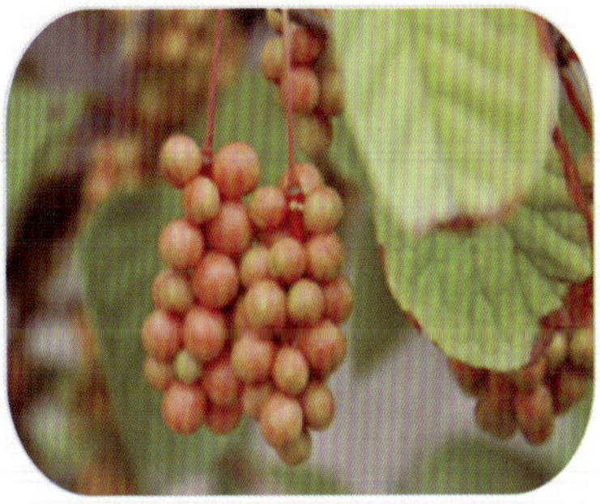

五味子原植物

五倍子

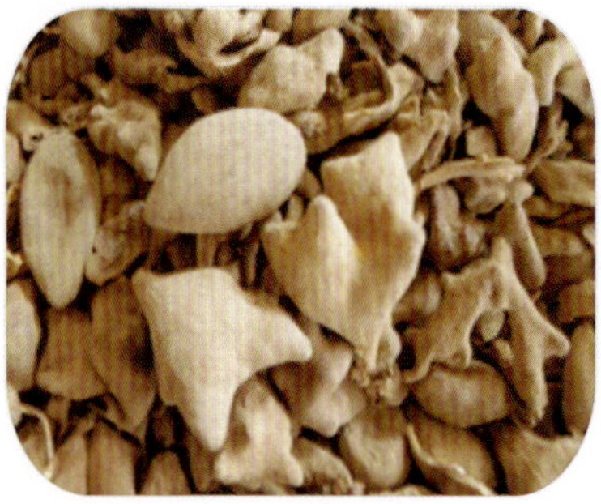

五倍子药材

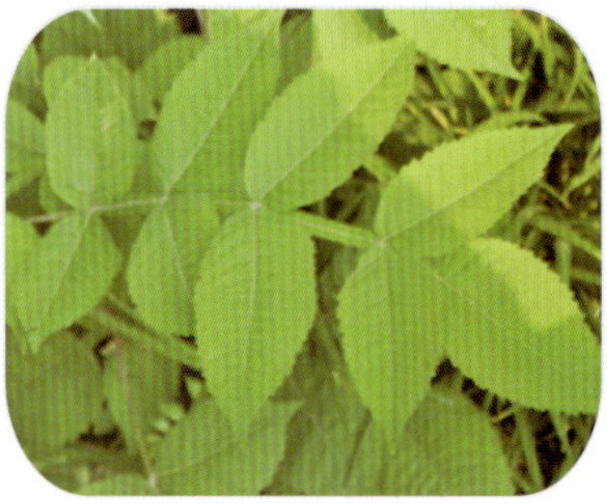

盐肤木原植物

乌梅

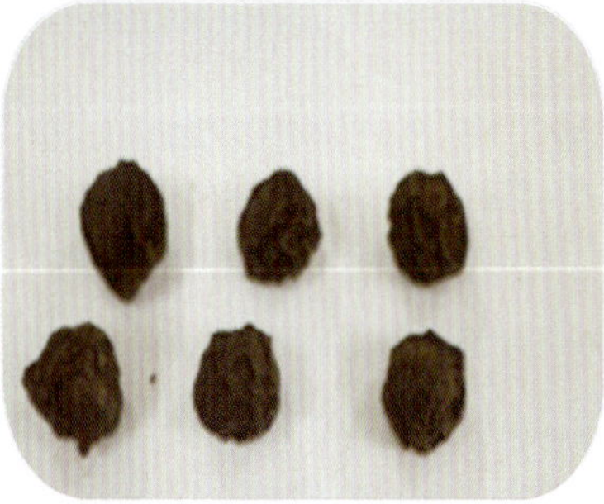

乌梅药材

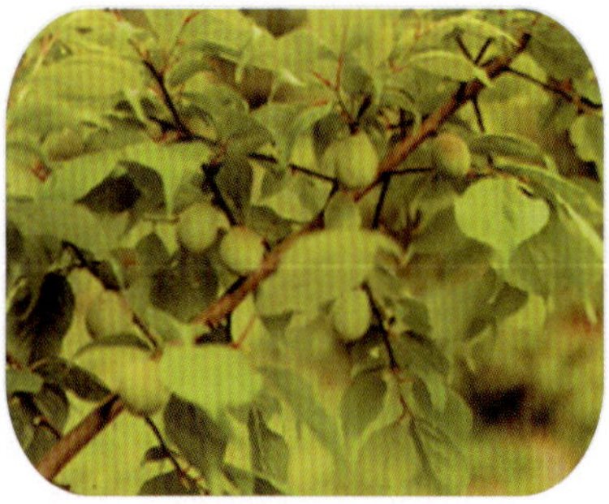

乌梅原植物

吴茱萸

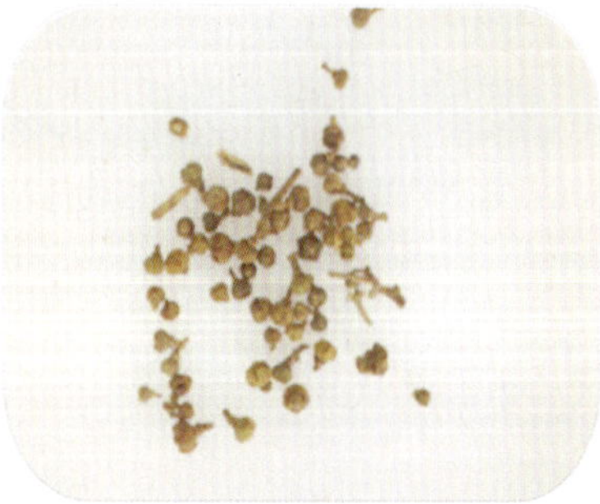

吴茱萸药材

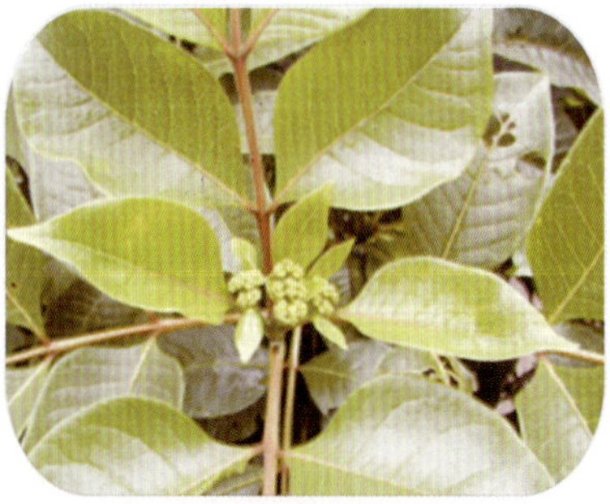

吴茱萸原植物

西洋参

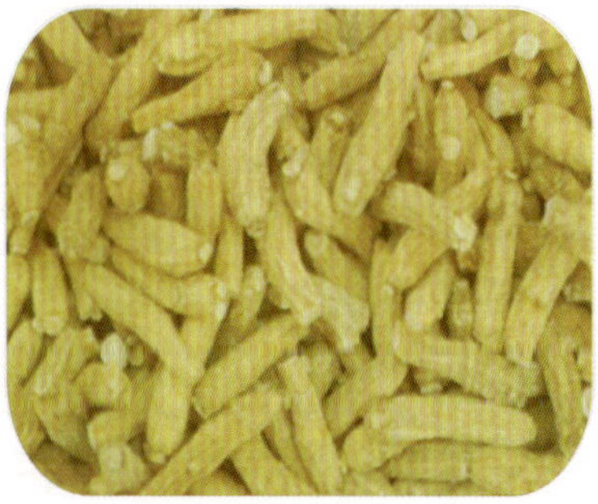

西洋参药材

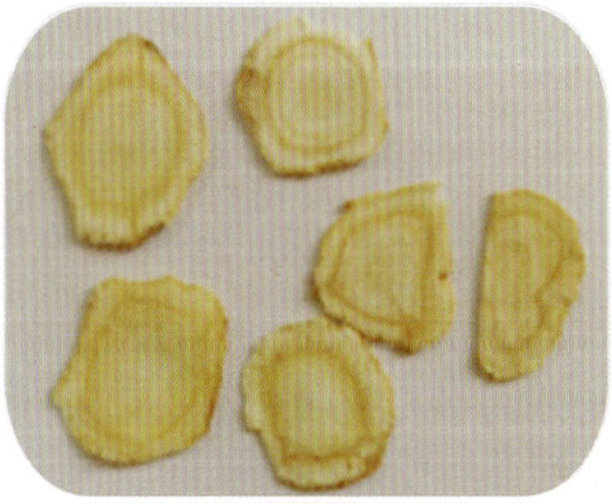

西洋参饮片

细辛

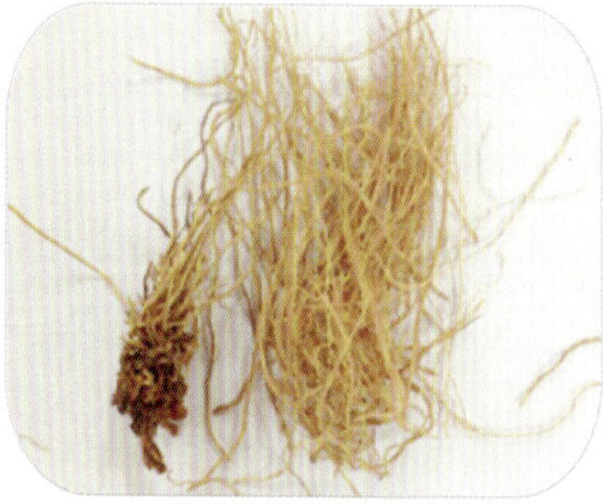

细辛药材

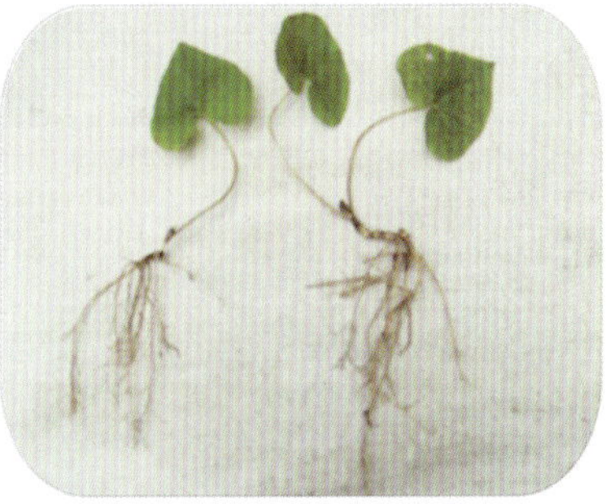

细辛原植物

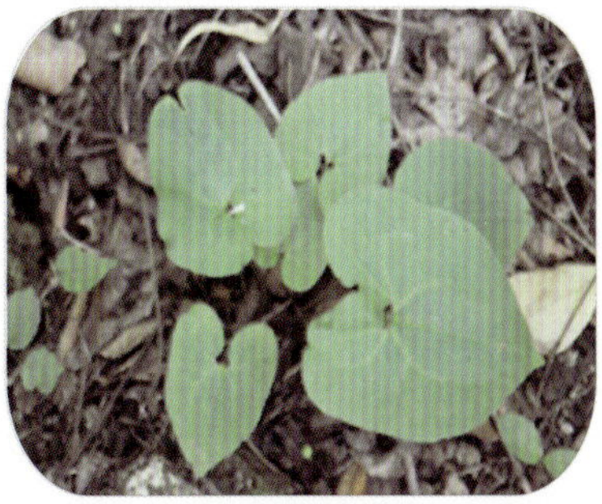

细辛原植物

西红花

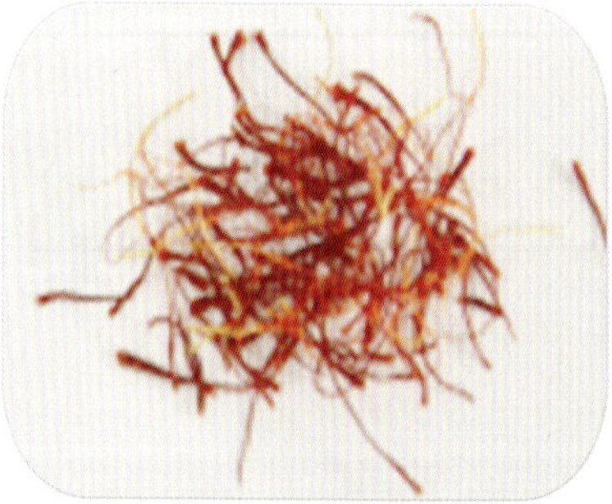

西红花药材

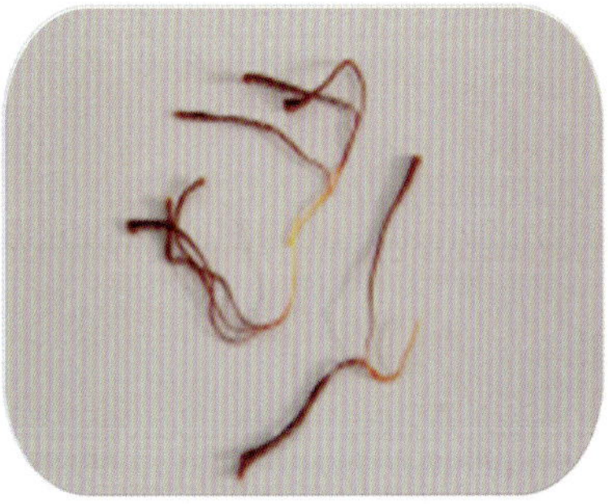

西红花药材

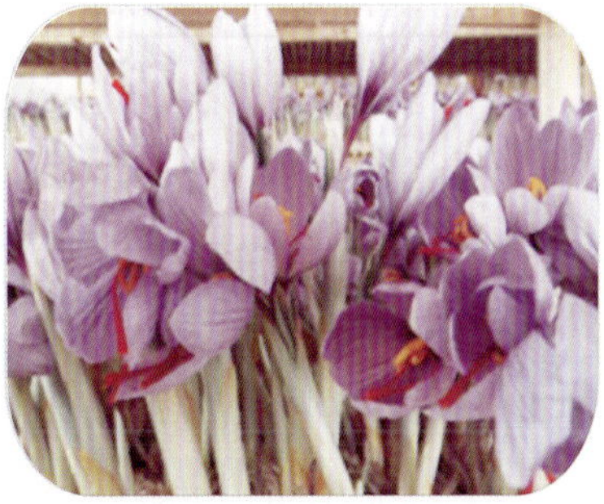

西红花原植物

夏枯草

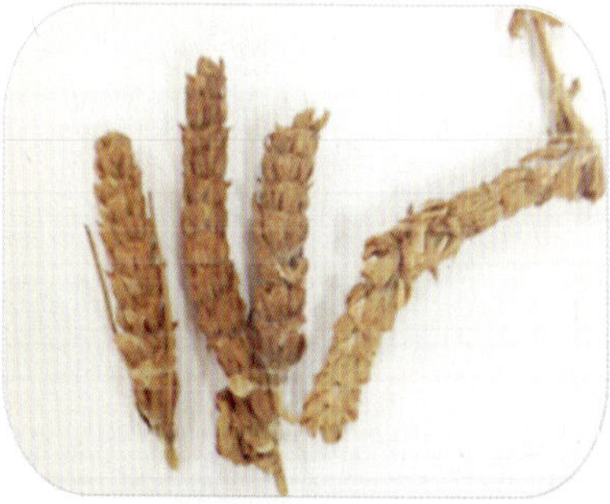

夏枯草药材

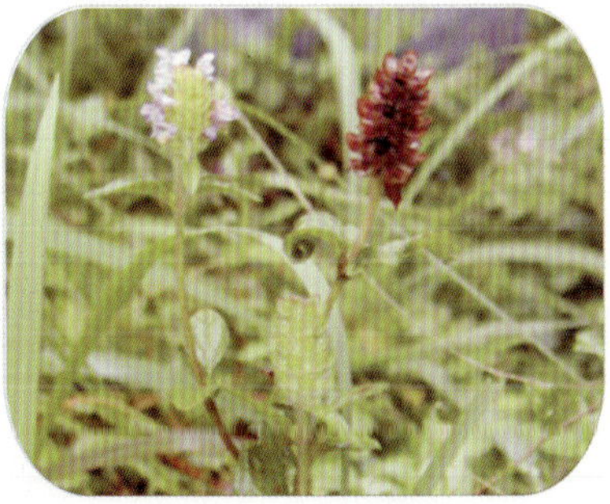

夏枯草原植物

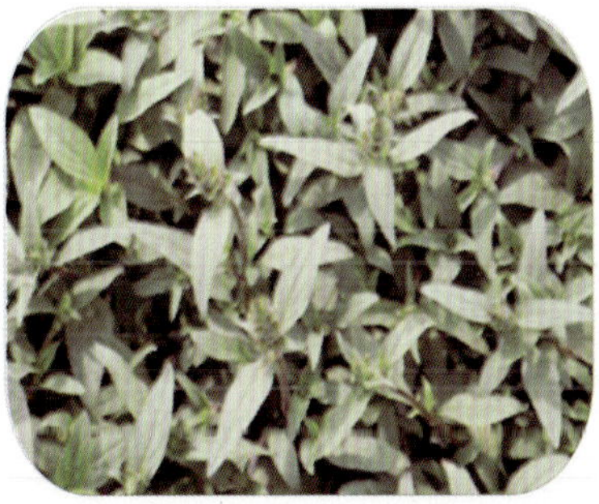

夏枯草原植物

仙茅

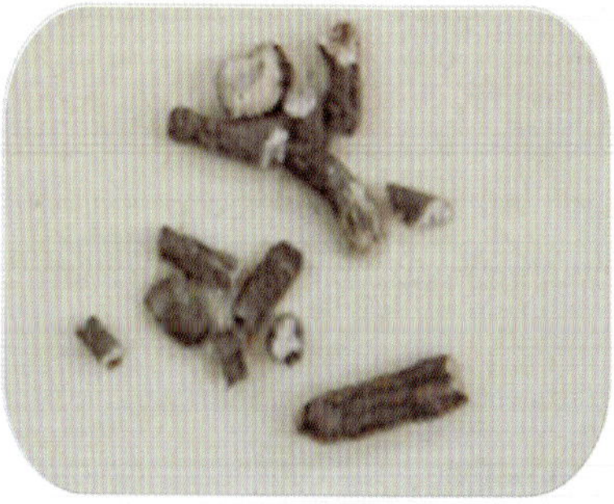

仙茅药材

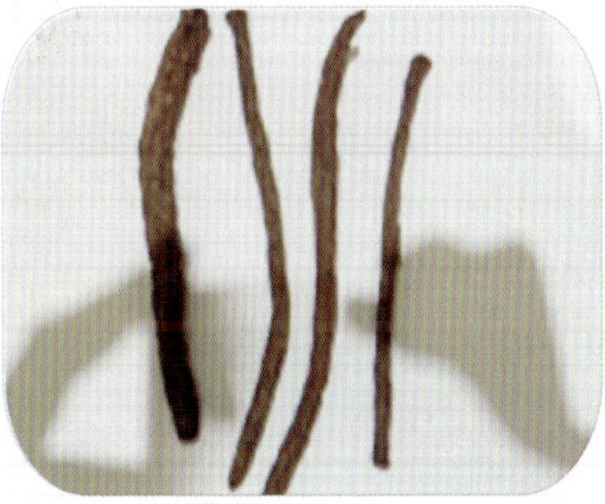

仙茅饮片

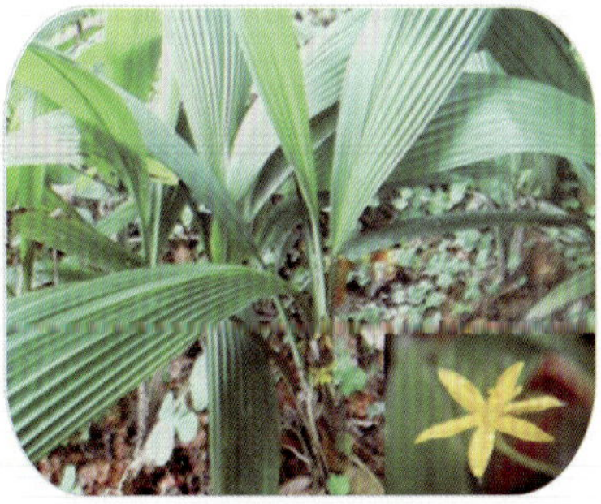

仙茅原植物

仙鹤草

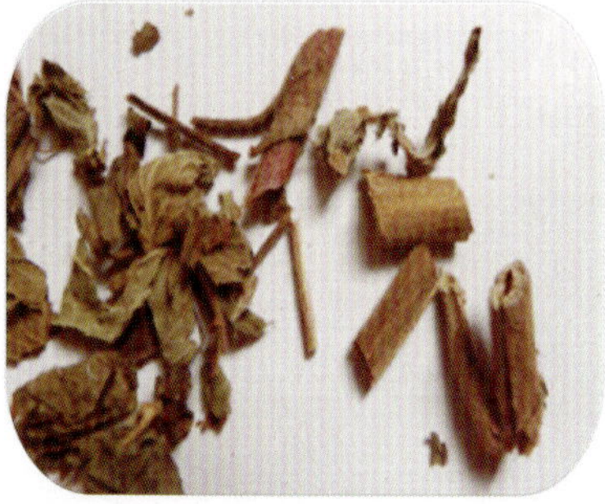

仙鹤草原植物

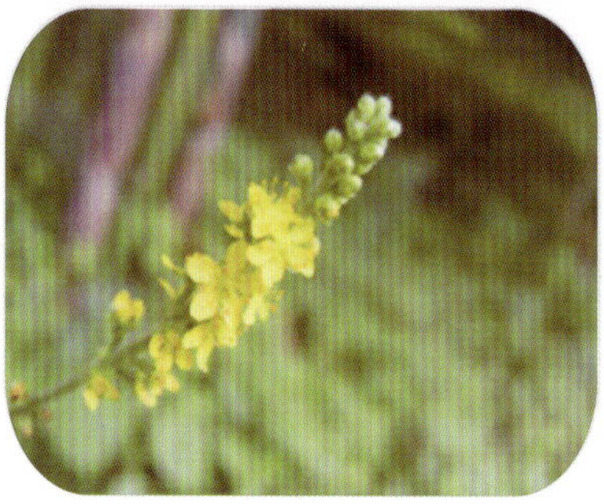

仙鹤草原植物

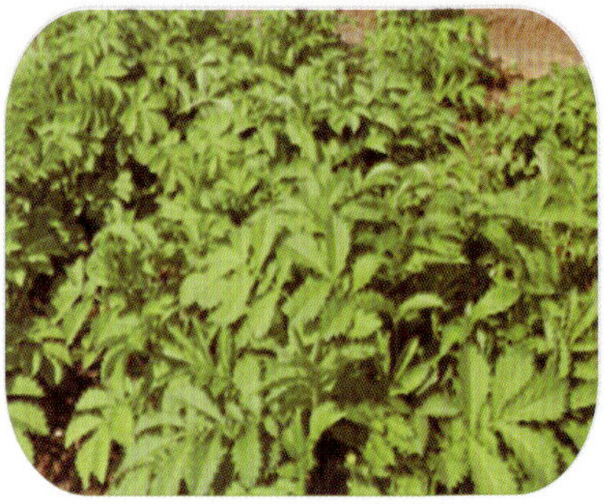

仙鹤草原植物

香附

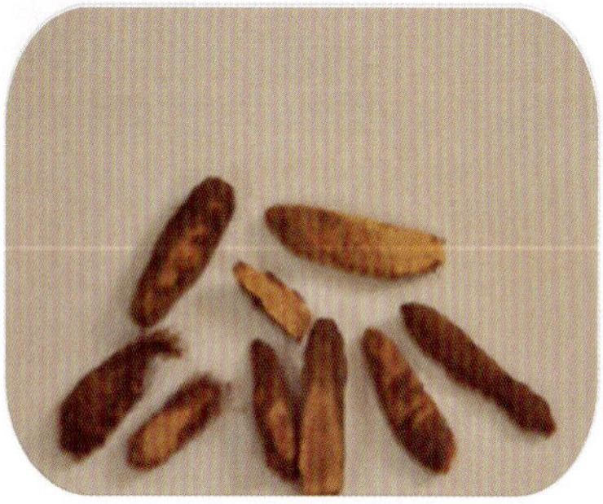

香附药材

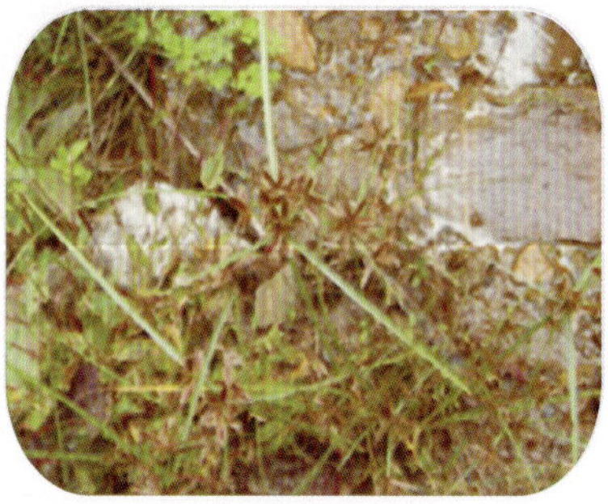

香附原植物

香加皮

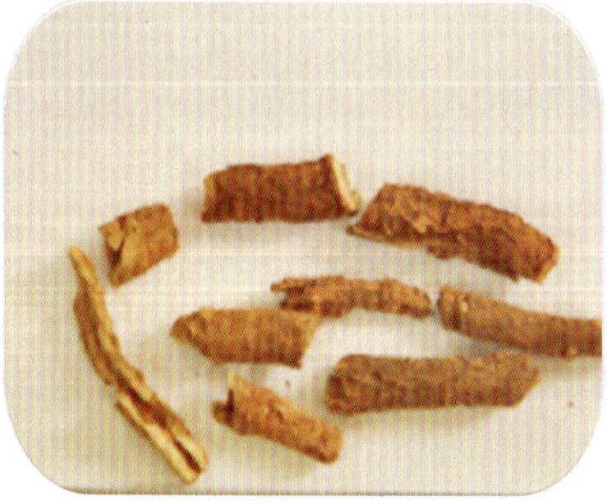

香加皮药材

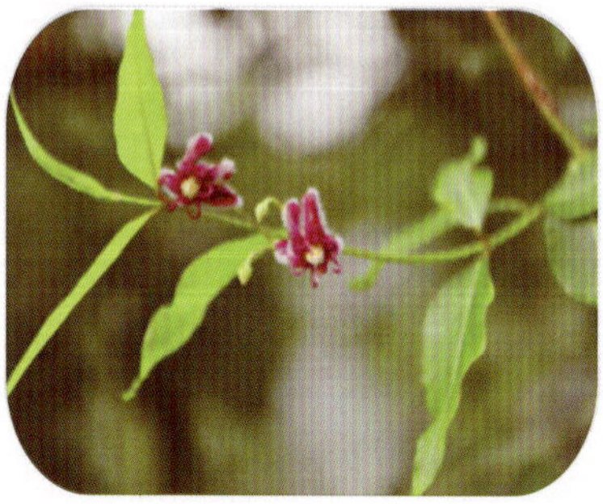

香加皮原植物

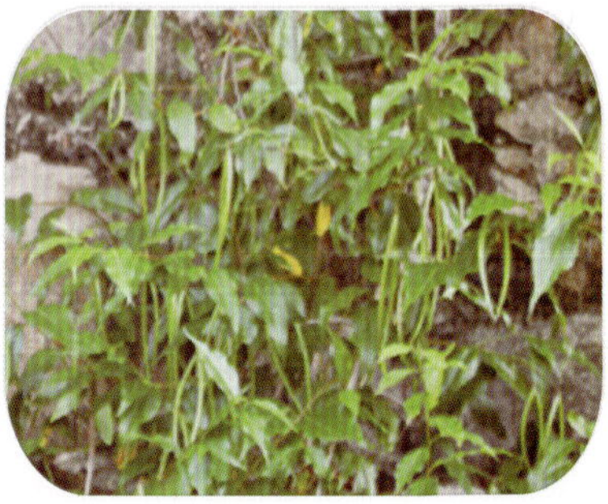

香加皮原植物

香薷

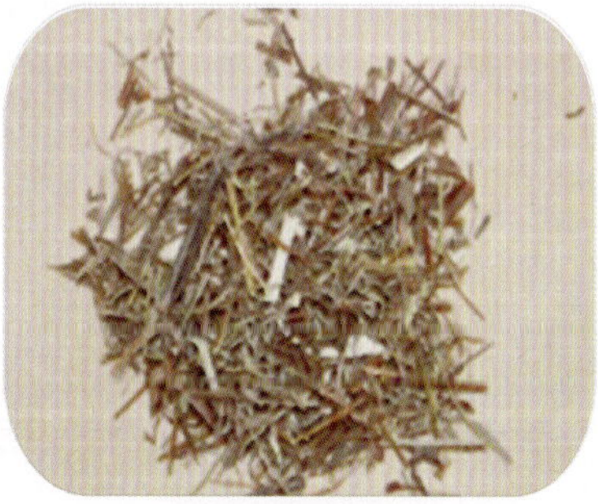

香薷药材

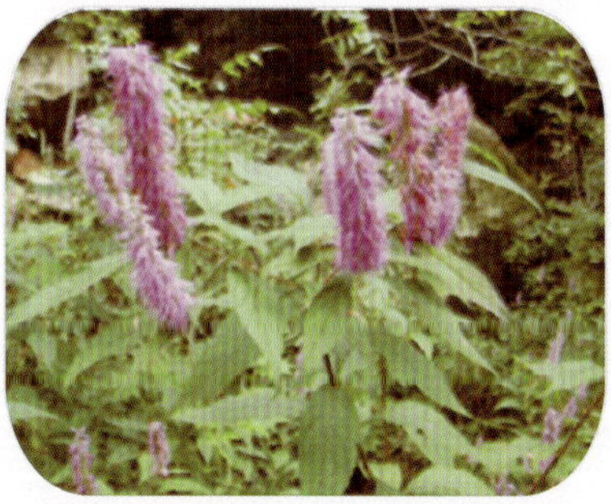

香薷原植物

小茴香

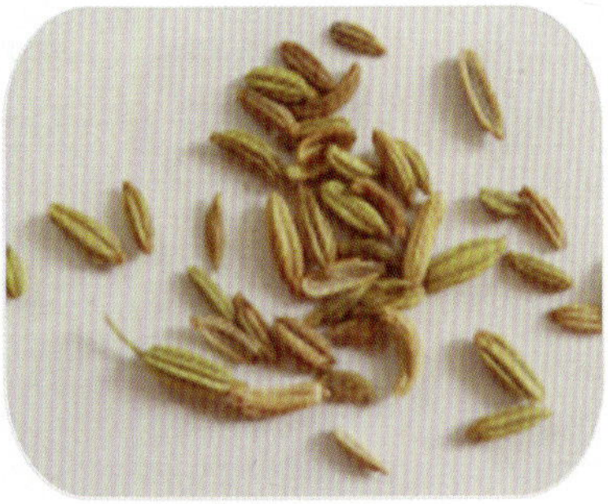

小茴香药材

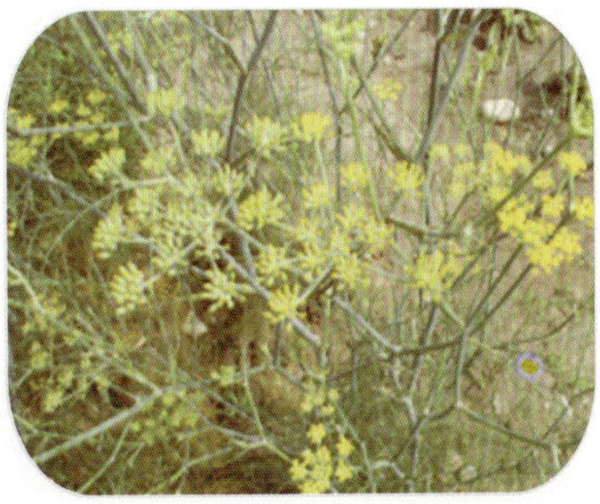

小茴香原植物

小蓟

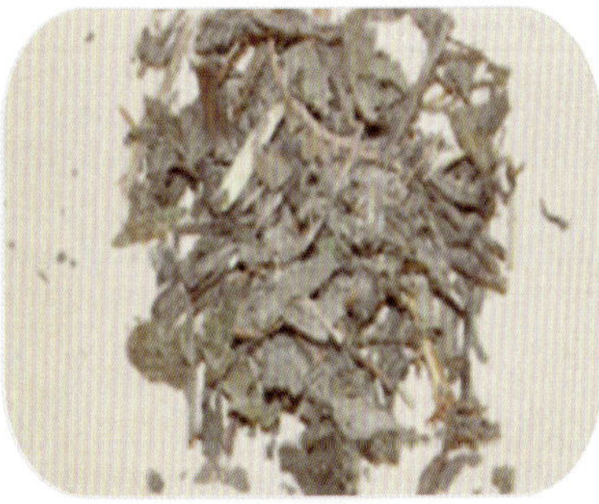

小蓟药材

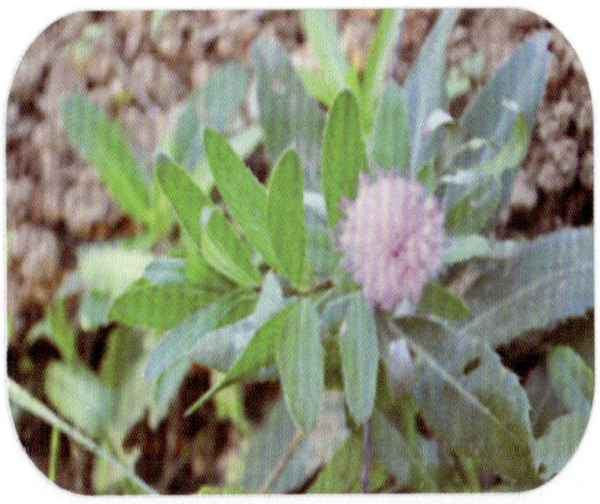

小蓟原植物

薤白

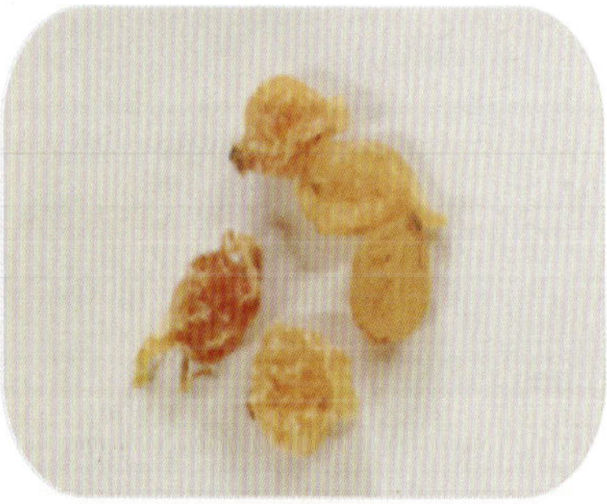

薤白药材

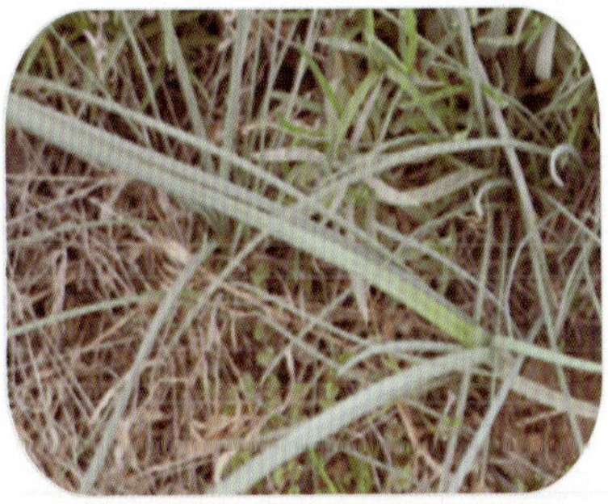

薤白原植物

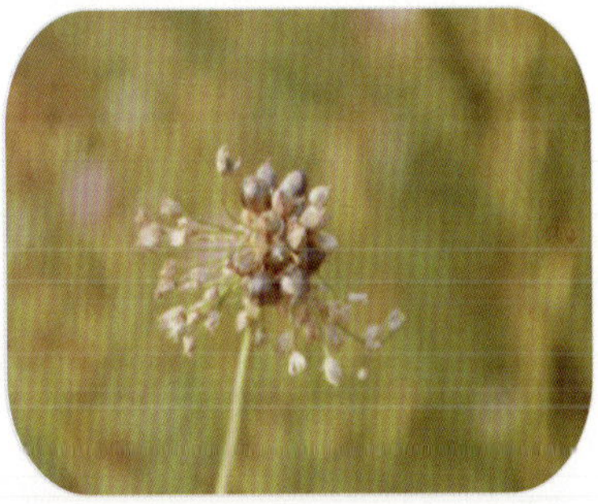

薤白原植物

缬草

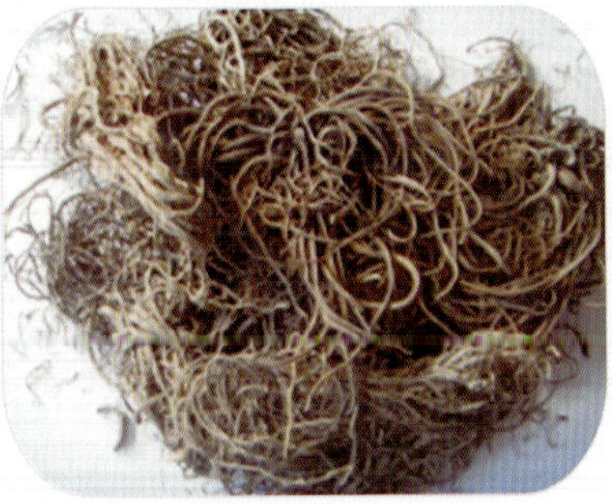

缬草药材

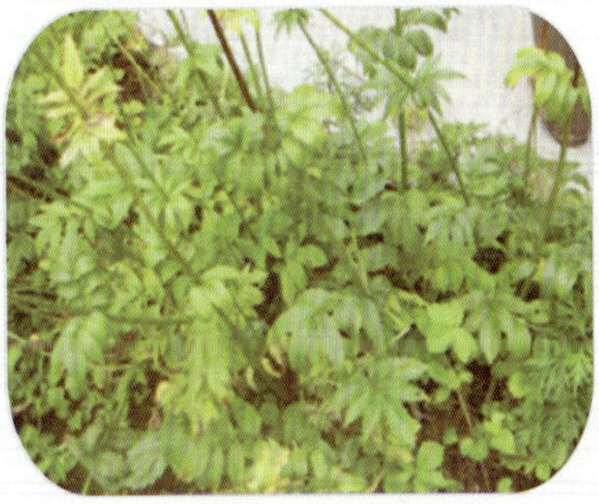

缬草原植物

辛夷

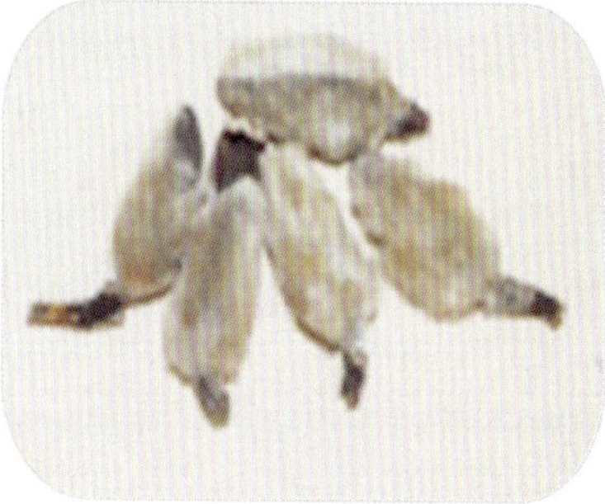
辛夷药材

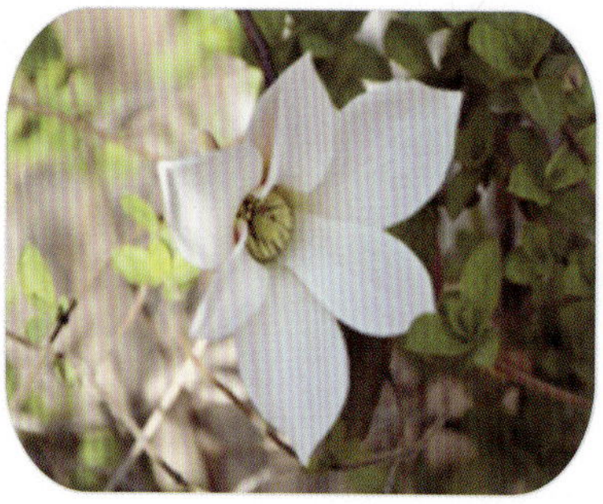
玉兰花

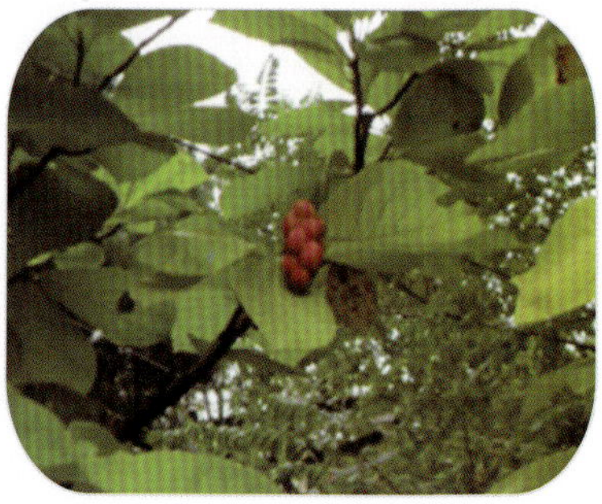
玉兰果实

徐长卿

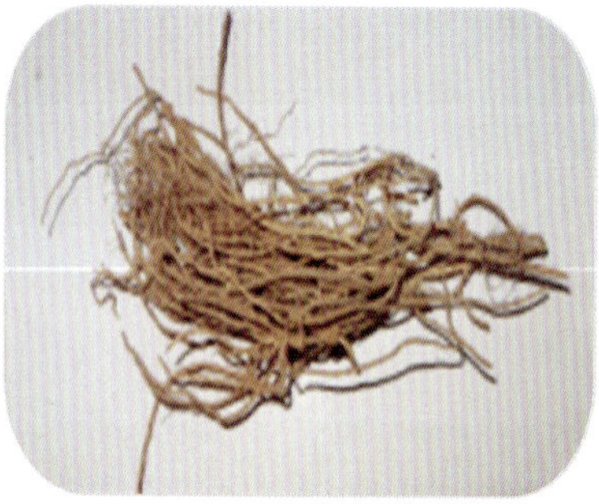
徐长卿药材

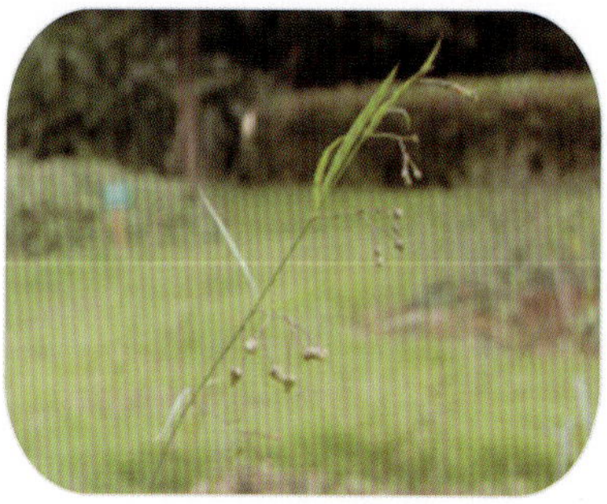
徐长卿原植物

旋覆花

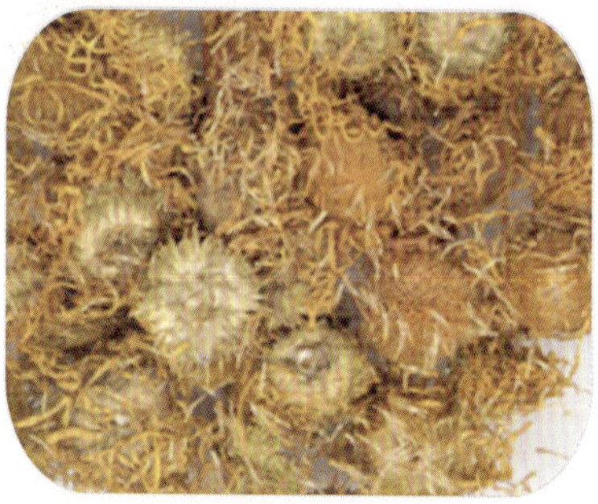
旋覆花药材

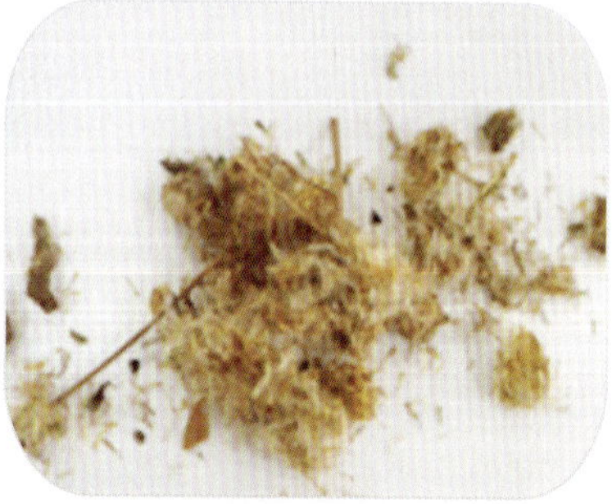
旋覆花药材

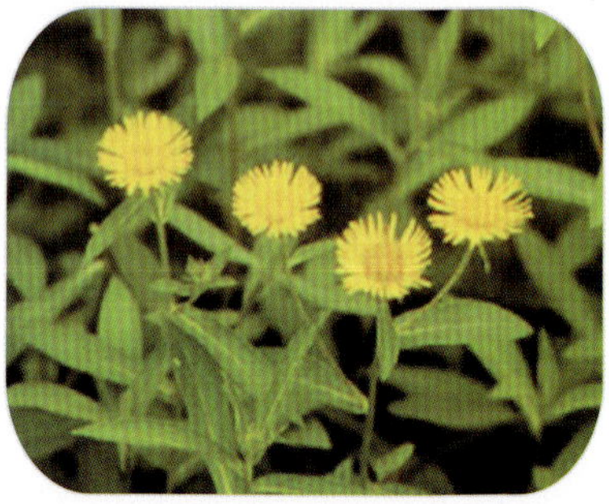
旋覆花原植物

玄参

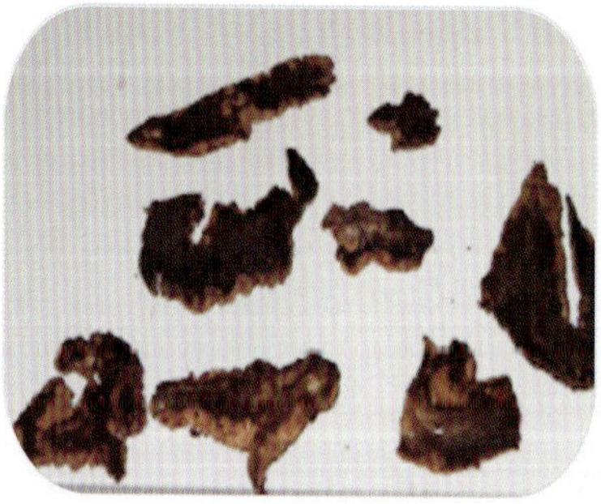
玄参饮片

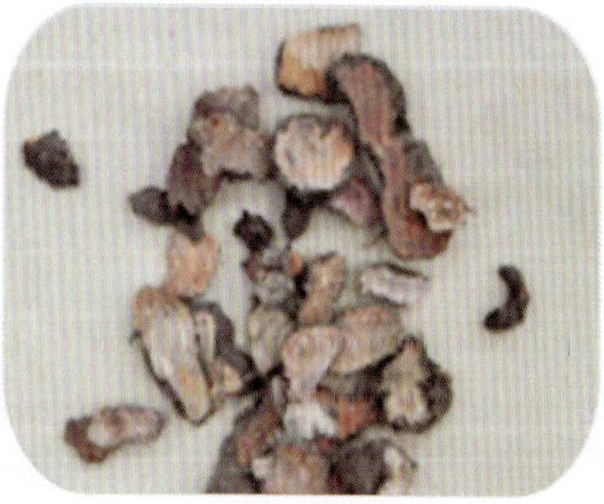
玄参饮片

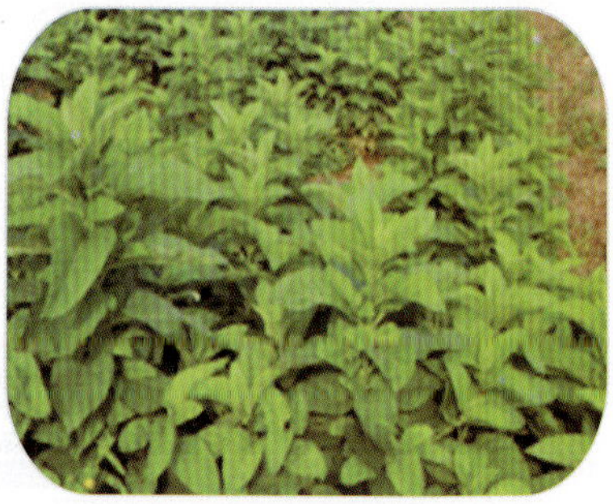
玄参原植物

血竭

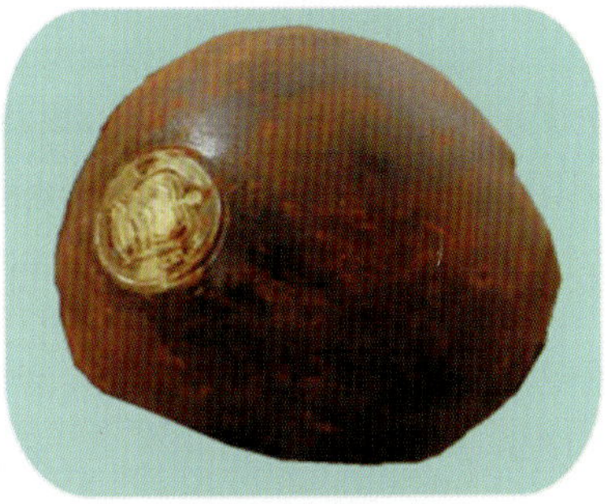

血竭药材

鸭跖草

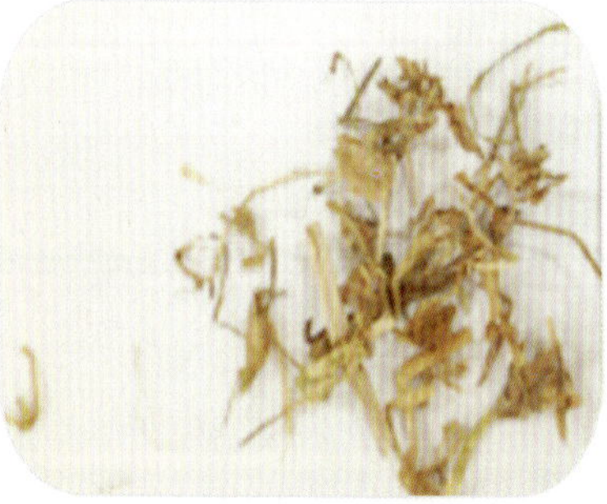

鸭跖草药材

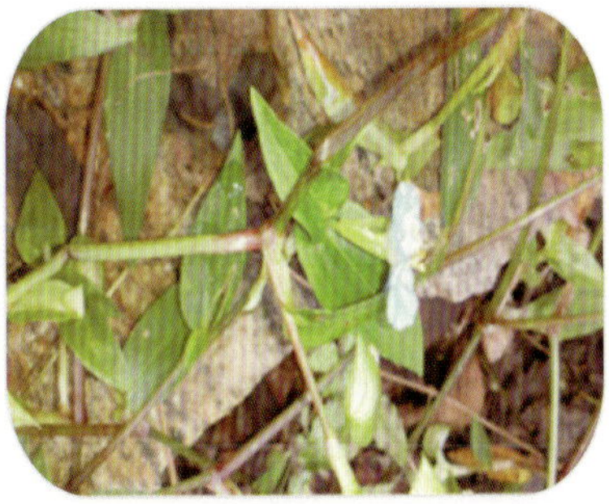

鸭跖草原植物

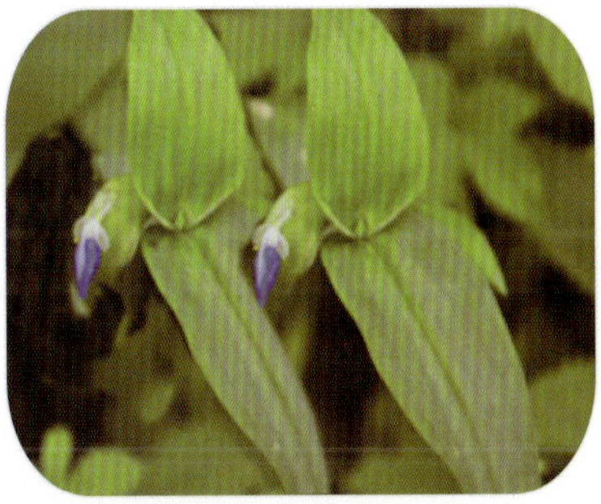

鸭跖草原植物

延胡索

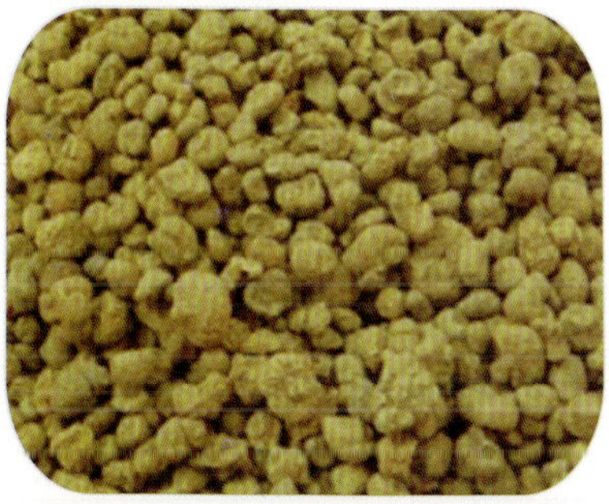

延胡索药材

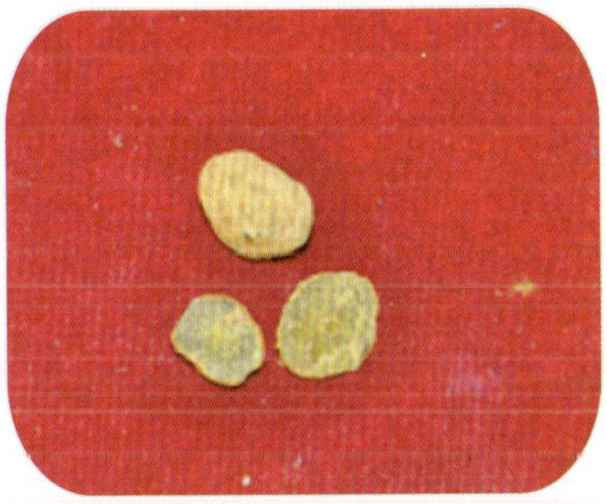

延胡索饮片

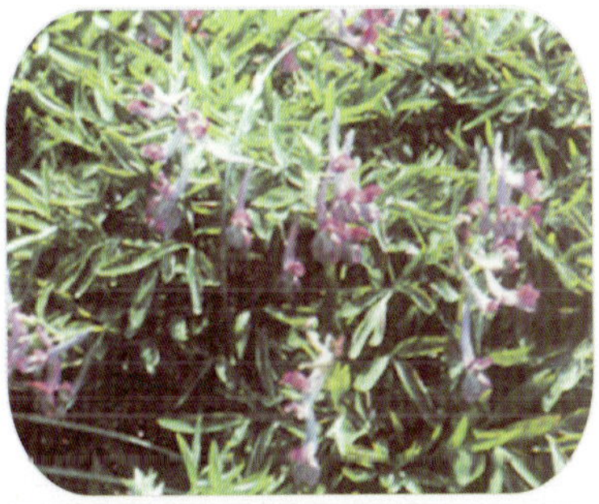

延胡索原植物

洋金花

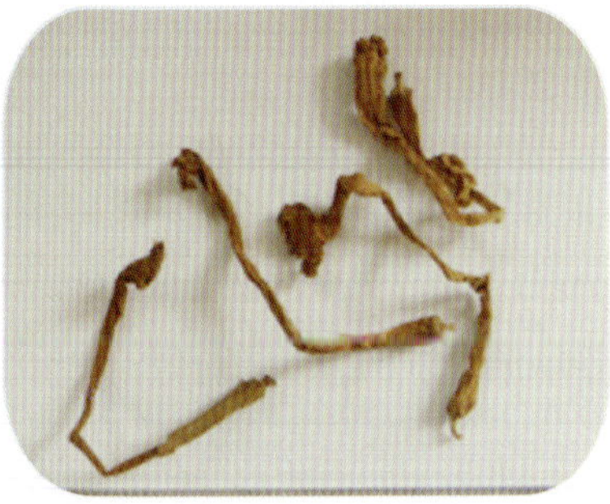

洋金花药材

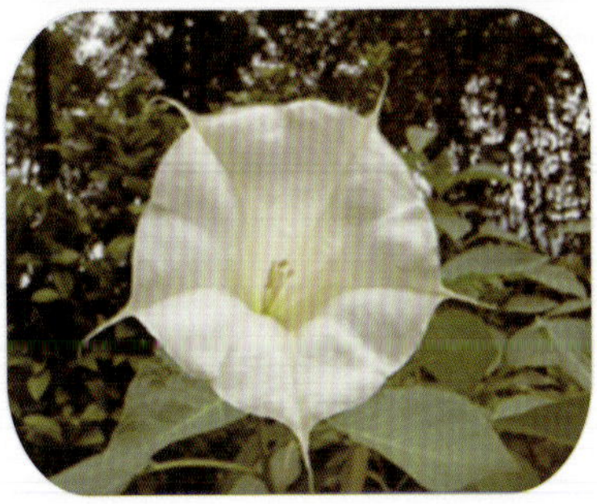

洋金花原植物

益母草

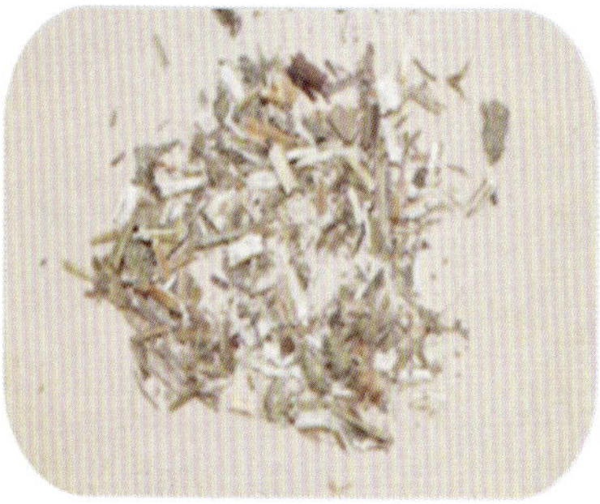

益母草药材

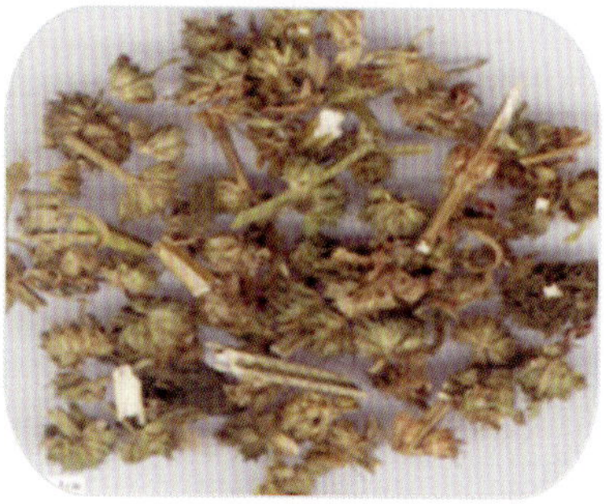

益母草药材

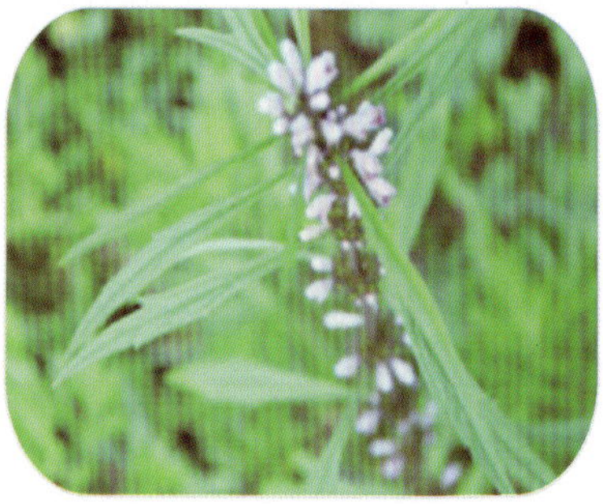

益母草原植物

薏苡仁

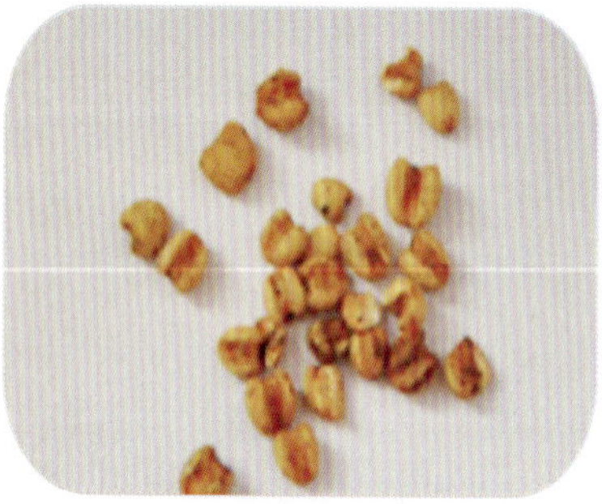

炒薏苡仁药材

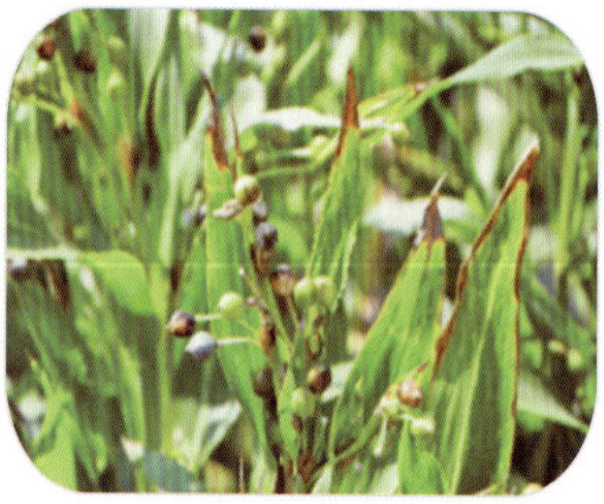

薏苡仁原植物

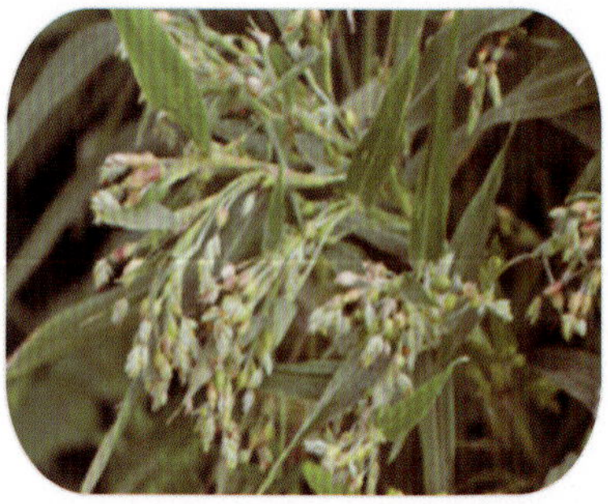

薏苡仁原植物

益智

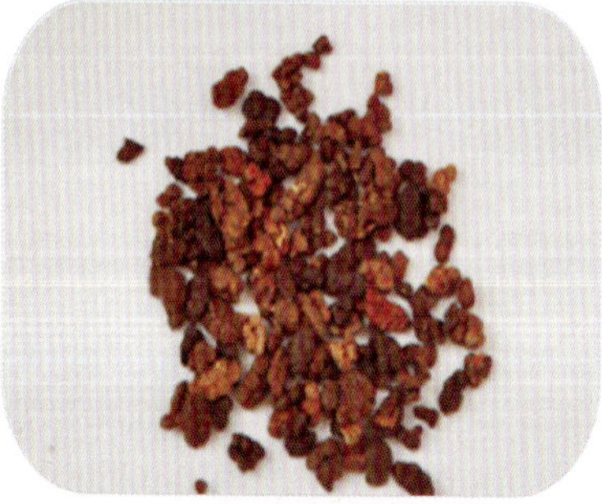

益智药材

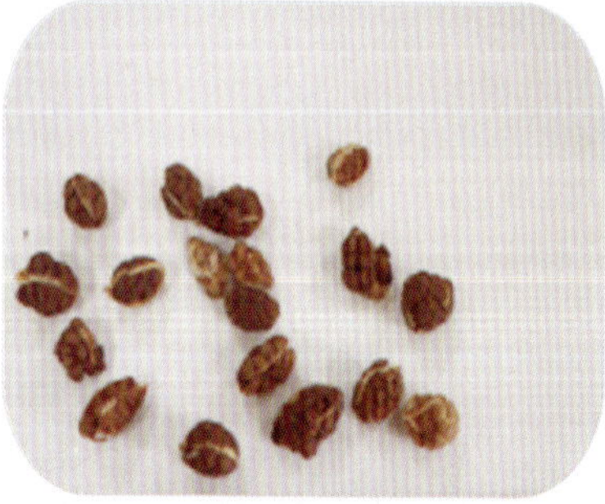

益智药材

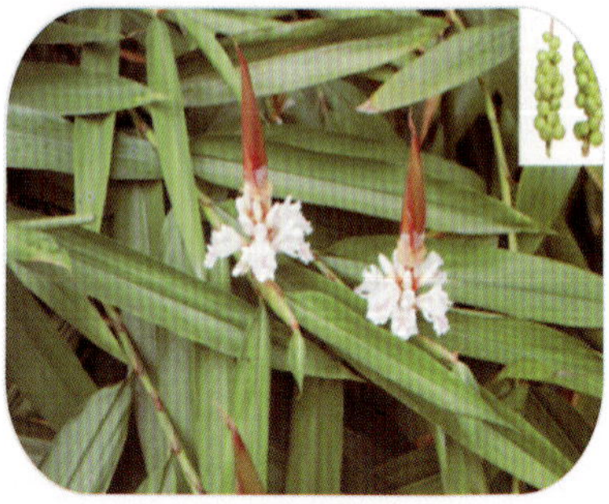

益智原植物

银杏叶

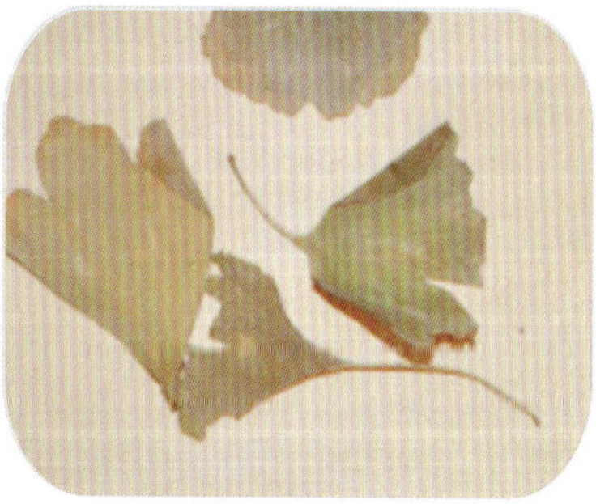

银杏叶药材

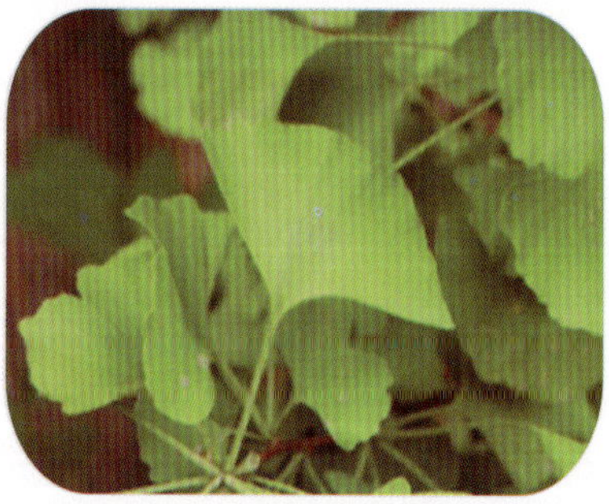

银杏叶原植物

茵陈

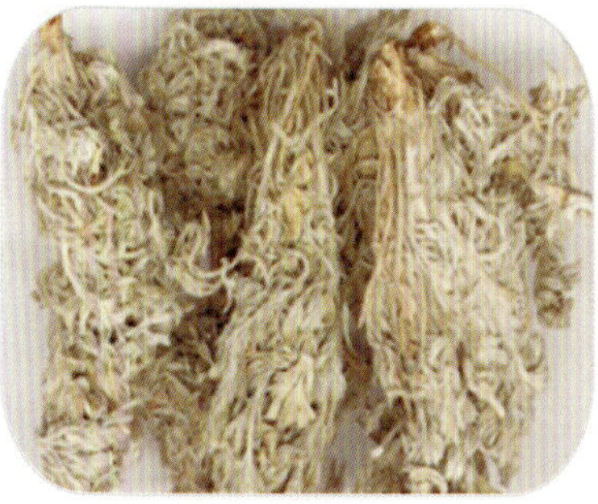

绵茵陈

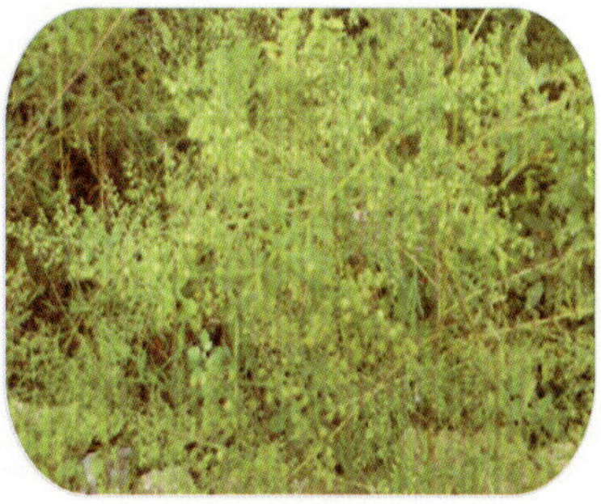

茵陈原植物

禹白附

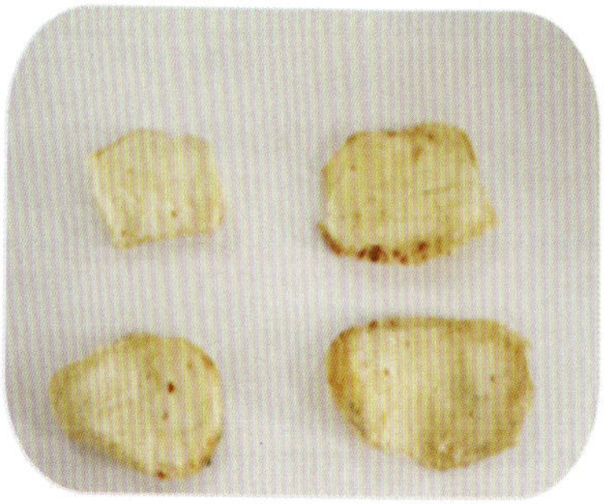

白附子饮片

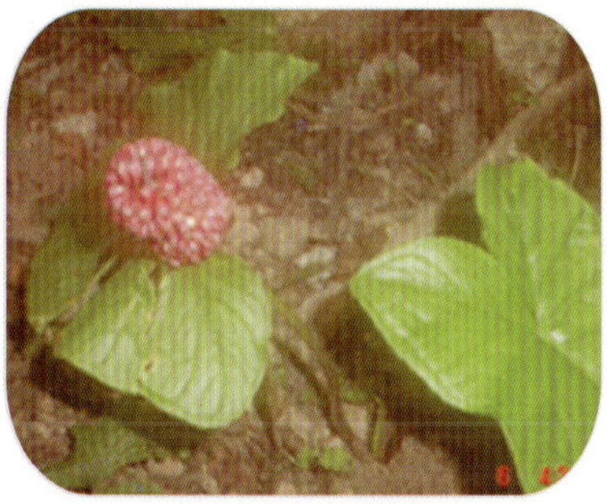

独角莲原植物

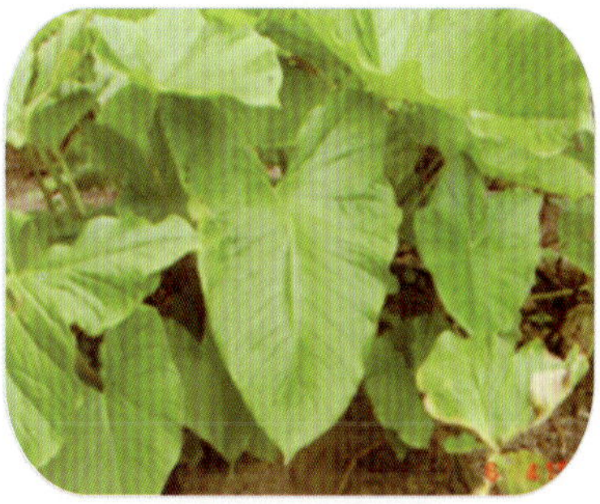

独角莲原植物

郁金

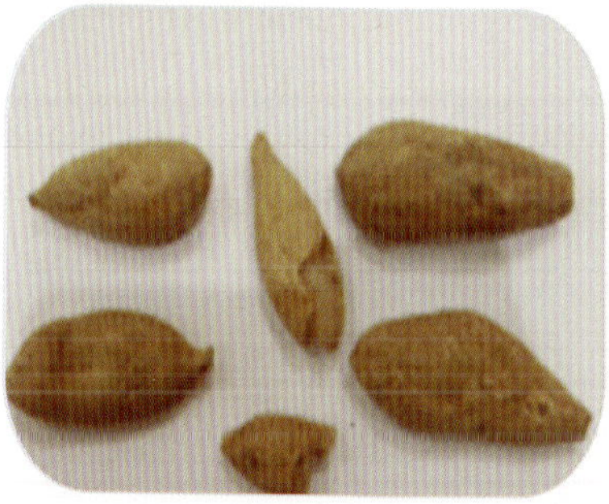

郁金药材

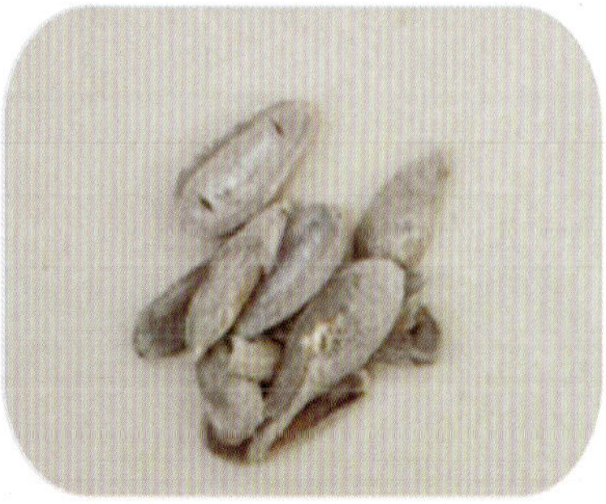

郁金饮片

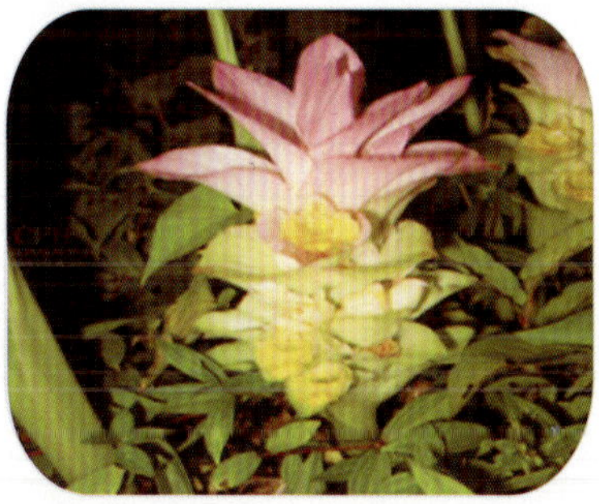

郁金原植物

玉米须

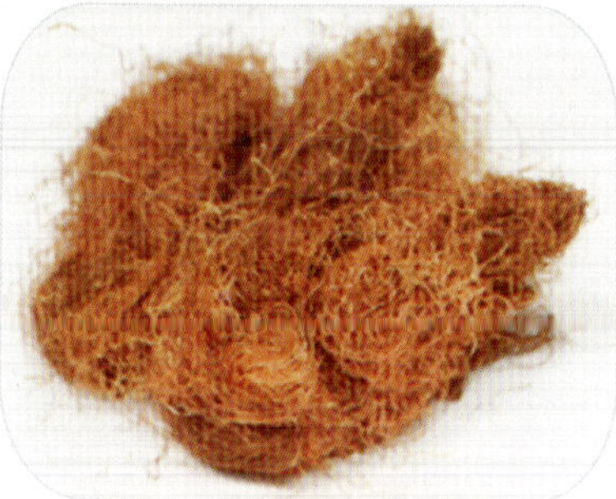

玉米须药材

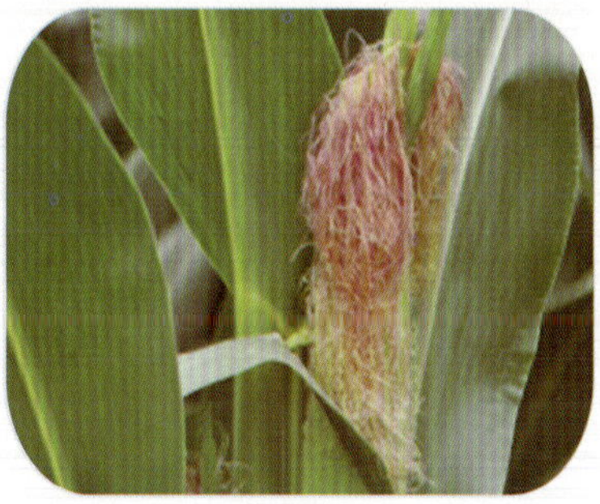

玉米须原植物

预知子

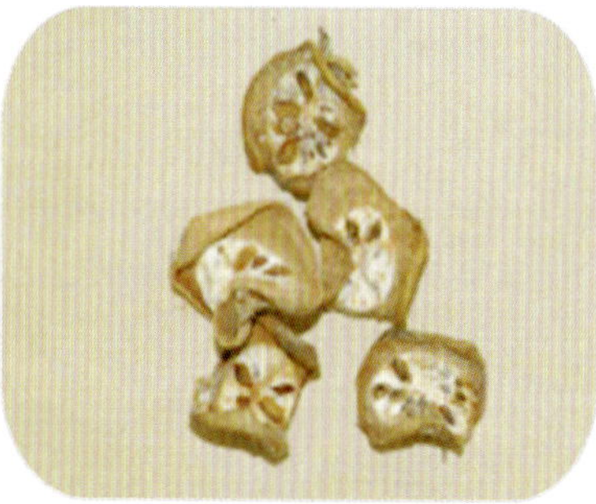
预知子药材

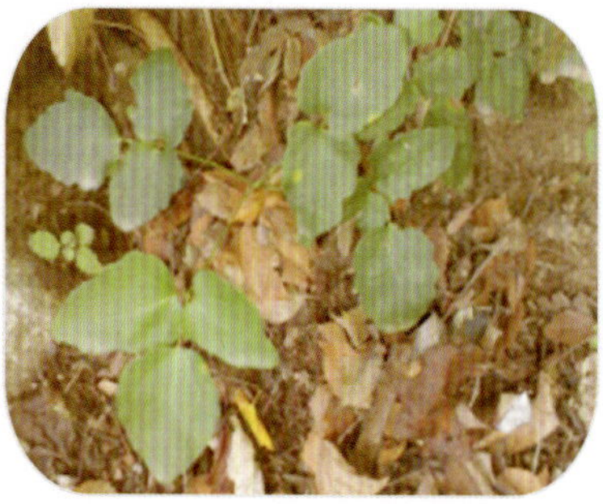
三叶木通原植物

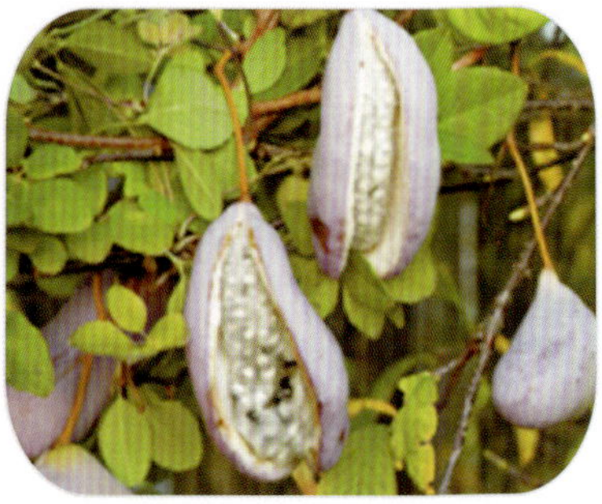
木通原植物

郁李仁

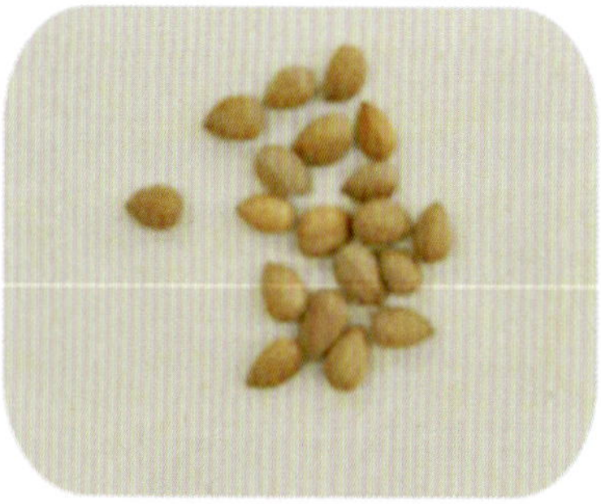
郁李仁药材

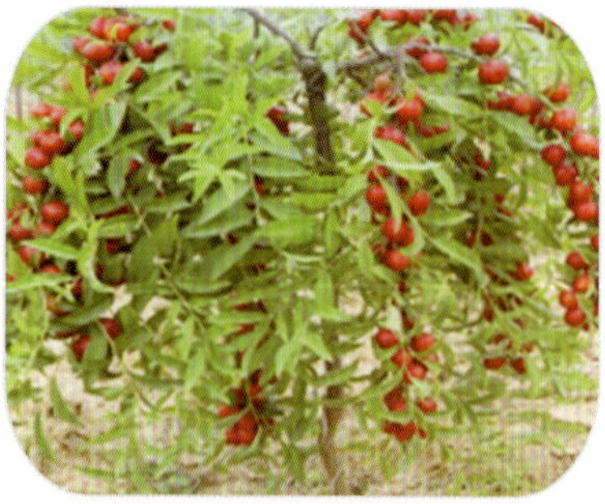
郁李原植物

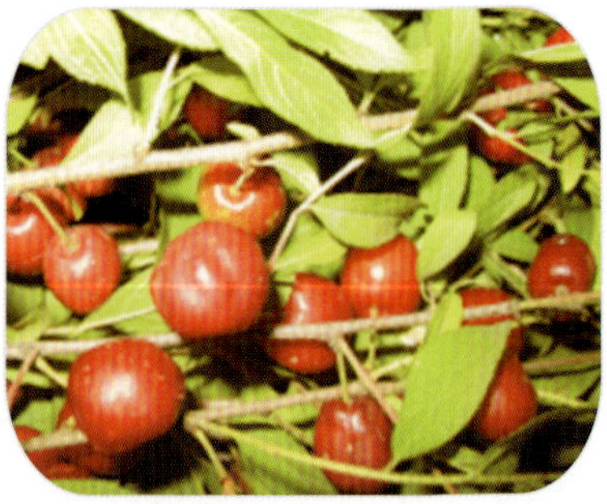
欧李原植物

鱼腥草

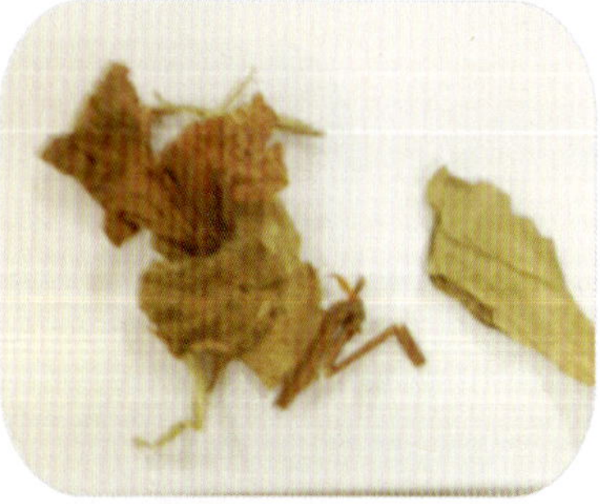
鱼腥草药材

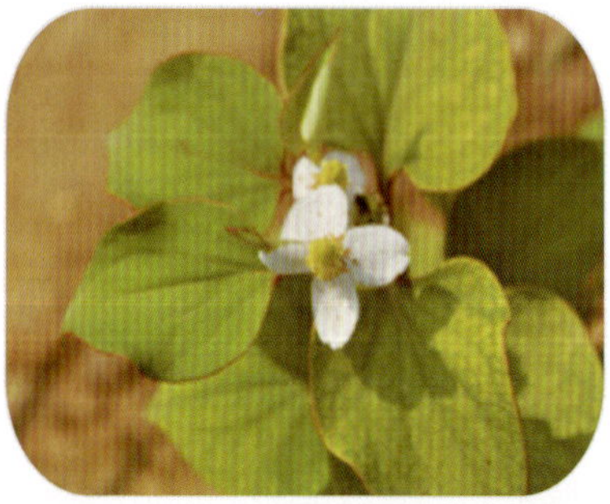
鱼腥草原植物

远志

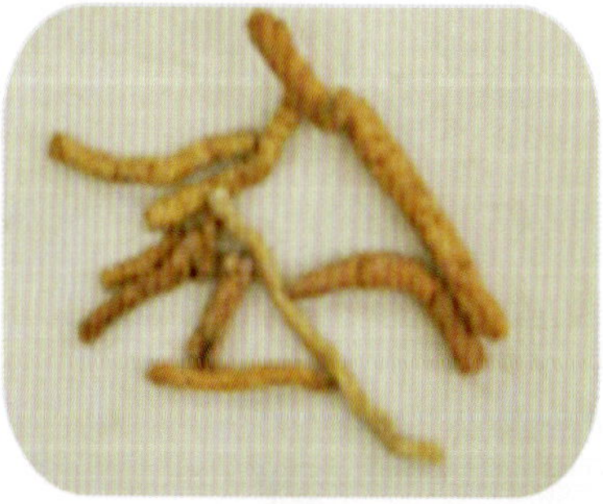
远志药材

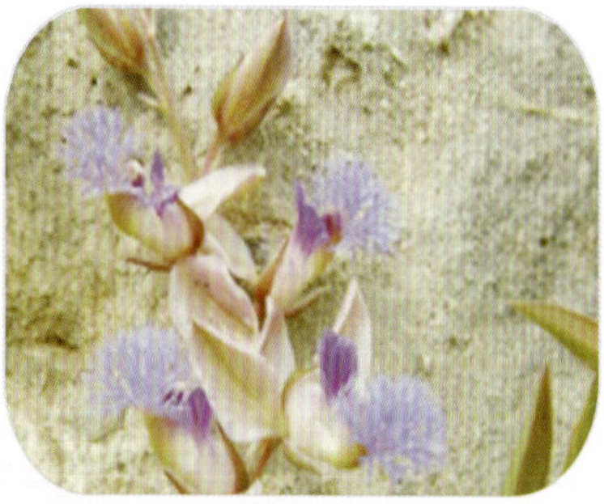
远志原植物

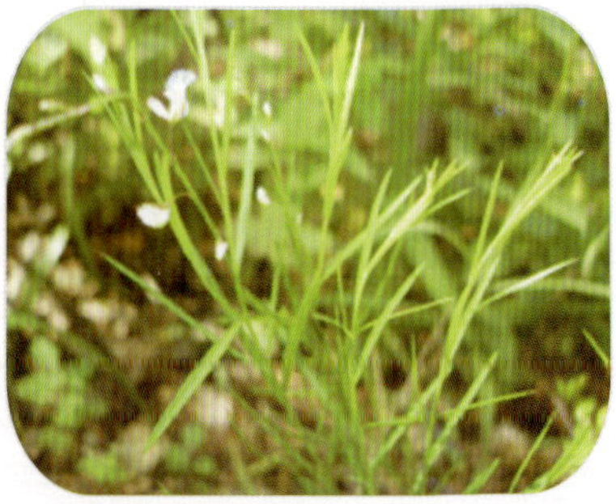
远志原植物

皂角刺

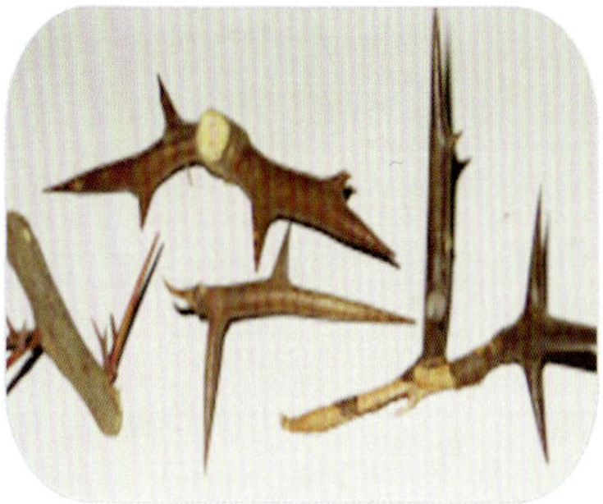

皂角刺药材

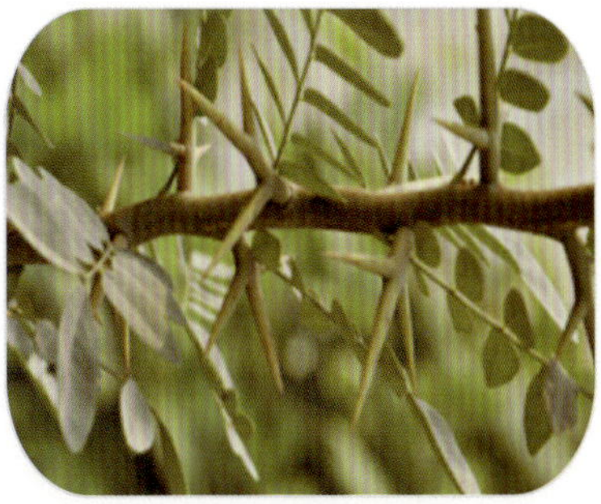

皂荚原植物

泽泻

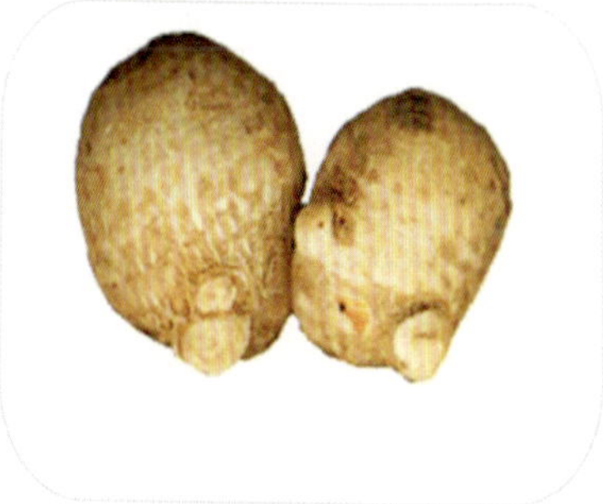

泽泻药材

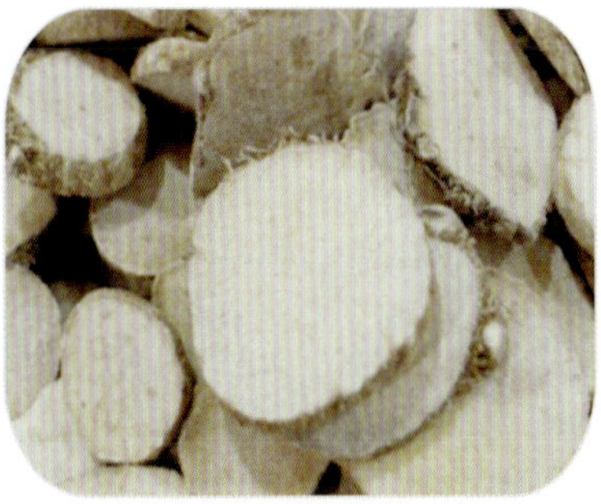

泽泻饮片

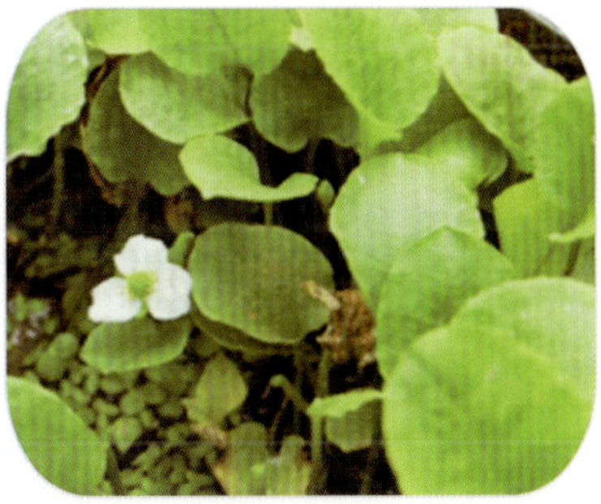

泽泻原植物

泽兰

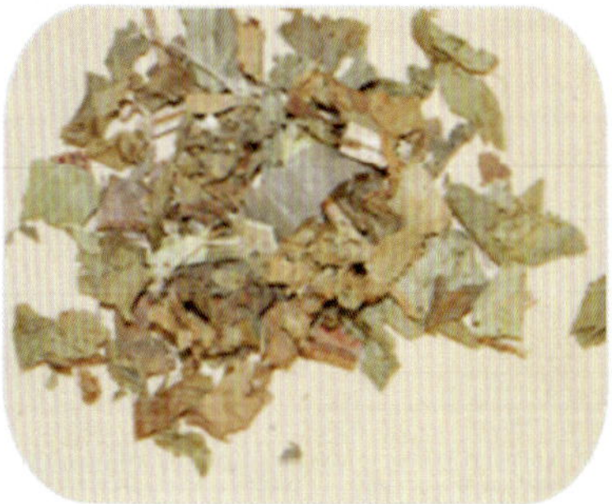

泽兰药材

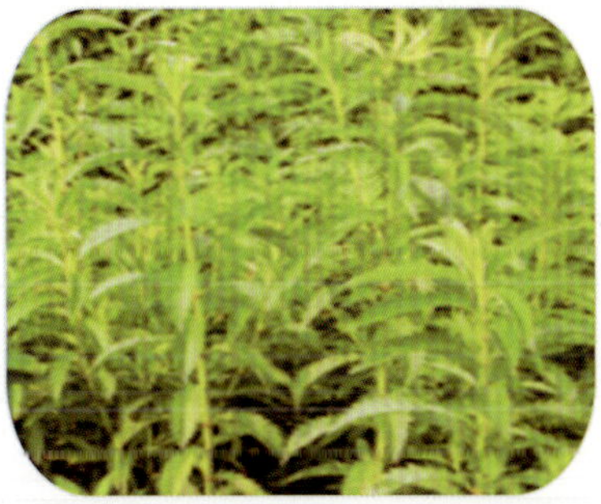

毛叶地瓜儿苗原植物

浙贝母

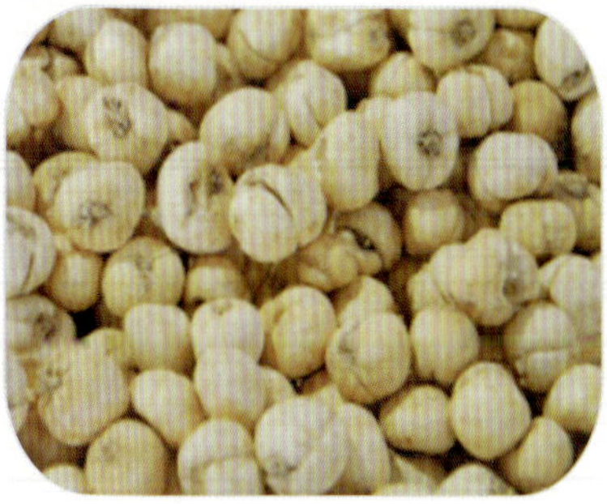

浙贝母药材

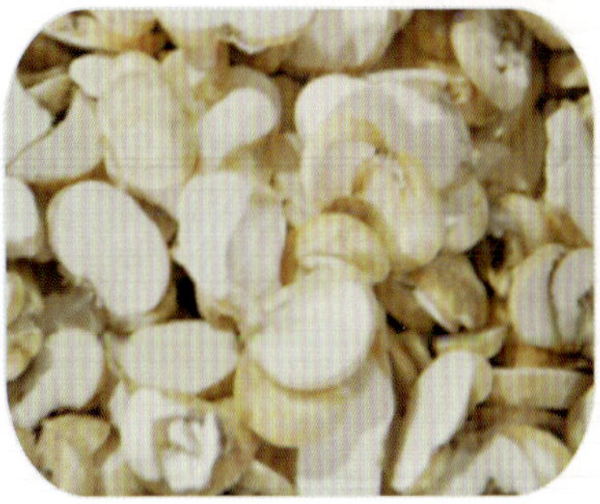

浙贝母饮片

珍珠

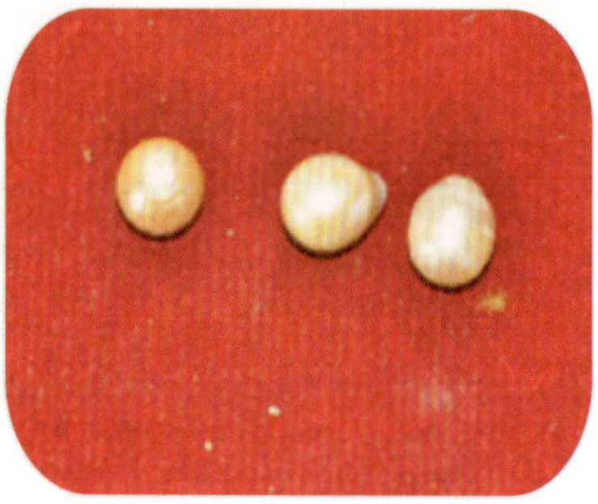

珍珠药材

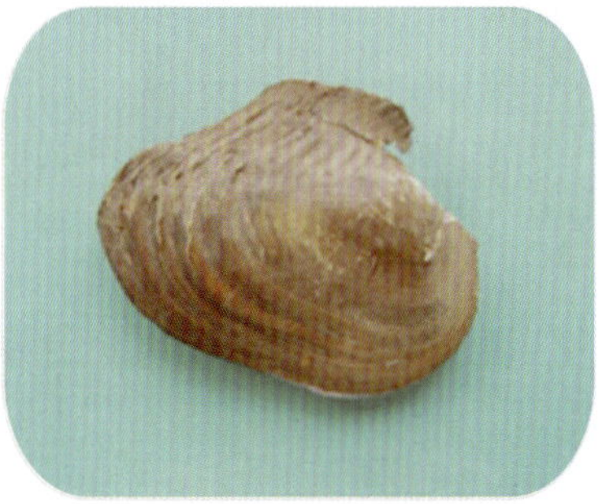

珍珠原动物

珍珠母

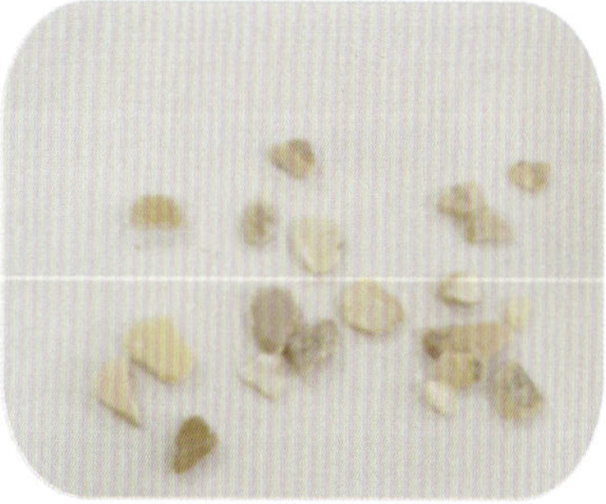

珍珠母药材

知母

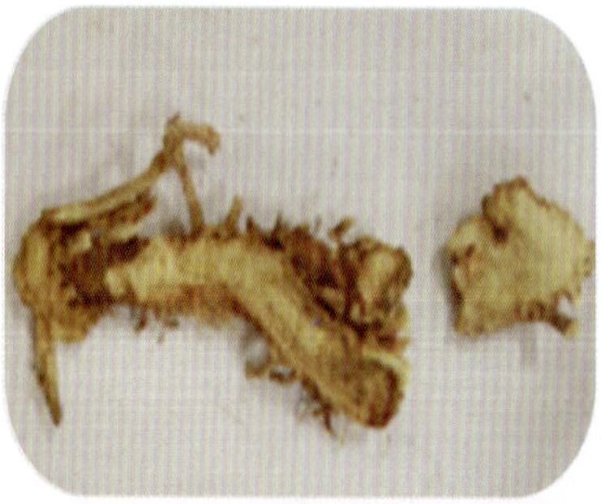

知母饮片

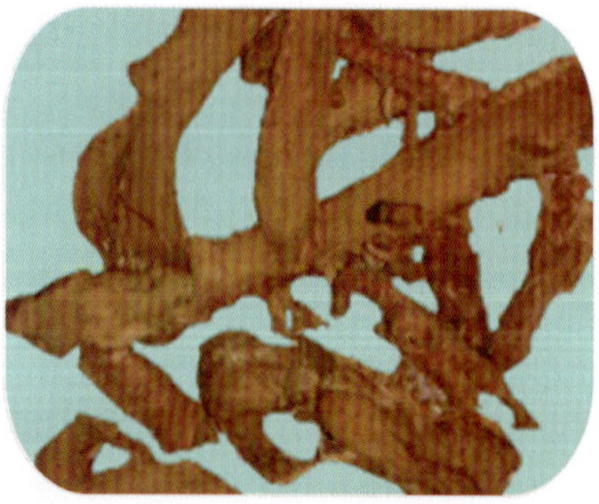

知母饮片

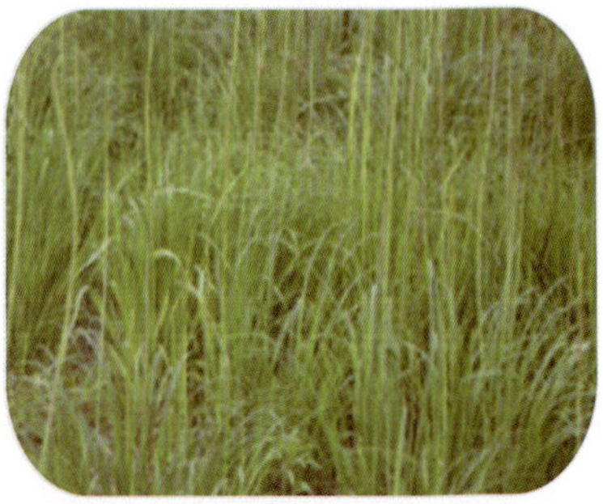

知母原植物

枳实

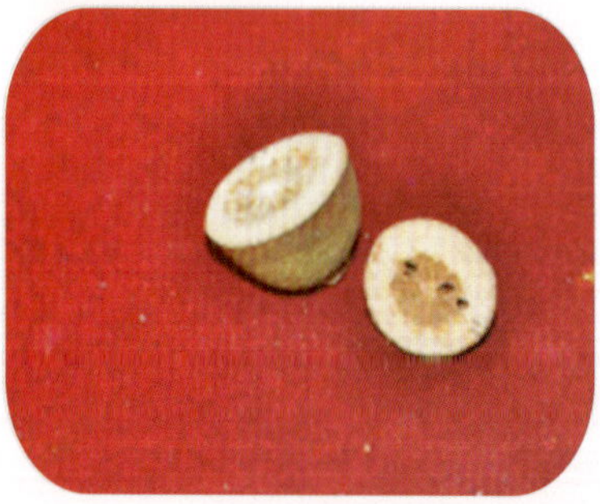

枳实药材

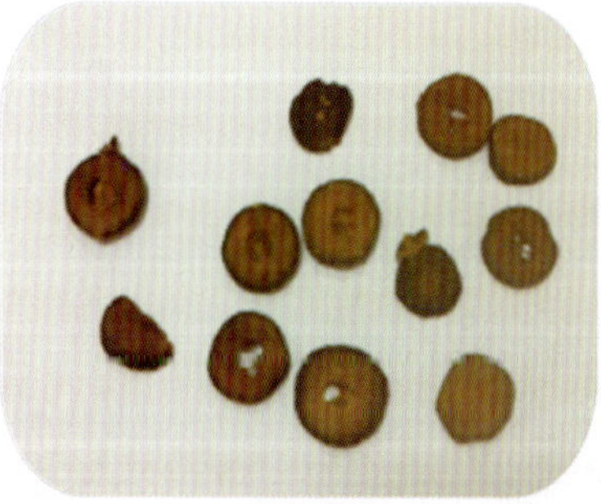

枳实饮片

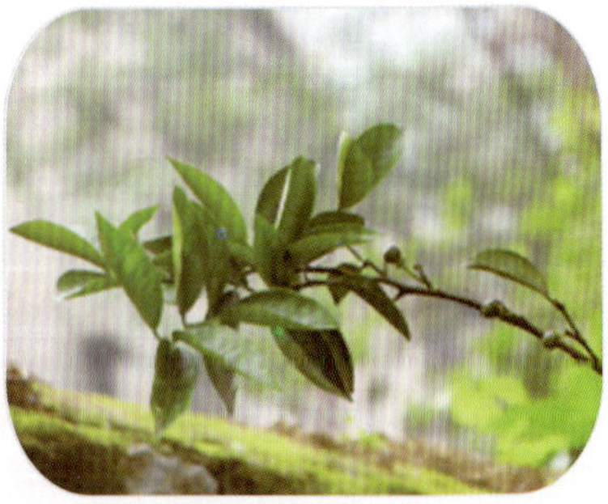

酸橙原植物

枳壳

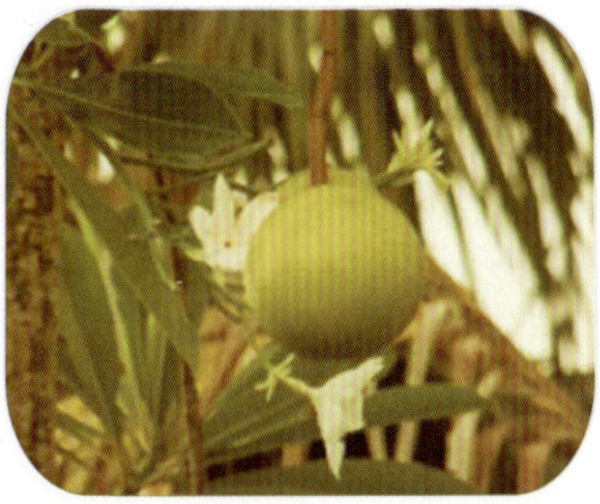

枳壳药材

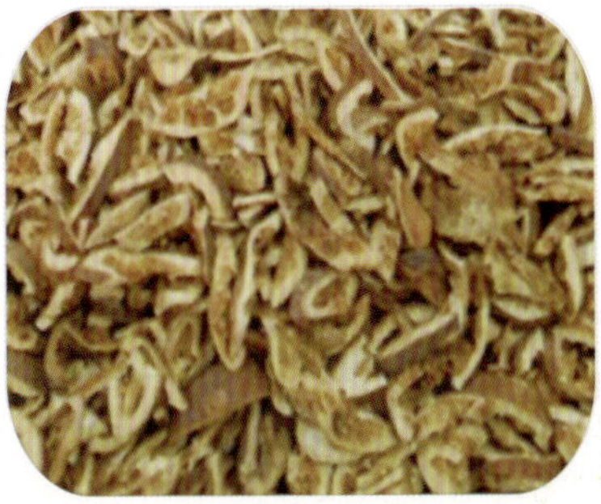

酸橙原植物

栀子

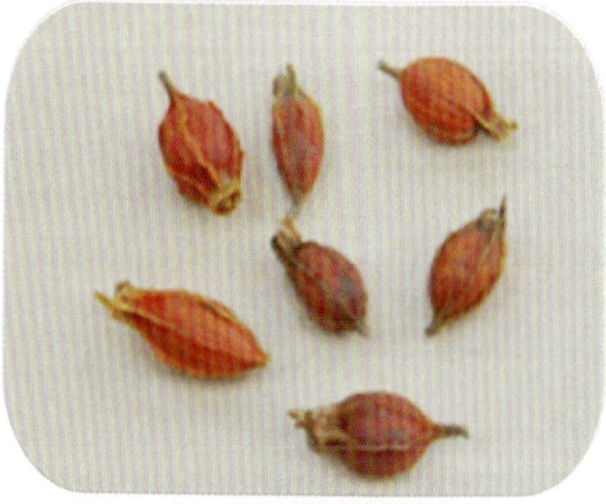

栀子药材

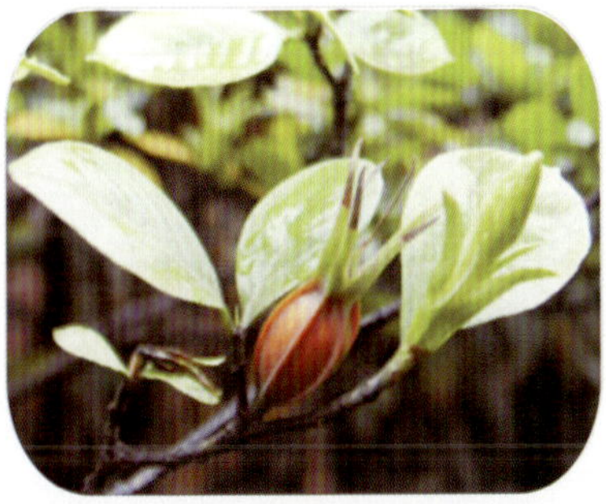

栀子原植物

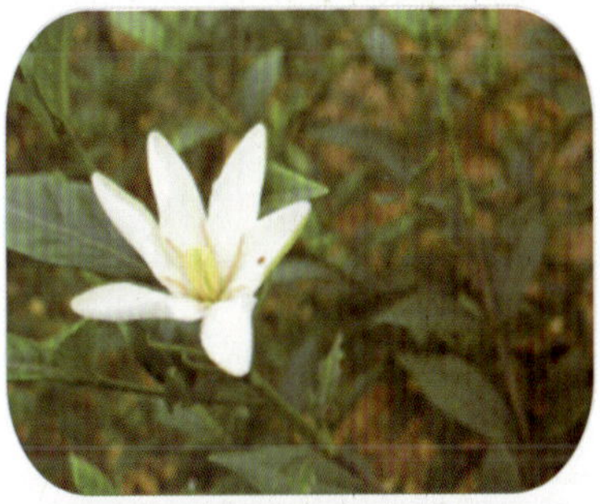

栀子原植物

猪苓

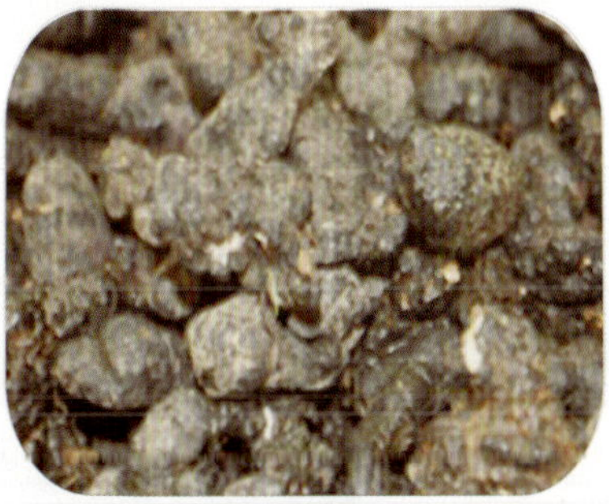

猪苓药材

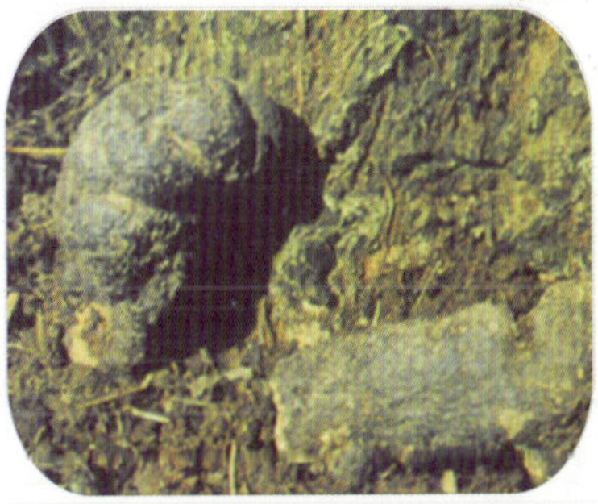

猪苓原植物

紫草

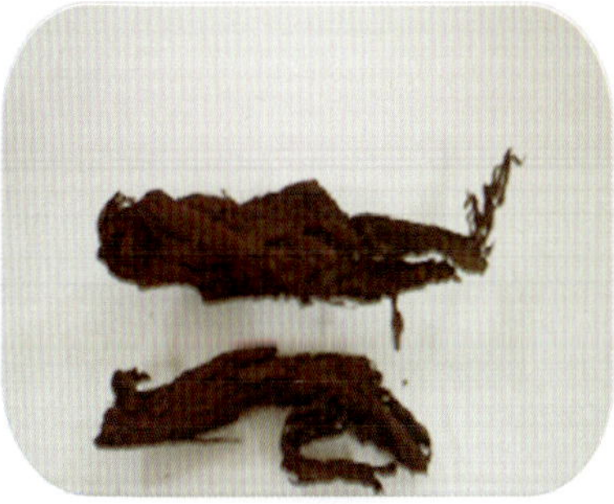

紫草药材

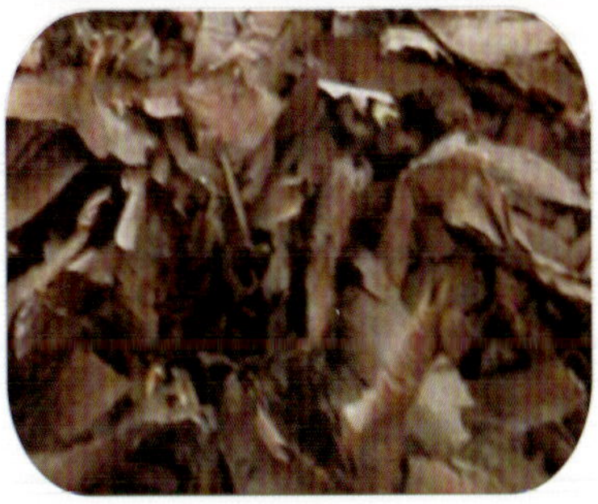

紫草饮片

紫花地丁

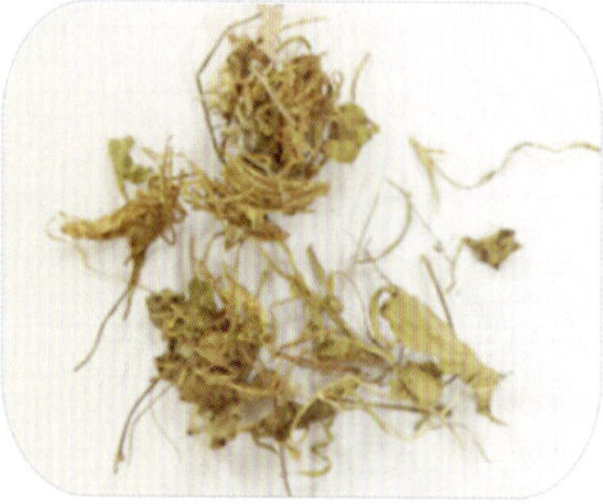

紫花地丁药材

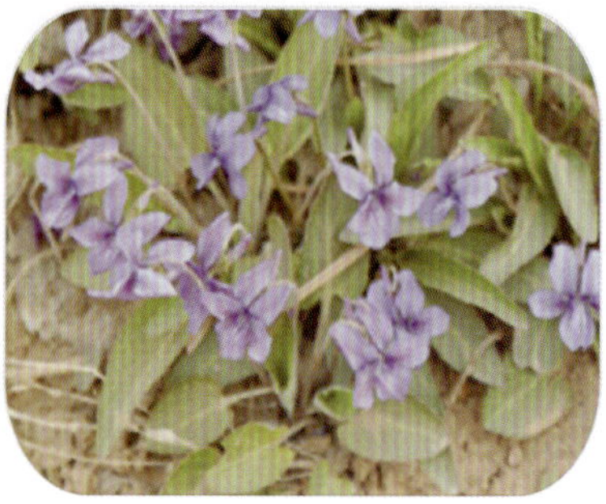

紫花地丁原植物

紫菀

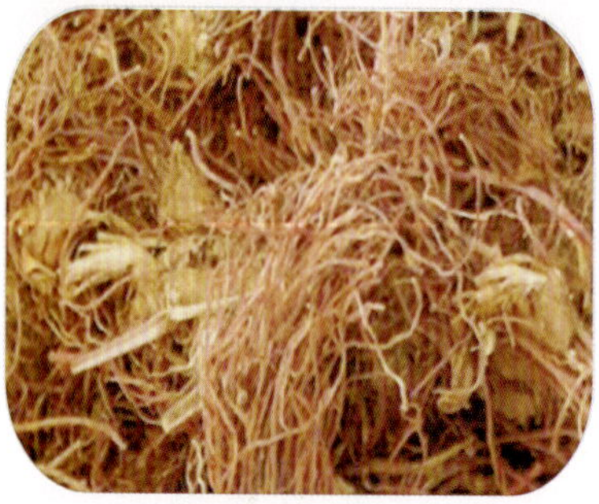

紫菀药材

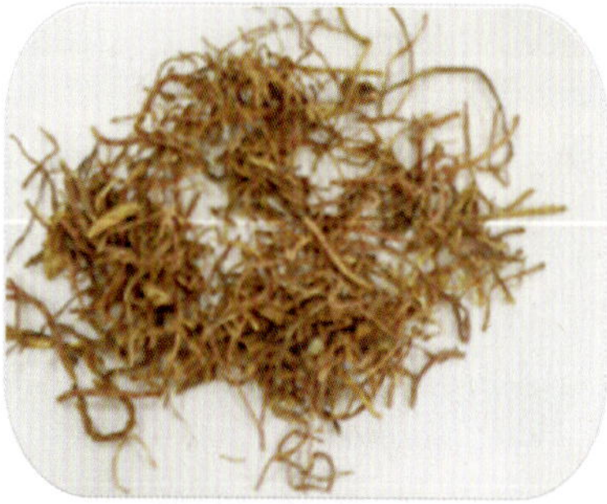

紫菀饮片

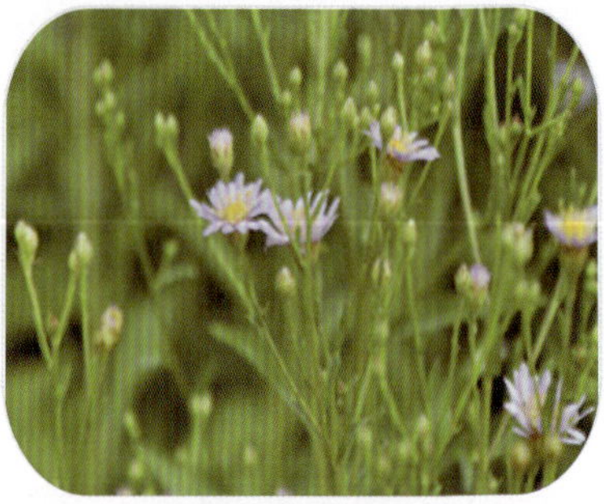

紫菀原植物

紫苏叶（紫苏子、紫苏梗）

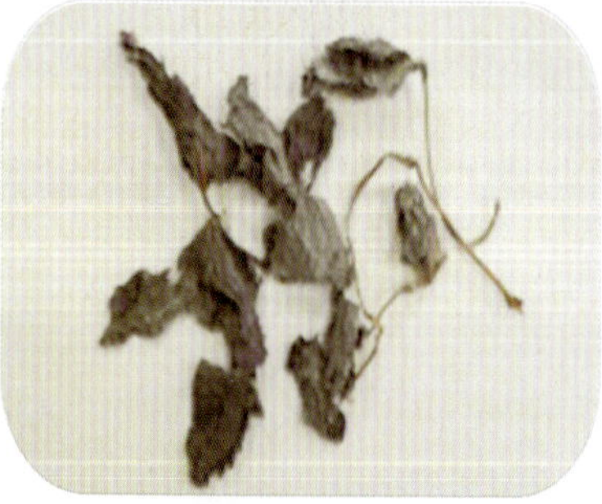

紫苏叶药材

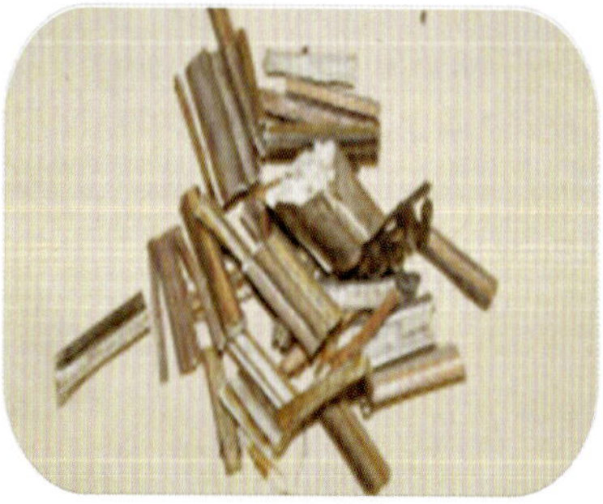

紫苏梗饮片

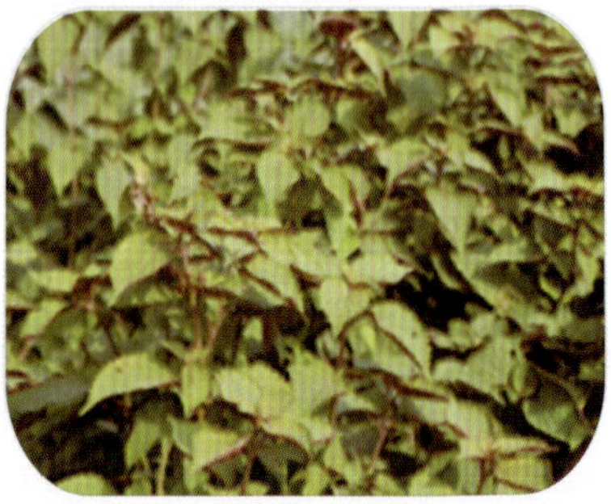

紫苏原植物

参考文献

[1]王顺年,吴新荣.实用药物中毒救治手册,第2版.北京:人民军医出版社,2003.
[2]于智敏.常用有毒中药的毒性分析与配伍宜忌.北京:科学技术文献出版社,2005.
[3]张冰,徐刚.中药药源性疾病学.北京:学苑出版社,2002,1(2):372.
[4]杜贵友,方文贤.有毒中药现代研究与合理应用.北京:人民卫生出版社,2003,831.
[5]丁涛,黄晖.中草药不良反应及防治.北京:中国中医药出版社出版,1992,62.
[6]袁阿兴.中药桂枝化学成分的研究.中药通报,1984,16(7):28.
[7]徐志遵,黄泰康,丁志尊,等.中药辞海(第二卷).北京:中国中医药出版社,1993,114.
[8]李广勋.中药药理毒理与临床.天津:天津科技翻译出版有限公司,1992,532.
[9]王华兰.推拿学.北京:人民军医出版社,2004.
[10]严隽陶.推拿学.北京:中国中医药出版社,2017.
[11]郑洪新.中医基础理论,第10版.北京:中国中医药出版社,2016.
[12]孙玉信.方剂大辞典.太原:山西科学技术出版社,2014.
[13]孙玉信.中药大辞典.太原:山西科学技术出版社,2017.
[14]黄甡.小儿外治心签.太原:山西科学技术出版社,2016.
[15]苗明三.常用中药毒理学.北京:中国中医药出版社,1997.
[16]苗明三.实用中药毒理学.上海:第二军医大学出版社,2007.
[17]苗明三.法定中药药理与临床.西安:世界图书出版公司,1998,1169.
[18]苗明三.中药彩色图谱.太原:山西科学技术出版社,2015.
[19]欧明,王今生.中药及其制剂不良反应大典.沈阳:辽宁科学技术出版社,2002,194.
[20]梁繁荣,王华.针灸学.北京:中国中医药出版社,2016.